国际通用毒性病理术语及诊断标准

（INHAND）

（第一部）

International Harmonization of Nomenclature and Diagnostic Criteria (INHAND)

（Part Ⅰ）

〔英〕P. 格里夫斯（Peter Greaves）等　编著

任　进　胡春燕　吕建军　王和枚　孔庆喜　主译

科学出版社

北　京

内 容 简 介

本书包括INHAND项目已出版的大鼠与小鼠的软组织、骨骼肌和间皮,体被,雌性生殖系统,胃肠道、胰腺和唾液腺,心血管系统,骨骼组织(骨、关节和牙齿),内分泌系统及特殊感觉器官非增生性和增生性病变,是目前国际上最权威、实用性最强,并被各国监管机构广泛认可的毒性病理术语及诊断指南。本书由中国药学会毒性病理专业委员会组织20余家单位60余名病理学专业人员翻译。

本书是毒性病理学、兽医病理学、实验动物病理学、诊断病理学等从业人员案头必备工具书,也可供基础医学、临床医学、药理学、毒理学等学科及非临床安全性评价机构、药物监管部门和审评机构等领域人员参阅。

图书在版编目(CIP)数据

国际通用毒性病理术语及诊断标准:INHAND. 第一部 / (英) P.格里夫斯
(Peter Greaves) 等编著;任进等主译. — 北京:科学出版社,2023.6 (2023.12重印)
书名原文:International Harmonization of Nomenclature and Diagnostic Criteria
(INHAND)(Part I)
ISBN 978-7-03-074918-5

Ⅰ.①国… Ⅱ.①P…②任… Ⅲ.①毒性-病理学-名词术语 Ⅳ.①R99-61
中国国家版本馆CIP数据核字(2023)第032487号

责任编辑:周 倩 / 责任校对:谭宏宇
责任印制:黄晓鸣 / 封面设计:殷 靓

科 学 出 版 社 出版
北京东黄城根北街16号
邮政编码:100717
http : // www.sciencep.com
上海雅昌艺术印刷有限公司印刷
科学出版社发行 各地新华书店经销
*
2023年 6 月第 一 版 开本:889×1194 1/16
2023年12月第二次印刷 印张:35
字数:1 080 000
定价:460.00元
(如有印装质量问题,我社负责调换)

1. Proliferative and non–proliferative lesions of the rat and mouse soft tissue, skeletal muscle and mesothelium.

Peter Greaves, et al.

J Toxicol Pathol. 26(3 Suppl):1S–26S. 2013.

Copyright ©2013 The Japanese Society of Toxicologic Pathology

Doi: 10.1293/tox.26.1S

2. Proliferative and non–proliferative lesions of the rat and mouse integument.

Lars Mecklenburg, et al.

J Toxicol Pathol. 26(3 Suppl):27S–57S. 2013.

Copyright ©2013 The Japanese Society of Toxicologic Pathology

Doi: 10.1293/tox.26.27S

3. Nonproliferative and proliferative lesions of the rat and mouse female reproductive system.

Darlene Dixon, et al.

J Toxicol Pathol. 27(3–4 Suppl):1S–107S. 2014.

Copyright ©2014 The Japanese Society of Toxicologic Pathology

Doi: 10.1293/tox.27.1S

4. Nonproliferative and proliferative lesions of the gastrointestinal tract, pancreas and salivary glands of the rat and mouse.

Thomas Nolte, et al.

J Toxicol Pathol. 29(1 Suppl):1S–125S. 2016.

Copyright ©2016 The Japanese Society of Toxicologic Pathology

Doi: 10.1293/tox.29.1S

5. Non–proliferative and proliferative lesions of the cardiovascular system of the rat and mouse.

Brian R Berridge, et al.

J Toxicol Pathol. 29(3 Suppl):1S–47S. 2016.

Copyright ©2016 The Japanese Society of Toxicologic Pathology

Doi: 10.1293/tox.29.3S–1

6. Nonproliferative and proliferative lesions of the rat and mouse skeletal tissues (bones, joints, and teeth).

Stacey Fossey, et al.

J Toxicol Pathol. 29(3 Suppl):49S–103S. 2016.

Copyright ©2016 The Japanese Society of Toxicologic Pathology

DOI: 10.1293/tox.29.3S–2

7. Nonproliferative and proliferative lesions of the rat and mouse endocrine system.

Annamaria Brändli–Baiocco, et al.

J Toxicol Pathol. 31(3 Suppl):1S–95S. 2018.

Copyright ©2018 The Japanese Society of Toxicologic Pathology

Doi: 10.1293/tox.31.1S

8. Nonproliferative and proliferative lesions of the rat and mouse special sense organs (ocular [eye and glands], olfactory and otic).

Meg Ferrell Ramos, et al.

J Toxicol Pathol. 31(3 Suppl):97S–214S. 2018.

Copyright ©2018 The Japanese Society of Toxicologic Pathology

Doi: 10.1293/tox.31.97S

《国际通用毒性病理术语及诊断标准（INHAND）》
（第一部）
译者名单

主　译

任　进	中国科学院上海药物研究所
胡春燕	成都华西海圻医药科技有限公司
吕建军	湖北天勤鑫圣生物科技有限公司
王和枚	苏州方达新药开发有限公司
孔庆喜	康龙化成（北京）新药技术股份有限公司

副主译

杜　牧	昭衍（苏州）新药研究中心有限公司
林　志	中国食品药品检定研究院
乔俊文	中国科学院上海药物研究所
陆姮磊	中国科学院上海药物研究所
邱　爽	成都华西海圻医药科技有限公司
田　甜	苏州华测生物技术有限公司
黄明姝	上海中医药大学

主　审

杨秀英	苏州华测生物技术有限公司
张　慧	江苏鼎泰药物研究（集团）股份有限公司
张泽安	上海中医药大学
大平东子	上海益诺思生物技术股份有限公司
张惠铭	北京昭衍新药研究中心股份有限公司

译 者

（按姓氏笔画排序）

万美铢　　康龙化成（北京）新药技术股份有限公司
王 芬　　成都华西海圻医药科技有限公司
王 莉　　成都华西海圻医药科技有限公司
王书扬　　中国科学院上海药物研究所
王和枚　　苏州方达新药开发有限公司
王浩安　　成都华西海圻医药科技有限公司
王鹏丽　　康龙化成（北京）新药技术股份有限公司
王黎黎　　昭衍（苏州）新药研究中心有限公司
尹纪业　　军事科学院军事医学研究院
孔庆喜　　康龙化成（北京）新药技术股份有限公司
田 甜　　苏州华测生物技术有限公司
宁钧宇　　北京市疾病预防控制中心
吕 艾　　康龙化成（北京）新药技术股份有限公司
吕建军　　湖北天勤鑫圣生物科技有限公司
朱怀森　　中国科学院上海药物研究所
乔俊文　　中国科学院上海药物研究所
任 进　　中国科学院上海药物研究所
刘 欢　　成都华西海圻医药科技有限公司
刘 欢　　康龙化成（北京）新药技术股份有限公司
刘克剑　　石家庄以岭药业股份有限公司
刘湘江　　昭衍（苏州）新药研究中心有限公司
闫振龙　　益诺思生物技术南通有限公司
杜 牧　　昭衍（苏州）新药研究中心有限公司
李双星　　中国食品药品检定研究院
李言川　　湖北天勤鑫圣生物科技有限公司
吴国峰　　沈阳沈化院测试技术有限公司
邱 爽　　成都华西海圻医药科技有限公司
宋向荣　　广东省职业病防治院
张 婷　　康龙化成（北京）新药技术股份有限公司
张 蕊　　昭衍（苏州）新药研究中心有限公司
张亚群　　益诺思生物技术南通有限公司
张百惠　　康龙化成（北京）新药技术股份有限公司
张伟娟　　昭衍（苏州）新药研究中心有限公司
张连珊　　上海泰楚生物技术有限公司
陆姮磊　　中国科学院上海药物研究所
陈 珂　　成都华西海圻医药科技有限公司
陈泓汐　　成都华西海圻医药科技有限公司
林 志　　中国食品药品检定研究院
罗传真　　中国科学院上海药物研究所

屈　哲　　中国食品药品检定研究院

胡译文　　康龙化成（北京）新药技术股份有限公司

胡春燕　　成都华西海圻医药科技有限公司

修晓宇　　中国科学院上海药物研究所

侯敏博　　上海益诺思生物技术股份有限公司

姚宝玉　　沈阳沈化院测试技术有限公司

栗荣霞　　苏州华测生物技术有限公司

钱　庄　　上海益诺思生物技术股份有限公司

殷　俭　　苏州华测生物技术有限公司

郭菀芊　　北京大学医学部

唐　其　　成都华西海圻医药科技有限公司

黄明姝　　上海中医药大学

黄洛伊　　中国科学院上海药物研究所

崔　伟　　成都华西海圻医药科技有限公司

崔子月　　中国科学院上海药物研究所

崔甜甜　　上海益诺思生物技术股份有限公司

章根木　　北京艾慕卡生物技术有限公司

蒋丹丹　　康龙化成（北京）新药技术股份有限公司

程子瑄　　成都华西海圻医药科技有限公司

雷　蕾　　康龙化成（北京）新药技术股份有限公司

雷雪平　　成都华西海圻医药科技有限公司

谭荣荣　　中国科学院上海药物研究所

霍桂桃　　中国食品药品检定研究院

桑国卫院士序

医药健康产业作为创新主导型产业，是全球高新技术产业竞争的焦点，也是我国战略性新兴产业之一。我国在党中央、国务院的统一领导下，在制定的《国家中长期科学和技术发展规划纲要（2006—2020 年）》中颁布了 16 个科技重大专项，国家"重大新药创制"科技重大专项为其中之一。在国家科学技术部、发展和改革委员会、财政部三部门的统筹推进下，在国家卫生健康委员会和专项实施部门的具体组织下，在广大科技工作者、研发机构、大学、企业的共同参与努力下，国家"重大新药创制"科技重大专项实施十多年来在药物研发创新能力、平台建设等多方面取得了全面的进展。

药物非临床安全性评价是新药研发的关键环节，国际药物非临床研究质量管理规范（good laboratory practice，GLP）认证是安评数据互认的国际规范。长期以来我国新药安全性评价能力与国际水平存在较大差距，这是我国创新药进入国际市场、获得国际认可急需解决的关键瓶颈和技术壁垒。在药物非临床安全性评价中最核心的关键技术是毒性病理的评价和诊断，病理诊断是国际上公认的金标准。

国家"重大新药创制"科技重大专项实施以来，我国已有多个安全性评价机构获得国际 GLP 认证，实现了药物安全性评价与国际接轨、安全性评价数据与国际互认的重大目标，已成为国家"重大新药创制"科技重大专项平台建设取得的标志性成果。但是，在非临床安全性评价中各个安全性评价机构的技术能力和水平参差不齐，对于新靶点、新机制、新型药物出现的结果综合分析能力尤为欠缺，特别是毒性病理诊断人员的不足和能力水平亟待提高。因此，急需按照国际规范的标准，加强专业化培训，培养一批我国的毒性病理学专业技术队伍，同时加强与国际广泛交流，为我国新药研发提供重要支撑和保证。

中国药学会毒性病理专业委员会组织翻译和出版的《国际通用毒性病理术语及诊断标准（INHAND）》（第一部、第二部），将会积极推动我国毒性病理术语和诊断标准的统一，为尽快与国际接轨提供重要的行业技术标准，同时也会为培养一批我国的毒性病理学专业技术队伍发挥极为重要的作用。因此，《国际通用毒性病理术语及诊断标准（INHAND）》（第一部、第二部）的出版，将极大地促进并助力我国新药研发成功、突破国际技术壁垒、进入国际主流市场，以确保我国生物医药高质量快速发展，这是国际上的发展趋势，也是我国生物医药发展的迫切需求，具有重要意义和深远影响。

中国工程院院士
中国药学会第二十一至第二十三届理事会理事长
"十一五""十二五"国家"重大新药创制"科技重大专项技术总师
中华人民共和国第十一届全国人民代表大会常务委员会副委员长
2023 年 3 月

丁健院士序

近 10 多年以来，国家"重大新药创制"科技重大专项的实施，极大地推动了我国生物医药的创新、医药产业的快速发展，出现了巨大变化，取得了丰硕的成果，从仿制到创新，从跟随到崛起，新药数量在不断地增加，创新水平也在不断地提高，在国际上引起了广泛关注。2018 年以来，中国自主创新药物每年都有十几个。与此同时，我国持续推进了药品审评审批制度改革，中国药监部门加入"国际人用药品注册技术要求协调会（International Conference on Harmonisation of Technical Requirements for Registration of Pharmaceuticals for Human Use，ICH），药品注册管理制度加速与国际接轨，加快创新药上市，国内药企走向海外，同时更多国外新药进入中国市场，"双向流动"正在加速，竞争也不再局限于国内市场。

另外，随着科学技术的快速发展，如人工智能、大数据、各种组学（如基因组学、蛋白质组学等）、基因编辑等，极大地促进了生物医药创新技术的不断拓展及新型药物不断出现，从小分子到单抗、双抗和抗体偶联药物；细胞疗法到基因编辑药物；新靶点、新机制不断涌现，瞄准临床更多疾病适应证研发新药，突破不可成药的瓶颈，以解决大量未被满足的临床需求而坚持不懈地努力。然而，特别是在抗肿瘤药物的研发中，如何真正实现肿瘤免疫治疗，突破免疫微环境的障碍，发现更多的生物标志物，实现个性化治疗，是国际上新药研发的必然趋势和急迫需求。同时如何建立合适的动物模型和新的评价技术，这也是药物非临床安全性评价的巨大挑战之一，也对毒性病理标准化术语和诊断提出了新要求。药物安全性评价是新药研发的关键环节，其中毒性病理标准化术语和诊断是判断安全与否的金标准，因为无论是急性毒性试验和长期毒性试验，还是致畸试验和致癌试验都离不开毒性病理检查与诊断。

中国药学会毒性病理专业委员会组织我国 20 余家单位 90 余名病理学专业人员，历经两年时间，将在国际上最新颁布的 *International Harmonization of Nomenclature and Diagnostic Criteria*（INHAND）系列指南英文版翻译成中文，最终形成了《国际通用毒性病理术语及诊断标准（INHAND）》（第一部、第二部）。这两本书的出版将极大地推动我国毒性病理术语和诊断标准与国际接轨，为我国新药研发成功并走向国际提供重要技术支撑和保证。与此同时，这两本书的出版将极大地提高我国毒性病理学专业人员的专业能力和水平，为培养药物毒性病理学专业人才队伍发挥举足轻重的作用，也将为从事毒性病理学及其他相关领域提供行业标准和重要工具书籍，并将为我国创新药物研发的推进做出贡献。

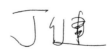

中国工程院院士
中国药学会第二十四届理事会副理事长
中国科学院上海药物研究所前任所长
中国肿瘤药理学家、肿瘤病理学家
2023 年 3 月

孙咸泽理事长序

党的二十大报告对保障人民健康、深化医药卫生体制改革、强化药品安全监管、生物医药关键核心技术攻坚、中医药传承创新发展等做出了一系列重大论述和重大部署，充分体现了党对医药事业发展的高度重视。药品是特殊商品，是保障人民健康和生命安全的重要战略物资。随着我国生物医药产业的快速发展，毒性病理学作为药物非临床安全性评价技术平台的重要技术支撑，受到广泛关注。

中国药学会毒性病理专业委员会（以下简称专委会），自2015年成立以来，在中国药学会领导下，坚持"四个面向"，团结引领我国药物毒性病理专业领域的专家、学者，充分发挥专委会平台优势，积极推进毒性病理专业领域的学术交流和科普工作，扩大同国际毒性病理专家学者的交流合作，加大对毒性病理相关人员的培训力度和继续教育工作，为我国毒性病理研究积极贡献力量。2018年，专委会代表中国药学会申报的"组建新药研发关键技术——智能病理学评估、人才培养、国际认可的公共服务专业技术平台"项目，通过了中国科学技术协会的评估并获得资助，现已顺利完成；2020年，专委会制定并颁布了中国药学会首批团体标准《毒性病理学术语集（第一版）》［《中国药学会团体标准》（T/CPHARMA 001–2020）］；专委会积极开展每年一次的全国性学术会议，并在北京、上海、成都、广东等地区召开毒性病理阅片会数十次。专委会还积极参与国际交流，获得2024年亚洲毒性病理学联盟（Asian Union of Toxicologic Pathology, AUTP）大会的举办权，以提高我国在国际毒性病理领域的影响力。

此次，专委会组织了具有丰富经验的90余名毒性病理学专家，历时两年，翻译了国际上最新颁布的"INHAND"系列指南，最终形成了《国际通用毒性病理术语及诊断标准（INHAND）》（第一部、第二部）。这两本书充分体现了我国毒性病理学专家队伍及其团队的勤勉、努力与思考。这两本书的出版将对提升我国毒性病理学研究水平、加快毒性病理学人才队伍培养具有重要意义。我相信，这两本书将为我国毒性病理学研究提供重要的技术参考，为我国药学事业高质量发展做出积极的贡献。

中国药学会理事长

2023年3月

中文版序

毒性病理学家多年来不断讨论以期建立标准化的组织病理学术语及诊断标准，尤其是大鼠和小鼠。国际通用毒性病理术语及诊断标准（*International Harmonization of Nomenclature and Diagnostic Criteria*, INHAND）是一个全球化项目，致力于为实验动物的增生性和非增生性改变建立国际通用诊断标准和术语。2005 年美国毒性病理学会（Society of Toxicologic Pathology, STP）和欧洲毒性病理学会（European Society of Toxicologic Pathology, ESTP）合作发起了该项目，2006 年英国毒性病理学会（British Society of Toxicological Pathologists, BSTP）和日本毒性病理学会（Japanese Society of Toxicologic Pathology, JSTP）加入了该项目。来自上述学会的毒性病理学家组成了全球编辑指导委员会（Global Editorial and Steering Committee, GESC），负责监督 INHAND 项目的活动。2012 年 INHAND GESC 与美国食品药品监督管理局（Food and Drug Administration, FDA）合作，要求向 FDA 提交的标准化非临床数据均采纳 INHAND 术语。非临床数据交换标准（Standard for Exchange of Nonclinical Data, SEND）将临床数据交换标准协会（Clinical Data Interchange Standards Consortium, CDISC）的研究数据表格模型用于非临床研究。该标准由 CDISC SEND 团队制定，用于提交动物毒理学试验非临床电子版数据。2013 年 INHAND 项目将最初大鼠和小鼠病变国际通用毒性病理术语及诊断标准扩展到其他常用的非啮齿类动物种属，包括小型猪、非人灵长类动物、犬、兔和鱼。

解剖病理学是一门兼具描述性和解释性的学科，可为环境化合物和生物技术药物的毒性研究提供极其重要的信息。毒性病理学家致力于为毒理学家、统计学家、医务人员、监管审评人员和其他参与风险评估的人员提供清晰、简洁的数据与解释。

INHAND 系列指南提供了啮齿类动物毒性试验和致癌试验与某些非啮齿类动物试验的国际通用诊断标准和病变记录术语，并提供了代表性显微照片、形态学变化的描述、有关发病机制和鉴别诊断的信息及主要参考文献。由中国药学会毒性病理专业委员会（Chinese Pharmaceutical Association–Society of Toxicologic Pathology, CPA–STP）翻译和出版的 INHAND 系列指南中文版《国际通用毒性病理术语及诊断标准（INHAND）》（第一部、第二部）包括以下 INHAND 指南：

1.《大鼠与小鼠软组织、骨骼肌和间皮增生性和非增生性病变》
2.《大鼠与小鼠体被增生性和非增生性病变》
3.《大鼠与小鼠雌性生殖系统非增生性和增生性病变》
4.《大鼠与小鼠胃肠道、胰腺和唾液腺非增生性和增生性病变》
5.《大鼠与小鼠心血管系统非增生性和增生性病变》
6.《大鼠与小鼠骨骼组织（骨、关节和牙齿）非增生性和增生性病变》
7.《大鼠与小鼠内分泌系统非增生性和增生性病变》
8.《大鼠与小鼠特殊感觉器官［视觉（眼和附属腺）、嗅觉和听觉］非增生性和增生性病变》
9.《大鼠与小鼠淋巴造血系统非增生性和增生性病变》
10.《国际通用毒性病理术语及诊断标准（INHAND）：犬非增生性和增生性病变》
11.《国际通用毒性病理术语及诊断标准（INHAND）：小型猪非增生性和增生性病变》
其他器官系统和其他种属 INHAND 指南的翻译工作正在进行中，译者准备于 INHAND 系列指南中文版《国际通用毒性病理术语及诊断标准（INHAND）》（第一部、第二部）出版后，准备继续翻译剩余 4 个 INHAND 指南。

实验动物自发性"背景"病变的内在差异及其对受试物反应的复杂性和可变性，以及不同毒性病理学家所用诊断术语、严重程度分级和阈值有所不同，均是毒性病理学家进行一致性病理诊断和结果解释所面临的挑战。《国际通用毒性病理术语及诊断标准（INHAND）》（第一部、第二部）所介绍的 INHAND 系列指南推荐国际通用术语的使用，将不断提高毒性试验中解剖病理学数据的清晰度和质量，并将进一步促进术语的国际统一。

INHAND 系列指南中文版《国际通用毒性病理术语及诊断标准（INHAND）》（第一部、第二部）的翻译和出版是对毒性病理学学科的极好补充，并将为培训中国年轻毒性病理学人员提供不可估量的帮助。使用 INHAND 系列指南中文版《国际通用毒性病理术语及诊断标准（INHAND）》（第一部、第二部）所提供的诊断标准和术语，不仅可保证在中国开展的毒性试验中所呈现的组织病理学结果与在其他国家或地区开展的试验具有可比性，还将为中国非临床药物安全性评价的高质量发展保驾护航。

Jerry F. Hardisty

DVM

DACVP

FIATP

2022 年 1 月

Preface

Standardization of microscopic pathology nomenclature and diagnostic criteria, especially for rats and mice, has been under discussion for many years by toxicologic pathologists. The *International Harmonization of Nomenclature and Diagnostic Criteria* (INHAND) is a global project establishing diagnostic criteria and nomenclature for both proliferative and nonproliferative changes in laboratory animals. This initiative was started in 2005 by the Society of Toxicologic Pathology (STP) in collaboration with the European STP, and in 2006, the British STP and the Japanese STP joined the project. The Global Editorial and Steering Committee (GESC) oversees the activities of the INHAND projects and is composed of toxicologic pathologists from all the participating societies. In 2012, INHAND GESC began a collaboration with the U.S. Food and Drug Administration (FDA) in adapting INHAND terminology for standardized nonclinical data submission to the FDA. The Standard for Exchange of Nonclinical Data (SEND) is an implementation of the Clinical Data Interchange Standards Consortium (CDISC) Study Data Tabulation Model for nonclinical studies. This standard was developed by the CDISC SEND team for electronic submission of nonclinical data from animal toxicology studies. In 2013, the INHAND expanded the project, which initially focused on lesions in rats and mice, to include other commonly used nonrodent species, specifically minipig, monkey, dog, rabbit and fish.

Anatomic pathology is a descriptive and interpretive science and provides critically important information on the toxicity of environmental and biopharmaceutical agents. Toxicologic pathologists strive to provide clear and concise data and interpretations to toxicologists, statisticians, health professionals, regulatory reviewers, and others involved in risk assessment.

INHAND nomenclature guides offer diagnostic criteria and guidelines for recording lesions observed in rodent toxicity and carcinogenicity studies, as well as some nonrodent species. The guides provide representative photomicrographs and description of morphologic changes, information regarding pathogenesis and differential diagnoses, and key references. Currently published guides included in this publication by Chinese Pharmaceutical Association–Society of Toxicologic Pathology (CPA–STP) are listed as follows:

1.*Proliferative and non-proliferative lesions of the rat and mouse soft tissue, skeletal muscle and mesothelium*

2. *Proliferative and non-proliferative lesions of the rat and mouse integument*

3. *Nonproliferative and proliferative lesions of the rat and mouse female reproductive system*

4. *Nonproliferative and proliferative lesions of the gastrointestinal tract, pancreas and salivary glands of the rat and mouse*

5. *Non-proliferative and proliferative lesions of the cardiovascular system of the rat and mouse*

6. *Nonproliferative and proliferative lesions of the rat and mouse skeletal tissues (bones, joints, and teeth)*

7. *Nonproliferative and proliferative lesions of the rat and mouse endocrine system*

8. *Nonproliferative and proliferative lesions of the rat and mouse special sense organs (ocular [eye and glands], olfactory and otic)*

9. Nonproliferative and proliferative lesions of the rat and mouse hematolymphoid system

10. International harmonization of nomenclature and diagnostic criteria (INHAND): nonproliferative and proliferative lesions of the dog

11. International harmonization of nomenclature and diagnostic criteria (INHAND): nonproliferative and proliferative lesions of the minipig

The process of translating guides for other organ systems and other species is ongoing. The editors intend to translate remaining four guides in the future.

The inherent variability of spontaneous "background" changes in our biological models, the complexity and variability of responses to the test article, and differences in diagnostic terminology, severity grading, and thresholds present challenges in consistently delivering clear interpretations. The consistent use of the harmonized nomenclature recommended in the INHAND guides included in this publication will continue increasing the clarity and quality of anatomic pathology data in toxicity studies and will further promote international harmonization of terminology.

This Chinese translation of INHAND guides will be an excellent addition to our profession and will be a valuable aid in the training of young toxicologic pathologists in China. Application of the diagnostic criteria and nomenclature that are presented in the INHAND guides will assure that the histopathology results reported in studies conducted in China are comparable to studies conducted elsewhere and is a valuable contribution to guarantee the highest quality of nonclinical evaluation of drugs in China.

Jerry F. Hardisty
DVM
DACVP
FIATP
2022.1

译者的话

毒性病理学是"三品一械"的毒性及风险评估的重要组成部分,也是药物非临床安全性评价工作中最基本的环节和核心组成部分。近二十年来,随着我国制药工业的飞速发展,我国药物非临床安全性评价领域毒性病理学的研究取得了长足发展。但是,作为毒性病理学的重要组成部分——毒性病理学术语和诊断标准的规范化、标准化和一致性与发达国家尚有一定差距,亟须接轨。

新型冠状病毒感染疫情以来,从单一国内国家药品监督管理局(National Medical Products Administration, NMPA)申报到中美双报,再到包括向经济合作与发展组织(Organization for Economic Co-operation and Development, OECD)等地区或组织药监机构的联合申报,新药研发以前所未有的态势蓬勃发展。因此,亟须我国毒性病理从业人员提高专业水准并使用国际通用毒性病理诊断术语及诊断标准,助力我国新药研发,实现与国际接轨,这是大势所趋,刻不容缓、势在必行。

中国药学会毒性病理专业委员会作为行业领军团体,继2020年在中国药学会发布《毒性病理学术语集(第一版)》和2021年出版了团体标准《毒性病理学术语集》后,又组织国内毒性病理学专家和一线技术骨干对已经出版的大小鼠、犬及小型猪的 INHAND 系列指南进行了翻译和出版,并命名为《国际通用毒性病理术语及诊断标准(INHAND)》(第一部、第二部)。INHAND 项目主要由美国毒性病理学会(STP)、欧洲毒性病理学会(ESTP)、英国毒性病理学会(BSTP)及日本毒性病理学会(JSTP)共同发起,内容翔实、解释清晰、要点突出、机制充分、图文并茂、全面系统,是当今国际上最权威、实用性最强且被各国监管机构广泛认可的毒性病理标准术语及诊断指南。而本系列指南中文版的各位主译、译者、校对者和主审人员,大多数是国内从事毒性病理多年、有着丰富一线工作经验的资深病理学专家或业务骨干,确保中文版能够完整准确地呈现英文原文内容的精髓。

《国际通用毒性病理术语及诊断标准(INHAND)》(第一部)包括大鼠与小鼠的软组织、骨骼肌和间皮,体被,雌性生殖系统,胃肠道、胰腺和唾液腺,心血管系统,骨骼组织(骨、关节和牙齿),内分泌系统及特殊感觉器官非增生性和增生性病变8章。全书共556页108万字,配以大量高清 H&E 染色彩色图片及特殊染色显微图片。

相信中国药学会毒性病理专业委员会组织翻译和出版的《国际通用毒性病理术语及诊断标准(INHAND)》(第一部)将会为推动我国毒性病理学术语统一和诊断标准化进程发挥重要作用,并加快与国际毒性病理学行业标准接轨的进程。本书是一本不可多得的毒性病理学、兽医病理学、实验动物病理学等从业人员案头必备工具书,将为我国毒性病理学从业人员的继续教育及培训发挥重要作用并具有积极深远的影响。

由于译者时间、水平有限,翻译过程中如存在疏漏、不足甚或错误之处,恳请广大读者和同道批评指正。

全体译者
2022 年 1 月

致　谢

《国际通用毒性病理术语及诊断标准（INHAND）》（第一部、第二部）的译者多来自我国生物医药研究领域领先的科研院所、大学、药物研发机构及知名药物非临床安全性评价研究公司，旨在促进我国毒性病理学术语和诊断标准与国际接轨，将已出版的国际通用的 *International Harmonization of Nomenclature and Diagnostic Criteria*（INHAND）系列指南翻译成中文版，供我国毒性病理学从业人员使用。INHAND 系列指南的翻译工作历经 2 年多的时间，共有 20 余家单位 90 余名病理学专业人员参与，他们不辞辛苦、通力合作、精益求精、字斟句酌，最终出版了这两部在毒性病理学领域中具有重要意义的工具书。谨对每一位译者的敬业精神和辛苦付出表示深深的敬意和衷心的感谢！

感谢中国药学会、日本毒性病理学会（JSTP）和世哲出版社（SAGE Publishing）对这两部译著的版权授权、翻译和出版所给予的鼎力支持和帮助！

感谢美国 EPL 公司 Jerry F. Hardisty 博士、INHAND 全球编辑指导委员会主席 Charlotte Keenan 博士、日本大阪公立大学医学研究科鳄渊英机教授和魏民博士、美国辉瑞制药公司李宪堂博士、上海靖良医疗科技发展中心胡良彪博士、中国农业大学赵德明教授、世哲出版社 Cindy Wu 等国内外病理专家对这两部译著翻译和出版的鼓励与帮助。

感谢中国科学院上海药物研究所、成都华西海圻医药科技有限公司、康龙化成（北京）生物技术有限公司、昭衍（苏州）新药研究中心有限公司、苏州华测生物技术有限公司、苏州方达新药开发有限公司、北京广源达科技发展有限公司、北京腾宇桐瑞科贸有限公司及北京艾慕卡生物技术有限公司对这两部译著出版的大力支持和资助！以下国家和地方课题基金对这两部译著的出版也提供了支持，在此一并表示感谢：

1. 国家科技重大专项，"建立符合国际 GLP 标准的要求，以毒性病理学为优势的药物安全评价技术平台"（课题编号：2008ZX09305–007、2012ZX09302003）

2. 国家科技重大专项，"以毒性病理学为核心优势的全程式非临床安评创新技术体系建设和应用"（课题编号：2018ZX09201017–004）

3. 中国科协"服务国家社会治理品牌建设项目""组建新药研发关键技术 – 智能病理学评估、人才培养、国际认可的公共服务专业技术平台"（项目编号：2018GGFZ–CN022，项目申请方：中国药学会）

4. 2021 年江苏省"双创人才"资助项目，"药物非临床安全性评价体系建设"（项目负责人：王和枚）

5. 2021 年海门"东洲英才"引进计划资助项目，"非临床药物安全性评价的毒性病理学评价"（项目负责人：吕建军）

《国际通用毒性病理术语及诊断标准（INHAND）》（第一部、第二部）翻译过程中参考了《毒性病理学术语集》《病理学名词》《常用临床医学名词》《现代组织学》《实验动物功能性组织学图谱》等病理学专著和相关参考文献，在此谨对所有作者表示感谢。

感谢译者的家人在这两部译著翻译和出版期间给予的理解和支持！

中国药学会毒性病理专业委员会
2022 年 1 月

目　　录

2 大鼠与小鼠体被增生性和非增生性病变

3　大鼠与小鼠雌性生殖系统非增生性和增生性病变

4　大鼠与小鼠胃肠道、胰腺和唾液腺增生性和非增生性病变

5 大鼠与小鼠心血管系统非增生性和增生性病变

6 大鼠与小鼠骨骼组织（骨、关节和牙齿）非增生性和增生性病变

7 大鼠与小鼠内分泌系统非增生性和增生性病变

8 大鼠与小鼠特殊感觉器官 [视觉（眼和附属腺）、嗅觉和听觉] 非增生性和增生性病变

1 | 大鼠与小鼠软组织、骨骼肌和间皮增生性和非增生性病变

PETER GREAVES[1], LUC CHOUINARD[2], HEINRICH ERNST[3], LARS MECKLENBURG[4], INGRID M. PRUIMBOOM-BREES[5], MATTHIAS RINKE[6], SUSANNE RITTINGHAUSEN[7], STÉPHANE THIBAULT[8], JASMIN VON ERICHSEN[9], AND TOSHINORI YOSHIDA[10]

[1] University of Leicester, Department of Cancer Studies, Leicester, UK

[2] Charles River Laboratories, Quebec, Canada

[3] Fraunhofer Institute for Toxicology and Experimental Medicine ITEM, Hannover, Germany

[4] European Advanced Risk Assessor, Hamburg, Germany

[5] Novartis Pharma AG, Basel, Switzerland

[6] Bayer Pharma AG, Wuppertal, Germany

[7] Fraunhofer Institute for Toxicology and Experimental Medicine ITEM, Hannover, Germany

[8] Pfizer Inc, California, USA

[9] Nycomed: a Takeda Company, Barsbuettel, Germany

[10] The Institute of Environmental Toxicology, Ibaraki, Japan

通信作者：Peter Greaves, MBChB FRCPath, University of Leicester, Department of Cancer Studies, Robert Kilpatrick Clinical Sciences Building, Leicester Royal Infirmary, Leicester, LE2 7LX, United Kingdom. e-mail: pg29@le.ac.uk

摘要 >>

　　大鼠和小鼠国际通用毒性病理术语及诊断标准（INHAND）项目是由欧洲毒性病理学会（European Society of Toxicologic Pathology, ESTP）、英国毒性病理学会（British Society of Toxicological Pathologists, BSTP）、日本毒性病理学会（Japanese Society of Toxicologic Pathology, JSTP）和美国毒性病理学会（Society of Toxicologic Pathology, STP）共同发起的一项旨在规范实验动物增生性和非增生性病变国际通用术语的联合倡议。本文对大鼠和小鼠软组织包括骨骼肌及间皮组织中观察到的病变进行分类并提供标准术语。文中出现的标准术语也可在官方网站上获取（http://www.goreni.org/）。资料来源包括世界各国政府、学术机构和工业实验室的组织病理学数据库。内容既包括自发和老龄化改变，也包括暴露于受试物诱发的病理变化。制订广泛接受和国际通用的实验动物软组织、骨骼肌和间皮组织病变的标准诊断术语，将有助于减少不同国家的监管机构及科研机构之间的误解，并提供一种通用语言，增加和丰富国际毒理学家及病理学家之间的信息交流（DOI: 10.1293/tox.26.1S; J Toxicol Pathol 2013; 26: 1S–26S）。

关键词 >>

- 软组织
- 骨骼肌
- 间皮
- 临床前安全评价 / 风险管理
- 大鼠病理学
- 小鼠病理学

一、引言

大鼠和小鼠国际通用毒性病理术语及诊断标准（INHAND）项目是由欧洲毒性病理学会（ESTP）、英国毒性病理学会（BSTP）、日本毒性病理学会（JSTP）和美国毒性病理学会（STP）共同发起的一项旨在规范实验动物增生性和非增生性病变国际通用术语的联合倡议。本文对大鼠和小鼠软组织观察到的病变进行分类并提供标准术语。STP 之前已出版过大鼠和小鼠软组织增生性与非增生性病变的标准术语（Greaves et al., 1992; Greaves and Seely, 1996; Greaves et al., 2000）。STP 会员对这些内容进行了广泛的审阅和评论，可以将其作为世界卫生组织（WHO）国际癌症研究机构大鼠和小鼠肿瘤分类的基础（Carlton et al., 1992; Ernst et al., 2001）。STP 的这些出版物已用于当前的分类参考。文中关于病变的标准术语在 goRENI 网站上也可以查询（www.goreni.org）。本文采用了与以前出版物相似的编写方法。

最近有研究人员总结了毒理学研究中记录显微镜下变化的基本原则（Mann et al., 2012）。在这些研究中，显微镜观察结果的记录应当客观一致，建议使用描述性而非诊断性的术语，以免误导与特定疾病的比较。

通常认为软组织是由成纤维细胞、含脂肪的细胞和特化的骨骼肌纤维中的一种细胞成分，基质和多种结构蛋白如胶原纤维和弹性纤维组成的。这些成分伴有血管和不同的骨髓源性细胞，如淋巴细胞、粒细胞和巨噬细胞。自从间充质干细胞及其在维持软组织稳态中的重要作用被发现后，这种简单的认识就被改变了（Valtieri and Sorrentino, 2008）。间充质干细胞是未分化的多能干细胞，主要存在于骨髓，也存在于脂肪组织和骨骼肌等部位（Liu et al., 2009）。现在认为，间充质干细胞在损伤组织的功能修复过程中发挥着重要作用。此外，作为起支持作用的非恶性间质在肿瘤的发病机制和进展过程中也起着重要作用（Valtieri and Sorrentino, 2008）。

考虑到便利性，本文也综述了间皮的病变。间皮细胞起源于中胚层，但表现出许多上皮细胞的特点。尽管损伤后涉及的确切机制仍不确定，但间皮细胞与上皮细胞的再生方式并不相同（Mutsaers et al., 2007）。滑膜的病变在 INHAND 骨骼系统病变分类中讨论。

在不同种属的啮齿类实验动物和人类中，自发性和诱发的软组织病变的病理特征相似。因此，用于间叶组织病变的基本分类适用于所有物种，尽管啮齿动物中描述的软组织肿瘤范围远小于人类的软组织肿瘤。然而，也会碰到某些特殊类型的间叶肿瘤，通常的分类方案对这些肿瘤并不适用。

在动物实验中，需要仔细记录软组织对植入物或注射物产生炎症反应的性质、强度和持续时间，这对评估将与人体组织接触物质的局部耐受性很重要。注射的化学物质或疫苗及其佐剂的化学或物理性质，以及植入生物材料的大小、形状和表面纹理都可能改变炎症和修复反应的组织学特征和时间模式（Williams, 1987; Anderson and Langone, 1999; Verdier et al., 2005; Dincer et al., 2006）。

二、形态学

（一）非增生性病变

1. 软组织

① 炎症细胞浸润；② 炎症；③ 纤维化；④ 纤维增生；⑤ 坏死；⑥ 矿化；⑦ 化生；⑧ 淀粉样物质。

2. 脂肪组织

① 炎症细胞浸润；② 炎症；③ 脂肪肉芽肿性炎症；④ 坏死；⑤ 萎缩；⑥ 增生。

3. 平滑肌

平滑肌病变的分布通常与平滑肌在体内的正常分布相同，因此其病变多发生在雌性生殖道、胃肠道和皮肤，而在深层软组织中比较少见。然而，有研究表明脂肪组织可能在血管平滑肌细胞增殖过程中具有重要的旁分泌功能（Miao and Li, 2012）。在软组织中，尤其是在炎症过程中，可能很难区分平滑肌细胞与肌成纤维细胞。二者均表达平滑肌肌动蛋白，但平滑肌细胞通常含有结蛋白（Kempson et al., 2001）。

平滑肌增生

4. 骨骼肌

虽然骨骼肌含有与其他软组织相似的结缔组织成分，但其大部分主要是由高度特化的骨骼肌细胞或骨骼肌纤维（肌细胞）组成。这些细胞通过胚胎期的成肌细胞融合而形成合胞体，产生一种长度通常比其直径大数千倍的肌纤维。尽管骨骼肌的病理变化原理与机体其他组织相似，但其不寻常的细胞结构及其收缩性所引起的一系列病理变化，需要另外单独分析。啮齿动物骨骼肌纤维类型的一般命名体系是基于腺苷三磷酸酶（adenosine triphosphatase, ATP 酶）反应（Brooke and Kaiser, 1970; Brooke et al., 1971）。在 pH 9.4 的反应条件下，Ⅰ 型肌纤维或慢收缩纤维显示出较低的 ATP 酶反应活性。Ⅱ 型或快收缩纤维表现出更高的 ATP 酶反应活性，基于低 pH 环境下的反应抑制情况，又可细分为 ⅡA、ⅡB 和 ⅡC 三种类型。也就是说，在大鼠中，ⅡA、ⅡB、ⅡC 三类纤维分别在 pH 4.5、pH 4.3 和 pH 3.9 时表现出反应抑制。基于快收缩和慢收缩肌球蛋白亚型的免疫细胞化学技术也已得到应用，它与根据标准的 ATPase 法进行的纤维类型分析关联度好，并且适用于固定后的组织（Behan et al., 2002; Westwood et al., 2005）。

在选择肌肉样本取材进行组织病理学检查时应当考虑这种异质性及骨骼肌占机体重量近 40% 这一事实。近年来，对啮齿动物给予降脂药物（尤其是贝特类和他汀类药物）引起的肌肉损伤的研究表明，不同的肌纤维类型对外源性物质的敏感度不同（Schaefer et al., 2004; Westwood et al., 2005; De Souza et al., 2006; Okada et al., 2007; Faiola et al., 2008; Westwood et al., 2008; Okada et al., 2009）。因此，进行组织学评价时，样本内同时包含 Ⅰ 型和 Ⅱ 型肌纤维是很重要的。比如，比目鱼肌是一种主要含 Ⅰ 型肌纤维的骨骼肌，而股四头肌和趾长伸肌主要含 Ⅱ 型肌纤维。

① 炎症细胞浸润；② 坏死；③ 炎症；④ 肥大；⑤ 萎缩；⑥ 变性；⑦ 空泡化；⑧ 矿化。

5. 间皮

增生

（二）肿瘤性增生性病变

在软组织的病理学评价中，区分自限性反应性状况和间充质细胞增生性病变是一个诊断挑战。软组织肿瘤根据与其相似的成熟组织进行分类。然而，它们很可能是由能够向一个或多个不同方向分化的多能间充质细胞发育而来。因此，软组织肿瘤和骨肿瘤之间存在着密切的组织同源性（Hajdu, 1986）。这就解释了报道的某些转基因小鼠模型中，为何软组织肉瘤中会发生混合的分化模式（Floyd et al., 2002）。

在普通的大鼠和小鼠品系中，间叶肿瘤是相对罕见的自发性病变，尽管在未经实验处理的老龄动物中，它们的发生率可能从少于 1% 到超过 5% 不等（Greaves and Faccini, 1981; Poteracki and Walsh, 1998; Eiben, 2001; Haines et al., 2001; Dinse et al., 2010）。最常见的自发性恶性肿瘤通常是纤维肉瘤及其多形性变异类型（恶性纤维组织细胞瘤）。

在啮齿动物中，通过注射致癌病毒和致癌物（如 7, 12- 二甲基苯并 [a] 蒽）及重复注射各种非遗传毒性化学物质也可以诱发肉瘤（Chesterman et al., 1966; Grasso and Goldberg, 1966 a, b; Hooson et al., 1973; Taguchi et al., 2006）。多种材料制成的非渗透性固体异物，在植入啮齿动物体内后，均能够在植入部位周围的软组织中引发肉瘤。这些材料包括聚苯乙烯、氯丙烷、聚乙烯、聚氨酯、聚氯乙烯、聚甲基丙烯酸甲酯、硅酮、玻璃、氧化铝和不锈钢、金、铂、钛、镍、铬等金属材料（Oppenheimer et al., 1964; Brand et al., 1976; Kirkpatrick et al., 2000）。植入废铀碎片也会诱发肉瘤（Hahn et al., 2002）。啮齿动物对异物诱发肉瘤的敏感性存在种属和品系差异，杂合的 $p53^{+/-}$ 转基因鼠尤为敏感（Blanchard et al., 1999）。最主要的诱发性肿瘤是纤维肉瘤及其多形性变异类型，其他种类的诱发性肿瘤也有报道。而在人类中，植入体周围发生肉瘤的情况非常罕见（Morgan and Elcock, 1995; Keegan et al., 2008）。

大多数啮齿动物的肿瘤，可以通过常规的苏木精－伊红（H&E）染色的切片来进行诊断，而免疫组织化学技术能够更精确地区分细胞种类。在人类软组织肉瘤的诊断中，免疫组织化学技术目前已有十分重要的地位。研究表明，免疫组织化学技术有助于多形性肉瘤的亚型分类、预后评估和制定适当的治疗方案（Coindre et al., 2001; Tos, 2006）。然而，在啮齿动物中，肿瘤类型的多样性非常有限。一项最近的研究对不同试验中过氧化物酶体增殖物激活受体激动剂在大鼠中诱导出的大量纤维肉瘤和脂肪肉瘤的现象进行了探讨，揭示出于安全性评价的目的免疫组织化学在对这些肿瘤的定性和分型上没有太大的帮助（Hardisty et al., 2007）。

① 纤维瘤；② 纤维肉瘤；③ 多形性纤维肉瘤；④ 脂肪瘤；⑤ 冬眠瘤（又称蛰伏脂肪瘤，译者注）；⑥ 脂肪肉瘤；⑦ 横纹肌瘤：充分证实的实验动物大鼠或小鼠横纹肌瘤尚未见报道；⑧ 横纹肌肉瘤；⑨ 平滑肌瘤；⑩ 平滑肌肉瘤；⑪ 恶性间叶瘤；⑫ 未特定分类（not otherwise specified, NOS）肉瘤；⑬ 恶性间皮瘤。

（三）术语

1. 软组织炎症细胞浸润（N）（infiltrate, inflammatory cell [N]: soft tissue）

【种属】 小鼠、大鼠。

【同义词】 Aggregate。

【修饰语】 单形核细胞、淋巴细胞、中性粒细胞、嗜酸性粒细胞、浆细胞、多形核细胞、混合细胞。

【发病机制】 可能是一种正常的生理现象。

【诊断特征】 ① 单形核细胞、淋巴细胞、浆细胞或多形核细胞小灶。② 无组织损伤的证据。

【备注】 这些描述性术语适用于淋巴细胞、单形核细胞或多形核细胞（中性粒细胞或嗜酸性粒细胞）的局部聚集，而不构成显著的炎症过程。可认为是正常生理范围之内的变化。

2. 软组织炎症（N）（inflammation [N]: soft tissue）（图 1.1 ～图 1.3）

【种属】 小鼠、大鼠。

【同义词】 Abscess, granulation tissue, granuloma。

【修饰语】 中性粒细胞（化脓性）、淋巴细胞（非化脓性）、嗜酸性粒细胞、浆细胞、单形核细胞、混合细胞、肉芽肿性。

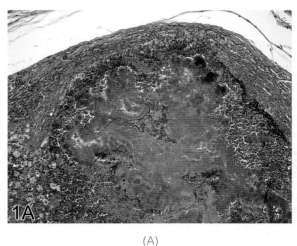
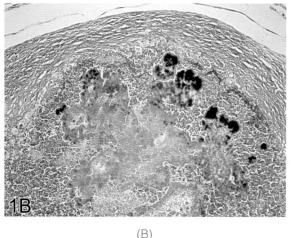

(A) (B)

图 1.1

（A）伴有重度炎症、脓肿形成和纤维包膜形成的 Wistar 大鼠的面部病变（H&E）。脓肿含大量细胞碎片，也包括许多革兰氏阳性菌。（B）革兰氏染色

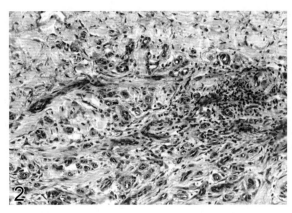

图 1.2

结缔组织慢性炎症其他病例以单形核细胞为主的慢性炎症细胞密集浸润，是对注入色素（图中显示为黑色碎片）的反应性变化。未见组织坏死，但有散在的慢性炎症细胞伴血管增生性反应（H&E 染色）

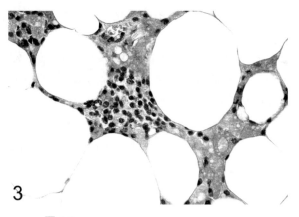

图 1.3

高脂饮食饲养的 C67Bl 小鼠的肠系膜脂肪组织。脂肪组织内有肉芽肿性炎症过程，炎症灶中呈簇状分布的巨噬细胞含有脂质空泡及棕色的脂褐素色素（H&E 染色）

【发病机制】　对损伤的非特异性反应。

【诊断特征】　① 细胞外基质白细胞浸润。② 常伴有水肿和血管内白细胞聚集。③ 通常在损伤后 2 ~ 3 d 出现明显的成纤维细胞及血管增生（肉芽组织）。

1）肉芽肿（granuloma）：① 炎症的一种局灶形式，以伴随上皮样组织细胞聚集为主要特点，病灶常孤立存在。② 可有一个坏死的中心区域。③ 散在的其他细胞如单形核细胞、多形核白细胞浸润，伴有血管及成纤维细胞。

2）脓肿（abscess）：① 中性粒细胞灶性聚集，中央可见细胞溶解及细胞碎片聚集。② 纤维包膜形成。③ 修饰语可用于描述炎症过程中最突出的特征。

3）中性粒细胞（化脓性）[neutrophil (purulent)]：以中性粒细胞浸润为主。

4）淋巴细胞（非化脓性）[lymphocyte (non-purulent)]：① 以淋巴细胞和巨噬细胞（单形核白细胞）浸润为主。② 浆细胞可能较为明显。

5）嗜酸性粒细胞（eosinophil）：以嗜酸性粒细胞浸润为主。

6）肉芽肿性（granulomatous）：① 较多的巨噬细胞和其他单形核细胞参与的炎症过程。② 巨噬细胞可形成上皮样细胞或异物巨细胞（合胞体）。③ 可形成一个坏死的中心区域。④ 可被肉芽组织、血管和成纤维细胞包围。⑤ 可被纤维包膜包围。

【鉴别诊断】　① 纤维化及纤维增生（fibrosis and fibroplasia）：白细胞数量较少，主要为单形核细胞和与活动性炎症及成纤维细胞为主反应无关的细胞外胶原基质。② 纤维瘤（fibroma）：分化良好的成纤维细胞形成致密的纤维肿块，细胞成分少，可挤压周围组织。成熟的胶原蛋白编织成带状。核分裂象罕见，少有白细胞浸润。③ 组织细胞肉瘤（sarcoma, histiocytic）：由相当一致且体积较大的组织细胞构成，泡状核，可出现有丝分裂象。

【备注】　这里值得注意的是"炎症"这一术语仅限于具有病理性炎症过程的情况下。而如淋巴细胞或中性粒细胞浸润或聚集等描述性术语可用于描述正常生理范围内的淋巴细胞、单核细胞或者多形核细胞的局部聚集（见炎症细胞浸润部分）。

结缔组织局部炎症过程通常由局部外伤、被覆上皮溃疡形成、梗死、注入或植入软组织的异物或其溢出血管外所致。外源性物质引起的全身反应也可能偶尔导致软组织损伤而在切片中未见明显的局部刺激性。组织学特征可能因损伤的性质、持续的时间及涉及的组织类型而不同。

最初，组织损伤或坏死常伴随有不同程度的出血、水肿及急性炎症细胞和随后出现的单形核白细胞聚集。在 2 ~ 3 d 内，成纤维细胞增殖和血管生成是形成"肉芽组织"的基础。随后，大约在第 3 周，成纤维细胞合成的大量胶原蛋白达到峰值（纤维增生）。胶原蛋白的重塑最终形成具有高抗拉强度的成熟瘢痕组织（纤维化）。

如果炎症迁延不愈时可转为慢性炎症，主要以淋巴细胞、浆细胞和巨噬细胞的存在为特点，成纤维细胞的反应也可能比较明显。活化的成纤维细胞形成平滑肌细胞样表型，通常称为肌成纤维细胞。它们不仅合成并沉积细胞外基质，还因平滑肌肌动蛋白组成的微丝束的介导而具有收缩性能（Hinz，2010）。

也可出现异物反应，伴有巨细胞、脓肿或囊肿形成。矿物质也可能在损伤后组织沉积（营养不良性矿化），其特征为细密或粗大的颗粒状沉积物，被苏木精染成深蓝色，冯科萨染色（von Kossa stain）也呈阳性。有出血时，铁色素（含铁血黄素）也可出现在巨噬细胞内。

肉芽肿是炎症反应的一种局灶性表现形式，其构成细胞与炎症反应修复过程中的细胞相似，但以组织细胞成分为主。肉芽肿性炎症这一术语多用于以组织细胞和巨噬细胞为主的炎症，常表现为上皮样特征或者异物巨细胞形成。它不仅是对异物的局部反应，而且更广泛地在软组织中对感染原的反应或形成免疫性肉芽肿性炎症反应。肉芽肿也可能由于单核吞噬细胞系统的功能变化而形成（Westwood et al.，1995）。

虽然基本的炎症反应在各种形式的组织损伤中常见，但不同的注入物或植入物可能改变某些组织学特征。例如，表面平滑的生物材料可能形成较小的纤维包膜，使植入物表面光滑（Williams，1987；Picha et al.，1990）。据报道，纯铝金属植入物引起坏死的范围较小，而铜质材料则引起更多的血管反应，钴可能引起显著的淋巴细胞浸润（Mc–Namara and Williams，1981）。

3. 软组织纤维化（N）（fibrosis [N]: soft tissue）

【种属】　　小鼠、大鼠。

【同义词】　　Scar formation, sclerosis。

【发病机制】　　局部组织变性后的修复过程。

【诊断特征】　　① 局灶性或局灶弥漫性细胞外胶原增多。② 成纤维细胞较少。③ 胶原纤维多呈长束状。④ 正常的特化皮肤附属器被胶原纤维取代。

【鉴别诊断】　　① 纤维瘤（fibroma）：分化良好的成纤维细胞形成致密的纤维肿块，细胞成分少，可挤压周围组织，成熟的胶原蛋白编织成带状，核分裂象罕见，少有白细胞浸润。② 纤维肉瘤（fibrosarcoma）：细胞成分多，由具有高度有丝分裂活性的异常多形性成纤维细胞组成。③ 炎症（inflammation）：以白细胞浸润为主。④ 纤维增生（fibroplasia）：细胞成分多，含大量活性成纤维细胞，细胞可能膨大，但无异型性。

【备注】　　纤维化通常是但并不总是慢性炎症过程的最终阶段。与活跃的炎症过程或肿瘤相比，它的细胞成分通常较少。

4. 软组织纤维增生（N）（fibroplasia [N]: soft tissue）

【种属】　　小鼠、大鼠。

【发病机制】　　局部组织损伤后的活跃修复过程。

【诊断特征】　　① 细胞外基质不同程度地增多。② 大量增殖、活跃膨大但正常的成纤维细胞。

【鉴别诊断】　　① 纤维化（fibrosis）：细胞成分较少，纤维组织含少量的成纤维细胞。没有或极少白细胞浸润。② 纤维瘤（fibroma）：分化良好的成纤维细胞形成不规则而细胞成分较少的纤维性肿块，挤压周围组织，成熟胶原蛋白编织成束，核分裂象少见，没有或极少白细胞浸润。③ 纤维肉瘤（fibrosarcoma）：细胞成分多，由具有高度有丝分裂活性的异常多形性成纤维细胞组成。④ 炎症（inflammation）：以白细胞浸润为主。

【备注】　　纤维增生这一术语用于表示大量活跃的成纤维细胞出现。已有报道，在用过氧化物酶体增殖物激活受体激动剂处理的啮齿动物的脂肪组织中不伴明显炎症的成纤维细胞反应（Hardisty et al.，

2007; Waites et al., 2007）。

通常根据大小和生长方式对组织损伤所引起的过度成纤维细胞反应和间叶肿瘤（纤维瘤或纤维肉瘤）进行鉴别诊断。肿瘤通常体积较大，形成结节，压迫或浸润局部组织及周围邻近器官。对生物材料诱发的肉瘤进行深入研究，揭示了从非肿瘤性成纤维细胞增生到肉瘤形成初期的一系列变化过程。这些癌前区以细胞及其核的多形性、细胞染色深和核仁明显为特征，使用增殖细胞核抗原免疫组织化学的方法更容易鉴别（Kirkpatrick et al., 2000）。

5. 软组织坏死（N）（necrosis [N]: soft tissue）

【种属】　小鼠、大鼠。

【发病机制】　细胞死亡。

【诊断特征】　① 细胞器及细胞核消失（凝固性坏死）。② 被细胞碎片取代（溶解性坏死）。③ 常伴有水肿、出血、血管淤血、白细胞浸润、纤维蛋白聚集、肉芽组织形成、囊肿形成、矿化和铁色素（含铁血黄素）沉积。

【鉴别诊断】　炎症（inflammation）：以白细胞浸润为主。

6. 软组织矿化（N）（mineralization [N]: soft tissue）

【种属】　小鼠、大鼠。

【同义词】　Calcification。

【发病机制】　局部损伤（营养不良性矿化）或全身性矿物质失衡（转移性矿化）。

【诊断特征】　① 在细胞内和 / 或细胞外出现形状不规则的细小或粗大颗粒沉积，苏木精染色呈强嗜碱性。② 可能与巨噬细胞（包括巨细胞）、淋巴细胞浸润和成纤维细胞浸润有关。③ 矿物质的组织化学染色反应呈阳性（如钙）。④ 多伴有损伤的其他特征（如坏死）。

【鉴别诊断】　骨化生（osseous metaplasia）：骨组织出现矿化可以进行组织学诊断。

【备注】　啮齿动物的软组织（特别是皮下组织）在局部组织损伤（营养不良性矿化）或出现全身性矿化的情况下可发生矿物质沉积。这些情况包括高钙 / 磷比饲料、可调节钙储存或提高血钙的处理（转移性钙化）及慢性肾衰竭。当啮齿动物体内钙平衡紊乱时，最常受累及的软组织似乎是自然局限性创伤部位，如四肢周围及哺乳期雌性动物的乳腺组织。

7. 软组织化生（N）（metaplasia [N]: soft tissue）

【种属】　小鼠、大鼠。

【修饰语】　骨、软骨型。

【诊断特征】　① 骨或软骨结构，异常出现在胶原结缔组织内。② 常被肉芽组织包裹。骨化生（osseous metaplasia）：出现类骨质、钙化的骨组织甚至骨髓。软骨型化生（cartilaginous type）：出现软骨组织。

【鉴别诊断】　矿化（mineralization）：细胞内或细胞外矿物质沉积，没有骨或软骨组织形成。

【备注】　受许多病理过程影响，组织中普遍存在骨化生，特别是在缺血、血肿和慢性炎症，各种退行性和组织修复性改变以及肿瘤中（Liu et al., 2007）。

8. 软组织淀粉样物质（N）（amyloid [N]: soft tissue）

【种属】　小鼠、大鼠。

【发病机制】　具有 β 折叠二级结构的不溶性蛋白蓄积。

【诊断特征】　① 苍白、无定形、嗜酸性的透明物质沉积于细胞外。② 可能会挤压相邻组织。③ 可能伴有水肿。

【特殊诊断技术】　结晶紫染色呈淡红色异染性；刚果红染色呈橘红色，在偏光下呈现苹果绿双折射。

【鉴别诊断】　① 坏死伴纤维蛋白沉积（necrosis with deposition of fibrin）：刚果红染色为阴性。

② 其他蛋白质物质沉积（deposition of other proteinaceous material）：透明、成熟胶原蛋白。刚果红染色为阴性。

【备注】 小鼠只有发生严重的全身性淀粉样变性时才出现淀粉样物质沉积（Faccini et al., 1990）。一般来说，与其他常用的小鼠品系相比，淀粉样变性在老龄化 CD-1 小鼠中似乎更为常见（Majeed, 1993）。

9. 脂肪组织炎症细胞浸润（N）（infiltrate, inflammatory cell [N]: adipose tissue）

【种属】 小鼠、大鼠。

【同义词】 Aggregate。

【修饰语】 单形核细胞、淋巴细胞、中性粒细胞、嗜酸性粒细胞、浆细胞、多形核细胞、混合细胞。

【发病机制】 可能是正常的生理现象。

【诊断特征】 ① 单形核细胞、淋巴细胞、浆细胞或中性粒细胞小灶。② 无组织损伤。

【备注】 这些描述性术语用于描述淋巴细胞、单核细胞或多形核细胞的局部聚集，但不构成显著的炎症过程。可认为是在生理范围之内的变化。

10. 脂肪组织炎症（N）（inflammation [N]: adipose tissue）

【种属】 小鼠、大鼠。

【同义词】 Abscess, granulation tissue, granuloma。

【修饰语】 中性粒细胞（化脓性）、淋巴细胞（非化脓性）、嗜酸性粒细胞、浆细胞、单形核细胞、混合细胞、肉芽肿性。

【发病机制】 对损伤的非特异性反应。

【诊断特征】 ① 脂肪细胞和细胞外基质中白细胞浸润。② 常伴水肿和血管内白细胞的聚集。③ 在损伤后的 2 ~ 3 d，常见明显的成纤维细胞和血管增生（肉芽组织）。

【备注】 与其他组织一样，脂肪组织也可发生典型的炎症过程，出现相似的组织学特征（见软组织炎症）。

11. 脂肪组织脂肪肉芽肿性炎症（N）（inflammation, lipogranulomatous [N]: adipose tissue）（图 1.3）

【种属】 小鼠、大鼠。

【同义词】 Steatitis, obesity-associated inflammation。

【发病机制】 脂肪组织对损伤的反应。

【诊断特征】 ① 大体病理学：脂肪组织中可见广泛的白色或黄色小病灶。② 巨噬细胞聚集，胞质内常可见小的脂质空泡（泡沫细胞）。③ 可能出现被巨细胞包围的胆固醇结晶。④ 可能出现血管及结缔组织的增生。

【特殊诊断技术】 出现脂褐素小滴（通过其自发荧光显示）：脂褐素抗酸，荧光灯下显现黄色的自发荧光。

【鉴别诊断】 脂肪肉瘤（liposarcoma）：表现出恶性肿瘤的组织学特征，如出现多形性的梭形细胞、核分裂象、坏死和成脂肪细胞。

【备注】 与其他软组织一样，炎症过程可以类似的方式累及脂肪组织（见炎症）。此外，也可以看到一些特定形式的炎症。啮齿动物及人类肥胖症均伴有脂肪组织中广泛分布的局灶性炎症，以出现巨噬细胞为特征（Weisberg et al., 2003; Wellen and Hotamisligil, 2003; Xu et al., 2003）。另一种形式累及大鼠脂肪组织的全身性脂肪损伤称为"脂肪炎"，被认为是由于吞噬血源性或间质反应性脂质分子而导致色素蓄积的结果。它似乎是维生素 E 或抗氧化剂缺乏的结果。这可能是饮食中含有过量的 3 个双键以上的多不饱和脂肪酸结果，如鱼或亚麻籽油中的多不饱和脂肪酸（Danse, 1989）。

脂肪细胞的局灶性损伤可发生在多种情况下。组织学上，可能缺乏坏死的证据，但常常有散在的炎症细胞（包括巨噬细胞和巨细胞）聚集。也可以看到胆固醇结晶溶解后所形成的长菱形裂隙。

12. 脂肪组织坏死（N）(necrosis [N]: adipose tissue)（图 1.4）

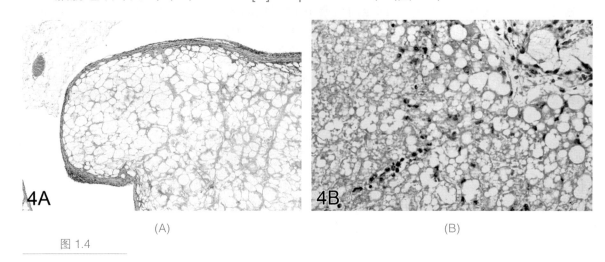

(A)   (B)

图 1.4

（A）B6C3F1 小鼠，肠系膜脂肪组织可见一较大的脂肪坏死结节，结节内可见无细胞性的坏死脂肪组织，周围由缺乏细胞成分的薄层结缔组织包围（H&E 染色），本图由 NTP 提供。（B）使用能够导致脂肪坏死的新型药物处理的 Wistar 大鼠的皮下组织，显示急性损伤

【种属】　　　小鼠、大鼠。

【同义词】　　Fat necrosis。

【发病机制】　　细胞死亡。

【诊断特征】　　① 细胞器消失，脂肪细胞呈影细胞样外观。② 可能伴有水肿、出血、血管淤血、白细胞浸润、纤维蛋白蓄积、肉芽组织形成、囊肿形成、纤维化、铁色素（含铁血黄素）或钙的沉积。

【鉴别诊断】　　炎症（inflammation）：白细胞浸润为主。

13. 脂肪组织萎缩（N）(atrophy [N]: adipose tissue)

【种属】　　　小鼠、大鼠。

【同义词】　　Lipoatrophy, fat atrophy。

【修饰语】　　浆液性、黏液性。

【诊断特征】　　① 脂肪细胞体积缩小或消失。② 结缔组织和纤维间隔可能增多。③ 可能出现细胞外糖胺聚糖（黏多糖）。

【鉴别诊断】　　脂肪瘤（lipoma）：肿瘤内的脂肪细胞的体积减小，肿瘤呈膨胀性生长并对周围组织有压迫性。

【备注】　　通常情况下，脂肪组织减少是因为热量摄入减少或热量消耗增多。其他形式的萎缩也可能发生。据报道，感染人免疫缺陷病毒并在接受抗逆转录病毒高效治疗的人群中，其面部、四肢和腹部皮下的脂肪可发生萎缩（Flint et al., 2009; Sevastianova et al., 2011）。啮齿动物中也有类似的报道（Prot et al., 2006）。局灶性脂肪萎缩还可能与注射诸如胰岛素及皮质类固醇等药物、经常的压迫及脂肪组织的炎症有关（Garg, 2004; Larade et al., 2008）。在恶病质状态下，萎缩的脂肪组织中淡染的无定形细胞外黏多糖较为明显，称为浆液性萎缩（Munfus and Menke, 2009）。

14. 脂肪组织增生（H）(hyperplasia, adipose tissue [H]: adipose tissue)

【种属】　　　小鼠、大鼠。

【同义词】　　Polymorphic adipose tissue。

【诊断特征】　　① 可见具有大空泡（白色脂肪组织）或小空泡（棕色脂肪组织）的脂肪组织弥漫性（或局灶性）增多。② 可能伴有不同程度的局灶性纤维化或者成纤维细胞增生（纤维增生）。③ 对周围组织无压迫。

【鉴别诊断】 ① 脂肪瘤（lipoma）：孤立的圆形脂肪组织结节，对周围组织有压迫。② 脂肪肉瘤（liposarcoma）：出现恶性肿瘤的组织学特征，如出现多形性梭形细胞，有丝分裂活跃，坏死和成脂肪细胞。

【备注】 啮齿动物在给予过氧化物酶体增殖物激活受体激动剂后，因为受体介导的药效学作用可出现脂肪组织增生（Hardisty et al., 2007; Waites et al., 2007）。

15. 软组织平滑肌增生（H）(hyperplasia, smooth muscle [H]: soft tissue)

【种属】 小鼠、大鼠。

【诊断特征】 ① 不规则束状或平行排列的平滑肌纤维束，与周围正常组织边界不清。② 高分化的平滑肌细胞，胞质呈嗜酸性，细胞界限清楚，细胞核呈圆柱形或雪茄形，核两端较钝。③ 磷钨酸苏木精（phosphotungstic acid hematoxylin, PTAH）染色，细胞质内可看到纵向的肌原纤维。

【鉴别诊断】 平滑肌瘤（leiomyoma）：由交错成束或呈漩涡状排列的平滑肌细胞组成，呈结节性生长并对周围组织有压迫。

【备注】 平滑肌增生通常发生在啮齿动物的子宫壁、卵巢系膜、胃肠道或血管壁，而不常发生在软组织（Gopinath and Gibson, 1987; Parrott et al., 2001）。

16. 骨骼肌炎症细胞浸润（N）(infiltrate, inflammatory cell [N]: skeletal muscle)

【种属】 小鼠、大鼠。

【同义词】 Aggregate。

【修饰语】 单形核白细胞、淋巴细胞、中性粒细胞、嗜酸性粒细胞、浆细胞、多形核细胞、混合细胞。

【发病机制】 可能是正常的生理现象。

【诊断特征】 ① 单形核细胞、淋巴细胞、浆细胞或者中性粒细胞浸润灶。② 无组织损伤的证据。

【备注】 这些描述性术语用于描述单形核细胞、多形核细胞、淋巴细胞、浆细胞或者混合细胞的局灶性浸润，并非真正意义的炎症过程。可认为是正常生理范围之内的变化。

17. 骨骼肌坏死（N）(necrosis [N]: skeletal muscle)（图 1.5，图 1.9）

【种属】 小鼠、大鼠。

【发病机制】 对损伤的反应。

【诊断特征】 ① 坏死、水肿和出血。② 肌纤维变圆、玻璃样变，伴核固缩（开始的几个小时）。③ 横纹缺失。④ 肌纤维断裂（24 h）。⑤ 多形核白细胞浸润（第 1 ～ 2 日达到高峰）。⑥ 巨噬细胞浸润伴成肌细胞增生，可形成细胞核呈长链状排列的肌小管（第 3 日）。⑦ 嗜碱性肌纤维再生（第 5 日）。⑧ 完全修复（3 周）。

【鉴别诊断】 肌病（myopathy）（见变性、空泡化）：肌纤维出现空泡、嗜碱性小滴或者靶样纤维，没有或极少发生炎症。

【备注】 肌内注射肌肉毒性药物后，可观察到肌肉变性的特征性过程，导致坏死、炎症及修复。注射包括生理盐水在内的无毒物质后，也可能发生少量的局灶性肌纤维坏死（Thuilliez et al., 2009）。

在注射后的最初几个小时内，纤维变圆，呈玻璃样，核固缩。肌纤维由于较长和多个细胞核，常表现为局灶性或节段性坏死。坏死的纤维周围有不同程度的出血和水肿。在 24 h 内，受累及的肌纤维明显断裂，出现巨噬细胞。到第 3 日，病变由大量浸润性巨噬细胞组成，伴有成肌细胞增生，后者可形成肌小管，其细胞核排列成长链状。5 d 后，大量的肌纤维再生，胞质嗜碱性，核呈空泡状，核仁明显。

在坏死肌肉区完整肌纤维的周围，可见激活的卫星细胞。受累及的卫星细胞胞质增多，有丝分裂活跃，其与骨骼肌纤维之间被异常宽的间隙分隔，间隙可有明显的基膜。

最后，再生的肌纤维逐渐增大，损伤 3 周后，肌肉组织基本恢复正常，但仍然会有一些细胞核位于肌纤维的中心部（Manor and Sadeh, 1989）。尽管局部损伤后的肌纤维变性有可能完全修复，但严重、弥漫性或反复损伤后肌纤维可能停止再生，最终形成纤维瘢痕。

全身暴露于各种外源性物质后，可能出现骨骼肌变性和坏死，不同类型的肌纤维均有可能受到影响（Greaves, 2012）。Ⅱ型或快收缩纤维可能对羟甲基戊二酰辅酶A（HMG-CoA）还原酶抑制剂最敏感（Westwood et al., 2005），而Ⅰ型纤维通常对过氧化物酶体增殖物激活受体（peroxisome proliferator-activated receptor, PPAR）激动剂的有害作用更为敏感（de Souza et al., 2006; Faiola et al., 2008）。

18. 骨骼肌炎症（N）（inflammation [N]: skeletal muscle）（图 1.5）

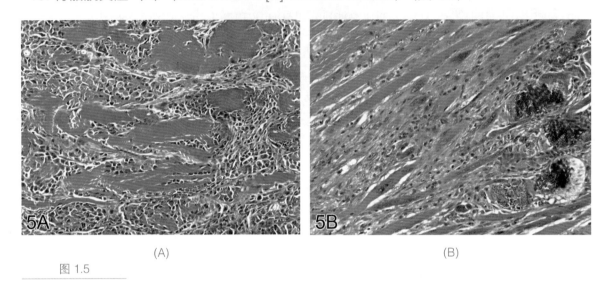

（A）　　　　　　　　　　　　　　　　　　　　（B）

图 1.5

单次注射局部麻醉药利多卡因 4 d（A）和 10 d（B）后肌肉所表现的典型坏死及修复反应。肌纤维矿化在给药后第 10 日较明显（H&E）

【种属】　　小鼠、大鼠。

【同义词】　　Abscess, granulation tissue, granuloma。

【修饰语】　　中性粒细胞（化脓性）、嗜酸性粒细胞、浆细胞、单形核细胞、混合细胞、肉芽肿性。

【发病机制】　　对损伤的非特异性反应。

【诊断特征】　　①肌纤维周围和细胞外基质的白细胞浸润。②常伴有水肿和血管内白细胞的聚集。③损伤后 2～3 d 可见成纤维细胞和血管的明显增生（肉芽组织）。

【备注】　　与其他组织一样，骨骼肌也可以受到轻微或不明显的坏死所引起的原发性炎症过程的影响。

19. 骨骼肌肥大（N）（hypertrophy [N]: skeletal muscle）

【种属】　　小鼠、大鼠。

【诊断特征】　　肌纤维体积增大。

【备注】　　肌纤维肥大可能是局灶性或弥漫性的。局灶性代偿性肥大可能发生在肌肉萎缩时，弥漫性的肥大可能是对运动量增加或者是对长期过度增加的生长因子如生长激素或促进生长的外源性物质的反应（Prysor-Jones and Jenkins, 1980; McClung et al., 2005）。生长激素主要影响Ⅰ型纤维。肌纤维肥大的组织学特征是肌纤维直径增加，但若不借助形态计量分析，在组织学上是难以进行评价的。

20. 骨骼肌萎缩（N）（atrophy [N]: skeletal muscle）

【种属】　　小鼠、大鼠。

【同义词】　　Denervation atrophy, disuse atrophy, nutritional atrophy, age-related atrophy。

【诊断特征】　　①肌纤维变细，出现多角状纤维。②被脂肪组织取代。

【鉴别诊断】　　肌病（myopathy）（见变性、空泡化）：空泡化、靶样纤维或玻璃样变。

【备注】　　骨骼肌的萎缩一般发生在长期不活动或者恶病质及肌纤维原发性退行性的过程中，也继发于失神经性支配（失神经性萎缩，denervation atrophy）。这些类型的萎缩可以通过实验在啮齿动物中诱发。此外，尽管这种变化是由原发性肌肉变性或神经性营养不良所致尚存在争议，但随着年龄的增长，大鼠的骨骼肌会出现自发性的萎缩。

每个肌纤维的性质由其神经支配决定，因此单个神经元支配的所有纤维都是同一类型的。肌纤维类型的分布在不同肌肉间有所差异，譬如 F344 大鼠的比目鱼肌包含超过 80% 的 I 型纤维，而趾长伸肌主要包含 II 型纤维（Eddinger et al., 1985）。一般情况下，不同的肌纤维在肌肉中随机混合，因此，如果支配肌肉运动单位的神经元死亡，这个神经元所支配的肌纤维也随之发生萎缩，其横截面出现失神经性萎缩的组织学特征即呈扁平的多角状轮廓。

最终，残存于肌内的轴突形成侧枝，与失神经支配的肌纤维连结，该肌纤维呈现出新的神经支配所决定纤维类型的组织化学特征（Be-han et al., 2002）。神经重新支配后，肌纤维的特征性群组化是形成均一型的肌纤维群，而不是正常肌肉的镶嵌模式（Brooke et al., 1971）。此外，如果支配较大运动单位的神经元变性，萎缩的纤维更容易聚集到一起，残存的纤维可能会发生代偿性肥大，因此会呈现出萎缩与肥大共存的组织学特征。

非神经源性原因引起的肌肉萎缩，譬如给予肌肉毒性的外源性化学物质引起的肌肉萎缩，其特征通常是缺少多角状纤维，并出现坏死或圆形的透明肌纤维、核位于中央的细胞、裂开的或被称为裂隙纤维的肌纤维等肌病变化特征（见变性）。大鼠长期给予皮质类固醇后，肌肉萎缩和蛋白质分解代谢增加，表现为 II 型快收缩纤维的体积减小（Livingstone et al., 1981），这在富含 II 型纤维的肌肉如股二头肌中最易观察到。

在老龄化大鼠中，肌肉纤维萎缩主要影响后肢，表现为肌肉萎缩、肌纤维大小差异增大、出现退行性包涵体、脂褐素和脂滴及结缔组织增生（Everitt et al., 1985）。多角状纤维的出现表明可能由脊髓变性所致。

21. 骨骼肌变性（N）（degeneration [N]: skeletal muscle）（图 1.6 ～图 1.9）

【种属】　　小鼠、大鼠。

【同义词】　　Myopathy, myopathic changes, cytopathic changes。

【诊断特征】　　① 肌纤维空泡化。② 嗜碱性胞质小滴（磷脂）。③ 靶样纤维。④ 肌纤维裂开。⑤ 玻璃样变。

【鉴别诊断】　　变性这一术语包含多种病理过程。要清晰地区分开则需要特殊染色以明确退行性改变的性质。鉴于变性和骨骼肌中可见到的其他细胞学变化之间有相同的部分，一些人更倾向用更广泛

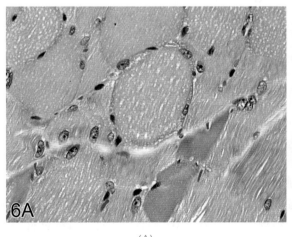
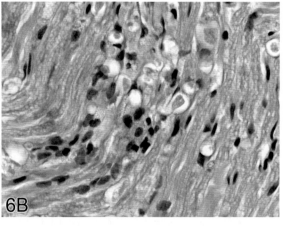

(A)　　　　　　　　　　　　　　　　　　　　(B)

图 1.6

（A）老龄大鼠脊神经损害导致的肌肉变性。（B）脊神经切片显示神经纤维的退行性改变（H&E 染色）

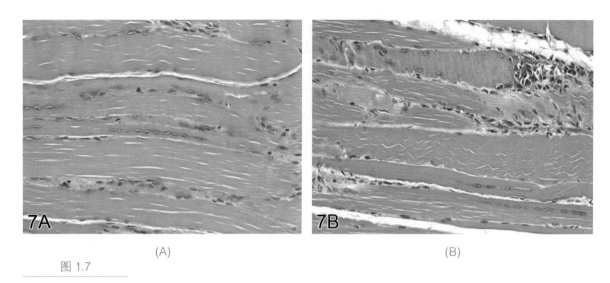

（A）   （B）

图 1.7

给予过氧化物酶体增殖物（WY-14643）3 个月后，Sprague Dawley 大鼠大腿部骨骼肌出现退行性肌病。（A）与肌纤维坏死有关的局灶性炎症，肌纤维坏死以胞质嗜酸性和胞质结构缺失为特征；（B）可见典型的修复反应，不同粗细的肌纤维中可见大量位于中央的细胞核（H&E 染色）。图片由 NTP 提供

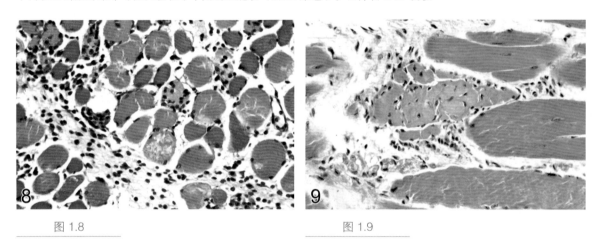

图 1.8   图 1.9

用某种新型治疗药物处理后的 Wistar 大鼠的股四头肌，该药物可导致与慢性炎症细胞浸润有关的轻度肌肉变性（H&E 染色）   2 岁龄的 C57Bl 小鼠自发性局灶性肌纤维坏死。可见完好的肌纤维与伴有早期细胞反应的坏死肌纤维相邻（H&E 染色）

的术语"肌病"来概括所有这些改变，包括单纯的空泡化（见空泡化）。

【备注】   对肌肉的病理性刺激可导致肌纤维一系列的细胞学变化。变化的准确性质取决于损伤的性质。全身给予有直接肌肉毒性的物质（如 6- 巯基嘌呤、长春新碱和依美汀）后，肌纤维变圆、空泡化、玻璃样变伴肌原纤维缺失，中心区淡染（靶样）和纤维裂开（Jaweed et al., 1985）。

22. 骨骼肌空泡化（N）(vacuolation [N]: skeletal muscle)

【种属】   小鼠、大鼠。

【同义词】   Myopathy, myopathic changes, cytopathic changes。

【诊断特征】   肌纤维含淡染透明或嗜碱性的胞质空泡。

【备注】   大鼠给予长春新碱，秋水仙碱和氯喹等物质处理后，肌肉内出现直径达 3 μm 的圆形细胞质嗜碱性小体，这些小体在超微结构上由板层状膜物质（球形膜小体）组成（Slotwiner et al., 1966; Clarke et al., 1972; Seiden, 1973; Bradley et al., 1976）。

一些诱发全身性磷脂质沉积症的物质会导致骨骼肌细胞的空泡化。在 H&E 染色的常规处理的切片中，肌肉空泡通常是无色的，但在甲苯胺蓝染色的塑料包埋切片中，空泡被染为深蓝色。超微结构检查

表明，它们由与溶酶体相关的板层状膜包含物组成。糖原、中性脂质也可能出现在骨骼肌的空泡中。在常规组织切片中，肿胀或巨大的线粒体也可能表现为淡染的空泡。

23. 骨骼肌矿化（N）（mineralization [N]: skeletal muscle）

【种属】　　小鼠、大鼠。

【备注】　　骨骼肌中可出现营养不良性或转移性矿化，其组织学特征与其他组织中的矿化相似（见矿化）。

24. 间皮增生（H）（hyperplasia [H]: mesothelium）

【种属】　　小鼠、大鼠。

【诊断特征】　　① 通常为局灶性，也可以是弥漫性。② 局部增厚或呈绒毛状突起，由形态均一的立方形细胞覆盖，很少或没有分层，一般只有 1 ～ 2 层细胞的厚度。③ 缺乏明显的有丝分裂活动证据。④ 很少或没有细胞异型性。⑤ 可能有小的纤维血管轴心或蒂。⑥ 可伴有纤维化或炎症。

【鉴别诊断】　　① 恶性间皮瘤（mesothelioma, malignant）：细胞丰富，呈多形性，在体腔内分布广泛或者浸润邻近组织。② 恶性上皮样间皮瘤（epithelioid mesothelioma, malignant）：出现不完整的腺样结构或不规则腺管。③ 恶性肉瘤样间皮瘤（sarcomatoid mesothelioma, malignant）：由梭形细胞构成，细长形细胞核。

【备注】　　这些通常是胸膜、心包、腹膜或鞘膜的小的偶发性病变（McConnell et al., 1992）。在吸入试验中，纤维相关性病变最常见于胸膜壁层。

25. 软组织纤维瘤（B）（fibroma [B]: soft tissue）（图 1.10，图 1.11）

【种属】　　小鼠、大鼠。

【同义词】　　Benign fibrous histiocytoma。

【诊断特征】　　① 致密的纤维性肿块，细胞成分较少，对周围组织有压迫。② 带状交织的成熟胶原蛋白。③ 分化良好的成纤维细胞束交错分布。④ 细胞呈梭形，胞核细长呈锥形、染色质丰富或空泡状核，有一个或多个核仁。⑤ 有丝分裂象罕见。⑥ 可能有染成淡蓝色的黏液瘤样区域和星状细胞。⑦ 可见分化良好的成纤维细胞和胶原蛋白束，显示有肌肉组织浸润，但无恶性肿瘤的细胞学特征。

【鉴别诊断】　　① 纤维化和纤维增生（fibrosis and fibroplasia）：没有肿瘤的特征，与创伤、溃疡或炎症有关。② 乳腺纤维腺瘤（fibroadenoma of mammary glands）：纤维性肿瘤组织中存在腺管成分。③ 纤维肉瘤（fibrosarcoma）：细胞丰富有多形性，有丝分裂活动增加，可有坏死、组织浸润和转移。

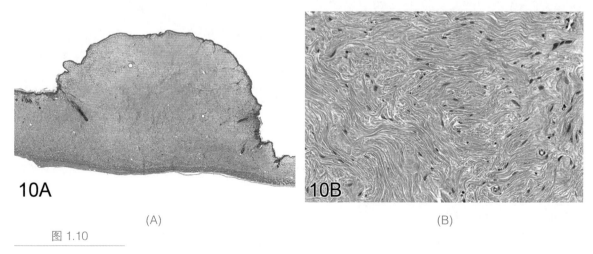

(A)　　　　　　　　　　　　　　　　　　　　(B)

图 1.10

（A）小鼠皮下纤维瘤，可见均质的纤维结构并被覆表皮。（B）为（A）纤维瘤的高倍放大，可见少量成纤维细胞（H&E 染色）

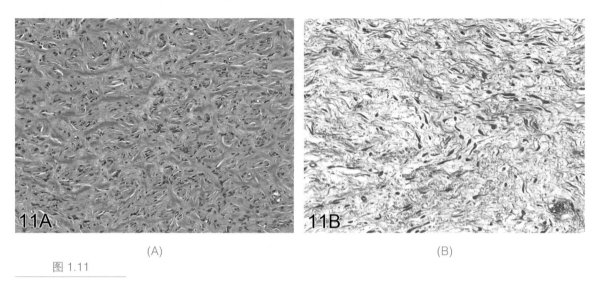

(A) (B)

图 1.11

两例大鼠纤维瘤。（A）肿瘤的细胞成分较少，具有大量致密的嗜酸性胶原蛋白带（H&E 染色，bar = 100 μm）。（B）肿瘤细胞成分也较少，但伴随疏松淡染的黏液样间质（H&E 染色）

【备注】 肿瘤细胞呈车轮状或席纹状排列，产生细而短的胶原蛋白束。这一类型以前曾被分类为"良性纤维性组织细胞瘤"，这一术语现在已不常使用。

纤维瘤偶尔出现在未经处理的大鼠中，但在未经处理的老龄小鼠中更为罕见（Boorman et al., 1989; Heider and Eustis, 1994）。在大鼠中，韧带样纤维瘤（也称为纤维瘤病型）是被描述为 *Bhd* 基因突变大鼠的术后改变的一种纤维瘤（Kouchi et al., 2008）。这种纤维瘤偶尔出现在常用的品系中。也有报道称，对 Wistar 大鼠重复注射低剂量的铁右旋糖酐溶液后，可在注射部位形成纤维瘤（Roe and Carter, 1967）。黏液瘤样区域有时也会出现星形的成纤维细胞（星状细胞）。

26. 软组织纤维肉瘤（M）（fibrosarcoma [M]: soft tissue）（图 1.12）

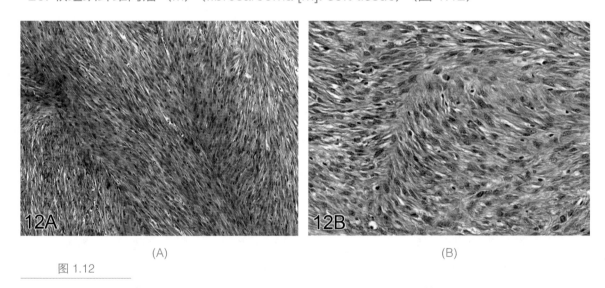

(A) (B)

图 1.12

（A）大鼠的分化好的纤维肉瘤（H&E 染色，bar = 100 μm）。（B）由细小的梭形细胞组成的细胞较多区域，细胞核的多形性相对较少（H&E 染色）

【种属】 小鼠、大鼠。

【诊断特征】 ①实性纤维性肿块。②肿瘤细胞呈梭形，交织排列成形态单一的细胞束，核呈卵圆形，胞质嗜碱性。③细胞常呈"人"字形排列。④因分化程度不同，胶原蛋白的含量也不同。⑤广泛的局部侵袭。⑥有坏死和出血区域。⑦可能有骨与软骨化生（非肿瘤性）。⑧核分裂象多见。⑨可主要由染成淡蓝色的黏液瘤样区域及星状细胞组成。

【鉴别诊断】 ① 纤维瘤和纤维增生（fibroma and fibroplasia）：无细胞异型性，核分裂象少见。② 多形性纤维肉瘤（fibrosarcoma, pleomorphic）：均一而膨大的梭形肿瘤细胞呈席纹状排列，高度多形性的奇异形梭形细胞和肿瘤巨细胞。③ 脂肪肉瘤（黏液样型）［liposarcoma (myxoid type)］：黏液瘤样组织内可出现脂肪形成细胞。

【备注】 单形性纤维肉瘤和多形性纤维肉瘤亚型之间没有明确的界限。多形性纤维肉瘤是注射化学物质或植入固体物质诱发的最常见的肉瘤（见下述多形性纤维肉瘤）。黏液瘤样区域有时含有星形成纤维细胞（星状细胞）。出现肿瘤性的骨质、软骨、肌肉或其他分化特征的肿瘤可以诊断为其他类型的肉瘤或间叶瘤，这类肿瘤可有两种或两种以上的组织分化［见未特定分类肉瘤（NOS）、多形性纤维肉瘤、脂肪肉瘤、横纹肌肉瘤、平滑肌肉瘤］。

27. 软组织多形性纤维肉瘤（M）（fibrosarcoma, pleomorphic [M]: soft tissue）（图 1.13）

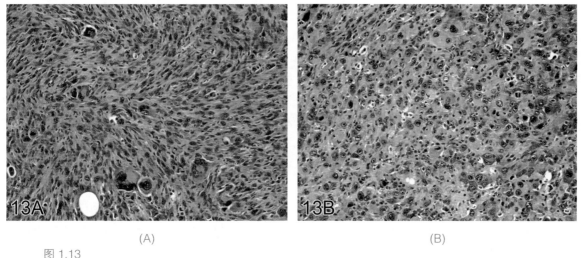

(A)

(B)

图 1.13

植入异物诱发的 Sprague Dawley 大鼠多形性纤维肉瘤。（A）和（B）显示了这种肿瘤的不同组织学特征：梭形细胞、膨大细胞、多核细胞和奇异形细胞（H&E 染色）

【种属】 小鼠、大鼠。

【同义词】 Malignant fibrous histiocytoma。

【诊断特征】 ① 实性纤维性肿块。② 组织学差异大，从席纹状排列的均匀膨大梭形细胞及小圆形细胞，到高度多形性奇异形梭形细胞和肿瘤巨细胞。③ 间质胶原丰富而数量不等。④ 基质多少不等，可能出现黏液瘤样区域。⑤ 广泛浸润和侵袭局部组织。⑥ 可见出血和坏死区。⑦ 不同程度的核分裂活性。

【鉴别诊断】 ① 纤维瘤和纤维增生（fibroma and fibroplasia）：无细胞异型性，核分裂象少见。② 纤维肉瘤（fibrosarcoma）：形态均一的梭形细胞。缺乏席纹状结构，无细胞多形性和肿瘤巨细胞。③ 组织细胞肉瘤（sarcoma, histiocytic）：包括圆形的组织细胞样细胞、朗格汉斯细胞，CD68（大鼠）或者 F4/80（小鼠）免疫反应呈阳性。④ 横纹肌肉瘤（rhabdomyosarcoma）：细胞具有 PTAH 染色阳性的横纹，肌红蛋白免疫反应呈阳性。⑤ 未特定分类肉瘤（sarcoma, NOS）：缺乏可以对其进行分类的组织学特征。

【备注】 在实验动物和人类中，这类肿瘤通常称为恶性纤维组织细胞瘤，它们被认为是一组基本上未分化或原始的肉瘤。在人类中，根据其免疫组织化学和电子显微镜特征，通常对它们进行细分类（Fletcher, 1987; Fletcher, 2006）。啮齿动物中，也能很好地诊断类似的自发性肉瘤。这些是由致癌或非致癌物质、皮下植入物或病毒诱导的最常见的大鼠肿瘤类型（Chesterman et al., 1966; Konishi et al., 1982; Wright et al., 1991; Tsuchiya et al., 1993; Schneider et al., 1999; Kirkpatrick et al., 2000）。在相似的条件下，同样的肿瘤发生于小鼠，称为恶性纤维组织细胞瘤或多形性纤维肉瘤（Brand et al., 1976; Stewart, 1979; Faccini et al., 1990）。有时可见单形核或多形核细胞的浸润，血管也很明显。在梭形细胞区域，胶原常常很明显，也可能出现黏液样改变。较大的肿瘤会造成被覆皮肤的坏死和溃疡。肺脏、肝脏和其他器官偶尔会出现转移。位于腹腔的肿瘤也可以沿着内脏、腹膜壁层和腹部器官周围的肠系膜蔓延（Shoieb et al., 2012）。

这些肉瘤是啮齿动物中最常见的类型，可以通过作用较强的致癌化合物如多环烃和皮下重复注射某些非致癌物而诱发，这里所说的非致癌物包括高浓度的葡萄糖溶液和其他糖类、氯化钠、某些水溶性食用色素和表面活性剂、羟甲基纤维蛋白和大分子右旋糖酐（Grasso and Goldberg, 1966a; Grasso and Goldberg, 1966b; Carter, 1970; Carter et al., 1971; Hooson et al., 1973）。

其中一些物质，如大分子右旋糖酐铁，多年来一直通过非肠道途径用于人类的治疗，没有发现其肿瘤诱导的证据（Carter, 1970）。

在啮齿类动物皮下植入惰性塑料、金属和特定大小的其他材料同样可以促使植入部位周围发生肉瘤，即所谓的"奥本海默效应"或者"固态"致癌作用（Oppenheimer et al., 1953; Autian, 1973; Brand et al., 1976; Kirkpatrick et al., 2000; Hahn et al., 2002）。在杂合子 $p53^{+/-}$ 转基因小鼠皮下植入玻璃和聚乙烯包裹的微芯片仅需 15 周，便会发生肉瘤（Blanchard et al., 1999）。而在 Fischer 344 大鼠和很多常规品系的小鼠体内植入微芯片也可诱发肉瘤。据报道，植入外源性物质的 Fischer 344 大鼠肿瘤发生率约为 1%，B6C3F1 小鼠为 2%～4%，CBA/J 雌性小鼠约为 1.2%，雄性约为 0.5%，而 CD-1 小鼠的耐受性更强（Tillmann et al., 1997; Elcock et al., 2001; Le Calvez et al., 2006）。

28. 软组织脂肪瘤（B）（lipoma [B]: soft tissue）（图 1.14，图 1.15）

【种属】　　小鼠、大鼠。

【修饰语】　　血管瘤型。

【诊断特征】　　① 边界清楚、质地柔软的结节状或分叶状脂肪肿块压迫周围组织。② 肿瘤由成熟的脂肪细胞构成，每个细胞通常含有一个脂质空泡，核偏位。③ 肿瘤细胞通常被纤维组织分隔成小叶状。④ 核分裂活性、细胞多形性、坏死或黏液样变均不可见。⑤ 有蒂的肿瘤可能会出现棕色变色和中心性坏死。⑥ 可以富含纤维成分。

血管瘤型（angiomatous type）包含许多薄壁血管。在小鼠中比较典型。

【鉴别诊断】　　① 脂肪组织增生（hyperplasia, adipose tissue）：弥漫性病变，很少或者不形成结节。

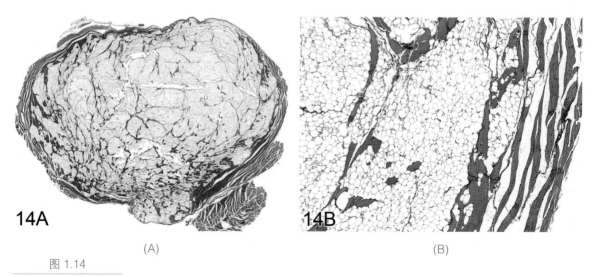

14A

（A）

14B

（B）

图 1.14

大鼠脂肪瘤。（A）低倍镜下，由近乎正常的脂肪细胞组成的圆形结节，部分被薄层纤维包膜包裹。（B）高倍镜，可见细胞细节（H&E 染色）

② 冬眠瘤（hibernoma）：典型特征是含多个小泡的褐色脂肪细胞，细胞核位于细胞中央。③ 脂肪肉瘤（liposarcoma）：显示出恶性肿瘤的组织学特征，如多形性梭形细胞，核分裂活跃，出现恶性成脂肪细胞。④ 血管瘤（angioma）：通常肿瘤细胞之间没有脂肪细胞。

【备注】　小鼠大脑的脂肪瘤常见，但皮下脂肪瘤非常罕见，说明大脑的脂肪瘤可能是脂肪错构瘤而不是真正的肿瘤。颅内脂肪瘤可发生于脉络丛的间质中。在用过氧化物酶体增殖物激活受体激动剂处理的大鼠，可以诱导皮下组织发生脂肪瘤（Hardisty et al., 2007）。

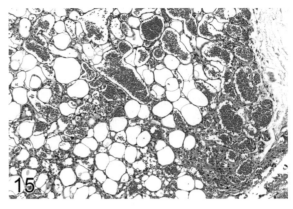

图 1.15

大鼠血管瘤型脂肪瘤，含有大量的薄壁血管（H&E）

29. 软组织冬眠瘤（B）（hibernoma [B]: soft tissue）（图 1.16 ～图 1.18）

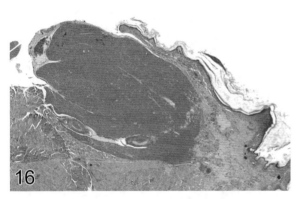

图 1.16

B6C3F1 小鼠皮下冬眠瘤（H&E 染色）。图片由 NTP 提供

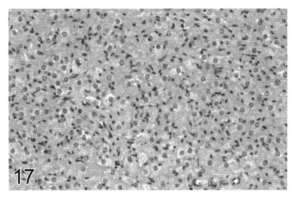

图 1.17

为图 1.16 的高倍放大图片，显示肿瘤细胞细节，主要特征是胞质致密呈嗜酸性染色（H&E 染色）。图片由 NTP 提供

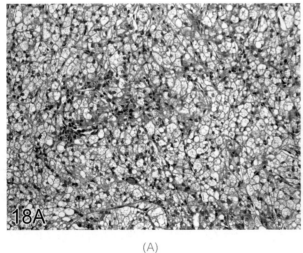

(A)　　　　　　　　　　　　　　　　(B)

图 1.18

（A）和（B）分别为老龄 Wiatar 大鼠胸腔内冬眠瘤的低倍和高倍放大图片，胞质淡染呈泡沫状（H&E 染色）

【种属】　　小鼠、大鼠。

【同义词】　　Brown fat tumor。

【诊断特征】　　① 出现在后胸部、腹部或纵隔中的分叶状淡黄色肿块。② 细胞呈圆形而均一，胞质富含小脂滴，核呈圆形位于细胞中央。③ 核分裂活动及细胞多形性少见。

【鉴别诊断】　　脂肪肉瘤（liposarcoma）：显示出恶性肿瘤的组织学特征，如多形性梭形细胞，核分裂活跃，出现恶性成脂肪细胞。

【备注】　　这些是非常典型的肿瘤，显示棕色脂肪分化。肿瘤细胞呈圆形、卵圆形或多角形，核圆形位于细胞中心。泡沫状细胞质可被油红 O 染成红色。电子显微镜下可见大量线粒体和脂质小滴。在绝大多数物种包括人类中，这种肿瘤的发生率较低，但据报道大鼠更为常见（Coleman, 1980; Al Zubaidy and Finn, 1983; Stefanski et al., 1987; Coleman, 1989; Bruner et al., 2009）。最近有报道指出 Sprague Dawley 大鼠的一个种群的该肿瘤发生率有所升高（Bruner et al., 2009）。该肿瘤可通过线粒体解偶联蛋白 –1（uncoupling protein, UCP-1）抗血清进行免疫组织化学法染色。UCP-1 蛋白是哺乳动物褐色脂肪具备产热属性所必需的蛋白（Bruner et al., 2009）。

30. 软组织脂肪肉瘤（M）(liposarcoma [M]: soft tissue)（图 1.19）

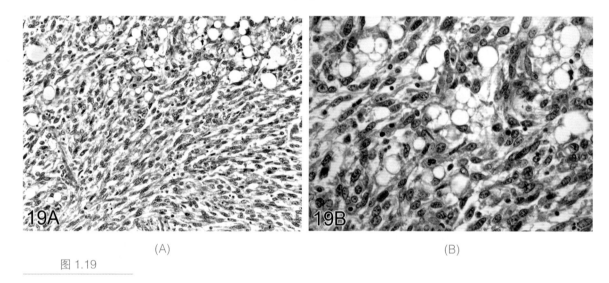

(A)　　　　　　　　　　　　　　　　　　　　　(B)

图 1.19

老龄 Wistar 大鼠脂肪肉瘤。（A）显示梭形细胞和含脂肪细胞；（B）高倍放大图片可见不典型的脂肪形成细胞（成脂肪细胞）（H&E 染色）

【种属】　　小鼠、大鼠。

【诊断特征】　　① 形态各异的脂肪肿块。② 圆形或椭圆形的脂肪形成细胞，胞质内有单个较大或多个较小的脂肪空泡；也可见梭形细胞及原始的未分化细胞。③ 细胞数量及核分裂活性程度不等。④ 基质中黏液样改变明显。⑤ 坏死明显。

【鉴别诊断】　　脂肪瘤（lipoma）：无多形性的梭形细胞、恶性成脂肪细胞或明显的核分裂象。

【备注】　　脂肪肉瘤以脂肪形成细胞即成脂肪细胞的出现为特征。这些细胞可能是原始的间充质细胞，脂肪滴细小。较大的细胞呈圆形或椭圆形，细胞核位于细胞中心或偏向一侧，胞质内有较大的脂肪空泡。也可出现其他种类的细胞包括棕色脂肪细胞、泡沫细胞、巨细胞、黏液样细胞、梭形和星状细胞。基质通常血供良好，呈明显的黏液样外观，有时范围较大（Greaves and Barsoum, 1990）。也可能出现未分化的细胞和活跃的有丝分裂活动。快速生长的脂肪肉瘤常含有坏死区。这些自发性的脂肪肉瘤在小鼠和大鼠中不常见，但可以通过 PPAR 激动剂处理大鼠，与纤维肉瘤一同被诱发（Hardisty et al., 2007; Long et al., 2009）。

31. 软组织横纹肌肉瘤（M）(rhabdomyosarcoma [M]: soft tissue)（图 1.20，图 1.21）

【种属】　　小鼠、大鼠。

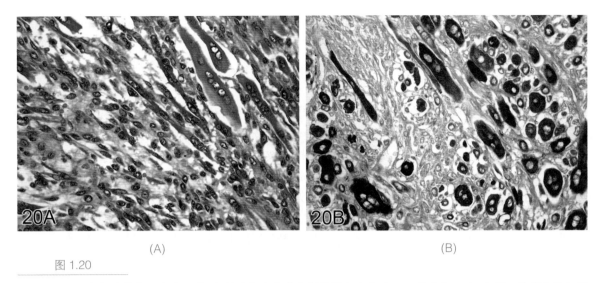

图 1.20

Wistar 大鼠分化好的横纹肌肉瘤。（A）肿瘤细胞出现良好的肌肉分化（H&E 染色）。（B）同一肿瘤的肌红蛋白染色（免疫过氧化物酶染色）

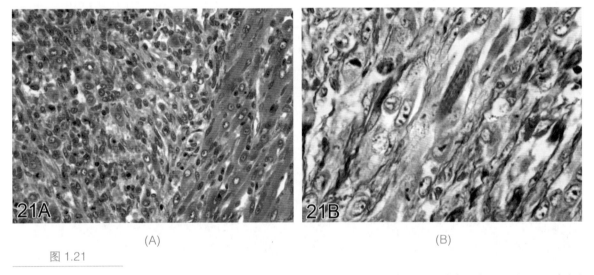

图 1.21

CD-1 小鼠横纹肌肉瘤（H&E 染色）。（A）分化好的肿瘤细胞。（B）出现横纹可以确定肌肉分化（PTAH 染色）

【诊断特征】 ① 肿块多出现坏死和出血。② 肿瘤细胞具有高度多形性，包括成横纹肌细胞、不成熟的梭形或带状细胞、单形核细胞、圆形或多角形细胞等。③ 成横纹肌细胞以嗜酸性纤维状胞质为特征，伴有肌丝、糖原包涵体和横纹，肌红蛋白免疫组织化学染色阳性，电子显微镜检查可见 Z 线。④ 核分裂活跃，出现异常核分裂象。⑤ 局部浸润常见远处转移。

【鉴别诊断】 ① 多形性纤维肉瘤（fibrosarcoma, pleomorphic）：没有骨骼肌分化的证据。② 平滑肌肉瘤（leiomyosarcoma）：细胞通常缺乏多形性，结蛋白和平滑肌肌动蛋白免疫反应呈阳性。

【备注】 横纹肌肉瘤的诊断取决于成横纹肌细胞的组织学特征。其特征是胞质嗜酸性、核周围有纤维状物质、横纹、糖原、PTAH 染色良好的肌丝及结蛋白和肌红蛋白免疫反应阳性，电子显微镜下可见胞质 Z 线。啮齿动物中很少出现自发性横纹肌肉瘤。美国国家毒理学项目中心（National Toxicologic Program, NTP）发现不到 0.2% 的 Fischer 334 大鼠发生了这种肿瘤（NTP, 2006）。在一项研究中，在对 10 000 只小鼠进行剖检时，仅诊断出 14 例横纹肌肉瘤，大多数起源于平均年龄为 4 个月动物的股四头肌（Sundberg et al., 1991）。啮齿动物中，可以通过注射镍硫化物、野百合碱或者它们的主要代谢物、盐酸地芬尼多（原文为 dehydnonetronecine，应为 dehydroretronecine，原文拼写错误，译者注）诱发横纹肌肉瘤（Allen et al., 1975; Altmannsberger et al., 1985）。也有报道称，可以通过植入惰性化学物质或重复皮下注射右旋糖酐铁或其他吸收不佳的物质诱发横纹肌肉瘤（Oppenheimer et al., 1958; Carter, 1970）。

32. 软组织平滑肌瘤（B）（leiomyoma [B]: soft tissue）

【种属】　　小鼠、大鼠。

【诊断特征】　　① 边界清楚的结节性肿块。② 均一的梭形肿瘤细胞呈纵横交错的束状排列，形成交织的束状或漩涡状结构。③ 细胞核通常两端较钝或呈雪茄状。④ 胞质嗜酸性，包含纵行的肌丝，有核周空隙，结蛋白免疫反应呈阳性。⑤ 核多形性及核分裂象少见。

【鉴别诊断】　　① 平滑肌肉瘤（leiomyosarcoma）：细胞呈多形性，核分裂活跃。② 纤维肉瘤（fibrosarcoma）：细胞呈多形性，核分裂活跃，但无平滑肌分化。

【备注】　　平滑肌良性肿瘤在啮齿动物的软组织中很少见，多数存在于子宫，边界清楚，呈结节状，其特征为均一的梭形细胞交织束状排列，细胞核两端较钝或呈雪茄形。胞质内出现核周空隙。肌原纤维呈典型的线性条纹状，PTAH 染色呈蓝色，马松三色染色（Masson's trichrome staining）呈红色。核多形性和有丝分裂象极少。结蛋白和平滑肌肌动蛋白免疫染色呈阳性，不过，结蛋白阳性也可出现在其他种类的肉瘤中（Hardisty et al., 2007）。

超微结构显示细胞质内充满局灶性密度不同的细丝。一些线粒体、稀疏的内质网和位于靠近核极的高尔基体、微胞饮小泡和致密斑块位于肌丝和细胞膜的连接处。可出现不发达的基板。

33. 软组织平滑肌肉瘤（M）（leiomyosarcoma [M]: soft tissue）（图 1.22）

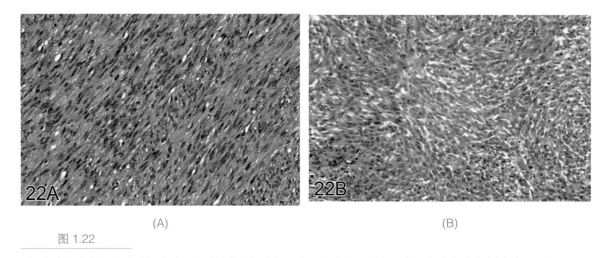

图 1.22

　　（A）　　　　　　　　　　　　　　　　　　（B）

（A）大鼠分化好的平滑肌肉瘤，梭形的肿瘤细胞相互交织成束状，具有平滑肌细胞典型的卵圆形细胞核。

（B）另一例平滑肌肉瘤，显示清晰的肌肉分化（H&E 染色）

【种属】　　小鼠、大鼠。

【诊断特征】　　① 与平滑肌瘤类似，但多形性明显，核分裂活跃。② 梭形肿瘤细胞纵横交错，呈束状排列，形成交织的束状或漩涡状结构。③ 细胞核两端较钝或呈雪茄状。④ 细胞呈奇异的多边形，可有双核或多核。⑤ 可出现坏死、囊性变或矿化等常见特征。⑥ 远处转移。

【鉴别诊断】　　① 平滑肌瘤（leiomyoma）：细胞多形性及核分裂象少见或不存在。② 纤维肉瘤（fibrosarcoma）：缺乏平滑肌分化。③ 横纹肌肉瘤（rhabdomyosarcoma）：出现骨骼肌分化。

【备注】　　该肿瘤与平滑肌瘤相似，但具有侵袭性，可见有丝分裂活性和明显的细胞多形性。可能出现奇异形多边形细胞，具有双核或多个核，胞质有空泡。用 PTAH 染色可显示纵行的肌原纤维。可有不同程度的血管和丰富的网状纤维平行分布于肿瘤细胞之间。细胞多形性、坏死、囊性变、矿化或远处转移也是其典型的特征。然而，纤维肉瘤和平滑肌肉瘤的区别并不是很清晰。这些肿瘤在软组织中不常见，但有报道称，在啮齿动物体内植入生物材料可以在其周围诱发这样的肿瘤（Kirkpatrick et al., 2000）。

34. 软组织恶性间叶瘤（M）（mesenchymoma, malignant [M]: soft tissue）

【种属】　　小鼠、大鼠。

【同义词】　　Mixed sarcoma。

【诊断特征】　　除纤维肉瘤性成分外，间叶肿瘤还可出现两种或两种以上的间叶组织分化。

【鉴别诊断】　　只出现一种间叶组织分化的肉瘤（纤维肉瘤、多形性纤维肉瘤、脂肪肉瘤、横纹肌肉瘤、平滑肌肉瘤）［sarcomas showing only one type of mesenchymal differentiation (fibrosarcoma, fibrosarcoma leomorphic, liposarcoma, rhabdomyosarcoma, leiomyosarcoma)］。

【备注】　　该术语用于描述罕见的肿瘤：除了未分化的或纤维肉瘤性成分之外，还具有两种或多种诸如脂肪、肌肉、骨骼或软骨等间叶组织分化。有时需要通过电子显微镜或免疫组织化学来确定这些肿瘤中是否有骨骼肌分化存在。

35. 软组织未特定分类肉瘤（M）［sarcoma, NOS (not otherwise specified) [M]: soft tissue］

【种属】　　小鼠、大鼠。

【诊断特征】　　① 间叶肿瘤由未分化的圆形、梭形或多形性细胞构成。② 在光学显微镜下没有可辨识的组织分化。③ 电子显微镜和免疫组织化学有助于做出准确的诊断。④ 即使通过超微结构或免疫组织化学研究，也不是所有的肉瘤都有明显的特征。

【鉴别诊断】　　局部出现某一特定细胞类型分化的肉瘤（纤维肉瘤、多形性纤维肉瘤、脂肪肉瘤、横纹肌肉瘤、平滑肌肉瘤）［sarcomas showing focal differentiation of a specific cell type (fibrosarcoma, fibrosarcoma pleomorphic, liposarcoma, rhabdomyosarcoma, leiomyosarcoma)］。

【备注】　　鉴于间叶细胞肿瘤组织学表现的潜在多样性，所以基本上不可能对所有的软组织肿瘤都做出精确的诊断，尤其是在没有超微结构检查或一系列适当的免疫组织化学检查的情况下更是如此。这时可以将这些肿瘤归类为未特定分类肉瘤。

36. 间皮恶性间皮瘤（M）（mesothelioma, malignant [M]: mesothelium）（图 1.23，图 1.24）

【种属】　　小鼠、大鼠。

【修饰语】　　上皮样型、肉瘤样型、双相型。

【诊断特征】　　位于浆膜表面的肿瘤主要向表面生长，细胞多形性明显，核分裂活跃，可有组织坏死及邻近组织侵袭。

1）上皮样型（epithelioid type）：① 叶状或乳头状结构。② 腺样结构形成不良或腺体不规则。③ 肿瘤细胞呈圆形，细胞核圆形、泡状。④ 可向邻近的结缔组织浸润。

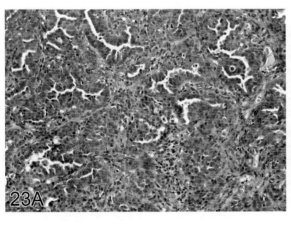
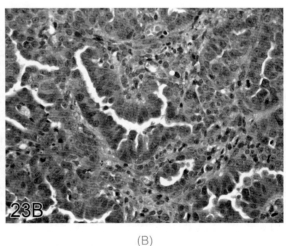

(A)　　　　　　　　　　　　　　　　　(B)

图 1.23

（A）和（B）分别为大鼠胸膜上皮样型间皮瘤的低倍和高倍放大图片，是大鼠对给予细纤维性物质的反应（H&E）

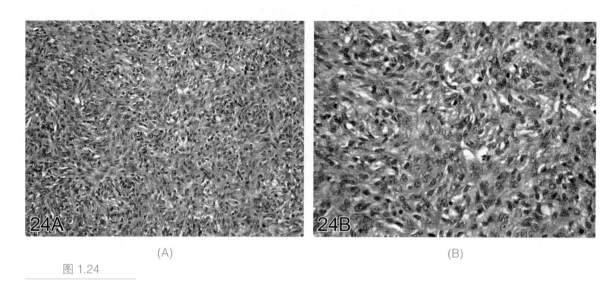

图 1.24

（A）和（B）分别为大鼠胸膜肉瘤样型间皮瘤的低倍和高倍放大图片，是大鼠对给予细纤维性物质的反应（H&E 染色）

2）肉瘤样型（sarcomatoid type）：① 相对均一的梭形细胞和细长形细胞核。② 与纤维肉瘤、平滑肌肉瘤相似，交错排列成束状；或呈多形性肉瘤（恶性纤维组织细胞瘤）样漩涡状排列。③ 局部可能出现骨肉瘤、软骨肉瘤或其他肉瘤样结构（Rittinghausen et al., 1992; Cardesa et al., 1994）。

3）双相型（biphasic type）：① 包含上皮样和肉瘤样两种类型的组织结构。② 上述各种类型都有可能出现，每种组分至少应该占肿瘤全组分的 10%。

【鉴别诊断】 ① 转移性肿瘤（metastatic tumors）：有原发性肿瘤，且与原发瘤存在相似的形态学特征。不通过特殊技术手段有时难以区分肉瘤样恶性间皮瘤和其他类型的肉瘤。② 纤维肉瘤（fibrosarcoma）：可能呈现相似的梭形细胞外观。但若不借助特殊染色，有时难以区分源于软组织的梭形细胞纤维肉瘤和肉瘤样间皮瘤，尤其是当肿瘤较大或原发脏器不明者。③ 胸腺瘤（thymoma）：局灶性的胸部肿块，具有多种不同上皮类型，通常夹杂着淋巴组织。④ 肺原发性恶性肿瘤蔓延至胸腔（extension of primary lung malignancies into thoracic cavity）：镜下见肿瘤蔓延至胸膜，并与肺原发部位的肿瘤具有相似的组织学特征。⑤ 间皮增生（hyperplasia, mesothelium）：缺乏核分裂、细胞异型性或向周围组织蔓延的证据。通常表现为局部增厚，细胞分层呈绒毛状突起，可伴有炎症。

【备注】 以非典型细胞分隔的致密胶原组织为特征的促纤维增生区，可能出现在各种类型的间皮瘤中。

自发性胸膜和腹腔间皮瘤在啮齿动物中非常罕见，但可被一些持久性的纤维性物质或者其他外源性物质如钾溴酸盐在小鼠、大鼠及仓鼠中诱发（Schwartz et al., 1994; Crosby et al., 2000; Kane, 2006; Takagi et al., 2008; Maronpot et al., 2009; Sakamoto et al., 2009; Bernstein et al., 2010; Donaldson et al., 2010）。尽管大量证据表明 SV40（猿猴空泡病毒 40）可能是人类恶性间皮瘤的致病因子，但这一结论仍然存在争议（von Ruhland et al., 2004）。

大鼠和人的间皮瘤形态相似（Travis et al., 2004）。通常难以区分胸膜间皮瘤和原发性肺癌。间皮瘤不仅发生在胸腔、心包，也发生在腹膜。大鼠中最常发生的部位是睾丸鞘膜，可由此扩散至腹腔（McConnell et al., 1992）。自发性和多种外源性物质相关的鞘膜间皮瘤与睾丸间质细胞瘤有因果关系，睾丸间质细胞瘤相关的自分泌生长因子具有促分裂作用，可导致间皮细胞发生核分裂（Maronpot et al., 2009）。

对于上皮样间皮瘤，最有用的标志物是广谱细胞角蛋白、细胞角蛋白 5/6、细胞角蛋白 18、肾母细胞瘤基因 1（WT1）和钙视网膜蛋白（Kane, 2006; Maronpot et al., 2009）。间皮素也被认为是一种可靠的标志物（Doi et al., 2010）。当使用广谱抗体时，大多数肉瘤样间皮瘤呈典型的细胞角蛋白阳性。波形蛋白、平滑肌肌动蛋白、结蛋白或 S-100 也可呈阳性。

当淀粉酶和过碘酸 – 希夫（D-PAS）联合染色时，间皮瘤很少出现黏蛋白阳性。上皮样胸膜肿瘤中弥漫性 D-PAS 染色强阳性提示肺细支气管肺泡癌，而染色较弱或仅局部染色呈阳性时则没有太大的诊断价值。

参考文献（二维码）

黄明姝　译

张泽安　张伟娟　刘湘江　王黎黎　张　蕊　杜　牧　王和枚　校

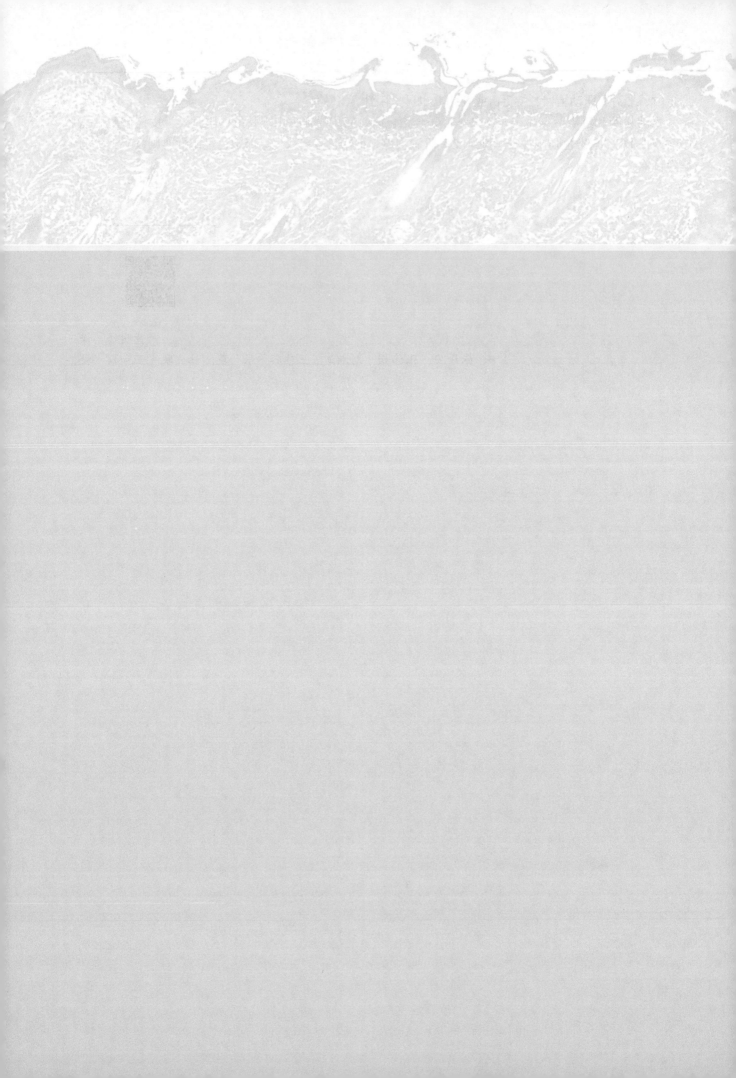

2 | 大鼠与小鼠体被增生性和非增生性病变

Lars Mecklenburg[1], Donna Kusewitt[2], Carine Kolly[3], Silke Treumann[4], E. Terence Adams[5], Kelly Diegel[6], Jyoji Yamate[7], Wolfgang Kaufmann[8], Susanne Müller[9], Dimitry Danilenko[10], and Alys Bradley[11]

[1]*mecklenburg-consulting, Hamburg, Germany*

[2]*UT MD Anderson Cancer Center, Smithville, Texas, USA*

[3]*Novartis Pharma AG, Basel, Switzerland*

[4]*BASF SE, Ludwigshafen, Germany*

[5]*Experimental Pathology Laboratories, Inc, Research Triangle Park, North Carolina, USA*

[6]*Hoffmann La-Roche Nonclinical Safety, Nutley, New Jersey, USA*

[7]*Osaka Prefecture University, Osaka, Japan*

[8]*Merck Serono Research & Development, Darmstadt, Germany*

[9]*Boehringer Ingelheim Pharma GmbH & Co. KG, Biberach, Germany*

[10]*Genentech, South San Francisco, California, USA*

[11]*Charles River, Tranent, Edinburgh, UK*

财务声明：没有为准备文稿支付任何费用。在准备文稿期间，各位作者的工资由各自雇主支付。文稿内容不涉及任何可申请专利或各位作者及其各自公司的知识产权信息

通信作者：Lars Mecklenburg, mecklenburg–consulting, Saseler Chaussee 17, 22391 Hamburg, Germany. e–mail: lm@mecklenburg–consulting.de

缩写词：BSTP，英国毒性病理学会（British Society of Toxicological Pathologists）；EMA/CHMP，欧洲药品管理局 / 人用药品委员会（European Medicines Agency/Committee for Medicinal Products for Human Use）；ESTP，欧洲毒性病理学会（European Society of Toxicologic Pathology）；FDA/CDER，美国食品药品监督管理局 / 药品审评和研究中心（Food and Drug Administration, Center for Drug Evaluation and Research）；H&E，苏木精和伊红（hematoxylin and eosin）；INHAND，大鼠和小鼠国际通用毒性病理术语及诊断标准（International Harmonization of Nomenclature and Diagnostic Criteria for Lesions in Rats and Mice）；JSTP，日本毒性病理学会（Japanese Society of Toxicologic Pathology）；OECD，经济合作与发展组织（Organisation for Economic Co–operation and Development）；STP，美国毒性病理学会（Society of Toxicologic Pathology）；Tg.AC，含ζ珠蛋白启动的 *v-Ha-ras* 基因的转基因小鼠

摘要 >>

　　大鼠和小鼠国际通用毒性病理术语及诊断标准（INHAND）项目由欧洲毒性病理学会（ESTP）、英国毒性病理学会（BSTP）、日本毒性病理学会（JSTP）和美国毒性病理学会（STP）联合发起。其是为啮齿类实验动物增生性和非增生性病变建立一套国际通用的术语。广泛接受的国际通用实验动物病变术语将减少不同国家监管部门与科研机构之间的困惑、提供一种通用语言以增加和丰富毒理学家和病理学家之间的国际信息交流。本文撰写的目的是对实验动物大鼠和小鼠体被所观察到的组织病理学病变进行分类并提供一套标准化的术语。大多数病变提供了具体示例的彩色图片。本文所描述的标准化术语和附带的彩色图片电子版也可在 http://www.goreni.org 网站上获取。本文所描述的术语是基于世界各地政府、学术机构和企业实验室的组织病理学数据库，涵盖了自发性病变及暴露于各种受试物的诱发性病变（DOI: 10.1293/tox.26.27S; J Toxicol Pathol 2013; 26: 27S–57S）。

关键词 >>

- 诊断病理学
- 组织病理学
- 术语
- 啮齿类动物病理学
- 体被系统
- 皮肤
- 啮齿类动物

一、引言

本文提供了一套标准化术语，用于对皮肤及其附属器，即毛囊、皮脂腺、顶泌汗腺（大汗腺）和外泌汗腺（小汗腺）组织病理学检查所观察到的病变进行分类，但不包括爪。外耳道皮脂腺（Zymbal's gland）、乳腺、包皮腺和阴蒂腺的病变在另一篇 INHAND 文章中介绍（Rudmann et al., 2012）。本文包括软组织（Greaves et al., 2013）、神经系统（Kaufmann et al., 2012）、心血管系统（Berridge et al., 2016），INHAND 文章中未涵盖的真皮病变。

二、啮齿类动物皮肤的起源、解剖学和功能

体被起源于胚胎外胚层及其下方的原始间充质。其发育取决于多种复杂的外胚层 - 间充质的相互作用，并受到神经外胚层衍生的黑色素细胞迁移的影响。体被是机体最大的器官，功能是作为防御外部环境的一种屏障，可保护机体免受外部化学、物理和微生物等因素的影响。此外，皮肤及其附属器还作为电解质、水、维生素、脂质、碳水化合物和蛋白质的储存库。皮肤具有免疫和代谢功能，对维生素 D 的生成至关重要。

啮齿类动物皮肤的基本解剖结构与其他哺乳类动物大致相似，但在生物医学研究中评价皮肤及其附属器的形态学时需要考虑物种特异性差异。读者可参阅有关小鼠和大鼠解剖学的标准教科书（Krinke, 2004; Hofstetter et al., 2006）。

皮肤和毛发出现异常的转基因、条件性和自发性基因突变小鼠种类正迅速增加（Nakamura et al., 2001; Nakamura et al., 2002）。分析这些小鼠的研究人员可参阅详细描述小鼠皮肤和毛囊解剖学的文献（Paus et al., 1999; Yamanishi, 1998; Mueller-Roever et al., 2001; Sundberg et al., 2005）和对表型分析程序本身的一般性综述文献（Zeiss et al., 2012）。

三、啮齿类动物皮肤常见疾病

由于皮肤与外界环境直接接触，皮肤易患多种自发性和饲养相关的疾病。因此，动物的饲养和繁殖非常重要，特别是脆弱的动物模型。病理学家评价啮齿类动物实验研究中的体被时应该了解相关情况，并使用本文列出的术语描述形态学病变。但是，啮齿类动物皮肤的自发性疾病诊断不应仅根据病变的组织形态学特征，还应结合临床数据。在病理学报告中，下述疾病术语可用"综合征"来总结和解释形态学病变。

（一）脱毛（alopecia）

几种品系的小鼠和少数品系的大鼠会由于毛囊形成异常而表现出先天性脱毛。特征性的形态学病变表现为毛囊"异常发育"。关于这些类型脱毛不在本文进行详述，读者可以参阅包括相关内容的教科书和综述文章（Sundberg, 1994; Nakamura et al., 2001）。生物医学研究中常用的脱毛小鼠为无毛小鼠（hairless, Hr）和裸鼠（Foxn1/nu）。现已确认小鼠中负责编码转录共抑制因子的无毛（Hr）基因发生了几个突变，可导致纯合子动物表现无毛，其中远交系 SKH1 小鼠是使用最广泛的无毛小鼠。脱毛发生于一个相对正常的毛发生长周期之后，由毛囊发育不良引起，毛囊失去形成毛干的能力并转化为大的皮内囊肿（Benavides et al., 2009）。在小鼠和大鼠中，负责编码有翼状螺旋 / 叉头状转录因子超家族成员之一的裸（Foxn1）基因发生突变可导致大体观察表现为裸鼠和胸腺发育不全。相对正常的毛囊发育仍可形成毛干，但是，可能由于缺乏一些毛发角蛋白，使得生成的毛干在毛囊漏斗部扭曲和盘绕，进而漏斗部扩张。由于毛干无法穿透表皮，动物表现脱毛（Mecklenburg et al., 2001）。

有毛啮齿类动物脱毛也可由外部创伤破坏现有毛干引起，或由炎症过程或变性过程影响新的毛干形成所致，这两个过程不易区分，可能需要进行详细的临床或组织病理学研究（Mecklenburg, 2009）。

由于剃毛引起的脱毛经常发生于群养的小鼠，最常见于雄性动物，且主要累及地位较低的动物。脱毛也可能与遗传因素有关（Kalueff et al., 2006）。过度拥挤需要考虑为动物支配行为的一个促成因素（Kurien et al., 2005; Kalueff et al., 2006）。面部毛发的机械性脱落是进料开口或饮水装置结构不当的结果，需要与剃毛进行鉴别诊断（Percy and Barthold, 2007）。外部创伤引起的脱毛形态学特征为从毛囊漏斗部向外延伸的毛干缺乏，常伴有表皮糜烂/溃疡和真皮炎症。

已知 C3H 小鼠会发生自发性毛囊炎症，导致毛囊坏死，类似于人类所发生的斑秃（McElwee et al., 2003）。

（二）溃疡性皮炎（ulcerative dermatitis）

小鼠的慢性溃疡性皮炎可能是由于群养小鼠剃毛引起，但也可能由于自残/过度理毛引起。在 C57BL/6 亚品系小鼠中，慢性溃疡性皮炎是常见的皮肤病变，雌性动物易发，发生率有明显的季节差异，春季和秋季高发。此外，某一种群疾病的严重程度和发生率取决于营养和饲养条件。病变沿背部和颈胸区发生，组织病理学检查可见表皮糜烂/溃疡伴结痂和皮肤炎症。尽管近期研究表明，溃疡性皮炎主要发病机制是毛囊发育异常伴有严重受影响毛囊的继发性破裂，但超敏反应也考虑为其发病机制之一（Kastenmayer et al., 2006）。真皮可能含有肉芽肿性炎症（Sundberg et al., 2011）。葡萄球菌或链球菌的继发感染可能与中性粒细胞性炎症有关。与小鼠相比，溃疡性皮炎在大鼠中较少见，且主要报道于 Sprague Dawley 品系（Ash, 1971; Fox et al., 1977; Wagner et al., 1977）。

（三）大鼠溃疡性蹄皮炎（ulcerative pododermatitis in rats）

铁丝笼具饲养的大鼠经常发生足垫表皮糜烂/溃疡，尤见于体重较重的品系，如某些糖尿病表型大鼠。最初创伤性擦伤和继发性感染可能会导致足垫皮肤肉芽肿性炎症，称为"趾瘤症（bumblefoot）"（Morrow et al., 1977）。

（四）尾部坏死性皮炎（necrotizing dermatitis of the tail）

小鼠和大鼠的尾部皮肤呈环状收缩，伴有皮肤出血、血栓形成、水肿和全层坏死，称为"环尾症（ringtail）"，常发生表皮角化过度及继发性感染。这种病变与先前环境湿度低（<40%）和温度高（>80 ℉/27℃）有关，饲喂不佳、水合状态、遗传易感性和其他诱发因素也有关（Lawson and Churchman, 1993; Crippa et al., 2000; Percy and Barthold, 2007）。

（五）耳软骨炎（auricular chondritis）

在大鼠中有耳郭真皮肉芽肿性炎症伴有软骨溶解的报道（McEwen and Barsoum, 1990）。耳郭表现为真皮内出现结节及上方的表皮结痂或糜烂/溃疡形成，病因尚不清楚。

（六）皮肤癣菌病（dermatophytosis）
（同义词：favus, ringworm）

皮肤癣菌如毛癣菌属和小孢子癣菌属可感染小鼠和大鼠（Balsari et al., 1981），并可传染给人类。虽然大多数感染为亚临床症状，但也可能发生脱毛、结痂和皮肤炎症。毛囊内可见炎症细胞浸润，沿毛干可见节孢子和菌丝的皮肤癣菌。这些微生物可通过过碘酸-希夫（periodic acid–Schiff, PAS）染色或格莫瑞六亚甲基四胺（Gomori's methenamine silver, GMS）银染色来鉴定。

（七）蠕形螨病（demodicosis）

小鼠和大鼠对鼠蠕形螨（demodex musculi）易感，尽管有免疫力的动物发生具有临床症状的感染非常罕见（Walberg et al., 1981; Hill et al., 1999），但是在缺乏成熟 T 细胞和 NK 细胞的转基因小鼠中可能会发生临床疾病（Percy and Barthold, 2007），病变特征是毛囊和真皮炎症，与易在毛囊漏斗部发现的长形螨有关。

（八）螨病（acariasis）

皮螨包括小鼠的鼠肉螨（myobia musculi）（临床上最显著）、拟拉德弗螨（Radfordia affinis）、鼠癣螨（myocoptes musculinus）和大鼠的雷氏肉螨（Radfordia ensifera）（Csiza and McMartin, 1976; Jungmann et al., 1996; Peper, 1994）。鼠癣螨是最常见的皮螨，常与鼠肉螨混合感染（Percy and Barthold, 2007）。螨虫感染可引起过敏，导致局灶性脱毛到广泛性溃疡性皮炎的大体临床表现。病变大多位于背部（包括头部），特征为皮肤炎症、表皮增生和角化过度。角质层内易见螨虫。

（九）裸鼠角化过度（hyperkeratosis in nude mice）

感染牛棒状杆菌的裸鼠可发生弥漫性正角化性表皮角化过度，伴有散在的浅表皮肤炎症。在角化过度的角质层中证实有革兰氏阳性棒状杆菌（Clifford et al., 1995）。

（十）小鼠短肢畸形（ectromelia in mice）

鼠痘病毒是鼠痘的病因，鼠痘是一种病死率很高的动物流行性疾病。该病毒通过动物间的直接接触和皮肤创伤传播。虽然 C3H、DBA 和 BALB/c 等品系对该病毒高度易感，但是 C57BL/6 等品系不易感。受感染的动物表现为由毛囊坏死和皮肤炎症引起的四肢急性肿胀。坏死的角质形成细胞含有淡染的、轻微嗜酸性的胞质内包涵体（Wallace and Buller, 1985; Dick et al., 1996）。

四、啮齿类动物皮肤毒理学

由于皮肤的外界环境屏障功能，皮肤可能会接触多种有毒物质。有毒物质可直接损伤皮肤，引起刺激或腐蚀，或者引起免疫介导的毒性作用。光毒性是一种特殊的毒性作用机制，是由于有毒物质与紫外线相互作用导致的（Haschek et al., 2010）。

直接毒性是对表皮角质形成细胞的直接损伤或由免疫系统效应通路的直接激活引起的，通常被称为"非免疫激活"，因为其发生不依赖于抗体。肥大细胞或补体激活或前列腺素合成都可导致皮肤的可逆性损伤，称为"刺激"，通常局部给予刺激性物质后 4 h 内发生。组织病理学检查，皮肤刺激的特征表现为皮肤炎症、表皮角化过度和增生，伴有其他不同的表皮变化，如糜烂 / 溃疡、坏死或水疱。皮肤不可逆损伤的病变在临床上称为"腐蚀"，其特征是表皮的全层坏死并渗透到其下的真皮。

免疫介导的皮肤毒性可进一步分为 IgE 抗体介导的过敏反应（Ⅰ型超敏反应）、IgG 或 IgM 抗体介导的免疫复合物反应（Ⅲ型超敏反应）和效应 T 细胞介导的迟发型超敏反应（Ⅳ型）。Ⅰ型和Ⅲ型超敏反应主要是由全身吸收有毒物质引起，Ⅳ型超敏反应通常是由皮肤直接接触有毒物质引起，皮肤的Ⅳ型超敏反应常称为"过敏性接触性皮炎（allergic contact dermatitis）"，临床上表现为瘙痒、红斑、水肿，并进一步发展为丘疹、水疱或大疱。通常利用豚鼠来研究化合物是否可诱导Ⅳ型超敏反应（"皮肤致敏试验"）（OECD, 1992），但小鼠局部淋巴结试验正在逐渐取代传统的豚鼠致敏试验（OECD, 2010a, 2010b, 2010c）。皮肤致敏试验病变的特征是皮肤炎症及增生到糜烂 / 溃疡等多种表皮变化，单从组织形态学观察这些病变与皮肤刺激所见的改变没有明显的区别。

免疫介导的皮肤毒性其他表现形式还包括多形性红斑（erythema multiforme）和中毒性表皮坏死松解症（toxic epidermal necrolysis），二者反映的是一种连续性反应，可能是由细胞毒性 T 细胞造成的，其引起表皮角质形成细胞的凋亡或坏死（Haschek et al., 2010），主要的组织病理学改变为表皮坏死，表现为单细胞坏死（多形性红斑，erythema multiforme）或全层坏死（中毒性表皮坏死松解症，toxic epidermal necrolysis）。

光毒性可由毒性物质与紫外线直接反应引起，也可由毒性物质改变了内源性蛋白质从而使其与紫外线发生反应间接引起。光毒性可由免疫介导（光过敏，photoallergy）或非免疫性（光刺激，photoirritation）。对于化学药品而言，欧盟（CPMP/SWP, 2002）和美国（FDA/CDER, 2003）都强制要求进行实验室光安全性评价。尽管可利用体外试验系统测定化学物质与紫外线的一般反应性，但仍有必要进行无毛小鼠的体内试验，尤其是检测与紫外线相关的化学物质的潜在致癌作用（光致癌作用）时（Forbes, 1996）。组织病理学检查紫外线引起的皮肤病变与皮肤的其他毒性病变相同。

通常用兔检测局部应用化学物质的急性皮肤刺激 / 腐蚀（OECD, 2002）。但是，如 "the OECD test guideline 404 on dermal irritation/corrosion testing" 所述（OECD, 2002），在进行体内试验前，建议分析现有数据、构效关系、受试物的理化特性，以及考虑在验证过的体外和半体内系统中开展试验。几种皮肤腐蚀的体外试验方法已得到验证，如经皮电阻试验、人类皮肤模型试验和重建人类表皮试验。局部用药化学物质的急性、慢性皮肤和全身性毒性通常在大鼠、兔或豚鼠中进行研究（OECD, 1987, 1981a, 1981b），但由于猪皮肤具有和人类皮肤形态学和生理学高度相似性，目前越来越多地使用小型猪进行上述研究（Mahl et al., 2006）。

化学物质局部用药致癌性风险传统上用大鼠进行研究，但是，近年来 Tg. AC（由 ζ 珠蛋白启动的 *v-Ha-ras* 基因）转基因小鼠替代大鼠已被广泛接受。Tg. AC 小鼠的皮肤是由基因引发的，因此经皮肤或口腔接触某一化学物质后诱发表皮乳头状瘤可作为受试化学物质致癌性的报告表型。在 Tg. AC 小鼠致癌试验中，受试物通常局部用药长达 26 周，每周对给药区域的肿瘤数量进行计数（Dunson et al., 2000）。化学物质局部皮肤给药，其作用不仅受主要毒性作用方式影响，而且还受其吸收和代谢过程影响。皮肤外表面被覆一层来自皮脂腺的油性皮脂涂层，形成了对极性水溶性化合物的天然屏障。亲脂性非极性化合物更容易穿透表面上皮和细胞间隙，也可通过毛囊和皮脂腺进入皮肤，吸收会进一步受到表皮完整性和厚度及真皮内血管数量的影响。角质形成细胞中的微粒体酶能代谢局部用药的化学物质，从而使其失活或有活性。例如，二甲基苯并（a）蒽 [dimethylbenz(a)anthracene, DMBA] 由角质形成细胞代谢活化成为一种强力的皮肤致癌物（Peckham and Heider, 1999）。一些全身给药的化学物质，特别是一些抗细胞增殖类抗癌药和细胞因子，可导致皮肤炎症、萎缩和坏死（Greaves, 2000）。

对于表皮和皮肤附属器的肿瘤，难以确定是自发性还是与给药相关时，将具有相似组织来源的不同肿瘤发生率合并分析会有额外的价值，尤其是已知从良性肿瘤发展为恶性肿瘤，如鳞状细胞乳头状瘤 / 癌、基底细胞瘤 / 癌或皮脂腺腺瘤 / 癌（Bruner et al., 2001; Brix et al., 2010）。

脱毛，即毛发脱落，是啮齿类动物毒性试验中常见的改变。虽然脱毛可由过度理毛或其他外部创伤引起（见啮齿类动物皮肤常见疾病），但也可能是营养供应不良引起全身毒性的后果，或者是由于激素失调引起毛发周期紊乱。虽然并不总能明确脱毛的潜在发病机制，但脱毛皮肤的组织病理学检查通常可区分毛囊周期异常、皮肤附属器萎缩及毛囊的炎症或坏死。多毛症（hypertrichosis），即毛发增多（也称为 "hirsutism"），在啮齿类动物毒性试验中极为罕见，因此本文中未阐述。但是，裸鼠用环孢素（Sawada et al., 1987）或重组角质形成细胞生长因子处理可刺激明显的毛发生长（Danilenko et al., 1995）。

五、术语

在诊断皮肤病理学中，通常使用称为"模式分析"的方法来进行皮肤病变的组织病理学检查（Ackerman, 1978）。这种方法主要是通过显微镜放大（即 1.0 ～ 2.5 倍物镜）观察病变，然后对病变进行详细、有序和合乎逻辑地描述，通过对皮肤各解剖学组分的分析和描述将有助于对病变进行更好地说明。尽管目的不同，但此方法在实验皮肤病理学中也非常有用。因此，建议将描述大鼠和小鼠体被病变的术语分成"表皮""皮肤附属器"和"真皮和皮下组织"三部分。

（一）正常形态学

1. 皮肤 – 表皮

不同物种间的表皮厚度差异很大，即使是同一个物种，表皮厚度也会因机体不同部位而有所不同，而同一部位的表皮厚度也会因毛发周期的不同期和性别等生理参数而有差异（Hansen et al., 1984; Azzi et al., 2005）。小鼠表皮约 10 μm 厚，大鼠表皮 10 ~ 20 μm 厚，人类表皮 50 ~ 120 μm 厚，男人的表皮因细胞层数更多而更厚。表皮嵴是人类表皮的一个显著特征，而在正常啮齿类动物皮肤中不存在。啮齿类动物和人类皮肤的附属器也不同，人类的有毛皮肤含有外泌汗腺和顶泌汗腺，而大鼠和小鼠的有毛皮肤则缺乏这些结构。

表皮来源于外胚层，是复层上皮，特征是具有独特的分化过程，称为角化（同义词：cornification），角化是由于细胞内张力丝的形成，由细胞角蛋白所构成的。细胞角蛋白通常成对出现，包括 Ⅰ 型和 Ⅱ 型。细胞角蛋白的组成在分化过程中会发生变化，例如，表皮基底细胞中角质形成细胞表达细胞角蛋白 5 和细胞角蛋白 14，而当基底细胞上表皮角质形成细胞失去这些细胞角蛋白时，就改为表达细胞角蛋白 1 和细胞角蛋白 10（Galvin et al., 1989）。细胞通过脱屑不断地从表皮表面脱落，而新细胞通过来源于干细胞、经有限次数分裂至分化的短暂扩增细胞在表皮基底层中不断增殖而产生。表皮的基底层通过基底膜和称为"半桥粒"的黏附结构与下方的结缔组织连接。分化中的细胞从基底层向上移动进入棘层，棘层是人类正常表皮最厚的一层，棘层内的角质形成细胞向上移动时会从多角形变成扁平状。随着进一步分化，角质形成细胞会形成细胞内透明角质颗粒，这些颗粒含有对交联角蛋白丝起重要作用的蛋白质——聚丝蛋白。透明角质颗粒在 H&E 染色的组织学切片上容易辨认，呈颗粒层特征。当角蛋白丝发生交联时，细胞膜转化为"角化被膜"，细胞核消失，形成含脂质的板层小体。来自这些板层小体的脂质充满角质层的细胞间隙，并包绕终末分化的角质形成细胞（也称为角质细胞"corneocyte"）。角质形成细胞最终会脱落到周围环境中。基底层、棘层和颗粒层内的角质形成细胞通过桥粒和黏附连接相互连接。由于啮齿类动物的正常表皮只有 2 ~ 4 层细胞，所以通常看不到棘层和颗粒层。但是，在增生性表皮中这些层明显可见。

角质形成细胞中散布着抗原提呈细胞（朗格汉斯细胞）、梅克尔细胞（与神经末梢相互作用的神经内分泌细胞）、T 细胞和黑色素细胞（Peckham and Heider, 1999）。表皮在皮肤免疫系统中起重要作用（Loser and Beissert, 2007）。已知表皮内免疫活性细胞的分布存在着物种差异，例如，啮齿类动物的上皮（如表皮）中存在许多 γ/δ 型 T 细胞，而在人类这些 T 细胞主要存在于淋巴结，而不是存在于上皮中（Salerno and Dieli, 1998）。

小鼠皮肤局部表皮增厚，与 tylotrich 毛囊有关、由许多梅克尔细胞 - 轴突复合体组成，称为"触盘（haarscheibe）"（Smith, 2004）（图 2.1）。

小鼠皮肤中的黑色素细胞位于机体某些无毛部位的表皮和躯干毛囊内，来源于神经嵴细胞，在发育早期迁移到表皮，黑色素细胞位于角质形成细胞之间，呈指状交错排列。黑色素细胞仅短暂停留于躯干的表皮中（Noonan et al., 2000），成黑色素细胞也可能存在于真皮中，可在真皮中增殖导致色素性肿瘤（Kanno, 1989）。

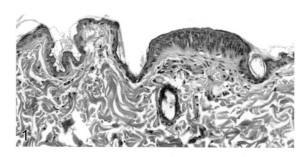

图 2.1

小鼠皮肤。正常"触盘"（图片由 R. Herbert 提供）

2. 皮肤 – 皮肤附属器

皮肤如没有附属器就不能发挥其多种功能。皮肤附属器均来源于皮肤外胚层组分，由毛囊、皮脂腺、顶泌汗腺和外泌汗腺组成，爪是啮齿类动物另一种皮肤附属器，类似于人类的指甲。为了介绍需要，建议使用皮肤附属器作为一级病变部位修饰语，毛囊、皮脂腺、顶泌汗腺、外泌汗腺和爪作为二级病变部位修饰语。

大鼠和小鼠每平方厘米皮肤上有多达 8000 根毛发。毛囊分为初级毛囊［也称为 tylotrich 毛囊或针毛（guard）毛囊］和次级毛囊［也称为 non-tylotrich 毛囊或绒毛（wool）毛囊］。初级毛囊有大的皮脂腺，明显的神经支配、血液供应丰富，与局灶性表皮增厚，称为触盘（haarscheibe）的结构相关。与之相反，次级毛囊较小，皮脂腺也较小。啮齿类动物的外泌汗腺仅存在于足垫部位。

在啮齿类动物中，室内饲养动物的毛囊主要类型为次级毛囊（约占 70%）（Meyer, 2009）。有人曾详细报道了毛囊的形态发生特征和生长周期，熟悉这些内容对于评价毛囊的形态学缺陷非常重要（Paus et al., 1999; Yamanishi, 1998; Mueller-Roever et al., 2001; Sundberg et al., 2005）。同时，毛发周期也可能会在功能上影响皮肤对局部应用化学物质的反应（Argyris, 1963）。小鼠毛囊产生的毛干根据其形态可分为曲毛（zigzag）、弯毛（auchene）、锥毛（awl）和针毛（monotrich）（Dry, 1926）。除了躯干的初级和次级毛囊外，啮齿类动物还具有一些具有独特组织形态学特征的特化毛囊类型，含有特化类型的毛囊包括触须（面部 / 口吻部大的触毛，特征是含有血窦并由三叉神经支配）、纤毛（睫毛，即含有被称为"睑板腺"的特化皮脂腺的毛发）、肛周 / 生殖器毛发（也较大，具有独特的皮脂腺分泌物，在标记 / 领地气味行为中起作用）、尾毛，以及其他可能的毛发（Sundberg, 1994）。

毛囊在形态和功能上可分为 3 个不同的段：上段为"毛囊漏斗部"，由充满毛干和角蛋白的中央腔组成，腔内衬覆与毛囊间表皮相连的复层鳞状上皮。中间段称为"峡部"，结构非常复杂至今仍未被完全了解，在毛囊周期中起重要作用。峡部被覆明显的外毛根鞘角化的上皮鞘，包含皮脂腺导管开口。最深的段也称为"下部"，也是一个非常复杂的结构，在其下端包含了由上皮性毛母质细胞组成的毛球。这些细胞产生毛干并包围毛乳头的间叶细胞。毛母质细胞分化并向上迁移形成内根鞘和毛干，而外根鞘可能是由来源于峡部的基底细胞形成的。在整个毛发周期中，上段基本保持不变，中段在毛发周期中经历了显著的形态学变化，而下段在退化期和静止期分解并几乎完全消失，可伴有毛乳头与上皮性毛母质细胞的完全分离。在啮齿类动物同步化毛发周期过程中，皮肤的厚度会发生显著的变化。

皮脂腺来源于毛囊峡部，由腺体和导管组成。导管内衬角化的鳞状上皮，外周的腺细胞呈基底细胞样，向腺体中心分化，其胞质内脂滴不断蓄积，细胞破裂和分解会引起皮脂的"全质分泌"。

啮齿类动物没有调节体温的顶泌汗腺，小鼠和大鼠的外泌汗腺也仅存在于足垫部位（Peckham and Heider, 1999; Taylor et al., 2012）。

其他特化皮肤附属器，如外耳道皮脂腺和肛周腺的病变，在 INHAND 其他文章中介绍。

3. 皮肤 – 真皮和皮下组织

真皮和皮下组织（同义词：hypodermis, subdermis）起源于中胚层，为皮肤提供抗张强度，同时还保持皮肤的弹性和柔韧性。真皮的细胞外基质主要由 I 型、Ⅲ 型、Ⅴ 型和Ⅵ 型胶原纤维构成，伴有网状纤维和弹性纤维，嵌入真皮基质中（基质由糖胺聚糖、蛋白聚糖、透明质酸和硫酸皮肤素组成）。细胞外基质由成纤维细胞形成，包含有血管和神经。皮下组织的特征是含有致密的脂肪细胞。

真皮和皮下组织病变的形态学与其他软组织的病变相似。因此，读者可参阅大鼠和小鼠软组织、骨骼肌和间皮的增生性和非增生性病变 INHAND 文章（Greaves et al., 2013）。有关真皮中血管病变的描述包含在大鼠和小鼠心血管系统病变的 INHAND 文章中（Berridge et al., 2016）。

（二）非增生性病变

1. 皮肤 – 表皮

（1）表皮萎缩（atrophy, epidermal）（图 2.2）

【同义词】 Epidermal thinning。

【发病机制 / 细胞来源】 由于基底细胞更替减少。

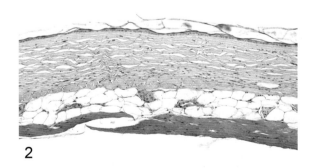

2

图 2.2

小鼠皮肤：表皮萎缩。所有非角化的表皮层厚度均减少。注意并发皮肤附属器结构和真皮的萎缩（图片由 R. Herbert 提供）

【诊断特征】 ① 所有非角化表皮层厚度均减少。② 有核表皮角质形成细胞数量减少和体积减小。

【鉴别诊断】 ① 糜烂 / 溃疡（erosion/ ulcer）：浅表表皮细胞层部分缺失（糜烂）或表皮完全缺失（溃疡）。② 表皮坏死（necrosis, epidermal）：细胞结构缺失。

【备注】 啮齿类动物表皮萎缩不易观察到，因为小鼠和大鼠的正常表皮厚度只有 2～4 层细胞，表皮发生萎缩可能与皮下膨胀性肿物或给予皮质类固醇等化学物质有关，这些化学物质会降低表皮角质形成细胞的代谢活动。此外，局部缺血和严重营养不良也是表皮萎缩的可能原因。B6C3F1 小鼠的表皮萎缩是一种自发性改变（Hargis and Ginn, 2007; Slaga et al., 1975; Peckham and Heider, 1999）。

（2）糜烂 / 溃疡（erosion/ ulcer）（图 2.3）

【发病机制 / 细胞来源】 表皮细胞层的缺失。

【诊断特征】 ① 浅表表皮细胞层部分缺失（糜烂）或完全缺失（溃疡）。② 基底膜被破坏（溃疡）。

【鉴别诊断】 ① 表皮坏死（necrosis, epidermal）：细胞结构缺失。② 表皮萎缩（atrophy, epidermal）：所有非角化表皮细胞层厚度减少。

【备注】 糜烂和溃疡是连续性病变。糜烂几乎都是由外部创伤引起的，主要是擦伤。溃疡也常由外部创伤引起，但也可能源于内源性原因，如坏死性皮炎（见"表皮坏死"）或水疱性皮炎（见"水疱"），并伴有整个表皮剥脱。毒性表皮溃疡需要与自发性溃疡性皮炎相区分，后者可发生在某些品系的小鼠和大鼠中（参见"啮齿类动物皮肤常见疾病"）。溃疡几乎都伴有皮肤炎症，由于外部病原体直接进入真皮，通常大量的中性粒细胞参与炎症反应，并在真皮上部聚集。裸露的真皮常被细胞碎片和渗出物（痂）所覆盖。（Kastenmayer et al., 2006; Wuepper et al., 1975; Peckham and Heider, 1999）

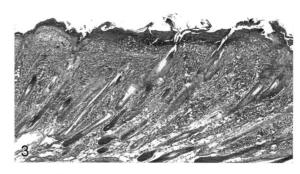

图 2.3

大鼠皮肤：糜烂 / 溃疡。表皮完全缺失，伴有基底膜破坏（图片由 E.T. Adams 提供，来自 NTP 图像数据库）

（3）表皮坏死（necrosis, epidermal）（图 2.4）

【修饰语】 全层型、单细胞型。

【同义词】 Necrolysis (full thickness type), sunburn cells（见【备注】）。

【发病机制 / 细胞来源】 表皮角质形成细胞的非特异性细胞死亡。

【诊断特征】

1）全层型：① 表皮的细胞结构完全缺失。② 常伴有表皮与真皮分离（坏死松解）。

2）单细胞型：① 单个角质形成细胞的细胞质透明、强嗜酸性，细胞核核固缩。② 坏死的角质形成细胞可能被淋巴细胞包围（卫星现象）。

【鉴别诊断】 糜烂 / 溃疡（erosion/ ulcer）：浅表表皮细胞层部分缺失（糜烂）或完全缺失（溃疡）。

【备注】 除非分子技术已证实存在凋亡通路，否则不应将凋亡用作诊断术语。因此，单个坏死的表皮细胞被称为单细胞型坏死而不是凋亡。表皮角质形成细胞坏死是自发性或诱发性连续性病变的一种。表皮角质形成细胞单细胞型坏死是"多形性红斑"的典型表现，而全层型坏死则是"中毒性表皮坏死松解症"

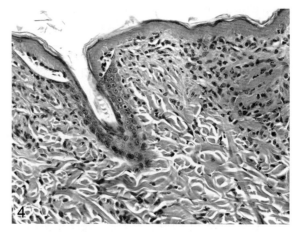

图 2.4

大鼠皮肤：全层型表皮坏死。表皮大部分细胞结构完全缺失，有局灶性裂隙形成（图片由 R. Herbert 提供）

的典型表现。暴露在紫外线下表皮发生单细胞型坏死的角质形成细胞被称为"晒伤细胞"。术语"角化不良"经常被误用于描述凋亡的角质形成细胞，因为角质形成细胞在终末角化过程中经历程序性细胞死亡的过程，无法明确地与细胞凋亡区分（Young, 1987; Gross et al., 2005）。

（4）表皮细胞内水肿（edema, intracellular, epidermal）（图2.5）

【同义词】　Hydropic degeneration, vesicular degeneration, vacuolar degeneration, ballooning degeneration, reticular degeneration。

【发病机制/细胞来源】　细胞内液体蓄积。

【诊断特征】　①细胞体积增大。②细胞质淡染，细胞内存在空泡。③胞核被挤压至细胞周边。

【鉴别诊断】　①表皮细胞间水肿（edema, intercellular, epidermal）：在不破坏表皮结构的情况下，细胞间间隙扩大。②水疱（vesicle）：表皮内或表皮下出现充满液体的腔。

【备注】　细胞内水肿是指细胞内出现空泡，主要与可逆性细胞损伤相关，提示细胞膜、线粒体和内质网的改变，以及随后体液平衡的改变。但是，可发展为不可逆的细胞损伤。如果细胞内水肿发生在表皮基底层，通常称为"水样变性"或"空泡变性"。如果发生在表皮基底层以上细胞层，通常称为"气球样变"。严重的胞质肿胀可导致角质形成细胞破裂和形成表皮内水疱（参见"水疱"）。（Hargis and Ginn, 2007）

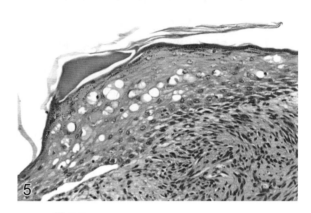

图 2.5

大鼠皮肤：表皮细胞内水肿。表皮角质形成细胞体积增大，细胞质染色浅，胞核被挤压至细胞周边（图片由 E.T. Adams 提供，来自 NTP 图像数据库）

（5）表皮细胞间水肿（edema, intercellular, epidermal）（图2.6）

【同义词】　Spongiosis。

【发病机制/细胞来源】　表皮内细胞间水肿。

【诊断特征】　①细胞间间隙扩大。②细胞间桥粒明显。

【鉴别诊断】　①表皮细胞内水肿（edema, intracellular, epidermal）：细胞内液体蓄积，细胞体积增大，细胞质淡染，胞核被挤压至细胞周边。②水疱（vesicle）：表皮内或表皮下出现充满液体的腔。

【备注】　海绵样水肿是由于水肿导致细胞间间隙变宽，但角质形成细胞可通过桥粒仍保持彼此连接。严重的表皮细胞间水肿可能与桥粒破裂和表皮内水疱形成有关。细胞间水肿是皮肤炎症一个常见特征（Gross et al., 2005; Hargis and Ginn, 2007）。

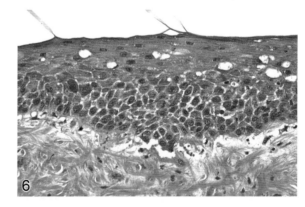

图 2.6

小鼠皮肤：表皮细胞间水肿。细胞间间隙扩大，细胞间桥粒明显。注意并发棘层上部角质形成细胞内水肿（图片由 E.T. Adams 提供，来自 NTP 图像数据库）

（6）水疱（vesicle）（图2.7）

【同义词】　Bulla, cleft, reticular degeneration。

【发病机制/细胞来源】　表皮角质形成细胞之间或表皮与真皮之间的连接缺失，导致腔内液体蓄积。

【诊断特征】　①表皮结构破坏，伴有细胞间间隙。②表皮内或表皮下形成充满液体的腔。③腔内不含炎症细胞。

【鉴别诊断】　① 表皮细胞内水肿（edema, intracellular, epidermal）：细胞内水肿表现为细胞体积增大、细胞质淡染，细胞核被挤压至细胞周边。② 表皮细胞间水肿（edema, intercellular, epidermal）：在不破坏表皮结构的情况下细胞间间隙增大。③ 脓疱（pustule）：表皮内或表皮下充满炎症细胞的腔。

【备注】　水疱可由免疫介导损伤引起（例如，桥粒附着缺失称为"棘层松解"）或由痘病毒感染、摩擦性创伤或烧伤引起表皮或真皮水肿所致。表皮内水疱可能由严重的细胞间水肿和（或）伴有角质形成细胞破裂严重的细胞内水肿发展而来，也称为"网状变性"。有报道描述水疱与过氧化氢处理相关（Jeong et al., 2010）。

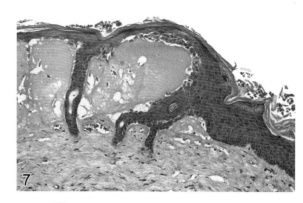

图 2.7

小鼠皮肤：水疱。由水疱变性引起的表皮结构破坏和空腔形成（图片由 E.T. Adams 提供，来自 NTP 图像数据库）

（7）表皮炎症细胞浸润（infiltrate, inflammatory cell, epidermal）

【修饰语】　淋巴细胞性、单形核细胞性、中性粒细胞性、嗜酸性粒细胞性。

【同义词】　Exocytosis。

【发病机制/细胞来源】　表皮内白细胞浸润。

【诊断特征】　① 表皮角质形成细胞之间存在白细胞。② 通常伴有皮肤炎症。③ 常伴有角化过度和细胞间水肿。淋巴细胞性：浸润以淋巴细胞为主。单形核细胞性：浸润以淋巴细胞和巨噬细胞为主。中性粒细胞性：浸润以中性粒细胞为主。嗜酸性粒细胞性：浸润以嗜酸性粒细胞为主。

【鉴别诊断】　脓疱（pustule）：白细胞在腔内聚集。

【备注】　表皮无血管，因此表皮内的炎症细胞都来自真皮层，大多数浸润本质上是中性粒细胞性和（或）嗜酸性粒细胞浸润。这些情况下，需检查角化层中是否可见细菌、真菌或寄生虫。表皮内单一形态的淋巴细胞性浸润可能提示为嗜表皮性淋巴瘤（【同义词】蕈样肉芽肿病，mycosis fungoides）（Veldman and Feliciani, 2008）。

（8）脓疱（pustule）（图 2.8A、B）

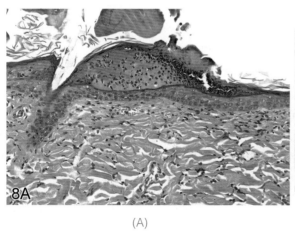

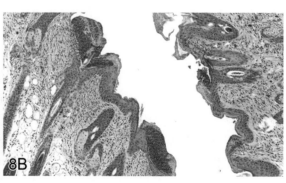

(A)　　　　　　　　　　　　　　　　　　(B)

图 2.8

（A）大鼠皮肤：脓疱。表皮内可见充满中性粒细胞和细胞碎片的腔（图片由 E.T. Adams 提供）；（B）大鼠皮肤：脓疱。角质层内和角质层下变性的中性粒细胞和细胞碎片聚集形成痂（图片由 R. Herbert 提供）

【修饰语】　淋巴细胞性、单形核细胞性、中性粒细胞性、嗜酸性粒细胞性。

【同义词】　　　Microabscess。

【发病机制 / 细胞来源】　　　白细胞在表皮内局灶性聚集。

【诊断特征】　　　① 表皮内或表皮下的腔内充满了炎症细胞。② 主要是变性的中性粒细胞和（或）嗜酸性粒细胞。③ 常伴有细胞碎片和细胞间水肿。淋巴细胞性：以淋巴细胞为主。单形核细胞性：以淋巴细胞和巨噬细胞为主。中性粒细胞性：以中性粒细胞为主。嗜酸性粒细胞性：以嗜酸性粒细胞为主。

【鉴别诊断】　　　① 表皮炎症细胞浸润（infiltrate, inflammatory cell, epidermal）：白细胞弥漫性分布于表皮内，但不形成腔。② 水疱（vesicle）：表皮内充满液体的腔，但没有白细胞。

【备注】　　　表皮内脓疱是浅表皮肤炎症常见的结局。脓疱可根据主要的白细胞类型进一步分类，即中性粒细胞性、嗜酸性粒细胞性或淋巴细胞性。淋巴细胞性脓疱发生于嗜上皮性淋巴瘤（【同义词】蕈样肉芽肿病，mycosis fungoides）。含有正常细胞核、散在的、圆形角质形成细胞的脓疱称为"棘层脓疱"，是天疱疮病的一种常见特征（Veldman and Feliciani, 2008）。

（9）表皮角化过度（hyperkeratosis, epidermal）（图 2.9A、B）

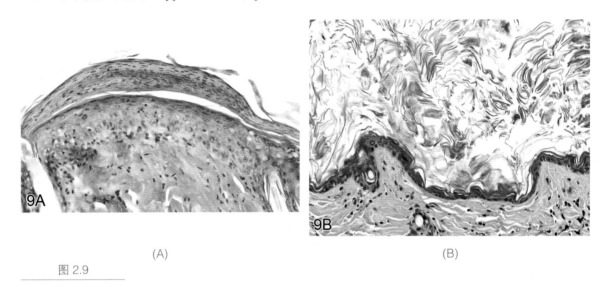

(A)　　　　　　　　　　　　　　　　　　　　　　(B)

图 2.9

（A）大鼠皮肤：表皮角化不全性角化过度。角质层厚度增加，角质细胞有细胞核（图片由 E.T. Adams 提供，来自 NTP 图像数据库）；（B）小鼠皮肤：表皮正角化性角化过度。角质层厚度增加，角质细胞无细胞核（图片由 E.T. Adams 提供，来自 NTP 图像数据库）

【修饰语】　　　正角化性、不全角化性、痂皮。

【发病机制 / 细胞来源】　　　表皮细胞的更替和浅表角质形成细胞的分化发生变化。

【诊断特征】　　　① 角质层厚度增加。正角化性：正常、无细胞核的角质细胞。不全角化性：有细胞核的角质细胞。② 痂：炎症细胞、红细胞、表皮鳞屑和凝固血浆蛋白的干燥蓄积物。

【鉴别诊断】　　　表皮增生（hyperplasia, epidermal）：表皮非角化层厚度增加。

【备注】　　　角化过度是慢性表皮疾病一种常见结局，由表皮细胞更替增加或角质细胞脱屑减少引起。角化过度是皮肤刺激一种表现，也与裸鼠尾部溃疡性皮炎、螨病及牛棒状杆菌感染有关（1.2 节）（Greaves, 2000）。

2. 皮肤 – 皮肤附属器

（1）附属器萎缩（atrophy, adnexal）（图 2.10A、B）

【同义词】　　　Alopecia, fading follicles。

【发病机制 / 细胞来源】　　　毛囊皮脂腺单位或皮肤腺体的细胞缺失。

【诊断特征】　　　① 毛囊和皮脂腺的体积显著减小，超出正常静止期的减小程度。② 少量残留的角质形成细胞束被增厚的结缔组织鞘所包绕。③ 大多数毛囊的毛干缺失，但偶尔也见毛干存在。④ 可伴

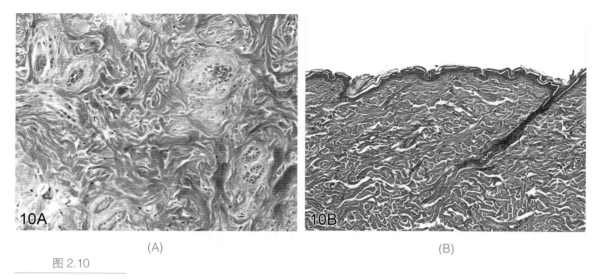

(A)   (B)

图 2.10

（A）大鼠皮肤：附属器萎缩。少量残留的角质形成细胞束被增厚的结缔组织鞘包绕。给予博莱霉素诱发形成（图片由 J. Yamate 提供）；（B）大鼠皮肤：附属器萎缩。毛囊和皮脂腺明显体积减小，超过正常静止期的减小程度。给予皮质类固醇诱发形成（图片由 J. Yamate 提供）

有皮肤萎缩或瘢痕形成。

【鉴别诊断】　①附属器发育不良（dysplasia, adnexal）：毛囊和（或）毛干形状异常，但体积没有明显减小。②附属器坏死（necrosis, adnexal）：毛囊的角质形成细胞变性，可能与毛囊变形有关。

【备注】　在毛发周期的退化期毛囊退化、细胞缺失。因此，毛囊萎缩必须与生理性毛发周期的退化期和静止期的表现区分开。毛囊萎缩是生理性静止期以外的细胞缺失，可由多种不同的化合物引起，如抗增殖剂和类固醇激素，也可能与血管病变和一些自体免疫性状况下引起的皮肤缺血有关。基因工程小鼠可能会表现出足垫外泌汗腺的缺失，类似于人类无汗性外胚层发育不良。（Cerundolo and Mecklenburg, 2009; Taylor et al., 2012）

（2）附属器发育不良（dysplasia, adnexal）（图 2.11A、B）

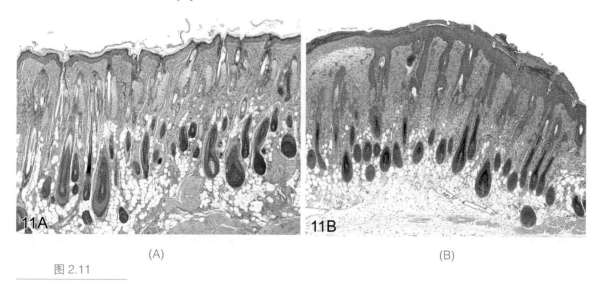

(A)   (B)

图 2.11

（A）小鼠皮肤：附属器发育不良。EP4 转基因小鼠局部应用 DMBA 11d 后，可见毛囊形状异常，伴有毛干形成缺失；（B）大鼠皮肤：附属器发育不良。毛囊和皮脂腺异常增大（图片由 R. Herbert 提供）

【同义词】　Abnormal development。

【发病机制 / 细胞来源】　毛囊角质形成细胞。

【诊断特征】　　毛囊和（或）毛干形状异常。

【鉴别诊断】　　① 附属器萎缩（atrophy, adnexal）：毛囊和皮脂腺体积显著减小，超出了正常的静止期的减小程度。② 附属器坏死（necrosis, adnexal）：毛囊的角质形成细胞发生不可逆的变性，可能与毛囊变形有关。

【备注】　　附属器发育不良主要影响毛囊，但不是癌前增生性病变。据报道许多遗传修饰小鼠可表现出多种形式的先天性毛囊畸形。毛囊色素缺失，如被毛颜色突变动物，也归为发育不良（Walsh and Gough, 1989; Sells and Gibson, 1987; Nakamura et al., 2001）。

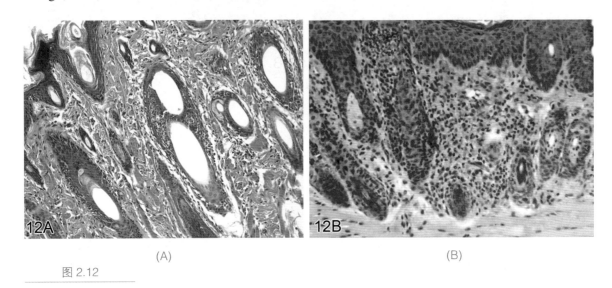

(A)　　　　　　　　　　　　　　　　　　　　　　(B)

图 2.12

（A）大鼠皮肤：附属器炎症。毛囊周和毛囊内中性粒细胞、淋巴细胞和浆细胞浸润（图片由 S. Mueller 提供）。

（B）小鼠皮肤：附属器炎症。毛囊周和毛囊内淋巴细胞浸润（图片由 D. Danilenko 提供）

（3）附属器炎症（inflammation, adnexal）（图 2.12A、12B）

【修饰语】　　淋巴细胞性、中性粒细胞性、嗜酸性粒细胞性、肉芽肿性。

【同义词】　　Folliculitis, perifolliculitis, adenitis, periadenitis, furunculosis。

【发病机制 / 细胞来源】　　非特异性炎症反应。

【诊断特征】　　① 附属器内或周围组织中炎症细胞（淋巴细胞、浆细胞、巨噬细胞、嗜酸性粒细胞、肥大细胞、嗜碱性粒细胞、粒细胞或上述细胞的任一组合）浸润。② 可能与附属器坏死有关。③ 可能存在水肿、淤血、新生血管形成或纤维增生。淋巴细胞性：淋巴细胞为主。中性粒细胞性：中性粒细胞为主。嗜酸性粒细胞性：嗜酸性粒细胞为主。肉芽肿性：以上皮样组织细胞为主，可能存在巨细胞。

【鉴别诊断】　　① 附属器发育不良（dysplasia, adnexal）：毛囊和（或）毛干形状异常，体积无明显减小。② 附属器萎缩（atrophy, adnexal）：毛囊和皮脂腺体积明显缩小，超过正常静止期缩小的程度。③ 附属器坏死（necrosis, adnexal）：毛囊角质形成细胞不可逆地变性，可能与毛囊变形有关。

【备注】　　与表皮一样，皮肤附属器内白细胞浸润常与皮肤炎症相关。毛囊炎症可根据其具体发生的部位进一步分类，即分为壁性（毛囊上皮内的任何部位）、球性（毛球内）和腔性（毛囊腔内）。在诊断病理学中，"交界性毛囊炎"这个术语指与毛囊角质形成细胞明显坏死有关的毛囊周和毛囊壁的炎症。"疖病"这个术语描述的是穿透性和穿孔性毛囊炎症，即炎症过程破坏了毛囊壁。啮齿类动物皮肤附属器炎症与皮肤癣菌病有关（见上文"啮齿类动物皮肤常见疾病"），或是化学物质局部或全身处理的结果（Mecklenburg, 2009; Brown et al., 2008）。

（4）附属器坏死（necrosis, adnexal）（图 2.13）

【修饰语】　　单细胞型、弥漫型。

【同义词】　　Vacuolar degeneration（见【备注】）。

【发病机制 / 细胞来源】 非特异性、不可逆地毛囊或腺上皮细胞死亡。

【诊断特征】 ① 毛囊角质形成细胞死亡，可以是单个细胞（单细胞型），也可以是多个细胞（弥漫型）。② 角质形成细胞坏死可能伴有毛囊和毛干内黑色素不均匀分布，毛囊周围的噬黑色素细胞，毛囊腔扩张或整个毛囊变形。单细胞型：单个角质形成细胞的细胞质透明、强嗜酸性，核固缩。坏死的角质形成细胞可被淋巴细胞包围（卫星现象）。弥漫型：附属器细胞结构完全缺失。

【鉴别诊断】 ① 附属器炎症（inflammation, adnexal）：以炎症细胞浸润为主。② 附属器发育不良（dysplasia, adnexal）：毛囊和（或）毛干形状异常，体积无明显减小。③ 附属器萎缩（atrophy, adnexal）：毛囊和皮脂腺的体积明显减小，超过正常静止期的缩小程度，但没有凋亡、空泡变性或坏死的表现。

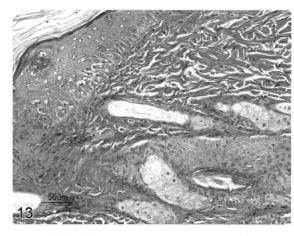

图 2.13

大鼠皮肤，皮肤附属器：单细胞型坏死。单个毛囊角质形成细胞变性，特征为细胞质强嗜酸性、核固缩（图片由 D. Danilenko 提供）

【备注】 营养不良（dystrophy）这个术语指的是器官营养不良引起的退行性过程。毛囊营养不良的形态学特征是角质形成细胞不同步地空泡变性或凋亡。由于空泡变性或凋亡也是坏死的特征，毛囊营养不良可归为"坏死"。在临床医学中，尽管毛囊处于毛发周期的生长期，但仍使用"生长期脱发（anagen effluvium）"这个术语，用来强调毛干已经缺失［与"静止期脱发（telogen effluvium）"不同］。化疗引起的脱发是单细胞型毛囊坏死的典型例子（Hendrix et al., 2005; Cerundolo and Mecklenburg, 2009）。

（5）附属器角化过度（hyperkeratosis, adnexal）（图 2.14A、B）

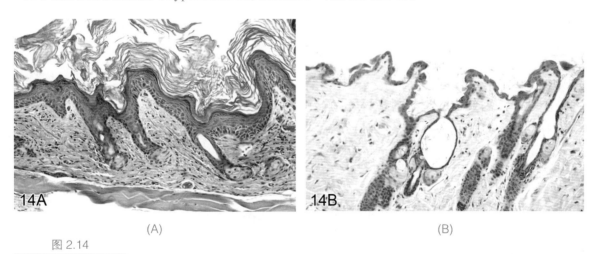

(A)

(B)

图 2.14

（A）小鼠皮肤。附属器角化过度。FVB 小鼠。毛囊中出现大量角蛋白；（B）小鼠皮肤。附属器角化过度。毛囊漏斗部扩张（图片由 R. Herbert 提供）

【同义词】 Chloracne, hypercornification（见【备注】）。

【发病机制 / 细胞来源】 毛囊漏斗部或皮脂腺导管内角质形成细胞更替增加。

【诊断特征】 ① 毛囊漏斗部扩张、充满角蛋白，类似于表皮分化。② 毛囊腔可呈囊性。③ 附属器腺体的导管也可能被角蛋白堵塞。④ 角蛋白堵塞会导致毛发或分泌物滞留。

【鉴别诊断】 角化棘皮瘤（keratoacanthoma）：界限清楚的肿块，较大的中央腔内充满角蛋白，周围是增生的鳞状上皮。

【备注】　　角化过度伴毛囊漏斗部扩张也可见于诱导物处理相关的病变。例如，二噁英中毒引起的毛囊角化过度称为"氯痤疮"（Peckham and Heider, 1999）

3. 皮肤 – 真皮和皮下组织

真皮和皮下组织的非增生性病变，如炎症（【同义词】皮炎，dermatitis；脂膜炎，panniculitis）、坏死、纤维化（【同义词】硬化，sclerosis）、化生、矿化和淀粉样物质沉积；皮下脂肪组织的病变，如脂肪肉芽肿性炎症、坏死、萎缩和增生，以及皮下肌肉的病变，如坏死和炎症、肥大、萎缩、变性、空泡形成和矿化。这些病变都在大鼠和小鼠软组织、骨骼肌和间叶增生性和非增生性病变 INHAND 文章中描述（Greaves et al., 2013）。小鼠真皮淀粉样变性通常是全身性淀粉样变性的表现，常发生于某些品系小鼠，尤其是 CD-1 小鼠。皮肤矿化通常是机体全身矿化的一种结局，可能导致皮肤的炎症和表皮的糜烂 / 溃疡。皮肤周围神经和血管的病变分别在神经系统（Kaufmann et al., 2012）和心血管系统（Berridge et al., 2016）INHAND 文章中描述。

（1）真皮萎缩（atrophy, dermal）（图 2.15）

【发病机制 / 细胞来源】　　真皮成纤维细胞的代谢活性下降。

【诊断特征】　　① 胶原纤维和细胞外基质缺失。② 成纤维细胞较小且多为椭圆形。③ 肥大细胞数量减少。

【鉴别诊断】　　① 真皮水肿（edema, dermal）：胶原纤维被淡染、无定形的或略呈颗粒样的物质所分离。② 坏死（necrosis）：细胞结构和细胞核均缺失，伴有或不伴细胞碎片。

【备注】　　真皮萎缩通常发生于长期给予皮质类固醇类药物，常伴有表皮和皮肤附属器萎缩（Lavker et al., 1986）。

（2）真皮水肿（edema, dermal）（图 2.16）

【发病机制 / 细胞来源】　　组织间液蓄积。

【诊断特征】　　胶原纤维被淡染、无定形的或略呈颗粒样的物质所分离。

【鉴别诊断】　　真皮萎缩（atrophy, dermal）：胶原纤维和细胞外基质均缺失。

【备注】　　真皮水肿常伴有真皮炎症。当血液流动不畅和长期不活动时，也可发生在腹部皮肤。真皮水肿也可诱发为小鼠的真皮或皮下组织的自发性改变（Peckham and Heider, 1999; Chan et al., 1982; Hirouchi et al., 1994）。

（3）弹性组织变性（elastosis）

【发病机制 / 细胞来源】　　真皮成纤维细胞产生弹性纤维。

【诊断特征】　　① 真皮上部有轻微嗜碱性、不规则、增厚的弹性纤维蓄积。② 弹性纤维形成紊乱的团块，大多彼此平行。

【特殊诊断技术】　　地衣红染色。

【鉴别诊断】　　纤维化（fibrosis）：细胞外胶原蛋白增多，大多呈长束状排列。

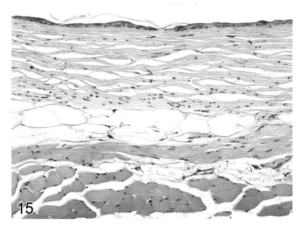

图 2.15

小鼠皮肤。真皮萎缩，伴有表皮萎缩和皮肤附属器萎缩（图片由 E.T. Adams 提供，来自 NTP 图像数据库）

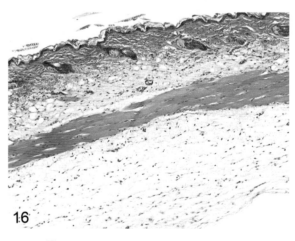

图 2.16

小鼠皮肤：真皮水肿。胶原纤维被淡染、无定形物质分离（图片由 E.T. Adams 提供）

【备注】　过度暴露于紫外线下可观察到弹性组织变性（Sams et al., 1964; Nakamura and Johnson, 1968; Berger et al., 1980）。

（三）非肿瘤性增生性病变

1. 皮肤 – 表皮

（1）表皮增生（hyperplasia, epidermal）（图 2.17A、B）

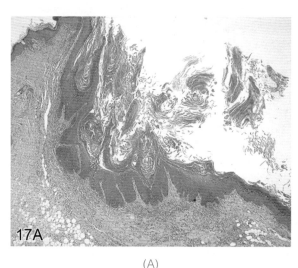
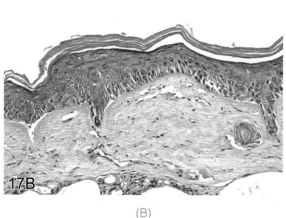

（A）　　　　　　　　　　　　　　　　　　　　　（B）

图 2.17

（A）大鼠皮肤：表皮增生。表皮非角化层厚度增加，伴有表皮嵴形成和正角化性角化过度（图片由 RITA 提供）；（B）小鼠皮肤：表皮增生，伴有细胞异型性。FVB 小鼠局部应用 DMBA 5d 后，可见表皮非角化层厚度不规则增加，伴有正常分化部分缺失

【修饰语】　伴有细胞异型性。

【同义词】　Acanthosis, squamous hyperplasia, epidermal hyperplasia。

【发病机制 / 细胞来源】　来源于表皮角质形成细胞。

【诊断特征】　① 表皮非角质层厚度增加，特别是棘层和颗粒层。② 表皮细胞数量增加，尤其在棘层。③ 常形成表皮嵴。④ 角化过度（正角化或过度角化）也常出现。⑤ 可能包含毛囊漏斗部衬覆的上皮。⑥ 下方基底膜完整。

伴有细胞异型性：① 表皮非角化层厚度不规则增加，特别是棘层和颗粒层。② 缺乏向基底层、棘层和颗粒层的分化。③ 基底层和棘层底部可见大的、深染细胞核的非典型角质形成细胞。

【鉴别诊断】　① 鳞状细胞乳头状瘤（papilloma, squamous cell）：表皮增厚，外生性或乳头状生长，规则性鳞状细胞分化。② 鳞状细胞癌（carcinoma, squamous cell）（角化型 "keratinizing type"）：向基底膜及周围组织侵袭性生长，核分裂象增多伴有核异型性，上皮细胞表现不同程度的鳞状分化和角化。

【备注】　鳞状细胞增生是对多种损伤的反应，包括自发性或诱发性炎症、毒性刺激、浅表角质层反复磨损或长时间暴露于紫外线下。很少有化学物质直接诱发表皮角质形成细胞增殖，化学物质如乙酸十四烷酰佛波酯（tetradecanoyl phorbol acetate, TPA）直接诱发细胞增殖，用于肿瘤引发 / 促长试验。据报道硫酸二甲苯（xylene sulfate）小鼠试验可发生与处理相关的表皮增生。

仅有基底层角质形成细胞的增生不代表一个独立的形态学改变，而是乳头状瘤或角化棘皮瘤的一个特征。表皮基底层角质形成细胞增生不是基底细胞瘤的前期病变，因为基底细胞瘤起源于毛囊（参见"基底细胞瘤"）。

鳞状细胞增生伴有细胞异型性，常见于角质形成细胞增生发生率高的转基因小鼠或致癌物局部用药的小鼠。当鳞状细胞乳头状瘤中出现细胞异型性时应诊断为伴有细胞异型性的鳞状细胞乳头状瘤（参

见"鳞状细胞乳头状瘤"）（Evans et al., 1997; Bader et al., 1993; Greaves, 1990; Gopinath et al., 1987; Hasegawa et al., 1989; Bruner et al., 2001; Greaves, 2000; Stenbäck et al., 1986）。

（2）鳞状上皮囊肿（cyst, squamous）（图 2.18A、B）

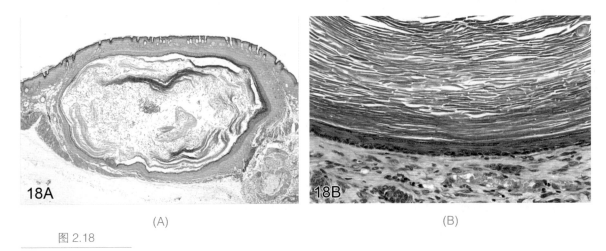

（A）　　　　　　　　　　　　　　　　　　（B）
图 2.18

（A）小鼠皮肤。鳞状上皮囊肿。真皮内囊肿，大的囊腔内含有呈同心圆排列的层状角蛋白（图片由 J. Yamate 提供）；（B）小鼠皮肤。鳞状上皮囊肿。囊肿壁由复层角化上皮组成（图片由 R. Herbert 提供）

【同义词】　Epidermal cyst, horn cyst, keratin cyst。

【发病机制/细胞来源】　角质形成细胞。

【诊断特征】　① 真皮上部的囊肿。② 囊壁由复层角化上皮组成。③ 囊腔内含呈同心圆排列的层状角蛋白。

【鉴别诊断】　① 表皮增生（hyperplasia, epidermal）：无囊肿形成。② 鳞状细胞乳头状瘤（papilloma, squamous cell）：表皮呈不规则乳头状生长，无可辨别的囊腔。③ 角化棘皮瘤（keratoacanthoma）：中央腔周围被覆以分化良好的增生性鳞状上皮，偶见乳头状突起突入腔内。上皮内存在有中心角化的漩涡，常包含混有角蛋白的胆固醇结晶。腔壁周边可见明显的基底细胞样细胞灶。

【备注】　鳞状上皮囊肿可能表现为鳞状细胞癌内的"角化珠"（参见"鳞状细胞癌"）。鳞状上皮囊肿不是单纯的增生性病变，其发生原因尚不清楚，最可能的原因是源于受损的毛囊皮脂腺单位，其内产生角蛋白的鳞状上皮细胞内陷于真皮内所致。这种病变类似于犬的"漏斗部囊肿"或"峡部囊肿"。鳞状上皮囊肿在小鼠为自发性，尤其是 B6C3F1 品系（Peckham and Heider, 1999）。

2. 皮肤 – 皮肤附属器

（1）附属器增生（hyperplasia, adnexal）（图 2.19）

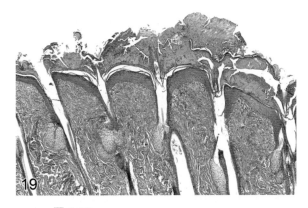

图 2.19

【修饰语】　毛囊，皮脂腺。

【同义词】　Sebaceous hyperplasia。

【发病机制/细胞来源】　来源于毛囊或皮脂腺上皮。

【诊断特征】　① 毛囊：毛囊体积增大，其他结构正常。② 皮脂腺：皮脂腺体积增大，单个腺泡的细胞数量增多，少数未成熟的生发细胞和许多成熟的腺细胞排列在突出的中央导管周围。

【鉴别诊断】　皮脂腺细胞腺瘤（adenoma,

小鼠皮肤：附属器增生。皮脂腺体积增大，单个腺泡内皮脂腺细胞数量增多，腺体结构规则（图片由 R. Herbert 提供）

sebaceous cell）：规则的皮脂腺结构扭曲，生长方式可为外生性，周边部可见大量未成熟的生发基底细胞样细胞。

【备注】　皮肤附属器增生大多影响皮脂腺。皮肤慢性炎症刺激情况下可见皮脂腺细胞增生，也可与鳞状细胞增生同时发生。在基因工程小鼠中可见毛囊整个体积增大，伴有毛囊角质形成细胞数量增多。例如，有报道 *p27*^(Kip1) 基因敲除小鼠生长期毛囊体积增大。毛囊体积增大与真皮毛囊毛乳头直径增加有关（Evans et al., 1997; Peckham and Heider, 1999; Bruner et al., 2001; Sharov et al., 2006）。

3. 皮肤 – 真皮和皮下组织

有关大鼠和小鼠软组织、骨骼肌和间叶组织增生性和非增生性病变的 INHAND 文章涵盖了皮下脂肪组织的增生性病变（Greaves et al., 2013）。

（1）黑色素细胞增生（hyperplasia, melanocyte）（图 2.20）

【发病机制/细胞来源】　黑色素细胞。

【诊断特征】　真皮内毛囊和皮脂腺之间色素性细胞聚集。

【鉴别诊断】　良性黑色素瘤（melanoma, benign）：真皮内黑色素细胞呈致密、结节性增生，与或不与表皮相连。

【备注】　在小鼠的某些引发 – 促长试验和皮肤涂抹试验中可见黑色素细胞增生。黑色素细胞增生应与吞噬色素的巨噬细胞浸润相鉴别（Peckham and Heider, 1999）。

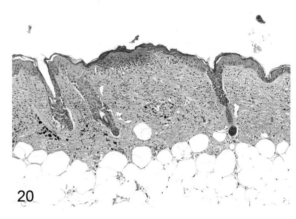

图 2.20

小鼠皮肤，真皮和皮下组织：黑色素细胞增生。真皮内色素性细胞聚集（图片由 E.T.Adams 提供，来自 NTP 图像数据库）

（四）肿瘤性增生性病变

1. 皮肤 – 表皮

（1）鳞状细胞乳头状瘤（papilloma, squamous cell）（图 2.21）

【修饰语】　外生性、内生性、伴有细胞异型性、非角化性。

【发病机制/细胞来源】　来源于表皮角质形成细胞。

【诊断特征】　① 界限清楚的乳头状外生性或内生性肿物，无包膜。② 肿物由角化的鳞状细胞组成，鳞状细胞覆盖于血管丰富的间质上。③ 基底层细胞呈梭形或柱状，细胞间界限清楚，嗜碱性胞质少，可见少量核分裂象。④ 基底层上层细胞逐渐鳞状分化和角化，颗粒层增厚，透明角质颗粒不规则增大。⑤ 核分裂象常见。⑥ 单个基底层上层细胞可能表现出过早角化（即角化不良）。⑦ 出现不同程度的角化不全性角化过度。⑧ 可见溃疡和炎症。外生性：肿物的基部存在一个明显或不明显的蒂（也称为"带蒂"乳头状瘤）。内生性：无明显的蒂。相反，肿物与邻近增生表皮相连，并内陷成火山口状。肿瘤间质与下方真皮界限不清。伴有细胞异型性：核大、深染的非典型鳞状细胞主要见于表皮的基底层和基底层上层。基底层上层可见核分裂象。非角化性：上皮缺乏典型的角化。

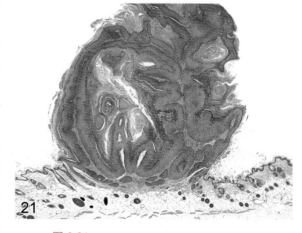

图 2.21

小鼠皮肤：外生性鳞状细胞乳头状瘤。界限清楚的乳头状外生性肿物，由被覆于间质上的角化鳞状上皮组成（图片由 R. Herbert 提供）

【鉴别诊断】 ① 表皮增生（hyperplasia, epidermal）：表皮增厚，不形成界限清楚的乳头状肿物。② 角化棘皮瘤（keratoacanthoma）：一个大的中央腔或多个较小的腔，充满呈同心圆排列的角蛋白物质。③ 鳞状细胞癌（carcinoma, squamous cell）：侵袭性生长进入基底膜及周围组织。核分裂象较多，伴有核异型性。上皮细胞发生不同程度的鳞状细胞分化和角化。

【备注】 大鼠和小鼠的自发性鳞状细胞乳头状瘤与乳头状瘤病毒无关，除老龄动物外罕见发生。鳞状细胞乳头状瘤最早可发生在 8 周龄的 Tg. AC（v-Ha-ras）转基因小鼠长期理毛的典型部位（如耳、鼻、唇、爪及肛门泌尿生殖区）（Usui et al., 2001）。在半合子小鼠总发生率较低（0 ~ 2%），但在纯合子小鼠高达 17%（Tennant et al., 2001）。化学致癌物易诱发小鼠发生鳞状细胞乳头状瘤，乳头状瘤可发展为鳞状细胞癌，并出现明显的基底细胞灶（参见"鳞状细胞增生"）。纤维乳头状瘤，即基部纤维组织数量增加的乳头状瘤，见于海龟和一些家畜（如牛、马、猫），啮齿类动物未见报道（Bader et al., 1993; Bogovski, 1994; Deerberg et al., 1986; Elwell et al., 1990; Evans et al., 1997; Faccini et al., 1990; Frith and Ward, 1988; Greaves and Faccini, 1984; Kovatch, 1990; Maita et al., 1988; Mohr and Hunt, 1989; Peckham and Heider, 1999; Poteracki and Walsh, 1998; Thomas and Rohrbach, 1975; Zackheim et al., 1990; Zwicker et al., 1992; Hasegawa et al., 1989; Rehm et al., 1989; Fukuda et al., 1981; Bruner et al., 2001; Anver et al., 1982; Ward et al., 1979; Ghadially, 1961; Usui et al., 2001）。

（2）鳞状细胞癌（carcinoma, squamous cell）（图 2.22A、B）

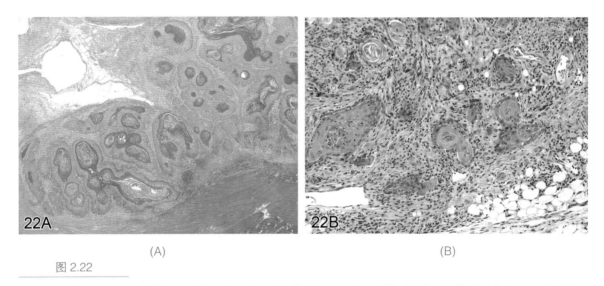

（A）　　　　　　　　　　　　　　　　　　　（B）

图 2.22

（A）大鼠皮肤：高分化型鳞状细胞癌。融合的细胞岛伴有中心呈同心圆排列的角蛋白层（图片由 RITA 提供）；
（B）小鼠皮肤：低分化型鳞状细胞癌。角化局限于单个肿瘤细胞，肿瘤细胞表现出明显的细胞大小不等和细胞核大小不等（图片由 R. Herbert 提供）

【修饰语】 高分化型，中分化型，低分化型。

【同义词】 Epidermoid carcinoma。

【发病机制/细胞来源】 来源于表皮角质形成细胞。

【诊断特征】 ① 界限不清，大多为内生性（罕见外生性）肿物。② 周围间质未见压迫，但有些肿瘤在周围真皮表现结缔组织增生性反应。③ 肿物由肿瘤性细胞岛或细胞索组成，穿透基底膜、侵袭真皮。肿瘤细胞可侵袭皮下组织或皮下肌肉。④ 可见不同程度的鳞状细胞分化。⑤ 肿瘤细胞呈多角形，大多数肿瘤细胞界限清楚，细胞质嗜酸性，角化程度不同。核大小不一，核仁明显，核分裂象较多。⑥ 常见溃疡和炎症。⑦ 一些肿瘤小叶内出现中央腔，腔内含有散在的（棘层松解）角质形成细胞，被几层肿瘤性上皮细胞包绕（"假腺样结构"）。

1）高分化型：① 融合的肿瘤细胞岛，伴有渐进性鳞状细胞分化，以及位于中心呈同心圆排列的角蛋白层（"角化珠""癌珠""角珠"）。② 偶见散在的单个细胞角化异常（角化不良）。③ 常见细胞间桥。④ 轻度核异型性。

2）中分化型：① 融合的肿瘤细胞岛，伴有渐进性鳞状细胞分化及位于中心呈同心圆排列的角蛋白（"角化珠""癌珠""角珠"）。② 常见单个细胞角化异常（角化不良）。③ 细胞间桥不常见。④ 核质比增加。⑤ 核异型性明显。

3）低分化型：① 角化仅限于单个细胞。② 肿瘤细胞大多呈梭形到纺锤形，可见明显的细胞、细胞核大小不等。肿瘤细胞不易识别为鳞状细胞。③ 细胞间桥不易识别。④ 核质比很高，细胞核表现出严重的异型性。

【鉴别诊断】 ① 鳞状细胞乳头状瘤（papilloma, squamous cell）：无明显侵袭，鳞状细胞分化正常。② 角化棘皮瘤（keratoacanthoma）：无明显侵袭，肿瘤界限清楚。③ 乳腺腺鳞癌（adenosquamous carcinoma, mammary gland）：肿瘤表现腺样分化和鳞状细胞分化。④ 恶性基底细胞瘤（tumor, basal cell, malignant）：无明显鳞状细胞分化，基底样细胞巢和细胞索界限清楚，无细胞间桥。

【备注】 传统上，将鳞状细胞癌分为高、中和低分化型等亚型，但在大多数实验研究中这种分类似乎没有额外的意义。已有报道鳞状细胞癌可转移到肺和区域淋巴结。Tg.AC 小鼠发生的梭形细胞肿瘤为分化差鳞状细胞癌。啮齿类动物未见鳞状细胞原位癌（即未穿透基底膜）案例的报道（Bader et al., 1993; Bogovski, 1994; Deerberg et al., 1986; Elwell et al., 1990; Evans et al., 1997; Faccini et al., 1990; Frith and Ward, 1988; Greaves and Faccini, 1984; Hasegawa et al., 1989; Hirose, 1989; Maita et al., 1988; Okum et al., 1988; Peckham and Heider, 1999; Rehm et al., 1989; Squire et al., 1978; Weiss and Frese, 1974; Zackheim et al., 1990; Zwicker et al., 1992 ; Bruner et al., 2001; Asano et al., 1998）。

2. 皮肤 – 皮肤附属器

（1）良性基底细胞瘤（tumor, basal cell, benign）（图 2.23A ～ C）

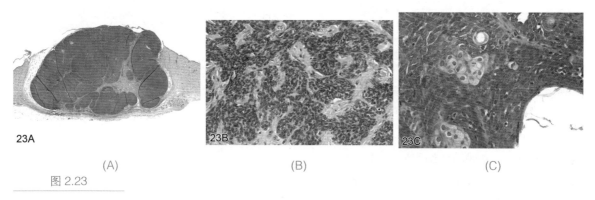

23A	23B	23C
(A)	(B)	(C)

图 2.23

（A）小鼠皮肤。良性基底细胞瘤。由致密排列的基底细胞样细胞组成均匀一致的小叶，构成的界限清楚的肿物（图片由 R. Herbert 提供）；（B）小鼠皮肤。良性基底细胞瘤。由纤维血管间质支持的致密排列的基底细胞样细胞索组成（图片由 R. Herbert 提供）；（C）大鼠皮肤。良性基底细胞瘤，毛母细胞瘤型。由致密排列的基底细胞样细胞组成均匀一致的小叶，伴有小的皮脂腺细胞灶（图片由 RITA 提供）

【修饰语】 基底鳞状细胞型、毛母细胞瘤型、颗粒细胞型

【同义词】 Basalioma, basal cell adenoma, trichoblastoma, basosquamous tumor。

【发病机制 / 细胞来源】 最可能来源于毛囊隆起内的干细胞。

【诊断特征】 ① 界限清楚的多小叶型肿物，与表皮可能相连。② 不侵袭基底膜，未见周围皮肤间叶组织内纤维组织增生。③ 肿物由紧密排列、呈索状或细带状的基底细胞形成均匀一致的小叶、岛或索构成，并由不同数量的纤维血管间质成分支持，中央可见囊性变性。④ 肿瘤细胞呈圆形到柱状，细胞质少（类似正常的基底细胞），在小叶边缘呈栅栏样排列。肿瘤细胞也可呈梭形。⑤ 肿瘤细胞缺乏细胞间桥。⑥ 细胞核深染，圆形到椭圆形，核分裂象罕见。⑦ 可见鳞状细胞分化灶和皮脂腺分化灶。

⑧ 可见黑色素色素。基底鳞状细胞型：可见一些角化灶。毛母细胞瘤型：可见小的皮脂腺细胞灶和（或）毛发发生。颗粒细胞型：肿瘤细胞含有 PAS 染色阳性颗粒。

【鉴别诊断】　① 基底细胞癌（carcinoma, basal cell）：侵袭基底膜及周围组织，界限不清。细胞形态和生长方式有异质性，核分裂象较多。② 良性毛囊瘤（tumor, hair follicle, benign）：位于真皮的肿物，由呈现毛源性分化某一特定阶段的小叶构成。

【备注】　由于基底细胞瘤不形成腺样结构，因此避免使用"腺瘤"这一个术语。基底细胞瘤传统上认为是表皮的肿瘤，但是许多基底细胞瘤看起来更像起源于毛囊干细胞，这也是许多基底细胞瘤表现出一些皮脂腺细胞分化的原因。自发性基底细胞瘤在小鼠罕见（Bogovski, 1979; Courtney et al., 1992; Elwell et al., 1990; Evans et al., 1997; Faccini et al., 1990; Hasegawa et al., 1989; Jones et al., 1989; Kovatch, 1990; Peckham and Heider, 1999; Thomas and Rohrbach, 1975; Yoshitomi and Boorman, 1994; Zwicker et al., 1992; Bruner et al., 2001; Grachtchouk et al., 2011）。

（2）基底细胞癌（carcinoma, basal cell）（图 2.24A、B）

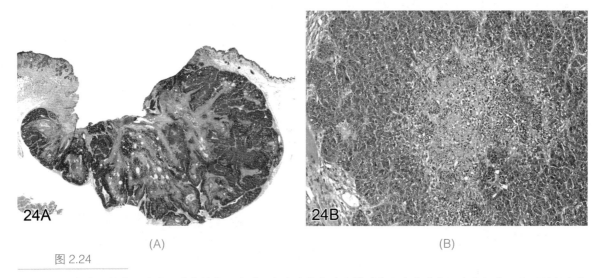

(A)　　　　　　　　　　　　　　　　　　　　(B)

图 2.24

（A）小鼠皮肤：基底细胞癌，基底鳞状细胞型。真皮肿物由致密排列的细胞小叶和细胞索组成，由不同程度的纤维血管间质支持（图片由 R. Herbert 提供）；（B）小鼠皮肤：基底细胞癌，实性型。肿瘤细胞形成界限清楚的癌巢，伴有中央坏死（图片由 RITA 提供）

【修饰语】　基底鳞状细胞型、实性型。

【同义词】　Tumor, basal cell, malignant。

【发病机制 / 细胞来源】　最可能来源于毛囊隆起内的干细胞。

【诊断特征】　① 界限不清的真皮肿物，与表皮附属器有一定相连，并局部侵袭。② 肿物由紧密排列的肿瘤细胞小叶和索组成，由不同程度的纤维血管间质支持。③ 肿瘤细胞呈圆形到多角形、细胞质少（类似正常基底细胞），在小叶周边呈栅栏样排列。肿瘤细胞也可呈梭形。④ 大多数肿瘤细胞体积小，核深染、圆形到椭圆形，细胞质稀少。⑤ 核分裂象较多。⑥ 肿瘤小叶的中央可见坏死。⑦ 有色素品系的动物常见黑色素沉着。⑧ 周围间质常见纤维组织增生。⑨ 可见广泛的局部侵袭。基底鳞状细胞型：肿瘤内有较大比例的角化鳞状细胞（类似皮脂腺导管上皮）。实性型：肿瘤细胞形成界限清楚的岛和小叶。

【鉴别诊断】　① 良性基底细胞瘤（tumor, basal cell, benign）：界限清楚的肿物，无侵袭，肿瘤细胞类型一致。核分裂象罕见。② 良性毛囊瘤（tumor, hair follicle, benign）：具有毛源性分化特定阶段的肿物。③ 皮脂腺细胞癌（carcinoma, sebaceous cell）：主要的生长方式为腺样伴有皮脂腺分化。

【备注】　基底细胞肿瘤传统上认为是表皮肿瘤，但是大多数更可能起源于毛胚上皮，这也是许多基底细胞肿瘤表现出向皮脂腺细胞分化的原因。基底细胞癌通常低度恶性，且罕见转移（Bogovski, 1979; Deerberg et al., 1986; Elwell et al., 1990; Evans et al., 1997; Faccini et al., 1990; Greaves and Faccini, 1984; Hasegawa et al., 1989; Kovatch, 1990; Peckham and Heider, 1999; Szabo and Sugar, 1989; Thomas and Rohrbach, 1975; Zackheim, 1992; Zackheim et al., 1990; Peckham and Heider, 1999; Bruner et al., 2001; Grachtchouk et al., 2011）。

（3）皮脂腺细胞腺瘤（adenoma, sebaceous cell）（图 2.25）

【同义词】 Sebaceous gland adenoma。

【发病机制 / 细胞来源】 来源于皮脂腺的储备细胞。

【诊断特征】 ① 正常的皮脂腺结构被破坏。② 界限清楚的外生性或内生性真皮肿物，由纤维血管间质支持腺泡形成的小叶组成。③ 小叶周边可见大量基底细胞样细胞，从小叶周边到中心可见所有成熟阶段的皮脂腺细胞（细胞质从泡沫状至透明，细胞核固缩）。④ 小叶内常见囊性区域。⑤ 可见角化鳞状细胞分化（皮脂腺导管）。⑥ 小叶边缘可见核分裂象（生发性基底细胞样细胞）。

【鉴别诊断】 ① 附属器增生（hyperplasia, adnexal）：保持正常的皮脂腺结构。大多数细胞是成熟的腺细胞，只有少数不成熟的生发性细胞存在。② 皮脂腺细胞癌（carcinoma, sebaceous cell）：发生侵袭性生长或转移，细胞分化差。可见细胞和核异型性。③ 良性基底细胞瘤（tumor, basal cell, benign）：生长方式为非腺样，以基底细胞为主，仅少量区域可见皮脂腺细胞分化。

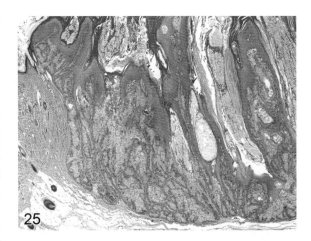

图 2.25

小鼠皮肤：皮脂腺细胞腺瘤。界限清楚的真皮内肿物，由若干小叶组成，基底细胞样细胞位于小叶周边，从小叶周边到中心可见所有成熟阶段的皮脂腺细胞（图片由 R. Herbert 提供）

【备注】 自发性皮脂腺细胞腺瘤在小鼠和大鼠罕见（Bogovski, 1979; Elwell et al., 1990; Evans et al., 1997; Faccini et al., 1990; Kovatch, 1990; Okum et al., 1988; Peckham and Heider, 1999; Zackheim et al., 1990; Zwicker et al., 1992; Jones et al., 1989; Frith and Ward, 1988; Bruner et al., 2001; Anver et al., 1982; Sommer, 1997）。

（4）皮脂腺细胞癌（carcinoma, sebaceous cell）（图 2.26）

【发病机制 / 细胞来源】 来源于皮脂腺的储备细胞。

【诊断特征】 ① 真皮结节呈侵袭性生长。② 融合性小叶和腺泡由分化差的基底细胞样细胞组成，细胞大小不等，胞质内脂质空泡数量不等。③ 肿瘤小叶内也可能含有个别分化好的皮脂腺细胞。④ 核分裂象多，有很多非典型核分裂象。⑤ 可出现鳞状分化和个别细胞坏死。⑥ 囊腔内可见充满无定形的细胞碎片。

【鉴别诊断】 ① 皮脂腺细胞腺瘤（adenoma, sebaceous cell）：无侵袭性生长或转移，细胞分化好，无明显核异型性。② 基底细胞癌（carcinoma, basal

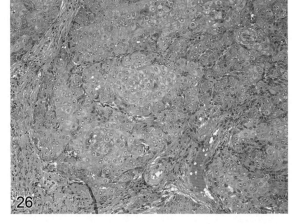

图 2.26

大鼠皮肤：皮脂腺细胞癌。融合性小叶由多角形细胞组成，细胞大小不等，胞质内脂质空泡数量不等（图片由 RITA 提供）

cell）：罕见皮脂腺细胞分化的区域，细胞和核异型性不常见。

【备注】　　自发性皮脂腺细胞癌在小鼠相当罕见。大多数皮脂腺癌是低度恶性肿瘤（家畜中，这些肿瘤大多归类为 "皮脂腺上皮瘤"）（Bogovski, 1979; Deerberg et al., 1986; Elwell et al., 1990; Evans et al., 1997; Faccini et al., 1990; Greaves and Faccini, 1984; Kovatch, 1990; Peckham and Heider, 1999; Zackheim et al., 1990; Zwicker et al., 1992 ; Jones et al., 1989; Frith and Ward, 1988; Peckham and Heider, 1999; Bruner et al., 2001）。

（5）角化棘皮瘤（keratoacanthoma）（图 2.27A、B）

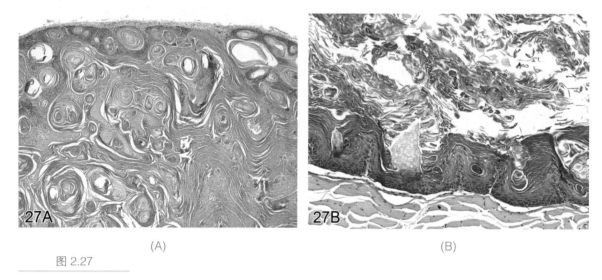

(A)　　　　　　　　　　　　　　　　　　　　　(B)

图 2.27

（A）小鼠皮肤：角化棘皮瘤。真皮浅层内界限清楚的肿物，伴有中央角化的上皮内漩涡（图片由 RITA 提供）；
（B）大鼠皮肤：角化棘皮瘤。中央腔充满呈同心圆排列的角蛋白层，周围是分化好的增生性鳞状上皮（图片由 R. Herbert 提供）

【同义词】　　Infundibular keratinizing acanthoma, intracutaneous cornifying epithelioma。

【发病机制/细胞来源】　　起源于毛囊漏斗部鳞状上皮。

【诊断特征】　　① 真皮浅层内界限清楚的肿物，与表皮和毛囊漏斗部直接相连。可能存在一个孔隙（即表皮的开口）。② 存在一个大的中央腔，内充满呈同心圆排列的角蛋白层，周围是分化好的增生性鳞状上皮，偶见乳头状突起突入腔内。③ 可能有上皮内漩涡伴中央角化，常含有与角蛋白混合的胆固醇结晶。④ 周围皮肤间质常受压迫，但不形成包膜。周围的间叶组织可伴有炎症。⑤ 增生性上皮细胞的核质比低。⑥ 内衬的肿瘤性上皮可有明显的基底细胞层。

【鉴别诊断】　　① 表皮鳞状上皮囊肿（squamous cyst, epidermis）：位于真皮内的囊肿壁由正常的角化上皮组成，囊腔含有呈同心圆排列的层状角蛋白。② 皮肤附属器角化过度（hyperkeratosis, cutaneous adnexa）：毛囊扩张，充满角蛋白。③ 良性毛囊瘤（tumor, hair follicle, benign）：有毛源性分化的特定阶段。④ 内生性鳞状细胞乳头状瘤（papilloma, squamous cell, endophytic）：肿物与邻近的增生性表皮相连，内陷形成 "火山口"。⑤ 鳞状细胞癌（carcinoma, squamous cell）：不规则向下侵袭，穿透基底膜，可见细胞核异型性。

【备注】　　小鼠实验性角化棘皮瘤可自行消退，很可能是由与毛发生长周期相关的非免疫过程引起的。另外，小鼠的一些角化棘皮瘤可转化为鳞状细胞癌，并侵袭性生长进入深部真皮和皮下组织（Bader et al., 1993; Bogovski, 1994; Canfield et al., 1985; Deerberg et al., 1986; Elwell et al., 1990; Evans et al., 1997; Faccini et al., 1990; Ghadially, 1961; Greaves and Faccini, 1984; Kovatch, 1990; Maita et al., 1988; Okum et al., 1988; Peckham and Heider, 1999; Ramselaar et al., 1980; Zwicker et al., 1992; Bruner et al., 2001）。

（6）良性毛囊瘤（tumor, hair follicle, benign）（图 2.28A～E）

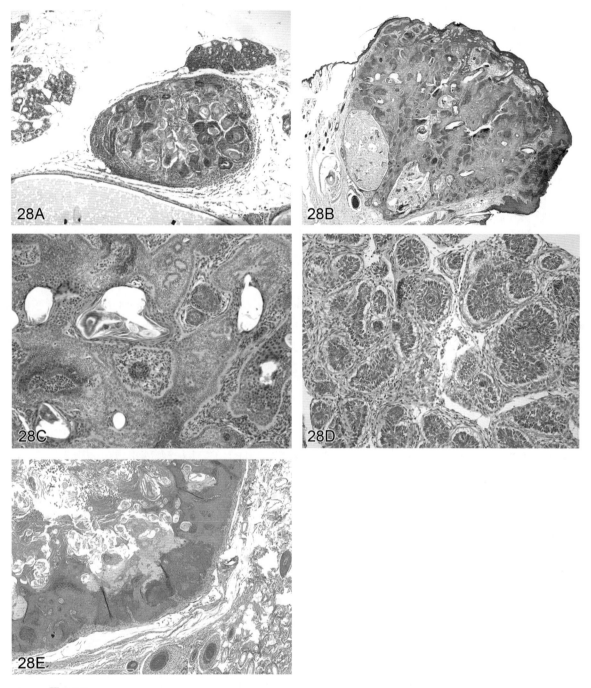

图 2.28

（A）小鼠皮肤：良性毛囊瘤，毛囊瘤型。界限清楚的真皮肿物，肿物有大的中央腔，内衬鳞状上皮，形成许多分化好、呈放射状排列的毛囊（图片由 RITA 提供）；（B）小鼠皮肤：良性毛囊瘤，毛发上皮瘤型。界限清楚的真皮肿物，由不规则的基底细胞样细胞岛组成，基底样细胞分化为外根鞘、内根鞘和毛母质（图片由 R. Herbert 提供）；（C）小鼠皮肤：良性毛囊瘤，毛发上皮瘤型。基底细胞样细胞呈骤然角化并分化为外根鞘、内根鞘和毛母质（图片由 R. Herbert 提供）；（D）大鼠皮肤：良性毛囊瘤，外毛根鞘瘤型。小的上皮细胞岛内细胞排列呈环形，周边细胞呈栅栏样排列，被明显的基底膜包绕（图片由 RITA 提供）；（E）大鼠皮肤：良性毛囊瘤，毛母质瘤型。多层的上皮细胞围绕着充满角蛋白和影细胞的中央腔（图片由 D. Danilenko 提供）

【修饰语】　　　毛囊瘤型、毛发上皮瘤型、外毛根鞘瘤型、毛母质瘤型。

【同义词】　　　Trichoepithelioma, tricholemmoma, pilomatricoma, trichofolliculoma。

【发病机制／细胞来源】　　　来源于毛囊上皮。

【诊断特征】　　　① 界限清楚的真皮肿物，无包膜，无侵袭。② 肿物由纤维血管间质支持的小叶组成。③ 小叶内有不同阶段的毛源性分化（见修饰语）和单个或多个囊肿。④ 核分裂象罕见。

1）毛囊瘤型：① 可见大的中央腔（囊肿），其内含有角蛋白和毛干。② 中央腔内衬鳞状上皮，形成许多分化好、呈放射状排列的毛囊，并形成毛干。③ 可见少量的皮脂腺细胞群。

2）毛发上皮瘤型：① 不规则的基底样细胞岛，伴有骤然角化（无透明角质颗粒）及位于中央的角化囊肿。② 基底细胞样上皮细胞向外根鞘、内根鞘和毛母质（具有高度嗜酸性透明毛质颗粒）明显但不规则分化。③ 不分化为皮脂腺细胞。④ 在基底细胞样细胞的小叶周边中，基底膜常内陷，类似毛乳头。

3）外毛根鞘瘤型：① 可见小的上皮细胞岛，细胞呈环形排列。② 周边细胞呈栅栏样排列，基底细胞样细胞和基底层以上细胞空泡化（糖原）。③ 中央细胞表现外毛根鞘角化（高度嗜酸性、无定形角蛋白），上皮细胞岛有明显的基底膜包绕。

4）毛母质瘤型：① 可见多层上皮细胞形成的结节，其中上皮细胞围绕充满角蛋白和影细胞的中央腔。② 骤然角化（无透明角质颗粒）。

【鉴别诊断】　　　① 鳞状上皮囊肿（cyst, squamous）：囊肿壁由正常角化的上皮组成，囊腔内含有呈同心圆排列的层状角蛋白。② 附属器角化过度（hyperkeratosis, adnexal）：毛囊扩张，充满角蛋白。③ 内生性鳞状细胞乳头状瘤（papilloma, squamous cell, endophytic）：肿物与邻近的增生性表皮相连，内陷形成"火山口"。④ 鳞状细胞癌（carcinoma, squamous cell）：不规则向下侵袭，穿透基底膜。可见核异型性。⑤ 良性基底细胞瘤（tumor, basal cell, benign）：肿物与表皮有一定相连，主要由基底细胞组成，无毛源性分化，但有明显皮脂腺细胞分化。⑥ 基底细胞癌（carcinoma, basal cell）：肿物由紧密排列的细胞组成，伴有较多核分裂象，且常见纤维组织增生，无明显毛源性分化。⑦ 角化棘皮瘤（keratoacanthoma）：界限清楚的肿物，与表皮直接相连，有一个大的、充满角蛋白的中央腔，未见明显毛源性分化。

【备注】　　　本术语所总结的良性肿瘤均来源于毛囊上皮，因肿瘤细胞能否形成特定的毛囊解剖结构而不同。将这些毛囊肿瘤细分为 4 种不同类型修饰语的相关性尚不清楚。毛发上皮瘤是毛母质上皮（可生成内根鞘和毛干）的肿瘤。毛发上皮瘤具有少量的间叶组织成分，类似于毛囊乳头，可通过基底膜的局部内陷变得明显。与基底细胞瘤不同的是，毛发上皮瘤的上皮不分化为皮脂腺细胞。与毛发上皮瘤相比，毛囊瘤是一种较大的囊性肿瘤，其毛囊发育更为成熟，并从囊腔中心向外放射状生长。毛母质瘤的组织发生尚不清楚，可分化为毛母质和毛皮质细胞，特征为可见影细胞（被骤然角化的上皮包裹）。外毛根鞘瘤是毛囊外根鞘上皮来源的肿瘤，较高分化的细胞含有与正常生长期毛囊外根鞘上皮相似的 PAS 染色阳性糖原颗粒。在啮齿类动物中，人类的恶性毛囊瘤（如恶性毛母质瘤、恶性外毛根鞘瘤）在啮齿类动物中未见报道（Bogovski, 1979; Deerberg et al., 1986; Evans et al., 1997; Faccini et al., 1990; Peckham and Heider, 1999; Zackheim et al., 1990; Zwicker et al., 1992 ; Jones et al., 1989; Maekawa, 1989; Elwell et al., 1990; Bruner et al., 2001; Anver et al., 1982; Ward et al., 1979; Goerttler et al., 1984）。

（7）外泌汗腺癌（carcinoma, eccrine gland）

【同义词】　　　Primary adenoid cystic carcinoma。

【发病机制／细胞来源】　　　来源于外泌汗腺上皮。

【诊断特征】　　　① 四肢远端的囊性病变。② 囊壁衬覆 1 ~ 2 层基底细胞样细胞，伴有乳头状突起突入囊腔。③ 可见细胞异型性，核分裂象罕见。

【鉴别诊断】　　　① 皮脂腺细胞癌（carcinoma, sebaceous cell）：可见侵袭性生长或转移，细胞分化差，可见细胞和核异型性。② 基底细胞癌（carcinoma, basal cell）：基底细胞样细胞形成小叶和索，周边呈栅栏状排列。③ 鳞状细胞癌（carcinoma, squamous cell）：多角形肿瘤细胞，可见鳞状细胞分化。

【备注】　外泌汗腺仅存在于啮齿类动物足垫中，尚未见自发性肿瘤的报道。但是，基因工程小鼠可能会发生类似于人类汗腺肿瘤中的外泌汗腺肿瘤。迄今，未见啮齿类动物发生外泌汗腺良性肿瘤的报道（Matthias et al., 2012）。

3. 皮肤 – 真皮和皮下组织

大鼠和小鼠软组织、骨骼肌和间叶组织的增生性和非增生性病变 INHAND 文章介绍了来源于间叶细胞的真皮和皮下组织肿瘤性病变（Greaves et al., 2013）。皮肤中来源于间叶组织干细胞的肿瘤可分为纤维瘤、纤维肉瘤、多形性纤维肉瘤（同义词：恶性纤维组织细胞瘤，malignant fibrous histiocytoma）、脂肪瘤（包括血管瘤样型）、冬眠瘤、脂肪肉瘤、横纹肌肉瘤、平滑肌瘤、平滑肌肉瘤、恶性间叶瘤和非特指（not otherwise specified, NOS）肉瘤（或译成未特定分类肉瘤，译者注）。

此外，皮肤中来源于神经组织（神经鞘瘤、神经嵴瘤）、血管组织（血管瘤、血管肉瘤、血管外皮细胞瘤）和淋巴组织（淋巴肉瘤、肥大细胞瘤、浆细胞瘤、组织细胞肉瘤）的肿瘤，在相应的 INHAND 文章中分别进行了描述（Kaufmann et al., 2012; Berridge et al., 2016; Willard–Mack et al., 2019）。

小鼠皮肤中的黑色素细胞只短暂停留在躯干表皮中（Noonan et al., 2000），而成黑色素细胞也可能停留在真皮中，并增殖发生色素性肿瘤（Kanno, 1989）。

（1）良性黑色素瘤（melanoma, benign）（图 2.29）

【同义词】　Melanocytoma。

【发病机制 / 细胞来源】　黑色素细胞，即已迁移至真皮和表皮附属器的神经外胚层细胞。

【诊断特征】　① 真皮内致密结节样增生，与或不与表皮相连。② 肿瘤细胞呈多角形、上皮样或梭形，有不同程度的色素沉着。③ 胞质内可见大量的深棕色色素颗粒。

【鉴别诊断】　恶性黑色素瘤（melanoma, malignant）：侵袭性生长，色素沉着较少，核分裂象较多。

【备注】　良性黑色素瘤在大鼠和小鼠是极为罕见的偶发性肿瘤（Bader et al., 1993; Bogovski, 1994; Deerberg et al., 1986; Evans et al., 1997; Kanno, 1989;

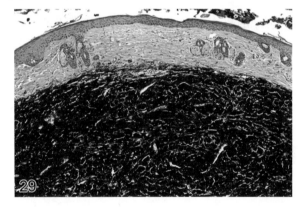

图 2.29

小鼠皮肤。良性黑色素瘤。多角形肿瘤细胞胞质内可见大量深棕色色素颗粒（图片由 R. Herbert 提供）

Kort et al., 1984; Peckham and Heider, 1999; Ramon y Cajal et al., 1991; Weiss and Frese, 1974; Yoshitomi and Boorman, 1993; Yoshitomi et al., 1995; Zackheim et al., 1990; Zurcher and Roholl, 1989; Zwicker et al., 1992; Bruner et al., 2001; Burek, 1978; Ward et al., 1979 ; Sommer, 1997）。

（2）恶性黑色素瘤（melanoma, malignant）（图 2.30A、B）

【修饰语】　无黑色素型

【同义词】　Melanosarcoma, melanocytic tumor。

【发病机制 / 细胞来源】　黑色素细胞，即已迁移至真皮和表皮附属器的神经外胚层细胞。

【诊断特征】　① 真皮内致密结节样增生，与或不与表皮相连。② 肿瘤细胞呈多角形、上皮样或梭形，有不同程度的色素沉着。③ 侵袭性生长。④ 胞质内有不同数量的深棕色色素颗粒。⑤ 常见核分裂象和核异型性。⑥ 无黑色素型：肿瘤细胞不含色素颗粒。

【特殊诊断技术】　① 组织化学：Masson–Fontana 染色，显示黑色素体。② 透射电子显微镜：显示黑色素体。③ 免疫组织化学：酪氨酸酶相关蛋白 –2（tyrosinase–related protein–2, TRP–2）染色。

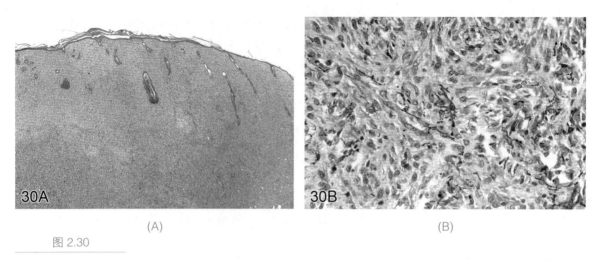

（A）　　　　　　　　　　　　　（B）

图 2.30

（A）小鼠皮肤。恶性黑色素瘤。真皮内致密结节样增生，色素沉着程度较低；（B）小鼠皮肤。恶性黑色素瘤。多角形至梭形肿瘤细胞，细胞质内有少量深棕色色素颗粒（图片由 R. Herbert 提供）

【鉴别诊断】　　①基底细胞癌（carcinoma, basal cell）：周边呈栅栏样排列的细胞，肿瘤细胞胞质内无色素。②恶性神经鞘瘤（schwannoma, malignant）：肿瘤细胞在血管周围无定向排列，胞质内无色素。

【备注】　　恶性黑色素瘤在大鼠和小鼠是极为罕见的偶发性肿瘤，但有一些关于诱发性恶性黑色素瘤的报道。大鼠无黑色素型黑色素瘤好发于耳郭、眼睑、阴囊和肛周等部位（Bader et al., 1993; Bogovski, 1994; Deerberg et al., 1986; Evans et al., 1997; Kanno, 1989; Kort et al., 1984; Peckham and Heider, 1999; Ramon y Cajal et al., 1991; Weiss and Frese, 1974; Yoshitomi and Boorman, 1993; Yoshitomi et al., 1995; Zackheim et al., 1990; Zurcher and Roholl, 1989; Zwicker et al., 1992; Burek, 1978; Ward et al., 1979; Sher, 1982; Sommer, 1997; Goerttler et al., 1984; Berkelhammer and Oxenhandler, 1987）。

参考文献（二维码）

王鹏丽　胡译文　张　婷　译
张亚群　李言川　侯敏博　林　志　孔庆喜　吕建军　校

3 | 大鼠与小鼠雌性生殖系统非增生性和增生性病变

Darlene Dixon (Chair)[1], Roger Alison[2], Ute Bach[3], Karyn Colman[4], George L. Foley[5], Johannes H. Harleman[6], Richard Haworth[7], Ronald Herbert[8], Anke Heuser[9], Gerald Long[10], Michael Mirsky[11], Karen Regan[12], Eric van Esch[13], F. Russell Westwood[14], Justin Vidal[15], and Midori Yoshida[16]

[1]National Institute of Environmental Health Sciences, National Toxicology Program, Research Triangle Park, North Carolina, USA

[2]Roger Alison Ltd, Pathology Consultancy Services, Caerfyrddin Fach, Cilcennin, Lampeter, SA48 8RN, United Kingdom

[3]Bayer Pharma AG, Wuppertal, Germany

[4]Novartis Institute for Biomedical Research, Novartis, East Hanover, New Jersey, USA

[5]AbbVie, Inc., North Chicago, Illinois, USA

[6]Fresenius Kabi Deutschland GmbH, Bad Homburg, Germany

[7]GlaxoSmithKline R&D, Park Road, Ware, Hertfordshire, SG12 ODP, United Kingdom

[8]National Institute of Environmental Health Sciences, National Toxicology Program, Research Triangle Park, North Carolina, USA

[9]Roche Pharma Research and Early Development, Roche Innovation Center Basel, Grenzacher Strasse 124, 4070 Basel, Switzerland

[10]Experimental Pathology Laboratories, Indianapolis, Indiana, USA

[11]Pfizer Worldwide Research and Development, Groton, Connecticut, USA

[12]Regan Path/Tox Services, Ashland, Ohio, USA

[13]InSight Pathology BV, Chopinlaan 6, Oss, The Netherlands

[14]AstraZeneca, Macclesfield, Cheshire, United Kingdom (Retired)

[15]GlaxoSmithKline, King of Prussia, Pennsylvania, USA

[16]National Institute of Health Sciences, Tokyo, Japan

通信作者：Darlene Dixon, D.V.M., Ph.D., DAVCP, Fellow, IATP, NIEHS, NTP, Head, Molecular Pathogenesis, NTP Lab, P.O. Box 12233, MDB3-06/B341, 111 T.W. Alexander Drive, Bldg.101, South Campus, RTP, North Carolina 27709, USA. e-mail: dixon@niehs.nih.gov

摘要 >>

大鼠和小鼠国际通用毒性病理术语及诊断标准（INHAND）项目（www.toxpath.org/inhand.asp）是欧洲毒性病理学会（ESTP）、英国毒性病理学会（BSTP）、日本毒性病理学会（JSTP）和美国毒性病理学会（STP）等毒性病理学会为制定一个国际认可的实验动物增生性和非增生性病变术语集共同发起的一项联合倡议。

本文的撰写是为实验用大鼠和小鼠雌性生殖道中发现的组织病理学病变的分类提供一个标准化术语集，同时配有彩色显微照片作为例子阐释一些病变。本文中给出的标准化术语也可在互联网上以电子版形式获取（http://www.goreni.org/）。所用素材来源包括来自世界各地的政府、学术界和工业实验室的组织病理学数据库。内容包括自发性、老龄性及暴露于受试物导致的病变。另外，本文还有一节介绍了在卵巢、子宫、宫颈和阴道可观察到的正常周期性变化，以对比正常生理性改变和病理性改变。一套被广泛接受和使用的实验动物雌性生殖道病理变化国际通用术语，将减少不同国家和地区的监管部门和科研机构之间的误解，提供一种通用语言以增加和丰富毒理学家和病理学家之间的国际信息交流（DOI: 10.1293/tox.27.1S; J Toxicol Pathol 2014; 27: 1S–107S）。

关键词 >>

- 诊断病理学
- 术语
- 雌性生殖系统
- 卵巢
- 子宫
- 宫颈
- 阴道

一、引言

INHAND 项目（www.toxpath.org/inhand.asp）由欧洲毒性病理学会（ESTP）、英国毒性病理学会（BSTP）、日本毒性病理学会（JSTP）和美国毒性病理学会（STP）等毒性病理学会共同发起，旨在形成国际公认的实验动物增生性和非增生性病变术语集。本文的撰写是为区分雌性实验用大鼠和小鼠生殖道中所观察到的增生性和非增生性病变提供一个标准化术语集。此前 STP 发表过大鼠雌性生殖道增生性病变的标准化术语集（Dixon et al., 1999）。该文件中的雌性生殖道增生性病变的标准化术语也可在 goRENI 网站上获取电子版（www. goreni. org）。

本文中，雌性生殖道被分为卵巢、子宫和输卵管、宫颈和阴道几个部分，分别描述了每个器官相应的非增生性和增生性病变。本文包含自发性、增龄性及暴露于受试物所致的病变。由于很多病变经常在处于动情周期内的雌性啮齿动物中评估，有一个介绍卵巢、子宫、宫颈和阴道可观察到的正常周期性变化，以对比正常生理性改变和病理性改变。

二、形态学

（一）啮齿动物雌性生殖系统正常周期性变化

最常用于毒理学试验的啮齿动物品系动情周期一般为 4 ~ 5 d（Goldman et al., 2007）。不过即使在同一品系的大鼠或小鼠，不同个体动情周期的时间长度也可能不同。

啮齿动物周期被分为如下 4 个期：动情前期（proestrus）、动情期（estrus）、动情后期（metestrus）和动情间期（diestrus）（推荐的术语）。文献中可能见到上述推荐术语的同义词——动情前期，动情期，动情间期早期（early diestrus）/ 动情间期 1 期（diestrus 1）和动情间期 2 期（diestrus 2）。虽然"动情后期"有时被称为"动情间期 1 期"，我们依然推荐用术语"动情后期"。在动情周期的每个期，卵巢、子宫和阴道都有一个可用于在光学显微镜下确定所处期的典型形态学表现；但我们需牢记，动情周期中的期是连续的，因此每个器官的形态实际可能与本文所述典型形态稍有不同，小鼠尤甚。在这些情况下，取动情周期中靠后的那个期。阴道涂片（细胞学）和（或）阴道组织学检查是确定啮齿动物在周期中所处期的常用方法，其结果也可作为动物处于动情周期中的证据。但重要的是，仅仅阴道的显微镜检查通常不足以在毒理学试验中评估雌性生殖道的潜在紊乱。至少应对卵巢、子宫和阴道的组织进行病理学检查，不只为了确定动物在周期中所处的时期，也为了评估周期性（cyclicity）及发现和诠释潜在的周期紊乱。对乳腺和垂体的检查也可以有助于识别动情周期的紊乱。在常规的筛查性毒理学试验中记录动情周期的期并非必要；但是，病理学家带着对正常周期的关注和对每个期相应的形态学特征的理解来评估雌性生殖道组织非常重要，由此异于正常的改变才可被发现。如果发现了改变，建议用形态学诊断来详细说明雌性生殖系统每个器官的变化，因为动情周期的期不适合作为独立的形态学诊断。在认为有必要记录动情周期中所处的期的试验里，可能的情况下，建议对所有受检动物在动情周期中所处的期及具体的形态学诊断均进行记录，需注意动情周期紊乱时经常难以或不适合给这些动物指定一个"期"。在这些情况下，可以用术语如无法确定所处期（unable to determine stage）或不确定所处期（indeterminate stage），但是生殖器官中明显的形态学改变应该记录于每个相应的器官中。对这些变化的诠释可以在病理报告中进一步描述。

1. 啮齿动物卵巢的周期性变化

卵巢的结构和形态在动情周期中随垂体和卵巢的激素周期性变化而变化。尤其是三级卵泡和黄体（corpora lutea, CL）的形态学改变在动情周期中是同步的（Westwood, 2008; Yuan and Foley, 2002）。因此，动情周期生理知识和对各个同步组合的理解使得基于形态来辨别卵巢在动情周期中所处的时期成为可能（Westwood, 2008; Yoshida et al., 2009）。卵泡可以被分为原始（primordial）卵泡（卵母细胞被单层扁平的前颗粒细胞环绕，外层有基底膜）、生长（growing）卵泡和闭锁（atretic）卵泡。生长卵泡可进一步由形态学外观被描述为初级（primary）卵泡（单层立方至柱状颗粒细胞环绕卵母细胞），次级（secondary）卵泡（2 层或以上颗粒细胞，一层卵泡膜细胞，一层在卵母细胞和颗粒细胞之间的透明带），囊状（vesicular）卵泡（有充满液体的腔状结构且未合并成一个单一卵泡腔的次级卵泡），以及三级（tertiary）卵泡［卵泡腔和突向卵泡腔的卵丘（颗粒细胞环绕卵母细胞）］（Vidal et al., 2013; Yuan and Foley, 2002）。这种命名方式被认为足以用于毒理学试验的评估，且是首选。晚期三级卵泡即排卵前（同义词：格拉夫，Graafian）卵泡，其内卵丘已经破裂，卵母细胞和放射冠不再附着于卵泡壁上。此外，已有为小鼠和大鼠建立的额外体系，使用定量标准将卵泡分为小、中、大（Hirshfield and Midgley, 1978; Pedersen and Peters, 1968），但是因为这些分类方法是定量的，它们在常规毒理学试验中进行的筛查性评估中不太有用。

原始和囊状阶段的生长卵泡在动情周期的每个期都可被观察到，对确定在动情周期中所处的期并无帮助。健康的（非闭锁）晚期三级卵泡一般只在动情前期出现，有助于分期。

除动情前期的晚期三级卵泡外，黄体的形态学变化是用以帮助确定动情周期中所处期的最有用的卵巢形态学特征。在啮齿动物卵巢，每个周期由排卵和新的黄体形成开始。黄体被分为新黄体（new CL），由最近一次排卵形成（1～5 d 的黄体）；近期黄体（recent CL），由本次周期前的几个周期中排卵形成（为 5～20 d 的黄体）；陈旧黄体（old CL），约形成早于 4 个周期以前（≥21 d），且尚未完全退化。最近一次排卵形成的新黄体根据 H&E 染色特点进一步被分为嗜碱性和嗜酸性黄体。嗜碱性黄体可见于动情期、动情后期和动情间期早期。刚排卵时（动情期）的嗜碱性黄体由卵圆形、嗜碱性、细胞质稀少的较小黄体细胞构成。最初，嗜碱性黄体的中心区域染色较深，由未黄体化的颗粒细胞组成，但随着黄体化的进行，可能在中央形成一个充满液体的腔。在动情后期，嗜碱性黄体变得更大且嗜碱性程度降低。此时黄体细胞变得更大、更圆，且呈轻度空泡化；黄体中心则被黄体细胞填充，虽然仍可找到不完整的中心腔。在动情间期，嗜碱性黄体达到其最大体积；黄体由多边形、轻嗜碱性、充斥着细密空泡的较大黄体细胞构成，中心通常被完全填充。此时没有黄体溶解（luteolysis）。在动情前期，嗜碱性黄体开始向嗜酸性转变。在动情前期的早期，可以看到一些嗜碱性黄体区域在变成嗜酸性，而嗜碱性区域依然存在。随着动情前期的持续进行，最近一次排卵产生的黄体完全变成嗜酸性。在动情前期的晚期，可在最近一次排卵形成的嗜酸性黄体中观察到黄体溶解（特征为细胞的凋亡）和（或）空泡化。因此，在动情前期晚期，在处于正常周期的啮齿动物卵巢中一般不会观察到完全嗜碱性的黄体。

近期黄体（那些距上次或本次排卵 1～4 个周期的黄体）同样呈嗜酸性。但是，它们与本次排卵形成的嗜酸性黄体有细微的形态学差异。与本次排卵形成的嗜酸性黄体相比，近期嗜酸性黄体表现出黄体细胞空泡化减少而纤维母细胞浸润增多。这些不同之处有时难以察觉。陈旧黄体（形成时间大于 4 个周期）相对容易辨认。它们在卵巢中的位置更靠近中心，体积小，由被纤维组织分隔的嗜酸性染色更弱的黄体细胞构成。它们是早先曾排卵的证据。

（1）动情前期（图 3.1，图 3.2）

在低倍镜下，晚期三级卵泡是动情前期最容易辨识的部分。

卵泡：在本期，大的三级卵泡较明显，位于靠近卵巢边缘的位置。它们的颗粒细胞呈立方形和（或）多边形。许多窦状三级卵泡（antral tertiary follicles）可能闭锁。虽说在低倍镜下区分健康三级卵泡和那些正经历早期闭锁的三级卵泡有时比较困难，但在闭锁卵泡中可以发现凋亡的颗粒细胞。在雌激素（estrogen）达到顶峰后，出现黄体生成素（luteinizing hormone, LH）峰，而后晚期三级卵泡开始产生孕酮（progesterone）为排卵做准备，与此同时雌激素水平下降。

黄体：最近一次排卵产生的黄体较大，染色特点为开始从嗜碱性向嗜酸性变化；在动情前期结束前，黄体完全变为嗜酸性。这些黄体中变性过程的特征是黄体细胞的细胞质空泡化或凋亡。这些黄体中偶尔可出现大面积坏死和（或）单形核细胞浸润。此前的周期产生的嗜酸性黄体中可见纤维组织增生。

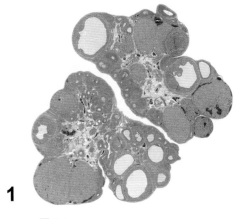

图 3.1

大鼠，动情前期卵巢，伴有三级卵泡（格拉夫卵泡）

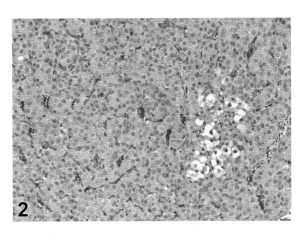

图 3.2

大鼠，动情前期黄体

（2）动情期（图 3.3，图 3.4）

在低倍镜下，新形成的嗜碱性黄体是这个期的一个特征。

卵泡：没有健康的（非闭锁的）三级卵泡。一些较小的囊状卵泡开始生长。

黄体：本次排卵后形成的新的嗜碱性黄体是这一期的特征。它们是由与颗粒细胞非常相似的嗜碱性的梭形小黄体细胞组成的。新生血管（血管生成）的存在使新产生的嗜碱性黄体容易且清楚地和大卵泡或闭锁卵泡区分开来，后两者颗粒细胞层没有血管。有时新形成的嗜碱性黄体有中心腔，随着周期的进行，这些空腔可能被完全填充，也可能不被完全填充。形成于上一个周期（即此前的动情前期发展而来）的嗜酸性黄体仍然很大，但包括凋亡和纤维化在内的退化过程表现更进一步。

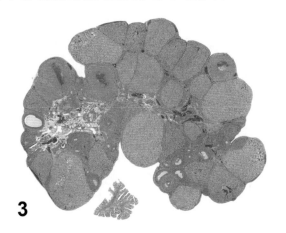

图 3.3

大鼠，动情期卵巢

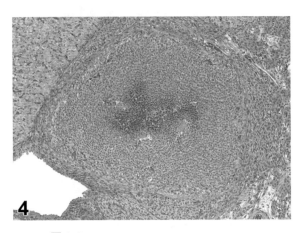

图 3.4

大鼠，动情期新黄体

（3）动情后期（图 3.5，图 3.6）

在低倍镜下，嗜碱性黄体在动情后期很容易被识别。

卵泡：没有健康的大的晚期三级卵泡，但有许多不同类型的生长卵泡存在。

黄体：本周期排卵产生的黄体与它们在动情期时相比体积增大，但仍小于动情间期时的黄体。黄体细胞仍有嗜碱性的细胞质及大的细胞核。它们的核仁明显。这些黄体有时含有大小不等的充满液体的中心腔，但其发生率与动情期相比降低。上一个周期形成的黄体表现出明显的纤维化，但它们的大小仍与最后一次排卵形成的黄体相近。在啮齿动物中，黄体在动情后期产生孕酮。孕酮水平在这一期短暂上升，但因缺乏宫颈刺激再次下降，黄体开始优先产生 20α- 羟孕酮（20 alpha-OH-progesterone），而孕酮水平下降。

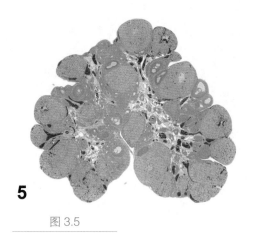

图 3.5

大鼠，动情后期卵巢

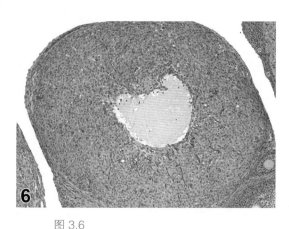

图 3.6

大鼠，动情后期黄体

（4）动情间期（图 3.7，图 3.8）

低倍镜下，本次排卵产生的黄体呈轻度嗜碱性，并已达到最大体积。为下一次排卵做准备的三级卵泡体积增大。

卵泡：三级卵泡数量增多，但是体积小于动情前期所见的卵泡。

黄体：本次排卵产生的黄体体积已达到最大。黄体细胞有泡沫样，轻度嗜碱性的细胞质。这些黄体中，尚无黄体溶解的迹象。产生自上个周期的黄体呈嗜酸性、空泡化，纤维组织浸润较多。

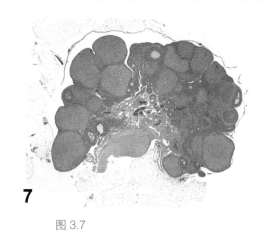

图 3.7

大鼠，动情间期卵巢

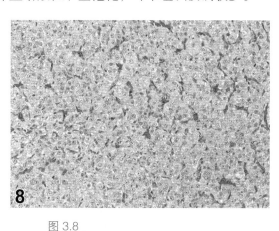

图 3.8

大鼠，动情间期黄体

2. 啮齿动物子宫的周期性变化

（1）动情前期（图 3.9，图 3.10）

在周期中的动情前期，来自快速生长的三级卵泡的雌二醇（estradiol）升高并达到峰值，导致啮齿动物子宫的显著变化。在雌二醇的影响下，子宫腔上皮和较小程度的腺上皮变肥大。内衬子宫腔和腺体的上皮细胞的高度增加，从低柱状变为更高的柱状细胞。同时上皮中有丝分裂活动增加，分裂象数量可能很多。间质可表现出更明显的血管及早期水肿。炎症细胞数量开始增加，在动情期达到顶峰。直至动情前期结束，子宫腔变得明显扩张并充满透明液体。

（2）动情期（图 3.11，图 3.12）

在动情期（从排卵开始），子宫的形态特征是出现凋亡的上皮细胞。这种上皮细胞的死亡从腺体开始，但是很快也累及子宫腔上皮。虽然凋亡细胞之间依然可见分裂象，但其数量迅速减少。在本期开始时，子宫腔是扩张的，但在动情期晚期，子宫角的腔恢复其正常形态和体积。在本期，炎症细胞的数量很多。（由卵泡产生的）循环孕酮水平在动情期中有所下降。

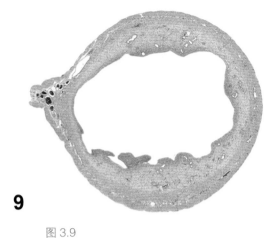

图 3.9

大鼠，动情前期子宫

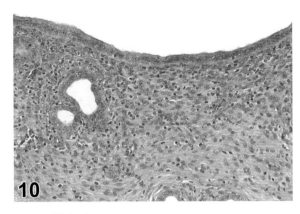

图 3.10

大鼠，动情前期子宫

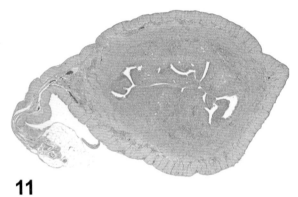

图 3.11

大鼠，动情期子宫

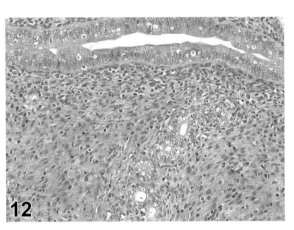

图 3.12

大鼠，动情期子宫

（3）动情后期（图 3.13，图 3.14）

随着排卵后新黄体的形成，动情周期中的动情后期开始。这一期的特征是在其第一阶段凋亡细胞数量下降，有丝分裂活动恢复。一般而言，存活下来或新形成的上皮细胞呈低柱状。在动情后期结束过渡至动情间期时，子宫腔上皮下区域的间质细胞略加显眼，同时可能存在少量嗜酸性粒细胞。

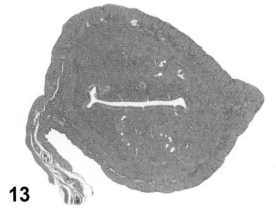

图 3.13

大鼠，动情后期子宫

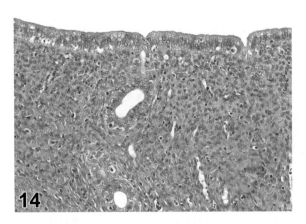

图 3.14

大鼠，动情后期子宫

（4）动情间期（图 3.15，图 3.16）

在动情间期，升高的孕酮水平回到基线，子宫小，衬覆立方至低柱状上皮细胞的腺体较不活跃。子宫角的内腔呈裂缝状，可表现为锯齿样。间质致密。这个期的低雌激素水平导致有丝分裂活性低。另外，可能存在一些嗜酸性粒细胞。

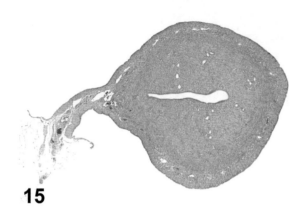

图 3.15

大鼠，动情间期子宫

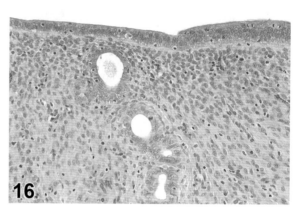

图 3.16

大鼠，动情间期子宫

3. 啮齿动物阴道和宫颈的周期性变化

（1）动情前期（图 3.17～图 3.19）

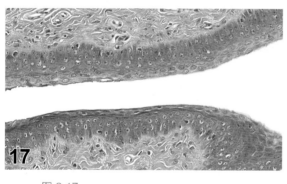

图 3.17

大鼠，动情前期早期阴道

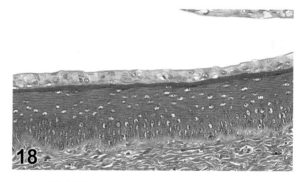

图 3.18

大鼠，动情前期中期阴道

动情前期开始的标志是形成一层扁平的、富含透明角质（keratohyaline）的上皮细胞，被称为颗粒层（stratum granulosum），覆盖在基底上皮（basal epithelium，或称为生发层 stratum germinativum）之上。在动情前期早期，可见有丝分裂象，表面黏液层（stratum mucification）开始形成，使阴道上皮清楚地分为 3 层（基底上皮、颗粒层和表面黏液层）。随着动情前期的进展，第 4 层开始形成，即角质层（stratum corneum），位于颗粒层和黏液层之间。在动情前期晚期，角化充分的角质层在明显的表面黏液层下面形成强

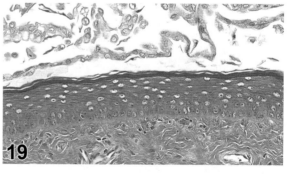

图 3.19

大鼠，动情前期晚期阴道

嗜酸性带，可显示脱屑（desquamation）的迹象。在此期间只偶尔观察到粒细胞。

（2）动情期（图 3.20）

在动情期早期，有丝分裂象数量减少，黏液层已脱落，暴露出当前位于表面的角质层。在动情期中，角化层逐渐脱落，阴道腔内可见脱落的角化细胞和碎片。中性粒细胞增多，可能有嗜酸性粒细胞浸润，但数量不定。在动情期的晚期，角质层开始脱离。

（3）动情后期（图 3.21）

动情后期的开始以角质层完全裂开为标志。阴道腔内可见残留鳞屑和碎片，部分角化上皮可持续存在，并在整个动情后期持续脱屑。颗粒层和基底上皮浅表层逐渐消失。出现的粒细胞数量增多。

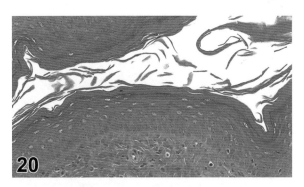

图 3.20

大鼠，动情期阴道

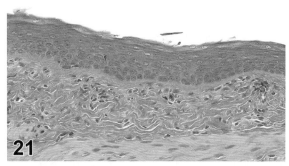

图 3.21

大鼠，动情后期阴道

（4）动情间期（图 3.22）

在动情间期开始时，阴道上皮在周期中达到最薄，可能仅有 3 ～ 5 层细胞厚。在动情间期中，阴道上皮逐渐增厚至 8 ～ 10 层细胞厚，细胞增殖增加，但无明确的颗粒层。中性粒细胞的数量不等，但随着动情间期的进展呈下降趋势。

宫颈上皮（图 3.23 ～图 3.28）的反应方式与阴道上皮相似，但是宫颈上皮的反应幅度和厚度通常小于阴道。此外，与阴道相比，宫颈的变化可能有轻微的时间滞后（即，在动情期早期，宫颈可能仍有一些黏液化的细胞存在，见图 3.25）。大鼠和小鼠阴道和宫颈的组织学变化相似；然而，白细胞浸润在小鼠中更为明显，在动情后期可以观察到上皮内微脓肿并延伸到管腔。

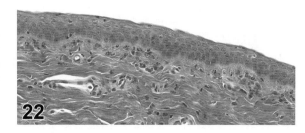

图 3.22

大鼠，动情间期阴道

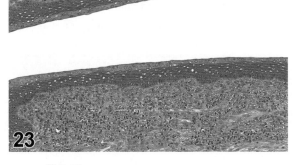

图 3.23

大鼠，动情前期宫颈

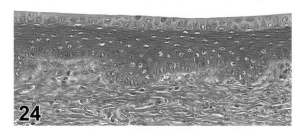

图 3.24

大鼠，动情前期宫颈

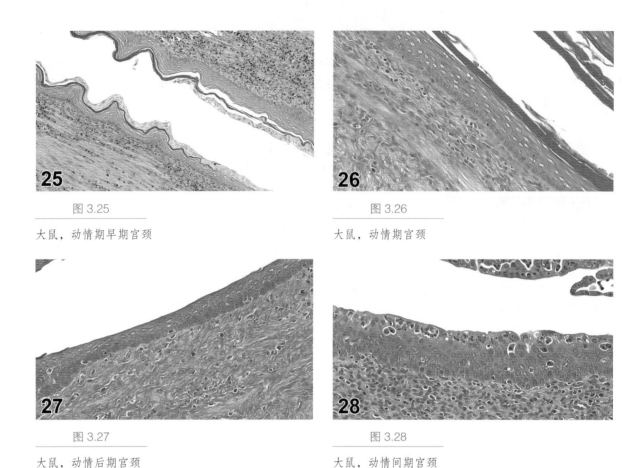

图 3.25

大鼠，动情期早期宫颈

图 3.26

大鼠，动情期宫颈

图 3.27

大鼠，动情后期宫颈

图 3.28

大鼠，动情间期宫颈

4. 啮齿动物卵巢、子宫、宫颈和阴道的死后变化

在毒理学试验中，动物的早期或非计划死亡可能产生假象，妨碍组织病理学评估。病理学家意识到这些假象是很重要的，这样它们就不会被误认为病变。根据 Seaman 于 1987 年的研究，卵泡颗粒细胞层周围形成空腔是卵巢自溶的最早迹象。在（72±2）℉ {摄氏度（℃）=［华氏度（℉）–32］/ 1.8，译者注 } 的室温，该变化在 30～60 min 间发生。而后是黄体的自溶性改变，约 4 h 后所有黄体表现出单个黄体细胞分离。

在子宫中，约 30 min 后，最先出现的死后变化变得明显。最先出现的死后变化即腺体上皮与其基底膜的分离。约 8 h 后，表面上皮出现脱落。肌层平滑肌细胞的死后变化包括束间空隙的形成和细胞核的固缩，在室温下死亡 4 h 后出现（Seaman，1987）。宫颈和阴道上皮在 16 h 内仅表现出极轻微的自溶性变化（Seaman，1987）。

【参考文献】　Corbeil et al., 1985; Dixon et al., 1999; Goldman et al., 2007; Graham, 1966; Hirshfield and Midgley, 1978; Kaushic et al., 1998; Li and Davis, 2007; Pedersen and Peters, 1968; Putti and Varano, 1979; Seaman, 1987; Vidal et al., 2013; Vrcić et al., 1991; Westwood, 2008; Yoshida et al., 2009; Yuan, 1987; Yuan and Foley, 2002。

（二）卵巢

1. 非增生性病变

（1）卵巢淀粉样物质（N）（amyloid [N] ovary）（图 3.29）

【种属】　小鼠。

【同义词】　Amyloidosis。

【发病机制 / 细胞来源】　血清糖蛋白多肽片段沉积于细胞外；蛋白质呈 β 折叠片层结构。这可能是 B 细胞增殖紊乱导致的一个结果，或继发于炎症过程。

【诊断特征】 ① 在细胞外的无定形、非细胞组成的淡嗜酸性至灰色物质，蓄积于卵巢的血管周围空腔或间隙（perivascular spaces or interstices）、黄体中和闭锁卵泡内。② 可呈薄层的带状或致密的片状。③ 可取代相应器官的部分区域。④ 可导致大体出现卵巢的增大或棕褐色（tan）变色。⑤ 经常被发现于不止一个器官（系统性疾病）。

【特殊诊断技术】 刚果红染色（Congo red stain）可使淀粉样物质在偏振光下呈绿色双折射。

【鉴别诊断】

1）纤维蛋白沉积（fibrin deposition）：① 纤维蛋白性渗出物表现为纤维状。② 通常不是系统性病变。

2）纤维蛋白样改变（fibrinoid change）：① 强嗜酸性血浆蛋白沉积于血管壁内。② 有时出现细胞碎片。③ 可伴随出血或血栓形成。

【备注】 淀粉样变是典型的小鼠自然发生的病变，主要涉及免疫球蛋白轻链的沉积；其常见于老龄化小鼠，可在长期喂食奥沙西泮的小鼠中被系统性地诱发。发病率因品系而异，SJL、C57Bl 和 CD-1 小鼠敏感，而 C3H 和 A/J 小鼠相对不易发病。大鼠通常不易发病。继发性淀粉样变与可以导致肝脏中 SAA 合成的慢性炎症性病变有关。

【参考文献】 Frith and Chandra, 1991; Greaves, 2012; Maekawa et al., 1996; Myers and McGavin, 2007; National Toxicology Program, 1993。

（2）卵巢血管扩张（N）（angiectasis [N] ovary）（图 3.30，图 3.31）

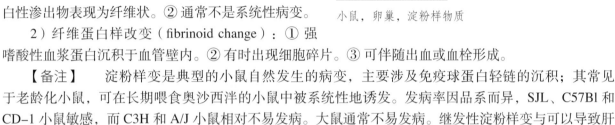

图 3.29

小鼠，卵巢，淀粉样物质

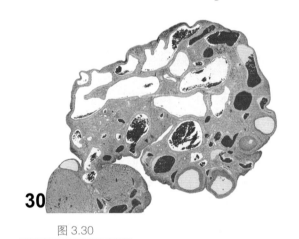

图 3.30

大鼠，卵巢，血管扩张

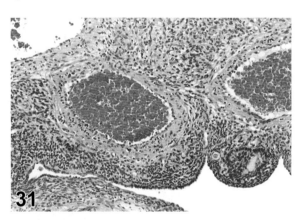

图 3.31

大鼠，卵巢，血管扩张

【种属】 小鼠；大鼠。

【同义词】 Vascular ectasia; telangiectasis。

【发病机制 / 细胞来源】 原有的血管发生扩张。

【诊断特征】 ① 原有血管的局部囊性扩张。② 受累血管呈囊状且充满血液，位于间质，尤其是卵巢门附近，抑或位于卵泡或黄体内。③ 可能扭曲正常结构。④ 血管数量不增加。⑤ 可能与血栓形成、出血或炎症有关。⑥ 像正常血管中所见一样，内皮细胞核扁平，细胞呈梭形。没有细胞多形性的迹象。⑦ 内皮细胞为单层。

【鉴别诊断】

1）血管瘤（hemangioma）：① 由内皮衬覆、充满血液的空间数量上增多。② 内皮细胞有肥大的细胞核。③ 可能存在有丝分裂。④ 可能存在轻度细胞多形性或核异型性。

2）血管瘤样增生（hyperplasia, angiomatous）：① 密集的小血管数量增加。② 内皮细胞核多为扁平。③ 内皮细胞为单层。④ 支持性基质较少。

3）出血（hemorrhage）：① 血液位于血管外。② 血管不呈囊性。

4）淤血（congestion）：① 血管的数量不增加。② 其他组织 / 器官也可能被影响。

【备注】　　小鼠比大鼠常见。可能与卵巢囊肿相关。鉴别血管扩张、血管瘤样增生及血管瘤有时候比较困难。

【参考文献】　　Alison et al., 1990; Davis et al., 1999; Maekawa et al., 1996。

（3）卵巢囊囊肿（N）（cyst, bursal [N] ovary）（图 3.32）

【种属】　　小鼠；大鼠。

【发病机制 / 细胞来源】　　卵巢囊充满液体而扩张。

【诊断特征】　　① 内衬单层扁平上皮。② 囊肿包裹卵巢且可能造成压迫，但不位于卵巢内。

【鉴别诊断】

1）卵泡囊肿（cyst, follicular）：① 位于卵巢内。② 薄壁上排列一到几层立方或扁平颗粒细胞，常被卵泡膜细胞环绕。

2）卵巢网囊肿（cyst, rete ovarii）：① 位于卵巢门 / 髓质和（或）卵巢附近。② 存在与卵巢门的连接。③ 内衬扁平、立方或柱状上皮，细胞核（原文为细胞质，应该为笔误，后文中为细胞核，译者注）经常靠顶端。④ 上皮可能有纤毛。⑤ 可能见到与卵巢系膜中卵巢旁结构的连接。

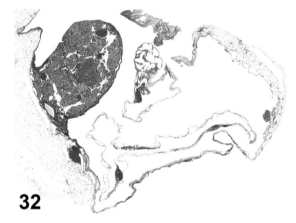

32

图 3.32

小鼠，卵巢，卵巢囊囊肿

3）卵巢旁囊肿（cyst, paraovarian）：① 内衬扁平、立方或柱状上皮；细胞核常靠顶端。② 上皮可能有纤毛。③ 与卵巢内或卵巢门结构无明显连接。

4）黄体囊肿（cyst, luteal）：① 位于卵巢内。② 至少部分衬覆黄体化颗粒细胞。

5）囊肿（非特指）（cyst, NOS）：如果卵巢囊肿的来源 / 类型不明显，囊肿（非特指）这一术语可能是更合适的诊断用语。

6）囊性黄体化卵泡（follicle, luteinized, cystic）：① 出现于卵巢内。② 薄壁上衬覆一到几层立方或扁平颗粒细胞，常被卵泡膜细胞环绕。③ 囊肿壁的颗粒细胞部分黄体化。④ 囊肿壁的黄体化经常不对称。⑤ 囊腔内有时可观察到变性的卵母细胞，从而确认诊断。

7）上皮囊肿（cyst, epithelial）：① 位于卵巢内。② 内衬矮立方至低柱状上皮。③ 与卵巢表面上皮有明显的连接。

【备注】　　小鼠比大鼠常见。卵巢囊是输卵管系膜的延伸，内衬单层扁平上皮（间皮）。大鼠和小鼠都有完全包裹卵巢的完整卵巢囊。卵巢囊囊肿经常在大体观察时见到，但是不一定能在组织学上被识别，因为它们常在组织收集或处理过程中破裂。

【参考文献】　　Alison et al., 1990; Davis et al., 1999; Greaves, 2012; Montgomery and Alison, 1987。

（4）卵巢上皮囊肿（N）（cyst, epithelial [N] ovary）（图 3.33，图 3.34）

【种属】　　小鼠；大鼠。

【同义词】　　Cyst, simple; cyst, epidermoid; cyst epithelial inclusion。

【发病机制 / 细胞来源】　　上皮囊肿被认为是由卵巢表面上皮向下生长而来。

【诊断特征】　　① 囊肿内衬矮立方至低柱状上皮。一些上皮可能类似卵巢表面上皮。② 位于卵巢

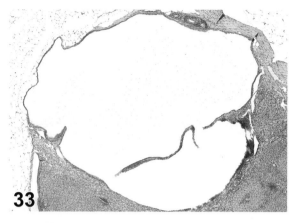

图 3.33

小鼠，卵巢，上皮囊肿

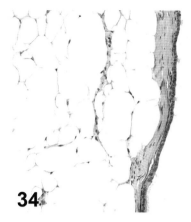

图 3.34

小鼠，卵巢，上皮囊肿

内的囊肿内衬扁平、立方或柱状上皮。立方和柱状细胞可能有纤毛。③ 一些囊肿可能含无复杂分支的上皮乳头状内褶（乳头状增生）。④ 大部分囊肿倾向于出现在皮质区域。⑤ 囊肿的存在和数量随年龄增长而增加。⑥ 与表面上皮相连接。⑦ 与卵巢旁或卵巢网结构无明显连接。

【鉴别诊断】

1）卵泡囊肿（cyst, follicular）：① 薄壁上排列一到几层立方或扁平颗粒细胞，常被卵泡膜细胞环绕。② 可能扭曲卵巢结构。③ 比一个正常的晚期三级卵泡大。④ 可能含变性卵母细胞。

2）囊性黄体化卵泡（follicle, luteinized, cystic）：① 位于卵巢内。② 薄壁上衬覆一到几层立方或扁平颗粒细胞，常被卵泡膜细胞环绕。③ 囊肿壁的颗粒细胞部分黄体化。④ 囊壁的黄体化经常不对称。⑤ 囊腔内有时可观察到变性的卵母细胞，从而确认诊断。⑥ 比一个正常的晚期三级卵泡大。

3）卵巢网囊肿（cyst, rete ovarii）：① 位于卵巢附近或卵巢内，常位于卵巢门。② 如果出现在卵巢附近的结构中，与卵巢门的连接一定很明显。③ 内衬扁平、立方或柱状上皮，细胞核经常靠顶端。④ 上皮可能有纤毛。⑤ 可能见到与卵巢系膜中卵巢旁结构的连接。⑥ 常扭曲卵巢结构。

4）卵巢旁囊肿（cyst, paraovarian）：① 内衬扁平、立方或柱状上皮。② 上皮可能有纤毛。③ 可能有平滑肌。④ 与卵巢内或卵巢门结构无明显连接。

5）卵巢囊囊肿（cyst, bursal）：① 包裹卵巢，不位于卵巢内部。② 内衬单层扁平上皮。

6）囊腺瘤（cystadenoma）：乳头状结构来源于局部，并伴随复杂的分支；可能表现出轻度的异型性，体积大于一个黄体。

7）囊肿（非特指）（cyst, NOS）：如果卵巢囊肿的来源/类型不明显，囊肿（非特指）这一术语可能是更合适的诊断用语。

8）黄体囊肿（cyst, luteal）：① 位于卵巢内。② 由黄体化颗粒细胞围成。③ 比一个正常的黄体大。

【备注】 上皮囊肿在小鼠中比在大鼠中更常见。上皮囊肿中细胞角蛋白8的表达可能有助于鉴别它与卵泡囊肿。小鼠的超数排卵导致卵巢皮质和（或）卵巢中央上皮囊肿数量增加。在小鼠中，囊肿的上皮表达雌激素和孕酮受体。如果与卵巢表面上皮没有明显相连，很难与其他内衬上皮的（来源于卵巢网的）卵巢网囊肿相鉴别。如果与卵巢表面上皮的连接不明显，用术语"囊肿（非特指）"描述更加合适。

【参考文献】 Alison et al., 1990; Davis et al., 1999; Fleming et al., 2007; Greaves et al., 1992; Long, 2002; Tan et al., 2005; Lee et al., 2011; Clow et al., 2002; Wenzel and Odend'hal, 1985。

（5）卵巢卵泡囊肿（N）（cyst, follicular [N] ovary）（图 3.35，图 3.36）

【种属】 小鼠；大鼠。

【发病机制/细胞来源】 一般而言，卵泡囊肿的形成是因激素失衡或下丘脑-垂体-性腺轴失调，导致排卵失败。

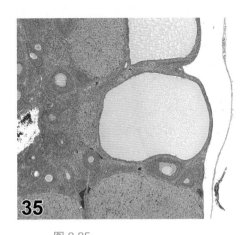

图 3.35

大鼠，卵巢，卵泡囊肿

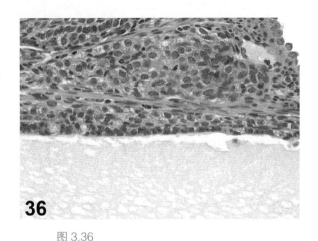

图 3.36

大鼠，卵巢，卵泡囊肿

【诊断特征】 ① 囊壁薄，充满浅嗜酸性至双嗜性残留物或血液；也可能含细胞碎片，变性的卵母细胞，或泡沫样、空泡化或含有含铁血黄素的巨噬细胞。② 通常内衬 1 ～ 4 层立方颗粒细胞；没有黄体化。③ 较大的囊肿可能在薄的纤维包膜上内衬单层扁平细胞。④ 单个颗粒细胞变性经常出现。⑤ 可能存在单个或多个囊肿。⑥ 有时可以在囊腔里观察到变性的卵母细胞。⑦ 比一个正常的晚期三级（排卵前）卵泡大。

【鉴别诊断】

1）晚期三级（排卵前）卵泡［late tertiary (preovulatory) follicle］：① 含一个卵母细胞和发育良好的卵泡膜细胞层。② 没有颗粒细胞凋亡 / 卵泡闭锁的迹象。

2）闭锁的晚期卵泡（atretic late follicle）：① 形态像卵泡囊肿但是较小（不大于一个正常的晚期三级卵泡）。② 含一个变性的卵母细胞（但是卵母细胞可能在这个切面上见不到）。③ 颗粒细胞表现出凋亡。

3）黄体化卵泡（+/- 修饰语"囊性"）［follicle, luteinized (+/- modifier cystic)］：① 囊壁由颗粒细胞组成，伴有胞体较大、圆形至多边形的黄体化细胞形成的不规则细胞团或细胞群。② 有时可以在卵泡中观察到变性的卵母细胞。③ 黄体化卵泡不大于一个正常的晚期三级卵泡。④ 囊性黄体化卵泡大于一个正常的晚期三级卵泡且有囊性的中心。

4）黄体囊肿（cyst, luteal）：① 内衬一至几层大的多边形黄体化细胞。② 比一个正常的黄体大。

5）上皮囊肿（cyst, epithelial）：① 位于卵巢内。② 内衬矮立方至低柱状上皮。③ 与卵巢表面上皮有明显的连接。

【备注】 卵泡囊肿是未经处理的大鼠和小鼠中常见的病变，尤其随着年龄增加更常见，它的发生率也与品系有关。在年长的大鼠中，随着卵巢的周期延长，一些排卵前卵泡在持续的动情期中表现为失去排卵能力。在年轻大鼠中，卵泡囊肿的发生可能与甲状腺激素、催乳素、黄体生成素或雄激素的失衡有关。卵泡囊肿也可能是由改变促性腺激素分泌或改变卵巢对促性腺激素反应的因素引起的。一些卵泡可能产生雌二醇，可能与持续动情期有关。

【参考文献】 Davis et al., 1999; Greaves, 2012; Shirai et al., 2009。

（6）卵巢黄体囊肿（N）（cyst, luteal [N] ovary）（图 3.37，图 3.38）

【种属】 小鼠；大鼠。

【发病机制 / 细胞来源】 一般而言，一个黄体囊肿形成于卵泡排卵后，液体或血液积聚在卵泡内，导致卵泡扩大，从而转变为一个黄体囊肿。

【诊断特征】 ① 完全由数层有丰富嗜酸性细胞质、含细密空泡的多边形细胞（黄体细胞）围成；黄体化呈弥漫性、对称性，不呈团或群。② 基本上很少有未黄体化的颗粒细胞。③ 比一个正常的黄体大。

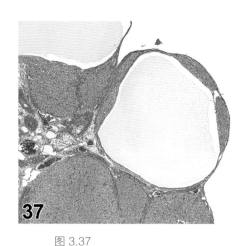

图 3.37

大鼠，卵巢，黄体囊肿

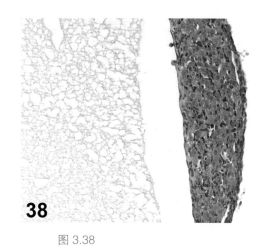

图 3.38

大鼠，卵巢，黄体囊肿

④可能扭曲卵巢结构。⑤囊肿的形成发生在真正的黄体内——在囊腔内没有变性的卵母细胞存在的痕迹。

【鉴别诊断】

1）卵泡囊肿（cyst, follicular）：①在卵巢内。②薄壁上衬覆一到几层立方或扁平颗粒细胞，常被卵泡膜细胞环绕。③可能扭曲卵巢结构。

2）黄体化卵泡（+/- 修饰语"囊性"）［follicle, luteinized (+/- modifier cystic)］：①在卵巢内。②薄壁上衬覆一到几层立方或扁平颗粒细胞，常被卵泡膜细胞环绕。③囊壁内衬的颗粒细胞部分黄体化。④囊壁中的黄体化经常不对称。⑤有时可以在中央的腔中观察到变性的卵母细胞从而确诊。⑥黄体化卵泡不大于一个正常的晚期三级卵泡。⑦囊性黄体化卵泡大于一个正常的三级卵泡。

3）卵巢网囊肿（cyst, rete ovarii）：①位于卵巢附近或卵巢内，常位于卵巢门。②内衬扁平、立方或柱状上皮；细胞核经常靠顶端。③上皮可能有纤毛。④可能有平滑肌。⑤可能见到与卵巢系膜中卵巢旁结构的连接。⑥常扭曲卵巢结构。

4）卵巢旁囊肿（cyst, paraovarian）：①内衬扁平、立方或柱状上皮。②上皮可能有纤毛。③可能有平滑肌。④与卵巢内或卵巢门结构无明显连接。

5）卵巢囊囊肿（cyst, bursal）：①包裹卵巢，而不位于卵巢内部。②内衬单层扁平上皮。

6）上皮囊肿（cyst, epithelial）：①位于卵巢内。②内衬矮立方至低柱状上皮。③与卵巢表面上皮有明显的连接。

7）囊肿（非特指）（cyst, NOS）：如果卵巢囊肿的来源/类型不明显，囊肿（非特指）这一术语可能是更合适的诊断用语。

【备注】　黄体囊肿在小鼠和大鼠中都是不常见的病变。这些囊肿可能与升高的孕酮相关，孕酮受体抑制剂诱发大鼠出现典型的黄体囊肿。

【参考文献】　Alison et al., 1990; Davis et al., 1999; Greaves, 2012; Tamura et al., 2009。

（7）卵巢网囊肿（N）（cyst , rete ovarii [N] ovary）（图 3.39，图 3.40）

【种属】　小鼠；大鼠。

【同义词】　无。

【发病机制 / 细胞来源】　卵巢网囊肿来源于原基网（rete anlage）残留。

【诊断特征】　①源自卵巢内、卵巢外或连接网（connecting rete），因此通常出现在或连接到卵巢门。②可能见到与卵巢系膜中卵巢旁结构的连接。③囊肿内衬立方或柱状上皮细胞，如果囊肿扩张则会变扁平状。④在囊壁中可能有平滑肌。⑤上皮可能有纤毛。⑥尤其在小鼠中，常扭曲卵巢结构。

【鉴别诊断】

1）卵巢旁囊肿（cyst, paraovarian）：①在卵巢旁边，但是与卵巢或卵巢门结构无明显连接。②内

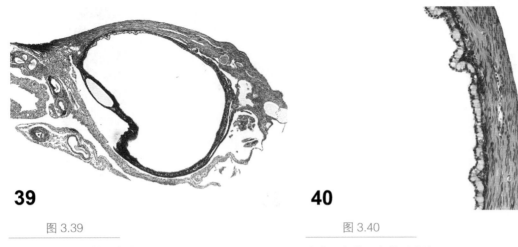

39

图 3.39

小鼠，卵巢，卵巢网囊肿

40

图 3.40

小鼠，卵巢，卵巢网囊肿

衬扁平、立方或柱状上皮；细胞核常位于顶端。③ 上皮可能有纤毛。④ 可能有平滑肌。⑤ 可能见到与卵巢系膜中卵巢旁结构的连接。

2）卵巢囊囊肿（cyst, bursal）：① 包裹卵巢，而不位于卵巢内部。② 内衬单层扁平上皮。

3）上皮囊肿（cyst, epithelial）① 位于卵巢内。② 内衬矮立方至低柱状上皮。③ 与卵巢表面上皮有明显的连接。

4）黄体化卵泡（+/– 修饰语"囊性"）[follicle, luteinized (+/– modifier cystic)]：① 囊壁由颗粒细胞组成，伴有胞体较大、圆形至多边形的黄体化细胞形成的不规则细胞团或细胞群。② 有时可以在卵泡中观察到变性的卵母细胞。③ 黄体化卵泡不大于一个正常的晚期三级卵泡。④ 囊性黄体化卵泡大于一个正常的晚期三级卵泡且有囊性的中心。

5）囊肿（非特指）（cyst, NOS）：如果卵巢囊肿的来源/类型不明显，囊肿（非特指）这一术语可能是更合适的诊断用语。

【备注】　　这在小鼠和大鼠中都是一个常见病变。位于卵巢门或在卵巢门延伸至卵巢内或在卵巢门连接卵巢内结构的这种囊肿是卵巢网系统的一部分，应该用术语"卵巢网囊肿"。术语"卵巢旁囊肿"只应该被用于那些在卵巢旁边组织里，与卵巢没有可用以确定其来源的明显连接的上皮性囊肿。

【参考文献】　　Davis et al., 1999; Greaves, 2012; Greaves et al., 1992; Long, 2002; Montgomery and Alison, 1987; Genadry et al., 1977; Lee et al., 2011; Clow et al., 2002; Wenzel and Odend'hal, 1985。

（8）卵巢旁囊肿（N）（cyst , paraovarian [N] ovary）（图 3.41，图 3.42）

【种属】　　小鼠；大鼠。

【同义词】　　无。

【发病机制/细胞来源】　　卵巢旁囊肿被认为源自中肾管或副中肾管和原基网残留。

【诊断特征】　　① 卵巢旁囊肿位于卵巢系膜或输卵管系膜，与卵巢门或卵巢内结构无明显连接。② 囊肿内衬立方或柱状上皮细胞，如果囊肿扩张上皮细胞则会变扁平。③ 在囊壁中可能有平滑肌。④ 上皮可能有纤毛。⑤ 尤其在小鼠中，常压迫和（或）扭曲卵巢结构。

【鉴别诊断】

1）卵巢网囊肿（cyst, rete ovarii）：① 位于卵巢附近或卵巢内，常位于卵巢门。② 内衬扁平、立方或柱状上皮；细胞核经常靠顶端。③ 上皮可能有纤毛。④ 可能有平滑肌。⑤ 可能见到与卵巢系膜中卵巢旁结构的连接。⑥ 常扭曲卵巢结构。

2）卵巢囊囊肿（cyst, bursal）：① 包裹卵巢，而不位于卵巢内部。② 内衬单层扁平上皮。

3）上皮囊肿（cyst, epithelial）：① 位于卵巢内。② 内衬矮立方至低柱状上皮。③ 与卵巢表面上皮有明显的连接。

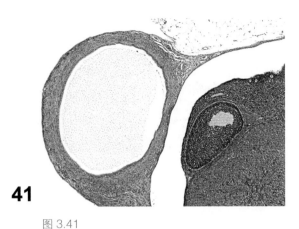

图 3.41

大鼠，卵巢，卵巢旁囊肿

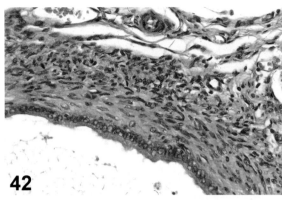

图 3.42

大鼠，卵巢，卵巢旁囊肿

4）黄体化卵泡（+/– 修饰语"囊性"）［follicle, luteinized (+/– modifier cystic)］：① 囊壁由颗粒细胞组成，伴有胞体较大、圆形至多边形的黄体化细胞形成的不规则细胞团或细胞群。② 有时可以在卵泡中观察到变性的卵母细胞。③ 黄体化卵泡不大于一个正常的晚期三级卵泡。④ 囊性黄体化卵泡大于一个正常的晚期三级卵泡且有囊性的中心。

5）囊肿（非特指）（cyst, NOS）：如果卵巢囊肿的来源 / 类型不明显，囊肿（非特指）这一术语可能是更合适的诊断用语。

【备注】　这在小鼠和大鼠中都是一个常见病变。位于卵巢门或在卵巢门延伸至卵巢内或在卵巢门连接卵巢内结构的囊肿是卵巢网系统的一部分，应该用术语"卵巢网囊肿"。术语"卵巢旁囊肿"只应该被用于那些在卵巢旁边组织里，与卵巢没有可用以确定其来源的明显连接的上皮性囊肿。

【参考文献】　Davis et al., 1999; Greaves, 2012; Greaves et al., 1992; Long, 2002; Montgomery and Alison, 1987; Genadry et al., 1977; Lee et al., 2011; Clow et al., 2002; Wenzel and Odend'hal, 1985。

（9）卵巢 / 子宫 / 宫颈 / 阴道囊肿（非特指）（N）（cyst, NOS [N] ovary; uterus; utrine cervix; vagina）

【种属】　小鼠；大鼠。

【发病机制 / 细胞来源】　中肾小管 / 中肾管，子宫内膜上皮，近端宫颈上皮，和（或）皮肤附属器结构。

【诊断特征】　① 扩张的，充满液体或角蛋白的结构。② 内衬上皮通常明显，并伴有不同程度的压迫性萎缩。③ 可能有平滑肌壁（中肾管残留）。④ 没有与卵巢外或卵巢门结构或卵巢表面上皮的明显连接。⑤ 可能有鳞状上皮化生和（或）角化。

【鉴别诊断】

1）囊腺瘤（cystadenoma）：囊腺瘤经常包含多个囊性空腔，细胞更密集，有核分裂象。

2）卵巢囊肿（ovarian cysts）：囊肿的来源明显（卵泡、黄体、卵巢网、表面上皮）。见各个类型卵巢囊肿的描述。

3）卵巢旁囊肿（paraovarian cysts）：① 卵巢旁囊肿位于卵巢系膜或输卵管系膜，与卵巢门或卵巢内结构无明显连接。② 囊肿内衬立方或柱状上皮细胞，如果囊肿扩张上皮细胞则会变扁平。③ 在囊壁中可能有平滑肌。④ 上皮可能有纤毛。⑤ 尤其在小鼠中，常扭曲卵巢结构。

【备注】　囊性结构可能在雌性生殖道的多个位置见到。根据囊肿的位置、大小和慢性程度，可能难以准确地确定囊肿的起源；在这些时候，建议使用"囊肿（非特指）"这一术语。

【参考文献】　Leininger and Jokinen, 1990。

（10）卵巢黄体化卵泡（N）（follicle, luteinized [N] ovary）（图 3.43，图 3.44）

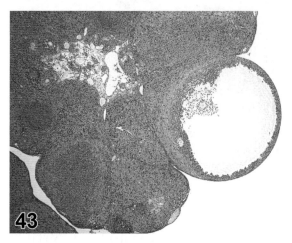

图 3.43

大鼠，卵巢，囊性黄体化卵泡

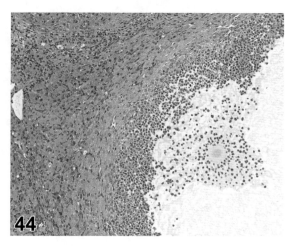

图 3.44

大鼠，卵巢，囊性黄体化卵泡。注意内陷的卵丘复合体

【种属】 小鼠；大鼠。

【同义词】 Luteinized, nonovulatory follicle; luteinized unruptured follicle。

【修饰语】 囊性。

【发病机制 / 细胞来源】 一般而言，黄体化卵泡（luteinized follicle，LF）的形成是排卵前阶段 LH 分泌不足或 COX-2 抑制的结果。三级卵泡发育正常但不排卵，在低水平 LH 的影响下，颗粒细胞被转化为黄体细胞。

【诊断特征】 ① 黄体化卵泡的标志是在黄体化的类黄体结构中存在残留的（变性的）卵母细胞。② 薄壁上衬覆一到几层立方或扁平颗粒细胞，常被卵泡膜细胞环绕。③ 囊壁内衬的颗粒细胞明显地部分黄体化。④ 卵泡壁中的黄体化经常不对称。⑤ 不大于一个正常的晚期三级卵泡。⑥ 囊性黄体化卵泡大于一个正常的三级卵泡，且有内含（未排出的）卵母细胞的中心腔。

【鉴别诊断】

1）对于黄体化卵泡（follicle, luteinized）。① 晚期三级（排卵前）卵泡［late tertiary (preovulatory) follicle］：含一个卵母细胞和发育良好的卵泡膜细胞层。缺乏黄体化。② 闭锁的晚期三级卵泡（atretic late tertiary follicle）：含一个变性的卵母细胞。颗粒细胞层数可少可多。颗粒细胞出现凋亡。不大于一个正常的晚期三级卵泡。

2）对于囊性黄体化卵泡（follicle, luteinized, cystic）。① 卵泡囊肿（cyst, follicular）：囊壁薄，充满浅嗜酸性至双嗜性残留物或血液，上皮一致呈立方状。缺乏黄体化的迹象。可能含一个变性的卵母细胞。② 黄体囊肿（cyst, luteal）：内衬一至几层大的多边形黄体化细胞。完全黄体化，基本上没有未黄体化颗粒细胞的区域。比一个正常的黄体大。中央的囊腔中不含变性的卵母细胞。③ 上皮囊肿（cyst, epithelial）：位于卵巢内。内衬矮立方至低柱状上皮。④ 卵巢囊囊肿（cyst, bursal）：包裹卵巢，不位于卵巢内部。内衬单层扁平上皮。⑤ 囊肿（非特指）（cyst, NOS）：如果卵巢囊肿的来源 / 类型不明显，囊肿（非特指）这一术语可能是更合适的诊断。

【备注】 给予依西美坦，一种口服类固醇芳香酶抑制剂，除最近形成的嗜碱性黄体消失、窦状卵泡闭锁增加和间质细胞增生外，还发现黄体化结构中存在卵母细胞。药物相关的 cAMP 水平升高被认为是造成这种现象的原因。COX-2 抑制剂或（peroxisome proliferators-activated receptor-γ, PPAR-γ）激动剂通过抑制卵泡破裂来阻止排卵（内陷的卵丘复合体，cumulus oophorus complex，COC），这也导致啮齿动物出现黄体化卵泡。内陷的 COC 可见于卵泡内，亦可见于卵巢间质中。据报道，由于细胞外基质被破坏，在内陷的 COC 中，卵母细胞附近颗粒细胞的黏液化过早开始。卵丘黏液化正常情况下发生在排卵前后，主要发生在排卵后卵巢外。

【参考文献】　　Davis et al., 1999; Gaytán et al., 2006; Greaves, 2012; Mattheij and Swarts, 1995; Mirsky et al., 2011; Sato et al., 2009b; Tsubota et al., 2009。

（11）卵巢卵泡膜细胞空泡化（N）（vacuolation, theca cell [N] ovary）（图 3.45）

【种属】　　小鼠；大鼠。

【修饰语】　　增加；减少。

【发病机制 / 细胞来源】　　卵泡膜细胞空泡化的发生，可由于类固醇合成被抑制导致脂质在细胞内积聚。其他产生类固醇的细胞，如肾上腺的细胞，也可能受到影响。

【诊断特征】　　① 卵泡膜细胞正常情况下呈细密空泡化，这与类固醇合成有关。空泡化增加和减少应分别比正常情况下多或少。② 空泡化增加的细胞可能比正常细胞要大。

【鉴别诊断】

1）间质细胞空泡化（vacuolation, interstitial cell）：① 间质细胞有与类固醇合成有关的正常的细密空泡。空泡化增加时，空泡应该比正常情况下多。② 空泡化增加的细胞可能比正常要大。

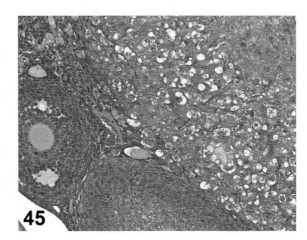

图 3.45

小鼠，卵巢，卵泡膜细胞空泡化

2）磷脂质沉积症（phospholipidosis）：① 空泡存在于细胞质中。② 在超微结构上，空泡有异常的层状包涵物。

【备注】　　空泡化增加或减少可能与类固醇合成的变化或磷脂质沉积症有关。阳离子两亲性化合物可以导致磷脂质沉积症。超微结构检查显示其空泡中含有异常的层状包涵物。

【参考文献】　　Lúllmann–Rauch and Reil, 1974。

（12）卵巢颗粒细胞空泡化（N）（vacuolation, granulosa cell [N] ovary）（图 3.46）

【种属】　　小鼠；大鼠。

【同义词】　　Fatty change。

【修饰语】　　增加；减少。

【发病机制 / 细胞来源】　　颗粒细胞空泡化的发生，可由于类固醇合成被抑制导致脂质在细胞内积聚。其他产生类固醇的细胞，如肾上腺，也可能受到影响。

【诊断特征】　　① 颗粒细胞正常情况下呈细密空泡化，这与类固醇合成有关。空泡化的增加和减少应分别比正常所见多或少。② 空泡化增加的细胞可能比正常要大。

【鉴别诊断】　　无。

【备注】　　空泡化增加或减少可能与类固醇合成的变化或磷脂质沉积症有关。阳离子两亲性化合物可以导致磷脂质沉积症。超微结构检查显示其空泡中含有异常的层状包涵物。

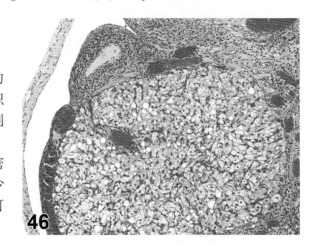

图 3.46

大鼠，卵巢，颗粒细胞空泡化

【参考文献】　　Lúllmann–Rauch and Reil, 1974。

（13）卵巢间质细胞空泡化（N）（vacuolation, interstitial cell [N] ovary）（图 3.47）

【种属】　　　小鼠；大鼠。

【同义词】　　Fatty change。

【修饰语】　　增加；减少。

【发病机制 / 细胞来源】　　间质细胞空泡化的发生，可由于类固醇合成被抑制导致脂质在细胞内积聚。其他产生类固醇的细胞，如肾上腺，也可能受到影响。

【诊断特征】　　① 间质细胞正常情况下呈细密空泡化，这与类固醇合成有关。空泡化的增加和减少应分别比正常情况下多或少。② 空泡化增加的细胞可能比正常细胞要大。

【鉴别诊断】

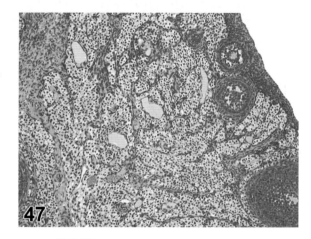

图 3.47

大鼠，卵巢，间质细胞空泡化

1）卵泡膜细胞空泡化（vacuolation, theca cell）：① 有与类固醇合成有关的细密空泡化。空泡化的增加应比正常所见多。② 空泡化增加的细胞可能比正常要大。

2）间质细胞肥大（hypertrophy, interstitial cell）：① 呈索状或巢状排列的间质细胞体积增大、呈多边形、含丰富的透明至淡嗜酸性且有时空泡化的细胞质。② 核 / 质比减少。

【备注】　　空泡化增加或减少可能与类固醇合成的变化或磷脂质沉积症有关。阳离子两亲性化合物可以导致磷脂质沉积症。超微结构检查显示其空泡中含有异常的层状包涵物。

【参考文献】　　Greaves, 2012; Lúllmann–Rauch and Reil, 1974; Long et al., 2001。

（14）卵巢黄体空泡化（N）（vacuolation, corpora lutea [N] ovary）（图 3.48，图 3.49）

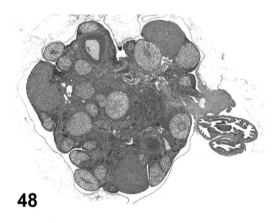

图 3.48

大鼠，卵巢，黄体空泡化

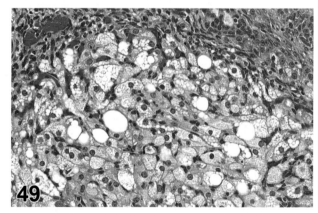

图 3.49

大鼠，卵巢，黄体空泡化

【种属】　　　小鼠；大鼠。

【发病机制 / 细胞来源】　　黄体细胞空泡化的发生，可由于类固醇合成被抑制导致脂质在细胞内积聚。黄体细胞也可以在磷脂质沉积症时被累及。

【诊断特征】　　① 除处于动情间期 / 动情前期的最近一次排卵产生黄体之外的，黄体中黄体细胞出现的小泡性或大泡性细胞质空泡化。② 黄体细胞可能增大。③ 在受累的黄体中缺乏显著的黄体溶解。④ 黄体的整体大小可能增加。

【鉴别诊断】 ① 黄体肥大（hypertrophy, corpora lutea）。② 正常空泡化（normal vacuolation）：小泡性空泡化正常可见于动情间期和动情前期早期的最近一次排卵产生的黄体；大泡性空泡化伴随黄体溶解正常可见于动情前期中期至晚期的最近一次排卵产生的黄体。

【备注】 空泡化通常作为动情前期所见变性的一部分被观察到；该种空泡化不应被诊断。除在动情前期外，最近一次排卵产生的黄体中观察到的空泡化或空泡化黄体数量增多应被诊断。空泡化黄体已被描述与蒽环类化合物有关。泡沫状细胞质空泡化可提示磷脂质沉积症。磷脂质沉积症可由阳离子两亲性化合物引起。超微结构检查显示其空泡中含有异常的层状包涵物。空泡化可能导致黄体细胞明显增大，这有时很难与黄体肥大区分。

【参考文献】 Alison et al., 1990; Comereski et al., 1994; Lúllmann–Rauch and Reil, 1974。

（15）卵巢矿化（N）（mineralization [N] ovary）（图 3.50，图 3.51）

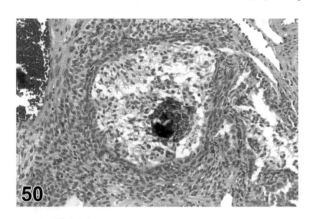

图 3.50

大鼠，卵巢，卵母细胞矿化

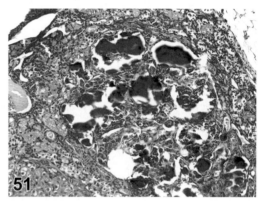

图 3.51

大鼠，卵巢，间质细胞矿化

【种属】 小鼠；大鼠。

【修饰语】 卵母细胞；黄体；间质细胞。

【发病机制 / 细胞来源】 病因不明。

【诊断特征】 卵母细胞、黄体和间质细胞矿化表现为颗粒状的嗜碱性物质部分或完全取代原有结构。

【鉴别诊断】 无。

【备注】 卵巢卵母细胞和间质细胞的矿化可能随年龄增长而变得更加明显。

【参考文献】 Greaves, 2012。

（16）卵巢炎症细胞浸润（N）（infiltrate, inflammatory cell [N] ovary）（图 3.52）

【种属】 小鼠；大鼠。

【修饰语】 嗜酸性粒细胞；组织细胞；中性粒细胞；淋巴细胞；单形核细胞；混合细胞。

【发病机制 / 细胞来源】 由于白细胞介素和（或）特定的细胞趋化因子的分泌增加，炎症细胞从血液、骨髓或血液－淋巴器官进入组织。

【诊断特征】 ① 卵巢实质炎症细胞浸润。② 构成浸润的主要细胞类型取决于产生的特定白细胞介素和趋化因子。③ 用出现的主要细胞类型（占＞ 50% 的细胞）作为炎症细胞浸润的修饰语；

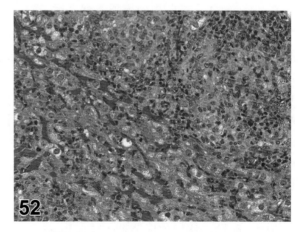

图 3.52

大鼠，卵巢，单形核细胞炎症细胞浸润

如果没有一种细胞类型的比例＞50%，可用"混合细胞"。④ 单形核细胞性炎症细胞浸润通常用于主要含（＞50%）淋巴细胞、浆细胞、单核细胞和（或）组织细胞的混合浸润，或当特定的非分叶核细胞类型不能被辨别，但是占了细胞数量的至少50%。

【鉴别诊断】 ① 组织细胞肉瘤（sarcoma, histiocytic）：均一的圆形或卵圆形细胞群，有丰富的泡沫状、嗜酸性细胞质，以及细长或折叠的细胞核；栅栏状排列的肿瘤细胞围绕于坏死灶周围；可能有大量分裂象。肿瘤细胞也可以在其他器官中发现。② 恶性淋巴瘤（lymphoma, malignant）：具有细胞异型性或分裂象的形态单一的单形核细胞侵袭整个实质。通常看不到巨细胞，常累及脾脏和淋巴结。肿瘤细胞也可以在其他器官中被发现。③ 卵巢炎症（任何类型）［inflammation, ovary (any type)］：在组织中，炎症细胞（可有粒细胞、巨噬细胞、淋巴细胞、浆细胞、混合细胞）浸润，伴随其他炎症性改变（充血、水肿、出血、渗出、坏死、纤维化等）。

【参考文献】 Alison et al., 1990; Davis et al., 1999; Montgomery and Alison, 1987。

（17）卵巢炎症（N）（inflammation, ovary [N] ovary）（图 3.53）

【种属】 小鼠；大鼠。

【同义词】 Oophoritis。

【修饰语】 中性粒细胞；淋巴细胞；单形核细胞；混合细胞。其他修饰语包括化脓性、肉芽肿性。

【发病机制／细胞来源】 正常黏膜－皮肤屏障被破坏或病原生物直接进入机体，并经败血症继发性累及卵巢。此外，细菌可以以潜伏性感染的形式存在于体内，在合适的条件下，如严重应激、中毒或肿瘤、化学品诱导的免疫抑制等，可产生严重的疾病伴菌血症或败血症，并在极少数情况下累及卵巢。

【诊断特征】 ① 炎症细胞浸润卵巢实质，有时蔓延至输卵管或卵巢旁脂肪。② 组织变性／坏死／再生的迹象明显，伴随其他炎症性反应的证据：出血、充血、水肿、渗出、纤维增生、血管扩张、纤维化。③ 可能存在致病生物。④ 主要的构成细胞随不同病

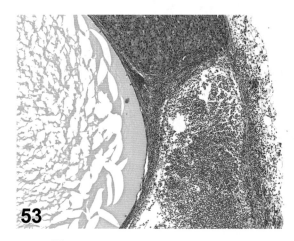

图 3.53

大鼠，卵巢，中性粒细胞性炎症

原和炎症性过程而不同；炎症应该用出现的主要细胞（占至少50%的细胞）类型作为修饰语。⑤ 肉芽肿性炎症以上皮样巨噬细胞作为主要的细胞类型；有时可见纤维化和巨细胞形成。⑥ 化脓性炎症是一个特定诊断，特征包括以中性粒细胞为主的炎症及有大片的坏死组织和脓肿形成。

【鉴别诊断】 ① 组织细胞肉瘤（sarcoma, histiocytic）：均一的圆形或卵圆形细胞群，有丰富的泡沫状、嗜酸性细胞质和细长或折叠的细胞核；栅栏状排列的肿瘤细胞围绕于坏死灶周围；可能有大量分裂象。肿瘤细胞也可以在其他器官中被发现。② 恶性淋巴瘤（lymphoma, malignant）：具有细胞异型性或分裂象的形态单一的单形核细胞浸润整个实质。通常看不到巨细胞，常累及脾脏和淋巴结。肿瘤细胞也可以在其他器官中被发现。③ 炎症细胞浸润（infiltrate, inflammatory cell）：炎症细胞（粒细胞、巨噬细胞、淋巴细胞、浆细胞、混合细胞）浸润，但是其他炎症性改变（充血、水肿、出血、渗出、坏死、纤维化等）不存在或严重程度有限。

【备注】 在大鼠和小鼠中罕见。可能见于由肺支原体、肺炎链球菌、嗜肺巴氏杆菌、铜绿假单胞菌、库氏棒状杆菌导致的系统性感染。

【参考文献】 Alison et al., 1990; Davis et al., 1999; Montgomery and Alison, 1987。

（18）卵巢年龄相关性萎缩（N）（age-related atrophy [N] ovary）（图 3.54）

【种属】 小鼠；大鼠。

【发病机制 / 细胞来源】 由于年龄相关的原始卵泡耗减和下丘脑 – 垂体 – 卵巢轴内分泌反应的改变而导致的正常动情周期的停止。雌性生殖衰老的结果。

【诊断特征】 比在周期中的卵巢小。

1）卵母细胞、卵泡和黄体数量减少。

2）少量或没有原始卵泡。

3）存在的卵泡和黄体，不属于正常动情周期的期中典型所见。

4）主要有 3 种模式：① 少量或没有生长卵泡或窦状卵泡；黄体较显著。② 没有黄体或没有近期的黄体；大的闭锁卵泡较显著；可能有囊性卵泡。③ 没有黄体或没有近期的黄体；少量或没有生长卵泡。

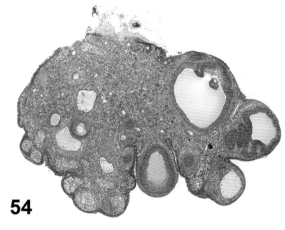

54

图 3.54

大鼠，卵巢，年龄相关性萎缩

5）间质内可见丰富的间质细胞。

6）在老龄小鼠中，上皮细胞索和小管较突出，分隔间质腺组织。

7）在老龄大鼠中，年龄相关性卵巢萎缩经常伴随性索间质增生与脂褐素。

【鉴别诊断】 外源性物质或辐射导致的萎缩（atrophy induced by xenobiotics or radiation）：外源性物质导致的卵巢萎缩可能因暴露于辐射，或是靶向原始卵泡或初级卵泡，抑或影响性激素合成 / 释放的化学品。在老龄动物中，从形态学上区分自发的年龄相关性萎缩与化学品诱导的萎缩是困难的。

【备注】 年龄相关性卵巢萎缩的形态模式多种多样，受多种因素影响。阴道或子宫的形态常受卵巢变化的影响。如果卵巢有明显的闭锁或囊性卵泡，且缺乏黄体，则阴道可能出现角化，表明 17β- 雌二醇 / 孕酮比值增加（持续性动情期）。而有明显黄体的动物有时会有阴道黏液化，这表明 17β- 雌二醇 / 孕酮比值下降（即持续性动情间期）。年龄相关性卵巢萎缩也受到多种因素较大程度的影响，包括物种、品系和饲养条件。年龄相关性卵巢萎缩在致癌试验中往往不作诊断，其在老龄动物中的发病率可能被低估。

【参考文献】 Alison et al., 1990; Davis et al., 1999; Maekawa et al., 1996; Peluso and Gordon, 1992。

（19）卵巢萎缩（N）（atrophy [N] ovary）（图 3.55）

【种属】 小鼠；大鼠。

【发病机制 / 细胞来源】 由有毒物质诱导的卵母细胞或性索 / 间质细胞减少导致正常的动情周期停止，或下丘脑 – 垂体 – 卵巢轴的改变最终导致促性腺激素释放激素（GnRH）、黄体生成素（LH）和（或）卵泡刺激素（FSH）的减少。

【诊断特征】 ① 卵巢小。② 卵母细胞、卵泡和黄体减少或缺失。③ 没有可提示正常动情周期的模式。④ 卵巢的形态学表现取决于给予毒物的时长和毒物的靶点；最早期的改变经常是健康窦状卵泡减少，但黄体可能正常或仅仅数量上轻度减少。在晚期，观测不到新黄体，但是如果原始卵泡存在，可能仍然可见早期的卵泡生长。⑤ 间质细胞可能较小且呈梭形，或增大且空泡化。

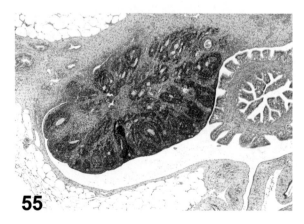

55

图 3.55

大鼠，卵巢，萎缩

【鉴别诊断】 ① 年龄相关性萎缩（age-related atrophy）：难以从形态学上与受试物相关的变化

区分，尤其在较长期的试验（＞90 d）末；经常需要短期试验来确定是否存在受试物相关的效应。仔细与对照组进行对比是至关重要的。②未成熟（immaturity）：有（文献）描述的 PND 22-32 时期卵巢发育的关键组织形态学特征可以用来辨别正常发育中卵巢，如可以很容易在 PND 20 至 PND 25 的未成熟大鼠卵巢看到的大量的原始和初级卵泡，通常在卵巢门处沿皮质边缘密集地呈簇散在分布，该现象在成熟或老化的卵巢中较少见。

【备注】　辐射或卵巢毒物如二氧化 4- 乙烯基环己烯破坏原始卵泡内的卵母细胞或给予母体白消安可在短时间内导致卵巢萎缩。导致卵泡刺激素释放减少的垂体病变（即占位性肿瘤）也可导致卵巢萎缩。未成熟卵巢可能与萎缩相似。

【参考文献】　Alison et al., 1990; Davis et al., 1999; Hoyer, 2004; Picut et al., 2014; Yoshida et al., 2005。

（20）卵巢黄体萎缩（N）（atrophy, corpora lutea [N] ovary）（图 3.56）

【种属】　小鼠；大鼠。

【同义词】　Small corpora lutea。

【诊断特征】　新黄体或近期形成的黄体变小。

【鉴别诊断】　异常动情周期 / 无排卵（abnormal estrous cycling/anovulation）：卵巢有陈旧黄体，但缺乏新黄体或近期形成的黄体。黄体比正常周期中大鼠的相同类型的黄体小。

【备注】　如果动情周期正常，则黄体较小但其数量正常。该变化可能由抑制黄体中血管生成的化学物质诱发。

【参考文献】　Sato et al., 2009a。

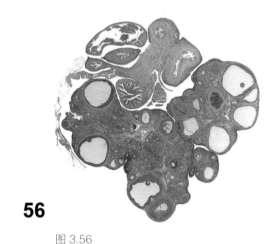

56

图 3.56

大鼠，卵巢，黄体萎缩

（21）卵巢黄体数量增多（H）（increased number, corpora lutea [H] ovary）（图 3.57，图 3.58）

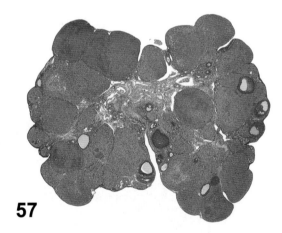

57

图 3.57

大鼠，卵巢，黄体数量增多

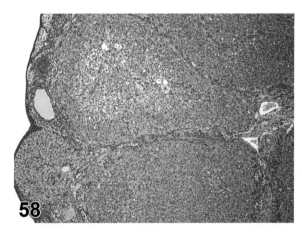

58

图 3.58

大鼠，卵巢，黄体数量增多

【种属】　小鼠；大鼠。

【同义词】　Retained corpora lutea。

【发病机制 / 细胞来源】　催乳素的减少导致动情前期晚期的黄体溶解减少，因此未退化的黄体数量随着每个连续周期而增加。该变化也可能由超数排卵导致的每周期排卵增加引起。

【诊断特征】

1）黄体数量增多，但是大小正常。

2）卵巢重量可能增加。

3）因催乳素减少导致的黄体数量增多的特征：① 黄体形态上相互类似（即，难以识别在周期中的动物正常可观察到的陈旧黄体、嗜碱性黄体和嗜酸性黄体）。② 没有或仅有轻微的黄体溶解。③ 可能是功能性的（即分泌孕酮）或非功能性的。如果是功能性的，可能在生殖道其他部位看到孕酮升高导致的变化，如阴道黏液化。④ 卵巢重量可能增加。

4）超数排卵导致的黄体数量增多的特征：① 黄体众多，但是表现出正常的期特异性形态学改变（即，嗜碱性、嗜酸性、黄体溶解）。② 一般可维持正常的动情周期。

【鉴别诊断】　　黄体肥大（hypertrophy, corpora lutea）：黄体增大，但数量不增加。

【备注】　　增加多巴胺 / 减少催乳素的药物及导致超数排卵的药物（PMSG 或 hCG）能诱导该变化。如果因催乳素减少而继续存在的黄体的激素分泌不活跃，则动情周期可能不被扰乱。

【参考文献】　　Kumazawa et al., 2009; Löseke and Spanel–Borowski, 1996; Rehm et al., 2007。

（22）卵巢黄体数量减少 / 缺失（N）（decreased number/absent corpora lutea [N] ovary）（图 3.59）

【种属】　　小鼠；大鼠。

【修饰语】　　陈旧；新；近期。

【发病机制 / 细胞来源】　　排卵受阻或排卵过早停止。

【诊断特征】

1）近期黄体、新黄体和（或）陈旧黄体数量减少或完全缺失。

2）伴随出现的卵巢形态变化随排卵受阻的原因和未排卵的时间长短而不同：① 可能出现所有卵泡类型或部分卵泡类型（即三级卵泡）减少。② 可能出现闭锁卵泡或囊性卵泡增多。③ 可能出现黄体化卵泡。

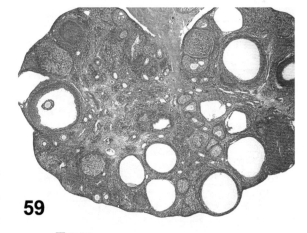

59

图 3.59

大鼠，卵巢，黄体数量减少

3）陈旧黄体减少表明此前 3 ～ 4 周缺乏正常动情周期 / 排卵。

4）新黄体和（或）近期黄体减少但存在陈旧黄体，表明在最近 1 ～ 3 个周期，排卵 / 动情周期被扰乱。

【鉴别诊断】　　黄体萎缩（atrophy, corpora lutea）：新黄体或近期形成的黄体缩小。

【备注】　　动情周期被扰乱后的常见病变。该形态学病变是老化卵巢中所见改变的一部分，但是在短期试验中，黄体数量减少 / 缺失应该与其他术语一起使用，有助于描述所观察到的特征。

【参考文献】　　Ohtake et al., 2009; Sanbuissho et al., 2009。

（23）卵巢卵泡数量减少 / 缺失（N）（decreased number/absent follicles [N] ovary）（图 3.60）

【种属】　　小鼠；大鼠。

【修饰语】　　原始；初级；次级；囊状；三级；闭锁。

【诊断特征】　　① 相较于对照动物卵巢，卵泡的数量减少。② 如果可能，应明确减少的卵泡类型。

【鉴别诊断】　　① 衰老（senescence）：自发性年龄相关性周期衰退，伴随卵泡和黄体减少，这种变化也应该出现于对照动物。在大于 3 个月的试验中更为常见。对于较短期的试验，描述具体形态的术语如"卵泡减少"是首选。② 萎缩（atrophy）：卵泡减少可以视作萎缩的卵巢中可见改变的一部分，但在短期试验中，术语"卵泡减少"与其他专门描述形态的术语一起使用比诊断"萎缩"更可取。

【备注】　许多细胞毒性药物，如顺铂，给药后可观察到由于卵泡闭锁增加而导致的大卵泡减少。原始、初级、次级、囊状或三级卵泡对这种毒性的敏感性可随特定的受试物而不同。在母体子宫内或出生后短时间内发生的卵原细胞变性可导致原始卵泡的显著耗减。CYP1B1 或 PCNA 免疫染色可用于突显大鼠原始卵泡内的卵母细胞，用于评价和（或）计数。美国毒性病理学会（STP）建议，卵泡计数可用于进一步鉴定被怀疑或已证实的卵巢毒性物质，因此应被认为是啮齿动物毒理学试验的第二级技术。如果原始卵泡完全或几乎完全丧失，则在定性评估中将观察到卵巢萎缩（特征是缺乏所有成熟阶段的卵泡），以及子宫和阴道的继发性萎缩和乳腺组织的改变。

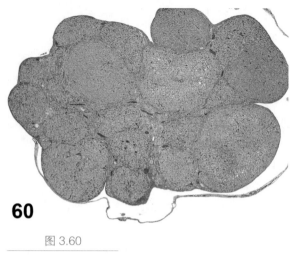

图 3.60

大鼠，卵巢，卵泡缺失

【参考文献】　Bolon et al., 1997; Hoyer, 2004; Ito et al., 2009; Kao et al., 1999; Kodama et al., 2009; Nozaki et al., 2009; Regan et al., 2005; Sakurada et al., 2009。

（24）卵巢黄体变性（N）（degeneration, corpora lutea [N] ovary）（图 3.61，图 3.62）

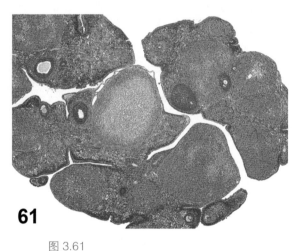

图 3.61

大鼠，卵巢，黄体变性

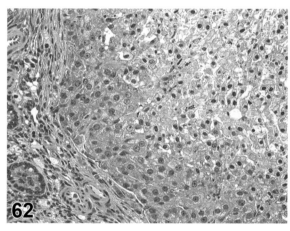

图 3.62

大鼠，卵巢，黄体变性

【种属】　小鼠；大鼠。

【发病机制 / 细胞来源】　血液循环中断，如血栓形成或正常血管生成障碍。

【诊断特征】　① 在除动情前期以外的期，最近一次排卵产生的黄体中黄体细胞变性 / 凝固性坏死。② 可能观察到玻璃样改变（嗜酸性均质物质）。③ 可能见到矿化。

【鉴别诊断】

1）正常退化（normal regression）：① 这个过程见于最近一次排卵产生的、处于动情前期的黄体。② 主要为炎症和坏死。

2）玻璃样改变（hyaline change）、矿化（mineralization）和纤维化（fibrosis）：在对照组动物中，可在陈旧、退化的（形成于 ≥ 4 个周期前的）黄体中观察到。

【备注】　最近一次排卵产生的、处于动情前期的黄体在正常情况下也可以见到变性，超过常见水平的变性可能会难以进行判断。

【参考文献】　Alison et al., 1990。

（25）卵巢闭锁卵泡数量增多（N）（atretic follicles, increased number [N] ovary）（图 3.63）

【种属】　小鼠；大鼠。

【同义词】　Follicular degeneration。

【修饰语】　原始；初级；次级；囊状；三级；闭锁。

【诊断特征】

1）可见下列任一或全部特征，提示卵泡闭锁：① 固缩的颗粒细胞和（或）卵泡膜细胞的细胞核。② 在卵泡腔周围的凋亡小体。③ 卵泡腔内的细胞碎片。④ 颗粒细胞从卵泡基底膜脱落。

2）此外，闭锁卵泡可能见到下列特征：① 颗粒细胞层厚度减少。② 在晚期，巨噬细胞出现于卵泡腔中。③ 卵泡膜细胞层肥厚。④ 放射冠溶解。⑤ 卵母细胞变性。

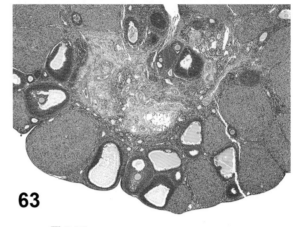

图 3.63

大鼠，卵巢，闭锁卵泡数量增多

3）与对照组仔细对比，对于诊断至关重要。

4）如果可能，增多的闭锁卵泡类型（原始、初级、次级、囊状、三级）应该被指明。

【鉴别诊断】　① 卵巢坏死（necrosis, ovarian）：存在其他结构的坏死。② 生理性卵泡闭锁（physiologic atresia）：在正常生理状态下，卵泡闭锁发生的主要峰值出现在囊状卵泡和三级卵泡中，但对照组动物各阶段卵泡均可见闭锁。

【备注】　闭锁是一种生理性退化性过程，通过该过程，许多卵泡从生长池中被移除，该过程还包含卵泡颗粒细胞的凋亡。随着卵泡闭锁从早期到晚期的发展，颗粒细胞层厚度减少。通过使用促性腺激素释放激素（GnRH）拮抗剂阻断排卵前黄体生成素峰，可以产生更多的闭锁卵泡。这会阻止排卵前卵泡的排卵，使其随后闭锁。雄激素、IL-6、TNF-α 和他莫昔芬也可诱导卵泡闭锁。

【参考文献】　Durlinger et al., 2000; Kaipia and Hsueh, 1997; Nozaki et al., 2009; Tsujioka et al., 2009。

（26）卵巢卵母细胞变性（N）（degeneration, oocyte [N] ovary）（图 3.64）

【种属】　小鼠；大鼠。

【诊断特征】　① 细胞核改变（染色质凝缩、核固缩、破碎）。② 放射冠解体。③ 透明带破坏和变薄。④ 没有颗粒细胞或卵泡膜细胞变性/坏死的迹象。

【鉴别诊断】　颗粒细胞凋亡（granulosa cell apoptosis）：① 单个细胞的核固缩和（或）核碎裂。② 单个细胞皱缩，细胞质致密、嗜酸性。

【备注】　已表明，暴露于电离辐射或细胞毒性药物后，啮齿动物的卵巢会发生卵母细胞变性和缺失。卵母细胞变性可以在没有颗粒细胞的改变的情况下被观察到。原始卵泡、初级卵泡和次级卵泡的闭锁始于卵母细胞的变性，而后伴随颗粒细胞变性。

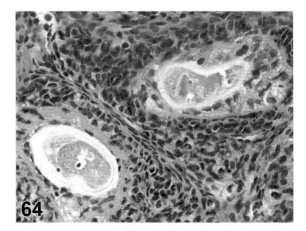

图 3.64

大鼠，卵巢，卵母细胞变性

【参考文献】　Greaves, 2012; Harada et al., 2003; Toaff et al., 1979。

（27）卵巢色素（N）（pigment [N] ovary）（图 3.65，图 3.66）

【种属】　小鼠；大鼠。

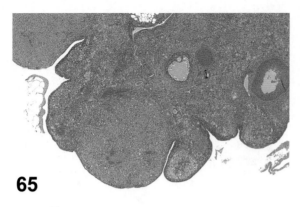

图 3.65

大鼠，卵巢，色素

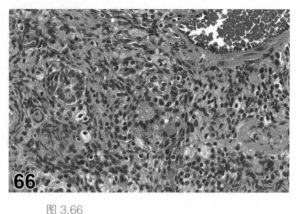

图 3.66

大鼠，卵巢，色素

【修饰语】　含铁血黄素；脂褐素；蜡样质。如果色素不能明确被鉴定，也可以用颜色作为修饰语。

【发病机制/细胞来源】　卵巢中最常见的色素沉着包含脂褐素和（或）含铁血黄素，位于间质细胞和卵巢巨噬细胞。

【诊断特征】

1）含铁血黄素：① 为金棕色、颗粒样色素。② 用以鉴定其所含铁成分的染色包括普鲁士蓝染色（Prussian blue staining）或 Perl 氏铁染色（Perl's iron stain）。

2）脂褐素/蜡样质：① 由细胞膜脂质分解产物组成。② 与细胞更新、变性和（或）坏死有关。③ 色素为金棕色，颗粒样。④ 特殊染色包括苏丹黑（Sudan black）染色，施莫尔氏染色（Schmorl's stain），油红 O（Oil red O）染色，石炭酸脂褐素染色（carbol lipofuscin stain），PAS 染色，溶酶体酸性磷酸酶（lysosomal acid phosphatase）染色，酯酶（esterase）和齐尔 – 尼尔森抗酸染色（Ziehl–Neelsen acid fast stain）。

3）蜡样质：① 为脂褐素变体，与之具有相似染色特性。② 紫外光照射下可见金黄色的自发荧光。③ 染色包括苏丹黑 B 染色，施莫耳氏染色，油红 O 染色，PAS 染色和齐尔 – 尼尔森抗酸染色。

【鉴别诊断】　无。

【备注】　此前的卵泡出血可导致局灶性分布有含铁血黄素的巨噬细胞。脂褐素（包括蜡样质）在大鼠和小鼠中随年龄增长而蓄积，是最常见的色素。它主要存在于间质细胞。据报道，其在 C57BL/6 小鼠的发生率特别高。脂褐素是由不饱和脂质过氧化形成的不溶于酒精的氧化多不饱和脂质色素复合物。黑色素在含色素 B6C3F1 小鼠偶有报道。

【参考文献】　Alison et al., 1990; Davis et al., 1999。

（28）卵巢水肿（N）（edema [N] ovary）（图 3.67，图 3.68）

【种属】　小鼠；大鼠。

【发病机制/细胞来源】　在卵巢中，水肿发生的潜在机制与在其他组织中相同，可能包括血管通透性增加、静水压增加和血管内胶体渗透压降低。

【诊断特征】　① 基质中有裂隙或透明的空间环境原有的细胞和结构，而非取代或使其移位。② 在大面积水肿中，原有的细胞和结构可能悬浮在透明的区域中。③ 围绕透明空间的间质细胞簇可形成微囊状外观。

【鉴别诊断】　无。

【备注】　在毒性病理诊断中，卵巢水肿是一个不常用到的术语。该术语主要应用于结扎或扭转引起的血管损伤的实验模型。

【参考文献】　Coskun et al., 2009; Usta et al., 2008。

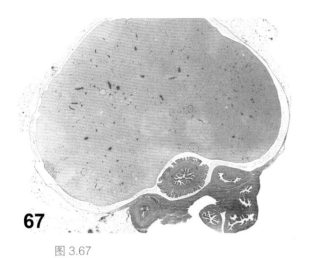

图 3.67

大鼠，卵巢，水肿

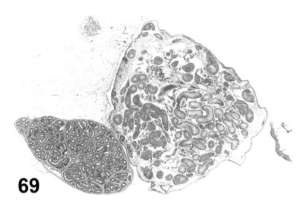

图 3.69

卵巢，卵睾体

图 3.68

大鼠，卵巢，水肿

图 3.70

卵巢，卵睾体

（29）卵巢卵睾体（N）（ovotestis [N] ovary）（图 3.69，图 3.70）

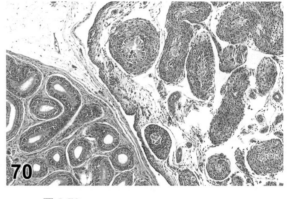

【种属】　　小鼠；大鼠。

【同义词】　　Intersex; hermaphroditism。

【发病机制 / 细胞来源】　　卵睾体的形成是一种人们对其知之甚少的畸形。正常睾丸分化依赖于 Y 染色体上的 *SRY* 基因。雌雄同体（hermaphroditism）是对具有卵睾体（单侧或双侧）或一侧有卵巢、对侧有睾丸的动物的总称。

【诊断特征】　　①同时包含卵巢和睾丸组织的性腺组织。②生精小管内衬支持细胞，也可能含有精原细胞。③在卵巢成分中，有卵泡发育和黄体出现的报道。

【鉴别诊断】

1）良性支持细胞瘤（tumor, Sertoli cell, benign）：①存在压迫。②缺乏明显的细胞多形性。③缺乏坏死 / 出血的区域。④精原细胞不存在。

2）支持细胞增生（hyperplasia, Sertoli cell）：①病变直径小于或等于一个黄体的大小。②轻微或没有压迫。③精原细胞不存在。

3）恶性支持细胞瘤（tumor, Sertoli cell, malignant）：①存在细胞多形性。②存在坏死 / 出血的区域。③浸润性生长模式，或出现对卵巢被膜的破坏。④出现转移。⑤精原细胞不存在。

【备注】　　该情况在大鼠和小鼠中非常罕见。更常见于嵌合体小鼠。

【参考文献】　　Diters et al., 2007; Greaves et al., 1992; Kai et al., 2003; McIntyre and La Perle, 2007。

（30）卵巢多卵卵泡（N）（follicle, polyovular [N] ovary）（图 3.71）

【种属】 小鼠；大鼠。

【发病机制 / 细胞来源】 多卵卵泡的出现似乎由在新生啮齿动物原始卵泡形成过程中分离卵母细胞的正常机制失效导致。

【诊断特征】 在一个卵泡内，多个（两个或更多）卵母细胞被颗粒细胞围绕。

【鉴别诊断】 无。

【备注】 小鼠和大鼠多卵卵泡的发生频率较低，但不同品系之间可能有些许差异。给予新生小鼠（产后第 5 天前）具有雌激素活性的化合物会增加多卵卵泡的发生率。这被认为是在原始卵泡形成过程中参与生殖细胞囊分解的基因出现雌激素性失调所致。一些突变小鼠模型的研究也表明，一些特定基因产物可能参与了多卵卵泡的形成。

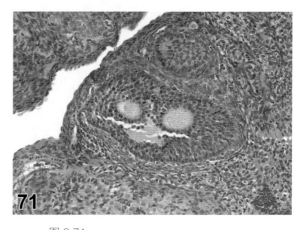

图 3.71

大鼠，卵巢，多卵卵泡

【参考文献】 Chen et al., 2007; Kent, 1960; Kent, 1962; Kim et al., 2009; Telfer and Gosden, 1987。

（31）卵巢异位组织（N）（ectopic tissue [N] ovary）

【种属】 小鼠；大鼠。

【诊断特征】 来自一个非卵巢器官 / 部位、组织学上正常的组织。

【鉴别诊断】 ① 卵睾体（ovotestis）：同时包含卵巢卵泡和睾丸小管结构的性腺。② 良性畸胎瘤（teratoma, benign）；恶性畸胎瘤（teratoma, malignant）：由来自全部 3 个胚层（内胚层、中胚层、外胚层）的混合组织构成、有包膜、通常膨胀性的团块。③ 转移（metastases）。

【备注】 卵巢内异位组织在大鼠和小鼠中很少被报道。在人类中，与卵巢异位组织一致的罕见先天性病变包括脾 – 卵巢融合（卵巢脾植入）、肾上腺皮质残留和子宫样卵巢肿块。

【参考文献】 Clement, 2002。

（32）卵巢未成熟（N）（immaturity [N] ovary）（图 3.72）

【种属】 小鼠；大鼠。

【发病机制 / 细胞来源】 卵巢年龄相关的发育阶段。

【诊断特征】 为动情周期和（或）排卵开始前卵巢发育阶段的形态特征。

【备注】 发育中的卵巢在生殖毒性试验中非常重要。有（文献）描述的 PND 22 至 PND 32 时期卵巢发育的关键组织形态学特征可以用来辨别正常发育中卵巢，如可以很容易在 PND 20 至 PND 25 的未成熟大鼠卵巢看到的大量的原始和初级卵泡，通常在卵巢门处沿皮质边缘密集地呈簇散在分布。在成熟卵巢中，呈簇的原始卵泡和初级卵泡较少见。组织学上，一个或多个黄体存在时可认为卵巢成熟。相对于动物年龄的卵巢未成熟，偶尔继发于给予供试品，如给予未成熟小鼠氯丙嗪或奋乃静时所展现的。

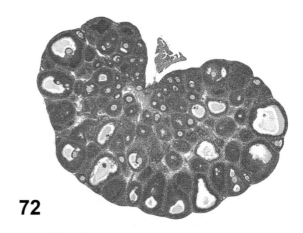

图 3.72

大鼠，未成熟卵巢（PND22）

【参考文献】 Jarrett, 1963; Peluso, 1992; Picut et al., 2014。

（33）卵巢间质细胞肥大（N）（hypertrophy, interstitial cell [N] ovary）（图 3.73，图 3.74）

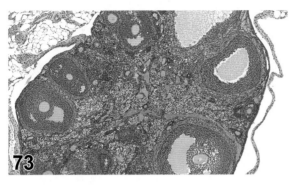

图 3.73

小鼠，卵巢，间质细胞肥大

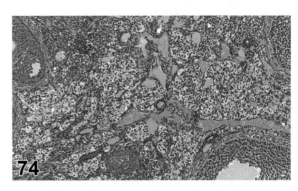

图 3.74

小鼠，卵巢，间质细胞肥大

【种属】 小鼠；大鼠。

【发病机制 / 细胞来源】 可能作为对黄体生成素分泌增加的生理性反应或对给予外源性物质的反应而发生。

【诊断特征】 ① 呈索状或巢状排列的间质细胞体积增大、呈多面体形、含丰富的透明至淡嗜酸性且有时空泡化的细胞质。② 核质比减小。

【鉴别诊断】 ① 间质细胞增生（hyperplasia, interstitial cell）：增生的细胞与卵巢其他结构相比所占比例增加。② 间质细胞空泡化（vacuolation, interstitial cell）：空泡化细胞可能由于细胞质内的空泡蓄积而增大。可能难以与真正的肥大区分。

【备注】 间质细胞肥大是卵巢老化和萎缩中常见的变化，常与间质细胞增生合并发生。已有报道，成年啮齿动物未萎缩卵巢中的肥大与给予促性腺激素及一些有机磷酸盐和硫代氨基甲酸酯类化合物有关。间质细胞具有类固醇生成活性，在一些情况下，肥大的细胞含有油红 O 染色阳性的中性脂质。

【参考文献】 Alison et al., 1990; Davis et al., 1999; Yuan and Foley, 2002。

（34）卵巢黄体肥大（N）（hypertrophy, corpora lutea [N] ovary）（图 3.75，图 3.76）

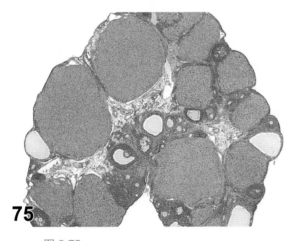

图 3.75

大鼠，卵巢，黄体肥大

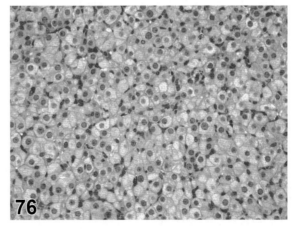

图 3.76

大鼠，卵巢，黄体肥大

【种属】 小鼠；大鼠。

【同义词】 Enlarged corpora lutea; activated corpora lutea; pseudopregnancy。

【发病机制 / 细胞来源】 黄体中类固醇生成更活跃。催乳素分泌增加，伴功能性黄体持续存在。

【诊断特征】 ① 比最近一次动情间期黄体更大的黄体。② 黄体细胞增大，细胞质轻度嗜碱性或嗜酸性。③ 受影响的黄体中可见少量变性的黄体细胞。④ 不是所有黄体均受到影响。⑤ 可伴有其他生殖器官的变化，如催乳素增加导致的乳腺小叶腺泡增生和泌乳，孕酮增加导致的阴道黏液化。⑥ 卵巢重量可能增加。

【鉴别诊断】 ① 黄体数量增多（corpora lutea, increased number）：黄体大小正常。② 黄体空泡化增加（vacuolation, corpora lutea, increased）：黄体大小正常或比正常增大。存在细胞质的空泡化增加。

【备注】 该变化可自发，或作为催乳素增加的结果出现，或由给予直接或间接激活黄体类固醇生成作用的药物导致。肥大的黄体细胞常产生孕酮。

【参考文献】 Davis et al., 1997; Dodo et al., 2009; Ishii et al., 2009; Rehm et al., 2007; Shibayama et al., 2009; Taketa et al., 2011; Yuan and Foley, 2002。

2. 非肿瘤性增生性病变

（35）卵巢间质细胞增生（H）（hyperplasia, interstitial cell [H] ovary）（图 3.77，图 3.78）

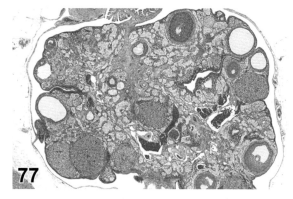

图 3.77

大鼠，卵巢，间质细胞增生

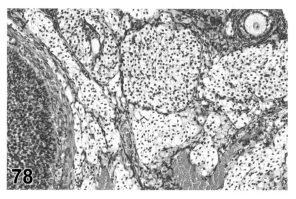

图 3.78

大鼠，卵巢，间质细胞增生

【种属】 小鼠；大鼠。

【发病机制 / 细胞来源】 可能作为一种对黄体生成素分泌增加的生理性反应或作为对给予外源性物质的反应而发生。

【诊断特征】 ① 间质细胞与卵巢其他结构相比所占比例增加。② 间质细胞呈索状或巢状排列，可见细胞体积增大、呈多面体形、含丰富的透明至淡嗜酸性且有时空泡化的细胞质。

【鉴别诊断】

1）间质细胞空泡化（vacuolation, interstitial cell）：① 空泡化的细胞可能由于细胞质内的空泡蓄积而增大。② 可能与真正的肥大难以区分。

2）间质细胞肥大（hypertrophy, interstitial cell）：① 呈索状或巢状排列的间质细胞体积增大、呈多面体形、含丰富的透明至淡嗜酸性且有时空泡化的细胞质。② 核质比减小。

（36）卵巢管状间质增生（H）（hyperplasia, tubulostromal [H] ovary）（图 3.79，图 3.80）

【种属】 小鼠；大鼠。

【同义词】 Hyperplasia; epithelial。

【发病机制 / 细胞来源】 卵巢表面上皮和间质细胞。

【诊断特征】 ① 卵巢表面上皮细胞浸润入卵巢，伴有不等的间质细胞增殖。② 一般为弥漫性病变，但是可以呈局灶性 / 结节状。③ 可形成环状增生区域围绕卵巢，尤其在小鼠。④ 可能轻微延伸到卵巢囊表面。⑤ 没有异型性。⑥ 局灶性病变小于或等于一个黄体的大小。⑦ 没有明显的压迫。

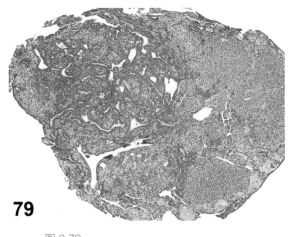

图 3.79

小鼠，卵巢，管状间质增生

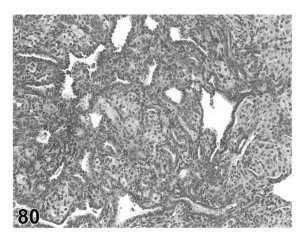

图 3.80

小鼠，卵巢，管状间质增生

【鉴别诊断】

1）管状间质腺瘤（adenoma, tubulostromal）：① 局灶性病变直径大于一个黄体，或 ② 有明显压迫以及 ③ 可能出现轻度多形性 / 异型性并且 ④ 如果存在侵袭，则局限在卵巢囊内。

2）囊状 / 乳头状增生（hyperplasia, cystic/papillary）：① 没有间质细胞成分及 ② 上皮细胞一般比管状间质增生性病变中的上皮细胞高，和（或）③ 存在囊状和（或）乳头状结构。

【备注】　在老龄小鼠和一些大鼠品系，弥漫性增生性病变非常常见。

【参考文献】　Alison et al., 1990; Davis et al., 1999; Davis et al., 2001; Dixon et al., 1999; Montgomery and Alison, 1987; Peluso and Gordon, 1992。

（37）卵巢囊状 / 乳头状增生（H）（hyperplasia, cystic/papillary [H] ovary）（图 3.81）

【种属】　小鼠；大鼠。

【同义词】　Hyperplasia, papillary; hyperplasia, cystic。

【发病机制 / 细胞来源】　卵巢表面上皮。

【诊断特征】　① 来源于表面上皮的局灶性的、常为囊状的小病变。② 经常出现于卵巢门，但是没有管内（卵巢网）来源的证据。③ 囊状病变内衬单层立方至柱状上皮（有时有纤毛）。④ 囊状病变可表现出突向囊腔内的乳头状突起，乳头衬覆有最多可达三层分化良好的上皮细胞。⑤ 非囊状病变由卵巢表面上皮的乳头状突起构成。⑥ 没有细胞异型性。⑦ 增生性病变小于或等于一个黄体大小。

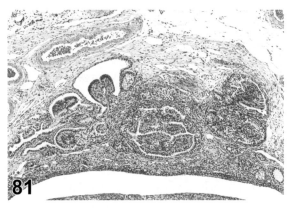

图 3.81

大鼠，卵巢，囊性 / 乳头状增生

【鉴别诊断】

1）管状间质增生（hyperplasia, tubulostromal）：① 病变一般在卵巢内部，不会主要位于卵巢表面，且 ② 如果有病变延伸到卵巢表面上，则仅程度轻微，且 ③ 一般为弥漫性的病变，以及 ④ 存在间质增生和 ⑤ 缺乏囊性或乳头状结构和（或）⑥ 上皮经常较囊状 / 乳头状增生矮。

2）囊腺瘤（cystadenoma）：① 可能出现轻微细胞异型性和（或）② 病变较一个黄体大。

3）管状间质腺瘤（adenoma, tubulostromal）：① 局灶性病变直径大于一个黄体，或 ② 有明显压迫及 ③ 可能出现轻度多形性 / 异型性并且 ④ 如果存在侵袭，则局限在卵巢囊内。

4）卵巢网增生（hyperplasia, rete ovarii）：① 有来源于卵巢网的证据。② 可能局灶息肉样向内生长。

③ 细胞核常位于细胞质顶端。④ 可能包含纤毛细胞区域。⑤ 可能含平滑肌。

【备注】 这是一个常见病变，在一些大鼠和小鼠品系的卵巢门尤其常见。主要的鉴别诊断是卵巢网增生，但是如果没有观察到可提示管内起源（卵巢网病变）的证据，区分囊状 / 乳头状增生和卵巢网增生是困难且具有主观性的。

【参考文献】 Davis et al., 2001; Dixon et al., 1999; Montgomery and Alison, 1987; Peluso and Gordon, 1992; Long, 2002。

（38）卵巢颗粒细胞增生（H）（hyperplasia, granulosa cell [H] ovary）（图 3.82）

【种属】 小鼠；大鼠。

【发病机制 / 细胞来源】 性索 / 间质细胞。

【诊断特征】 ① 细胞形态与正常颗粒细胞相似。② 排列紊乱的颗粒细胞形成单个或多个细胞群。③ 病变可呈囊状。④ 实性病变小于或等于 1 个黄体的大小。⑤ 细胞核呈圆形或椭圆形，染色质呈粗斑点状。⑥ 根据黄体化程度的不同，细胞质少量到中等量，呈弱嗜酸性且空泡化。⑦ 可见有丝分裂象。⑧ 轻微或无异型性。⑨ 对周围组织无明显压迫。

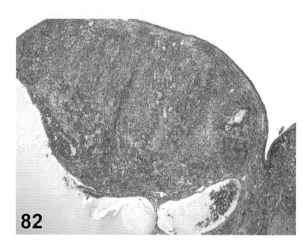

图 3.82

大鼠，卵巢，颗粒细胞增生

【鉴别诊断】

1）良性颗粒细胞瘤（tumor, granulosa cell, benign）：① 对周围组织具有明显压迫。② 可见不同程度的黄体化。③ 非囊性的、实性增生性病变的直径大于 1 个黄体的大小。

2）良性黄体瘤（luteoma, benign）；良性卵泡膜细胞瘤（thecoma, benign），或良性支持细胞瘤（tumor, Sertoli cell, benign）：① 一种细胞类型占主导地位（＞ 70%）。② 单独的结节。③ 出现压迫现象。④ 增生性病变的直径大于 1 个黄体（卵泡膜细胞瘤和支持细胞瘤）或 3 个黄体（黄体瘤）的大小。

【备注】 颗粒细胞增生通常是局灶性 / 多灶性的，应该与卵泡颗粒细胞层的斜切面或旁矢状切面区别，因为较大的卵泡的颗粒细胞层通常比较厚。颗粒细胞增生的生物学特性尚不清楚，可能是颗粒细胞肿瘤的前期病变。给予大鼠选择性雌激素受体调节剂（selective estrogen receptor modulator, SERM），可导致黄体生成素、17β- 雌二醇（estradiol–17β, E2）血浆浓度升高，以及排卵失败，表现为无排卵（黄体化）卵泡持续存在、黄体缺乏和颗粒细胞增生。本研究中发现，总直径大于 1 个黄体的囊性病变是可逆的，因此称其为颗粒细胞增生而不是腺瘤。因此，本指南建议使用实性组织（即非囊性）的直径而不是病变的总直径作为诊断特征。

【参考文献】 Alison et al., 1990; Davis et al., 1999; Davis et al., 2001; Dixon et al., 1999; Lewis, 1987; Long et al., 2001; Montgomery and Alison, 1987。

（39）卵巢卵泡膜细胞增生（H）（hyperplasia, theca cell [H] ovary）

【种属】 小鼠；大鼠。

【发病机制 / 细胞来源】 性索 / 间质细胞。

【诊断特征】 ① 由密集排列的梭形细胞组成，通常排列成交错束状和漩涡状，形成结节状外观。② 细胞质中存在不同数量的脂质空泡。③ 局灶性单独的病变，与周围组织界限清楚、无压迫。④ 可见黄体化现象。⑤ 无细胞异型性。⑥ 小于或等于 1 个黄体的大小。

【鉴别诊断】

1）良性卵泡膜细胞瘤（thecoma, benign）：① 对周围组织具有明显压迫。② 可见轻微的细胞异型性。

③ 可见不同程度的黄体化现象。④ 增生性病变大于 1 个黄体的大小。⑤ 胶原蛋白（如果存在）稀疏且排列在细胞束周围。

2）纤维化 / 纤维增生（fibrosis/fibroplasia）：① 缺少含脂质细胞和黄体化。② 胶原蛋白存在，排列在单个细胞周围。③ 纤维增生可伴随炎症细胞浸润和血管生成。

3）纤维瘤（fibroma）：① 缺少含脂质细胞和黄体化。② 出现压迫现象。③ 胶原蛋白存在排列在单个细胞周围而不是细胞束周围。

4）良性黄体瘤（luteoma, benign）；良性颗粒细胞瘤（tumor, granulosa cell, benign）；或良性支持细胞瘤（tumor, Sertoli cell, benign）：① 一种细胞类型占主导地位（> 70%）。② 单独的结节。③ 可见细胞异型性。④ 增生性病变大于 1 个黄体（支持细胞瘤和颗粒细胞瘤）或 3 个黄体（黄体瘤）的大小。

【备注】 在大鼠多囊卵巢综合征（polycystic ovary syndrome, PCOS）模型中，发现卵泡膜细胞过多且卵巢的组织病理学特征与 PCOS 的女性患者相似。

【参考文献】 Alison et al., 1990; Davis et al., 1999; Davis et al., 2001; Dixon et al., 1999; Wang et al., 2012。

（40）卵巢支持细胞增生（H）（hyperplasia, Sertoli cell [H] ovary）（图 3.83）

【种属】 小鼠；大鼠。

【发病机制 / 细胞来源】 性索 / 间质细胞。

【诊断特征】 ① 支持细胞增生在组织学上与睾丸的支持细胞增生相似。② 经常发生于门区。③ 形似曲细精管，内衬细胞的细胞核位于基底部，具有丰富的弱嗜酸性、空泡化细胞质，胞体突向管腔内。④ 常见灶性支持细胞巢，这些细胞巢不具有明显的管状结构。⑤ 无细胞异型性。⑥ 局灶性病变小于或等于 1 个黄体的大小。⑦ 无压迫现象或包膜形成。

【鉴别诊断】

1）良性支持细胞瘤（tumor, Sertoli cell, benign）：① 对周围组织具有明显压迫。② 可见轻微的细胞异型性。③ 增生性病变大于 1 个黄体的大小。④ 通常可见纤维包膜。

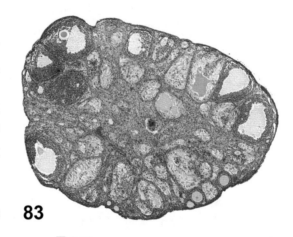

83

图 3.83

小鼠，卵巢，支持细胞增生

2）良性黄体瘤（luteoma, benign）；良性卵泡膜细胞瘤（thecoma, benign）或良性颗粒细胞瘤（tumor, granulosa cell, benign）：① 一种细胞类型占主导地位（> 70%）。② 单独的结节。③ 可见压迫现象。④ 可见细胞异型性。⑤ 增生性病变大于 1 个黄体（卵泡膜细胞瘤和颗粒细胞瘤）或 3 个黄体（黄体瘤）的大小。

【备注】 睾丸样小管的形成最常见于老龄化卵巢。在 26 日龄切除垂体的大鼠中，可在 5 月龄时观察到睾丸样小管，但最常见的是在 11 月龄时出现。自发性支持细胞增生在 Sprague Dawley 大鼠中已有描述。

【参考文献】 Alison et al., 1990; Davis et al., 1999; Davis et al., 2001; Dixon et al., 1999; Engle, 1946; Gregson et al., 1984; Montgomery and Alison, 1987。

（41）卵巢混合型性索间质增生（H）（hyperplasia, sex cord stromal, mixed [H] ovary）（图 3.84，图 3.85）

【种属】 小鼠；大鼠。

【修饰语】 弥漫性；局灶性。

【发病机制 / 细胞来源】 性索 / 间质细胞。

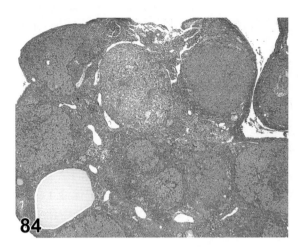

图 3.84

大鼠，卵巢，多灶性混合型性索间质增生

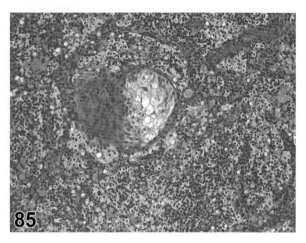

图 3.85

大鼠，卵巢，弥漫性混合型性索间质增生

【诊断特征】 ① 病变可能表现出一系列不同的形态学特征，包括颗粒细胞、卵泡膜细胞、支持细胞和黄体细胞，各种细胞数量不尽相同，但没有一种细胞类型占主导地位（＞70%）。② 是常见的病变。③ 无或轻微细胞异型性。④ 在老龄大鼠中，可分为两种不同的病变——局灶性和弥漫性混合型。⑤ 在小鼠中，通常只可见局灶性病变。

1）局灶性：① 局灶性病变散在分布，与邻近组织界限清楚。② 实性组织（非囊性区域）的大小不超过 1 个大黄体。③ 卵巢组织无明显受压或消失。

2）弥漫性混合型（老龄型）：① 病变可多灶性或弥漫性地贯穿整个卵巢，且累及整个卵巢。② 界限模糊；逐渐移行到邻近的组织。③ 无明显的异型性或侵袭性。④ 由间质细胞和性索细胞混合组成。最常与这种类型的病变相关的是支持细胞型和间质细胞。支持型细胞胞质透亮，排列成条索状或带状，偶尔排列成小管状。⑤ 可能会导致卵巢整体增大，但病变本身的直径小于或等于一个正常卵巢的直径。

【鉴别诊断】

1）良性混合型性索间质瘤（tumor, sex cord stromal, mixed, benign）：① 性索间质增生和肿瘤之间的鉴别比较困难且具有主观性。② 明显的肿块，对邻近组织存在压迫。③ 可见局部异型性。④ 局灶性病变的非囊性区域若大于 1 个黄体则诊断为肿瘤。⑤ 弥漫性混合型病变若大于正常卵巢则诊断为肿瘤。

2）良性颗粒细胞瘤（tumor, granulosa cell, benign），或良性支持细胞瘤（tumor, Sertoli cell, benign），或良性黄体瘤（luteoma, benign），或良性卵泡膜细胞瘤（thecoma, benign）：① 一种细胞类型占主导地位（＞70%）。② 单独的结节。③ 可见压迫现象。④ 增生性病变的直径大于 1 个黄体（颗粒细胞瘤、卵泡膜细胞瘤和支持细胞瘤）或 3 个黄体（黄体瘤）的大小。

【备注】 弥漫性混合型（老龄型）增生常发生于老龄大鼠。

【参考文献】 Alison et al., 1990; Lewis, 1987; Montgomery and Alison, 1987。

（42）卵巢系膜平滑肌增生（H）（hyperplasia, smooth muscle, mesovarial [H] ovary）（图 3.86）

【种属】 大鼠。

【发病机制 / 细胞来源】 平滑肌。

【诊断特征】 ① 过量的平滑肌在卵巢系膜、

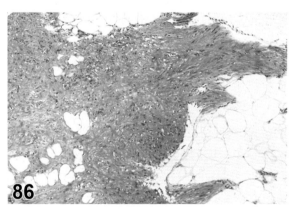

图 3.86

大鼠，卵巢系膜，平滑肌增生

悬韧带或卵巢门内形成不规则的区域。② 平滑肌纤维呈平行或不规则排列。

【鉴别诊断】 卵巢系膜平滑肌瘤（leiomyoma, mesovarial）：平滑肌瘤的细胞交织排列成束状，有时也呈漩涡状。

【备注】 据报道，大鼠卵巢系膜平滑肌增生与实验诱导（给予 β- 肾上腺素能受体激动剂）平滑肌瘤的发生有关。在小鼠中还没有关于这一发现的报道。

【参考文献】 Gopinath and Gibson, 1987; Kelly et al., 1993; Nelson et al., 1972。

（43）卵巢网增生（H）（hyperplasia, rete ovarii [H] ovary）（图 3.87）

【种属】 小鼠；大鼠。

【发病机制 / 细胞来源】 卵巢网上皮。

【诊断特征】 ① 卵巢网小管上皮弥漫性增厚，可见细胞肥大、空泡化或密集排列。② 有卵巢网起源的证据（出现于卵巢门；与内部或外部的卵巢网相连）。③ 可呈现局灶性息肉样向内生长方式。④ 病变范围更大时，可见轻度的乳头状生长模式。⑤ 细胞核通常位于细胞质顶端。⑥ 可见包含纤毛细胞的区域。⑦ 可含有平滑肌。⑧ 可发生在囊性扩张的小管中。

【鉴别诊断】 ① 卵巢网腺瘤（adenoma, rete ovarii）：管内肿块使受累卵巢网小管扩张。② 卵巢网囊肿（cyst, rete ovarii）：卵巢网上皮无增生和增厚。③ 卵巢旁囊肿（cyst, paraovarian）：发生在卵巢旁，与卵巢门或卵巢内结构无明显连接。④ 囊状 / 乳头状增生（hyperplasia, cystic/papillary）：起源于卵巢表面上皮；无卵巢网起源的迹象。

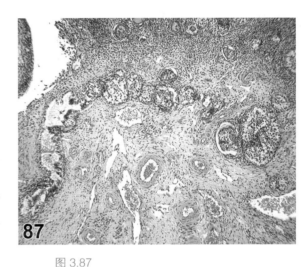

图 3.87

大鼠，卵巢，卵巢网增生

【备注】 卵巢网增生，这种与年龄相关性变化的发生率可能被低估了，因其不明显且位于卵巢边缘，在随机朝向的切片中也并非总能看到卵巢网。据报道，卵巢网增生可在 CD-1 小鼠发生，而大鼠中在 Wistar Han 品系的发生率较高。卵巢网增生与卵巢表面上皮细胞来源的囊性 / 乳头状增生的区分比较困难且具有主观性。

【参考文献】 Kon et al., 2007; Long, 2002。

3. 肿瘤性增生性病变

（1）卵巢网腺瘤（B）（adenoma, rete ovarii [B] ovary）（图 3.88）

【种属】 小鼠；大鼠。

【发病机制 / 细胞来源】 卵巢网上皮。

【诊断特征】 ① 管内肿块使受累卵巢网小管扩张。② 通常存在具有中央蒂和分支状纤维血管间质的乳头状结构。③ 细胞呈立方状或柱状，胞质少，细胞核常位于细胞中央或顶端。④ 通常不见分泌物。⑤ 偶尔可见胞核浓染的纤毛细胞灶和密集排列的嗜碱性细胞灶。⑥ 无管外侵袭性生长或细胞异型性。

【鉴别诊断】 ① 卵巢网增生（hyperplasia, rete ovarii）：受累及卵巢网小管不因管内肿块而扩张。

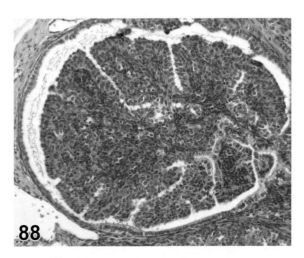

图 3.88

大鼠，卵巢，卵巢网腺瘤

② 囊腺瘤（cystadenoma）：非卵巢网起源。

【备注】 卵巢网腺瘤这种与年龄相关性变化的发生率可能被低估了，因其不明显且位于卵巢门，在随机朝向的切片中也并非总能看到卵巢网。据报道，卵巢网腺瘤可在 CD–1 小鼠发生；而大鼠中在 Wistar Han 品系的发生率较高。囊腺瘤（起源于卵巢表面上皮）和卵巢网腺瘤的区分比较困难且具有主观性。卵巢网腺瘤的定义标准是明显起源于外部或内部卵巢网。据作者所知，在小鼠和大鼠中尚未有发现卵巢网癌的报道。

【参考文献】 Long, 2002。

（2）卵巢囊腺瘤（B）（cystadenoma [B] ovary）（图 3.89，图 3.90）

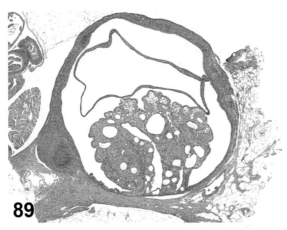

图 3.89

小鼠，卵巢，囊腺瘤

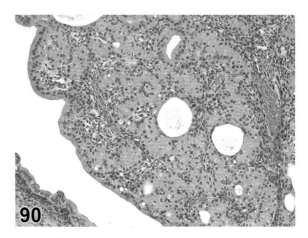

图 3.90

小鼠，卵巢，囊腺瘤

【种属】 小鼠；大鼠。

【发病机制 / 细胞来源】 卵巢表面上皮。

【诊断特征】 ① 单个或多个囊状和（或）乳头状结构，衬覆立方状或低柱状上皮细胞，可有纤毛。② 通常出现在卵巢表面，对卵巢固有组织有轻微或无侵袭。③ 非囊性病变由从卵巢表面上皮突出的结节或乳头状结构组成。④ 囊内可含有浆液或血液。⑤ 通常很少或无细胞异型性。⑥ 囊状和乳头状结构被纤细的间质分隔。⑦ 常对邻近卵巢间质存在压迫，但没有侵袭性。⑧ 增生性病变大于 1 个黄体的大小。

【鉴别诊断】

1）囊状 / 乳头状增生（hyperplasia, cystic/papillary）：① 单层分化良好的上皮细胞。② 无异型性。③ 病变小于或等于 1 个黄体。

2）囊腺癌（cystadenocarcinoma）：① 常可见细胞异型性和多形性。② 常可见有丝分裂象。③ 存在卵巢周围组织的浸润或转移。

3）卵巢网腺瘤（adenoma, rete ovarii）：起源于卵巢网的小管内病变。

4）管状间质腺瘤（adenoma, tubulostromal）：① 卵巢内病变。② 常见间质成分，间质内含有不同数量黄体化细胞。

【备注】 卵巢囊腺瘤为某些小鼠品系的常见病变；在大鼠中不常见。如果未发现小管内起源的证据，区分囊腺瘤和卵巢网腺瘤是困难的且具有主观性。

【参考文献】 Alison and Morgan, 1987a; Alison et al., 1987b; Alison et al., 1990; Gregson et al., 1984; Lewis, 1987; Long, 2002。

（3）卵巢囊腺癌（M）（cystadenocarcinoma [M] ovary）（图 3.91，图 3.92）

【种属】 小鼠；大鼠。

【发病机制 / 细胞来源】 卵巢表面上皮。

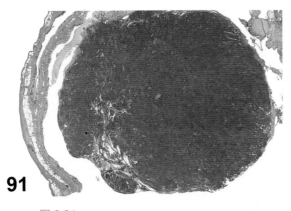

图 3.91

大鼠，卵巢，囊腺癌

图 3.92

大鼠，卵巢，囊腺癌

【诊断特征】 ① 实性或囊性肿块，内衬立方状或低柱状的多形性上皮细胞，可见纤毛。② 常可见有丝分裂象。③ 可见褶皱或乳头状突起。④ 间质成分纤细，且不是肿瘤固有的组成部分。⑤ 可见对邻近组织的浸润现象。⑥ 可选修饰语为乳头状、囊状、浆液性和黏液性；但是这些修饰语通常不用于毒理学研究。

【鉴别诊断】

1）卵黄囊癌（carcinoma, yolk sac）：① 可见脏层和壁层的生长模式。② 含有 PAS 染色阳性、嗜酸性的基质。

2）囊腺瘤（cystadenoma）：① 轻微或无细胞异型性。② 少见有丝分裂象。③ 缺乏侵袭性的生长模式。

3）管状间质癌（carcinoma, tubulostromal）：通常可见间质成分，间质内含有不同数量黄体化细胞。

4）绒毛膜癌（choriocarcinoma）：① 包含脏层和壁层的生长模式。② 常见血肿、出血和坏死。

5）恶性间皮瘤（mesothelioma, malignant）：① 位于卵巢外；常位于卵巢囊中。② 可见于其他组织的腹膜表面。③ 可见较多间质，间质呈玻璃样外观。④ 细胞可有"靴钉样"外观。⑤ 很难与囊腺癌区分。

6）胚胎性癌（carcinoma, embryonal）：① 由具有大细胞核的低分化梭形细胞组成。② 可能包含卵黄囊癌和（或）由外胚层、中胚层或内胚层起源的分化良好的组织。

【备注】 卵巢囊腺癌为某些小鼠品系的常见病变；在大鼠中不常见。很难将囊腺癌与恶性间皮瘤相区分。

【参考文献】 Alison and Morgan, 1987a; Alison and Morgan, 1987b; Davis et al., 1999; Dixon et al., 1999; Greaves, 2012; Gregson et al., 1984。

（4）卵巢管状间质腺瘤（B）（adenoma, tubulostromal [B] ovary）（图 3.93）

【种属】 小鼠；大鼠。

【同义词】 Tubular adenoma。

【发病机制 / 细胞来源】 卵巢表面上皮。

【诊断特征】 ① 结节状结构，伴有压迫或取代周围组织。② 纤细的小管内衬立方状上皮细胞，与卵巢表面上皮细胞相似或与其相延续。③ 小管由可能起源于性索间质的细胞群分隔，且可表现出不同程度的黄体化。④ 可见支持细胞样小管和（或）肾小球样结构，但不占主导地位。⑤ 管状与非管状结构的比例、小管扩张和空泡化 / 黄体化的程度变化较大，但以内衬立方状上皮细胞的管状结构为主。⑥ 增生性病变的直径大于 1 个黄体。⑦ 管状结构中可见囊性扩张的区域。⑧ 可见轻微的细胞多形性 / 异型性。⑨ 特别是在卵巢门附近，可见延伸到卵巢囊。

【鉴别诊断】

1）管状间质增生（hyperplasia, tubulostromal）：① 对相邻组织无明显压迫或取代现象。② 小于或等于 1 个黄体的大小。③ 缺乏细胞异型性。

2）良性支持细胞瘤（tumor, Sertoli cell, benign）：① 以支持细胞和管状结构为主。② 细胞可呈现高柱状、内衬于分化良好的小管，胞核位于基底部，胞质垂直排列；细胞也可呈现含空泡的细胞巢，胞核不处于基底部（最常见于 Sprague Dawley 大鼠）。③ 可见纤维血管间质。④ 不与卵巢表面上皮相连。

3）良性性索间质瘤（tumor, sex cord stromal, benign）［良性颗粒细胞瘤（tumor, granulosa cell, benign）；良性卵泡膜细胞瘤（thecoma, benign）；良性黄体瘤（luteoma, benign）；良性混合型性索间质瘤（tumor, sex cord stromal, mixed, benign）］：① 性索间质细胞占主导地位（向黄体瘤、卵泡膜细胞瘤、颗粒细胞瘤或混合型瘤的分化，是由肿瘤的主要细胞类型决定的）。② 不与卵巢表面上皮相连。

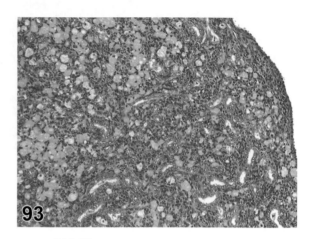

图 3.93

小鼠，卵巢，管状间质腺瘤

4）管状间质癌（carcinoma, tubulostromal）：① 可见细胞异型性。② 可见有丝分裂象增多。③ 可见卵巢囊外局部侵袭。④ 可见转移。

5）囊腺瘤 / 囊腺癌（cystadenoma / cystadenocarcinoma）：① 无间质细胞成分。② 肿瘤上皮细胞通常高于管状间质肿瘤中的上皮细胞。③ 常形成囊性空腔和（或）乳头状结构。

【备注】 卵巢管状间质腺瘤中，阿尔辛蓝染色能很好地显示小管上皮细胞中偶见的酸性黏多糖。此病变为某些小鼠品系的常见肿瘤；大鼠罕见。

【参考文献】 Alison et al., 1990; Davis et al., 1999; Dixon et al., 1999; Greaves, 2012; Gregson et al., 1984; Lewis, 1987; Maekawa, 1990; Morgan and Alison, 1987。

（5）卵巢管状间质癌（M）（carcinoma, tubulostromal [M] ovary）（图 3.94）

【种属】 小鼠；大鼠。

【发病机制 / 细胞来源】 卵巢表面上皮。

【诊断特征】 ① 纤细的小管内衬立方状上皮细胞，与卵巢表面上皮细胞相似或与其相延续。② 小管由可能起源于性索间质的细胞群分隔，且可能表现出不同程度的黄体化。③ 管状与非管状结构比例、小管扩张程度和空泡化 / 黄体化差异较大，但以管状结构为主。④ 高度多形性和异型性。⑤ 增生性病变的直径大于 1 个黄体。⑥ 可见大量核分裂象。⑦ 存在卵巢囊外邻近组织的浸润。⑧ 可见转移。

【鉴别诊断】

1）管状间质腺瘤（adenoma, tubulostromal）：① 轻度或无多形性 / 异型性。② 如出现侵袭现象，仅局限于卵巢囊。

2）囊腺癌（cystadenocarcinoma）：① 无间质细胞成分。② 肿瘤上皮细胞通常高于管状间质肿瘤的上皮细胞。③ 存在囊性空腔和乳头状结构。

【备注】 该肿瘤在大鼠和小鼠中罕见。

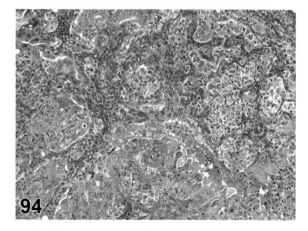

图 3.94

小鼠，卵巢，管状间质癌

【参考文献】 Alison and Morgan, 1987a; Alison et al., 1987b; Alison et al., 1990; Davis et al., 1999; Dixon et al., 1999; Greaves, 2012; Gregson et al., 1984; Lewis, 1987; Maekawa, 1990; Maekawa et al., 1996; Morgan and Alison, 1987。

（6）卵巢 / 子宫卵黄囊癌（M）（carcinoma, yolk sac [M] ovary; uterus）（图 3.95，图 3.96）

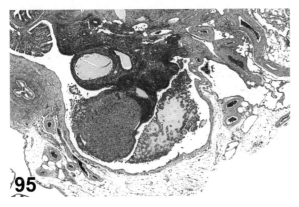

图 3.95

大鼠，卵巢，卵黄囊癌

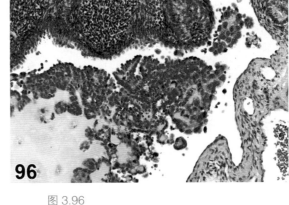

图 3.96

大鼠，卵巢，卵黄囊癌

【种属】 小鼠；大鼠。

【同义词】 Tumor, endodermal sinus, malignant; tumor, yolk sac, malignant。

【发病机制 / 细胞来源】 可能是生殖细胞肿瘤的变异类型。

【诊断特征】 ① 通常形成类似两层胎膜的结构——壁层和脏层卵黄囊。② 壁层卵黄囊肿瘤细胞：产生大量嗜酸性的、PAS 染色阳性基质，巢状和条索状肿瘤细胞嵌入其中。多边形或立方状内胚层细胞，具有双嗜性胞质、多形核，常可见多个核仁。含有 PAS 染色阳性的胞质内小滴或颗粒。常形成菊形团样、条索状或乳头状结构；较少形成囊状或肾小球样小体。③ 脏层卵黄囊内胚层细胞：呈圆柱状。不含有 PAS 染色阳性小滴。可形成中央毛细血管嵌在间质组织中，周围环绕脏层内胚层的乳头状结构。可见胞质淡染、核大的大型细胞，或环绕在充满血液腔隙周围的巨细胞。④ 通常同时存在壁层和脏层成分转移；常累及淋巴结、肾脏、肝脏和脾脏。

【鉴别诊断】

1）囊腺癌（cystadenocarcinoma）：① 由多形性的上皮细胞组成，多为立方状。② 上皮细胞可具有纤毛。③ 缺乏 PAS 染色阳性基质。④ 缺乏胞质内 PAS 染色阳性小滴 / 颗粒。

2）子宫内膜腺癌（adenocarcinoma, endometrial）（子宫，原发性部位；卵巢，由子宫侵袭而来）：① 细胞可形成腺体样结构。② 缺乏 PAS 染色阳性基质。③ 缺乏胞质内 PAS 染色阳性小滴 / 颗粒。

3）绒毛膜癌（choriocarcinoma）：① 常见坏死和出血的区域。② 缺乏 PAS 染色阳性基质。③ 缺乏胞质内 PAS 染色阳性小滴 / 颗粒。④ 由两种细胞类型组成——小型嗜碱性细胞（胎盘细胞滋养层细胞）和大型巨细胞（合体滋养层细胞）。

4）胚胎性癌（carcinoma, embryonal）：① 卵黄囊癌与胚胎癌有时难以鉴别。② 胚胎性癌由梭形、低分化的细胞组成，其胞核大、核仁明显。③ 可能包含卵黄囊癌，和（或）起源于 1 或 2 个非所有 3 个胚层的分化良好的组织区域。

【备注】 该肿瘤在大鼠和小鼠中罕见。自发性卵黄囊癌可能多见于 BDII/Han 大鼠。妊娠后可自发形成具有滋养层细胞分化的卵黄囊癌。肿瘤免疫组织化学染色为层粘连蛋白阳性。

【参考文献】 Alison et al., 1987b; Alison et al., 1990; Davis et al., 1999; Dixon et al., 1999; Greaves, 2012; Leininger and Jokinen, 1990; Lewis, 1987; Maekawa, 1990; Maekawa et al., 1996; Majeed et al., 1986; Mitsuhashi et al., 1993; Sobis, 1987。

（7）卵巢/子宫绒毛膜癌（M）（choriocarcinoma [M] ovary; uterus）（图 3.97，图 3.98）

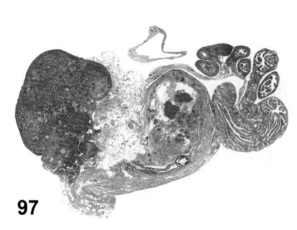

图 3.97

小鼠，卵巢，绒毛膜癌

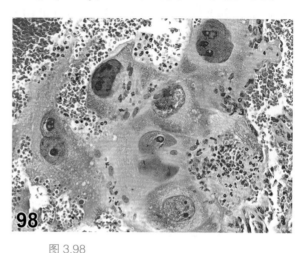

图 3.98

小鼠，卵巢，绒毛膜癌

【种属】　　　小鼠；大鼠。

【同义词】　　　Chorioepithelioma, malignant。

【发病机制/细胞来源】　　　滋养层细胞。

【诊断特征】　　　① 由两种细胞组成：类似胎盘细胞滋养层细胞的小圆形双嗜性或嗜碱性细胞，以及具有单个大核巨细胞（滋养细胞型巨细胞）或多个多形核且核仁明显的巨细胞（合体滋养层细胞）。② 巨细胞或合胞体细胞内有时可见噬红细胞作用和（或）细胞内 PAS 染色阳性物质。③ 两种细胞类型都可见高度的浸润性生长。④ 常见出血和坏死。

【鉴别诊断】

1）卵黄囊癌（carcinoma, yock sac）：① 含有 PAS 染色阳性的嗜酸性基质。② 具有脏层和壁层结构。

2）囊腺瘤（cystadenoma）：① 常可见囊状和乳头状结构。② 由多形上皮细胞组成，多为立方状。③ 上皮可有纤毛。④ 缺乏胞质内 PAS 染色阳性小滴/颗粒。

3）胚胎性癌（carcinoma, embryonal）：① 由梭形、低分化的细胞组成，胞核大。② 可能包含卵黄囊癌和（或）起源于 1 或 2 个非所有 3 个胚层的分化好的组织区域。

4）血管肉瘤（hemangiosarcoma）：① 由单一细胞类型组成。② 肿瘤形成真性血管腔，内衬恶性内皮细胞。

【备注】　　　该肿瘤在小鼠和大鼠中罕见。绒毛膜癌通常与妊娠有关，或因胚胎切除术后脏层卵黄囊移位诱发。

【参考文献】　　　Alison et al., 1987a; Alison and Morgan, 1987a; Alison et al., 1987b; Alison et al., 1990; Davis et al., 1999; Dixon et al., 1999; Leininger and Jokinen, 1990; Lewis, 1987; Maekawa, 1990; Maekawa et al., 1996; Sobis, 1987a; Yoshida et al., 1997。

（8）卵巢/子宫胚胎性癌（M）（carcinoma, embryonal [M] ovary; uterus）（图 3.99，图 3.100）

【种属】　　　大鼠。

【发病机制/细胞来源】　　　可能由生殖细胞起源。

【诊断特征】　　　① 由圆形或梭形、低分化的细胞组成。② 胞核大，核仁明显。③ 大量核分裂象。④ 高度浸润性生长。⑤ 可能存在卵黄囊癌的区域。⑥ 可能存在分化好的组织，如骨、软骨和（或）皮肤。⑦ 转移灶通常由未分化的细胞组成，也可包含卵黄囊癌的区域。

【鉴别诊断】

1）卵黄囊癌（carcinoma, yolk sac）：① 含有 PAS 染色阳性的嗜酸性基质。② 具有脏层和壁层结构。

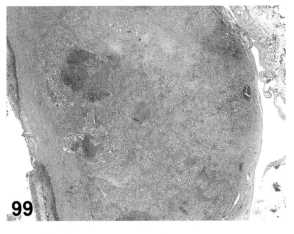

图 3.99

大鼠，卵巢，胚胎性癌

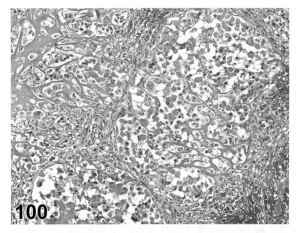

图 3.100

大鼠，卵巢，胚胎性癌

③ 不包含其他类型（分化好或分化差）的肿瘤组织。

2）囊腺癌（cystadenocarcinoma）：① 由单一细胞类型组成，该细胞可能具有高度多形性。② 常见囊状和乳头状结构。③ 上皮细胞可有纤毛。

3）绒毛膜癌（choriocarcinoma）：① 常见坏死和出血。② 由两种细胞类型组成：小型嗜碱性细胞（胎盘细胞滋养层细胞）和大型巨细胞（合体滋养层细胞）。

4）恶性畸胎瘤（teratoma, malignant）：包含起源于所有 3 个胚层的组织。

【备注】 尚未有小鼠自发性胚胎性癌的报道，但在大鼠中可通过注射小鼠肉瘤病毒诱发。

【参考文献】 Alison et al., 1987b; Dixon et al., 1999; Faccini et al., 1990; Frith and Ward, 1988; Lemon and Gubareva, 1979; Nielsen et al., 1976; Rehm et al., 1984; Sass and Rehm, 1994; Serov et al., 1973; Sobis et al., 1987b; Squire et al., 1978。

（9）卵巢无性细胞瘤（M）（dysgerminoma [M] ovary）（图 3.101，图 3.102）

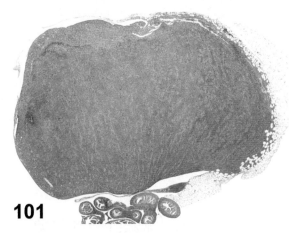

图 3.101

小鼠，卵巢，无性细胞瘤

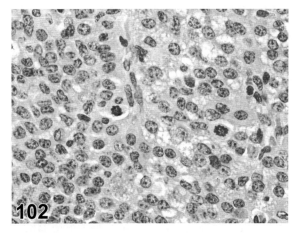

图 3.102

小鼠，卵巢，无性细胞瘤

【种属】 小鼠。

【同义词】 Ovarian seminoma。

【发病机制 / 细胞来源】 可能是生殖细胞起源。

【诊断特征】 由成片大圆形未分化细胞组成，胞质淡染或透明。

【鉴别诊断】

1）卵黄囊癌（carcinoma, yolk sac）：① 含有 PAS 染色阳性的嗜酸性基质。② 具有脏层和壁层结构。

2）囊腺癌（cystadenocarcinoma）：① 可见囊状和（或）乳头状结构。② 由多形性的细胞组成，多为立方上皮细胞。③ 上皮细胞可有纤毛。

3）绒毛膜癌（choriocarcinoma）：① 由两种细胞类型组成：小型嗜碱性细胞（胎盘细胞滋养层细胞）和大型巨细胞（合体滋养层细胞）。② 常见血肿、出血和坏死。

【备注】 该肿瘤在小鼠中罕见，在大鼠中未见报道。

【参考文献】 Alison and Morgan, 1987a; Alison et al., 1990; Davis et al., 1999。

（10）卵巢系膜平滑肌瘤（B）（leiomyoma, mesovarial [B] ovary）（图 3.103 ～图 3.105）

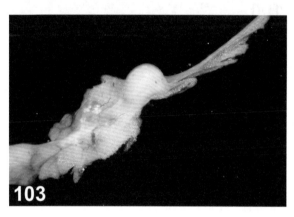

图 3.103

大鼠，卵巢系膜，平滑肌瘤（图片由 C. Gopinath 提供）

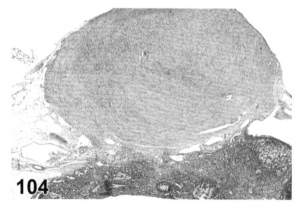

图 3.104

大鼠，卵巢系膜，平滑肌瘤（图片由 C. Gopinath 提供）

【种属】 大鼠。

【发病机制 / 细胞来源】 间叶细胞起源；平滑肌细胞。

【诊断特征】 ① 平滑肌纤维交错或垂直排列成束，有时也呈漩涡状，肿瘤边界清楚。② 具有丰富嗜酸性胞质的长形肌细胞，细胞核圆柱状两端钝圆，呈雪茄形。③ 细胞束间稀疏胶原蛋白的比例不同。

【鉴别诊断】 卵巢系膜平滑肌增生（hyperplasia, smooth muscle, mesovarial, ovary）：增生灶内的细胞缺乏典型的交织束状或漩涡状结构。

【备注】 卵巢系膜平滑肌瘤在大鼠中是罕见的自发性肿瘤。已有实验证明，大鼠给予 β- 肾上腺素能受体激动剂可诱导卵巢系膜平滑肌瘤的发生。据报道，这种肿瘤更常发生在右侧。卵巢系膜平滑肌瘤在小鼠中尚无相关报道。

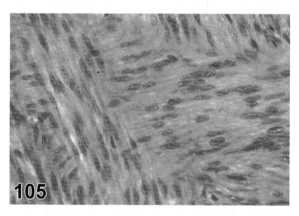

图 3.105

大鼠，卵巢系膜，平滑肌瘤（图片由 C. Gopinath 提供）

【参考文献】 Gopinath and Gibson, 1987; Nelson et al., 1972。

（11）卵巢良性颗粒细胞瘤（B）（tumor, granulosa cell, benign [B] ovary）（图 3.106，图 3.107）

【种属】 小鼠；大鼠。

【同义词】 Tumor, sex cord stromal, benign, granulosa cell type。

【发病机制 / 细胞来源】 性索 / 间质细胞。

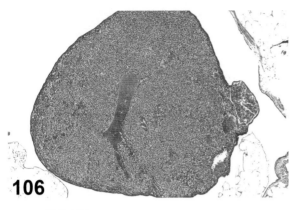

图 3.106

小鼠，良性颗粒细胞瘤

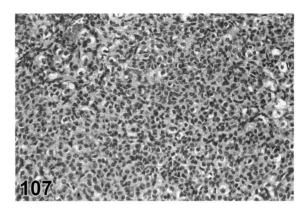

图 3.107

小鼠，良性颗粒细胞瘤

【诊断特征】 ① 细胞形态与正常颗粒细胞相似。② 主要由颗粒细胞组成（＞70%）。③ 可见不同数量的其他类型的性索 / 间质细胞，但主要为颗粒细胞。④ 细胞核圆形至卵圆形，染色质粗斑点状。⑤ 可见不同程度的黄体化。⑥ 细胞质根据黄体化程度从少量到中等量不等，胞质弱嗜酸性和空泡化。⑦ 可见轻微细胞异型性。⑧ 可见少量核分裂象。⑨ 考尔 – 爱克斯诺小体（Call–Exner body）不常见。⑩ 具有囊状、微卵泡状、实性和小梁状等几种生长方式，但肿瘤通常不根据生长方式进行细分。⑪ 体积大的肿瘤可能伴有出血、坏死和（或）脂褐素颗粒。⑫ 存在明显的组织压迫或移位现象。⑬ 非囊性、实性增生性病变的直径大于 1 个黄体。

【鉴别诊断】

1）颗粒细胞增生（hyperplasia, granulosa cell）：① 对周围组织无明显压迫。② 轻微或无异型性。③ 实性病变小于或等于 1 个黄体的大小。

2）良性黄体瘤（luteoma, benign）、良性卵泡膜细胞瘤（thecoma, benign）、良性支持细胞瘤（tumor, Sertoli cell, benign）：＞70% 的肿瘤细胞为黄体细胞、卵泡膜细胞或支持细胞。

3）良性黄体瘤（luteoma, benign）：主要细胞类型（＞70%）呈多面体形，胞质丰富、嗜酸性、含空泡，核染色质无明显斑点状外观。

4）良性卵泡膜细胞瘤（thecoma, benign）：① 主要细胞类型（＞70%）是梭形的卵泡膜细胞，呈漩涡状排列。② 细胞内有时含有脂滴。③ 细胞束间可见胶原蛋白。

5）恶性颗粒细胞瘤（tumor, granulosa cell, malignant）：① 主要细胞类型（＞70%）是一种染色质呈粗斑点状的颗粒细胞。② 可见出血 / 坏死的区域。③ 可出现浸润性生长。④ 通常可见异型性。⑤ 可出现转移。

【备注】 颗粒细胞瘤是 Fischer F344 和 Sprague Dawley 大鼠最常见的卵巢肿瘤。在小鼠中，不同品系间颗粒细胞瘤的发生率存在显著差异。在 SWR 品系小鼠中颗粒细胞瘤的发生率较高。在大多数其他品系小鼠中，颗粒细胞瘤相对不常见。颗粒细胞瘤可分泌雌激素。

【参考文献】 Alison and Morgan, 1987a; Alison and Morgan, 1987b; Alison et al., 1987b; Alison et al., 1990; Gregson et al., 1984; Maekawa and Hayashi, 1987。

（12）卵巢恶性颗粒细胞瘤（M）（tumor, granulosa cell, malignant [M] ovary）（图 3.108，图 3.109）

【种属】 小鼠；大鼠。

【同义词】 Gynoblastoma; tumor, sex cord stromal, malignant, granulosa cell type。

【发病机制 / 细胞来源】 性索 / 间质细胞。

【诊断特征】 ① 主要的细胞类型是颗粒细胞（＞70%）。② 细胞形态与正常颗粒细胞相似，但常可见中度细胞异型性和多形性。③ 细胞核圆形至卵圆形，核染色质粗斑点状。④ 考尔 – 爱克斯

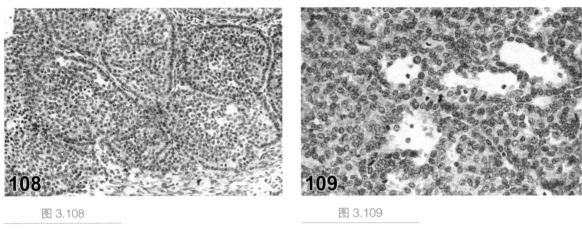

图 3.108

小鼠，卵巢，恶性颗粒细胞瘤

图 3.109

小鼠，卵巢，恶性颗粒细胞瘤

诺小体（Call-Exner body）不常见。⑤ 根据黄体化程度细胞质从少量到中等量不等，胞质弱嗜酸性和空泡化。⑥ 具有卵泡状、实性和小梁状等几种生长方式，但在毒理学研究中不用于肿瘤的细分。⑦ 有时，颗粒细胞瘤中的某些区域或一部分是由梭形卵泡膜细胞样细胞组成的。⑧ 可有许多核分裂象。⑨ 常见局灶性坏死和出血。⑩ 具有局部侵袭性。⑪ 肿瘤可远处转移至肾、肺和淋巴结。

【鉴别诊断】

1）良性颗粒细胞瘤（tumor, granulosa cell, benign）：① 无明显异型性。② 无侵袭性或浸润性生长。③ 仅在非常大的肿瘤中，偶见小灶坏死或出血。④ 偶尔可见核分裂象。⑤ 无转移。

2）恶性支持细胞瘤（tumor, Sertoli cell, malignant）：① 主要的细胞类型是支持细胞（> 70%）。② 由管状结构和（或）由空泡状细胞排列为巢状而无明显管状结构的区域组成。③ 可出现腹膜腔转移。

3）恶性卵泡膜细胞瘤（thecoma, malignant）：主要的细胞类型是卵泡膜细胞（> 70%）。

【备注】 良性和恶性颗粒细胞瘤之间的区别在于异型性的程度、浸润性生长模式、是否存在转移及坏死和出血区域而提示的高生长速率。

【参考文献】 Alison and Morgan, 1987a; Alison and Morgan, 1987b; Alison et al., 1987b; Alison et al., 1990; Gregson et al., 1984; Lewis, 1987; Maekawa and Hayashi, 1987。

（13）卵巢良性支持细胞瘤（B）（tumor, Sertoli cell, benign [B] ovary）（图 3.110，图 3.111）

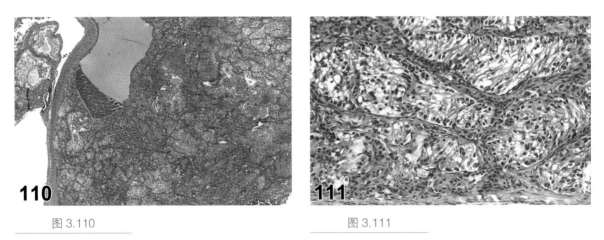

图 3.110

大鼠，卵巢，良性支持细胞瘤

图 3.111

大鼠，卵巢，良性支持细胞瘤

【种属】 小鼠；大鼠。

【同义词】 Tumor, gonadal stromal, benign; tumor, sex cord stromal, benign; tumor, sex cord stromal, benign, Sertoli type; tumor, sustentacular, benign; sertoliform tubular adenoma。

【发病机制 / 细胞来源】　　性索 / 间质细胞。

【诊断特征】　　① 肿瘤主要由支持细胞组成（＞ 70%），其他类型的性索 / 间质细胞也可能存在。② 支持细胞瘤在组织学上与睾丸对应的肿瘤相似。③ 经常始发生于卵巢门区。④ 可见压迫现象。⑤ 通常可见纤维包膜。⑥ 其特征是由纤维血管间质分隔的曲细精管样小管，衬覆细胞胞核位于基底部，具有大量弱嗜酸性、含空泡的细胞质，突向管腔内。⑦ 常见含空泡的细胞 / 支持细胞呈巢状，其内没有明显的管状结构。⑧ 支持细胞瘤的其中一种是由内衬含空泡细胞（胞核不在基底部）的不规则小管组成（见【备注】）。⑨ 如果不能根据上述标准来区分局灶性增生和支持细胞瘤，则直径大于 1 个黄体的增生性病变可诊断为肿瘤。

【鉴别诊断】

1）支持细胞增生（hyperplasia, Sertoli cell）：① 病变的直径小于或等于 1 个黄体。② 轻微或无压迫现象。

2）恶性支持细胞瘤（tumor, Sertoli cell, malignant）：① 可见细胞多形性。② 有出血和坏死的区域。③ 可见浸润性生长或卵巢被膜破坏。④ 可见转移。

3）良性颗粒细胞瘤（tumor, granulosa cell, benign）：① 肿瘤主要由颗粒细胞（＞ 70%）组成，核染色质粗斑点状，黄体化程度变化较大且缺乏管状结构。② 核染色质呈斑点状。

4）良性卵泡膜细胞瘤（thecoma, benign）：肿瘤主要由卵泡膜细胞组成。

【备注】　　在大鼠中，这些肿瘤为分叶状、实性、黄白色的肿块，偶尔伴有囊肿。其中也包括支持细胞样管状腺瘤，这种肿瘤先前有报道称主要在 Sprague Dawley 大鼠中发生。肿瘤由不规则的小管组成，管内衬覆淡染含空泡的细胞，细胞边界不清楚，可呈现合胞体样外观。这些细胞通常可见胞质内玻璃样 PAS 染色阳性包涵体。这种类型不同于其他支持细胞瘤，即小管内细胞胞核通常不在基底部，且缺乏垂直排列的细胞质。

【参考文献】　　Alison et al., 1987b; Alison et al., 1990; Gregson et al., 1984, Stoica et al., 1987。

（14）卵巢恶性支持细胞瘤（M）（tumor, Sertoli cell, malignant [M] ovary）（图 3.112，图 3.113）

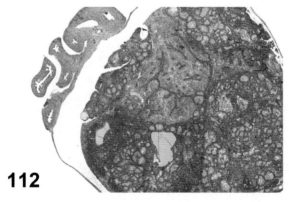

图 3.112

大鼠，卵巢，恶性支持细胞瘤

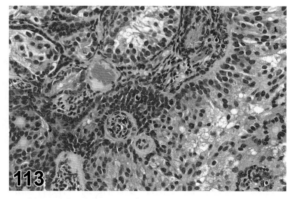

图 3.113

大鼠，卵巢，恶性支持细胞瘤

【种属】　　小鼠；大鼠。

【同义词】　　Androblastoma; arrhenoblastoma; tumor, gonadal stromal, malignant; tumor, sex cord stromal, malignant; tumor, sex cord stromal, malignant, Sertoli type; tumor, sustentacular, malignant。

【发病机制 / 细胞来源】　　性索 / 间质细胞。

【诊断特征】　　① 支持细胞肿瘤与睾丸对应的肿瘤相似。② 肿瘤主要由支持细胞（＞ 70%）组成，其他类型的性索 / 间质细胞（尤其是颗粒细胞）也可能存在，但不是主要的细胞类型。③ 其特征是由纤维血管间质分隔的曲细精管样小管，衬覆细胞胞核位于基底部，具有丰富弱嗜酸性的细胞质，突向管腔内。④ 常可见圆形的多形性细胞巢，其内无小管形成。⑤ 可见局灶坏死和出血。⑥ 可见局部侵袭性。⑦ 可见转移（通常发生在腹膜表面）。

【鉴别诊断】

1）良性支持细胞瘤（tumor, Sertoli cell, benign）：① 缺乏浸润性生长。② 缺乏明显的细胞多形性。③ 缺乏坏死 / 出血的区域。④ 缺乏转移。

2）恶性颗粒细胞瘤（tumor, granulosa cell, malignant）：① 主要的细胞类型是颗粒细胞（＞ 70%）。② 缺乏管状结构。

【参考文献】　Alison and Morgan, 1987a; Alison et al., 1987b; Alison et al., 1990; Gregson et al., 1984; Lewis, 1987; Serov et al., 1973; Stoica et al., 1987; Yuan and Foley, 2002。

（15）卵巢良性混合型性索间质瘤（B）（tumor, sex cord stromal, mixed, benign [B] ovary）（图 3.114，图 3.115）

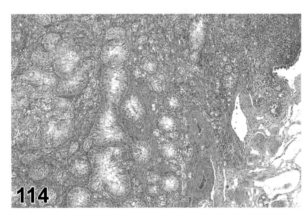

图 3.114

大鼠，卵巢，良性混合型性索间质瘤

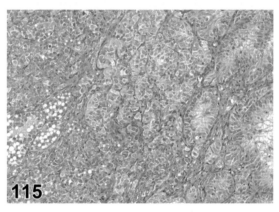

图 3.115

大鼠，卵巢，良性混合型性索间质瘤

【种属】　　小鼠；大鼠。

【发病机制 / 细胞来源】　　性索 / 间质细胞。

【诊断特征】　　① 肿瘤由颗粒细胞、黄体细胞、卵泡膜细胞、支持细胞和间质细胞混合形成，可表现出不同程度的分化。无优势细胞类型（＞ 70%）。② 单独的、界限清楚的、局灶性病变，大于 1 个大黄体。③ 可见压迫现象。④ 轻微细胞异型性。⑤ 这一类的肿瘤还包括大鼠的极大弥漫性混合型病变，此病变包绕整个卵巢，大小 / 直径显著大于 1 个正常的卵巢。

【鉴别诊断】

1）良性卵泡膜细胞瘤（thecoma, benign）：主要的细胞类型是梭形卵泡膜细胞（＞ 70%），排列成漩涡状。胶原蛋白可能存在于细胞束周围，细胞可含有脂质空泡。

2）良性颗粒细胞瘤（tumor, granulosa cell, benign）：主要细胞类型是颗粒细胞（＞ 70%）。

3）良性支持细胞瘤（tumor, Sertoli cell, benign）：主要的细胞类型是支持细胞（＞ 70%），胞质空泡化，排列成管状或巢状。

4）局灶性混合型性索间质增生（hyperplasia, sex cord stromal, mixed, focal）：① 由性索间质细胞［卵泡膜细胞、黄体细胞、颗粒细胞和（或）支持细胞］混合组成，其中没有一种细胞类型占主导地位（70% 以上的病变）。② 局灶性病变的大小小于 1 个大黄体。③ 轻微或无压迫现象。

5）大鼠弥漫性混合型性索间质增生（hyperplasia, sex cord stromal, mixed, diffuse-rat）：① 由性索间质细胞［卵泡膜细胞、黄体细胞、颗粒细胞和（或）支持细胞］混合组成，其中没有一种细胞类型占主导地位（70% 以上的病变）。② 非单独病变可取代大部分的卵巢组织。③ 轻微或无压迫现象。④ 整体病变小于正常卵巢的大小。

【备注】　　这些肿瘤曾被归类为未分化性腺间质肿瘤，因其具有性索间质细胞的混合细胞特征。

【参考文献】　　Alison and Morgan, 1987a; Alison et al., 1990; Davis et al., 2001。

（16）卵巢恶性混合型性索间质瘤（M）（tumor, sex cord stromal, mixed, malignant [M] ovary）

【种属】　　小鼠；大鼠。

【同义词】　　Gonadal stromal tumor, malignant; granulosa–thecal cell tumor, malignant; mixed tumor, malignant。

【发病机制 / 细胞来源】　　性索 / 间质细胞。

【诊断特征】　　① 肿瘤由颗粒细胞、黄体细胞、卵泡膜细胞、支持细胞和间质细胞的混合细胞组成，可表现出不同程度的分化。无优势细胞（＞70%）。② 单独的、界限清楚的、局灶性病变，大于 1 个大黄体。③ 这一类型肿瘤还包括极大弥漫性混合型病变，此病变包绕整个卵巢，大小 / 直径显著大于 1 个正常的卵巢（老龄型性索间质增生）。④ 可见坏死，较高的有丝分裂率和侵袭现象。

【鉴别诊断】　　① 恶性颗粒细胞瘤（tumor, granulosa cell, malignant）：主要细胞类型是颗粒细胞（＞70%）。② 恶性支持细胞瘤（tumor, Sertoli cell, malignant）：主要细胞类型是支持细胞（＞70%）。③ 恶性卵泡膜细胞瘤（thecoma, malignant）：主要细胞类型是梭形卵泡膜细胞（＞70%）。

【备注】　　该肿瘤在大鼠中罕见，在小鼠中非常罕见。

【参考文献】　　Alison and Morgan, 1987a; Alison et al., 1990。

（17）卵巢良性卵泡膜细胞瘤（B）（thecoma, benign [B] ovary）（图 3.116）

【种属】　　小鼠；大鼠。

【同义词】　　Tumor, sex cord stromal, benign, thecoma type; tumor, theca cell, benign。

【发病机制 / 细胞来源】　　性索 / 间质细胞。

【诊断特征】　　① 由密集排列的梭形细胞组成，通常排列成交错束状和漩涡状，形成结节状外观。② 细胞质中存在不同数量的脂质空泡。胶原蛋白（如果存在）主要在细胞束间。③ 大型肿瘤内可发生广泛性坏死，只有血管周围存在活组织。④ 可见局灶性矿化和玻璃样变。⑤ 通常无包膜。⑥ 存在压迫现象。⑦ 增生性病变的大小大于 1 个黄体。

【鉴别诊断】

1）纤维瘤（fibroma）：① 缺乏含脂质细胞。② 胶原蛋白排列在单个细胞周围而不是细胞束周围。

2）纤维肉瘤（fibrosarcoma）：① 缺乏含脂质细胞。② 胶原蛋白排列在单个细胞周围而不是细胞束周围。③ 常见细胞多形性，可含有巨细胞和多核细胞。④ 可见大量核分裂象。

3）混合型性索间质增生（hyperplasia, sex cord stromal, mixed）：① 由性索间质细胞［卵泡膜细胞、黄体细胞、颗粒细胞、支持细胞和（或）间质细胞］混合组成，其中没有一种细胞类型占主导地位（70% 以上的病变）。② 局灶性病变的大小小于 1 个大黄体。③ 大鼠——弥漫性病变取代大部分的卵巢组织。④ 轻微或无压迫现象。

4）良性颗粒细胞瘤（tumor, granulosa cell, benign）；良性支持细胞瘤（tumor, Sertoli cell, benign）；良性黄体瘤（luteosa, benign）：卵泡膜细胞瘤和其他性索间质瘤的区别依据于主要的细胞类型。卵泡膜细胞瘤的主要细胞类型为梭形卵泡膜细胞。

5）恶性卵泡膜细胞瘤（thecoma, malignant）：① 有细胞多形性 / 异型性。② 有明显的核分裂象。③ 可见坏死区域。④ 侵袭卵巢周围组织。⑤ 存在转移。

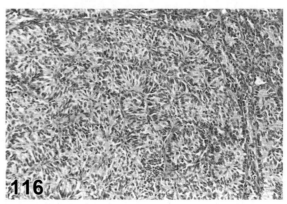

116

图 3.116

小鼠，卵巢，良性卵泡膜细胞瘤

【备注】　网状蛋白染色可能有助于通过确定胶原蛋白的排列方式而区分卵泡膜细胞瘤和纤维瘤。

【参考文献】　Alison and Morgan, 1987a; Alison et al., 1990; Dixon et al., 1999。

（18）卵巢恶性卵泡膜细胞瘤（M）（thecoma, malignant [M] ovary）（图 3.117）

【种属】　小鼠；大鼠。

【同义词】　Tumor, sex cord stromal, malignant, thecoma type; tumor, theca cell, malignant。

【发病机制/细胞来源】　性索/间质细胞。

【诊断特征】　① 由密集排列的梭形卵泡膜细胞组成，通常排列成漩涡状，形成结节状外观。② 梭形细胞排列成交错束状和漩涡状。③ 存在不同数量的脂质和胶原蛋白。胶原蛋白（如果存在）主要在细胞束间。④ 局部区域可能发生矿化和玻璃样变。⑤ 可有许多核分裂象。⑥ 存在细胞多形性。⑦ 多个坏死区域表明肿瘤快速生长。⑧ 存在邻近组织的浸润现象。

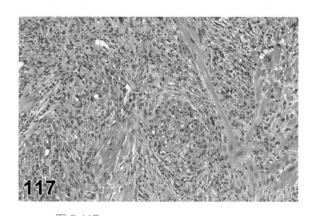

图 3.117

大鼠，卵巢，恶性卵泡膜细胞瘤

【鉴别诊断】

1）纤维瘤（fibroma）：① 缺乏含脂质细胞。② 胶原蛋白排列在单个细胞周围而不是细胞束周围。③ 无细胞多形性。

2）纤维肉瘤（fibrosarcoma）：① 缺乏含脂质细胞。② 胶原蛋白排列在单个细胞周围而不是细胞束周围。③ 常见细胞多形性，可含有巨细胞和多核细胞。

3）恶性颗粒细胞瘤（tumor, granulosa cell, malignant）；恶性支持细胞瘤（tumor, Sertoli cell, malignant）：卵泡膜细胞瘤和其他性索间质瘤的区别依据于主要的细胞类型。卵泡膜细胞瘤的主要细胞类型为梭形卵泡膜细胞。

4）良性卵泡膜细胞瘤（thecoma, benign）：① 无浸润性生长。② 轻微或无细胞异型性。③ 无转移。

【参考文献】　Alison and Morgan，1987a; Dixon et al., 1999。

（19）卵巢良性黄体瘤（B）（luteoma, benign [B] ovary）（图 3.118～图 3.120）

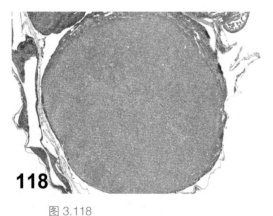

图 3.118

大鼠，卵巢，黄体瘤

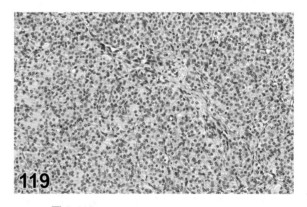

图 3.119

大鼠，卵巢，黄体瘤

【种属】　小鼠；大鼠。

【同义词】　Gonadal stromal sex cord tumor, benign, luteoma type; luteinized granulosa cell tumor, benign。

【发病机制/细胞来源】　性索/间质细胞。

【诊断特征】 ① 由高度黄体化的细胞组成，细胞界限清晰，胞质丰富、浅染、颗粒状。② 细胞核圆形至卵圆形，没有明显的斑点状染色质。③ 偶尔出现核内细胞质内陷和肥大细胞。④ 肿瘤通常表现出轻度的细胞多形性。⑤ 可被结缔组织分为小叶状。⑥ 增生性病变大于 3 个黄体。

【鉴别诊断】 黄体瘤和其他性索间质肿瘤之间的鉴别依据主要的细胞类型。颗粒细胞瘤和卵泡膜细胞瘤中无均一的高度黄体化。

1）良性颗粒细胞瘤（tumor, granulosa cell, benign）：① 主要细胞类型是颗粒细胞（＞70%）。② 细胞核具有典型的斑点状染色质。③ 可能有黄体化的区域，但这些区域并不占主导地位。④ 可见考尔–爱克斯诺小体（Call–Exner body）。

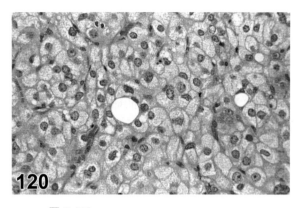

图 3.120

大鼠，卵巢，黄体瘤

2）良性卵泡膜细胞瘤（thecoma, benign）：① 主要细胞类型是梭形卵泡膜细胞（＞70%），排列成交织束状和漩涡状。② 黄体化区域（如果存在）不占主导地位。③ 可见玻璃样变或矿化的间质。

3）良性混合型性索间质瘤（tumor, sex cord stromal, mixed, benign）：由性索/间质细胞（卵泡膜细胞、颗粒细胞、支持细胞、黄体细胞和间质细胞）的混合细胞组成，没有任何一种细胞类型占整个病变的 70% 以上。

4）黄体肥大（hypertrophy, corpora lutea）：① 无细胞多形性/异型性。② 小于 3 个正常的黄体大小。

【备注】 尚无恶性黄体瘤的报道。核异型性或多形性并不意味着恶性肿瘤。在恶性和良性颗粒细胞瘤中有时可见黄体化细胞。如果每个卵巢中都可见黄体瘤，那么常规做法是在该动物记录两个单独的肿瘤。即使病变很大，双侧分布的病变也必须与增生区分开来。

【参考文献】 Alison et al., 1990; Gregson et al., 1984; Lewis, 1987; Maekawa and Hayashi, 1987。

（20）卵巢良性畸胎瘤（B）（teratoma, benign [B] ovary）（图 3.121，图 3.122）

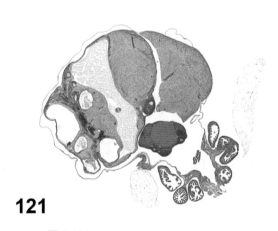

图 3.121

小鼠，卵巢，良性畸胎瘤

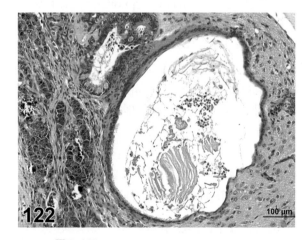

图 3.122

小鼠，卵巢，良性畸胎瘤

【种属】 小鼠；大鼠。

【同义词】 Benign cystic teratoma; dermoid cyst; mature teratoma。

【发病机制/细胞来源】 多能胚胎组织。

【诊断特征】 ① 必须包含来自所有 3 个胚层的组织：外胚层、中胚层和内胚层。② 组织成分通常分化良好。③ 可为囊性或实性的。④ 囊腔内衬上皮细胞可为立方上皮、肠上皮、呼吸上皮或角化/

鳞状上皮。⑤ 常可见成熟的神经组织、胃肠道组织、骨骼肌、甲状腺组织、毛囊、软骨和骨。⑥ 无局部侵袭或转移。

【鉴别诊断】　恶性畸胎瘤（teratoma, malignant）：① 包含类似胚胎组织的低分化组织。② 有侵袭性。③ 可见坏死和出血。④ 有转移。

【备注】　大鼠和小鼠的卵巢畸胎瘤通常是良性的。自发性子宫畸胎瘤不常见。这些肿瘤可以通过实验方法诱导发生，如大鼠胚胎切除术后脏层卵黄囊移位。

【参考文献】　Davis et al., 2001; Dixon et al., 1999; Maekawa, 1990; Miwa et al., 1987; Nielsen et al., 1976; Serov et al., 1973; Sobis, 1987c。

（21）卵巢 / 子宫恶性畸胎瘤（M）（teratoma, malignant [M] ovary; uterus）（图 3.123，图 3.124）

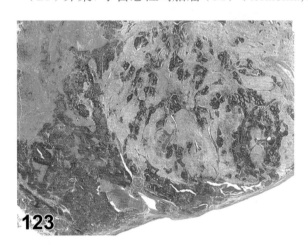

图 3.123

小鼠，卵巢，恶性畸胎瘤

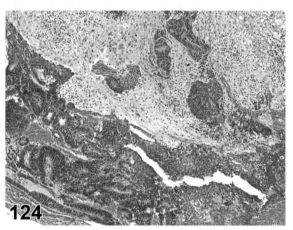

图 3.124

小鼠，卵巢，恶性畸胎瘤

【种属】　小鼠；大鼠。

【同义词】　Immature teratoma; cystic teratoma。

【发病机制 / 细胞来源】　多能胚胎组织。

【诊断特征】　① 通常包含来自所有 3 个胚层的组织：外胚层、中胚层和内胚层。② 可为囊性或实性的。③ 囊腔内衬上皮细胞可为立方上皮、肠上皮、呼吸道上皮或角化 / 鳞状上皮。④ 为类似胚胎组织的低分化组织。⑤ 有局部侵袭性。⑥ 可见坏死和出血区域。⑦ 可有转移。

【鉴别诊断】　良性畸胎瘤（terotoma, benign）：① 组织分化良好。② 无明显出血或坏死区域。③ 缺乏局部侵袭性。④ 无转移。

【备注】　自发性子宫恶性畸胎瘤罕见。

【参考文献】　Davis et al., 2001; Dixon et al., 1999; Maekawa, 1990; Miwa et al., 1987; Nielsen et al., 1976; Rehm et al., 1984; Serov et al., 1973; Sobis, 1987c。

（三）子宫和输卵管

1. 非增生性病变

（1）子宫节段性不发育（N）（aplasia, segmental [N] uterus）

【种属】　小鼠；大鼠。

【同义词】　Agenesis, partial; dysgenesis。

【发病机制 / 细胞来源】　副中肾管——一部分子宫 / 子宫角的发育性缺失。

【诊断特征】　① 子宫体一个或多个部分缺失（通常大体观察到）。② 子宫体发育缺陷或异常，导致解剖结构异常。

【鉴别诊断】 萎缩（atrophy）：子宫萎缩是一种年龄相关性变化，也可由于外源性物质、抗雌激素或卵巢切除术而导致子宫体积/容积减小。所有的组成部分仍然存在，但都有所减少。

【备注】 不发育不是一种组织病理学病变，而是一种解剖学异常。这是一种先天性组织发育缺失。

【参考文献】 Davis et al., 1999; Faccini et al., 1990; Greaves et al., 1992; Leininger and Jokinen, 1990。

（2）子宫/宫颈/阴道萎缩（N）（atrophy [N] uterus; uterine cervix; vagina）（图 3.125，图 3.126）

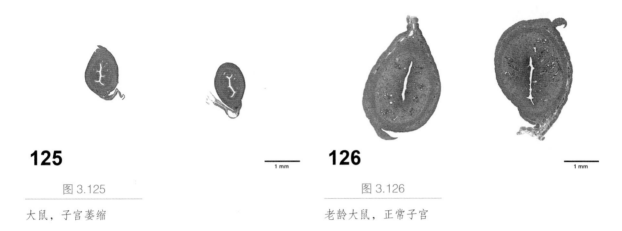

125　　　　　1 mm　　　　**126**　　　　　1 mm

图 3.125　　　　　　　　　　　　　　　　图 3.126

大鼠，子宫萎缩　　　　　　　　　　　　　老龄大鼠，正常子宫

【种属】 小鼠；大鼠。

【修饰语】 上皮；子宫内膜；子宫肌层；间质。

【发病机制/细胞来源】 上皮细胞，平滑肌细胞，间质细胞或上述细胞的组合。

【诊断特征】 ① 一般而言，萎缩会累及整个子宫。② 子宫的重量和大小均减小，子宫角变细。③ 子宫内膜腺体的数量减少。④ 子宫腔和腺体上皮细胞的高度降低（立方至扁平），没有激素影响的迹象。⑤ 萎缩的上皮细胞胞质减少，胞核紧密排列在一起。⑥ 间质细胞数量减少（特别是老龄啮齿动物），间质胶原蛋白增多（间质玻璃样变）。⑦ 间质细胞细胞核浓染且变得更圆。⑧ 平滑肌细胞缩小导致肌层变薄。

【鉴别诊断】 ① 未成熟（immaturity）：幼年动物的子宫由于缺少激素影响而与老龄动物的子宫相似，子宫在形态学上或多或少与真实观察到的萎缩相似。② 发育不全（hypoplasia）：发育不全指的是发育迟缓。

【备注】 卵巢切除术相关的子宫萎缩是一个经典例子。子宫萎缩通常与大鼠和小鼠年龄的增长有关，且与雌激素（和孕酮）水平的下降有关。促性腺激素的抑制可能先于卵巢类固醇水平的下降和卵巢萎缩，因此往往是相关的。某些对促性腺激素的释放有影响或干扰卵巢类固醇产生的化合物可导致子宫萎缩。长期给予孕激素也可导致这种现象。环磷酰胺是能够干扰卵巢中的卵泡发育的一种烷化剂，可抑制血浆雌激素水平，从而导致子宫萎缩。此外，细胞核雌激素受体数量原发性减少也可改变组织对雌激素的敏感性。由于细胞对雌激素或相关化合物的反应性降低，雌激素受体下调后导致萎缩。在某些情况下，化合物诱导子宫某些组分的选择性萎缩：小鼠连续给予他莫昔芬 24 个月的实验中，在给药的前 3 个月会引起子宫内膜上皮增生伴子宫肌层萎缩，后 21 个月则引起子宫内膜和肌层的萎缩。

【参考文献】 Carthew et al., 1996; Plowchalk et al., 1992。

（3）子宫发育不全（N）（hypoplasia [N] uterus）（图 3.127）

【种属】 小鼠；大鼠。

【修饰语】 子宫内膜；上皮。

【发病机制/细胞来源】 副中肾管。

【诊断特征】 ① 子宫小，腺体组织和间质成分减少且从未达到完全发育的程度。② 诊断应针对存在新生期或子宫内暴露史的动物（此处的暴露指供试品暴露，译者注）或转基因模型动物。

【鉴别诊断】　①节段性不发育（aplasia, segmental）：子宫体一个或多个部分完全缺失。②萎缩（atrophy）：子宫萎缩是一种年龄相关性改变，也可由外源性物质导致，包括子宫体积/容积减小。萎缩发生在子宫完全、正常发育后。

【备注】　发育不全这一术语意味着器官未发育到完全成熟，而萎缩意味着完全发育后的缩小。从形态学上，这两者很难区分。新生大鼠暴露于高剂量雌激素后会导致子宫内膜发育不全，而暴露于抗雌激素则可导致上皮发育不全。在雌激素受体基因被破坏的转基因小鼠中，会发生子宫内膜发育不全。

【参考文献】　Branham et al., 1988; Dixon et al., 1997; Medlock et al., 1997。

（4）子宫上皮细胞肥大（N）（hypertrophy, epithelial [N] uterus）（图 3.128）

【种属】　小鼠；大鼠。

【发病机制/细胞来源】　宫腔和腺体上皮细胞。

【诊断特征】　①内衬于子宫腔和（或）腺体内的上皮细胞呈高柱状。②核质比降低，胞质轻度嗜碱性。③在肥大的上皮细胞中常可见核分裂象。

【鉴别诊断】　无。

【备注】　子宫上皮细胞肥大常见于大鼠和小鼠。在动情前期和动情期，由雌激素水平升高而引起的生理性肥大通常不进行记录。由于这种变化是由雌激素介导的，常存在增生。超过生理水平的雌激素或具有雌激素活性的化合物，可诱导产生超过正常动情周期的肥大。例如，在持续动情期的情况下，子宫上皮细胞变成高柱状。这种变化通常是通过上皮细胞上存在的雌激素受体介导的。在研究中，上皮细胞肥大发生率的增加可能表明药物诱导的激素状态的改变（如雌激素相对占优势）。

【参考文献】　Biegel et al., 1998。

（5）子宫肌层肥大（N）（hypertrophy, myometrial [N] uterus）（图 3.129）

【种属】　小鼠；大鼠。

【发病机制/细胞来源】　子宫肌层的平滑肌细胞。

【诊断特征】　①子宫大而硬。②子宫肌层内平滑肌细胞的细胞质增多。

【鉴别诊断】　无。

【备注】　大鼠和小鼠子宫肌层肥大是一种不常见的改变。它有时还伴有子宫内膜增生。某些合成

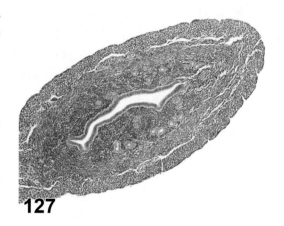

图 3.127

小鼠，子宫发育不全

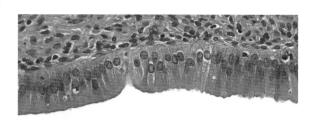

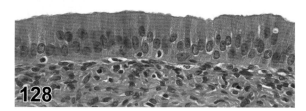

图 3.128

大鼠，子宫，宫腔上皮细胞肥大

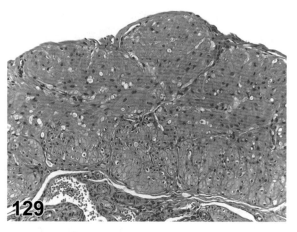

图 3.129

大鼠，子宫，肌层肥大

激素可以诱导其发生。给予未成熟大鼠苯甲酸雌二醇会引起这种变化。在成熟的雌性 Wistar 大鼠，给予合成代谢雄性类固醇癸酸诺龙会导致子宫肌层增厚，而子宫内膜明显变薄。据推测，平滑肌细胞表达的雄激素受体或该化合物的雌激素和孕酮样效应可能与这种肥大有关。

【参考文献】　Gopinath and Gibson, 1987; Lerner et al., 1966; Mobini Far et al., 2007。

（6）子宫 / 子宫颈 / 阴道 / 卵巢未特定分类囊肿（N）（cyst, NOS [N] uterus; uterine cervix; vagina; ovary）（见卵巢章节）

（7）子宫宫腔扩张（N）（dilation, luminal [N] uterus）（图 3.130）

【种属】　小鼠；大鼠。

【同义词】　Hydrometra; dilatation。

【发病机制 / 细胞来源】　子宫腔上皮细胞。

【诊断特征】　① 子宫角扩张由浆液性、蛋白质性液体所致，且大体观察时常可见这种变化。② 动情前期时浆液性液体产生增加，该期根据阴道上皮细胞很容易判断（阴道上皮细胞呈现早期角化，其上覆盖有一层黏液化细胞）。③ 在大多数情况下，双侧子宫角和子宫体均扩张，但扩张也可能仅见于单侧子宫角或局部子宫。④ 通常由于子宫内压力的升高，导致子宫内膜变薄或萎缩、子宫壁变薄，但程度轻者子宫内膜仍可保持正常。

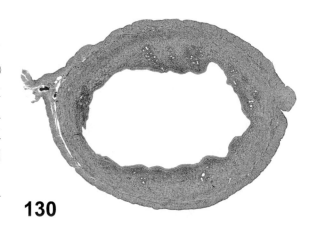

130

图 3.130

小鼠，子宫，宫腔扩张

【鉴别诊断】　子宫积血或子宫积脓（hemato-metra or pyometra）：也可引起宫腔扩张，但可分别观察到宫腔内出血或化脓性炎症渗出物的迹象。存在子宫内膜间质息肉时，宫腔也可扩张。

【备注】　子宫角扩张是大鼠动情周期中的常见现象。这种变化是动情前期和动情期的一个正常特征，这时子宫内膜细胞在雌激素的影响下分泌水样液体。雌激素化合物也能引起子宫角扩张。有时这种变化伴随着腺体囊状扩张。研究表明，子宫腔扩张发生率的增加可以表明药物诱导的激素状态的改变（如雌激素相对占优势）。

（8）子宫腺体囊性扩张（N）（dilation, glandular, cystic [N] uterus）（图 3.131）

【种属】　小鼠；大鼠。

【修饰语】　囊性。

【发病机制 / 细胞来源】　子宫腺上皮。

【诊断特征】　① 少数子宫腺内浆液或蛋白质性液体增多，使子宫腺局灶性扩张。② 明显扩张并压迫内衬上皮（囊性扩张 / 囊肿）。③ 无有丝分裂活性增加或增生性改变的迹象。

【鉴别诊断】　子宫腺体囊性增生（hyperplasia, glandular, cystic）：这种病变与子宫腺体扩张的区别之处在于：子宫腺体扩张无腺体增殖活性的增加。子宫内膜囊性增生常见腺体数量增多，间质富含胶原蛋白。

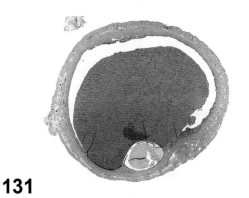

131

图 3.131

小鼠，子宫，腺体囊性扩张

【备注】　腺体颈部阻塞会导致腺体底部扩张。在大多数情况下，这种扩张是一种单纯的机械性变化，不要与真正的子宫内膜囊性增生相混淆。子宫内膜囊性增生是一种增生性病变。在 2 年的研究中，6% 的大鼠发现了这种变化。应用修饰语"囊性"以区分更严重的病变，而不是使用一个单独的诊断术语。

【参考文献】　　Brown and Leininger, 1992; Faccini et al., 1990; Greaves et al., 1992; Tucker, 1997。

（9）子宫腺肌病（N）（adenomyosis [N] uterus）（图 3.132）

【种属】　　　小鼠；大鼠。

【发病机制 / 细胞来源】　　子宫内膜。

【诊断特征】　　① 子宫肌层内存在分化良好的子宫内膜成分（腺体和间质）。② 在晚期病例中，可能会从子宫突出病灶或结节，但不会穿透浆膜。③ 上皮细胞或间质成分无异型性。④ 上皮成分无硬癌样反应。

【鉴别诊断】　　① 子宫内膜腺瘤（adenoma, endometrial）：上皮成分的肿瘤性增生，通常呈息肉状和（或）突向子宫腔，没有侵袭邻近组织的迹象。② 子宫内膜腺癌（adenocarcinoma, endometrial）：上皮成分的异型性肿瘤性增生，伴随子宫肌层侵袭。可延伸到浆膜外的腹膜。通常存在多形性和异型性，核分裂象可能较为常见。在某些情况下，增生的上皮细胞有明显的硬癌样反应。

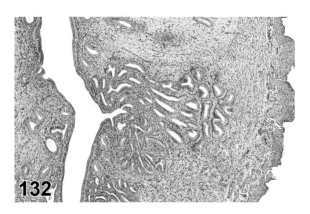

图 3.132

大鼠，子宫，子宫腺肌病

【备注】　　　在人类和灵长类动物中，子宫腺肌病等同于子宫内膜异位症，但在啮齿动物中不应将两者等同或作为同义词使用，因为子宫腺肌病不会扩散到腹膜腔（子宫内膜异位症的特征），啮齿动物也没有月经来潮。这种病变的原因尚不完全清楚，但被认为与激素失衡有关。这种病变常见于老龄小鼠，偶见于老龄大鼠。可通过使用激素［雌激素和（或）孕激素］调节剂和其他可引起高泌乳素血症的外源性物质，诱导小鼠发生子宫腺肌病。

【参考文献】　　Faccini et al., 1990; Greaves, 2012; Heywood and Wadsworth, 1981; Leininger and Jokinen, 1990; Maekawa and Maita, 1996。

（10）子宫血管扩张（N）（angiectasis [N] uterus）（图 3.133）

【种属】　　　小鼠；大鼠。

【发病机制 / 细胞来源】　　血管组织。

【诊断特征】　　① 存在多个扩张的 / 囊性（薄壁）小血管，通常位于子宫肌层内，可能使正常结构变形。② 毛细血管腔扩张，内衬正常内皮细胞。③ 可伴有血栓形成、出血或炎症。

【鉴别诊断】　　① 血管瘤（hemangioma）：局灶性区域内充满血液的腔隙增多，使受影响的组织结构变形，腔隙内衬形态一致的内皮细胞。② 出血（hemorrhage）：子宫内膜或子宫肌层可见血管外血液。③ 淤血（congestion）：血管广泛扩张、充满血液，不会使受影响的组织变形。④ 淋巴管扩张（lymphangiectasis）：扩张的淋巴管内不包含大量的红细胞，通常是空腔或腔内只充满淡染的蛋白质性物质。

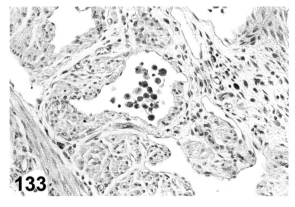

图 3.133

小鼠，子宫，血管扩张

【备注】　　　该病变在小鼠中比大鼠更常见。这些变化通常与子宫内膜囊性增生有关，但也可以单独发生。

【参考文献】 Brown and Leininger, 1992; Davis et al., 1999; Faccini et al., 1990; Maekawa and Maita, 1996。

（11）子宫 / 输卵管 / 子宫颈 / 阴道炎症细胞浸润（N）（infiltrate, inflammatory cell [N] uterus; oviduct; uterine cervix; vagina）（图 3.134）

【种属】 小鼠；大鼠。

【修饰语】 嗜酸性粒细胞；组织细胞；中性粒细胞；淋巴细胞；单形核细胞；混合细胞。

【发病机制 / 细胞来源】 炎症反应。

【诊断特征】 ① 粒细胞、巨噬细胞、淋巴细胞或上述细胞的混合在子宫内弥漫性浸润。② 无其他炎症性变化（血管淤血、水肿、渗出、坏死、纤维化）或程度较轻。

【鉴别诊断】 ① 子宫内膜淋巴细胞炎症细胞浸润（infiltrate, inflammatory cell, lymphocytic, endometrium）：处于动情周期的年轻大鼠的子宫内膜中常可见淋巴细胞。过去，子宫内膜中的淋巴细胞，因其分叶核特征而被错误地描述为子宫内膜多形核粒细胞。

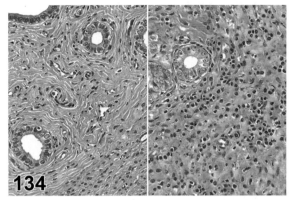

图 3.134

大鼠，正常子宫（左图）和炎症细胞浸润的子宫（右图）对比

② 子宫内膜中性粒细胞浸润（infiltrate, neutrophilic, endometrium）：正常情况下出现在没有炎症的子宫内膜的动情周期的各个期，特别是在动情后期和动情间期的子宫内膜上皮。在这些情况中，如果这是正常动情周期的一部分，建议不要记录。③ 子宫内膜炎症（inflammation, endometrium）：子宫上皮和黏膜的炎症反应，累及上皮和间质成分。

（12）子宫内膜炎症（N）（inflammation, endometrium [N] uterus）（图 3.135，图 3.136）

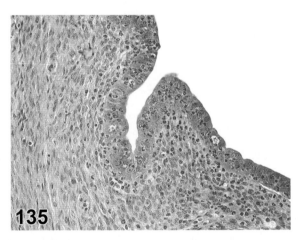

图 3.135

小鼠，子宫，内膜中性粒细胞性炎症

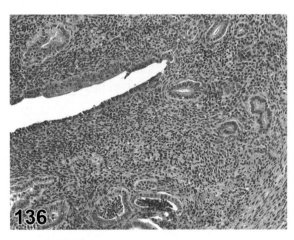

图 3.136

小鼠，子宫，内膜淋巴细胞性炎症

【种属】 小鼠；大鼠。

【同义词】 Endometritis。

【修饰语】 中性粒细胞；淋巴细胞；单形核细胞；混合细胞。其他修饰语包括化脓性、肉芽肿性。

【诊断特征】 ① 炎症反应可能局限在黏膜，宫腔内少量或无渗出物，几乎不累及子宫肌层。② 急性炎症时，子宫内膜腺和间质存在中性粒细胞和少量淋巴细胞。③ 具体表现取决于已发生急性炎症的严重程度和持续时间；纤维化和淋巴细胞、浆细胞、巨噬细胞的浸润发生在更加慢性的炎症中。④

在慢性炎症中，由于腺体周围纤维化，子宫内膜腺体可见萎缩或呈囊状。⑤ 根据炎症的严重程度和持续时间，子宫内膜上皮可能表现为糜烂、溃疡或鳞状上皮化生。⑥ 子宫腔和腺体上皮的变化可包括从上皮细胞脱落到糜烂、溃疡和坏死。⑦ 间质的变化包括水肿、血管扩张和坏死。⑧ 子宫内膜炎症的诊断，应针对那些出现明显的上皮和间质炎症性改变的病变。

【鉴别诊断】 ① 炎症细胞浸润（infiltrate, inflammatory cell）。② 子宫肌层炎症（inflammation, myometrium）：比子宫内膜炎更严重的病变，累及子宫肌层。③ 子宫积脓（pyometra）：比子宫内膜炎更严重的病变，伴有明显的脓性渗出物。

【备注】 子宫内膜炎症常为子宫内膜增生的一部分。子宫内膜炎症必须与子宫内正常的炎症细胞浸润区分。嗜酸性粒细胞浸润在年轻的动情周期内大鼠的子宫内膜中很常见，它们的存在似乎与动情周期或子宫内的任何病理过程无关。中性粒细胞浸润通常出现于动情周期内无炎症的子宫内膜中，特别是在动情后期，以及动情间期的子宫内膜上皮中。

【参考文献】 Brown and Leininger, 1992; Davis et al., 1999; Leininger and Jokinen, 1990。

（13）子宫肌层炎症（N）（inflammation, myometrium [N] uterus）（图 3.137）

【种属】 小鼠；大鼠。

【同义词】 Myometritis。

【修饰语】 中性粒细胞；淋巴细胞；单形核细胞；混合细胞。其他修饰语包括化脓性、肉芽肿性。

【发病机制/细胞来源】 炎症反应。

【诊断特征】 ① 炎症反应从黏膜延伸到子宫肌层，宫腔内少量脓性渗出物。② 在急性炎症反应中，子宫内膜腺体、间质和子宫肌层可见中性粒细胞和少量淋巴细胞，随着病变向亚慢性发展，增多的淋巴细胞、浆细胞和巨噬细胞可能会取代中性粒细胞。③ 子宫肌炎的诊断应用于明显累及子宫肌层的病变。慢性炎症反应从黏膜蔓延到子宫肌层，宫腔内有少量脓性渗出物。④ 具体表现取决于已发生急性炎症的严重程度和持续时间；而纤维化和淋巴细胞、浆细胞、巨噬细胞的浸润则出现在慢性炎症中。⑤ 上皮的变

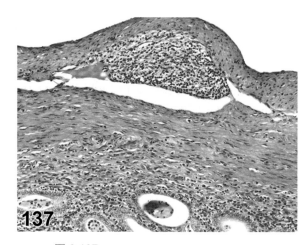

图 3.137

大鼠，子宫，肌层混合性炎症

化可从上皮细胞脱落到糜烂、溃疡和坏死。⑥ 间质和子宫肌层的变化包括水肿、血管扩张和坏死。⑦ 在慢性炎症中，由于腺体周围纤维化，子宫内膜腺可能萎缩或呈囊状。⑧ 子宫肌层炎症的诊断应用于明显累及子宫肌层的病变。

【鉴别诊断】 ① 子宫内膜炎症（inflammation, endometrium）：炎症性病变局限于子宫内膜。② 子宫积脓（pyometria）：通常是子宫内膜炎症的一种结局，伴有明显的脓性渗出物。

【参考文献】 Brown and Leininger, 1992; Davis et al., 1999; King et al., 1996; Leininger and Jokinen, 1990; Mobini Far et al., 2007。

（14）子宫炎症（N）（inflammation, uterus [N] uterus）（见子宫颈和阴道章节）

（15）子宫脓肿（abscess[es], uterus）（图 3.138）

【种属】 小鼠；大鼠。

【发病机制/细胞来源】 炎症反应。

【诊断特征】 ① 脓肿的特征是中央存在坏死和中性粒细胞，周围环绕包膜。② 包膜最初由中性粒细胞和纤维素性渗出物组成，后机化形成肉芽组织，最终在慢性脓肿时成为由中性粒细胞、巨噬细胞、淋巴细胞和浆细胞浸润的纤维性肉芽组织。

【鉴别诊断】 ① 混合型炎症细胞浸润（infiltrate, inflammatory cell, mixed）：较不广泛，病变主要由中性粒细胞、淋巴细胞、单形核细胞或其他类型的炎症性细胞组成。② 肉芽肿（granuloma）：巨噬细胞［包括上皮样和（或）多核巨细胞］聚集，其他白细胞（中性粒细胞和淋巴细胞）数量不等但较少，纤维化和毛细血管形成也较少。③ 良性颗粒细胞瘤（tumor, granular cell, benign）；恶性颗粒细胞瘤（tumor, granular cell, malignant）：病变通常局限于子宫颈和阴道的交界处，位于浆膜表面，细胞大而圆，含有浅染颗粒状嗜酸性细胞质，PAS 染色弱阳性。细胞核小，色暗，位于中心。结缔组织数量较少。

【参考文献】 Greaves and Seely, 1996。

（16）子宫积脓（N）（pyometra [N] uterus）（图3.139）

【种属】 小鼠；大鼠。

【发病机制/细胞来源】 子宫积脓通常是由于生殖道感染肺支原体引起，老龄 B6C3F1 小鼠感染产酸克雷伯菌也可引起子宫积脓；然而，其他正常的阴道菌群，如金黄色葡萄球菌、奇异变形杆菌和大肠杆菌可能是促发因素。通常认为雌激素处理会增加对子宫积脓发生的易感性；但这也因大鼠的品系而不同：Sprague Dawley 大鼠对这种效应抵抗力相对较强，而 Brown Norway 大鼠则更敏感。

【诊断特征】 ① 子宫积脓的特征是子宫腔中度或严重扩张，腔内蓄积黏稠、脓性或脓血性渗出物。② 子宫内膜存在溃疡，被覆炎症性细胞和坏死碎片。③ 可见鳞状上皮化生，并可能与动物的激素状态有关。④ 炎症性浸润延伸至肌层。

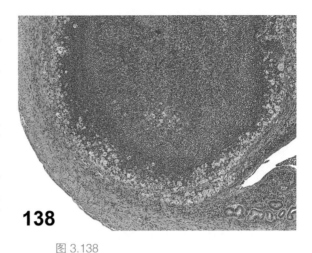

图 3.138

小鼠，子宫，脓肿

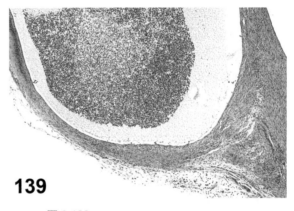

图 3.139

大鼠，子宫，积脓

【鉴别诊断】

1）子宫内膜炎症（inflammation, endometrium）：子宫内膜炎时子宫腔内仅有少量渗出物蓄积。

2）子宫积黏液（mucometra）：子宫积黏液是由于腔内无菌的黏液性渗出物正常流出受阻而导致的，偶尔可见，是小鼠阴道闭锁的结局之一。

【参考文献】 Brossia et al., 2009; Davis et al., 1999; Leininger and Jokinen, 1990; Suckow et al., 2006; Sundberg, 1990。

（17）子宫肉芽肿（N）（granuloma [N] uterus）（图3.140）

【种属】 小鼠；大鼠。

【发病机制/细胞来源】 慢性炎症反应。

【诊断特征】 巨噬细胞［包括上皮样和（或）多核细胞］聚集，其他白细胞（中性粒细胞和淋巴细胞）数量不等但较少，伴有不同程度的纤维化和毛细血管形成。

【鉴别诊断】 ① 脓肿（abscess[es]）：附着牢固的病变，通常存在中央坏死区和纤维包膜。② 混合型炎症细胞浸润（infiltrate, inflammatory cell, mixed）：较不广泛，病变主要由中性粒细胞、淋巴细胞、单形核细胞或其他类型的炎症性细胞组成。③ 良性颗粒细胞瘤（tumor, granular cell, benign），恶性颗粒细胞瘤（tumor, granular cell, malignant）：病变通常局限于子宫颈和阴道的交界处，位于浆膜表面，细胞大而圆，含有 PAS 染色阳性、浅染颗粒状嗜酸性细胞质。细胞核小，染色深，位于中心。结缔组织数量较少。

【参考文献】　Greaves and Seely, 1996。

（18）子宫淀粉样物质（N）（amyloid [N] uterus）（图 3.141）

【种属】　小鼠。

【发病机制/细胞来源】　不同化学种类的糖蛋白多肽片段于各种组织的细胞外沉积。

【诊断特征】　① 无定形的嗜酸性物质，通常位于血管周围（尤其是中动脉外膜周围），也可分布于子宫内膜间质和子宫肌层。② 使用刚果红染色在偏振光下具有绿色双折光性。

【鉴别诊断】　① 坏死（necrosis）：刚果红染色阴性；存在其他损伤的迹象。② 变性（degeneration）：刚果红染色阴性。③ 纤维化（fibrosis）：刚果红染色阴性。④ 水肿（edema）：无或程度不等的嗜酸性；刚果红染色阴性。

【备注】　子宫内淀粉样物质沉积最常见于数种品系的老龄小鼠，但在 B6C3F1、BALB/c 或 C57BL/6 中尚无相关报道。

【参考文献】　Maekawa and Maita, 1996; Myers and McGavin, 2007。

（19）子宫色素（N）（pigment [N] uterus）（图 3.142，图 3.143）

【种属】　小鼠；大鼠。

【修饰语】　含铁血黄素；蜡样质；脂褐素/蜡样质。如果不确定色素种类，可使用颜色作为修饰语。

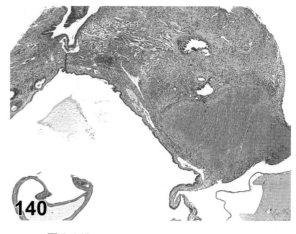

图 3.140

小鼠，子宫，肉芽肿

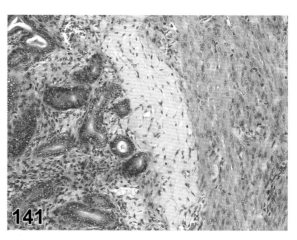

图 3.141

小鼠，子宫，淀粉样物质

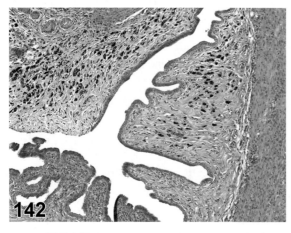

图 3.142

大鼠，子宫，含铁血黄素色素

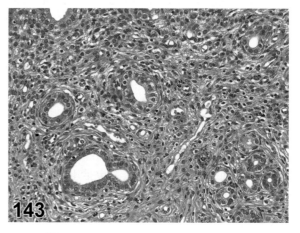

图 3.143

大鼠，子宫，蜡样质色素沉积

【发病机制 / 细胞来源】　来源于红细胞（含铁血黄素）或细胞膜脂质（脂褐素 / 蜡样质）的棕色颗粒状色素。

【诊断特征】

1）含铁血黄素（hemosiderin）：① 来源于红细胞的金棕色、颗粒状、含铁色素。② 子宫内膜腺体和子宫腔上皮附近可见含有含铁血黄素的巨噬细胞。③ 大鼠子宫内膜血管周围具有噬细胞作用的间质细胞内可见含铁血黄素。④ 染色方法包括 Perl 氏铁染色或普鲁士蓝染色。

2）脂褐素 / 蜡样质（lipofuscin/ceroid）：① 由细胞膜脂质的分解产物组成。② 与细胞更替、变性和（或）坏死有关。③ 色素呈金棕色颗粒状。④ 特殊染色包括苏丹黑（Sudan black）、施莫氏染色（Schmorl's stain）、油红 O（Oil red O）染色、碳酸脂褐素染色（carbol lipofuscin stain）、PAS 染色、溶酶体酸性磷酸酶（lysosomal acid phosphatase）、酯酶（esterase）和齐尔 - 尼尔森抗酸染色。

3）蜡样质（ceroid）：① 脂褐素的变异类型，具有相似的染色特性。② 紫外线下具有金黄色自发荧光。③ 染色方法包括苏丹黑 B 染色、施莫氏染色、油红 O 染色、PAS 染色和齐尔 - 尼尔森抗酸染色。

4）其他色素（福尔马林色素）［other pigments (pigment, formalin)］：① 福尔马林沉淀的血红蛋白是一种深褐色色素，可以出现在用缓冲不当的福尔马林固定的组织中。② 该色素是具有各向异性的微晶体，因此具有双折光性，易于用偏振光检测到。③ 普鲁士蓝染色呈阴性。④ 这是一种人工假象。

【鉴别诊断】　无。

【备注】　在 10 ~ 12 个月龄老龄化大鼠的子宫内膜中，常存在不同数量的含有含铁血黄素的巨噬细胞。使用 Perl 氏铁染色或普鲁士蓝染色，易使含铁血黄素色素着色。在传统的 H&E 染色中，蜡样质和脂褐素难以区分，多种染色方法可以用来鉴别蜡样质 / 脂褐素，如苏丹黑 B 染色、施莫氏染色和油红 O 染色。然而，虽然蜡样质和脂褐素都是溶酶体消化（在其他生物膜中）的脂质残余物组成的脂色素且因此密切相关，但超微结构和化学特征都存在差异。与脂褐素相比，蜡样质被认为处于氧化的早期阶段。因为使用施莫氏染色时蜡样质呈阴性，施莫氏染色法连同 Long Ziehl–Neelsen 法可以区分这两种色素。

【参考文献】　Brown and Leininger, 1992; Cornillie and Lauweryns, 1985; Maekawa and Maita, 1996; Pears, 1985。

（20）子宫细胞凋亡（N）（apoptosis [N] uterus）（图 3.144）

【种属】　小鼠；大鼠。

【修饰语】　子宫内膜；子宫腔；上皮；子宫腺；间质。

【发病机制 / 细胞来源】　子宫内膜细胞，包括子宫腔上皮细胞、子宫腺、间质细胞。

【诊断特征】　① 单个细胞细胞核的核固缩和（或）核碎裂。② 单个细胞皱缩，胞质嗜酸性、浓染。③ 子宫腔和（或）子宫腺上皮内的单个细胞碎片，具有"空晕"。

【鉴别诊断】　动情期 / 动情后期（estrus/metestrus）：凋亡、单个细胞死亡和变性都是动情周期内的正常生理反应，与排卵后血清 E2 水平的快速下降有关。如果动物动情周期正常，则不应诊断为细胞凋亡。

【备注】　有报道称，激素紊乱（如外源性雌激素）而影响正常动情周期活动的动物，可出现子宫上皮和（或）子宫腺体细胞凋亡。只有当

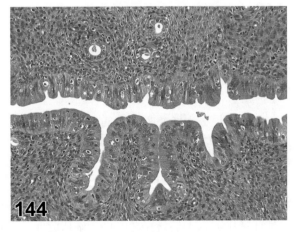

图 3.144

大鼠，子宫，宫腔上皮细胞凋亡

这些变化超过了在动情周期动物中的正常范围，或者当在无正常动情周期活动的动物中观察到该变化是激素紊乱的一种特征时，才应该做此诊断。

【参考文献】　　Hendry et al., 1997。

（21）子宫坏死（N）（necrosis [N] uterus）（图 3.145）

【种属】　　小鼠；大鼠。

【修饰语】　　子宫内膜；子宫肌层。

【发病机制 / 细胞来源】　　子宫内膜和（或）子宫腺上皮细胞、间质细胞和肌层的平滑肌细胞。

【诊断特征】　　① 细胞核固缩和（或）核碎裂。② 细胞质嗜酸性增强。③ 细胞肿胀或皱缩。④ 通常与炎症有关。⑤ 可见上皮细胞脱落至子宫腔。⑥ 可能会导致溃疡或糜烂。

【鉴别诊断】　　① 自溶（autolysis）：切片中组织的均匀溶解。上皮细胞较平滑肌和间质细胞更易自溶。② 人工假象损伤（artifactual damage）。

【备注】　　阴道内给予杀精剂壬苯醇醚 –9 可引起子宫、宫颈和阴道的黏膜损伤和急性坏死

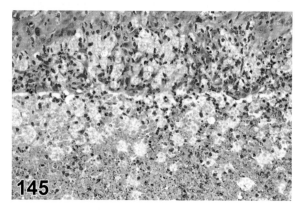

图 3.145

大鼠，子宫，坏死

性炎症。小白鼠子宫内灌注盐酸奎纳克林溶液可引起增生，伴随上皮组织崩解和坏死。

【参考文献】　　Ciaccio et al., 1978; Tryphonas and Buttar, 1982。

（22）子宫纤维化（N）（fibrosis [N] uterus）（图 3.146，图 3.147）

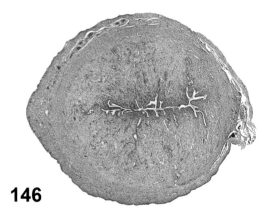

图 3.146

大鼠，子宫，间质纤维化

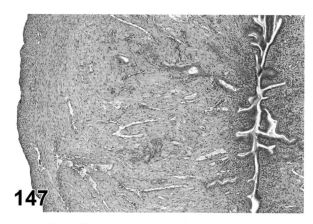

图 3.147

大鼠，子宫，间质纤维化

【种属】　　小鼠；大鼠。

【同义词】　　Hyalinization, stromal。

【修饰语】　　子宫肌层；间质。

【发病机制 / 细胞来源】　　子宫内膜间质或子宫肌层内的间叶 / 结缔组织。

【诊断特征】　　① 成纤维细胞增多，伴有 / 不伴组织内胶原蛋白的产生增加。② 子宫内膜间质或子宫肌层内胶原蛋白数量增多。③ 间质细胞数量减少，被成熟的结缔组织取代（通常被称为玻璃样变而不是纤维化）。④ 特殊染色有助于确认胶原蛋白是否增多。

【鉴别诊断】　　淀粉样物质（amyloid）：刚果红染色阳性，通常位于血管周围。

【备注】　　间质纤维化是大鼠和小鼠中常见的与年龄相关的变化，伴有腺体组织的进行性减少。

如果病变主要是无细胞的，则通常使用间质玻璃样变这一术语。也有报道称在长期给予赤霉烯酮［一种雌激素样真菌毒素（estrogenic mycotoxin）］后可发生子宫纤维化（NTP 技术报告系列，No.235）。

【参考文献】　　Brown and Leininger, 1992; Davis et al., 1999; Greaves, 2012; National Toxicology Program, 1982。

（23）子宫蜕膜反应（H）（decidual reaction [H] uterus）（图 3.148）

【种属】　　小鼠；大鼠。

【同义词】　　Deciduoma; decidual nodule; decidual alteration。

【发病机制 / 细胞来源】　　子宫间质细胞和子宫内膜腺细胞。

【诊断特征】　　① 主要发生在子宫内。② 局灶性结节状增生，内可见大的嗜酸性间质细胞或间叶细胞（蜕膜组织），这些细胞具有高度的组织结构和区域性差异。③ 完全发育的蜕膜反应有两个不同的区域：系膜对侧区，包含紧密排列的间叶细胞和小毛细血管通道；系膜区，包含具有长的细胞质突起和大量糖原的棘状基蜕膜细胞（通常为双核），以及颗粒状子宫内膜腺细胞（具有大量细胞质，含有 PAS 染色阳性的胞质颗粒）。④ 蜕膜反应和周围的间质之间

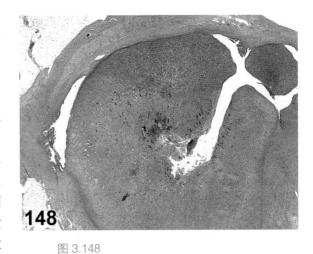

图 3.148

大鼠，子宫，蜕膜反应

通常边界不清。⑤ 可为原发性或与其他病变相关，如子宫内膜间质息肉。⑥ 可伴有炎症。

【鉴别诊断】　　① 局灶性蜕膜化（decidualization, focal）：局灶性病变由极度肥大的（"蜕膜化的"）间质细胞组成，具有 PAS 染色阳性的胞质颗粒和明显的细胞核。这种变化（继发性）通常与其他病变，如肿瘤或诱发的激素变化相关，或是其他病变的一部分。② 蜕膜肉瘤（deciduosarcoma）：肥大的间质细胞的罕见恶性肿瘤，具有大量 PAS 染色阳性的稀疏胞质，混有大量的球状淋巴细胞。该病变的特征是极度肥大的血管。③ 子宫内膜间质肉瘤（sarcoma, endometrial stromal）：主要由梭形间叶细胞组成的恶性肿瘤。一般来说，肿瘤细胞的 PAS 染色呈阴性。④ 间叶增生性病变（mesenchymal proliferative lesion）：小鼠泌尿生殖道的增生性病变，通常发生在膀胱黏膜下层。由大的嗜酸性上皮样细胞和梭形细胞组成。⑤ 妊娠（pregnancy）：假孕状态下的蜕膜反应可能与妊娠期间的相似；但无胚胎、胎盘迷路、海绵滋养层、巨细胞、卵黄囊和有核胎儿红细胞等。

【备注】　　蜕膜反应在大多数品系的大鼠和小鼠中是一种罕见的自发性病变。这种变化类似于与早孕有关的真正的"妊娠蜕膜瘤"。这种变化不是肿瘤性病变，而是对着床或机械刺激（如宫内避孕装置）的反应。该反应发生在假孕的第 3 日和第 4 日，病变的发生需动物暴露于孕酮至少 48 h，且随后暴露于少量雌激素。结节状蜕膜反应的正常生存期在假孕的第 4 日至第 16 日。在动情周期的适当时间或孕激素治疗后给予多种化合物，可引起蜕膜反应。此外，各种形式的机械刺激或创伤，以及电刺激或药物注入子宫可以引起蜕膜反应。这些病变极少在年轻动物中发生。

【参考文献】　　Davis et al., 2001; Dixon et al., 1999; Hart-Elcock et al., 1987; Leininger and Jokinen, 1990。

（24）子宫局灶性蜕膜化（N）（decidualization, focal [N] uterus）（图 3.149）

【种属】　　小鼠；大鼠。

【同义词】　　Stromal pseudodecidualization, focal; decidual alteration。

【发病机制 / 细胞来源】　　子宫蜕膜间质细胞。

【诊断特征】　　① 局灶性间质蜕膜化，间质细胞在子宫内膜内形成结节性病变。② 间质细胞显著

肥大，细胞核明显。③ 在这些肥大的细胞的细胞质中，可见 PAS 染色阳性的物质（糖原）。④ 在这一改变中可见核分裂象。

【鉴别诊断】 ① 了宫内膜间质增生（hyperplasia, endometrial stromal）：间质成分增加，以细长的梭形或星状间质细胞增生为特征，细胞间胶原的数量随病变的时间长短不同而不同。通常梭形细胞胞质内不含丰富的 PAS 染色阳性物质。② 蜕膜反应（decidual reaction）：大的嗜酸性间质或间叶细胞（蜕膜组织）呈结节状增生，具有高度的结构化组织和区域差异。当蜕膜形成完成时，蜕膜反应有两个不同的区域：子宫系膜对侧区（即包蜕膜，译者注）包含毛细血管通道和紧密排列的间叶细胞，子宫系膜区（即基蜕膜，译者注）包含的细胞具有长胞质突起和丰富的糖原，

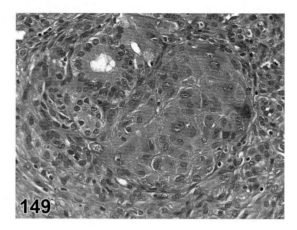

图 3.149

大鼠，子宫，局灶性蜕膜化

通常为双核，含颗粒状物质的腺细胞，胞质丰富，含有 PAS 染色阳性的胞质颗粒。

【备注】 局灶性间质蜕膜化是一种不常见的间质的改变。病变中肥大的间质细胞和蜕膜反应中真的蜕膜化的间质细胞相似，但是该病变无"蜕膜反应"中可见到的组织结构。在息肉和肿瘤中亦可见局部区域的蜕膜化间质。

子宫内膜间质蜕膜化和蜕膜瘤，可由不同种类的物质引起。例如，在动情周期的适当时间或孕酮处理后，给予前列腺素、生长激素或催乳素，宫内节育器或植入子宫内的其他材料或物质，能够引起间质蜕膜化。有人认为宫腔内息肉可引起间质蜕膜化，因为在息肉和其他肿瘤中可见局部区域的蜕膜化间质。

【参考文献】 Leininger and Jokinen, 1990。

（25）子宫中肾管残留（N）（mesonephric duct remnants [N] uterus）

【种属】 小鼠；大鼠。

【同义词】 Persistent mesonephric ducts。

【发病机制 / 细胞来源】 中肾管，Wolffian 管残留。

【诊断特征】 ① 衬覆平滑肌和上皮细胞的管状或囊状结构，类似发育不良的输卵管。② 这些结构见于卵巢系膜脂肪组织，外侧沿子宫角或子宫体阔韧带附着部位，和（或）在阴道黏膜下层。③ 可为单侧或双侧。

【鉴别诊断】 浆膜囊肿（cyst, serosal）：子宫浆膜内有上皮内衬、充以液体的囊肿。无平滑肌组织。

【备注】 在一般毒性研究中，认为中肾管残留是先天性改变，因而很少记录。但第 1 ～ 5 天的新生 CD-1 小鼠皮下注射混在玉米油中的双酚 A（bisphenol A, BPA）后，可引起雌性生殖系统一系列病变，包括囊性中肾管残留（Newbold et al., 2007）。BPA 处理的小鼠也可见中肾（Wolffian）来源的卵巢旁囊肿，由于这两种囊肿结构均来源于同一胚胎组织，因此中肾管系统（Wolffian duct）可能是 BPA 的靶点之一（Newbold et al., 2009）。

【参考文献】 Newbold et al., 2007; Newbold et al., 2009。

（26）子宫鳞状上皮化生（N）（metaplasia, squamous cell [N] Uterus）（图 3.150，图 3.151）

【种属】 小鼠；大鼠。

【同义词】 Squamous cell metaplasia。

【修饰语】 非角化；角化。

【发病机制 / 细胞来源】 鳞状上皮化生来源于位于子宫内膜衬覆上皮的基底侧和（或）腺体颈部的（祖）细胞。

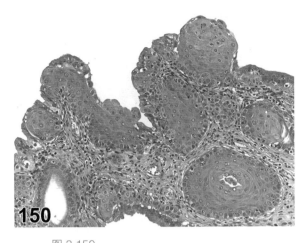

图 3.150

大鼠，子宫，鳞状上皮化生

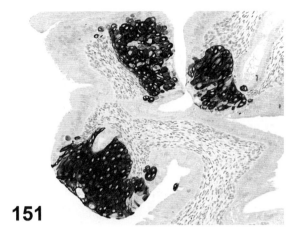

图 3.151

大鼠，子宫，鳞状上皮化生，抗细胞角蛋白 14 染色呈阳性

【诊断特征】　　①可见复层鳞状非角化或角化上皮灶/区域，和宫颈与一个或两个子宫角的连接处无密切相关性。②可见鳞状上皮替代子宫柱状上皮，形成形似正常鳞状上皮的扁平区域，或在子宫内膜腺体颈部呈局灶多为圆形（类似炮弹）的区域。③在极少数情况下，可见整个子宫上皮弥漫性地被鳞状上皮所替代。在这种情况下腺体数量常会减少或缺失。在角化鳞状上皮化生时，子宫腔扩张或充满角蛋白（鳞屑）。

【鉴别诊断】　　①鳞状细胞乳头状瘤（papilloma, squamous cell）：鳞状细胞乳头状瘤突向子宫腔，为乳头状生长。②鳞状细胞癌（carcinoma, squamous cell）：鳞状细胞癌可能分化好，但细胞可能会有不同程度异型性，常浸润到黏膜下层、肌层和浆膜。

【备注】　　鳞状上皮化生是一种常见的局灶性病变。鳞状上皮化生常发生于雌激素占优势的大鼠和小鼠的子宫。例如，在内源性雌二醇水平升高，或用大剂量雌激素化合物或复方口服避孕药时。在大鼠和小鼠，当给药剂量大时，抗雌激素他莫昔芬（tamoxifen）的作用与雌激素相似，可诱导两个物种均发生鳞状上皮化生。角化并非总是很不明显。在极少数情况下整个子宫上皮可转化为鳞状上皮。鳞状上皮化生也可能为炎症变化相关的反应性改变。抗 p63 抗体可用于显示鳞状上皮化生灶内的基底细胞。

【参考文献】　　Anisimov and Nikonov, 1990; Campbell, 1987; Gopinath et al., 1987; Greaves, 2012; Greaves et al., 1992; Johnson, 1987; Leininger and Jokinen, 1990; Yuan and Foley, 2002。

（27）子宫上皮细胞空泡化（N）（vacuolation, epithelial cell [N] uterus）（图 3.152）

【种属】　　小鼠；大鼠

【发病机制/细胞来源】　　子宫内膜上皮细胞

【诊断特征】　　①可见细小到粗大的细胞质空泡化。②可发生于增生性上皮病变。③空泡在光学显微镜下为空的或含有能被 PAS 或阿尔辛蓝染色的物质（表示细胞内黏蛋白）。

【鉴别诊断】　　无。

【备注】　　子宫内膜上皮或腺体的空泡化在大鼠和小鼠中不常见。然而，用高剂量的某些（合成）激素处理会引起上皮的空泡化改变。啮齿动物给予两

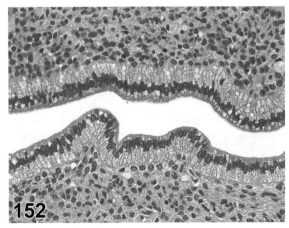

图 3.152

大鼠，子宫，上皮细胞空泡化

亲性阳离子药物可见到稍微不同类型的空泡化。这类药物可引起各种器官（包括子宫）的溶酶体内极性磷脂储存。抗厌食药对氯苯丁胺（chlorphentermine）和三环抗抑郁药丙米嗪（tricyclic antidepressant imipramine）和他莫昔芬（tamoxifen），可引起大鼠子宫上皮细胞和平滑肌细胞空泡化改变。在电子显微镜下，空泡化结构被证实是充满典型漩涡状板层膜结构的溶酶体，是磷脂质沉积症的典型结构。

【参考文献】　Geist and Lüllmann–Rauch, 1994; Ioannidis, 1998。

（28）输卵管炎症（N）（inflammation, oviduct [N] oviduct）（图 3.153）

【种属】　　小鼠；大鼠。

【修饰语】　　中性粒细胞；淋巴细胞；单形核细胞；混合细胞。其他修饰语包括化脓性、肉芽肿性。

【诊断特征】　　① 大体观察可见输卵管扩张及内含渗出物。② 输卵管腔可见中性粒细胞、淋巴细胞和（或）巨噬细胞渗出物。③ 可见坏死。④ 可见输卵管上皮增生。⑤ 可见黏膜下层淋巴细胞增多。

【鉴别诊断】　　输卵管扩张（distension of the uterine tube）：大多数情况下，大体观察或显微镜检查时，炎症可见渗出物。

【备注】　　大鼠和小鼠输卵管可发生轻度炎症。引起大鼠输卵管炎最常见的自然感染因素是肺支原体。B6C3F1 小鼠输卵管炎与产酸克雷伯菌有关。

【参考文献】　　Busch and Naglić, 1995; Davis et al., 1987; Leininger and Jokinen, 1990; Rao et al., 1987。

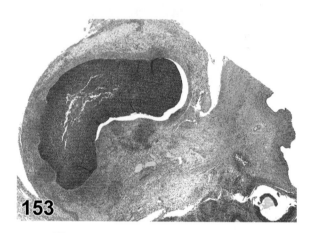

图 3.153

大鼠，输卵管，中性粒细胞性炎症

（29）结节性峡部输卵管炎（N）（salpingitis isthmica nodosa [N] oviduct）（图 3.154）

【种属】　　小鼠。

【同义词】　　SIN, diverticulosis。

【发病机制 / 细胞来源】　　输卵管上皮。

【诊断特征】　　① 大体观察可见输卵管浆膜不规则或结节样。② 累及整个输卵管或呈局灶性。③ 输卵管肌层增厚，上皮可形成通道，通过短突起突入腔内。④ 输卵管上皮也可形成广泛的褶皱延伸到肌层，分离肌束。⑤ 输卵管上皮形成腺体结构，其可连接或不连接输卵管腔。⑥ 腺体结构可形成囊性憩室，失去与输卵管腔的连接。⑦ 随着时间推移，可累及输卵管整个浆膜。⑧ 可见或不见炎症。

【鉴别诊断】　　无。

【备注】　　该病变常见于暴露于合成雌激素己烯雌酚的 CD-1 小鼠。

【参考文献】　　Johnson, 1987; Newbold et al., 1984。

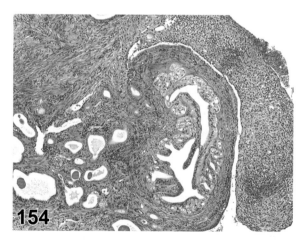

图 3.154

小鼠，输卵管，结节性峡部输卵管炎

（30）输卵管萎缩（N）（atrophy [N] oviduct）（图 3.155）

【种属】　　小鼠；大鼠。

【诊断特征】　　① 平滑肌细胞减少，导致平滑肌壁厚度变薄。② 上皮细胞变小，由柱状变为立方状。

③ 黏膜褶皱变平。④ 输卵管伞可能变平。⑤ 病变可为局灶性或弥漫性。

【鉴别诊断】 发育不全（hypoplasia）：虽然输卵管先天性发育不全很少发生，但必须要考虑。

【备注】 大鼠和小鼠的自发性输卵管萎缩很少见，但是有实验报道，小鼠阴道内接种感染源可导致输卵管萎缩，如沙眼衣原体，或大鼠给予甲状腺激素也可出现输卵管萎缩。

【参考文献】 Amadi et al., 2007; de la Maza et al., 1994; Leininger and Jokinen, 1990。

2. 非肿瘤性增生性病变

（31）子宫腺体囊性增生（H）（hyperplasia, glandular, cystic [H] uterus）（图 3.156，图 3.157）

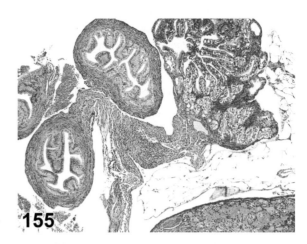

图 3.155

小鼠，输卵管，萎缩

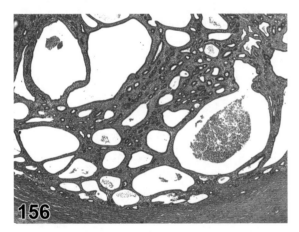

图 3.156

大鼠，子宫，腺体囊性增生

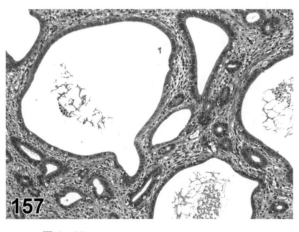

图 3.157

大鼠，子宫，腺体囊性增生

【种属】 小鼠；大鼠。

【同义词】 Cystic endometrial hyperplasia; CEH。

【修饰语】 囊性；子宫内膜。

【发病机制 / 细胞来源】 子宫腺体上皮。

【诊断特征】 ① 腺体增生可为局灶性或弥漫性，表现为活跃增生的腺体数量增加。增生较明显，表现为核分裂象增加。② 受累的子宫内膜腺体变得扭曲、扩张，且常呈囊状。③ 在病变内可见细胞异型性。④ 腺体囊肿内衬单层上皮，且可能变得很大。⑤ 病变的间质成分通常少于周围 / 正常子宫内膜。但有时在增生区域，间质中细胞成分较多。⑥ 在重度病例中常可见子宫腺肌病。

【鉴别诊断】 ① 腺体囊性扩张（dilation, glandular, cystic）：扩张的腺体由阻塞导致。② 腺样息肉（polyp, glandular）：息肉可见更多有纤维血管成分的间质，并突出到子宫腔。

【备注】 成年大鼠偶见自发的局灶性或弥漫性腺体增生。该病变尤其在老龄化大鼠中常见，由于黄体生成素（LH）分泌不足，进入一个持续的动情期，分泌雌激素的卵泡持续存在，使得 E2:P4 比率增加，卵巢激素不平衡。它也是多种不同品系小鼠中常见的老龄化病变。小鼠子宫腺体的增生形式以囊性扩张或不规则腺体增多为特征，腺体由正常间质分隔，内衬深染的立方至柱状上皮细胞，细胞核圆形或卵圆形，细胞质可见 PAS 染色阳性小滴。给予大鼠和小鼠合成激素或其他具有雌激素作用的外源性物质，导致长期雌激素过量，同样可诱发子宫内膜增生，最终形成肿瘤。"囊性子宫内膜增生"在成年大鼠中偶尔可见，在老龄小鼠中是一种非常常见的病变。Ward 等人（1979）发现 B6C3F1 小鼠囊性子宫内膜增生发生率为 35%。

【参考文献】 Greaves, 2012; Greaves and Faccini, 1984; Jones et al., 1997; Ward et al., 1979。

（32）子宫局灶性腺体增生（H）（hyperplasia, glandular, focal [H] uterus）（图 3.158）

【种属】 小鼠；大鼠。

【同义词】 Adenomatous hyperplasia; atypical glandular hyperplasia。

【修饰语】 非典型性。

【发病机制 / 细胞来源】 子宫腺体上皮。

【诊断特征】 ① 局灶性腺体增生由排列紧密、紊乱的腺体组成，腺体之间由一层稀疏的间质分隔。可见"背靠背"排列的腺体之间几乎无间质。② 病变位于子宫内膜正常形态的边界内。③ 通常腺体内衬的增大的嗜酸性或嗜碱性立方状到柱状上皮细胞，可见多形性和异型性。④ 该病变中大的细胞核深染，通常核仁大而明显。⑤ 增生比较明显，表现为核分裂象增加。⑥ 可见上皮细胞形成复层和堆积。⑦ 腺体腔可能不明显。

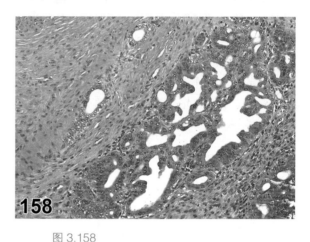

图 3.158

大鼠，子宫，局灶性腺体增生

【鉴别诊断】

1）腺体囊性增生（hyperplasia, glandular, cystic）：腺体呈囊状，通常内衬矮立方状到扁平状单层上皮。不存在异型性或可见轻度异型性。由于病变与激素变化有关，因此病变在整个子宫内膜中弥漫性分布，很少为孤立的病变。

2）腺样息肉（polyp, glandular）：息肉可见更多纤维血管成分的间质，并突入子宫腔。

3）子宫内膜腺瘤（adenoma, endometrial）：① 界限清晰的独立肿块，可能压迫，但不会侵袭周围的子宫内膜或临近的子宫肌层。② 上皮细胞分化好，呈乳头状、腺样或管状结构排列，内衬 1～2 层厚的立方状至柱状细胞。

4）子宫内膜腺癌（adenocarcinoma, endometrial）：腺癌可见恶性肿瘤的细胞学特征，即浸润性生长模式、异型性和（或）转移。

【备注】 大鼠和小鼠很少见自发性的局灶性腺体增生。在大多数情况下，该病变为诱发性。局灶性腺体增生被认为是一种癌前病变，而与之相对，腺体囊性增生常见于成年大鼠，也是老龄小鼠非常常见的病变，B6C3F1 小鼠的发病率为 35%。给予子宫致癌物后常见局灶性腺体增生。鉴别增生和真性肿瘤通常较困难，因为从增生到腺瘤或癌是逐渐过渡的。在 Wistar Han 大鼠的一个远交群和一个来自同一种群的近交系 BDII/Han 大鼠群，增生性和肿瘤病变的发生率高。Donryu 大鼠是研究这种过渡的实验模型。Vollmer（2003）对这些及其他子宫内膜癌的啮齿动物模型进行了详细地综述。

【参考文献】 Deerberg et al., 1995; Deerberg et al., 1981; Dixon et al., 1999; Nagaoka et al., 1994; Vollmer, 2003。

（33）子宫内膜弥漫性增生（H）（hyperplasia, endometrial, diffuse [H] uterus）（图 3.159，图 3.160）

【种属】 小鼠；大鼠。

【发病机制 / 细胞来源】 子宫腔内膜上皮。

【诊断特征】 ① 由于子宫腔上皮增生，子宫腔总表面积增加。子宫腔表面变得更像乳头状，子

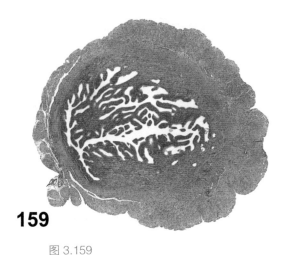

图 3.159

大鼠，子宫，子宫内膜弥漫性增生

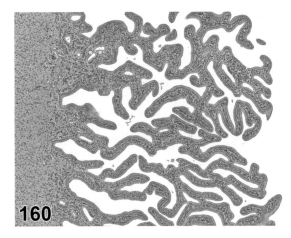

图 3.160

大鼠，子宫，子宫内膜弥漫性增生

宫内膜腺体似乎成为子宫腔表面的一部分。② 腺体数量因此减少。③ 通常无细胞异型性。④ 导致整个子宫迂曲度增加。

【鉴别诊断】 腺体囊性增生（hyperplasia, glandular, cystic）：在腺体增生中，腺体数量局灶性或弥漫性增加。与正常子宫内膜相比，腺体常呈囊性，间质成分通常减少。

【备注】 弥漫性子宫内膜增生是一种罕见的病变，通常累及两个子宫角，高剂量的甲羟孕酮和其他合成孕激素可诱发该病变。此外，子宫腔上皮增生与局灶性腺体增生可能同时发生，可能出现异型性或乳头形成，为化学品暴露后的反应。在这些情况下，建议诊断为局灶性子宫内膜增生，加修饰语，如非典型性或乳头状。

（34）子宫内膜间质增生（H）（hyperplasia, endometrial stromal [H] uterus）（图 3.161）

【种属】 小鼠；大鼠

【同义词】 Endometrial stromal hyperplasia。

【发病机制 / 细胞来源】 子宫内膜间叶细胞。

【诊断特征】 ① 间质成分增加，以梭形或星状间质细胞的增生为特征，细胞间胶原的数量取决于病变发生的时间长短。② 病变沿正常解剖结构发展，如围绕宫颈呈圆环形，不导致大体解剖异常或扭曲。③ 非侵袭性生长。④ 病变内子宫内膜腺体缺失或稀少。⑤ 可见特别明显的核分裂象和血管，尤其在病变初期。⑥ 陈旧病变以致密的胶原间质或纤维化为特征。

【鉴别诊断】 ① 子宫内膜间质息肉（polyp, endometrial stromal）：子宫内膜间质细胞常突入子宫腔，被覆立方状至柱状上皮，呈结节状增生。② 局灶性蜕膜化（decidualization, focal）：局灶性蜕膜化以极其肥大的间质细胞增生为特征，细胞质内含数量不等的 PAS 染色阳性物质（糖原）。③ 子宫内膜间质肉瘤（sarcoma, endometrial stromal）：以浸润性生长和高核分裂指数为特征的恶性病变。浸润性生长模式不遵循现有解剖结构，导致大体结构扭曲。间质肉瘤内细胞为分化差的梭形细胞，细胞多形性明显。间质肉瘤常出现出血和坏死区域。

【备注】 子宫内膜间质增生［H］是一种常

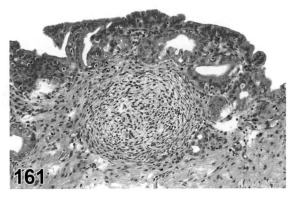

图 3.161

大鼠，子宫，内膜间质结节状增生

见于大多数品系老龄小鼠子宫和宫颈的病变。老龄大鼠子宫可见弥漫性间质增生，然而这种变化在宫颈更为常见。在 F344 大鼠中已观察到间质增生。该病变可能导致大体观察时宫颈触感紧实、白色、质韧及大小轻度增大。

【参考文献】　Leininger and Jokinen, 1990。

（35）子宫血管瘤样增生（H）（hyperplasia, angiomatous [H] uterus）（图 3.162）

【种属】　　小鼠；大鼠。

【同义词】　　Angiomatous hyperplasia。

【发病机制 / 细胞来源】　　血管细胞。

【诊断特征】　　① 子宫内膜内或子宫肌层内局灶性、界限清楚的病变，由数量增加紧密排列的血管结构组成，不会使周围组织变形。② 血管腔隙通常充满血液。③ 病变中的支持组织可从丰富到稀疏。④ 几乎无核分裂象，无核异型性。

【鉴别诊断】　　① 血管瘤（hemangioma）：由内衬均一内皮细胞的局灶性充满血液的空隙构成，通常压迫周围组织。② 血管肉瘤（hemangiosarcoma）：不规则膨胀性和浸润性病变，包括血管结构和血管腔塌陷的实性部分。内皮细胞可能是多层的。血管肉瘤中的内皮细胞通常更明显，具有多形性、大而浓染的细胞核，常见核分裂象和转移。

【参考文献】　　Elwell et al., 2004; Ruben et al., 1997。

（36）子宫肌层增生（H）（hyperplasia, myometrial [H] uterus）（图 3.163）

【种属】　　小鼠；大鼠。

【同义词】　　Myometrial hyperplasia。

【发病机制 / 细胞来源】　　子宫肌层细胞。

【诊断特征】　　① 子宫肌层内局灶性或弥漫性病变，由数量增多、分化好、排列成束的平滑肌细胞组成，周围组织无扭曲变形。② 平滑肌细胞之间散在着一些胶原蛋白。③ 几乎无核分裂象，无核异型性。

【鉴别诊断】　　平滑肌瘤（leiomyoma）：通常为典型的、边界清晰的肿物，可为单个或多个，压迫相邻组织。

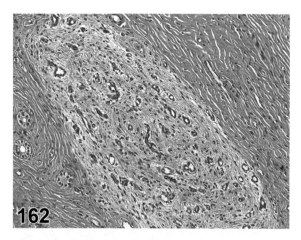

图 3.162

大鼠，子宫，局灶性间质血管瘤样增生

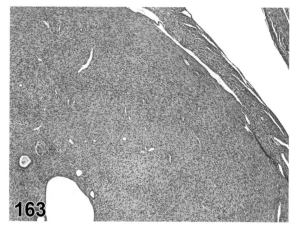

图 3.163

小鼠，子宫，子宫肌层增生

（37）输卵管上皮细胞增生（H）（hyperplasia, epithelial cell [H] oviduct）（图 3.164）

【种属】　　小鼠；大鼠。

【发病机制 / 细胞来源】　　输卵管上皮。

【诊断特征】　　输卵管上皮变得扭曲，形成柱状细胞构成的乳头状结构，突入输卵管腔。

【鉴别诊断】　　无。

【备注】　　该病变可见于给予合成雌激素的小鼠。F344 大鼠的输卵管上皮或间质增生尚未被发现。

【参考文献】　　Johnson, 1987; Leininger and Jokinen, 1990; Newbold et al., 2009。

3. 肿瘤性增生性病变

（1）子宫 / 宫颈腺样息肉（B）（polyp, glandular [B] uterus; uterine cervix）（图 3.165，图 3.166）

【种属】　　小鼠；大鼠。

【同义词】　　Polyp, adenomatous。

【发病机制 / 细胞来源】　　子宫腺上皮和纤维血管间质。

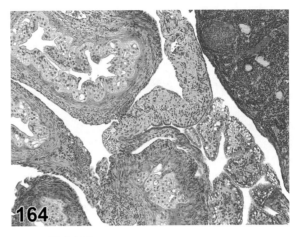

图 3.164

小鼠，输卵管，上皮增生

【诊断特征】　　① 原发性息肉样肿物，突入子宫腔内，但可能来源于宫颈或延伸进入阴道腔内。② 延伸至阴道腔的病变可见水肿、溃疡、炎症和（或）梗死。③ 显著的常为增生性的腺体组分由立方状至柱状上皮构成，与子宫内膜的内衬上皮连续，外观相似。④ 间质由梭形或星状细胞组成，具有不同数量的胶原和内皮内衬的血管腔隙。⑤ 在整个间质中，子宫内膜腺体通常为囊性和增生性的。

【鉴别诊断】　　① 子宫内膜间质息肉（polyp, endometrial stromal）：无或极少的腺体成分内陷。② 子宫内膜腺瘤（adenoma, endometrial）：乳头状腺瘤有极少或无子宫内膜间质增生，内膜间质稀疏。③ 阴道息肉（polyp, vaginal）：阴道息肉被覆鳞状上皮，结缔组织核心趋于致密。

【参考文献】　　Davis et al., 2001; Greaves, 2012; Greaves and Faccini, 1984。

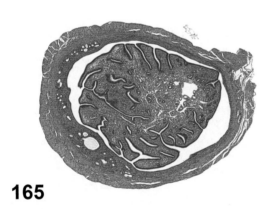

图 3.165

小鼠，子宫，腺样息肉

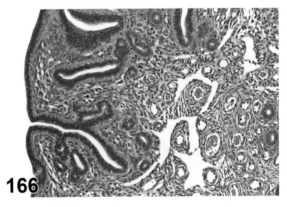

图 3.166

小鼠，子宫，腺样息肉

（2）子宫 / 宫颈内膜间质息肉（B）（polyp, endometrial stromal [B] uterus; uterine cervix）（图 3.167，图 3.168）

【种属】　　小鼠；大鼠。

【同义词】　　Tumor, endometrial stromal, benign; tumor, stromal, benign。

【发病机制 / 细胞来源】　　子宫内膜间质。

【诊断特征】　　① 原发性息肉样肿物，突入子宫腔内，但可能来源于宫颈或延伸进入到阴道腔内。② 延伸至阴道腔的病变可见水肿、溃疡、炎症和（或）梗死。③ 通常由立方状至柱状上皮覆盖，该上

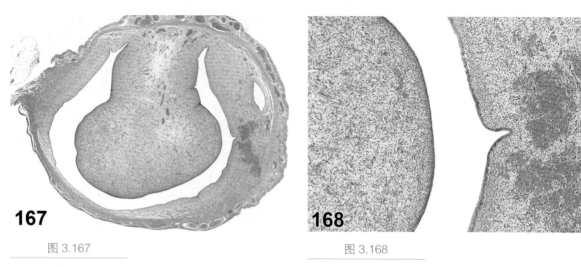

图 3.167

大鼠，子宫，子宫内膜间质息肉

图 3.168

大鼠，子宫，子宫内膜间质息肉

皮与子宫内膜的内衬上皮连续。④ 病变主要部分为间质的梭形或星状细胞组成，含有数量不等的胶原和血管。⑤ 典型的膨胀性增长，无明显侵袭性。⑥ 可能有少量子宫内膜腺体内陷于病变中。⑦ 病变可为单个或多个。

【鉴别诊断】 ① 腺样息肉（polyp, glandular）：遍及息肉大部分的结构主要为明显且常增生的腺样结构。② 阴道息肉（polyp, vaginal）：息肉表面出现阴道上皮（复层鳞状上皮）。③ 子宫内膜间质肉瘤（sarcoma, endometrial stromal）：如果子宫内膜间质细胞分化不好、界限不清，具有浸润性生长模式，则病变被归类为早期子宫内膜间质肉瘤。该病变也可起源于间质息肉。

【备注】 偶见子宫内膜间质肉瘤起源于息肉，通常表现出恶性特征，如快速生长和侵袭性。

【参考文献】 Davis et al., 2001; Dixon et al., 1999; Goodman and Hildebrandt, 1987b; Greaves, 2012; Greaves and Faccini, 1984; Leininger and Jokinen, 1990。

（3）子宫内膜间质肉瘤（M）（sarcoma, endometrial stromal [M] uterus）（图 3.169，图 3.170）

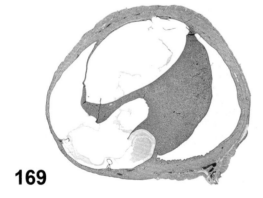

图 3.169

大鼠，子宫，子宫内膜间质肉瘤

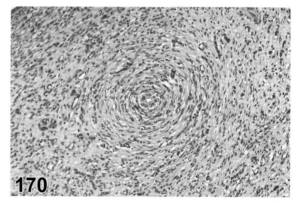

图 3.170

大鼠，子宫，子宫内膜间质肉瘤

【种属】 小鼠；大鼠。

【同义词】 Sarcoma, mesenchymal; sarcoma, uterine。

【发病机制 / 细胞来源】 子宫内膜间质。

【诊断特征】 ① 可发生于子宫壁或作为息肉样肿物突入子宫腔内。② 肿物的主要部分为间质的梭形细胞组成，含有不同数量胶原蛋白和内皮内衬的血管腔。③ 可见侵袭邻近组织。④ 可见于息肉样肿物内。⑤ 细胞为低分化的梭形细胞。⑥ 可见细胞多形性。⑦ 细胞边界模糊。⑧ 细胞质稀少至中等，染色淡且嗜酸性。⑨ 细胞核呈椭圆形、细长且深染。当切到其横切面时，可呈卵圆形或圆形。⑩ 大量核分裂象。⑪ 可见出血和坏死区域。⑫ 很少转移。⑬ S-100 和波形蛋白阳性，结蛋白和肌动蛋白阴性。

【鉴别诊断】 ① 平滑肌肉瘤或纤维肉瘤或恶性神经鞘瘤（leiomyosarcoma or fibrosarcoma or schwannoma, malignant）：诊断应根据不同的形态特征和生长模式，通过排除过程进行诊断，特殊染色可能很有用。应通过特殊染色法与其他间叶肿瘤鉴别。如果恶性病变起源于子宫内膜间质息肉，诊断则较容易。② 子宫内膜间质息肉（polyp, endometrial stromal）：子宫内膜间质息肉可根据息肉样病变突入子宫腔和成熟间质支撑及无浸润的特征来鉴别。

【参考文献】 Goodman and Hildebrandt, 1987e; Greaves, 2012; Greaves and Faccini, 1984; Leininger and Jokinen, 1990。

（4）子宫组织细胞肉瘤（M）（sarcoma, histiocytic [M] uterus）（图 3.171，图 3.172）

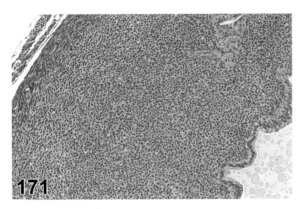

图 3.171

小鼠，子宫，组织细胞肉瘤

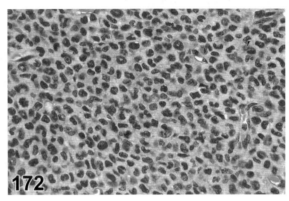

图 3.172

小鼠，子宫，组织细胞肉瘤

【种属】 小鼠；大鼠。

【同义词】 Reticulum cell sarcoma。

【发病机制 / 细胞来源】 单核吞噬细胞系统的细胞。

【诊断特征】 ① 均一的组织细胞群，具有丰富嗜酸性细胞质。② 细胞核呈深色、多形性、略细长、弯曲或折叠。③ 可见特征性的由栅栏细胞包围的局灶性坏死。④ 可见多核巨细胞和吞噬作用。⑤ 几乎总是会累及肝脏。

【鉴别诊断】 ① 恶性神经鞘瘤（schwannoma, malignant）：低分化恶性神经鞘瘤可能与组织细胞肉瘤相似；但其缺乏巨细胞和丰富的嗜酸性细胞质，且 S-100 呈阳性。② 平滑肌肉瘤（leiomyosarcoma）：低分化平滑肌肉瘤可能也与组织细胞肉瘤相似，但其非多中心性病变，且不会累及肝脏。③ 恶性多形性淋巴瘤（lymphoma, malignant, pleomorphic）：细胞可能相似，但细胞质嗜酸性更弱，且无巨细胞，累及淋巴结。④ 蜕膜反应（decidual reaction）：老龄大鼠蜕膜改变中，细胞质嗜酸性、大而圆形或多边形的细胞与组织细胞肉瘤相似，可形成息肉样肿物；然而，其细胞核大而染色浅。其不为多中心性病变，而且不累及肝脏。

【备注】 溶菌酶、MAC-2 和 F4/80 是小鼠可靠且特异性的标记。

【参考文献】 Davis et al., 1999; Frith et al., 2001; Hao et al., 2010。

（5）子宫 / 宫颈 / 阴道鳞状细胞乳头状瘤（B）（papilloma, squamous cell [B] Uterus; Uterine Cervix; Vagina）（见宫颈和阴道章节）。

（6）子宫内膜腺瘤（adenoma, endometrial [B] uterus）（图 3.173，图 3.174）

【种属】 小鼠；大鼠。

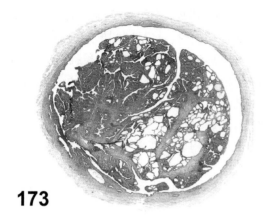

图 3.173

小鼠，子宫，子宫内膜腺瘤

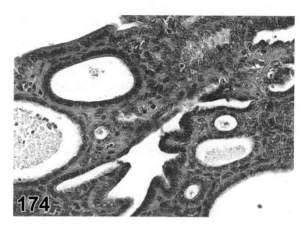

图 3.174

小鼠，子宫，子宫内膜腺瘤

【发病机制 / 细胞来源】　　子宫内膜上皮。

【诊断特征】　　① 原发性子宫肿瘤，但可能起源于宫颈或延伸到阴道内。② 来源于表面上皮，可有较广的基部或纤细的蒂。③ 上皮分化良好，呈乳头状、腺样或管状排列，内衬为 1 ～ 2 层立方状至柱状细胞。④ 一些腺样结构中可伴有充满渗出物的囊肿。⑤ 可见局灶性鳞状上皮化生，尤其近宫颈处。⑥ 形成界限清晰的单独肿块，可有压迫，但不会侵袭周围的子宫内膜或邻近的子宫肌层，或突入子宫腔。⑦ 如果肿物的生长模式主要为乳头状，则用修饰语乳头状。

【鉴别诊断】　　① 腺样息肉（polyp, glandular）：可能与子宫内膜腺样息肉混淆。分化良好的子宫内膜间质是子宫内膜腺样息肉的常见特征，但在乳头状腺瘤中，很少或无间质增生。② 局灶性腺体增生（hyperplasia, glandular, focal）：这种类型的增生以正常形态边界内上皮成分的增加为特征。③ 子宫内膜间质增生（hyperplasia, endometrial stromal）：子宫内膜间质增生通常为弥漫性子宫内膜病变，而腺瘤是局灶性增生性病变。④ 子宫内膜腺癌（adenocarcinoma, endometrial）：子宫内膜腺癌可见恶性肿瘤细胞学特征，如浸润性生长、异型性和（或）转移。

【备注】　　罕见的肿瘤，但可被某些化学物质和激素实验诱发。

【参考文献】　　Anisimov and Nikonov, 1990; Davis et al., 1999; Davis et al., 2001; Frith and Ward, 1988; Goodman and Hildebrandt, 1987c; Greaves and Faccini, 1984; Leininger and Jokinen, 1990; Squire et al., 1978; Turusov et al., 1994。

（7）子宫 / 宫颈内膜腺癌（M）（adenocarcinoma, endometrial [M] uterus; uterine cervix）（图 3.175，图 3.176）

【种属】　　小鼠；大鼠。

【同义词】　　Endometrial carcinoma; endometrial adenocarcinoma。

【发病机制 / 细胞来源】　　子宫内膜上皮。

【诊断特征】　　① 原发性子宫肿瘤，但可转移至宫颈或阴道。② 肿瘤通常边界不清，侵袭子宫肌层，可伸入并阻塞子宫腔，可累及宫颈，或远处转移。③ 上皮细胞形成实性的巢状、索状、乳头状或腺泡状结构，位于间质内或由间质支撑。④ 上皮可分化好、有间变性或细胞和细胞核异型性、多形性和核分裂象。⑤ 肿瘤细胞通常为一层或两层立方状至柱状细胞。在某些情况下，多层肿瘤细胞可堆积或呈拥挤现象。⑥ 肿瘤腺泡腔可能呈囊性，内含细胞碎片、混合炎症细胞和分泌物。⑦ 肿瘤中也可出现坏死和出血区域。

【鉴别诊断】　　① 子宫内膜腺瘤（adenoma, endometrial）：单独生长和界限清晰的肿物，由分化好的上皮细胞组成，无异型性或高生长率。② 腺鳞癌（carcinoma, adenosquamous）：这些肿瘤至少含 10% 或更多鳞状上皮分化。

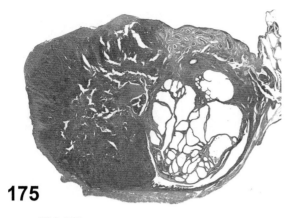

图 3.175

大鼠，子宫，子宫内膜腺癌

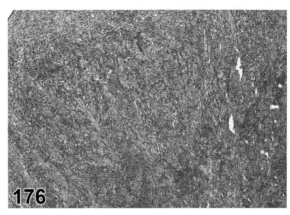

图 3.176

大鼠，子宫，子宫内膜腺癌

【备注】　在许多品系的大鼠和小鼠中为不常见肿瘤，但在啮齿动物可以被某些化学物质，如溴乙烷、氯乙烷和环氧乙烷、雌激素化合物和激素实验诱发。给予围产期大鼠和小鼠雌激素化合物后可诱发子宫内膜腺癌。此外，大鼠一些品系（如 Donryu、BDII/Han 和 Wistar–Han）具有自发子宫内膜腺癌的倾向。鳞状上皮分化已在腺癌中被观察到。

【参考文献】　Davis et al., 1999; Deerberg et al., 1981; Deerberg et al., 1995; Dixon et al., 1999; Goodman and Hildebrandt, 1987a; Leininger and Jokinen, 1990; Maekawa, 1994; Nagaoka et al., 1994; Newbold et al., 2001; Newbold et al., 2007; Picut et al., 2003; Yoshida et al., 2002。

（8）子宫/宫颈腺鳞癌（M）（carcinoma, adenosquamous [M] uterus; uterine cervix）（图 3.177）

【种属】　小鼠；大鼠。

【同义词】　Adenoacanthoma, malignant。

【发病机制/细胞来源】　子宫内膜上皮。

【诊断特征】　① 原发性子宫肿瘤，但可能起源于宫颈或延伸到阴道。② 腺癌内鳞状上皮分化灶或区域有至少或 > 10% 的鳞状上皮。

【鉴别诊断】　① 子宫内膜腺癌（adenocarcinoma, endometrial）：腺癌与腺鳞癌的鉴别依据鳞状上皮分化程度（腺鳞癌中 > 10%）。② 鳞状细胞癌（carcinoma, squamous cell）：这类肿瘤缺乏明显的腺样结构。

【参考文献】　Ashley, 1990; Campbell, 1987。

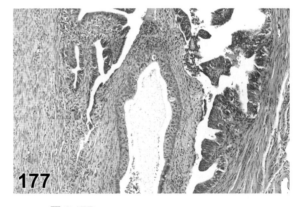

图 3.177

小鼠，子宫，腺鳞癌

（9）子宫/宫颈/阴道鳞状细胞癌（M）（carcinoma, squamous cell [M] uterus; uterine cervix; vagina）（图 3.178，图 3.179）

【种属】　小鼠；大鼠。

【同义词】　Carcinoma, epidermoid。

【修饰语】　角化；非角化。

【发病机制/细胞来源】　子宫内膜上皮来源或阴道表面上皮，也可来源于伴有鳞状上皮分化的宫颈上皮。

【诊断特征】　① 子宫内膜上皮来源的原发性鳞状细胞癌必须与阴道或宫颈上皮来源的鳞状细胞癌区分。② 细胞排列成索状和巢状，可能为外生生长模式或可向深部侵袭到黏膜下层、肌层、浆膜和邻近器官。③ 肿瘤细胞大，为多边形，明显的泡状细胞核含有一个或多个核仁。④ 腔表面的上皮明显

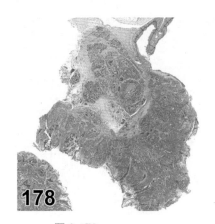

图 3.178

大鼠，子宫，鳞状细胞癌

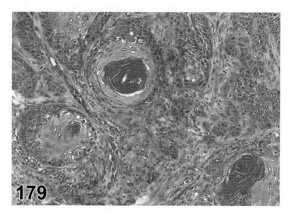

图 3.179

大鼠，子宫，鳞状细胞癌

增厚，异型性增生和角化（"角化珠"）。深层组织也可见角化珠。⑤ 通常分化好，可见严重的白细胞浸润。⑥ 间质可能稀少，或丰富而形成硬癌结构。

【鉴别诊断】 ① 鳞状细胞乳头状瘤（papilloma, squamous cell）：鉴别鳞状细胞乳头状瘤与鳞状细胞癌的鉴别主要依据是肿瘤的生长方式，乳头状瘤无明显的异型性，且不会侵袭邻近组织。② 腺鳞癌（carcinoma, adenosquamous）：鳞状细胞癌和腺鳞癌的区别是腺鳞癌主要为腺管状结构。另外，鳞状细胞癌，具有更实性的生长模式且无腺样结构出现。③ 角化棘皮瘤（keratoacanthoma）：角化棘皮瘤和鳞状细胞癌的鉴别基于角化棘皮瘤的有丝分裂率低、无侵袭性和细胞分化程度。④ 转移瘤。

【参考文献】 Anisimov and Nikonov, 1990; Ashley, 1990; Davis et al., 2001, Dixon et al., 1999; Goodman and Hildebrandt, 1987d; Gopinath et al., 1987; Greaves, 2012; Greaves and Faccini, 1984; Leininger and Jokinen, 1990。

（10）子宫 / 宫颈 / 卵巢胚胎性癌（M）（carcinoma, embryonal [M] uterus; uterine cervix; ovary）（见卵巢章节）

（11）子宫 / 宫颈 / 卵巢卵黄囊癌（M）（carcinoma, yolk sac [M] uterus; uterine cervix; ovary）（见卵巢章节）

（12）子宫 / 宫颈 / 卵巢绒毛膜癌（M）（choriocarcinoma [M] uterus; uterine cervix; ovary）（见卵巢章节）

（13）子宫 / 宫颈良性米勒混合瘤（B）（tumor, mixed Müllerian, benign [B] uterus; uterine cervix）

【种属】 小鼠；大鼠。

【同义词】 Benign mixed mesodermal tumor。

【修饰语】 同源型；异源型。

【发病机制 / 细胞来源】 米勒管多能中胚层细胞。

【诊断特征】

1）肿瘤主要发生于卵巢、子宫（宫颈、阴道）。

2）界限清楚的息肉样病变，突入子宫腔。

3）肿瘤由分化好的良性上皮和间叶成分组成。

4）可以区分为两种类型：① 同源型：良性间叶成分来源于受累组织正常组分的细胞，可分化为纤维组织、平滑肌和（或）子宫内膜间质样组织。② 异源型：异源型包含通常在子宫中不可见的良性间叶成分，如横纹肌、软骨、骨和（或）脂肪组织。

【鉴别诊断】 ① 恶性米勒混合瘤（tumor, mixed Müllerian, malignant）：该肿瘤（同源型和异源型）

由恶性上皮和间叶成分组成。② 良性畸胎瘤或恶性畸胎瘤（teratoma, benign or teratoma, malignant）：畸胎瘤包含来源于 3 个胚层的组织，即间叶组织、上皮组织和神经组织。③ 子宫内膜腺瘤（adenoma, endometrial）：肿瘤仅由上皮成分组成，通常形成腺样结构。

【备注】 起源于米勒管原基的肿瘤具有双相模式，既有上皮特征又有间叶特征。免疫组织化学特征，如上皮标志物在肿瘤的间叶结构中表达，表明其起源于共同的祖细胞。

【参考文献】 Kaspareit–Rittinghausen and Deerberg, 1990; van den Brink–Knol and van Esch, 2010。

（14）子宫 / 宫颈恶性米勒混合瘤（B）（tumor, mixed Müllerian, malignant [B] uterus; uterine cervix）（图 3.180）

【种属】 小鼠；大鼠。

【同义词】 Malignant mixed mesodermal tumor (MMMT); carcinosarcoma。

【修饰语】 同源型；异源型。

【发病机制 / 细胞来源】 米勒管多能中胚层细胞。

【诊断特征】 ① 肿瘤主要发生于卵巢、子宫（宫颈、阴道）。② 该肿瘤常呈息肉样伸入受累组织腔内，可见局部侵袭周围组织。③ 浸润性生长，含上皮和间叶组分的高度恶性肿瘤。④ 肿瘤上皮和间叶组分均可由良性、分化好到分化差或间变细胞成分组成。⑤ 在分化较低区域，细胞核多形性明显，且形状奇异。⑥ 在所有恶性成分中，核分裂象很常见。

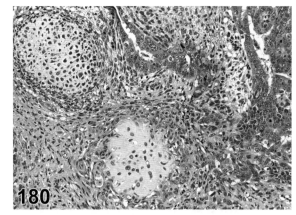

图 3.180

大鼠，子宫，恶性米勒混合瘤（MMMT）

⑦ 可以分为两种类型：同源型，间叶成分来源于受累组织的正常组分的细胞，可分化为纤维组织、平滑肌和（或）子宫内膜间质样组织；异源型，异源型通常在子宫中不可见的包含间叶成分，如横纹肌、软骨、骨和（或）脂肪组织。常见软骨样和横纹肌肉瘤样分化。

【鉴别诊断】 ① 良性米勒混合瘤（tumor, mixed Müllerian, benign）：在良性肿瘤中，上皮和间叶成分均分化好，无恶性特征且界限清楚。② 良性畸胎瘤或恶性畸胎瘤（teratoma, benign or teratoma, malignant）：畸胎瘤包含来源于 3 个胚层的组织，即间叶组织、上皮组织和神经组织。③ 横纹肌肉瘤（rhabdomyosarcoma）：肿瘤仅由恶性的横纹肌母细胞构成。通常可见横纹。

【备注】 起源于米勒管原基的肿瘤具有双相模式，既有上皮特征又有间叶特征。肉瘤部分可能分化为可识别的平滑肌或横纹肌、软骨和脂肪组织（异源型混合瘤）。术语同源型混合瘤用于肿瘤仅含有腺体和恶性间叶组织的情况。免疫组织化学特征，如上皮细胞标志物在肿瘤间叶结构中表达，指向共同的祖细胞起源。通常转移的为上皮成分而非间叶成分或复合性成分。

【参考文献】 Kaspareit–Rittinghausen and Deerberg, 1990; van den Brink–Knol and van Esch, 2010。

（15）子宫 / 卵巢良性畸胎瘤（B）（teratoma, benign [B] uterus; ovary）（见卵巢章节）。

（16）子宫 / 卵巢恶性畸胎瘤（M）（teratoma, malignant [B] uterus; ovary）（见卵巢章节）。

（17）子宫 / 宫颈 / 阴道平滑肌瘤（B）（leiomyoma [B] uterus; uterine cervix; vagina）（图 3.181，图 3.182）。

【种属】 小鼠；大鼠。

【修饰语】 子宫肌层；卵巢系膜；子宫。

【发病机制 / 细胞来源】 平滑肌细胞。

【诊断特征】 ① 肿瘤主要发生在子宫和卵巢系膜，但也可能发生在宫颈和阴道。② 通常为边界清晰的肿块，可为单个或多个，并压迫相邻结构。③ 肿瘤细胞交错成束和漩涡状，与正常平滑肌细胞相似。

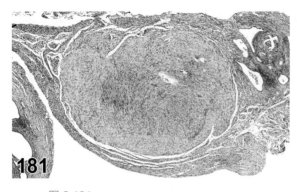

图 3.181

小鼠，子宫，平滑肌瘤

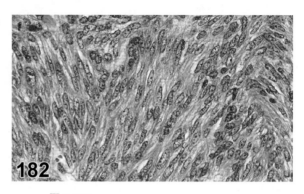

图 3.182

小鼠，子宫，平滑肌瘤

④ 含不同数量的胶原组织和血管。⑤ 瘤细胞呈梭形，有丰富的嗜酸性细胞质，边界清晰，呈"雪茄状"或两端钝圆的细胞核。⑥ 轻微的核多形性，且核分裂象少。

【鉴别诊断】　① 平滑肌肉瘤（leiomyosarcoma）：细胞和细胞核多形性，界限不清晰，具有侵袭性肿瘤细胞为梭形，具有明显的核仁和有丝分裂活性。② 纤维瘤（fibroma）：具有大量的胶原形成，可以通过特殊染色识别，如范吉森（van Gieson's）或马松三色染色。

【备注】　已有报道使用 PTAH 染色证明平滑肌瘤细胞中可见纵向肌原纤维，用于鉴别这些细胞与成纤维细胞或纤维细胞。大多数平滑肌瘤细胞呈结蛋白和 α- 平滑肌肌动蛋白免疫反应阳性。已证明，CD-1 小鼠于发育阶段暴露于己烯雌酚，可诱发子宫平滑肌瘤。子宫平滑肌细胞表达雌激素受体，并出现对激素的反应性。

【参考文献】　Davis et al., 1999; Dixon et al., 1999; Ernst et al., 2001a; Newbold et al., 2002。

（18）子宫 / 宫颈 / 阴道平滑肌肉瘤（M）（leiomyosarcoma [M] uterus; uterine cervix; vagina）（图 3.183，图 3.184）

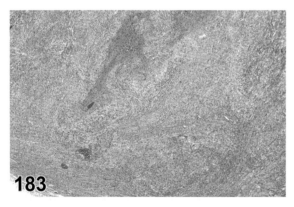

图 3.183

大鼠，子宫，平滑肌肉瘤

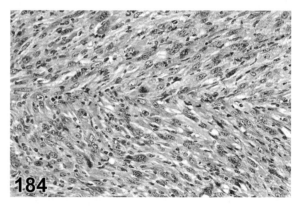

图 3.184

小鼠，子宫，平滑肌肉瘤

【种属】　小鼠；大鼠。

【修饰语】　子宫。

【发病机制 / 细胞来源】　多能间叶干细胞，平滑肌细胞。

【诊断特征】　① 肿瘤主要发生在子宫和卵巢系膜，但也可能发生在宫颈和阴道。② 肿块边界不清，排列紊乱，具有侵袭性生长模式，然而转移并不常见。③ 由于间变性细胞的细胞质减少而显得细胞增多。④ 肿瘤细胞呈梭形至多形，并具有两端钝圆至卵圆形细胞核。⑤ 细胞核具有多形性，较高的有丝分裂活性，明显的核仁，且深染。⑥ 可见多核肿瘤细胞。⑦ 可见一些胶原间质和不同程度的血管生成。⑧ 可见局灶性出血、坏死区域或囊肿。

【鉴别诊断】 ① 平滑肌瘤（leiomyoma）：通常缺乏细胞多形性和异型性、核分裂象和局部侵袭性。② 纤维肉瘤（fibrosarcoma）：通常胶原含量增加，α- 平滑肌肌动蛋白和结蛋白免疫反应呈阴性。缺少平滑肌细胞"雪茄"状或两端钝圆的特征性细胞核。③ 多形性纤维肉瘤（fibrosarcoma, pleomorphic）：其表现出几种生长模式，席纹状、束状、黏液样和多形性，其中多形性和黏液样为最常见。已发现多核巨细胞、嗜红细胞性细胞和泡沫细胞存在于该肿瘤中。④ 组织细胞肉瘤（sarcoma, histiocytic）：由梭形到圆形细胞组成，细胞核深色且细胞质较丰富、嗜酸性。该肿瘤细胞可排列不规则，也可呈漩涡状排列。肿瘤细胞可呈梭形类似结缔组织细胞或成纤维细胞，且巨细胞可能存在于整个肿瘤。

【备注】 已有报道使用 PTAH 染色证明平滑肌瘤细胞中可见纵向肌原纤维，用于鉴别这些细胞与成纤维细胞或纤维细胞。大多数平滑肌肉瘤细胞呈结蛋白和 α- 平滑肌肌动蛋白、TGF-α 和 EGF 受体免疫反应阳性。子宫平滑肌细胞表达雌激素受体，且表现出对激素的反应。

【参考文献】 Davis et al., 1999; Dixon et al., 1999; Ernst et al., 2001a; Moore et al., 2000。

（19）子宫 / 宫颈 / 阴道良性神经鞘瘤（B）（schwannoma, benign [B] uterus; uterine cervix; vagina）（图 3.185，图 3.186）

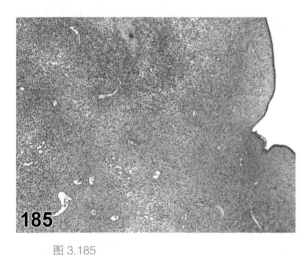

图 3.185

大鼠，子宫，良性神经鞘瘤

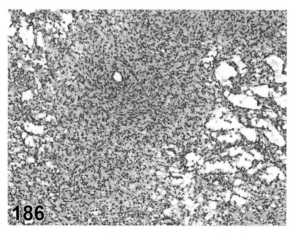

图 3.186

大鼠，子宫，良性神经鞘瘤

【种属】 小鼠；大鼠。

【同义词】 Neurilemmoma, benign; neurinoma, benign。

【发病机制 / 细胞来源】 施万细胞，认为是兼性间叶特征的神经外胚层细胞。

【诊断特征】 ① 膨胀性、压迫性生长，通常有包膜。② 细胞界限不清晰的细长细胞交错排列或漩涡状排列，或为透明基质中排列更为疏松的细胞。③ 有两种不同的生长模式：Antoni A 型，显示细胞核栅栏状排列，有时形成"Verocay 小体"（栅栏状排列的细胞核围绕均质嗜酸性细胞间物质）；Antoni B 型，细胞排列较为疏松，常可见囊状腔隙，含嗜酸性 / 蛋白性液体和血细胞，内衬更立方状的细胞。④ 同一肿瘤中两种类型可同时出现或不同时出现。⑤ 用 S-100 免疫组织化学反应阳性和电子显微镜观察可见基板来支持神经鞘瘤的诊断。

【鉴别诊断】 ① 恶性神经鞘瘤（schwannoma, malignant）：存在细胞异型性、侵袭性或远处转移和（或）有丝分裂活动增加。② 子宫内膜间质息肉（polyp, endometrial stromal）：息肉样肿块突入腔内，被覆子宫内膜上皮，由梭形或星状细胞、不同数量的胶原、血管和（或）腺样组织组成。③ 纤维瘤（fibroma）：可见明显的胶原束，而细胞密度低；S-100 免疫组织化学反应阴性。④ 平滑肌瘤（leiomyoma）：嗜酸性梭形细胞，有两端钝圆的细胞核；S-100 免疫组织化学反应阴性，但结蛋白和平滑肌肌动蛋白阳性。通常细胞束相互垂直排列（"鱼骨状"模式）。

【参考文献】　　　Cardesa et al., 1990; Ernst et al., 2001a; Ernst et al., 2001b; Greaves et al., 2004; Greaves et al., 1992; Landes et al., 1990; Maekawa and Mitsumori, 1990; Stewart et al., 1974; Walker et al., 1994。

（20）子宫 / 宫颈 / 阴道恶性神经鞘瘤（M）（schwannoma, malignant [M] uterus; uterine cervix; vagina）（图 3.187，图 3.188）

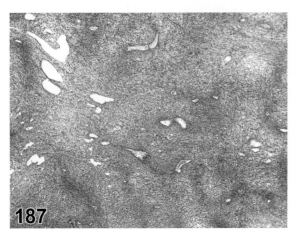

图 3.187

大鼠，子宫，恶性神经鞘瘤

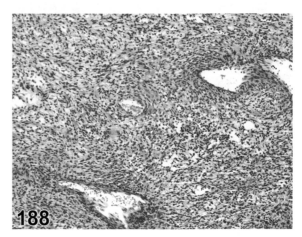

图 3.188

大鼠，子宫，恶性神经鞘瘤

【种属】　　　小鼠；大鼠。

【同义词】　　　Neurilemmoma, malignant; neurinoma, malignant。

【发病机制 / 细胞来源】　　　施万细胞，认为是兼性间叶特征的神经外胚层细胞。

【诊断特征】　　　①膨胀性生长，界限不清晰的肿物，侵袭性生长模式。②细胞界限不清晰的细长细胞交错排列或漩涡状排列，或为透明基质中排列更为疏松的细胞。③有两种不同的生长模式：Antoni A 型，显示细胞核栅栏状排列，有时形成"Verocay 小体"（栅栏状排列的细胞核围绕均质嗜酸性细胞间物质）；Antoni B 型，细胞排列较为疏松，通常可见囊状腔隙，含嗜酸性 / 蛋白性液体和血细胞，内衬更立方状的细胞。也可见大而扩张的血管。④同一肿瘤中两种类型可同时出现或不同时出现。⑤通常浸润性生长到相邻组织。⑥高有丝分裂活动、有丝分裂象或细胞异型性、坏死和（或）远处转移等均提示恶性。⑦用 S-100 免疫组织化学反应阳性和电子显微镜观察可见基板来支持神经鞘瘤的诊断。

【鉴别诊断】　　　①良性神经鞘瘤（schwannoma, benign）：无细胞异型性、侵袭性或远处转移，且有丝分裂率极低。②子宫内膜间质肉瘤（sarcoma, endometrial stromal）：无囊性腔或"Verocay 小体"，S-100 免疫组织化学反应阴性。③纤维肉瘤（fibrosarcoma）：无基板出现，S-100 免疫组织化学反应阴性，可见不同数量的胶原。④平滑肌肉瘤（leiomyosarcoma）：嗜酸性梭形细胞，细胞核两端钝圆；S-100 免疫组织化学反应阴性，但结蛋白和平滑肌肌动蛋白阳性。⑤组织细胞肉瘤（sarcoma, histiocytic）：由梭形到圆形细胞组成，细胞核深色且细胞质较丰富的嗜酸性。该肿瘤细胞可能排列不规则，也可能呈漩涡状。肿瘤细胞可呈梭形，形似结缔组织细胞或成纤维细胞，巨细胞可见于整个肿瘤中。

【备注】　　　恶性神经鞘瘤偶尔见于大鼠子宫 / 宫颈。对于大多数品系的小鼠而言为罕见肿瘤；然而，在 NHO 品系中，神经鞘瘤见于子宫和其他器官。作为大鼠经胎盘致癌物的烷化剂直接作用能诱发恶性神经鞘瘤，如 N- 亚硝基乙基脲或甲基甲烷磺酸盐。神经鞘瘤也发生于新生组 7, 12- 二甲基苯并 [α] 蒽，或 N- 亚硝基甲基脲暴露的大鼠。恶性神经鞘瘤发生于髓鞘碱性蛋白（myelin basic protein, MBP）启动子控制下表达类人猿病毒 40 大肿瘤抗原与在原核 LacZ 的双转基因小鼠。在神经纤维瘤病的基因工程小鼠模型，通过对 NF1 或 NF2 基因控制，发展出周围神经鞘肿瘤，包括神经鞘瘤。

【参考文献】 Cardesa et al., 1990; Ernst et al., 2001a; Greaves et al., 2004; Greaves et al., 1992; Landes et al., 1990; Maekawa and Mitsumori, 1990; Stewart et al., 1974; Walker et al., 1994。

（四）宫颈和阴道

1. 非增生性病变

（1）宫颈 / 阴道颗粒细胞聚集（N）（aggregate, granular cell [N] uterine cervix; vagina）（图 3.189）

【种属】 小鼠；大鼠。

【发病机制 / 细胞来源】 尚未确立；有人提出来源于施万细胞或间叶细胞。

【诊断特征】 ① 颗粒细胞作为偶尔散在的单个细胞或呈小簇状出现。② 不破坏正常组织结构。③ 颗粒细胞之间缺乏胶原。④ 位于宫颈、阴道壁或外膜。⑤ S-100 免疫组织化学反应阳性。⑥ 细胞质颗粒 PAS 染色呈弱阳性。

【鉴别诊断】

1）颗粒细胞增生（hyperplasia, granular cell）：① 可能会破坏正常组织结构。② 通常颗粒细胞间有一些胶原。

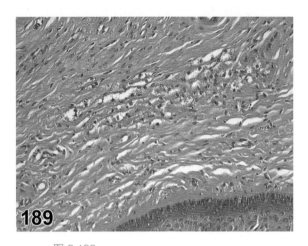

图 3.189

大鼠，阴道，颗粒细胞聚集

2）良性颗粒细胞瘤（tumor, granular cell, benign）：① 局限性的、界限清晰的实性肿物，由大而圆至椭圆形细胞和较小的细胞组成，大细胞具有弱嗜碱性细胞核和大量嗜酸性颗粒状细胞质，小细胞具有小、深染和均一的细胞核。② 明显的间质胶原。

3）恶性颗粒细胞瘤（tumor, granular cell, malignant）：① 具有多形性。② 肿瘤由位于边缘的典型颗粒细胞及位于中心的颗粒减少的梭形细胞组成。③ 细胞核：质比增加。④ 常出现坏死区域，而有丝分裂可能不常见。

【备注】 在诊断水平上，至少应存在 3 ～ 5 个细胞。

【参考文献】 Markovits and Sahota, 2000b; Picut et al., 2009。

（2）宫颈 / 阴道上皮萎缩（N）（atrophy, epithelial [N] uterine cervix; vagina）（图 3.190）

【种属】 小鼠；大鼠。

【发病机制 / 细胞来源】 阴道和宫颈上皮。

【诊断特征】 ① 阴道和宫颈上皮厚度减少。② 由 2 ～ 3 层不活跃的立方状细胞组成。③ 鳞状细胞和角蛋白减少或完全消失。

【鉴别诊断】 动情间期（diestrus）：最薄时，阴道上皮仅 3 ～ 5 层细胞厚。上皮由生发层（基底层和棘层）组成。

【备注】 该非特异性改变可发生于多种情况，包括在生育衰老末期的持续性不动情对照组大鼠，继发于循环内源性卵巢类固醇激素减少和给予外源性物质，以及较差的临床状况导致的继发反应。

【参考文献】 Westwood, 2008; Yuan and Foley, 2002。

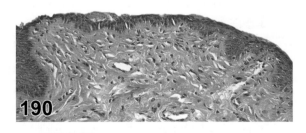

图 3.190

大鼠，阴道，上皮细胞萎缩

（3）卵巢 / 子宫 / 宫颈 / 阴道未特定分类囊肿（N）（cyst, NOS [N] ovary; uterus; uterine cervix, vagina）（见卵巢章节）

（4）宫颈 / 阴道上皮变性（N）（degeneration, epithelial [N] uterine cervix; vagina）

【种属】   小鼠；大鼠。

【发病机制 / 细胞来源】   上皮来源。

【诊断特征】   ① 可见不同数量的单个或成簇的凋亡的上皮细胞。② 失去正常分层，伴有或不伴有细胞间水肿（海绵状变性）。③ 可见再生和（或）角化过度。

【鉴别诊断】   ① 自溶（autolysis）：组织均匀的溶解。② 上皮坏死（necrosis, epithelial）：显示坏死的细胞特征，通常包含急性炎症。可见从变性而来的连续过程。③ 糜烂 / 溃疡（erosion/ulcer）：局灶上皮缺失，可有变性和（或）坏死的特征。

【备注】   一些非特异性变化，通常与身体其他部位的鳞状上皮表面中观察到的一系列变化相似。

【参考文献】   Greaves, 2012; Yuan and Foley, 2002。

（5）宫颈 / 阴道糜烂 / 溃疡（N）（erosion/ulcer [N] uterine cervix; vagina）（图 3.191）

【种属】   小鼠；大鼠。

【发病机制 / 细胞来源】   上皮来源。

【诊断特征】   ① 局灶性上皮缺失（糜烂）。② 局灶性上皮缺失，伴有上皮下基底膜的破坏（溃疡）。③ 可伴有急性炎细胞浸润。

【鉴别诊断】   上皮变性（degeneration, epithelial）：具有变性的细胞特征，且上皮表面完整。

【备注】   可与变性和（或）坏死同时出现。最典型继发于阴道内给予外源性物质、刺激性溶媒和（或）阴道内置物（阴道栓）。

【参考文献】   Greaves, 2012; Yuan and Foley, 2002。

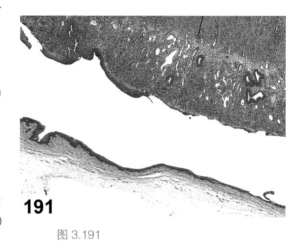

图 3.191

大鼠，子宫和阴道上皮，糜烂和溃疡

（6）阴道闭锁（N）（imperforate vagina [N] vagina）

【种属】   小鼠。

【同义词】   Imperforate hymen; persistent hymen。

【发病机制 / 细胞来源】   胚胎残留，由阴道穹窿内持续存在的结缔组织膜构成。

【诊断特征】   ① 阴道穹窿内出现大量结缔组织。② 完全阻塞可导致继发性子宫积黏液 / 子宫积水和阴道扩张。③ 大体观察容易识别且可见会阴肿胀。

【鉴别诊断】   其他先天性缺陷，如阴道不发育，阴道横隔、纵隔均可与阴道闭锁相似；然而，所有这些缺陷极其罕见。

【备注】   近交系小鼠的阴道闭锁已有报道。

【参考文献】   Ginty and Hoogstraten-Miller, 2008; Sundberg and Brown, 1994。

（7）宫颈 / 阴道角化增多（N）（increased keratinization [N] uterine cervix; vagina）（图 3.192）

【种属】   小鼠；大鼠。

【同义词】   Cornification; hyperkeratosis; hyperkeratinization。

【发病机制 / 细胞来源】   阴道或宫颈上皮表面。

【诊断特征】   ① 阴道表面角质层厚度增加（与正常动情期相比）。② 可见部分角质层脱落。③ 可与弥漫性增生同时发生。

【鉴别诊断】　　动情期（Estrus）：① 阴道上皮一般由 8 ～ 10 层细胞组成，被覆角质层，与最近排卵形成的黄体同时出现。② 角质层逐渐脱落，阴道腔内出现角化的细胞。

【备注】　　宫内暴露于雌激素化合物的雌性后代，可观察到角化过度和其他生殖道异常。成年雌性暴露于雌激素化合物，阴道角化过度和（或）增生可与处于动情周期内雌性的动情期形态相似，需要根据生殖道内其他发现加以鉴别（无嗜碱性黄体表明无近期排卵）。

【参考文献】　　Andrews et al., 2002; McLachlan et al., 1980; Steinmetz et al., 1998; Yuan and Foley, 2002。

（8）宫颈 / 阴道黏液化增多（N）（increased mucification [N] uterine cervix; vagina）（图 3.193）

【种属】　　小鼠；大鼠。

【同义词】　　Hypermucification。

【发病机制 / 细胞来源】　　阴道或宫颈上皮。

【诊断特征】　　① 表面上皮细胞含一个大的细胞质黏液空泡，可形成明显的"黏液化"层。② 阴道上皮的厚度是可变的，且可能增加，阴道上皮较宫颈上皮更易增厚。③ 腹侧阴道壁更易发生该改变，有时阴道可被诱导出现部分黏液化，其中腹侧壁由黏液化上皮构成，而背侧壁无类似变化。④ 上皮内可见数量不等的混合炎症细胞浸润。⑤ 在更严重的病例中，可见上皮内微脓肿和上皮糜烂。⑥ 细胞内黏蛋白 PAS 和（或）阿尔辛蓝染色呈阳性。

【鉴别诊断】

1）动情前期（proestrus）：① 阴道上皮由 4 层组成：生发层，颗粒层、角质层和以含有黏蛋白空泡的立方形到卵圆形细胞为特征的表面黏液层。② 黏液层覆盖于角质层（早期动情前期）或角化角质层看起来如一条致密的"红线"。③ 在这些情况下，如果为正常动情周期的一部分，建议不要记录。

2）上皮空泡化（vacuolation, epithelial）：细胞质内出现多个小空泡。

【备注】　　在各种情况下，包括生殖衰老期间对照组大鼠的重复性假孕，继发于内源性催乳素分泌的改变，或给予激素活性的外源性物质，可能发生该非特异改变。

【参考文献】　　Berger et al., 2005; Izumi et al., 2009; Rehm et al., 2007; Westwood, 2008; Yuan and Foley, 2002。

（9）宫颈 / 阴道 / 子宫 / 输卵管炎症细胞浸润（N）（infiltrate, inflammatory cell [N] uterine cervix; vagina; uterus; oviduct）（见子宫和输卵管章节）

（10）宫颈 / 阴道 / 子宫炎症（inflammation [N] uterine cervix; vagina; uterus）（图 3.194）

【种属】　　小鼠；大鼠。

【同义词】　　Vaginitis; cervicitis; metritis。

【修饰语】　　中性粒细胞；淋巴细胞；单形核细胞；混合细胞。其他修饰语包括"化脓性""肉

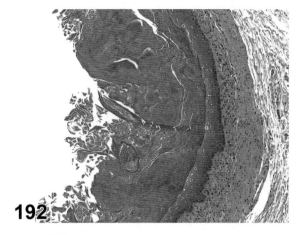

图 3.192

大鼠，阴道，角化增多

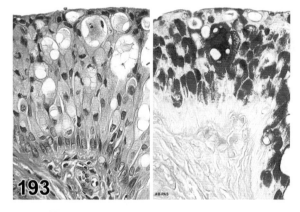

图 3.193

大鼠，阴道，药物诱导的黏液化增多，PAS– 阿辛蓝染色

芽肿性"。

【发病机制 / 细胞来源】 中性粒细胞、单形核细胞、巨噬细胞（组织细胞）和混合细胞。

【诊断特征】 ① 广泛的细胞浸润（单形核细胞、中性粒细胞、组织细胞或混合细胞）位于上皮或上皮下黏膜。发生与子宫体和子宫角的炎症相关，累及子宫内膜和子宫肌层（子宫炎）。② 通常腔内很少或无渗出物积聚。③ 可见水肿。④ 可能与阴道穹窿中滞留和积聚的角蛋白碎片有关。⑤ 可伴有囊性扩张。

【鉴别诊断】 正常动情周期（normal estrous cycle）：动情周期中，中性粒细胞的正常出现。对于这些情况，若为正常的周期活动，建议不记录。

【备注】 必须与正常存在的炎细胞相鉴别，尤其是处于动情周期的某些期的中性粒细胞。阴道和宫颈，以及子宫壁跨壁的炎症比独立发生的输卵管、子宫肌层和子宫内膜的炎症少见。可与变性和（或）坏死同时发生，也可作为感染性疾病的一部分发生（肺支原体）。此外，阴道炎症可继发于阴道内给予外源性物质、刺激性溶媒和（或）阴道内置物（阴道栓）。

【参考文献】 Greaves, 2012; Leininger and Jokinen, 1990; Yuan and Foley, 2002。

（11）宫颈 / 阴道上皮坏死（N）（necrosis, epithelial [N] uterine cervix; vagina）（图 3.195）

【种属】 小鼠；大鼠。

【发病机制 / 细胞来源】 上皮来源。

【诊断特征】 ① 核固缩和（或）核碎裂。② 细胞质嗜酸性。③ 细胞肿胀或皱缩。④ 细胞脱落和（或）腔内细胞碎片。⑤ 通常与急性炎症有关。⑥ 可导致糜烂 / 溃疡。

【鉴别诊断】 ① 自溶（autolysis）：组织均匀溶解。② 上皮变性（degeneration, epithelial）：表现出变性的细胞特征，缺乏炎症反应。坏死可能与之连续。

【备注】 最常见继发于阴道内给予外源性物质、刺激性溶媒和（或）阴道内置物（阴道栓）。

【参考文献】 Greaves, 2012; Yuan and Foley, 2002。

（12）子宫 / 宫颈 / 阴道脱垂（N）（prolapse [N] uterus; uterine cervix; vagina）（图 3.196）

【种属】 小鼠；大鼠。

【发病机制 / 细胞来源】 子宫。

【诊断特征】 ① 宫颈和（或）阴道内存在内

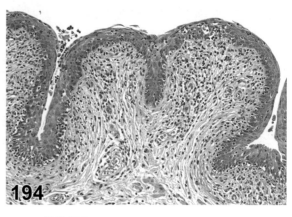

图 3.194

大鼠，阴道，淋巴细胞性炎症

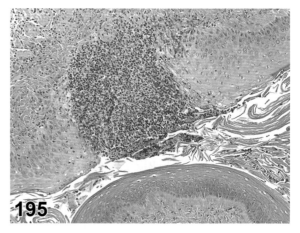

图 3.195

大鼠，阴道，坏死伴中性粒细胞性炎症

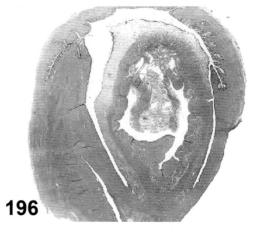

图 3.196

大鼠，阴道，子宫脱垂

翻的子宫组织。② 子宫组织内侧面和外侧面均存在子宫内膜腺体和上皮。③ 子宫肌层存在于两层内膜之间。

【鉴别诊断】 子宫内膜间质息肉（polyp, endometrial stromal）：突入子宫腔的有蒂肿块，且可能通过宫颈延伸至阴道，外部被覆上皮，且有明显的疏松间质。间质中常含有腺体成分。而无子宫肌层出现。

【备注】 进行大体检查和仔细的组织学修块，对准确鉴别脱垂和间质息肉是很重要的。老龄小鼠子宫脱垂常与其他子宫病变相关，尤其是严重的囊性改变和（或）肿瘤。

【参考文献】 Davis et al., 1999; Leininger and Jokinen, 1990; Maekawa and Maita, 1996。

（13）阴道前列腺原基（N）（prostatic rudiment [N] vagina）（图 3.197，图 3.198）

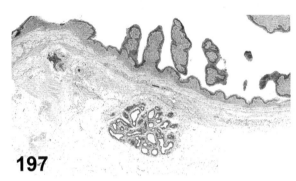

图 3.197

大鼠，阴道，前列腺原基

图 3.198

大鼠，阴道，前列腺原基

【种属】 小鼠；大鼠。

【同义词】 Skene's glands; Skene's paraurethral glands; female prostate。

【发病机制/细胞来源】 泌尿生殖窦。

【诊断特征】 ① 小且未充分发育的成对腺体结构沿尿道分布。② 管腔内可能含有少量的分泌物。③ 内陷在纤维肌性间质内。④ 与年轻雄性大鼠的腹侧前列腺相似。

【鉴别诊断】 子宫内膜腺瘤（adenoma, endometrial）：腺瘤细胞密度更高，有核分裂象，但缺乏明显的纤维肌性间质。

【备注】 前列腺原基可能出现或不出现于阴道切片上，取决于切片的位置和切面。

【参考文献】 Santos et al., 2006。

（14）宫颈/阴道上皮空泡化（N）（vacuolation, epithelial [N] uterine cervix; vagina）

【种属】 小鼠；大鼠。

【发病机制/细胞来源】 上皮来源。

【诊断特征】 胞质内存在多个小空泡，PAS 和（或）阿尔辛蓝染色为阴性。

【鉴别诊断】 ① 黏液化增加（mucification, increased）：浅表上皮细胞胞质内含有一个大的黏液空泡，可形成明显的"黏液化"层，PAS 和（或）阿尔辛蓝染色可使黏液着色。② 动情前期（proestrus）：浅表黏液层（也称黏液层）以立方至卵圆形细胞为特征，胞质内含黏蛋白液泡，覆盖于颗粒层（动情前期早期）或角质层（动情前期晚期）之上。在这些情况下，如果是正常动情周期活动的一部分，建议不记录。

2. 非肿瘤性增生性病变

（1）宫颈/阴道腺病（N）（adenosis [N] uterine cervix; vagina）（图 3.199，图 3.200）

【种属】 小鼠。

【同义词】 Adenomatous differentiation; adenomatous hyperplasia。

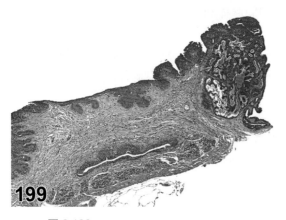

图 3.199

小鼠，阴道，腺病

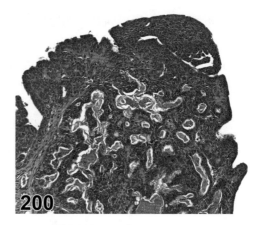

图 3.200

小鼠，阴道，腺病

【发病机制 / 细胞来源】　　米勒管上皮。

【诊断特征】　　① 表面为柱状至立方状上皮，宫颈 / 阴道内形成腺体。② 主要出现在阴道前部和穹窿，但可能延伸至阴道中部。③ 小鼠在青春期前可观察到异位（柱状）上皮，在青春期形成腺体。

【鉴别诊断】　　子宫内膜腺癌（adenocarcinoma, endometrial）：间质内腺体结构，可见细胞异型性和（或）侵袭性。

【备注】　　极为罕见的自发性病变。与围产期或新生儿期暴露于某些雌激素化合物有关的发育异常。小鼠在新生期暴露于乙烯雌酚后，则不发生米勒管上皮向两层细胞的阴道上皮转化。青春期后，这种持久的原始上皮可在下方间质中形成腺体。同样在人类，这种现象被称为腺病。病变严重程度和范围随品系、化合物、剂量和作用时间不同而变化。

【参考文献】　　Chamness et al., 1979; Ennis and Davies, 1982; Forsberg and Kalland, 1981; Iguchi et al., 1986; Johnson, 1987; Ketani et al., 2002; Newbold and McLachlan, 1982。

（2）阴道上皮增生（H）（hyperplasia, epithelial [H] vagina）（图 3.201）

【种属】　　小鼠；大鼠。

【修饰语】　　基底细胞；鳞状细胞。

【发病机制 / 细胞来源】　　阴道上皮。

【诊断特征】　　① 阴道上皮厚度增加（与正常动情期相比）。② 细胞分化好，无异型性或对下方间质的侵袭。③ 可形成向下的突起，进入下面的间质。④ 表面可角化。⑤ 很少出现核分裂象。

【鉴别诊断】　　① 动情期（estrus）：阴道上皮由 8 ～ 10 层细胞组成，表面可角化，与最近排卵后形成的嗜碱性黄体同步出现。在这些情况下，如果是正常动情周期的一部分，建议不要记录。② 鳞状细胞乳头状瘤（papilloma, squamous cell）：黏膜乳头状增生，伴有鳞状细胞分化。③

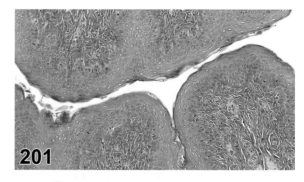

图 3.201

大鼠，阴道，不伴角蛋白的上皮增生

鳞状细胞癌（carcinoma, squamous cell）：鳞状细胞癌可能分化好，但是细胞有不同程度的异型性，并且经常浸润到黏膜下层、肌层和浆膜。如果能够观察到上皮由基底细胞向鳞状细胞分化，通常上皮排列较无规律。④ 阴道息肉（polyp, vaginal）：病变主要由被覆正常或轻度角化上皮的纤维肌性核心组成。

【备注】　　该非特异性改变可发生于各种情况，包括在生殖衰老期持续动情的对照组大鼠，继发于内源性雌激素的增加，或给予激素活性的外源性物质。

【参考文献】 Davis et al., 2001; Dixon et al., 1999; Gopinath et al., 1987; Sundberg and Brown, 1994; Yuan and Foley, 2002。

（3）子宫 / 宫颈 / 阴道颗粒细胞增生（H）（hyperplasia, granular cell [H]uterus; uterine cervix; vagina）（图 3.202，图 3.203）

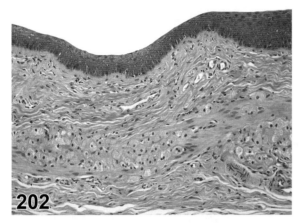

图 3.202

大鼠，阴道，颗粒细胞增生

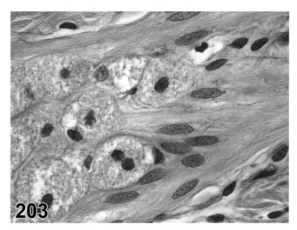

图 3.203

大鼠，阴道，颗粒细胞增生

【种属】 小鼠；大鼠。

【发病机制 / 细胞来源】 尚不确定；有人提出为施万细胞或间叶细胞来源。

【诊断特征】 ① 颗粒细胞与颗粒细胞瘤的细胞相似，以大量分散的单个细胞或小的细胞簇形式出现。② 不压迫相邻组织。③ 细胞簇内颗粒细胞之间有少量胶原束。④ 位于宫颈、阴道壁或外膜。⑤ 正常组织结构可能被轻微破坏。⑥ S–100 免疫组织化学反应阳性。⑦ 细胞质颗粒 PAS 染色呈弱阳性。

【鉴别诊断】

1）颗粒细胞聚集（aggregate, granular cell）：① 单个细胞（至少 3 ～ 5 个）分布，无间质胶原。② 不破坏正常组织结构。

2）良性颗粒细胞瘤（tumor, granular cell, benign）：① 局限性、界限清晰的肿物，压迫相邻组织。② 存在明显的间质胶原。

【备注】 颗粒细胞增生被认为是一种罕见的病变。由于正常组织中不存在这种细胞，可以考虑为转化的早期形式。

【参考文献】 Hollander et al., 1976; Krinke et al., 2000; Markovits and Sahota, 2000b; Picut et al., 2009; Sasahara et al., 1998。

（4）宫颈间质增生（H）（hyperplasia, stroma [H] uterine cervix）（图 3.204）

【种属】 小鼠；大鼠。

【发病机制 / 细胞来源】 间质细胞。

【诊断特征】 ① 主要为纤维血管间质中间质细胞局灶性到弥漫性增生增加。② 细胞数量增加主要由间质细胞增生而致。

【鉴别诊断】

1）平滑肌瘤（leiomyoma）：① 通常为边界清晰的肿物，可能为孤立的或多个，并压迫相邻结构。

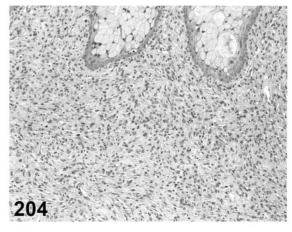

图 3.204

大鼠，宫颈，间质增生

② 肿瘤细胞形成交错的束和漩涡，类似正常的平滑肌细胞。③ 不同数量的胶原组织和血管。④ 肿瘤细胞呈梭形，有大量嗜酸性细胞质，边缘清晰，以及"雪茄状"或两端钝圆的细胞核。

2）纤维瘤（fibroma）：① 肿瘤会压迫周围组织，通常有中等程度至较少的细胞，取决于胶原蛋白成熟的程度。② 细胞呈纺锤状或梭形，包含细长的细胞核，可见核仁（译者注：原文为可见核，应为笔误）。③ 不同数量的成熟胶原交织而成带状。

3）间质肥大（hypertrophy, stroma）：子宫阴道部分纤维肌性间质弥漫性增加，正常组织结构无变形。

（5）宫颈间质肥大（H）（hypertrophy, stroma [H] uterine cervix）（图 3.205）

【种属】　大鼠。

【同义词】　Hypertrophy of the portio vaginalis。

【发病机制 / 细胞来源】　纤维肌性间质。

【诊断特征】　子宫阴道部分纤维肌性间质数量弥漫性增加，正常组织结构无变形。

【鉴别诊断】

1）平滑肌瘤（leiomyoma）：① 通常为边界清晰的肿物，可能为孤立的或多个，并压迫相邻结构。② 肿瘤细胞形成交错的束和漩涡，类似正常的平滑肌细胞。③ 数量不等的胶原组织和血管。④ 肿瘤细胞呈梭形，有大量嗜酸性细胞质，边缘清晰，以及"雪茄状"或两端钝圆的细胞核。

2）纤维瘤（fibroma）：① 肿瘤会压迫周围组织，通常有中等程度至较少的细胞，取决于胶原蛋白成熟的程度。② 细胞呈纺锤状或梭形，包含细长的细胞核，可见核仁（译者注：原文为可见核，应为笔误）。③ 不同数量的成熟胶原交织而成带状。

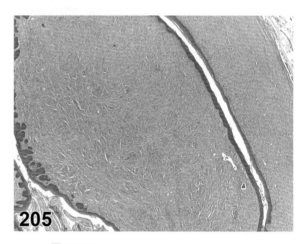

图 3.205

大鼠，宫颈，间质肥大

3）间质增生（hyperplasia, stroma）：主要为纤维血管间质细胞局灶至弥漫性增生，间质增生具有更多的间质细胞核。

【备注】　该病变常见于老龄 Fisher 344 大鼠。也见于经胎盘暴露己烯雌酚后的小鼠。

【参考文献】　Dixon et al., 1999; Leininger and Jokinen, 1990; Newbold and McLachlan, 1982; Nomura and Kanzaki, 1977。

3. 肿瘤性增生性病变

（1）宫颈 / 阴道角化棘皮瘤（B）（keratoacanthoma [B] uterine cervix; vagina）

【种属】　小鼠；大鼠。

【同义词】　Epithelioma。

【修饰语】　角化；非角化。

【发病机制 / 细胞来源】　表面上皮。

【诊断特征】　① 类似于皮肤的角化棘皮瘤。② 有良好的包膜，由单个或多个复层角化鳞状细胞上皮内衬的腔组成。③ 可为乳头状突起突入腔内或可形成内含同心排列的层状角蛋白或均质物质的腔，这些物质可能含有胆固醇晶体或蛋白质性液体。④ 细胞分化好，无异型性或侵袭相邻组织，增生上皮的核质比较低。

【鉴别诊断】　① 鳞状上皮细胞增生（hyperplasia, epithelial, squamous cell）：仅限于正常黏膜表面，不会形成有充满层状角蛋白和均质物质的腔的肿物。② 鳞状细胞癌（carcinoma, epithelial, squamous cell）：鳞状细胞癌可能分化好，但细胞有不同程度的异型性，且常浸润到黏膜下层、肌层和浆膜。

【参考文献】 Davis et al., 2001

（2）阴道 / 宫颈 / 子宫鳞状细胞乳头状瘤（B）（papilloma, squamous cell [B] vagina; uterine cervix; uterus）（图 3.206，图 3.207）

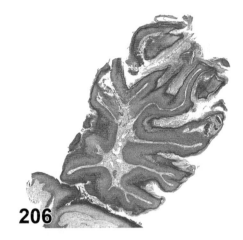

图 3.206

小鼠，阴道，鳞状细胞乳头状瘤

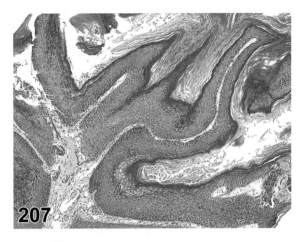

图 3.207

小鼠，阴道，鳞状细胞乳头状瘤

【种属】 小鼠；大鼠。

【修饰语】 角化；非角化。

【发病机制 / 细胞来源】 阴道，宫颈或子宫表面上皮。

【诊断特征】 ① 黏膜可见明显的乳头状 / 外生性增生，伴有鳞状细胞分化。② 中等密度的纤维血管轴心比该病变上皮成分少。③ 细胞分化好，无异型性或侵袭下面的间质。④ 常伴有慢性化脓性炎症。

【鉴别诊断】 ① 上皮鳞状细胞增生（carcinoma, epithelial, squamous cell）：仅限于正常黏膜表面，不会形成一个突向腔内的肿物。② 鳞状细胞癌（hyperplasia, epithelial, squamous cell）：鳞状细胞癌可能分化好，但细胞有不同程度的异型性，且常浸润到黏膜下层、肌层和浆膜。③ 阴道息肉（polyp, vaginal）：病变主要由被覆正常或轻度角化上皮的纤维肌性轴心组成。

【备注】 阴道、宫颈或子宫的鳞状细胞乳头状瘤与发生于皮肤和口腔的相似。

【参考文献】 Anisimov and Nikonov 1990; Ashley, 1990; Davis et al., 2001; Dixon et al., 1999; Gopinath et al., 1987; Greaves and Faccini, 1984; Leininger and Jokinen, 1990。

（3）阴道 / 宫颈 / 子宫鳞状细胞癌（M）（carcinoma, squamous cell [M] vagina; uterine cervix; uterus）（见子宫和输卵管章节）

（4）阴道息肉（B）（polyp, vaginal [B] vagina）（图 3.208）

【种属】 小鼠；大鼠。

【同义词】 Polyp, squamous。

【发病机制 / 细胞来源】 阴道上皮和黏膜下间质。

【诊断特征】 ① 息肉被覆正常至增生的鳞状上皮。② 上皮可见角化过度的区域。③ 上皮可见核分裂象，但未浸润到间质。④ 病变的大部分

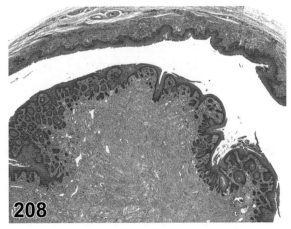

图 3.208

大鼠，阴道，息肉伴上皮增生

通常为致密纤维或纤维肌性中心，不常见疏松的高度血管化的结缔组织。⑤ 病变可为单个或多个。⑥ 病变可见水肿或梗死。

【鉴别诊断】

1）子宫内膜间质息肉（polyp, endometrial stromal）：① 子宫内膜上皮出现于息肉上或被覆息肉。② 起源于子宫，突入到阴道。

2）腺样息肉（polyp, glandular）：存在明显且常为增生性的腺样结构，为息肉的主要部分。

【备注】 子宫内膜间质息肉通常会突出到宫颈且出现在阴道内。阴道息肉的关键鉴别因素是息肉蒂来源于阴道基质，表面被覆阴道上皮。

【参考文献】 Dixon et al., 1999; Greaves and Faccini, 1984; Leininger and Jokinen, 1990。

（5）宫颈间质肉瘤（M）（sarcoma, stromal [M] uterine cervix）（图 3.209，图 3.210）

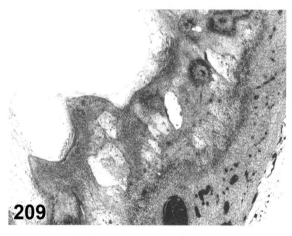

图 3.209

大鼠，宫颈，间质肉瘤

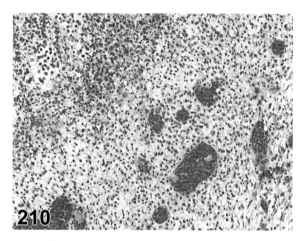

图 3.210

大鼠，宫颈，间质肉瘤

【种属】 小鼠；大鼠。

【发病机制 / 细胞来源】 间质细胞。

【诊断特征】 ① 间变性细胞与宫颈间质细胞相似。② 中度有丝分裂活性。③ 具有小且嗜碱性细胞核的细胞的数量增加。④ 可见坏死区域。⑤ 可见局灶出血区域，大量扩张或瘀血的血管。⑥ 可浸润阴道和子宫。⑦ 可远处转移。

【鉴别诊断】

1）间质增生（hyperplasia, stroma）：① 主要为致密纤维肌性间质中典型的间质细胞局灶到弥漫性增生。② 无异型性或细胞多形性。

2）平滑肌肉瘤（leiomyosarcoma）：① 肿物边界不清楚，结构紊乱，具有侵袭性生长模式，但转移并不多见。② 由于间变性细胞的细胞质减少而显得细胞数量增多。③ 肿瘤细胞呈梭形到多形性，且具有两端钝圆至卵圆形细胞核。④ 细胞核可能出现多形性，具有高有丝分裂活动，明显的核仁，且深染。⑤ 通常为边界清楚的肿物（译者注：此描述与本词条中①的描述不一致，有冲突。应为边界不清的肿物），可能是单个或多个的，且浸润到相邻结构。⑥ 可见数量不等的胶原组织、血管，可能出现出血和坏死。

3）纤维肉瘤（fibrosarcoma）：① 肿瘤由多形性梭形细胞组成，这些细胞通常形成交错的束或"人字形"细胞排列模式。② 因为分化程度不同，肿瘤细胞之间可见不同数量的胶原。③ 通常出现大量的核分裂象。④ 可见坏死和出血区域。⑤ 局部侵袭和蔓延至相邻结构。

【备注】 据报道一只 CD-1 小鼠暴露于己烯雌酚后，发生间质肉瘤浸润到子宫和阴道，且转移到肝脏、脾脏、卵巢和输卵管。

【参考文献】 Johnson, 1987; McLachlan et al., 1980。

（6）宫颈 / 阴道 / 子宫平滑肌瘤（B）（leiomyoma [B] uterine cervix; vagina; uterus）（见子宫和输卵管章节）

（7）宫颈 / 阴道 / 子宫平滑肌肉瘤（M）（leiomyosarcoma [M] uterine cervix; vagina; uterus）（见子宫和输卵管章节）

（8）宫颈 / 阴道 / 子宫良性神经鞘瘤（B）（schwannoma, benign [B] uterine cervix; vagina; uterus）（见子宫和输卵管章节）

（9）宫颈 / 阴道 / 子宫恶性神经鞘瘤（M）（schwannoma, malignant [M] uterine cervix; vagina; uterus）（见子宫和输卵管章节）

（10）宫颈 / 阴道 / 子宫良性颗粒细胞瘤（B）（tumor, granular cell, benign [B] uterine cervix; vagina; uterus）（图 3.211，图 3.212）

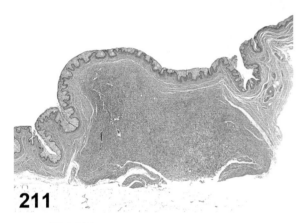

图 3.211

大鼠，阴道，良性颗粒细胞瘤

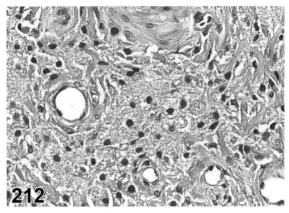

图 3.212

大鼠，阴道，良性颗粒细胞瘤

【种属】 小鼠；大鼠。

【同义词】 Abrikossoff's tumor, benign; myoblastoma。

【发病机制 / 细胞来源】 尚不确定；有人提出或来源于施万细胞或间叶细胞。

【诊断特征】 ①局限性的，边界清楚的实性肿物，由大而圆形到卵圆形细胞及较小的细胞组成，较大的细胞有浅嗜碱性的细胞核，嗜酸性颗粒状细胞质，较小的细胞具有小而暗的均匀细胞核。②明显的间质胶原。③细胞质颗粒呈 PAS 染色弱阳性，抗淀粉酶，S-100 和波形蛋白免疫组织化学反应呈阳性。认为颗粒是不同阶段的溶酶体。④膨胀性生长导致压迫和相邻组织萎缩。无包膜形成，常局部浸润相邻组织，但无转移。⑤通常位于肌层内，但也扩张进入外膜。

【鉴别诊断】

1）颗粒细胞增生（hyperplasia, granular cell）：①不会压迫相邻组织。②颗粒细胞间少量胶原束。

2）恶性颗粒细胞瘤（tumor, granular cell, malignant）：①多形性明显。②核：质比增加。③常见坏死。

【备注】 不常见的肿瘤，但可由某些化学品实验条件下诱导产生。之前术语"成肌细胞瘤"是基于早期观点，即认为这些肿瘤起源于骨骼肌细胞，然而其组织发生仍不确定，因此该观点已不再被广泛接受。颗粒细胞瘤也发生在其他解剖部位（如脑膜）。脑的颗粒细胞瘤表现出轻微不同的形态学特征和免疫组织化学染色，表明这些肿瘤可能有不同的组织发生。

【参考文献】 Courtney et al., 1992; Hollander et al., 1976; Krinke et al., 1985; Krinke et al., 2000; Markovits and Sahota, 2000b; Nyska et al., 1991; Picut et al., 2009; Veit et al., 2008。

（11）宫颈 / 阴道 / 子宫恶性颗粒细胞瘤（M）（tumor, granular cell, malignant [M] uterine cervix; vagina; uterus）（图 3.213，图 3.214）

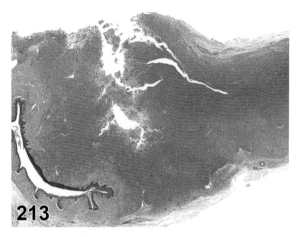

图 3.213

大鼠，阴道，恶性颗粒细胞瘤

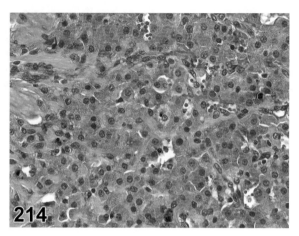

图 3.214

大鼠，恶性颗粒细胞瘤

【种属】　　大鼠。

【发病机制 / 细胞来源】　　尚不确定；有人提出或来源于施万细胞或间叶细胞。

【诊断特征】　　① 多形性颗粒细胞。② 在肿物中，可见典型的颗粒细胞位于肿物边缘，颗粒减少和梭形的细胞位于肿物中央。③ 核：质比增加。④ 常出现坏死区域，然而有丝分裂不常见。⑤ 如果细胞质出现足够的颗粒，这些细胞质颗粒呈 PAS 染色弱阳性，抗淀粉酶，S-100 和波形蛋白免疫组织化学反应呈阳性。认为颗粒是不同阶段的溶酶体。

【鉴别诊断】　　良性颗粒细胞瘤（tumor, granular cell, benign）：无多形性。典型颗粒细胞组成的实性肿物。

【备注】　　在文献中恶性颗粒细胞瘤是一种罕见的病变。在雌性生殖系统，浸润性生长不是良性颗粒细胞瘤区别于恶性颗粒细胞瘤的一个鉴别特征。但是，在中枢神经系统中，浸润性生长是恶性颗粒细胞瘤的特征之一。

【参考文献】　　Courtney et al., 1992; Hollander et al., 1976; Krinke et al., 1985; Krinke et al., 2000; Markovits and Sahota, 2000a; Markovits and Sahota, 2000b; Veit et al., 2008; Kaufmann et al., 2012

参考文献（二维码）

田　甜　殷　俭　栗荣霞　译

杨秀英　陆姮磊　谭荣荣　罗传真　崔子月　黄洛伊　校

4 | 大鼠与小鼠胃肠道、胰腺和唾液腺增生性和非增生性病变

Thomas Nolte[1*], Patricia Brander-Weber[2], Charles Dangler[3, #], Ulrich Deschl[1], Michael R. Elwell[4], Peter Greaves[5], Richard Hailey[6], Michael W. Leach[7], Arun R. Pandiri[8, 9], Arlin Rogers[10], Cynthia C. Shackelford[8], Andrew Spencer[11], Takuji Tanaka[12], and Jerrold M. Ward[13]

[1]*Boehringer Ingelheim Pharma GmbH & Co. KG, Biberach an der Riss, 88397, Germany*

[2]*Novartis Institutes for BioMedical Research, Novartis Pharma AG, CH-4002 Basel, Switzerland*

[3]*Jackson Laboratory, Bar Harbor, Maine 04609, USA*

[#]*Present: Sanofi5 The Mountain Road, Framingham, Massachusetts 01740, USA*

[4]*Covance Laboratories, Inc. 14500 Avion Parkway, Ste 125, Chantilly, Virginia 20151, USA*

[5]*University of Leicester, Department of Cancer Studies and Molecular Medicine, Robert Kilpatrick Clinical Science Building, Leicester Royal Infirmary, Leicester LE2 7LX, United Kingdom*

[6]*GlaxoSmithKline PO Box 14164 Durham, North Carolina 27709, USA*

[7]*Pfizer, Inc. One Burtt Road, Andover, MA 01810, USA*

[8]*Cellular and Molecular Pathology Branch, National Toxicology Program, National Institute of Environmental Health Sciences, Research Triangle Park, North Carolina 27709, USA*

[9]*Experimental Pathology Laboratories, Inc. PO Box 12766, Research Triangle Park, North Carolina 27709, USA*

[10]*Tufts University, Department of Biomedical Sciences, 274 Tremont Street, Massachusetts 02111, USA*

[11]*Covance Laboratories Ltd, Alnwick Research Centre, Willowburn Avenue, Alnwick, Northumberland NE66 2JH United Kingdom*

[12]*Gifu Municipal Hospital Gifu 500-8285, Japan*

[13]*Global VetPathology, Montgomery Village, MD, USA*

[*]*Chairman of the Digestive Tract INHAND Committee*

通信作者：Thomas Nolte, PhD, Boehringer Ingelheim Pharma GmbH & Co. KG, Biberach an der Riss, 88397, Germany. e-mail: thomas. nolte@boehringer-ingelheim. com

摘要 >>

国际通用毒性病理术语及诊断标准（INHAND）项目（www.toxpath.org/inhand.asp）是欧洲毒性病理学会（ESTP）、英国毒性病理学会（BSTP）、日本毒性病理学会（JSTP）和美国毒性病理学会（STP）联合倡议发起，旨在制定国际公认的实验动物增生性和非增生性病变的术语和诊断标准。本文撰写目的是提供实验动物大鼠和小鼠的消化系统包括唾液腺和胰腺外分泌部的用于病变分类的标准化术语和诊断标准，大多数病变附有彩色显微照片进行说明。标准化术语、诊断标准和照片都可以在互联网上以电子版形式获得（http://www.goreni.org/）。所用素材来源于包括全世界范围内的政府、学术机构和新药研发工业实验室组织病理学数据库。内容包括自发性病变和老龄性病变，以及给予受试物诱发的病变。也囊括了相关的感染性和寄生虫性病变。国际通用的消化系统术语和诊断标准将减少不同国家监管机构和科学研究机构间的误解，并提供一种通用语言用来增加和丰富毒理学家和病理学家之间信息的国际交流（DOI: 10.1293/tox. 29.1S; J Toxicol Pathol 2016; 29: 1S–125S）。

关键词 >>

- 诊断病理学
- 术语
- 诊断标准
- 消化系统或消化道
- 口腔
- 食管
- 胃
- 肠
- 小肠
- 大肠
- 唾液腺
- 胰腺

一、总体介绍

消化道是经口给予受试物进入机体的门户。具有刺激性的受试物可能导致机体接触的首个部位发生急性局灶性病变，在英国因药物不良反应入院患者中，消化道是最常见的受累及器官（Pirmohamed et al., 2004）。

另外，经口给予受试物也可能对其他脏器毒性很高，对消化道却很少或无明显的作用。

消化道的显著特征是上皮具有较高的增生速率，使其对可干扰细胞分裂的药物非常敏感，但也具有较高的再生能力。人类肠道绒毛使肠表面积增加到 400 ～ 500 m^2。因这些组织表面积较大，对给予化合物引起的潜在作用的准确评估几乎全部依赖于彻底的大体检查和局灶性病变的取材。

标准化术语和诊断标准对于非增生及增生性组织病理学改变的分类和报告的一致性是必要的。它应该有助于不同的学术团体、监管机构间的交流。通过这些方式可减少监管机构审核组织病理学数据的时间和精力，并减少向委托方提出需要澄清的问题。此外，标准化诊断标准也是生成任何组织病理学病变的历史对照数据的前提条件。关于未来是否需要同期对照组的讨论，这也凸显了这些标准的重要性。

国际通用毒性病理术语及诊断标准（INHAND）项目是欧洲（欧洲毒性病理学会，ESTP）、英国（英国毒性病理学会，BSTP）、日本（日本毒性病理学会，JSTP）和北美（美国毒性病理学会，STP）等毒性病理学会联合发起，旨在统一、更新和完成已有的 WHO/IARC 和 STP/SSNDC 术语系统。INHAND 术语和相关的诊断标准代表的是未来毒性病理学的国际标准。它代表了资深毒性病理学家的共识，经由 INHAND – 全球编辑和指导委员会（INHAND–Global Editorial and Steering Committee, INHAND–GESC）对其进行审核，确认遵循了 INHAND 原则。参与 INHAND 项目过程的所有毒性病理学会会员有机会在 6 周时间内对文章草稿发表意见。

然而，这些诊断标准和推荐的诊断术语可能并不适用于所有情况。一些特殊目的试验或既定试验的特定条件下，可能与本文所述标准化术语和诊断标准有所不同。资深专题毒性病理学家可最终决定合适的诊断术语。

本文提供了上消化道、下消化道、唾液腺和胰腺的一套标准化术语、诊断标准和示例照片。肝病变的 INHAND 术语已单独发表（Thoolen et al., 2010），牙齿病变的 INHAND 术语正在准备中（已于 2016 年出版，译者注）。如所有其他 INHAND 文章一样，消化道的术语和诊断标准也可在线获取（网址 www.goreni.org/）。在线版本含有更多的照片和有用的链接用以鉴别诊断，对诊断工作来说是一种很实用的工具。

推荐的术语通常是描述性而非诊断性的。诊断标准仅需要标准 H&E 染色石蜡切片。组织化学或免疫组织化学染色的特征可在相应病变的备注部分说明。此类特殊方法可能在一些情况下需要，但对这些方法的综述超出了本文的范畴。弥散分布的脏器如血管、软组织或外周神经的病变在单独 INHAND 文章中进行描述（Kaufmann et al., 2012, Greaves et al., 2013）。在本文中，只有当消化道是病变主要部位时才对上述组织进行描述，如肠平滑肌瘤。

该术语系统中的病变可能需要修饰语进一步说明。本文对那些被认为特别相关的修饰语给出了标准。这些修饰语的使用需要保持一致性。病理学家可决定使用该术语系统中未建议的修饰语。这些修饰语可能是对部位、组织类型或病变持续时间等的说明。INHAND 术语的更多原则已单独发表（Mann et al., 2012）。

本文也不包括可通过肉眼检查确诊的病变。这尤其适用于一些先天性的畸形，像肠重复（Elangbam et al., 1998; Tamai et al., 1999）。

本术语系统描述常规（野生型）品系大鼠和小鼠病变。啮齿动物消化系统术语之前已由上述学会和国际组织 WHO 及其他合作委员会发表（Betton et al., 2001; Deschl et al., 1997; Deschl et al., 2001; Frantz et al., 1991; Leininger and Jokinen, 1994; Takahashi and Hasegawa, 1990; Whiteley et al., 1996）。本文未涵盖仅发生于特定基因工程小鼠模型的病变。对于这些特定病变的更多信息，读者应该参考基因工程小鼠模型工作组发表的相关文章（Boivin et al., 2003; Hruban et al., 2006）。

二、上消化道

（一）引言

口腔／咽、舌和食管是上消化道的组成部分，每一部分都含黏膜，被覆表面角化的复层鳞状上皮。这些组织可见偶发非增生性或增生性的、与受试物相关（系统性或直接接触暴露）的或更少见的由给药（灌胃）操作损伤导致的显微镜下改变。

（二）形态学（解剖学和组织学）

口腔边界由以下几个通用界标确定，包括背侧为硬腭和软腭／咽；外侧为齿龈、牙齿和口唇／颊部黏膜表面；腹侧为口腔／舌的底部。口腔／咽并不是常规试验方案要求进行显微镜下检查脏器，但部分组织可能由于临床症状或解剖时的肉眼所见而进行取材。除了黏膜的血管、结缔组织、角化鳞状上皮外，口腔／咽组织样品可能还包含小唾液腺（颚腺、颊腺）、邻近肌肉、骨、牙齿或有毛发的皮肤。

舌由相互交错排列的横纹肌束构成，中间夹杂有脂肪细胞，以及少量到大量的肥大细胞、神经和血管组织，黏膜表面被覆鳞状上皮。据报道与年轻大鼠相比，老龄大鼠舌脂肪组织减少，纤维结缔组织相对增多（Brown and Leininger, 1994）。舌背侧面的鳞状黏膜表面含有大量的乳头和一个较大的轮廓乳头，而侧面／腹侧面为单纯的复层鳞状黏膜（Hebel and Stromberg, 1976; Brown and Hardisty, 1990）。薄且致密的舌黏膜固有层，在口腔表面舌根附着处（舌系带）邻近的腹侧面变得较不致密。在更近尾侧、腹侧区域分布着较大的淋巴管、静脉及来自邻近口腔黏膜小唾液腺的导管。

食管由肌肉层（肌层）及表面角化鳞状上皮黏膜构成，肌层为纵行和环形横纹肌纤维，角质层的浅层一般可见球菌样微生物聚集。

（三）生理学

口腔、舌和食管的生理学主要与其作为食物通道功能有关。据报道，具有异常肌源性神经丛的小鼠，巨食管形成对食管功能产生影响（Randelia and Lalitha, 1988; Randelia et al., 1990），大鼠食管梗阻可继发于东莨菪碱对唾液腺分泌和吞咽反射作用之后（NTP TR 445, 1997）。

（四）解剖和修块

常规解剖包括口腔（口咽部）、舌和食管的肉眼检查。尽管口腔／咽的取材和组织学检查通常局限于解剖观察，但这些组织的一部分可包括在需要进行组织病理学检查的常规鼻腔或牙齿切片中。当口腔结构可能是非肿瘤性或肿瘤性改变的潜在靶组织，则整个头部的固定（颅盖和脑组织移除）对于组织的一致性评价是比较好的策略。通过对整个头部的固定，鼻腔／口腔、下颌骨和相关的组织可在不同层面切片，在这些特殊情况下可获得想要的组织方向一致的切面。

不同于口腔／咽，毒性试验和致癌试验中所有动物的舌和食管是试验方案要求的常规组织学检查脏器。对于显微镜下评价，舌可被制备成纵切切片（见 RITA 修块指导原则 Ruehl-Fehlert et al., 2003，网址 // reni.item.fraunhofer.de/reni/trimming），这样可以观察到舌腺；舌也常常被制备成横切面切片，这样可以评估背面、侧面和腹侧面的黏膜。依据常规评价的舌横切面水平（中前部或中尾部），可见到舌腺的浆液性和黏液性腺泡及其导管。食管常在靠近甲状腺的部位制备成横切切片；邻近的气管也包括在该切片中。在不需要甲状腺／甲状旁腺脏器称重的试验中，这些腺体可原位保留，包含在常规的食管／气管切片中（见 RITA 修块指导原则 Ruehl-Fehlert et al., 2003，网址 // reni.item.fraunhofer.de/reni/trimming）。

（五）术语、诊断标准和鉴别诊断

1. 先天性病变

大鼠和小鼠的口腔／咽、舌和食管的先天性／发育性病变，在毒性试验和致癌试验中报道较少。这可能主要由于不常发生，在试验开始前有这些病变的动物被提前剔除，以及一般在无大体病变情况下很少进行常规取材。在发育和生殖毒试验中，先天性/发育性病变经常被观察到。

（1）异位皮脂腺（ectopic sebaceous gland）（图 4.1，图 4.2）

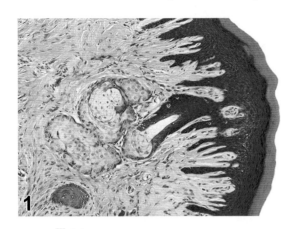
图 4.1

大鼠齿龈。异位皮脂腺（福代斯颗粒）

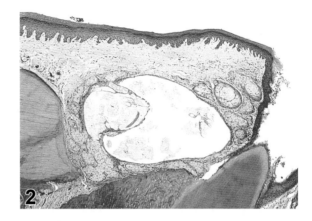
图 4.2

大鼠齿龈。异位皮脂腺导管的囊性扩张

【同义词】 Fordyce's granules。

【发病机制】 这种发育性改变包括大鼠口腔异位皮肤皮脂腺的聚集（福代斯颗粒）（Yoshitomi et al., 1990），涉及齿龈黏膜。这在 F344 品系大鼠最常见，主要见于雄性动物。

【诊断特征】 ① 大体观察可见齿龈黏膜有白色结节或囊肿。② 最常见于上切齿齿龈黏膜。③ 由正常皮脂腺腺泡构成，导管开口于黏膜表面。④ 异位腺体中可见囊肿（扩张的导管），伴随或不伴随炎症。

【鉴别诊断】 皮脂腺腺瘤（sebaceous gland adenoma）：缺乏正常导管/管腔结构，可见核分裂象，未见大鼠齿龈异位皮脂腺腺瘤的报道。

【备注】 此改变常见于常规鼻腔切片，这些切片可包含牙齿和齿龈组织。除了与大体观察相关联的囊肿/炎症外，此改变几乎没有病理学意义。

（2）腭裂（cleft palate）

【同义词】 Palatoschisis; congenital malformation。

【发病机制】 骨和硬腭黏膜融合缺陷。

【诊断特征】 ① 中线区域口腔黏膜和硬腭缺损。② 肉眼或显微镜下可见。③ 无创伤迹象。

【鉴别诊断】 创伤（trauma）：坏死、骨折或炎症反应的证据。

【备注】 腭裂是一种由于上颌突的侧腭板不能融合，导致硬腭板中线的黏膜和骨的纵向缺陷（Jones et al., 1997）。母体给予高剂量的维生素 A 会导致小鼠和大鼠腭裂（Kalter and Warkany, 1961），近期报道在小鼠为一种基因突变所致（Stottoann et al., 2010）。这种情况在小鼠（Era et al., 2009）和大鼠子宫内暴露于化学品后也可见，抑或是羊膜囊穿刺的结果（Ferguson 1981; Schuepbach 和 Schroeder 1984）。诊断主要靠肉眼观察。

（3）食管扩张（dilatation, esophagus）（图 4.3，图 4.4）

【同义词】 Distention; megaesophagus; dilation; impaction。

【发病机制】 可能是由于食物的嵌塞或继发于食管神经肌肉功能的改变、唾液腺分泌减少或吞咽反射的改变而导致的自发性或特发性病变。

【诊断特征】 由于食管内充满食物或垫料扩张而导致的肌层和黏膜层变薄。

【鉴别诊断】 无。

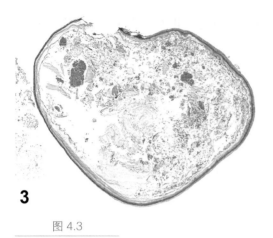

图 4.3

大鼠食管。扩张

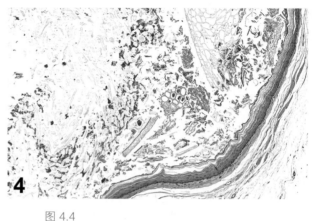

图 4.4

大鼠食管。图 4.3 中扩张食管的细节。扩张的特征为管腔因食物内容物而鼓胀

【备注】　这种状况通常与食管内充满饲料和垫料导致扩张有关，由于大体外观表现也被诊断为嵌塞。在大鼠也被认为是自发性或特发性改变（Harkness and Ferguson, 1979；Ruben et al., 1983），是由于给予粉末状食物引起（Brown and Hardisty, 1990）。伴随食管梗阻的食管扩张可见于给予东莨菪碱后的大鼠（National Toxicology Program, 1997a），也可为一些品系小鼠的背景病变（Haines et al., 2001; Mahler et al., 2000），特别是肌原性神经丛异常的小鼠（Randelia d Lalitha, 1988；Randelia et al., 1990）。食管扩张，也称巨食管症，据报道在小鼠子宫内暴露于二乙基亚硝胺后可诱发（Ghaisas et al, 1989），在大鼠可作为东莨菪碱对唾液分泌和吞咽反射影响的继发作用（National Toxicology Program, 1997b）。

（4）食管憩室（diverticulum, esophagus）（图 4.5）

【同义词】　Pharyngoesophageal diverticulum。

【发病机制】　常因机械或生化原因导致食管壁结构破坏，引起细胞外基质不完整，表层结构向内突入深层；也可能代表一种先天性异常。

【诊断特征】　① 黏膜不规则的囊样结构伸入或穿过食管的肌层。② 憩室的管腔开口于黏膜表面。③ 局灶性。

【鉴别诊断】　囊肿（cyst）：位于黏膜表面。

【备注】　在大鼠有食管黏膜憩室的相关报道（Brown and Hardisty, 1990）。

（5）畸形（malformation）

【同义词】　Congenital malformation。

【发病机制】　在食管中是较为罕见的发育缺陷。据报道有一例自发的成年大鼠双食管案例（Canpolat et al., 1998）；小鼠子宫内暴露于阿霉素可引起气管 – 食管畸形，这是该药物引起众多致畸作用的一种（Dawrant, et al., 2007）。

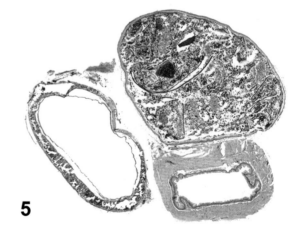

图 4.5

大鼠食管。憩室因食物内容物而鼓胀

【诊断特征】　肉眼观察先天性 / 发育结构异常。

【鉴别诊断】　无。

2. 细胞变性、损伤和死亡

（1）囊肿（cyst）（图 4.6，图 4.7）

【发病机制】　口腔 / 咽、舌或食管的黏膜面或扩张的唾液腺导管向下生长内陷形成的上皮囊肿，

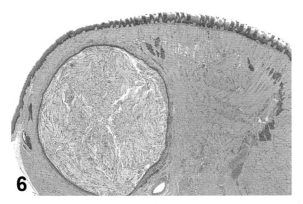

图 4.6

小鼠舌。囊肿

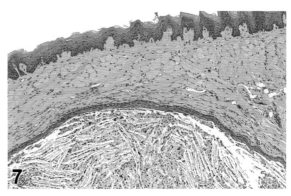

图 4.7

小鼠舌。图 4.6 囊肿的细节。被覆鳞状上皮，该囊肿可能起源于舌中某个阻塞的唾液腺导管

在大鼠口腔 / 咽发生皮脂腺异位相关的腺体 / 导管扩张时可观察到（Yoshitomi et al., 1990）。

【诊断特征】　①内衬单层鳞状上皮的腺体 / 导管扩张。②囊肿腔内可能含有皮脂腺分泌物或角蛋白碎片。③较大的或破裂的囊肿可伴随炎症。

【鉴别诊断】　食管憩室（esophageal diverticulum）：腔开口于食管管腔，上皮连接于食管黏膜表面。

（2）鳞状上皮萎缩（atrophy, squamous epithelium）（图 4.8）

【同义词】　Atrophy。

【发病机制】　舌、咽或食管的鳞状黏膜的正常厚度 / 细胞减少。

【诊断特征】　①黏膜上皮层变薄。②局灶广泛性或弥漫性病变。

【鉴别诊断】　糜烂 / 溃疡（erosion/ulcer）：局灶性或局灶广泛性浅表缺失，严重状态下所有上皮层缺失，病变累及肌层。与萎缩不同，该病变常伴有浅表黏膜细胞碎片、黏膜炎症细胞浸润或表面渗出物。

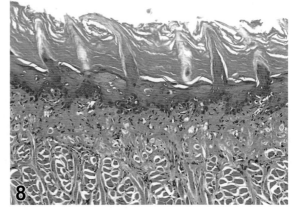

图 4.8

大鼠舌。上皮萎缩和凋亡

（3）糜烂 / 溃疡（erosion/ulcer）（图 4.9，图 4.10）

【同义词】　Erosion; ulcer; ulceration。

【发病机制】　口腔 / 咽、舌或食管鳞状上皮的局灶性厚度 / 完整性的破坏，累及部分鳞状上皮（糜烂）或全部穿透鳞状上皮（溃疡）。

【诊断特征】　①口腔 / 咽、舌或食管的局灶性或局灶广泛性浅表上皮的缺失。②基底膜可能保持完整（糜烂），病变严重时，黏膜缺损会累积到肌层（溃疡）。③病变严重时上皮内常可见炎症细胞浸润。

【鉴别诊断】　①鳞状细胞癌（squamous cell carcinoma）：黏膜表面可能呈现糜烂 / 溃疡外观。诊断该肿瘤时无须诊断伴有的糜烂 / 溃疡。②上皮萎缩（atrophy, epithelial）：鳞状上皮全层厚度减小，严重情况下，基底生发层缺失；通常无炎症细胞浸润。

【备注】　尽管有特定的鉴别浅表病变（糜烂：局限于上皮表面缺损）和深层溃疡（上皮缺损延

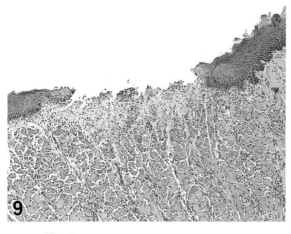

图 4.9

大鼠舌。溃疡伴有肌层混合炎症细胞浸润

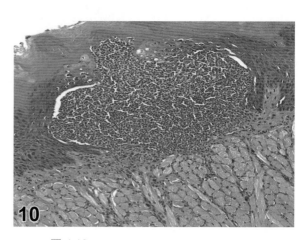

图 4.10

大鼠舌。溃疡（边缘糜烂）伴有中性粒细胞炎症

伸穿透基底细胞层 / 基底膜）的形态学标准，但经过较小的、局灶性病变的切片切面会影响病变表现（上皮缺损深度）。多数情况严重下，从实际角度出发不适合分开这两个病变，它们经常被诊断为组合术语糜烂 / 溃疡，并给予合适的严重程度分级。

糜烂 / 溃疡通常为上皮坏死的结果。由于是一个独特的靠近管腔的部位，且常常波及多个脏器层，影响该病变的进展和恢复（如边缘增生、肉芽组织、炎症），区别记录糜烂 / 溃疡与上皮坏死是有益的。

当食管壁全层破坏时，食管深层的溃疡会发生穿孔，这可以直接记录为穿孔。然而，如因物理性原因导致的穿孔，如与灌胃相关，是典型的大体病变，通常不在显微镜水平进行记录。

（4）鳞状上皮凋亡（apoptosis, squamous epithelium）（图 4.11）

【同义词】　Apoptotic cell death。

【发病机制】　受基因调控、依赖于能量的过程，导致凋亡小体的形成并被邻近的细胞吞噬；常与作用于舌、食管和（或）咽黏膜上皮的细胞毒性化疗药物有关。

【诊断特征】　① 单个细胞或小簇细胞死亡。② 细胞皱缩。③ 胞质嗜酸性增强。④ 细胞核皱缩、核固缩、核碎裂，细胞膜完整。⑤ 凋亡小体。⑥ 胞质内残留凋亡小体。⑦ 组织巨噬细胞或其他邻近细胞吞噬凋亡小体。⑧ 无炎症。

【鉴别诊断】　① 上皮坏死（necrosis, epithelium）：细胞死亡的形态学特征符合坏死诊断标准（细胞和细胞核肿胀、胞质淡染等）。② 上皮凋亡 / 坏死（apoptosis/necrosis, epithelium）：两种类型的细胞死亡均存在，不要求分开记录，推荐使用组合术语便于统计。当无法明确细胞死亡类型时，也可使用该组合术语。③ 糜烂 / 溃疡（erosion/ulcer）：局灶性或局灶广泛性浅表缺失，严重病变全部上皮层细胞缺失，病变累及肌层。

【备注】　此处细胞死亡的术语和诊断标准采取的做法均基于 INHAND 细胞死亡术语工作小组的草稿版推荐方法。

凋亡不是坏死的同义词。这两种类型细胞死亡的主要形态学区别是，凋亡中可见细胞皱缩、核破碎和易染体巨噬细胞，而坏死中可见细胞肿胀、破裂和炎症。然而，其他一些形态学表现（如

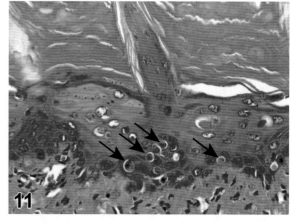

图 4.11

大鼠舌。上皮细胞凋亡（箭头所示）。图 4.8 的高倍放大

核固缩和核碎裂）则重叠。当常规 H&E 染色切片能够显示凋亡或单个细胞坏死，或者借助特殊方法（如透射电子显微镜或胱天蛋白酶的免疫组织化学）能够证明当中的一种或另外一种，则单独的诊断是可以使用的。然而，由于形态学方面的重叠，坏死和凋亡并不总能通过常规诊断轻易区分，这两个过程可能先后依次发生和（或）同时发生，取决于毒物的强度和持续时间（Zeiss，2003）。这通常使得通过常规的光学显微镜检查区分二者变得困难和不可行。因此，常规毒性试验中使用组合术语（凋亡 / 坏死）。

凋亡和单个细胞坏死的区别需要结合特定试验环境下进行，特别是当其用于机制研究时。透射电子显微镜为凋亡确诊的金标准。其他确诊的技术包括 DNA 梯形图（DNA-laddering）（易于操作但不敏感），末端脱氧核苷酸转移酶介导的 duTP 缺口末端标记法（terminal TdT-mediated duTP-nick-end labelling，TUNEL）（坏死细胞的假阳性问题）或胱天蛋白酶的免疫组织化学，特别是胱天蛋白酶 3。这些技术在 Elmore 的文章中有详细综述（Elmore，2007）。这些技术中的一些用于检测凋亡的早期阶段，相反 H&E 切片则仅检测后期；综合解释这些结果需要考虑这些可能的区别。因此，仅靠 H&E 染色切片仍不能识别程度轻微的凋亡。

特定试验中可能需要考虑程序性细胞死亡的形式，而不是凋亡，后者需要特殊确诊的技术（Galluzzi et al.，2012）。

（5）鳞状上皮坏死（necrosis, squamous epithelium）

【同义词】　　Oncotic cell death; oncotic necrosis; necrosis。

【修饰语】　　单个细胞。

【发病机制】　　不受基因调控、不依赖于能量、被动的细胞死亡过程，伴有胞质漏入周围组织，引起炎症反应；可由经口服用 / 给予受试物直接接触诱导而产生。

【诊断特征】　　① 细胞肿胀，胞质嗜酸性淡染。② 细胞核嗜碱性消失，核固缩和（或）核碎裂，影响细胞聚集。③ 严重病变可见上皮从黏膜下层裂开和脱离。④ 典型表现为存在变性细胞，作为坏死的一部分。⑤ 作为坏死的特征之一，可见轻微或轻度炎症细胞浸润。⑥ 单个细胞坏死，仅累及单个细胞。

【鉴别诊断】　　① 上皮凋亡（apoptosis, epithelium）：细胞死亡的形态学特征符合凋亡诊断标准（细胞和细胞核皱缩、胞质嗜酸性增强、核固缩等）和（或）采用特殊技术方法证实为凋亡。② 凋亡 / 坏死（apoptosis/necrosis）：两种类型的细胞死亡均存在，不要求分开记录，推荐使用组合术语便于统计。当无法明确细胞死亡类型时，也可使用该组合术语。③ 上皮萎缩（atrophy, epithelium）：鳞状上皮全层厚度减少，严重病变基底发生层消失；通常无细胞变性或坏死。④ 糜烂 / 溃疡（erosion/ulcer）：局灶性或局灶广泛性浅表缺失，严重病变全部上皮层缺失，病变累及肌层。

【备注】　　上皮坏死常会发展为糜烂 / 溃疡，这是过去常被记录的方式。当黏膜结构依然完整，推荐单独记录——坏死，因后者（后者指坏死，译者注）是这个过程的始作俑者。

（6）鳞状上皮凋亡 / 坏死（apoptosis/necrosis, squamous epithelium）

【同义词】　　Cell death。

【发病机制】　　不受基因调控、不依赖于能量、被动的细胞死亡、细胞胞质漏入周围组织，引起炎症反应（单个细胞坏死）和（或）受基因调控、依赖于能量的过程，导致凋亡小体的形成，并被邻近的细胞吞噬（凋亡）；通常与作用于舌、食管和（或）咽黏膜上皮的细胞毒性化疗药物有关。

【诊断特征】　　① 两种类型的细胞死亡同时出现，不要求分开记录，推荐使用组合术语便于统计。② 不能完全确定细胞死亡类型。

【鉴别诊断】　　① 上皮凋亡（apoptosis, epithelium）：细胞死亡的形态学特征与凋亡吻合（细胞和核皱缩、胞质嗜酸性增强、核固缩等）和（或）特殊方法证实凋亡，要求分开记录凋亡和坏死。② 上皮坏死（necrosis, epithelium）：细胞坏死的形态学特征符合坏死诊断标准（细胞和核肿胀、胞质染色浅等），要求分别记录凋亡和坏死。③ 糜烂 / 溃疡（erosion/ulcer）：局灶性或局灶广泛性浅表缺失，严重病变全层上皮细胞缺失，病变累及肌层。

【备注】　坏死和凋亡常规诊断并不容易区分，这两个过程可能先后发生和（或）同时发生，取决于毒物的强度和持续时间（Zeiss，2003）。这使得常规光学显微镜检查下区分这两者变得困难和不可行。在这种情况下，可能使用组合术语凋亡 / 坏死。推荐当使用这一组合术语时，在病理报告正文中进行详细解释。

（7）肌肉变性 / 坏死（degeneration/necrosis, muscle）（图4.12）

【发病机制】　舌或食管的肌纤维变性和坏死。

【诊断特征】　① 肌纤维的肌细胞变性 / 坏死典型特征表现为可见肿胀或皱缩、深染或淡染的嗜酸性变性纤维，坏死纤维伴随有凝固性坏死和核固缩或溶解。② 通常为局灶性改变，程度轻微。③ 可见双染肌纤维，与再生性反应表现一致，也是该改变的主要特征。

【鉴别诊断】　肌层的变性 / 坏死或再生及伴随的与灌胃引起的损伤有关的炎症、水肿和（或）出血（degeneration/necrosis or regeneration of muscular layer in conjunction with inflammation, edema and/or hemorrhage associated with gavage–related injury）（在下文灌胃相关的混合细胞炎症进行讨论）。

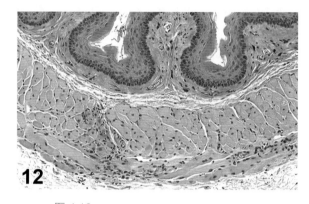

图 4.12

大鼠食管。肌肉变性 / 坏死

【备注】　此改变在食管内有时为局灶性改变，可含一些变性和（或）再生的肌纤维。作为可能与受试物相关改变或偶发改变时，可能与灌胃操作导致的轻微物理损伤有关。未见灌胃损伤的明确形态学特征，如穿孔和炎症。在缺乏清楚的灌胃相关的炎症性改变的情况下，变性 / 坏死是推荐使用的诊断组合术语。舌肌纤维变性 / 坏死也可能与给予受试物有关（Greaves，2012）.

（8）淀粉样物质（amyloid）（图4.13）

【同义词】　Amyloidosis; amyloid deposition。

【发病机制】　化学成分各异的糖蛋白多肽片段的细胞外沉积。

【诊断特征】　① 累及舌中等或较大血管（小动脉）。② 舌和食管的黏膜基底层可见一薄层均质、淡染的嗜酸性淀粉样物质蓄积。③ 刚果红染色偏振光镜下可呈绿色双折射性。

【鉴别诊断】　血管壁纤维蛋白样改变（坏死）［fibrinoid change (necrosis) in vessel walls］：血管中膜可见强嗜酸性均质或凝固样外观。

【备注】　小鼠的食管和舌可见淀粉样物质沉积，尽管与其他部位（如肾、肠道）相比发生率较低。基于H&E染色切片中淀粉样变的部位和形态学特征，

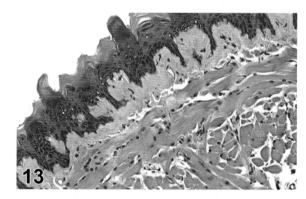

图 4.13

小鼠舌。上皮下淀粉样物质沉积

通常足以做出诊断。可通过特殊染色如刚果红染色，在光学显微镜下来确定这些沉积物为淀粉样物质。淀粉样物质在偏振光下呈现苹果绿色。

在 H&E 染色切片及无法使用刚果红染色，不确定细胞外沉积的透明物质的性质时，应该使用"透明变性"这一术语。对于刚果红染色阴性且呈现均质红染的细胞外物质沉积，透明变性也是合适的诊断术语。

（9）矿化（mineralization）（图4.14）

【同义词】　Calcification; mineral deposition。

【发病机制】 口腔 / 咽、舌或食管的血管壁和肌纤维矿化。

【诊断特征】 ① 嗜碱性颗粒沉积在动脉壁和单个肌纤维内。② 矿物质沉积通常在常规切片上易于识别，但可通过特殊染色进一步定性（茜素红染色、冯科萨染色）。

【鉴别诊断】 无。

（10）色素（pigment）

【同义词】 Pigment deposition; pigment。

【发病机制】 老龄化大鼠舌肌有色素增加的报道（Bodner et al., 1991），给予抗疟疾药物的大鼠（AG 品系）口腔黏膜也有报道（Savage et al., 1986）。

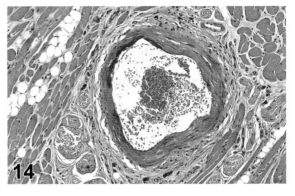

图 4.14

大鼠舌。血管矿化

【诊断特征】 ① 舌肌纤维黄色 / 棕色色素（脂褐素）。② 口腔黏膜的棕色 / 黑色色素（黑色素）。

【鉴别诊断】 无。

【备注】 色素（色素沉着增加）并非是一种口腔 / 咽、舌和食管的常见病变。当这些改变存在时，组织化学、免疫组织化学、超微结构检查或其他实验室方法可用于识别这些物质。

（11）角化过度（hyperkeratosis）（图 4.15，图 4.16）

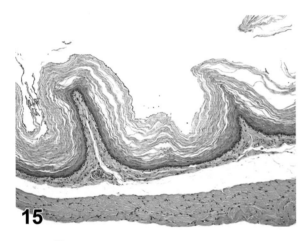

图 4.15

大鼠食管。正角化型角化过度

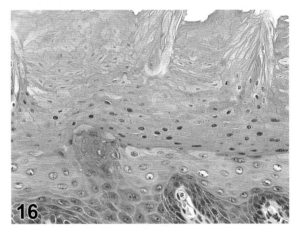

图 4.16

大鼠舌。角化不全型角化过度

【同义词】 Hpyerkeratosis, orthokeratotitc may have been identified as hyperkeratosis; hyperkeratosis, parakeratotic may have been identified as parakeratosis。

【修饰语】 正角化型、角化不全型。

【发病机制】 黏膜鳞状上皮角质层的角蛋白生成过多和（或）角蛋白残留，角蛋白层正常成熟（正角化型）或异常成熟（角化不全型）。

【诊断特征】 ① 黏膜表面的角蛋白增多。② 局灶性或弥漫性。③ 常伴有鳞状上皮增生。

正角化型：角质层增厚，由无核角化细胞组成；角化不全型：角质层增厚，由有核角化细胞组成。

【鉴别诊断】 ① 正常（normal）：角质层的厚度通常小于黏膜鳞状上皮的厚度。② 鳞状细胞增生（hyperplasia, squamous cell）：棘细胞层的增厚和增殖。

【备注】 据报道，锌缺乏的大鼠可见食管角化过度（Barney et al., 1968）。维生素失衡或羟甲基戊二酸辅酶 A 还原酶抑制剂也可诱发此改变（Sigler et al., 1992）。

3. 炎症性病变

如果可能，推荐使用描述性术语以便更好地说明口腔、咽、舌和食管改变的细胞成分/浸润类型（如中性粒细胞、混合细胞、单形核细胞、淋巴细胞等），而不是根据炎症特定类型/持续时间（如急性、溃疡性、化脓性、亚急性、慢性）。各种炎症细胞浸润如无其他炎症表现，应诊断为浸润（infiltrate），并明确主要的/合适炎症细胞类型。然而，当存在其他明显的炎症形态学特征（淤血、充血、出血、水肿、坏死、纤维化、异物、细菌等）情况下，推荐使用能表达炎性过程的炎症（inflammation）和特定的修饰语。读者可参考"优先使用描述性术语而非诊断性术语讨论的基本原则文件的术语和审议"文章（Mann et al., 2012）。下面列出了描述性诊断术语及炎症细胞浸润或炎症类型的一些例子。本文中提到的很多例子与炎症更为一致，如图注中所示一样。后续我们会以举例示范的方式描述常见类型炎症，其他消化道炎症我们只进行一般描述。

（1）浸润（infiltrate）（图 4.17，图 4.18）

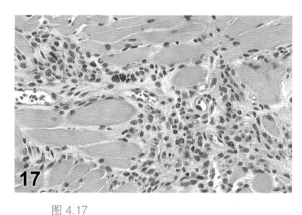

图 4.17

大鼠舌。单形核细胞浸润

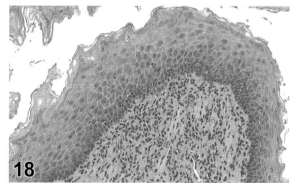

图 4.18

大鼠食管。单形核细胞浸润

【同义词】 Infiltrate inflammatory; infiltrate inflammatory cell; infiltration (plus modifier); infiltration, inflammatory; infiltration, inflammatory cell。

【修饰语】 浸润的主要炎症细胞类型。

【发病机制】 口腔/咽、舌或食管的黏膜或肌层的淋巴细胞、浆细胞、巨噬细胞、中性粒细胞、嗜酸性粒细胞或混合细胞的浸润，无上文所述的炎症组织学特征。

【诊断特征】 ① 黏膜/肌层局灶性、多灶性或者弥漫性细胞浸润。② 可见单形核或多形核白细胞，但无其他炎症相关的组织学表现。③ 口腔/咽病变常可见覆盖于炎症上面的溃疡、扩张/破裂的囊肿，自我创伤性病变或牙齿的异型增生/肿瘤。

【鉴别诊断】 ① 炎症（inflammation）：除了炎症细胞浸润，还可见其他炎症的形态学特征，如水肿、出血、坏死和（或）纤维增生。② 粒细胞白血病（granulocytic leukemia）：中性粒细胞前体细胞浸润和（或）异常中性粒细胞可能与成熟中性粒细胞同时出现；其他脏器也可见类似的肿瘤细胞浸润。③ 淋巴瘤（lymphoma）：单一淋巴细胞群浸润，常为不典型，核分裂象增多和（或）异常，相似的肿瘤细胞浸润也可见于其他脏器。

【备注】 其他基于细胞类型浸润的其他例子包括：单形核细胞（代表淋巴细胞和巨噬细胞）浸润；淋巴细胞浸润；巨噬细胞浸润；混合细胞浸润［淋巴细胞、中性粒细胞和（或）巨噬细胞］。

（2）炎症（inflammation）（图 4.19 ～图 4.22）

【同义词】 Stomatitis; glossitis; pharyngitis; esophagitis–dependent on localization。

【修饰语】 主要炎症细胞类型。

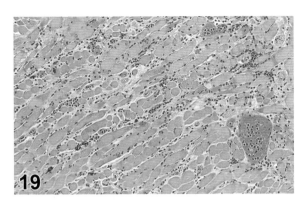

图 4.19

大鼠舌。肌肉中性粒细胞炎症

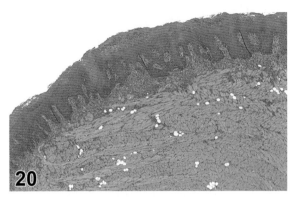

图 4.20

大鼠舌。混合细胞炎症，伴有邻近黏膜上皮的反应性增生

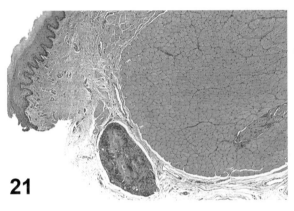

图 4.21

大鼠舌。异物炎症

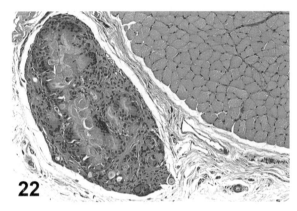

图 4.22

大鼠舌。异物炎症

1）单形核细胞炎症（inflammation, mononuclear cell）

【发病机制】　　口腔/咽、舌或食管的黏膜或肌层的炎症。

【诊断特征】　　① 炎症细胞浸润，主要由淋巴细胞和巨噬细胞构成。② 存在炎症的其他组织学特征，如纤维增生或纤维化。③ 在更慢性的炎症改变中，纤维化可为明显的特征。④ 可能伴随表面溃疡、扩张/破裂的囊肿，或自我导致的创伤性病变。在口腔/咽中，该过程可能与牙齿的异型增生/肿瘤有关。

【鉴别诊断】　　① 淋巴细胞浸润或单形核细胞浸润（infiltrate, lymphocytes or infiltrate mononuclear cell）：其他炎症形态学特征，如水肿、出血、坏死和（或）纤维增生不存在。② 淋巴瘤（lymphoma）：单一类型淋巴细胞浸润［常伴随非典型性、增多和（或）异常的核分裂象］；相似的肿瘤细胞浸润也可见于其他脏器。

【备注】　　当单形核细胞浸润代表一种炎症过程（单形核细胞炎症），其他与浸润相关的形态学特征（纤维化、矿化）表明正在进行的/连续的炎症过程，修饰语"慢性"可能包含在诊断中（如慢性单形核细胞炎症），从而可以更好地描述该病变。

2）混合细胞炎症（inflammation, mixed cell）（图 4.20）

【发病机制】　　口腔/咽、舌或食管黏膜或肌层的炎症细胞反应。

【诊断特征】　　① 混合炎症细胞浸润，主要由不同数量的中性粒细胞、淋巴细胞或巨噬细胞构成，没有一种细胞类型为主。② 水肿、淤血/出血和（或）细胞碎片为混合细胞浸润的构成成分，与炎症过程更为一致。③ 可伴随上覆组织的溃疡、扩张或破裂的囊肿，自我创伤病变或口腔/咽牙齿的异型增生/肿瘤。④ 在口腔/咽中，炎症过程可能伴有牙齿的异型增生/肿瘤。表面黏膜上皮反应性/再生性增生可能是炎症反应的一个特征。

【鉴别诊断】　中性粒细胞浸润（infiltrate, neutrophils）：无其他炎症的形态学特征，包括水肿、出血、坏死和（或）纤维增生。

【备注】　当混合细胞浸润考虑为一种炎性过程时（混合细胞炎症），也存在一些其他形态学特征（纤维增生；肉芽肿性炎症，肉芽组织和明显的中性粒细胞），修饰语"慢性"可以包含在诊断术语中（慢性混合细胞炎症），用以更好地描述该病变。

混合细胞炎症常见于灌胃相关的损伤中（图 4.20）。根据损伤的程度和病变的持续时间 / 发作时间，病变可呈现不同形式的组织病理学表现，包括：咽 / 食管或咽周围 / 食管周围组织的穿孔（多肉眼可见），细菌或异物，伴随或不伴随肌层变性 / 坏死和（或）再生及炎症、水肿和出血。如果该病变被解释为继发于灌胃相关的损伤，则可在病理报告正文中进行描述，或也可诊断为灌胃相关的混合细胞炎症，用以区别自发性和（或）受试物相关改变。

3）异物性炎症（inflammation, foreign body）（图 4.21，图 4.22）

【发病机制】　针对异物的炎症细胞反应；主要见于舌。

【诊断特征】　① 局灶性炎症性病变，常见于舌黏膜、小唾液腺导管或肌层。② 混合炎症细胞浸润（巨噬细胞 / 多核巨细胞，淋巴细胞，中性粒细胞），有时可见相关的嵌入的毛干碎片或其他摄入的异物（食物 / 垫料）。

【鉴别诊断】　脓肿（abscess）：肉眼可见局限性的球状突起特征为内层可见细胞碎片、中性粒细胞，外层可见纤维化 / 纤维增生包膜以及大量的毛细血管（肉芽组织）。

混合细胞炎症（inflammation, mixed cell）：缺乏异物和 / 或多核巨细胞的炎症。

4. 血管病变

（1）血管炎症（inflammation, vessel）（图 4.23）

【同义词】　Arteritis; vasculitis; polyarteritis。

【发病机制】　口腔 / 咽、舌或食管的血管壁炎症。

【诊断特征】　① 通常影响舌动脉肌层。② 血管周围或血管内不同程度的混合炎症细胞浸润。③ 血管壁可见纤维蛋白样坏死。④ 血管内皮细胞的增生和血管壁增厚（纤维化）。

【鉴别诊断】　炎症细胞浸润（infiltrate, inflammatory cell）：可能发生在血管周围，但血管壁本身未受到影响。

【备注】　更多信息和鉴别诊断见心血管系统 INHAND 文章的术语和诊断标准（Berridge B et al., 2016）。

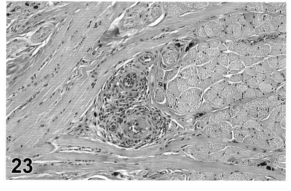

图 4.23

大鼠舌。血管炎症

（2）水肿（edema）

【发病机制】　由于血管渗透性增加导致间质内组织液的蓄积。

【诊断特征】　间质内嗜酸性液体增加（组织间液）。

【鉴别诊断】　中性粒细胞炎症（inflammation, neutrophils）：常与组织和血管损伤有关，导致渗出性水肿和炎症细胞浸润。

【备注】　当出现水肿伴随炎症性过程时，如果水肿是一个主要病变，应该单独记录水肿。

（3）出血（hemorrhage）（图 4.24）

【发病机制】　血管通透性增加（血细胞渗出）或血管破裂。

【诊断特征】 上消化道组织或管腔内可见红细胞。

【鉴别诊断】 ① 血管扩张（angiectasis）：扩张的血管管腔内可见血液。② 人工假象（artifact）：由于解剖操作导致的组织表面或管腔内可见红细胞。

【备注】 舌静脉采血试验中，舌出血比较常见。

5. 非肿瘤性增生性病变

（1）鳞状细胞增生（hyperplasia, squamous cell）（图 4.25 ～图 4.27）

【同义词】 Hyperplasia, squamous cell, atypical may have been identified as: dysplasia; hyperplasia with atypia。

【修饰语】 非典型。

【组织发生】 口腔 / 咽、舌或食管黏膜的鳞状上皮（包括基底细胞）。

【诊断特征】 ① 分化好的鳞状上皮增厚。② 局灶性、多灶性或弥漫性。③ 生长方式可能为斑块样，伴随有钝性乳头状突起或内生性。④ 乳头状突起不分叉或轻微分叉，无纤维血管基质。⑤ 广基的增生性病灶可见多个垂直的或轻微分叉的突起。⑥ 内生性生长可见黏膜内内衬分化好鳞状上皮的囊肿样结构，囊腔内充满角蛋白；可延伸至黏膜下层，但基底膜保持完整。⑦ 表皮嵴结构可变得更明显。例如，由于增大的发生层，乳头体呈波浪状。⑧ 常伴角化过度。

非典型：① 鳞状上皮厚度增加，鳞状黏膜内可见不规则形状或者局灶性结节状基底细胞或未分化上皮细胞。② 核质比增加。③ 细胞形状 / 大小 / 细胞核形态异常。④ 黏膜深层内可见细胞发

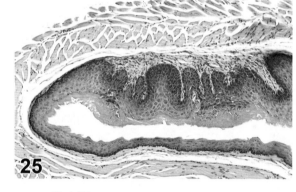

图 4.24

大鼠舌。出血

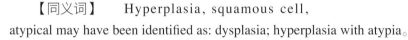

图 4.25

大鼠食管。鳞状细胞增生

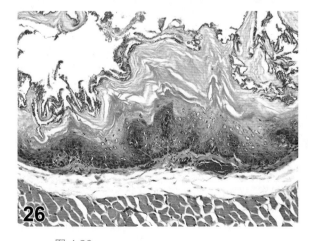

图 4.26

大鼠食管。鳞状细胞增生

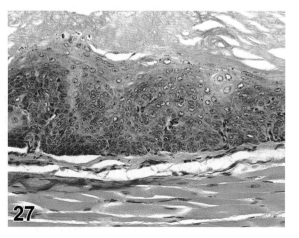

图 4.27

大鼠食管。鳞状细胞非典型增生

生角化。

【鉴别诊断】 ① 鳞状细胞乳头状瘤（papilloma, squamous cell）：一般体积较大，有明显的基质纤维血管蒂。② 鳞状细胞癌（carcinoma, squamous cell）：侵袭性生长并伴有基底膜完整性缺失。③ 基底细胞增生（hyperplasia, basal cell）：显著特征为基底细胞向下生长；无细胞或细胞核异型性。④ 非典型鳞状细胞增生（hyperplasia, squamous cell, atypical）：可见核和细胞异型性。

（2）基底细胞增生（hyperplasia, basal cell）

【组织发生】 复层鳞状上皮的基底层。

【诊断特征】 ① 基底细胞层增殖，嗜碱性染色增强。② 局灶性或弥漫性。③ 内生性生长方式。④ 基底膜完整性无变化。

【鉴别诊断】 ① 鳞状细胞增生（hyperplasia, squamous cell）：上皮增厚，正常存在的各层组成；② 鳞状细胞癌（carcinoma, squamous cell）：可见基底层完整性缺失，棘细胞和角化细胞增殖，细胞异型性。

【备注】 ① 基底细胞增生和鳞状细胞增生可能同时发生。② 由于表皮嵴的切面不同，固有层可能看到孤立的基底细胞巢。但基底细胞巢清楚的边界表明其基底膜完整。

6. 肿瘤

口腔/咽、舌和食管的肿瘤性病变通常与解剖肉眼所见相关。除了鳞状细胞起源的增生性病变外，骨、牙齿或邻近软组织的肿瘤（恶性神经鞘瘤、外耳道皮脂腺肿瘤）可延伸至口腔，与该部位的肉眼观察相关。这些肿瘤在 INHAND "肌肉骨骼系统""软组织"和"乳腺、外耳道皮脂腺和阴蒂腺"章节中已介绍。

（1）鳞状细胞乳头状瘤（papilloma, squamous cell）（图 4.28）

【组织发生】 口腔/咽、舌和食道黏膜上皮的鳞状细胞。

【诊断特征】 ① 中央可见纤维血管蒂，伴有多个指状/叶状突起，被覆有不同厚度的鳞状上皮。② 鳞状上皮常发生重度角化。③ 细胞成熟有规律。④ 舌鳞状细胞乳头状瘤常位于背侧。

【鉴别诊断】 ① 鳞状细胞增生（hyperplasia, squamous cell）：通常为体积较小、分化好的细胞，缺乏明显的基质成分，特别是蒂。② 鳞状细胞癌（carcinoma, squamous cell）：侵袭性生长伴有基底膜完整性缺失。

【备注】 由于斜切，蒂内可能看到上皮细胞簇，但不代表恶变。

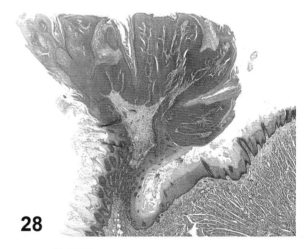

图 4.28

小鼠舌。鳞状细胞乳头状瘤

（2）鳞状细胞癌（carcinoma, squamous cell）（图 4.29～图 4.32）

【组织发生】 口腔/咽、舌和食道黏膜表面上皮的鳞状细胞。

【诊断特征】 ① 通常侵袭邻近组织，基底膜结构破坏。② 恶性鳞状上皮褶皱之间的表面和隐窝内可见角蛋白团。③ 恶性细胞索可能形成角化珠。④ 大量核分裂象。⑤ 细胞和核多形性。⑥ 低分化的肿瘤中可见梭形、卵圆形或多核细胞。⑦ 单个细胞常失去极性。

【鉴别诊断】 ① 鳞状细胞乳头状瘤（papilloma, squamous cell）：通常细胞体积较小、分化好，可见明显基质成分，特别是蒂的结构，无基底膜破坏和（或）侵袭。② 鳞状细胞（非典型）增生［hyperplasia, (atypical), squamous cell］：通常细胞体积小、分化好的细胞，无基底膜破坏和（或）侵袭。

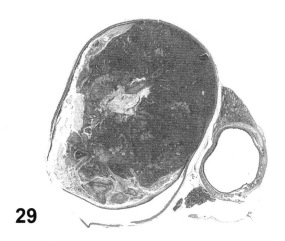

图 4.29

大鼠食管。鳞状细胞癌

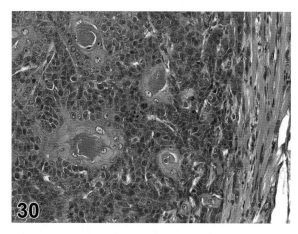

图 4.30

大鼠食管。图 4.29 中鳞状细胞癌的细节

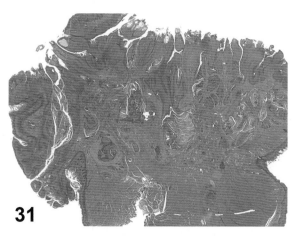

图 4.31

大鼠舌。鳞状细胞癌

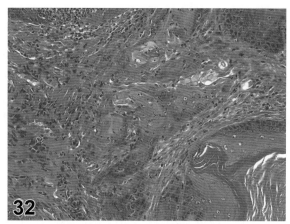

图 4.32

大鼠舌。鳞状细胞癌。图 4.31 中鳞状细胞癌的细节

（3）良性颗粒细胞瘤（tumor, granular cell, benign）（图 4.33，图 4.34）

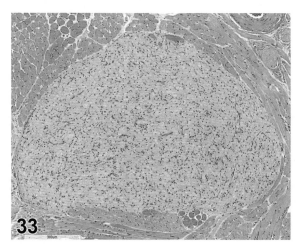

图 4.33

大鼠舌。良性颗粒细胞瘤

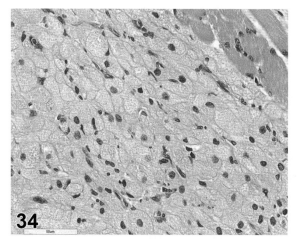

图 4.34

大鼠舌。良性颗粒细胞瘤。图 4.33 的高倍放大

【组织发生】　　该良性肿瘤的起源不确切；起初认为来源于间叶组织/横纹肌（成肌细胞瘤），但近期研究表明可能源于神经/施万细胞。

【诊断特征】　　① 由位于舌肌层的实性、不规则圆形、小结节状增殖细胞构成。② 轻微压迫周围肌肉组织，但横纹肌纤维可能在肿瘤周围存在。③ 相对均质的多角形细胞，核居中或偏位，呈圆形至卵圆形，染色质细小均匀分散。可能具有明显的核仁。肿瘤细胞通常被纤细的纤维血管基质分隔。H&E 染色胞质通常为细点状，伴随丰富的嗜酸性颗粒。④ 一些肿瘤细胞长条形，具有不规则的核和（或）肿瘤细胞小而圆，具有染色质致密的核伴随有稀疏的颗粒性胞质。⑤ 良性肿瘤中一般无核分裂象。

【鉴别诊断】　　① 颗粒细胞聚集（aggregates, granular cell）（虽然未见报道发生于舌，但根据 INHAND 中枢神经系统/外周神经系统文章和雌性生殖系统文章内的描述，颗粒细胞聚集可能发生于该过程早期）：少量分散或小簇细胞聚集，轻微影响正常的组织结构，且对周围组织无压迫。② 恶性颗粒细胞肿瘤（tumor, granular cell malignant）（虽然未见报道发生于舌，但根据中枢神经系统/外周神经系统文章和雌性生殖系统文章内的描述，该肿瘤具有发展为恶性的可能）：明显的多型性和（或）侵袭周围组织。

【备注】　　舌良性颗粒细胞瘤（granular cell tumor, GCT）很罕见，在啮齿动物未见相关报道。我们目前已获知好几例 Wistar 大鼠（4 雌和 1 雄）案例及 1 例 Sprague Dawley 大鼠（雄性）案例，但还不了解发生于小鼠舌的肿瘤。GCT 在犬、猫、马和鸟的舌和其他部位均有报道（Patnaik, 1993）。尽管不常见，人类 GCT 更常发生于头颈部（常见于舌），女性稍多见（Becelli et al., 2001; van de Loo et al., 2015）。大鼠的脑膜（Kaufmann et al., 2012）和大鼠、小鼠的生殖道（子宫/宫颈/阴道）已有 GCT 的报道，但与大鼠舌观察到的 GCT 之间的关系尚未明确。

三、胃

啮齿动物胃与其他实验动物种属和人类的形态学都不相同。在大鼠和小鼠近端部分，非腺胃（同义词前胃），被覆复层鳞状上皮，构成约胃全部区域的一半。以界限嵴（鳞柱交界处）为界，区别于远端腺胃，界限嵴的鳞状上皮较其他部分都厚。

人类无非腺胃，受试物相关的该组织改变与人的关联性评估具有挑战性。然而，在相同暴露量下，食管鳞状黏膜（无非腺胃物种）对受试物的反应可能与非腺胃上皮的反应一致。因此，非腺胃区域的病变解释应该考虑受试物在胃内停留时间及胃的生理功能（Greaves, 2012）。经灌胃给予啮齿动物非腺胃药物可以模拟皮肤涂抹试验，即受试物与角化鳞状上皮的直接接触。

（一）形态学（解剖学）

啮齿动物腺胃与其他哺乳动物胃的胃体和胃窦部具有组织学和功能上的相似性。其解剖结构与其他非啮齿类实验动物和人类不同，在腺胃黏膜区缺乏明显的贲门，在腺胃区域缺乏背侧/前部袋状结构（被称为胃底）。在啮齿动物中，背侧/前部袋状结构功能相似的为非腺胃，尽管腺胃胃底这一词被频繁用于胃体。"胃底腺"这一词主要用于人的胃，是指含有壁细胞（泌酸细胞）和（或）主细胞（胃酶细胞）的腺体，而与解剖部位无关。啮齿动物在其胃底区并无相关腺体；然而，医学病理学中的该术语的广泛使用导致其在啮齿动物试验中的也被频繁使用。同样，幽门一些时候用于指胃窦部；然而，它应专指胃十二指肠交界处的胃窦部。

（二）形态学（组织学）

腺胃黏膜的表面上皮是单层柱状黏液上皮，延伸进入胃小凹；在胃体或胃窦部的不同区域胃小凹的深度各异，靠近界限嵴部位最浅，靠近胃窦部变得越来越深。相应地，与胃体黏膜厚度主要相关的胃底腺比例（同义词：胃酸腺）在靠近胃大弯界限嵴区域达到最大，朝着胃体/胃窦结合部分逐渐变小。

胃底腺与胃小凹相连，有一个简单的管状结构，具有峡部、颈部和底部。胃体部有 4 种类型细胞：产生黏液的颈黏液细胞；产生盐酸和内因子的壁细胞或泌酸细胞；产生胃蛋白酶原的主细胞或酶原细胞；产生各种内分泌和旁分泌激素的嗜银细胞或神经内分泌细胞。峡部是颈黏液细胞的增殖部位，颈黏液细胞作为前体细胞在管腔面分化成黏液上皮，在基底侧分化成胃底腺的特化细胞（Karam，1999）。这反应在不同的更新率上，黏液细胞大约为 3 d，主细胞为 194 d，壁细胞为 54 d（Karam，1999）。在胃窦部，腺体被覆黏液细胞和神经内分泌细胞，包括这些产生胃泌素的神经内分泌细胞。黏液细胞的更新率大约为 3 d，这个时间要远快于主细胞或壁细胞（分别大概为 194 d 或 54 d）（Karam，1999）。

胃上皮和腺细胞的黏液表型可通过组织化学方法进行鉴定，如阿尔辛蓝 pH 2.5 和 PAS 染色的联合使用（表 4.1）。

表 4.1 胃上皮和腺细胞的黏蛋白概况

细胞类型	产生的黏蛋白	组化染色性质	
		PAS	阿尔辛蓝（pH 2.5）
贲门腺	中性和少量唾液黏蛋白	阳性	偶见阳性细胞
胃体：表面上皮	中性	阳性	阴性
胃体：颈黏液细胞	多数为中性	少量阳性	阴性
胃窦 / 幽门	混合型，距离十二指肠越近越呈酸性	阳性	阳性
胃体：黏液化生，壁细胞层（H&E 染色为泡沫细胞）	中性较多和数量不等的酸性混合型	阳性增加	阳性
胃体：胃窦（假十二指肠幽门 *）化生（H&E 染色为立方 – 柱状非泡沫细胞）	中性和酸性混合型	阳性增加	阳性

*Cdx2+ 表面上皮的肠化生和 / 或杯状细胞也会产生混合型黏蛋白，但啮齿动物罕见。

黏膜由固有层的结缔组织和连接的黏膜肌层的肌层支持。黏膜肌层下方为相对疏松的黏膜下层结缔组织，包含大的血管、淋巴管和神经及肌层。外表面覆盖有浆膜。

（三）生理学

食管连接啮齿动物胃的非腺胃区。功能上，非腺胃承担着临时储存器官的作用，而且由于延长了暴露时间，可能是经口进入体内受试物主要的作用部位。由于其储存功能，食物中存在的刺激物可能很快导致该区域的损伤和炎症。与食道相比，非腺胃的低 pH 是非常重要的，因它会影响受试物进入亲脂类鳞状上皮的扩散情况。

胃中食物经机械和化学分解形成食糜，随后进入十二指肠进一步消化。通过肌层的蠕动作用实现机械分解，化学分解则通过腺胃黏膜分泌的消化液作用而进行。腺胃黏膜产生酸性水样分泌物内含有胃蛋白酶原。胃蛋白酶原在酸性环境中转化为有活性的胃蛋白酶，后者可将蛋白水解为多肽片段。表面黏液细胞通过分泌碳酸氢根离子，使表面黏液层 pH 比胃液更高，从而阻断胃黏膜的自我消化。受试物引起的黏液层改变或丢失可快速导致腺上皮的糜烂和溃疡。另外，受试物引起的酸分泌的彻底抑制会导致高胃泌素血症，如果持续存在，会导致肠嗜铬样细胞的增殖。

（四）剖检和修块

剖检时需注意胃内容物含量和性质。胃内由于食物而呈现的异常扩张，特别是啮齿动物在隔夜禁食之后，可能提示受试物和（或）溶媒抑制了胃功能，且这可能导致胃内容物反流、胃内容物误入呼吸道（Damsch et al.，2021）。相反，肉眼可见啮齿动物胃由于气体引起的扩张，常提示上呼吸道阻塞，导致呼吸困难、口式呼吸和吞气症。

在自然结构状态下，未扩张的胃有不规则褶皱的黏膜和黏膜下层。如果想要制备腺胃胃体、胃窦和非腺胃的肌层、黏膜下层和黏膜层朝向正确的标准化切片，那么一定要在固定和修块过程中保持切开和定位一致。

在解剖时，胃应该沿着胃大弯切开一直到十二指肠的近端，用等渗生理盐水将内容物冲洗干净，钉在硬表面上（如软木板）。轻柔并充分将胃拉伸开以便获得非腺胃和腺胃的平整面，但应避免拉伸过度。或者，可结扎幽门并给予胃内充盈固定 ·小段时间，之后再打开胃，并将其夹在滤纸之间展平，进行进一步的固定（Mahler et al., 2000）。为避免过度拉伸，不能过量使用固定液。

胃的修块应该按照 goRENI 修块指导原则进行（网址：www.reni.item.fraunhofer.de/reni/trimming），这样可获得非腺胃上皮、胃体、胃窦和幽门 – 十二指肠交界处的标准化切面。胃底腺的壁细胞和主细胞的比例及黏膜的厚度在胃大弯和胃小弯之间不尽相同，因此在修块时需要避免动物之间的差异，应保持对表面形态的敏感性。此外，重要的是，需要意识到在胃小弯处胃体部腺胃黏膜可能很小或不存在，伴随有胃窦部黏膜伸入界限嵴。

在后续章节，以相似方式影响非腺胃和腺胃的病变只描述一次。

（五）术语、诊断标准和鉴别诊断

1. 先天性病变

先天性 / 发育性病变在啮齿动物偶发。多数病变为孤立事件，病理学家必须能够鉴别背景病变和受试物相关病变。

（1）鳞状上皮囊肿（cyst, squamous）（图 4.35，图 4.36）

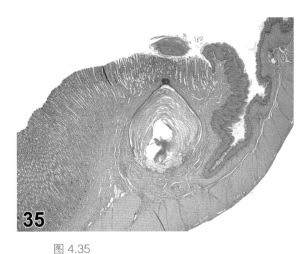

图 4.35

大鼠腺胃。鳞状上皮囊肿

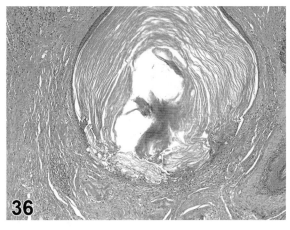

图 4.36

大鼠腺胃。鳞状上皮囊肿。图 4.35 的高倍放大

【同义词】　　　　Cyst, epithelial。

【发病机制】　　　复层鳞状上皮内陷进入非腺胃壁。

【诊断特征】　　　① 多见于非腺胃或靠近界限嵴的腺胃黏膜。② 角化的复层鳞状上皮。③ 偶见黏液细胞。④ 可延伸至黏膜下层 / 肌层。⑤ 腔内常含有角化物质，可发生矿化。⑥ 周围可见慢性炎症。

【鉴别诊断】　　　鳞状细胞癌（carcinoma, squamous cell）：上皮异型性，侵润性生长方式，单个或巢状肿瘤细胞穿透基底膜。

【备注】　　　鳞状上皮囊肿极有可能是先天性起源，也有继发于炎症过程上皮重排的潜在可能。如果考虑发病机制是炎症后续改变，病理学家可选择憩室作为局灶性病变进行解释，而不是先天性囊肿。

（2）异位组织（ectopic tissue）（图 4.37 ～图 4.40）

【修饰语】　　　肝细胞，胰腺。

【发病机制】　　　在黏膜或黏膜下层存在胰腺或肝组织。

【诊断特征】　　　① 在黏膜或黏膜下层可见形态正常的胰腺腺泡，亦可见胰岛。② 黏膜或黏膜下层

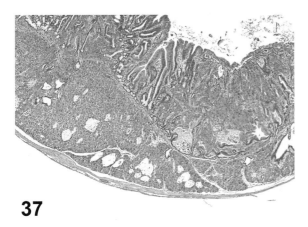

图 4.37

小鼠腺胃。异位肝细胞；注意黏膜下层和黏膜中存在肝细胞

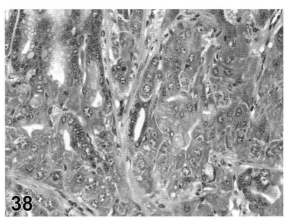

图 4.38

小鼠腺胃。异位肝细胞。图 4.37 的高倍放大

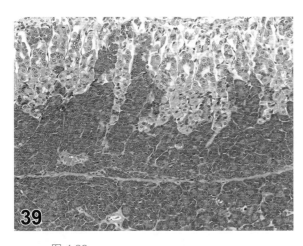

图 4.39

小鼠腺胃。异位胰腺

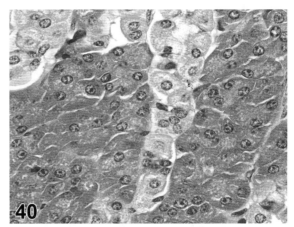

图 4.40

小鼠腺胃。异位胰腺。图 4.39 的高倍放大

可见条索状或巢状的形态正常的肝细胞；可见双核细胞。

【鉴别诊断】 腺癌（adenocarcinoma）：据报道，人类胃腺癌可见肝细胞样细胞。

【备注】 大鼠和小鼠异位胰腺腺泡或肝细胞是非常罕见的偶发性病变（Maekawa et al., 1996; Brown and Hardisty, 1990），但异位组织分化可能是一些工程小鼠的特征（Fukuda et al., 2006）。一篇文献中，可见小鼠肝细胞伴随胃底腺异常，这是化生还是先天性异位仍未明确（Leininger et al., 1990）；同样地，异位胰腺灶也不是很明确。据报道，作为肥大性胃病的部分病变，胰腺细胞类型的化生见于某品系大鼠（WTC–dfk），该品系大鼠缺乏钾离子通道 *Kcnql* 基因（Kuwamura et al., 2008）。小鼠幽门黏膜下层也罕见异位胰腺组织（Maekawa et al.,1996）。

2. 非腺胃细胞变性、损伤和死亡

（1）鳞状上皮萎缩（atrophy, squamous epithelium）（图 4.41，图 4.42）

【发病机制】 鳞状黏膜的正常厚度 / 细胞数量减少

【诊断特征】 ①局灶广泛性或弥漫性病变。②黏膜上皮层厚度减少。

【鉴别诊断】 ①糜烂 / 溃疡（erosion/ulcer）：局灶性或局灶广泛性浅表上皮缺失，或严重病变（溃疡）全层上皮缺失。②人工假象（artifact）：由于食物内容物引起过度扩张或解剖时胃牵拉导致的胃壁全层厚度减少。

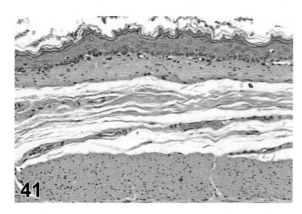

图 4.41

小鼠非腺胃。对照动物

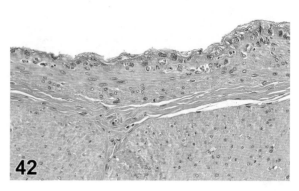

图 4.42

小鼠非腺胃。鳞状上皮萎缩，与图 4.41 比较

（2）鳞状上皮空泡化（vacuolation, squamous epithelium）（图 4.43）

【发病机制】 鳞状上皮细胞的变性改变，可发生在非腺胃上皮的坏死、糜烂或溃疡之前。

【诊断特征】 ① 鳞状上皮细胞淡染，呈现空泡样。② 可伴有黏膜下水肿和肌层的空泡化。

【鉴别诊断】 人工假象（artifact）。

【备注】 据报道，大鼠给予丙烯酸乙酯，在发生坏死和糜烂 / 溃疡前，可见上皮空泡化和囊泡化伴黏膜下水肿（Ghanayem et al., 1985）。一些特定的化合物可特异性引起靠近界限嵴周围鳞状上皮的空泡化。

（3）鳞状上皮凋亡（apoptosis, squamous epithelium）

【同义词】 Apoptotic cell death。

【发病机制】 为基因调控、依赖于能量的

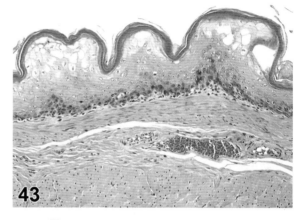

图 4.43

大鼠非腺胃。鳞状上皮空泡化，伴有鳞状细胞增生

过程，导致凋亡小体的形成，并被邻近细胞吞噬；常与作用于非腺胃黏膜上皮的细胞毒性化疗药物有关。

【诊断特征】 ① 单个细胞或小簇细胞坏死。② 细胞皱缩。③ 胞质嗜酸性增强。④ 细胞核皱缩、核固缩、核碎裂，细胞膜完整。⑤ 凋亡小体。⑥ 胞质内残留凋亡小体。⑦ 组织巨噬细胞或其他邻近细胞吞噬凋亡小体。⑧ 无炎症。

【鉴别诊断】 ① 上皮坏死（necrosis, epithelium）：细胞死亡形态学特征符合坏死的诊断标准（细胞和细胞核肿胀、胞质淡染等）。② 上皮凋亡 / 坏死（apoptosis/necrosis, epithelium）：两种类型的细胞死亡均存在，不需要分开记录，推荐使用组合术语便于统计。不十分明确细胞死亡类型时，也可使用该组合术语。③ 糜烂 / 溃疡（erosion/ulcer）：局灶性或局灶广泛性浅表上皮层缺失，或严重病变（溃疡）全层上皮缺失，病变累及肌层。

【备注】 此处采用的细胞死亡的术语和诊断标准基于 INHAND 细胞死亡术语工作小组准备的草稿版推荐用语。

凋亡不是坏死的同义词。这两种细胞死亡的主要形态学区别在于：凋亡可见细胞皱缩，伴随核碎裂和易染体巨噬细胞，而坏死可见细胞肿胀、破裂和炎症；但是，其他形态学改变（如核固缩和核碎裂）重叠。在常规 H&E 染色切片中，从形态学上可显示出凋亡或单个细胞坏死，或借助特殊诊断技术（如透射电子显微镜或胱天蛋白酶的 IHC）证明一种或另一种，此时可使用单一的诊断。然而因为形态学的重叠，坏死和凋亡并不总是通过常规诊断能够轻易识别，这两个过程可能按照次序先后发生，也可能同时发生，这取决于毒物的强度和持续时间（Zeiss，2003）。这经常使得在常规光学显微镜下区分两者变得困难和不可行。因此，常规毒性试验中使用组合术语凋亡／坏死。

在某一特定试验中需要区分凋亡和单个细胞坏死，特别是机制研究试验。透射电子显微镜是凋亡确诊的金标准。其他确诊技术包括 DNA 梯形图（DNA-laddering）（易于操作但不敏感），TUNEL（坏死细胞的假阳性问题）或胱天蛋白酶的免疫组织化学，特别是胱天蛋白酶3。这些技术在 Elmore（Elmore，2007）的文章中有详细综述。这些技术中有一些可以检测到凋亡的早期阶段，而 H&E 染色切片的评价则只检测后期阶段；综合结果解释时应注意这些可能的不同。因此，仅通过 H&E 染色切片的评价无法识别轻度的凋亡。

特定试验中除了凋亡可能需要考虑其他形式的细胞程序性死亡，前者需要特定的技术确认（Galluzzi et al.，2012）。

（4）鳞状上皮坏死（necrosis, squamous epithelium）

【同义词】　Oncotic cell death; oncotic necrosis; necrosis。

【修饰语】　单个细胞。

【发病机制】　不受基因调控、不依赖于能量、被动的细胞死亡过程，细胞胞质漏入周围组织，引起炎症反应；可由经口给予的受试物直接接触诱导而产生。

【诊断特征】　① 细胞肿胀，胞质嗜酸性淡染。② 细胞核嗜碱性消失，核固缩或核碎裂，影响细胞聚集。③ 严重病变可见上皮从黏膜下层脱落。④ 典型表现为存在变性细胞，作为坏死的一部分。⑤ 作为坏死的特征之一，可见轻微或轻度炎症细胞浸润。⑥ 单个细胞坏死：仅累及单个细胞。

【鉴别诊断】　① 鳞状上皮凋亡（apoptosis, squamous epithelium）：细胞死亡的形态学特征符合凋亡的组织学特征（细胞和细胞核皱缩、胞质嗜酸性增强、核固缩等）和（或）用特殊技术来证实为凋亡。② 鳞状上皮凋亡／坏死（apoptosis/necrosis, squamous epithelium）：当两种类型的细胞死亡同时存在，无须分开记录，推荐使用组合术语便于统计。当无法明确细胞死亡类型时，也可使用该组合术语。③ 鳞状上皮萎缩（atrophy, squamous epithelium）：鳞状上皮全层厚度减少，严重病变时基底生发层消失；通常无细胞变性和坏死。④ 糜烂／溃疡（erosion/ulcer）：局灶性或局灶广泛性浅表层缺失，严重病变时累及全部上皮层缺失，病变累及肌层。

【备注】　上皮坏死通常可发展为糜烂／溃疡，过去通常这样记录。当黏膜结构仍然完整时，推荐单独记录坏死作为这一过程的初始改变。

（5）鳞状上皮凋亡／坏死（apoptosis/necrosis, squamous epithelium）

【同义词】　Cell death。

【发病机制】　不受基因调控、不依赖于能量、被动的细胞死亡，伴有细胞质渗漏至周围组织，和继发的炎症反应（单个细胞坏死）和（或）受基因调控、依赖于能量的过程，导致凋亡小体形成，并被邻近细胞吞噬（凋亡）；通常与作用于非腺胃黏膜上皮的细胞毒性化疗药物有关。

【诊断特征】　① 两种类型的细胞死亡同时出现，不要求分开记录，推荐使用组合术语便于统计。② 无法明确细胞死亡的类型。

【鉴别诊断】　① 鳞状上皮凋亡（apoptosis, squamous epithelium）：细胞死亡的组织学特征符合凋亡的诊断标准（细胞和核皱缩、胞质嗜酸性增强、核固缩等）和（或）采用特殊技术方法证实为凋亡，要求分别记录凋亡和坏死。② 鳞状上皮坏死（necrosis, squamous epithelium）：细胞死亡的组织学特征符合坏死的诊断标准（细胞和细胞核水肿、胞质淡染等），要求分别记录凋亡和坏死。③ 糜烂／溃疡（erosion/ulcer）：局灶性或局灶广泛性浅表层消失，严重病变时全部上皮层缺失，病变累及肌层。

【备注】　坏死和凋亡常规诊断并不容易区分，这两个过程可能先后发生和（或）同时发生，取决于毒物的强度和持续时间（Zeiss，2003）。这使得常规光学显微镜诊断下区分这两者变得困难和不可行。

在这种情况下，可以使用凋亡／坏死这一组合术语。推荐当使用这一组合词汇时，在病理报告正文中进行详细解释。

（6）糜烂／溃疡（erosion/ulcer）（图4.44）

【发病机制】　局灶性黏膜缺失，伴随部分黏膜穿透（糜烂）或全部黏膜穿透黏膜肌层（溃疡）。

【诊断特征】　①局灶性或多灶性。②溃疡可能会伴随黏膜下层急性／慢性炎症细胞浸润。③基底膜可能保留完好（糜烂）或者在严重病变时黏膜缺损和炎症延伸至肌层或浆膜（溃疡）。④周围上皮可能出现增生。⑤较大溃疡中可见出血。

【鉴别诊断】　①鳞状细胞癌（carcinoma, squamous cell）：可出现继发性溃疡，单个肿瘤细胞或者巢状肿瘤细胞常常会穿透基底膜。②鳞状上皮坏死（necrosis, squamous epithelial）：没有浅表或者深层的上皮细胞缺失。③人工假象（artifact）：人为或制片过程导致的黏膜缺失，没有炎症反应。

【备注】　解剖肉眼观察时非腺胃溃疡常表现为多个小黑色凹陷区域周围围绕突起的变白上皮（Maekawa, 1994）。尽管溃疡可由多种刺激物诱发，但对照组动物中溃疡产生原因尚不明确，年龄增长、寄生虫、感染、饮食、喂养方式、全身虚弱和应激都可能成为原因之一（Maekawa, 1994; Maekawa et al., 1996; Greaves, 2012）。蛋白质限制和饥饿也会造成溃疡（Boyd et al., 1970）。

尽管有特定的形态学标准来区分较为浅表的改变（糜烂，局限于上皮表面）和较深的溃疡（完全穿透黏膜直至黏膜肌层），往往由于切面较小或者病灶的局灶性而影响到这一改变的外观（上皮缺失的深度）。在大多数情况下，将这些改变分开诊断是不实际，通常使用组合术语糜烂／溃疡，并给予合适的病变程度来进行诊断。

糜烂／溃疡通常是上皮坏死的结果。因为它的独特结构，毗邻空腔且常常器官层次丰富，这些特定的结构影响了病变的进程和修复（如边缘增生、肉芽肿组织、炎症），分开记录糜烂／溃疡和上皮坏死是有益的。

如果深部的溃疡贯穿胃壁全层而形成穿孔，可以直接记录为穿孔。然而物理损伤引起的穿孔如灌胃引起，通常解剖肉眼可见异常且不会在光学显微镜水平进行记录。

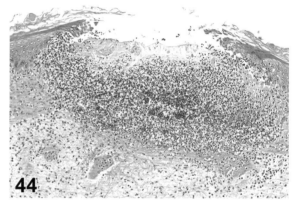

图 4.44

大鼠非腺胃。溃疡

（7）角化过度（hyperkeratosis）（图4.45～图4.47）

【同义词】　Hpyerkeratosis, orthokeratotic may have been identified as hyperkeratosis; hyperkeratosis, parakeratotic may have been identified as parakeratosis.

【修饰语】　正角化型、角化不全型。

【发病机制】　鳞状上皮的角化速度超过角化层的脱落速度，角蛋白层正常成熟（过度角化型）或异常成熟（角化不全型）。

【诊断特征】　腔上皮表面角蛋白层厚度增加。①正角化型：由无核角化细胞组成的角蛋白层增厚。②角化不全型：由有核角化细胞组成的角蛋白层增厚。

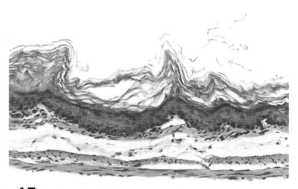

图 4.45

小鼠非腺胃。正角化型角化过度，与图4.41比较

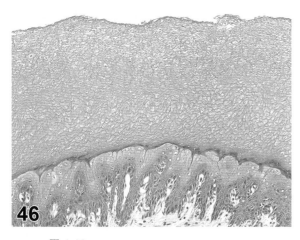

图 4.46

大鼠非腺胃。角化不全型角化过度

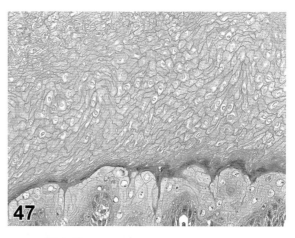

图 4.47

大鼠非腺胃。角化不全型角化过度。图 4.46 的高倍放大

【鉴别诊断】 鳞状细胞增生（hyperplasia, squamous cell）：棘细胞层的增厚和增殖。

【备注】 ① 角化过度常伴有角质层下的上皮增生。但是，在厌食和缺乏机械磨损情况下，可能无法观察到增生。② 毒性试验中，常常可观察到经口给予受试物造成局部刺激导致的角化过度（Til et al., 1988）。当受试物在胃腔内沉淀，因胃内存储时间延长和胃内接触增加而导致暴露时间增加、局部刺激作用可能会增强。

3. 腺胃细胞变性、损伤和死亡

（1）腺体扩张（dilatation, glands）（图 4.48，图 4.49）

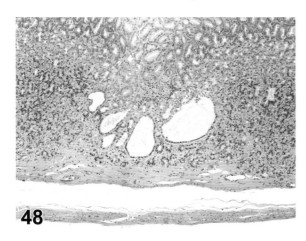

图 4.48

大鼠腺胃。腺体扩张

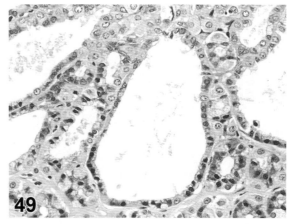

图 4.49

大鼠腺胃。腺体扩张，图 4.48 的高倍放大。注意分化好的立方上皮

【同义词】 Glandular dilatation, glandular dilation。

【发病机制】 腺体的扩张。

【诊断特征】 ① 被覆分化好的立方状或者扁平上皮；没有异型性。② 腔内可含有黏液。③ 通常为多灶性。

【鉴别诊断】 ① 腺体囊肿（cysts, glandular）：显著扩张的腺体被覆扁平的上皮细胞。② 囊性憩室或非典型囊性憩室（diverticulum, cystic or atypical, cystic）：扩张的腺体超过黏膜肌层，达到黏膜下层，在某些案例可达到更深层。③ 黏膜萎缩（atrophy, mucosa）：萎缩改变中也可见部分腺体扩张。

【备注】　在大鼠胃中腺体扩张是一种常见病变，毒性病理学家不记录该病变，除非出现与受试物相关的趋势。

（2）腺体囊肿（cyst, glandular）（图4.50）

【发病机制】　腺体扩张。

【诊断特征】　① 腺体显著扩张。② 被覆分化好的扁平上皮，未见异型性。③ 腔内可含黏液。④ 腔内内容物可矿化。⑤ 周围可出现慢性炎症。⑥ 囊肿中偶见鳞状上皮化生。

【鉴别诊断】　① 囊性憩室或非典型囊性憩室（diverticulum, cystic or atypical, cystic）：扩张的腺体超过黏膜肌层，达到黏膜下层，在某些案例可达到更深层。② 非典型增生（hyperplasia, atypical）：局灶性深染病变，细胞呈异型性和多形性。③ 腺癌（adenocarcinoma）：被覆上皮变得多层，有不同程度异型增生。真正的浸润性生长伴有基底膜完整性缺失，且通常伴有硬癌基质反应。④ 黏膜萎缩（atrophy, mucosa）：囊肿可出现在萎缩的病变中。

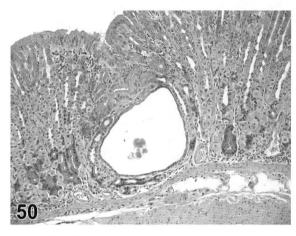

图 4.50

小鼠腺胃。囊肿

【备注】　在大鼠和小鼠中，腺体囊肿可以是先天性的，但是大多数为后天发生，其发生率随着年龄增加而增多（Brown and Hardisty, 1990; Maekawa et al., 1996）。在 Fischer 大鼠中胃窦比胃底更易见腺体囊肿（Brown and Hardisty, 1990）。当囊肿超过黏膜肌层时，应当使用诊断术语"囊性憩室或囊性非典型性憩室"。

（3）萎缩（atrophy）（图4.51，图4.52）

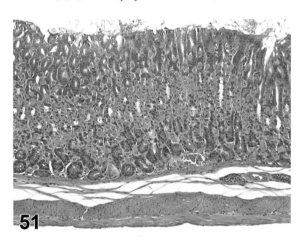

图 4.51

小鼠正常胃底黏膜。与图4.52比较

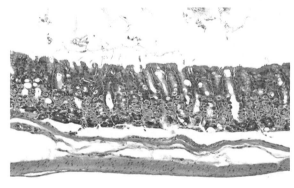

图 4.52

小鼠胃底黏膜。黏膜弥漫性萎缩，与图4.51相同放大倍数

【修饰语】　黏膜或者特定细胞类型（如主细胞、壁细胞或黏液细胞）。

【发病机制】　上皮细胞数量减少和（或）体积变小，黏膜厚度降低和黏膜功能下降。在胃底腺，可能会影响一种或多种类型细胞。在多数案例中，主细胞的消失通常早于其他类型细胞。

【诊断特征】　① 一种或多种类型细胞的数量减少，残存的细胞可能体积变小和（或）分化差。② 在晚期案例中，黏膜厚度降低，尽管分化较差的上皮细胞代偿性增生可以掩盖这一现象。③ 萎缩的腺体扩张。④ 老龄化动物中也可出现局灶性萎缩区域。

【鉴别诊断】　① 人工假象（artifact）：在解剖时由于"钉在硬表面上"，胃被过度牵拉导致胃壁全层厚度降低。② 黏液分泌减少（secretory depletion, mucus）：由于黏液含量减少导致黏液细胞体积变小，但细胞数量不变。

【备注】　至少可以区分两种不同类型的萎缩。一种类型为萎缩广泛影响所有类型黏膜细胞，导致黏膜高度整体降低，细胞组成保持相对正常。另一种类型为某种特定类型细胞出现萎缩，伴随特定功能缺失。

通常由于饥饿、胃切除术或者因敲除胃泌素基因，从而消除胃泌素营养刺激，导致胃黏膜所有细胞类型出现萎缩（Greaves, 2012）。类似的变化也可通过受试物阻断胃泌素分泌或者胃泌素活性消失而产生（Dethloff et al., 1997）。相反，慢性炎症和某些外源性化合物可以造成某些特定类型细胞的缺失（Greaves, 2012）。此外，有报道证实在含有幽门螺杆菌的小鼠中，主细胞会比壁细胞先缺失（Rogers and Houghton, 2009; Rogers, 2012）。局灶性或者弥漫性黏膜萎缩也可随着大鼠年龄增加而出现部分腺体被纤维结缔组织取代（Brown and Hardisty, 1990）。

（4）上皮空泡化（vacuolation, epithelium）

【修饰语】　黏膜或者特定细胞类型（如主细胞、壁细胞或黏液细胞）。

【发病机制】　空泡化伴随/不伴随上皮细胞变性。可影响所有细胞类型或者主要影响主细胞、壁细胞或黏液细胞。

【诊断特征】　① 细胞质空泡化，肿胀。② 偶可见凋亡/单个细胞坏死。

【鉴别诊断】　① 自溶（autolysis）：腔面优先出现某类细胞的消失和结构破坏。② 黏液减少（depletion, mucus）：仅仅影响黏液细胞，其他细胞没有改变。

【备注】　抑制胃酸分泌的药物可诱导细胞的空泡化，伴随少量缺失或者无细胞缺失（Dethloff et al., 1997; Karam and Alexander, 2001）。此外，在细胞毒性抗肿瘤药物、可引起溃疡的药物、降低黏膜供血的药物或者造成壁细胞衰减的药物均可引起变性（Ito et al., 2000; Bertram et al., 2013; Greaves, 2012）。根据损伤的性质和严重程度，变性后会伴随出现上皮坏死、糜烂/溃疡、炎症和（或）出血。

（5）分泌减少（secretory depletion）（图 4.53，图 4.54）

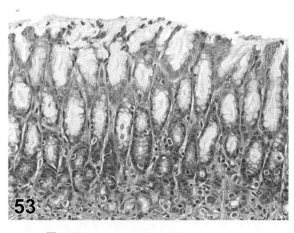

图 4.53

大鼠正常胃窦黏膜。与图 4.54 比较

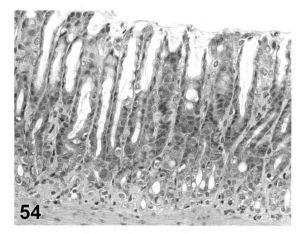

图 4.54

大鼠胃窦黏膜。分泌减少，与图 4.53 相同放大倍数

【发病机制】　黏液细胞中黏液含量减少。

【诊断特征】　① 上皮层次完整。② 正常透亮的细胞质被含有少量或黏液消失的嗜碱性更强胞质取代。

【鉴别诊断】　　①上皮变性（degeneration, epithelial）：除黏液减少以外其他的细胞学特征。②黏液细胞萎缩（atrophy, mucous cell）：除了黏液减少之外还可见黏液细胞数量的减少。

【备注】　　黏液减少可继发于自发性炎症性病变和药物诱导病变（Greaves, 2012）。给予阿司匹林、抗炎药物和肾上腺皮质类固醇，可引起除黏液减少外黏液组成性质的改变（Ishihara et al., 1984; Bertram et al., 2013; Greaves, 2012）。这些药物也可改变存在于黏液层中的磷脂，继而导致保护性疏水屏障性能降低和功能缺失。给予组胺 H_2 受体拮抗剂和质子泵抑制剂可降低胃酸分泌，同样可以表现为总糖蛋白和硫酸糖蛋白的减少，伴随黏液减少（Yoshimura et al., 1996）。

（6）嗜酸性小球体（eosinophilic globules）（图 4.55 ～图 4.57）。

【同义词】　　Hyalinosis; eosinophilic chief cells; eosinophilic change; eosinophilic droplets。

【发病机制】　　任何腺上皮细胞的转化可生成透明的细胞质。

【诊断特征】　　①表面/黏液细胞胞质内有深粉红色小滴和（或）结晶，大多在界限嵴附近。②晚期病例中可能向胃底腺延伸和（或）取代胃底腺。③细胞通常肥大。④可以是单个或者多个（局灶性或者多灶性）。⑤细胞内和细胞外都可能出现晶体。

【鉴别诊断】　　无。

【备注】　　在啮齿动物中不常见细胞质充满清亮透明嗜伊红的黏液上皮细胞，无论是在自发性病变或者伴随其他病变如炎症（特别是嗜酸性粒细胞炎症）或淋巴瘤浸润（Bertram et al., 1996）。它们通常在界限嵴附近腺胃黏膜的颈黏液细胞中被观察到，偶可伴随透明样嗜酸性结晶。嗜酸性小球体可以被认为是这些结晶的前体。给予胃抗分泌剂也可出现这样改变，尽管其发生率与给予相同药物后神经内分泌细胞增生不成正比（Betton et al., 1988）。这些嗜酸性颗粒与在其他上皮如上呼吸道和下呼吸道上皮或胰腺上皮中所见十分相似（Leininger et al., 1999; Renne et al., 2009）。一度被认为是黏液样物质或胃蛋白酶原的蓄积，它们被证实是由 Ym1/Ym2 组成的一种几

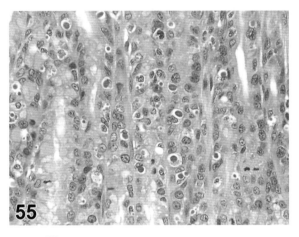

图 4.55

大鼠腺胃，嗜酸性小球体

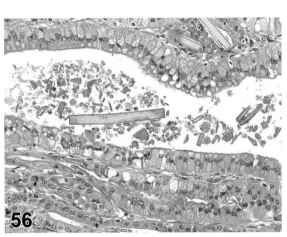

图 4.56

小鼠腺胃。嗜酸性小球体。注意细胞内嗜酸性小球体和细胞外嗜酸性结晶

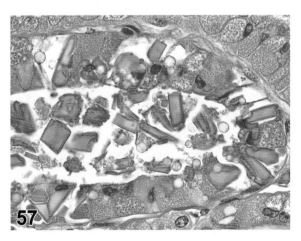

图 4.57

小鼠腺胃。嗜酸性小球体。注意经历细胞死亡的上皮细胞内也可见嗜酸性结晶

丁质酶样蛋白，可能产生于对黏膜刺激的反应（Ward et al., 2001; Rogers and Houghton, 2009）。如果使用术语"透明变性"来描述这种改变可能会导致安全性评价的混淆，因为这一术语也被用来描述人类中截然不同的临床疾病，同时透明变性也可用于描述血管和肾小球的改变。

（7）凋亡（apoptosis）

【同义词】　　Apoptotic cell death。

【发病机制】　　受基因调控、依赖于能量的过程，导致凋亡小体形成，并被邻近细胞吞噬。

【诊断特征】　　① 单个细胞或者小簇细胞。② 细胞皱缩。③ 胞质嗜酸性增强。④ 细胞核皱缩、核固缩、核碎裂、细胞膜完整。⑤ 凋亡小体。⑥ 胞质内残留凋亡小体。⑦ 组织巨噬细胞或其他邻近细胞吞噬凋亡小体。⑧ 无炎症。

【鉴别诊断】　　① 黏膜坏死（necrosis, mucosa）：细胞死亡的形态学特征适合坏死诊断标准（细胞和细胞核肿胀、胞质淡染等）。② 黏膜凋亡 / 坏死（apoptosis/necrosis, mucosa）：两种细胞死亡类型均存在，不要求分别记录，推荐使用组合术语便于统计。不十分明确细胞死亡类型的情况下也可用该组合术语。③ 糜烂 / 溃疡（erosion/ulcer）：局灶性或局灶广泛性穿透黏膜，病变累及部分黏膜（糜烂）或者整个黏膜至黏膜肌层（溃疡）。

【备注】　　此处细胞死亡的术语和诊断标准采取的做法均基于 INHAND 细胞死亡术语工作小组的草案推荐方法。

凋亡不是坏死的同义词。这两种类型细胞死亡的主要形态学区别是，凋亡中可见细胞皱缩、核碎裂和易染体巨噬细胞，而坏死中可见细胞肿胀、破裂和炎症。然而，其他一些形态学表现（如核固缩和核碎裂）则一致。当常规 H&E 染色切片能够显示凋亡或单个细胞坏死，或者借助特殊技术（如透射电子显微镜或胱天蛋白酶的免疫组织化学）能够证明当中的一种或另外一种，则单独的诊断可以使用。然而，由于形态学方面的重叠，坏死和凋亡并不总能通过常规诊断轻易区分，这两个过程可能先后依次发生和（或）同时发生，取决于毒物的强度和持续时间（Zeiss, 2003）。这常使得通过常规的光学显微镜检查区分两者变得困难和不可行。因此，常规毒性试验中使用组合术语凋亡 / 坏死。

凋亡和单个细胞坏死的区别需要结合特定试验环境下进行，特别是当其用于机制研究时。透射电子显微镜为凋亡确诊的金标准。其他确诊的技术包括 DNA 梯形图（DNA–laddering）（易于操作但不敏感），TUNEL（坏死细胞的假阳性问题）或胱天蛋白酶的免疫组织化学，特别是胱天蛋白酶 3。这些技术在 Elmore 的文章中有详细综述（Elmore, 2007）。这些技术中的一些用于检测凋亡的早期阶段，相反，H&E 染色切片则仅检测后期；综合解释这些结果需要考虑这些可能的区别。因此，仅靠 H&E 染色切片仍不能识别程度轻微的凋亡。

特定试验中可能需要考虑程序性细胞死亡的形式，而不是凋亡，后者需要特殊确诊技术（Galluzzi et al., 2012）。

（8）黏膜坏死（necrosis, mucosa）（图 4.58）

【同义词】　　Oncotic cell death; oncotic necrosis; necrosis。

【修饰语】　　单个细胞。

【发病机制】　　不受基因调控、不依赖于能量，被动的细胞死亡过程，伴有胞质漏入周围组织，引起炎症反应；可由经口给予的受试物直接接触诱导而产生。

【诊断特征】　　① 细胞肿胀，胞质嗜酸性淡染。② 细胞核嗜碱性消失，核碎裂和 /（或）核固缩，影

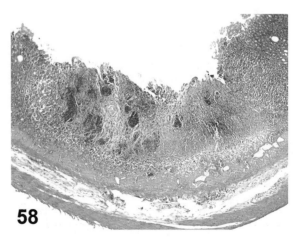

图 4.58

大鼠腺胃。黏膜坏死

响细胞的聚集。③ 严重病变,可见上皮与黏膜下层脱离。④ 典型表现为存在变性细胞,作为坏死的一部分。⑤ 作为坏死的特征之一,可见轻微或轻度炎症细胞浸润。⑥ 单个细胞坏死:仅累及单个细胞。

【鉴别诊断】 ① 黏膜凋亡（apoptosis, mucosa）:细胞坏死的形态特征符合凋亡（细胞和细胞核的皱缩、细胞质嗜酸性增强、细胞核固缩等）,采用特殊技术方法证实凋亡。② 黏膜凋亡 / 坏死（apoptosis/necrosis, mucosa）: 两种类型的细胞坏死同时出现, 无须分开记录, 使用组合术语便于统计。当无法明确细胞死亡类型时, 也可使用该组合术语。③ 萎缩（atrophy）: 鳞状上皮全层厚度减少, 严重病变时基底生发层缺失; 通常无细胞变性或坏死。④ 糜烂 / 溃疡（erosion/ulcer）: 局灶性或者局灶广泛性黏膜层穿透, 病变累及部分黏膜（糜烂）, 病变穿透黏膜全层至黏膜肌层（溃疡）。

【备注】 上皮的坏死通常会发展成为糜烂 / 溃疡, 过去常这样记录。当黏膜结构仍然完整时, 建议将坏死作为这一过程的初始病变单独记录。

（9）黏膜凋亡 / 坏死（apoptosis/necrosis, mucosa）

【同义词】 Cell death。

【发病机制】 不受基因调控、不依赖于能量、被动的细胞死亡过程, 伴有细胞胞质渗漏至周围组织, 引起炎症反应（单个细胞坏死）和（或）受基因调控、依赖于能量的过程, 导致凋亡小体的形成, 被周围细胞吞噬（凋亡）。

【诊断特征】 ① 两种类型的细胞坏死同时出现, 不需要分开记录, 推荐使用组合术语便于统计。② 细胞死亡的类型无法明确时也可使用该组合术语。

【鉴别诊断】 ① 凋亡（apoptosis）: 细胞死亡的形态特征符合凋亡（细胞和细胞核皱缩、细胞质嗜酸性增强、细胞核固缩等）, 使用特殊技术方法证实凋亡, 要求分别记录凋亡和坏死。② 黏膜坏死（necrosis, mucosa）: 细胞死亡的形态特征符合坏死的诊断标准（细胞和细胞核肿胀、细胞质浅染等）, 要求分别记录凋亡和坏死。③ 糜烂 / 溃疡（erosion/ulcer）: 局灶性或者局灶广泛性黏膜层穿透, 穿透部分黏膜（糜烂）, 穿透全部黏膜至黏膜肌层（溃疡）。

【备注】 坏死和凋亡常规诊断并不容易区分, 这两个过程可能先后依次发生和（或）同时发生, 这取决于毒物的强度和持续时间（Zeiss, 2003）。这使得常规光学显微镜诊断下区分这两者变得困难和不可行。在这种情况下, 可以使用凋亡 / 坏死这一组合术语。当使用这一组合词汇时, 建议在病理报告正文中进行详细解释。

（10）糜烂 / 溃疡（erosion/ulcer）（图 4.59）

【发病机制】 表层黏膜的缺失伴随黏膜肌层的保留（糜烂）或穿透黏膜肌层暴露黏膜下层（溃疡）。

【诊断特征】 ① 局灶性或多灶性。② 上皮细胞缺失但黏膜肌层完整（糜烂）。③ 上皮细胞缺失伴随黏膜肌层破坏（溃疡）。④ 溃疡常常伴随黏膜下层急性 / 慢性炎症细胞浸润。⑤ 严重病变时溃疡和（或）炎症会延伸至肌层和浆膜。⑥ 周围上皮常可见增生。⑦ 黏膜下可能伴随异物（植物纤维）。⑧ 较大溃疡中常可见出血。

【鉴别诊断】 ① 腺癌（adenocarcinoma）: 可见继发性溃疡, 但常可见单个肿瘤细胞或肿瘤细胞巢侵袭基底膜。② 人工假象（artifact）: 剖检时黏膜机械性缺失; 石蜡包埋块组织方向所致切面。③ 自溶（autolysis）: 影响胃的所有组织, 但首先影响和破坏胃腔表面, 造成腔面细胞缺失。

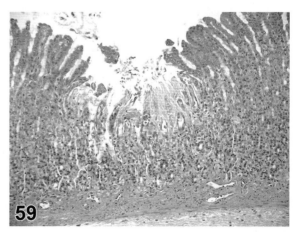

图 4.59

大鼠腺胃。局灶性糜烂

【备注】　　在啮齿动物，糜烂和溃疡会发生在应激、胆汁反流、酸分泌改变和缺氧等情况下（Bertram et al., 2013; Greaves, 2012; Haschek et al., 2010）。众所周知，特定种类的外源性化合物如非甾体抗炎药和酒精可诱导溃疡。溃疡也可由无毒物质引起，如给予高渗溶液形式生理盐水葡萄糖（Puurunen et al., 1980）。溃疡也可反映全身性疾病的存在如伴随尿毒症的溃疡。隔夜禁食后，大鼠和小鼠的腺胃也可发生小灶性糜烂。

虽可通过组织学特定标准来区分较为浅表的病变（糜烂，仅限于上皮表层）和较深层次的溃疡（完全穿透黏膜层至黏膜肌层），但是较小局灶性病变的切面可影响病变的表现（上皮损失的深度）。大多数情况下区分这些改变是不实际的，可将之记录为组合术语糜烂 / 溃疡，并给予合适的病变程度。

糜烂 / 溃疡通常是上皮坏死的结果。通常因为其邻近内腔的独特形态常涵盖脏器多个层次，这些都将影响病变进程和消退（如边缘增生、肉芽肿组织、炎症），所以将糜烂 / 溃疡与上皮坏死分开诊断是很有必要的。

当深部的溃疡贯穿胃壁全层形成穿孔。这时可直接记录为穿孔。然而物理损害如灌胃相关造成的穿孔，通常记录在解剖肉眼观察中而不记录在光学显微镜诊断中。

（11）黏液细胞肥大（hypertrophy, mucous cell）（图 4.60）

【发病机制】　　被覆胃腺的黏液细胞体积增大，伴有壁细胞和（或）主细胞缺失。黏液细胞的细胞质可表现为泡沫状。

【诊断特征】　　① 胃体部黏膜的壁细胞和（或）主细胞被圆形、泡沫状、浅嗜碱性类似十二指肠布伦纳腺样的细胞所取代。受腺上皮分化的影响，泌酸腺细胞同时缺失。② 可见这样细胞的数量增多（增生）。③ 阿尔辛蓝 / PAS pH2.5 的组织化学染色显示，胃型分泌中性黏蛋白细胞（呈红色）、胃窦部分泌腺体和肠型酸性黏蛋白细胞（呈蓝色）增多。

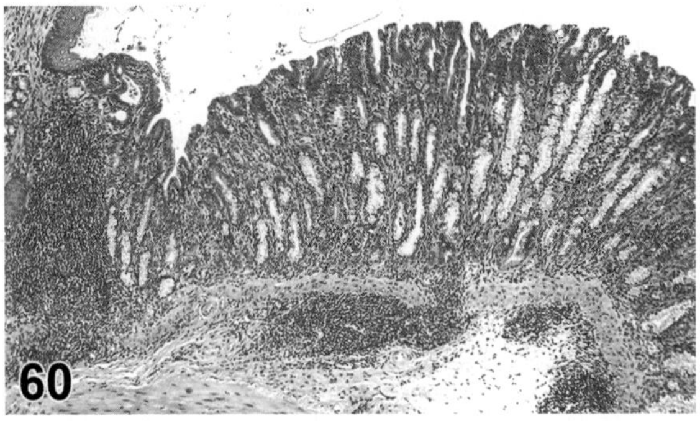

【鉴别诊断】　　无。

【备注】　　H&E 染色切片的评估限制了黏膜改

图 4.60

大鼠腺胃。黏液细胞肥大

变的特征为肥大、增生和（或）空泡化。这些可以是自发或是对慢性损伤的应答。组织化学染色和免疫组织化学标志物可以进一步明确黏液细胞分泌表型化生改变的特征，依据这些技术，许多化生的类型得以确定，这些还可能与人类胃病的发病机制相关。真正的肠上皮化生（化生并形成真正的肠表型）在啮齿动物中非常少见，但在小鼠中可被多氯联苯诱导（Morgan et al., 1981）。"假幽门腺化生"的细胞往往呈现与胃窦细胞相似的形态和组织化学特性。证实真正的肠上皮化生的最佳方法是使用肠特异性核蛋白 Cdx2 的免疫组织化学染色。啮齿动物胃中的假幽门腺体化生 / 肠上皮化生的出现也可伴随出现在某些试验诱导癌症（如给予多氯联苯）、局部电离辐射、注射异种胃抗原和非致癌物质碘乙酰胺（Greaves, 2012）及小鼠感染模型如猫螺杆菌（H. felis）和幽门螺杆菌（Leininger et al., 1999; Rogers and Fox, 2004）。

（12）淀粉样物质（amyloid）（图 4.61，图 4.62）

【同义词】　　Amyloidosis; amyloid deposition。

【发病机制】　　一组化学性质不同的糖蛋白的多肽片段在细胞外沉积，见于包括胃黏膜在内的各种组织。

【诊断特征】　　① 淡染无定形、均质嗜酸性物质的沉积。② 位于结缔组织和（或）血管壁的细胞外。③ 刚果红染色偏振光下呈绿色双折射性。

【鉴别诊断】　　① 透明结缔组织（hyaline connective tissue）：刚果红染色阴性。② 血管纤维蛋白

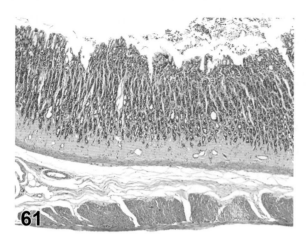

图 4.61

大鼠腺胃。淀粉样物质

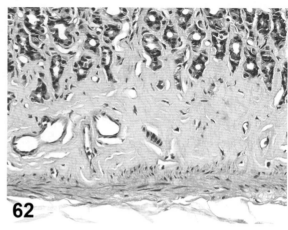

图 4.62

大鼠腺胃。淀粉样物质。图 4.61 的高倍放大

样坏死（fibrinoid necrosis of blood vessels）：切片中可见组织损伤的其他证据。

【备注】　　淀粉样物质沉积作为全身淀粉样变性的一部分，可以出现在胃黏膜，但胃不是淀粉样变性好发的部位。淀粉样变性在大鼠中极为罕见，但在某些小鼠品系中比较常见。在某些易感品系中，诸多因素包括性别、饮食、饲养条件、应激、内分泌状况和微生物感染状况都会影响淀粉样变性的发生（Lipman et al., 1993）。以前在欧洲的易感 CD-1 品系现在很少发生淀粉样变性，原因尚未确定。

在 H&E 染色切片中淀粉样物质的形态学特征和出现的位置，往往足以做出诊断。通过使用特殊染色方法如刚果红染色，可以在光学显微镜下确认沉积物是淀粉样物质，在偏振光下淀粉样物质呈苹果绿色。

当 H&E 染色切片中无法确定细胞外沉积的透明物质的属性时也无法进行刚果红染色时，可使用术语"透明变性"。当细胞外均质嗜酸性的沉积物在刚果红染色呈阴性时，透明变性也是合适的诊断术语。

（13）矿化（mineralization）（图 4.63）

【同义词】　　Calcification。

【发病机制】　　继发于坏死（营养不良性矿化）或高钙血症（转移性矿化），矿物质沉着于肌肉、纤维或弹性组织中。

【诊断特征】　　① 矿物质可见于肌层、血管、基底膜和（或）黏膜及黏膜下层的间质。② 间质矿物质主要呈带状与胃体部黏膜壁细胞富集的区域平行。③ 无细胞成分的嗜碱性物质。④ 黏膜矿化常常仅限于小灶状沉积。⑤ 胃体部黏膜内弥漫性矿化，可以伴随变性改变或邻近腺体黏液细胞肥大。

【鉴别诊断】　　① 人工假象（artifact）：苏木精染料的沉淀。② 细菌（bacteria）：细菌菌落

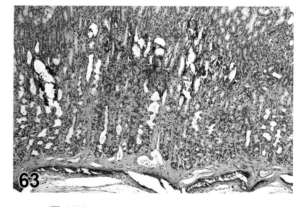

图 4.63

大鼠腺胃。矿化

可能因为其嗜碱性的染色而与矿物质混淆。死前细菌感染会伴有坏死和炎症反应；死后细菌感染可伴有自溶。③ 骨化生（osseous metaplasia）：可见类骨质。

【备注】　　可通过冯科萨染色或茜素红染色（Alizarin red stain）确认矿物质的存在，但通常很少需要这些方法做出诊断。在啮齿动物，多灶性或弥漫性矿化继发于慢性肾疾病（Leininger et al., 1999; Brown and Hardisty, 1990）、血钙和（或）血磷平衡被破坏如静脉注射稀土金属盐（如氯化钆）（Rees et al., 1997）。有时矿化也可在肿瘤和炎症中出现。

4. 炎症性病变

（1）浸润（infiltrate）（图 4.64）

【同义词】　Infiltrate inflammatory; infiltrate inflammatory cell; infiltration (plus modifier); infiltration, inflammatory; infiltration, inflammatory cell。

【修饰语】　浸润中主要的炎症细胞类型。

【发病机制】　固有层和（或）黏膜下层中性粒细胞浸润，嗜酸性粒细胞浸润，单形核细胞浸润或混合细胞浸润，不伴随炎症的其他组织学特征如出血、水肿和纤维增生。

【诊断特征】　① 固有层和（或）黏膜下层局灶性、多灶性或弥漫性细胞浸润。② 可见单形核细胞或多形核白细胞，但无其他炎症的组织学特征。

【鉴别诊断】　① 炎症（inflammation）；可见炎症的其他组织学特征如水肿、出血、坏死和（或）纤维增生。② 粒细胞白血病（granulocytic leukemia）：中性粒细胞前体或者异型粒细胞浸润伴随成熟粒细胞；其他器官中也可见类似的肿瘤细胞。③ 淋巴瘤（lymphoma）：形态一致的淋巴细胞群浸润［常伴有非典型和（或）异常有丝分裂增加］；其他器官中也可见相似的肿瘤细胞浸润。

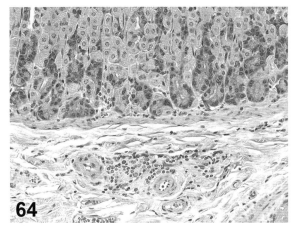

图 4.64

小鼠腺胃。局灶性单形核细胞浸润

【备注】　大鼠胃体黏膜下层常可见轻微 / 轻度嗜酸性粒细胞浸润，并向靠近界限嵴的非腺胃区域延伸（McInnes, 2012）。这种浸润的原因尚未明确。

（2）炎症（inflammation）（图 4.65）

【修饰语】　主要浸润炎症细胞的类型。

【发病机制】　固有层和（或）黏膜下层中性粒细胞浸润（中性粒细胞炎症）或单形核细胞浸润（单形核细胞炎症）或混合细胞浸润（混合细胞炎症），伴有炎症的其他组织学特征如出血、水肿和纤维增生。

【诊断特征】　① 固有层和（或）黏膜下层局灶性，多灶性或弥漫性细胞浸润。② 出现炎症的其他组织学特征如出血、水肿和纤维增生。

【鉴别诊断】　① 炎症细胞浸润（infiltrate, inflammatory cell）：未见炎症的其他组织学特征如水肿、出血、坏死和（或）纤维增生。② 粒细胞白血病（granulocytic leukemia）：中性粒细胞前体和（或）异型粒细胞浸润，伴随成熟中性粒细胞；其他器官中也可出现类似的肿瘤细胞。③ 淋巴瘤（lymphoma）：

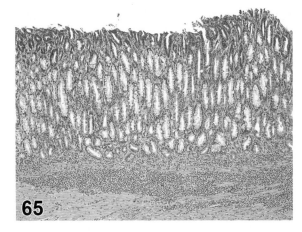

图 4.65

小鼠腺胃。中性粒细胞炎症伴黏液细胞肥大

单一形态的淋巴细胞群浸润［常伴有非典型和（或）异常有丝分裂增加］；其他器官中也可见相似的肿瘤细胞。

【备注】　同时出现在非腺胃和腺胃的炎症通常会伴随糜烂或溃疡。

5. 感染性疾病

（1）螺杆菌（helicobacter）

【发病机制】　小鼠中出现螺杆菌属。

【诊断特征】　　①腺体中出现螺旋状的细菌，通常靠近窦部和胃体的边缘。②某些品系小鼠感染猫螺杆菌（*H. felis*）和幽门螺杆菌会导致炎症、异型增生及最终肿瘤性改变。③肠道相关淋巴组织（gut associated lymphoid tissue, GALT）的增殖，类似于人类黏膜相关淋巴组织（mucosal-associated lymphoid tissue, MALT）淋巴瘤，可能发生在小鼠的特定品系（如 BALB/c）。

【鉴别诊断】　　炎症（inflammation）：非螺杆菌机会致病菌也可能会在啮齿动物胃酸缺乏情况下增殖（如胃泌素缺失小鼠），引起类似慢行炎症性疾病。

【备注】　　已有报道不同品系小鼠感染猫螺杆菌和螺杆菌后可以发展成为腺癌（Rogers and Fox, 2004; Rogers and Houghton, 2009）。宿主免疫是决定胃螺杆菌感染结果的重要因素。小鼠品系如 C57BL/6，对螺杆菌感染产生强烈的 Th1 反应，与 Th2 反应为主的 BALB/c 相比，细菌定殖率较低，但炎症和增生 / 异型增生情况增加（Rogers and Houghton, 2009）。银染色如 Wartin-Starry 染色可用于确定组织切片中螺杆菌的存在。

（2）酵母菌（yeast）（图 4.66）

【发病机制】　　免疫低下宿主腺胃感染如免疫缺陷。

【诊断特征】　　①沿着胃腺上皮表面和胃内容物中存在一层圆形酵母菌样结构。②酵母菌数量可多可少。③可见出芽。④伴随炎症虽不常见，但可出现。⑤可用吉姆萨染色确认。

【鉴别诊断】　　①细菌（bacteria）：没有出芽。②隐孢子虫（cryptosporidia）：多在表面上皮内或与表面上皮混在一起。

【备注】　　这种感染在组织学上比较罕见，通过体外培养较易发现（Mackinnon, 1959; Savage and Dubos, 1967）。许多相似的微生物在多种种属中均有报道（Kurtzman et al., 2005）。这些微生物通常无致病性，但在特定条件如免疫缺陷时会具有致病性。

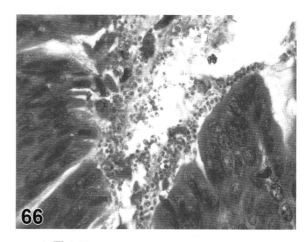

图 4.66

小鼠腺胃。酵母菌

6. 血管病变

胃水肿和出血与在上消化道中描述的病变比较相似。其他在胃和肠系膜中血管的病变已在 INHAND 心血管系统文章中描述。

7. 非腺胃的非肿瘤性增生性病变

（1）鳞状细胞增生（hyperplasia, squamous cell）（图 4.67，图 4.68）

【同义词】　　Squamous hyperplasia; squamous cell hyperplasia。

【组织发生】　　非腺胃的鳞状上皮。

【修饰语】　　反应性。

【诊断特征】　　①棘层的增厚和增殖，通常伴有角化层的增厚（过度角化型或角化不全型）。②局灶性，多灶性或弥漫性。③外生性（乳头状增生）或内生性生长方式。④乳头状突起没有或者仅仅含有最低程度的分支，没有纤维血管基质。⑤广基的增生灶可能有多个笔直的或者极小的分支状突起。⑥

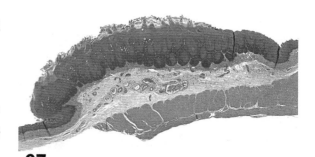

图 4.67

大鼠非腺胃。局灶性鳞状细胞增生

角质形成细胞分化的极性有序且完整。⑦ 可能形成比较明显表皮嵴，如乳头可能因为生发层的增大而显示波浪状。⑧ 内生性生长可伴有囊肿样结构；囊肿被覆分化好的鳞状上皮，囊腔内含角蛋白；可以延伸至黏膜下层，但基底膜完整。⑨ 核分裂象增多。⑩ 可出现棘细胞和基底细胞的异型增生。⑪ 反应性作为描述性术语：是首要刺激过程证据如溃疡、刺激性化学物质、异物。

【鉴别诊断】 ① 鳞状细胞乳头状瘤（papilloma, squamous cell）：乳头状突起伴有单个或者多个分支状血管结缔组织轴心。② 基底细胞增生（hyperplasia, basal cell）：基底细胞内生性增殖；增殖细胞胞质嗜碱性。③ 鳞状上皮癌（carcinoma, squamous cell）：真正的侵袭，如在分化差的类型中基底膜完整性缺失角质细胞分化，极性消失。

【备注】 从增生到乳头状瘤的组织学形态是连续的，区分重度增生和乳头状瘤可能具有主观性。

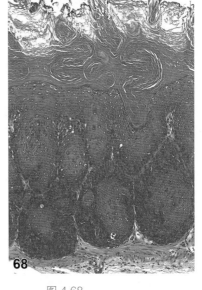

68

图 4.68

大鼠非腺胃。局灶性鳞状细胞增生。图 4.67 的高倍放大，提示上皮极性尚存和完全分化至角质形成细胞

非腺胃和腺胃界限（界限嵴 limiting ridge）的鳞状上皮，通常比邻近的鳞状上皮厚。如果胃在固定前没有很好地展开，这个区域可出现折叠，导致斜切制片。

角化过度或角化不全应当与鳞状上皮增生相鉴别。棘层肥厚是皮肤鳞状上皮增生的同义词且不应在此器官中使用。经口灌胃给予具有刺激性的受试物时，往往比较常见弥漫性鳞状细胞增生。

当复层鳞状上皮增生伴有或继发于局部糜烂、溃疡或炎症时，可以使用修饰语"反应性"。在切面中未见糜烂或者溃疡，并不能排除周围未检查的组织中存在糜烂或溃疡。

当非腺胃上皮旺炽性增生但没有出现细胞异型性时，刺激取消后可以完全恢复。非腺胃致癌物可以引起棘细胞和基底细胞的异型增生，这种增生是乳头状瘤或鳞状细胞癌的前期病变。鳞状上皮细胞增生和基底上皮细胞增生可同时出现。这些改变均可见于受试物暴露中（如叔丁基羟基茴香醚）或者长期维生素 A 缺失（Klein–Szantoet al., 1982）。

（2）基底细胞增生（hyperplasia base cell）（图 4.69 ～图 4.71）

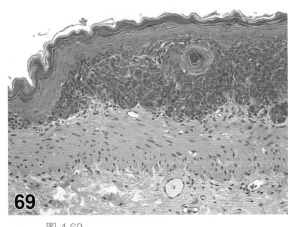

69

图 4.69

大鼠非腺胃。局灶性基底细胞增生。注意基底细胞以上的上皮层未改变

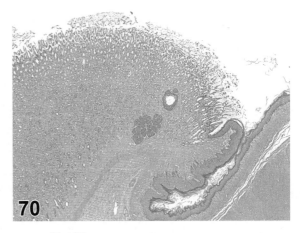

70

图 4.70

大鼠非腺胃和腺胃。靠近界限嵴黏膜腺体的基底细胞增生灶。考虑到这一病变起源于非腺胃，所以应当使用术语"非腺胃基底细胞增生"

【组织发生】 复层鳞状上皮的基底层。

【诊断特征】 ① 基底细胞层的增殖，嗜碱性染色增加。② 局灶性或弥漫性。③ 内生性生长模式。④ 没有基底膜完整性的破坏。⑤ 乳头体呈显著的波浪状，但仍可见表皮嵴结构。

【鉴别诊断】 ① 鳞状细胞增生（hyperplasia, squamous cell）：上皮增厚，正常层次依然存在。② 鳞状细胞癌（carcinoma, squamous cell）：有基底层完整性缺失的证据，角化细胞和棘细胞增殖，具有细胞异型性。③ 良性基底细胞瘤（tumor, basal cell, benign）：局限性基底细胞增殖，伴有表皮嵴结构消失，导致周围组织受压或被覆上皮层明显隆起。④ 恶性基底细胞瘤（tumor, basal cell, malignant）：基底细胞为主，无角化，有基底膜完整性缺失的证据。

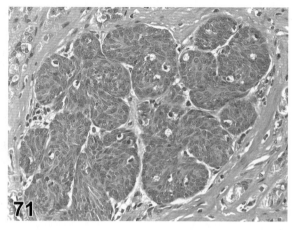

图 4.71

图 4.70 的高倍放大，显示这一病变中基底细胞特征

【备注】 基底细胞增生和鳞状上皮增生可同时发生。

取决于组织通过表皮嵴结构的切面，固有层可见孤立的基底细胞巢。然而，它们不连续的边界提示基底膜完整。

非腺胃基底细胞的增生和异型增生通常与给予可导致非腺胃黏膜肿瘤的发生化学物质（如叔丁基羟基茴香醚）相关。

基底细胞异型增生的组织学特征为基底层可出现角化。

在邻近界限嵴的腺胃黏膜中常常可见基底细胞增生灶（图 4.49b、c）。这与非腺胃中基底细胞增生十分相似，腺胃黏膜基底细胞增生灶常常也可认为是非腺胃的起源。这些病变应当记录为"非腺胃基底细胞增生"。

8. 非腺胃的肿瘤

（1）鳞状细胞乳头状瘤（papilloma, squamous cell）（图 4.72）

【同义词】 Papilloma。

【组织发生】 复层鳞状上皮。

【诊断特征】 ① 单发或多发。② 内生性或者外生性生长模式（多为外生性）。③ 外生性肿瘤形成单一复杂分支的纤维血管轴心；基质通常形成次级分支或指样突起，与下方的黏膜固有层混合。④ 分化好的鳞状细胞层（有序成熟的上皮），常伴有显著的角化过度或角化不全。⑤ 可能穿透黏膜肌层（乳头状瘤延伸到黏膜下层），但没有证据表明基底膜完整性缺失。⑥ 细胞缺乏异型性。⑦ 有丝分裂象罕见。⑧ 局部炎症反应比较常见（基质蒂中可见淋巴细胞浸润）。

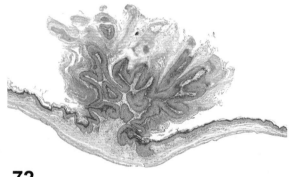

图 4.72

小鼠非腺胃。鳞状细胞乳头状瘤

【鉴别诊断】 ① 鳞状细胞增生（hyperplasia squamous cell）：乳头状突起最多仅有轻微分支，无纤维血管轴心。② 鳞状细胞癌（carcinoma, squamous cell）：必须有基底膜的完整性缺失的证据。入侵的肿瘤细胞通常有不同程度的结构和细胞异型性。

【备注】 增生至乳头状瘤的形态学特点具有连续性，重度增生和乳头状瘤的区别有时比较主观性。

同样，鉴别诊断和区分分化好的鳞状细胞癌和乳头状瘤可能较为困难：乳头状瘤的肿瘤组织可能延伸到黏膜下层；可通过基底膜保持完整性的生长方式、缺乏细胞结构异型性将乳头状瘤与鳞状细胞癌进行区分。

　　侵袭性鳞状细胞癌的管腔表面可见乳头状突起。起源于乳头状瘤内的癌可见侵袭纤维血管结缔组织蒂。

　　大鼠非腺胃的自发性乳头瘤比较罕见，但在小鼠和一些基因工程小鼠中较为常见（Sundberg et al., 1992）。与其他暴露途径相比，乳头状瘤在灌胃试验中更为常见。

　　（2）鳞状细胞癌（carcinoma, squamous cell）（图 4.73，图 4.74）

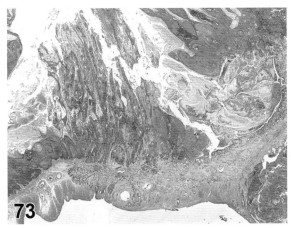

图 4.73

大鼠非腺胃。鳞状细胞癌，起源于鳞状细胞弥漫性严重增生

图 4.74

大鼠非腺胃。鳞状细胞癌，浸润性生长伴有基质成纤维细胞反应

　　【同义词】　Carcinoma epidermoid; carcinoma squamous。

　　【组织发生】　复层鳞状上皮。

　　【诊断特征】　①外生性和（或）内生性生长方式。②单个肿瘤细胞或者小簇肿瘤细突破基底膜。③细胞分化缺失，有间变。④可侵袭黏膜下层、肌层和浆膜。⑤分化好型：形态接近正常的鳞状上皮伴有不规则结构的乳头体，中央常常显示中央过度角化灶（角化珠）；在侵袭区域可见大量不同角化程度的多角形和多形性细胞。⑥分化差型（间变型）：实体片状分布或条索状排列的梭形细胞，导致其呈现不同程度的促纤维增生性特征；可能难以辨认角化。⑦细胞可显示不同的大小（通常比正常细胞大）和形状；核深染、体积增大且含有明显的核仁。⑧较多核分裂象。⑨常见的特征包括浅表的溃疡和炎症、固有层或黏膜下层纤维增生。⑩可转移至腹腔，区域淋巴结或者肺。

　　【鉴别诊断】　①鳞状细胞乳头状瘤（papilloma, squamous cell）：无基底膜完整性缺失或被侵袭的证据，未见细胞异型性。②良性基底细胞瘤或者恶性基底细胞瘤（tumor, basal cell, benign or tumor, basal cell, malignant）：独特的内生性生长模式和小型嗜碱性基底细胞典型排列呈环状或条索状；分化差的鳞状细胞癌具有明显基底细胞成分，但这通常会伴有广泛的侵袭和硬癌反应。③鳞状细胞增生（hyperplasia, squamous cell）：黏膜肌层可因病变的推压而错位，但无基底膜完整性缺失和侵袭性生长的证据，无细胞异型性证据。④基底细胞增生（hyperplasia, basal cell）：形成圆形或者椭圆形细胞簇并向下方的黏膜固有层延伸；这些细胞簇通常边界不连续（提示基底膜完整性尚存），无细胞异型性。

　　【备注】　由于组织切面不同，很难区分分化好的癌和乳头状瘤。乳头状瘤可延伸至黏膜下层，使黏膜肌层移位。在良性乳头状瘤中出现癌细胞灶表明恶性（Fukushima and Ito, 1985; Tsukamoto et al., 2007）。通常，可以通过是否有细胞异型性来判断。许多非腺胃鳞状细胞癌呈外生性生长，导致部分或者整个胃腔阻塞。外生性部分可以是乳头状，类似乳头状瘤。

　　化学物质（如丁基羟基茴香醚、1, 2- 二溴乙烷）诱导的鳞状细胞癌，多数含有基底细胞或梭形细胞，极少鳞状分化。认为这些肿瘤是典型鳞状细胞癌的形态学变异类型。超微结构上，鳞状细胞癌含有典型的桥粒和电子致密张力丝束。某些化学物质，特别是灌胃给药时，会引起大鼠高度恶性鳞状细胞癌，并转移到腹腔和肺（Olson et al., 1973）

（3）良性基底细胞瘤（tumor, basal cell, benign）

【组织发生】　复层鳞状上皮的基底层。

【诊断特征】　① 内生性生长模式。② 来自基底生发层、排列紧密的小型或卵圆形细胞形成花环状或巢状，周围有栅栏状细胞。③ 表皮嵴结构缺失。④ 生长方式提示基底膜完整。⑤ 压迫周围组织或其被覆隆起，但上皮本身未显示肿瘤性改变。⑥ 没有角化。

【鉴别诊断】　① 基底细胞增生（hyperplasia, basal cell）：基底细胞增殖伴有表皮嵴结构尚存，无或者仅见轻微压迫周围组织，抑或表面被覆上皮层隆起。② 基底细胞癌（carcinoma, basal cell）：生长方式提示基底膜完整性缺失。③ 鳞状细胞癌（carcinoma, squamous cell）：生长方式提示基底膜完整性缺失，棘细胞和角化细胞增殖。

【备注】　分化缺失且基底细胞增殖占优势，是诊断基底细胞瘤的标准。该肿瘤类型十分罕见，在本文发表时没有找到相应的示例图片。

（4）恶性基底细胞瘤（tumor, basal cell, malignant）

【同义词】　Carcinoma, basal cell。

【组织发生】　复层鳞状上皮的基底层。

【诊断特征】　① 内生性生长模式。② 浅表层基本正常，当肿瘤性基底细胞浸润黏膜固有层和黏膜下层时会出现溃疡。③ 圆形至椭圆形紧密排列的非棘细胞，核深染、胞质较少，通常形成栅栏状的环状或链状。④ 通常角化缺失。⑤ 生长方式提示基底膜完整性缺失。⑥ 常见核分裂象。

【鉴别诊断】　① 鳞状细胞癌（carcinoma, squamous cell）：分化好的鳞状细胞癌伴有显著的角化；分化差型通常有显著的基底细胞成分，常伴有明显的侵袭性和硬癌反应。② 基底细胞增生（hyperplasia, basal cell）：基底细胞增殖、表皮嵴结构保存良好；无或仅见轻微压迫周围组织，抑或者表面被覆上皮层的突起；生长方式提示基底膜完整性尚存。③ 良性基底细胞瘤（tumor, basal cell, benign）：生长方式提示基底膜完整性尚存。

【备注】　分化缺失且基底细胞瘤增殖占优势，是诊断基底细胞瘤的标准。该肿瘤类型非常罕见，在本文发表时没有找到相应的示例图片。

9. 腺胃的非肿瘤性增生性病变

（1）憩室（diverticulum）（图 4.75～图 4.79 和图 4.88）

【同义词】　Cystic adenomatous hyperplasia; diverticulosis; diverticulum, atypical, may have been identified as: Atypical cystic hyperplasia; cystic hyperplasia with growth into the gastric wall; cystic adenomatous hyperplasia; herniation atypical; "pseudoinvasion", atypical; hamartoma, atypical。

【修饰语】　囊性、非典型。

【发病机制】

通常是胃壁结构受机械或生物化学破坏，导致细胞外基质完整性的缺失和内表面突起延伸至更深层；也可能是先天性异常。

【诊断特征】　① 腺体扩张延伸通过黏膜肌层进入黏膜下层，某些案例中可进入更深层。② 上皮形态特征多样，从单层立方上皮或柱状上皮至全黏膜层。③ 上皮可呈现再生的组织学特征。包括嗜碱性增强、核浆比增加、极性逐渐消失，最多可见轻微异型性。④ 基底膜完整性尚存。⑤ 通常见于小鼠胃窦。⑥ 通常伴有炎症和再生/修复过程。⑦ 可能含有食物残余、毛发或其他异物。

1）囊性：① 黏膜固有层或更深层中出现圆形囊状结构。② 挤压周围组织，囊肿内衬上皮可呈不同程度的压迫性萎缩。③ 可含有黏液。

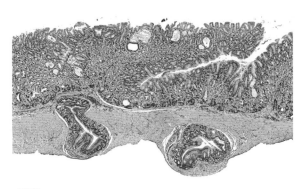

75

图 4.75

小鼠腺胃。憩室。分化好黏膜位于黏膜下和浆膜下区域

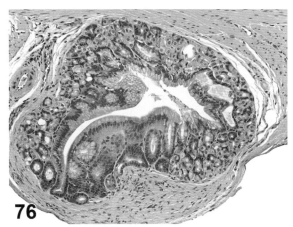

76

图 4.76

小鼠腺胃。憩室。图 4.75 的高倍放大。注意生长方式表明基底膜保持完整

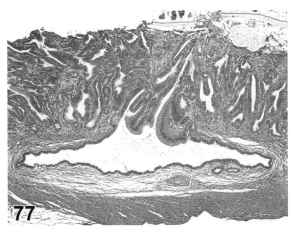

77

图 4.77

小鼠腺胃。憩室。分化好的单层上皮穿透黏膜肌层，基底膜保持完整

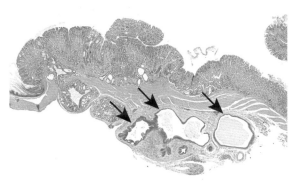

78

图 4.78

小鼠腺胃。憩室，其中部分呈非典型（箭头所示）

2）非典型：① 非典型 / 异型增生的黏膜腺体进入或穿过黏膜肌层、黏膜下层，某些情况至更深层。② 非典型增生（异型增生）上皮细胞形成囊性腺体，可"侵袭"胃更深层。③ 非典型性改变通常为局灶性，发生在看似正常的上皮。

【鉴别诊断】 ① 腺瘤（adenoma）：息肉样或乳头状生长进入胃腔，可见蒂中有假性侵袭。② 腺癌（adenocarcinoma）：多层被覆上皮伴有不同程度异型增生。真正浸润性生长伴有基底膜完整性缺失同时和间质硬癌反应。

【备注】 通常可在小鼠（特别是基因工程小鼠和慢性实验中胃感染小鼠）发现腺胃憩室，可伴随局部黏膜缺损（如溃疡后修复），提示偶发性扩张。但在未见黏膜缺损的黏膜下静脉中也可见这些改变，提示可能存在从黏膜穿透的血管途径。

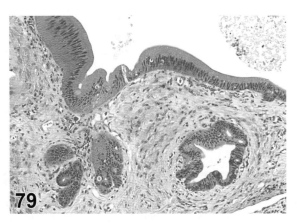

79

图 4.79

小鼠腺胃。非典型憩室。图 4.78 的高倍放大

这些结构通常被覆典型单层立方黏液上皮，可能具有胃窦或肠型黏液表型，可通过组织化学染色（如阿尔辛蓝）确认。这些局灶性胃憩室不像人结肠憩室病呈现局灶性、多灶性或弥漫性。尽管这些病变不呈现肿瘤性，但会增加破裂和脓毒性腹膜炎的风险。

如果憩室不伴有其他增殖过程（如增生、腺瘤），不建议将其单独记录（包括修饰语）。

由单层立方或柱状上皮衬覆的小型腺胃憩室，类似于人类胃肠道病理学中的"隐窝疝形成"（Rex et al., 2012）。这种通过黏膜肌层的隐窝疝形成被解释为"假侵袭性"或"内翻性"生长方式。虽然过程相关的术语"隐窝疝形成"在文献中很常见（Betton et al., 2001），为更好匹配 INHAND 使用描述性术语的原则和避免使用病变过程相关术语（Man net al., 2012），术语"憩室"比较适合。同样，"腺瘤性憩室"这一错误的术语被用来描述这些结构，应该避免使用前缀词"腺瘤性"。

非典型憩室必须与真正的肿瘤性侵袭相鉴别（如基底膜的缺失和其他恶性特征）。在特定的实验条件、肿瘤相关的胃毒素、基因工程小鼠和慢性幽门螺杆菌感染下，憩室与之前存在的黏膜非典型增生/异型增生有关（Andersson et al., 2005; Boivin et al., 1996; Boivin et al., 2003; Fernandez–Salguero et al., 1997; Miyoshi et al., 2002; Rogers and Houghton, 2009）。虽然它们通常不会发展为明确的腺癌，但不典型的腺体和细胞特征与肿瘤发生潜力相一致。

非典型憩室可伴发非典型增生和腺瘤，但通常不伴发腺癌。如上所述，单纯性憩室在与其他增殖过程相关时，不应作为单独的诊断进行记录。

（2）黏膜局灶性增生（hyperplasia, focal, mucosa）（图 4.80，图 4.81）

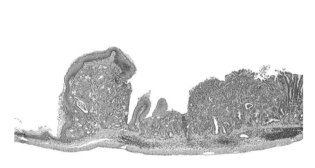

80

图 4.80

小鼠腺胃。黏膜局灶性非典型增生

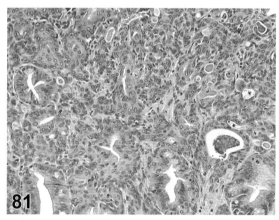

81

图 4.81

小鼠腺胃。黏膜局灶性非典型增生。图 4.80 的高倍放大

【同义词】 Regenerative hyperplasia, focal hyperplasia, focal (mucosa), atypical may have been identied as: Adeno–matous hyperplasia, dysplasia, or gastric intraepithelial neoplasia (GIN)。

【组织发生】 腺体和（或）表面上皮细胞。

【修饰语】 非典型。

【诊断特征】 ① 由于损伤（如溃疡）呈局灶性或多灶性；增生性改变中可见黏膜缺损/损伤和炎症。② 病变局限于胃黏膜内。③ 无显著压迫邻近组织。④ 增生可表现为黏膜厚度增加或者腺体穿透黏膜肌层直至黏膜下层、肌层或浆膜，形成囊性或者腺样憩室。这些结构通常被覆典型的单层立方黏液上皮。⑤ 除憩室外，正常黏膜结构本身未因增殖过程而变形。⑥ 可能与壁细胞减少有关。⑦ 上皮细胞细胞质中可见嗜酸性小球。⑧ 有丝分裂可能增加。

非典型：① 胃腺的异常结构。② 腺样憩室局部穿透至黏膜固有层或者更深层，但基底膜完整。③ 病灶深染且伴细胞异型性和多形性。④ 上皮极性缺失。

【鉴别诊断】　① 腺瘤（adenoma）：远端胃窦/幽门区单发突起灶，常呈息肉样结构。胃腔内结节状（息肉样、乳头状）病变；腺体结构的扭曲，非乳头状腺瘤也压迫周围组织。② 腺癌（adenocarcinoma）：巢状或索状的肿瘤细胞侵袭固有层或更深层，这意味着基底膜完整性缺失；具有细胞异型性。

【备注】　局灶性增生可能伴有黏液上皮化生，其特征就是由表层上皮的中性黏蛋白表型转变为酸性胃窦或肠黏蛋白表型。这可能与壁细胞的减少（萎缩）及局部 pH 变化有关。由于细胞的复杂性、结构区域的差异和刺激的选择性，腺胃中可能出现不同形态的增生性改变。

局灶性非典型性增生代表黏膜上皮增殖的改变，这可能与慢性炎症有关。如幽门螺杆菌小鼠模型。此改变可能进一步发展成为腺瘤或者腺癌。依据病变性质认为局灶性非典型增生改变为癌前改变，但需要在特定情况下得到证明以便归为此类。已经在特定的基因修饰小鼠系和化学诱导后小鼠发现形态学上类似于侵袭性腺癌的局灶性上皮内非典型增生。将此改变称为胃上皮内瘤（gastric intraepithelial neoplasia, GIN）。其他术语偶尔使用但不作为同义词包括微腺瘤（microadenoma）、原位癌（carcinoma in situ）和上皮内癌（intra-epithelial carcinoma）。

（3）黏膜弥漫性增生（hyperplasia, diffuse, mucosa）（图 4.82）

【同义词】　Regenerative hyperplasia diffuse; hypertrophic gastritis; mucosal hypertrophy

【组织发生】　腺体和（或）表层上皮细胞。

【诊断特征】　① 可能在特定区域（胃体、胃窦、幽门）内弥漫性分布。② 有丝分裂活动可能会增加。③ 某一区域黏膜内增厚的黏膜可能影响整个黏膜的厚度或者局限于分散的腺体区域或者细胞类型。④ 可能会观察到病变程度增加，嗜碱性增强，上皮分化程度降低及结构混乱。⑤ 可能会出现黏液上皮化生，其特征为由中性黏蛋白表型转变为肠黏蛋白表型。这可能与壁细胞的减少及局部 pH 变化有关。⑥ 原因可能很明显（刺激性物质，灌胃材料）。

【鉴别诊断】　① 腺瘤（adenoma）：外生性结节性病变（息肉样、乳头状）。

【备注】　化学物质（如米索前列醇）或肝内（巨颈绦虫）的幼虫感染可能诱发弥漫性增生，后者导致高胃泌素血症和弥漫性腺胃黏膜增生。

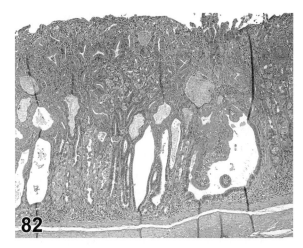

图 4.82

小鼠腺胃。黏膜弥漫性增生。胃底黏膜年龄相关弥漫性增生

胃小凹底部核分裂象的发生率及小凹长度与深部泌酸区域的比为增值活动的指标；然而，后者通常会随着从鳞柱交界向远端的移动而增大。

弥漫性胃底增生常见于老龄小鼠，通常伴有类似腺体囊肿或憩室的退行性改变。

（4）神经内分泌细胞增生（hyperplasia, neuroendocrine cell）（图 4.83，图 4.84）

【同义词】　Enterochromaffin-like (ECL) cell hyperplasia。

【组织发生】　胃黏膜神经内分泌细胞。肠嗜铬样（enterochromaffin-like, ECL）细胞占泌酸黏膜的神经内分泌细胞主导地位。

【诊断特征】　① 局灶性：神经内分泌细胞的聚集不超过 3 个腺体的直径。② 弥漫性：神经内分泌细胞散布在黏膜中单个或小簇的数量增加。③ 细胞质淡染且丰富，细胞核小，形态一致。④ 神经内分泌细胞是嗜银细胞（如 Grimelius 染色、Servier-Munger 染色）和免疫组织化学神经元特异性烯醇化酶、嗜铬粒蛋白 A、组氨酸脱羧酶和组胺染色呈阳性。分泌颗粒可以通过电子显微镜观察。

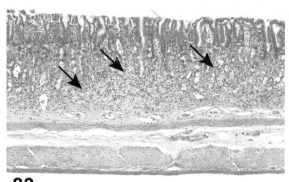

图 4.83

大鼠腺胃。神经内分泌细胞增生（箭头所示）

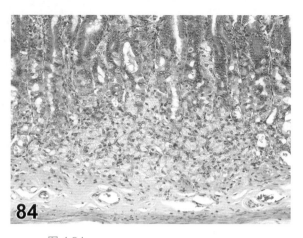

图 4.84

大鼠腺胃。神经内分泌细胞增生。图 4.83 的高倍放大。
注意神经内分泌细胞的特征：胞质透明、细胞核小、
单一形态

【鉴别诊断】　　良性 / 恶性神经内分泌细胞肿瘤（tumor, neuroendocrine cell, benign/malignant）：
分散的肿瘤病灶大于 3 个胃腺直径。较大的肿瘤可能形成片状或表现出非典型结构（如腺泡）。细胞多
形性明显，嗜酸性细胞质，核大小和核分裂象增加。分化差可能影响免疫组织化学染色的程度。

【备注】　　质子泵抑制剂可诱导神经内分泌细胞增生。偶尔可以在黏膜下层观察到少量正常的神
经内分泌细胞，不应归类为肿瘤。

10. 腺胃的肿瘤

（1）腺瘤（adenoma）（图 4.85 ～图 4.88）

【同义词】　　Polyp; adenomatous polyp; polypoid adenoma; exocrine adenoma。

【组织发生】　　腺体和（或）表层上皮细胞。

【修饰语】　　息肉样、乳头状、无蒂。

【诊断特征】　　① 通常出现在胃窦或幽门黏膜。② 黏膜结构扭曲。③ 生长方式通常为息肉样、
无蒂、乳头状，伴有或不伴有纤维血管轴心；胃窦黏膜的息肉样腺瘤，腺体结构保留完好。④ 腺胃憩
室局灶性穿透至固有层或更深层，但基底膜始终完好无损。⑤ 细胞嗜碱性、分化程度较低的腺上皮，
但几乎没有异型性；极性保持不变。⑥ 上皮细胞核单层或不同程度分层。

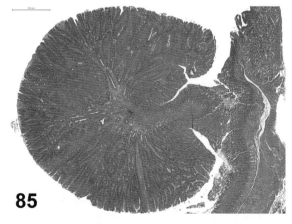

图 4.85

小鼠腺胃。息肉样腺瘤

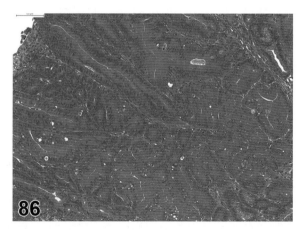

图 4.86

小鼠腺胃。息肉样腺瘤。图 4.85 的高倍放大，显示扭
曲的黏膜结构

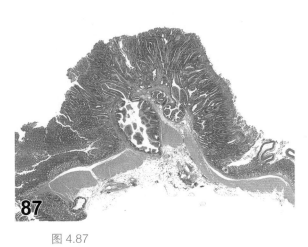

图 4.87

小鼠腺胃。无蒂腺瘤和多发性憩室

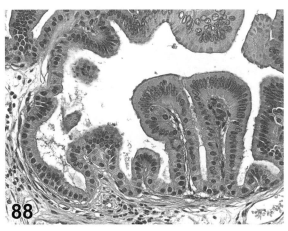

图 4.88

小鼠腺胃。非典型憩室。图 4.87 的高倍放大。异型性表现为细胞数量增加和细胞内黏液缺失。注意完整的基底膜

【鉴别诊断】 ①（黏膜）局灶性增生［hyperplasia, focal (mucosal)］：没有息肉样或乳头状结构的线性黏膜走向。② 腺癌（adenocarcinoma）：浸润至固有层或更深层，生长方式提示基底膜完整性消失，硬癌间质反应。③ 良性神经内分泌细胞肿瘤（tumor, neuroendocrine cell, benign）：灶性分散分布在黏膜内，通常出现在泌酸黏膜（即胃体部）增生区域。细胞质嗜酸性的神经内分泌细胞紧密排列成细胞簇，被薄层纤维血管基质分隔。嗜银性和特征性免疫组织化学表型。

【备注】 分化好的增生性腺体可能内陷在相邻的固有层或黏膜下层中，这种结构起源于腺体疝形成，边界清楚，缺乏硬癌间质反应，不应该解释为肿瘤性浸润。

腺瘤及非典型增生，可能会表现出一定程度的异型增生和原有结构的扭曲。肉眼可见已被一些作者建议作为鉴别诊断标准。该标准不用于本组织学标准描述的上下文中。任何表现为乳头状或息肉样生长方式的病变，无论肉眼可见或不可见，都是腺瘤。具有腺瘤细胞形态学特征的上皮内小灶病变，不应诊断为腺瘤，而应诊断为非典型性增生。无论是否肉眼可见，腺瘤必须具有息肉样、无蒂或乳头状生长方式。

胃腺瘤在未经给药啮齿动物中并不常见，但在某些转基因小鼠品系中可能很常见（Takaku et al., 1999; Miyoshi et al., 2002）。它们与特定的突变相关，这些可能与人胃息肉相似的。

（2）腺癌（adenocarcinoma）（图 4.89，图 4.90）

【同义词】 Carcinoma。

【组织发生】 腺体和（或）表面上皮细胞。

【修饰语】 管状、乳头状、囊性、实体性、硬癌性、黏液性、印戒、未分化、混合型

【诊断特征】 ① 主要见于胃窦。② 正常的黏膜结构缺失。③ 外生或内生性生长方式。④ 主要形态学类型包括管状、乳头状、囊性、实体性、硬癌性、黏液性和印戒。⑤ 肿瘤细胞以巢状或者条索状侵袭固有层或者更深层，黏膜基底膜完整性缺失。⑥ 不同程度的细胞及核异型性、间变、深染、嗜碱性或透明细胞质及核分裂象增加。⑦ 即使分化差的病变，也可能存在黏蛋白分泌，如果分化黏蛋白分泌能力强，可能会出现印戒形态。这种肿瘤通常在局部高度浸润，但肿瘤细胞可能不明显，在此情况下细胞角蛋白染色对肿瘤诊断和评估肿瘤范围最有帮助。⑧ 侵袭性生长可能引起纤维／硬癌反应及炎症，即浸润区域周围出现疏松间质。

【鉴别诊断】 ①（黏膜）局灶性增生［hyperplasia focal (mucosal)］：除憩室外，增生保持了黏膜的正常结构；单纯增生无异型性；腺胃憩室局部及分散性穿透到固有层或更深层，保持基底膜完整性，

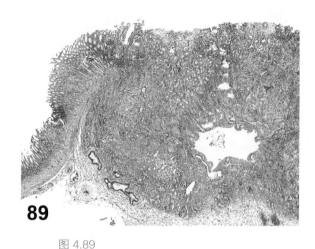

图 4.89

大鼠腺胃。腺癌

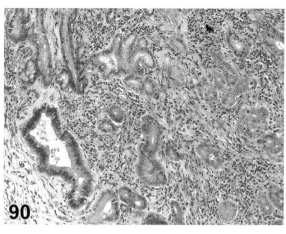

图 4.90

大鼠腺胃。腺癌。图 4.89 的高倍放大，显示了真正的浸润性生长，基底膜不完整。间质不成熟和细胞较多

且被原有的成熟组织包围，无硬癌间质反应。②（黏膜）局灶性非典型增生［hyperplasia focal (mucosal) atypical］：限于黏膜层内，无浸润性生长；腺胃憩室局部进入固有层或更深层。基底膜通常完整无损。③ 憩室（diverticulum）：局部及分散性侵入固有层或更深层并保持基底膜完整性，且被原有的成熟组织包围，无硬癌间质反应。④ 腺瘤（adenoma）：无浸润性生长，通过腺胃憩室可能局部及分散性侵入固有层或更深层，但持基底膜通常完整无损。⑤ 恶性神经内分泌细胞肿瘤（tumor, neuroendocrine cell, malignant）：通常来源于泌酸黏膜（即胃体）的增生区域，紧密排列的嗜酸性胞质神经内分泌细胞簇被薄层纤维血管基质隔开，具有嗜银性和特征性免疫组织化学表型。

【备注】　除一些转基因小鼠品系外，胃腺癌是啮齿动物罕见自发性肿瘤。常规小鼠/大鼠品系中化学物质诱导的肿瘤并不常见，除非是由特殊化学物质诱导如 *N*– 甲基 –*N′*– 亚硝基胍、NMU、MNNG 可以诱导大鼠胃腺癌，而小鼠具有较强的耐受性（Tsukamoto et al., 2007）。形态类型可能取决于病因 / 致癌物。

（3）良性神经内分泌细胞肿瘤（tumor, neuroendocrine cell, benign）（图 4.91，图 4.92）

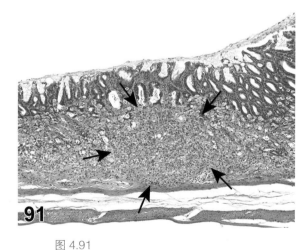

图 4.91

大鼠腺胃。良性神经内分泌细胞肿瘤。周围可见散在性神经内分泌增生。肿瘤由箭头所示

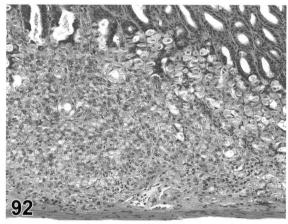

图 4.92

大鼠腺胃。良性神经内分泌细胞肿瘤。图 4.91 的高倍放大。注意细胞质嗜酸性增强，轻度核和细胞多形性

【同义词】　Enterochromaffin–like cell tumor; APUDoma (APUD = Amine Precursor Uptake and Decarboxylase); intramucosal neuroendocrine cell tumor。

【组织发生】　　胃黏膜神经内分泌细胞；肠嗜铬样（enterochromaffin-like, ECL）细胞是泌酸黏膜的主要神经内分泌细胞。

【诊断特征】　　① 分散的、边界清楚的神经内分泌细胞聚集，可能来自泌酸黏膜（即胃体）的增生区域。② 细胞聚集超过 3 个胃腺直径。③ 仅限于黏膜内。④ 可观察到相邻黏膜腺体受挤压或坏死。

【鉴别诊断】　　① 神经内分泌细胞增生（hyperplasia, neuroendocrine cell）：分化好的单个细胞或细胞簇分散分布；分散病灶不超过 3 个胃腺直径。② 恶性神经内分泌细胞肿瘤（tumor, neuroendocrine cell, malignant）：肿瘤浸润突破黏膜肌层，通常低分化细胞排列成索状或结节状，浆膜沉积或远处转移。③ 异位肝细胞（ectopic hepatocyte）：无肿瘤性行为或细胞学改变。缺乏神经内分泌细胞的特征性标志物（如嗜银、免疫组织化学特征）。

【备注】　　在抗分泌药物处理后对高胃泌素血症的反应中，可见神经内分泌细胞增生和肿瘤（Spencer et al., 1989）。胃底黏膜增生通常也很明显。在黏膜下层可以观察到少量正常的神经内分泌细胞，不应归类为肿瘤。

（4）恶性神经内分泌细胞肿瘤（tumor, neuroendocrine cell, malignant）（图 4.93，图 4.94）

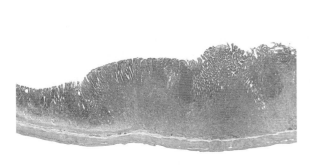

图 4.93

大鼠腺胃。恶性神经内分泌细胞肿瘤

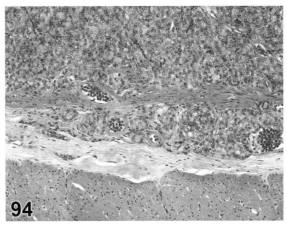

图 4.94

大鼠腺胃。恶性神经内分泌细胞肿瘤。图 4.93 的高倍放大。注意肿瘤性神经内分泌细胞位于黏膜下部位，提示浸润性生长

【同义词】　　Neuroendocrine carcinoma; carcinoid; enterochromaffin-like cell tumor; APUDoma (APUD = amine precursor uptake, decarboxylase); intramucosal neuroendocrine cell tumor (benign).

【组织发生】　　神经内分泌细胞肿瘤性转化。

【诊断特征】　　① 神经内分泌细胞的聚集，可能来自泌酸黏膜（即胃体区）的增生区域。② 黏膜内生长，细胞淡染或者嗜酸性小结节，有时在黏膜下层出现较大结节。③ 肿瘤浸润突破黏膜肌层，通常细胞分化程度较低、排列成索状或结节状。④ 可能存在区域淋巴结或肝转移。

【鉴别诊断】　　① 神经内分泌细胞增生（hyperplasia, neuroendocrine cell）：分化好的单个细胞或细胞簇分散分布；分散病灶不超过 3 个胃腺直径。② 异位肝细胞（ectopic hepatocyte）：缺乏肿瘤行为或细胞学改变。缺乏神经内分泌细胞的特征性标志物（如嗜银、免疫组织化学特征）。

【备注】　　在抗分泌药物处理后对高胃泌素血症的反应中，可见神经内分泌细胞增生和肿瘤（Spencer et al., 1989）。胃底黏膜增生通常也很明显。在黏膜下层可以观察到少量正常的神经内分泌细胞，不应归类为肿瘤。

（5）平滑肌瘤（leiomyoma）（图 4.95，图 4.96）

【组织发生】　　肌层的平滑肌细胞。

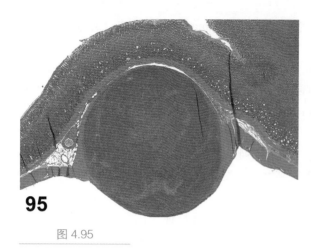

图 4.95

大鼠腺胃。平滑肌瘤

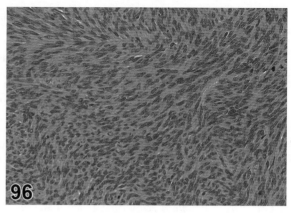

图 4.96

大鼠腺胃。平滑肌瘤。图 4.95 的高倍放大，注意单一形态的梭形肿瘤细胞

【诊断特征】　①肿瘤位于胃壁内。②均一的梭形细胞排列纵横交错，呈束状和漩涡状。③通常细胞核呈两端钝圆或雪茄状。④嗜酸性细胞质含有纵向肌丝、清晰的核周隙，结蛋白免疫反应呈阳性。

【鉴别诊断】　①平滑肌肉瘤（leiomyosarcoma）：出现核分裂象及细胞多形性。②胃肠道间质肿瘤（gastrointestinal stromal tumor, GIST）：在某一特定研究中，只有在软组织肿瘤发生率存在组间差异的情况下，才需与其他软组织肿瘤相鉴别。只能通过免疫组织化学与其他软组织肿瘤进行明确鉴别：通常 CD117 呈阳性（由 *c-kit* 编码的细胞因子受体）。细胞呈梭形、上皮样或多形性。细胞边界不清楚，纤维状胞质；细胞成束排列，具有席纹状结构；核呈梭形或不规则形。③神经鞘瘤（schwannoma）：CD117 阴性，S–100 阳性；细胞边界不清，细胞细长，嗜酸性胞质；核有时排列成栅栏（即 Antoni A 型）。④纤维瘤 / 肉瘤（fibroma/sarcoma）：CD117 和 S–100 阴性；梭形细胞交错成束；马松三色染色胶原蛋白呈蓝色。⑤组织细胞肉瘤（histiocytic sarcoma）：组织细胞标志物阳性（大鼠为 ED–1，小鼠为因子 4/80）、CD117 和 S–100 阴性；浸润性生长方式，多形性。

【备注】　与在其他组织观察到的平滑肌瘤相似，另见软组织肿瘤的 INHAND 文章（Greaves et al., 2013）。

（6）平滑肌肉瘤（leiomyosarcoma）（图 4.97，图 4.98）

【组织发生】　肌层的平滑肌细胞。

【诊断特征】　①肿瘤位于胃壁内。②与平滑肌瘤相似，但具有更强的多形性和更活跃的有丝分裂。③坏死、囊性改变及矿化是常见特征。④远处转移。

【鉴别诊断】　①平滑肌瘤（leiomyoma）：极少或无细胞多形性或有丝分裂活动。②胃肠道间质肿瘤（gastrointestinal stromal tumor, GIST）：在某一特定研究中，只有在软组织肿瘤发生率存在组间差异的情况下，才需与其他软组织肿瘤相鉴别。只能通过免疫组织化学与其他软组织肿瘤进行明确鉴别：通常 CD117 呈阳性（由 *c-kit* 编码的细胞因子受体）。细胞呈梭形、上皮样或多形性。细胞边界不清楚，纤维状胞质；细胞成束排列，具有席纹状结构；核呈梭形或不规则形。③神经鞘瘤（schwannoma）：CD117 阴性，S–100 阳性；细胞边界不清，细胞细长，嗜酸性胞质；核有时排列成栅栏状（即 Antoni A 型）。④纤维瘤 / 肉瘤（fibroma/sarcoma）：CD117 和 S–100 阴性；梭形细胞交错成束；马松三色染色胶原蛋白呈蓝色。⑤组织细胞肉瘤（histiocytic sarcoma）：组织细胞标志物阳性（大鼠为 ED–1，小鼠为因子 4/80）、CD117 和 S–100 阴性；浸润性生长模式，多形性。

【备注】　与在其他组织观察到的平滑肌肉瘤相似，另见软组织肿瘤的 INHAND 文章（Greaves et al., 2013）。

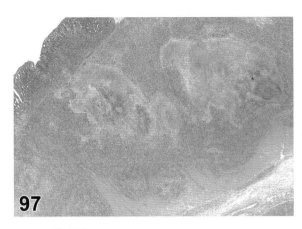

图 4.97

大鼠非腺胃。平滑肌肉瘤

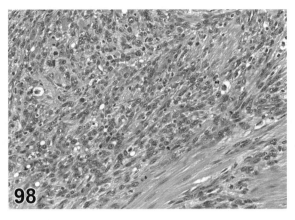

图 4.98

大鼠非腺胃。平滑肌肉瘤。图 4.97 的高倍放大。细胞多形性提示该肿瘤为恶性

（7）良性胃肠道间质肿瘤（GIST）［gastrointestinal stromal tumor (GIST), benign］

【同义词】　Interstitial Cajal cell tumor, benign; gastrointestinal pacemaker cell tumor, benign。

【组织发生】　位于肌层或肌间神经丛中特化的平滑肌细胞（即卡哈尔间质细胞）。

【诊断特征】　① 肿瘤界限清楚，膨胀性生长。② 细胞可成束排列并具有席纹状结构，可能存在黏液样区域。③ 细胞呈梭形、上皮样或多形性。细胞边界不清和纤维状细胞质。④ 梭形或不规则形细胞核。⑤ 通常 CD117（c-kit 编码的细胞因子受体）阳性。

【鉴别诊断】　① 恶性胃肠道间质肿瘤（gastrointestinal stromal tumor, malignant）：浸润性生长，可能存在远处转移。② 平滑肌瘤（leiomyoma）：CD117 阴性，结蛋白阳性；均一的梭形细胞纵横交错排列，呈交错束状和漩涡状；细胞核两端钝圆、梭形核，细胞核轻微多形性；肌原纤维 PTAH 染色呈阳性。③ 平滑肌肉瘤（leiomyoscarcoma）：CD117 阴性，结蛋白阳性；均匀的梭形细胞纵横交错排列，呈交错束状和旋涡状；两端钝圆，深染梭形核，多形性及高有丝分裂指数，肌原纤维 PTAH 染色呈阳性。④ 神经鞘瘤（schwannoma）：CD117 阴性，S-100 阳性；细胞边界不清，细胞细长，胞质嗜酸性；核有时排列成栅栏状（即 Antoni A 型）。

【备注】　GIST 通常不易与平滑肌瘤/平滑肌肉瘤或其他软组织肿瘤进行鉴别。然而，在某一研究中，如果平滑肌肿瘤发生率异常增高，则需要对包括 GIST 在内的不同类型的肿瘤进行免疫组织化学鉴别。

实验诱导大鼠腺胃 GIST 和大鼠非腺胃自发性 GIST 已有报道（Fujimoto et al., 2006; Mukaisho et al., 2006）。GEM 小鼠的盲肠 GIST 可过度表达突变 KIT（Nakai et al., 2008）。问题是一些常规诊断的啮齿动物间质肿瘤（如平滑肌瘤）实际上是否是 GIST。

（8）恶性胃肠道间质肿瘤［gastrointestinal stromal tumor (GIST), malignant］

【同义词】　Interstitial Cajal cell tumor, malignant; gastrointestinal pacemaker cell tumor, malignant。

【组织发生】　肌层特化平滑肌细胞（即卡哈尔间质细胞）或肌间神经丛。

【诊断特征】　① 局灶性浸润性生长方式。② 细胞可成束状排列，呈席纹状，可能存在黏液样区域。③ 细胞呈梭形、上皮样或多形性。细胞边界不清，胞质纤维状。④ 细胞核呈梭形或不规则形。⑤ 通常 CD117（c-kit 编码的细胞因子受体）阳性。⑥ 可能出现远处转移。

【鉴别诊断】　① 良性胃肠道间质肿瘤（gastrointestinal stromal tumor, benign）：膨胀性生长，无远处转移。② 平滑肌瘤（leiomyoma）：CD117 阴性，结蛋白阳性；均一的梭形细胞交错束状和漩涡状；两端钝圆，梭形核，轻微核多形性；PTAH 染色肌原纤维呈阳性。③ 平滑肌肉瘤（leiomyoscarcoma）：CD117 阴性，结蛋白阳性；均一的梭形细胞交错成束状和漩涡状；两端钝圆，深染梭形核，多形性及高有丝分裂指数，PTAH 染色肌原纤维呈阳性。④ 神经鞘瘤（schwannoma）：CD117 阴性，S-100 阳性；细胞边界不清，细胞细长，胞质嗜酸性；核有时排列成栅栏状（即 Antoni A 型）。

【备注】　　GIST 通常不易与平滑肌瘤 / 平滑肌肉瘤或其他软组织肿瘤进行鉴别。然而，在某一研究中，出现平滑肌肿瘤发生率异常增高，需对不同肿瘤类型（包括 GIST）进行免疫组织化学鉴别。

实验诱导大鼠腺胃 GIST 和大鼠非腺胃自发性 GIST 已有报道（Fujimoto et al., 2006; Mukaisho et al., 2006）。GEM 小鼠的盲肠 GIST 可过度表达突变 KIT（Nakai et al., 2008）。问题是一些常规诊断的啮齿动物间质肿瘤（如平滑肌瘤）实际上是否是 GIST。

四、小肠和大肠

（一）形态学（解剖学）

与其他哺乳动物一样，啮齿动物的小肠被细分为十二指肠、空肠和回肠，旨在摄入物质的消化和吸收（Treuting and Dintzis, 2012）。大肠由盲肠、结肠和直肠组成。盲肠是一个大的盲端囊，具有相当大的发酵潜力。结肠有升段、短的横段和降段，直肠终止于肛门。除直肠末端外，其他所有部分均通过肠系膜与体壁相连，肠系膜的功能为血管、淋巴管和神经供应的管道。直肠末端位于盆腔外，因此周围缺乏浆膜。

极少数情况下，出现先天性发育异常，如肠重复（Elangbam et al., 1998）。像这种病变可以基于大体病理学观察进行诊断，但不在本文讨论。

（二）形态学（组织学）

组织学上，小肠黏膜由基底隐窝（也称为利伯屈恩隐窝）和延伸到管腔的绒毛组成。隐窝的基底部内衬干细胞；隐窝其余部分由增殖的上皮细胞组成，其向上迁移至绒毛进而分化为具有微绒毛的吸收细胞或杯状细胞，更新时间约为 3 d，或留在隐窝并分化为潘氏细胞。绒毛上皮由具有表面微绒毛的高柱状细胞（主要吸收细胞）、含有黏液的杯状细胞和分布在固有层上的神经内分泌细胞组成，固有层由具有丰富血管和淋巴管网络的结缔组织组成。固有层包含数量不等的淋巴细胞、巨噬细胞、浆细胞、嗜酸性粒细胞和（或）肥大细胞，同时偶尔在上皮内可见淋巴细胞。与十二指肠相比，具有外分泌浆液性形态并可产生抗菌肽的潘氏细胞，在空肠和回肠的隐窝中的数量更多。位于幽门 - 十二指肠交界处黏膜下的十二指肠腺可产生富含碳酸氢盐的分泌物。十二指肠的绒毛较空肠和回肠绒毛高。除与空肠的一个肠系膜附着相比回肠末端浆膜面有两个附着（肠系膜和回盲韧带）外，回肠和空肠的横断面是很难区分的。随着年龄的增长，十二指肠绒毛由于核心的结缔组织纤维数量增加而变得又短又厚，与此同时由于肠道近段营养吸收降低导致更多的营养物质进入远端肠道使得回肠的绒毛变长（Shackelford and Elwell, 1999）。

在空肠和回肠的肠系膜附着对面，可见边界清楚的淋巴组织聚集灶（派氏结）可形成生发中心。类似的聚集灶也可见于胃肠道其他段，统称为胃肠道相关淋巴组织（gastrointestinal-associated lymphoid tissue, GALT）。大肠没有绒毛，取而代之的是黏膜横向或纵向折叠形成的皱襞。在小鼠和大鼠中近端结肠的皱襞有一个独特的螺旋方向。黏膜内衬单层 3 类细胞：吸收细胞、杯状（黏液）细胞和神经内分泌细胞。每个腺体都有一个增殖区，细胞要么向外迁移并分化为吸收细胞或杯状细胞，要么留在腺体的基底部作为分泌细胞。吸收细胞和杯状细胞更新时间为 4.6 d，隐窝深部分泌细胞为 14 ～ 21 d（Karam, 1999）。淋巴细胞聚集灶可见于大肠各部位的黏膜和黏膜下层，但不像小肠那样仅限于肠系膜附着对面。

固有层结缔组织和连续的黏膜肌层支撑着大肠和小肠黏膜。黏膜肌层下方是黏膜下层疏松结缔组织（其中包含较大的血管、淋巴管和神经）和肌层（也称为固有肌层或外肌层）。除直肠末端外，其他肠道外表面都被覆浆膜。直肠也被较厚的肌层包裹。肠道中的肠神经系统以黏膜下神经丛和肌间神经丛的形式存在，后者位于肌层的纵形肌和环形肌之间。

（三）生理学

小肠的主要功能是通过胰酶和胆汁盐对食物进行化学消化，并高效地吸收消化产物。大肠的主要功能是通过在盲肠中发酵进一步消化，直肠吸收水分及临时储存排便前废物。疾病过程或受试物会干扰这些过程，导致腹泻。虽不常见，肌层功能受损可导致直肠和结肠的嵌塞和临床便秘。小肠黏膜是高酶活性和结合反应的部位，因此经口给予受试物在小肠里可被代谢、活化或失活。GALT 在身体抵御食物中微生物入侵中起主要作用，这些微生物通常驻留在肠腔中。

（四）解剖和修块

在安全性评价试验中，小肠是经口给予受试物的主要吸收部位，因此必须仔细评估。由于大肠和小肠形态随着长度改变而改变，剖检时一致的取材部位和一致的切片方向尤为重要。GoRENI 修块指南（网址：https//reni.item.fraunhofer.de/reni/trimming）指定以下常规检查部位：① 十二指肠：幽门括约肌远端 1 cm；② 空肠：中段；③ 回肠：盲肠近端 1 cm；④ 盲肠；⑤ 结肠：中央部分；⑥ 直肠：肛门近端 2 cm。对于涉及探索性研究诱导肠道肿瘤的试验，需要打开整个肠道，记录病灶位置和大小。除了 6 个标准取材部位以外，每个肿瘤也可能需要固定和制片。另外，可以使用瑞士卷法固定整个肠道。然而，打开肠道并用生理盐水冲洗内容物，可能会损伤死后迅速自溶的脆弱黏膜，因为死后自溶的变性发生非常快。使用这个方法会使在随后的组织修块和包埋过程中组织方向不易确定。此外，重要的是，要注意组织学检查取材的肠段中含有的摄入 / 消化物的数量和质量，因为这可能会影响黏膜的高度。应在解剖时尝试对空肠或回肠（肉眼可见）的派氏结进行取材，以便可以在小肠的常规切片中对 GALT 进行显微镜评估。肠道的毒理学评价还应包括检查肌层、黏膜下和肌间神经丛，这些神经丛偶尔出现与受试物相关的改变。

（五）术语诊断标准和鉴别诊断

1. 先天性病变

（1）异位组织（ectopic tissue）（图 4.99）

【修饰语】　胰腺。

【发病机制】　黏膜或黏膜下出现胰腺细胞。

【诊断特征】　① 通常在黏膜或黏膜下层出现胰腺腺泡。胰岛也可能存在。② 出现在肠系膜附着部位附近。

【鉴别诊断】　无。

【备注】　十二指肠前部肠壁出现导管组织（胆管或胰腺导管）属于正常现象（Shackelford and Elwell, 1999）。

（2）鳞状上皮囊肿（cyst squamous）（图 4.100）

【发病机制】　在黏膜、肌层或浆膜出现内衬鳞状上皮细胞的囊肿。

【诊断特征】　① 囊肿内衬角化复层鳞状上皮。② 腔内经常含有角化物质。

【鉴别诊断】　囊性单纯性憩室或囊性非典型憩室（diverticulum, simple, cystic or diverticulum, atypical, cystic）：内衬腺上皮，没有角蛋白形成。

【备注】　虽然鳞状上皮囊肿最可能是先天性起源，但它们可能继发于上皮细胞排列紊乱，如在炎症过程中形成。鳞状上皮囊肿偶见于 B6C3F1 小鼠的结肠和直肠肌层（Shackelford and Elwell, 1999）。此改变考虑与局灶性肌层无力或不连续有关，导致疝通过黏膜下层和黏膜突出至浆膜。如果怀疑炎症后的延伸为发病机制，病理学家可以选择解释局灶性改变为憩室，而不是先天性囊肿。

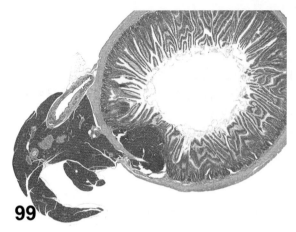

99

图 4.99

大鼠十二指肠。异位组织，胰腺

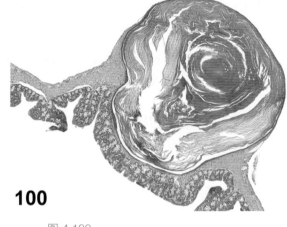

100

图 4.100

小鼠盲肠。鳞状上皮囊肿

2. 细胞变性、损伤和死亡

（1）十二指肠腺萎缩（atrophy, brunner's gland）（图 4.101）

【发病机制】 十二指肠腺大小和数量均减少。

【诊断特征】 ① 十二指肠腺腺泡大小和数量均减少。② 可能伴有炎症反应。③ 可能伴有纤维化。

【鉴别诊断】 无。

（2）萎缩（atrophy）（图 4.102）

【修饰语】 绒毛、黏膜。

【发病机制】 黏膜萎缩与有丝分裂能力降低相关。在小肠中，绒毛高度和隐窝深度都减少；在大肠中，黏液细胞大小和数量减少导致黏膜厚度降低。

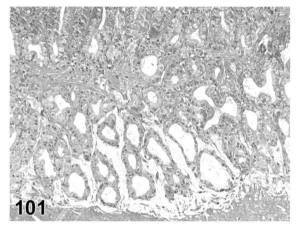

101

图 4.101

大鼠十二指肠。十二指肠腺萎缩

【诊断特征】 ① 绒毛高度降低但宽度增加。② 小肠隐窝深度减少及大肠黏液腺减少。③ 通过凋亡或坏死，降低有丝分裂率和或增加细胞缺失。④ 上皮正常规则的排列消失及外观呈扁平、立方或空泡样。

【鉴别诊断】 ① 扩 张（dilatation）：液体或气体引起的扩张可导致微绒毛高度减少，机械性原因可导致大肠黏膜厚度减少。② 自溶（autolysis）：绒毛尖部细胞最先破坏和丢失；无炎症反应。③ 正常分布（normal topography）：覆盖在十二指肠腺部位的绒毛可能比邻近区域的绒毛小 / 少。

【备注】 禁食、给予抗有丝分裂细胞毒性药物、继发于慢性炎症或轮状病毒感染后均可导致绒毛萎缩（Maekawa, 1994; Shackelford and

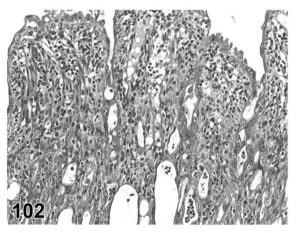

102

图 4.102

大鼠空肠。黏膜萎缩。绒毛变钝和重度扁平的隐窝上皮

Elwell, 1999; Percy and Barthold, 2007; Kramer, et al., 2010; Haschek, et al., 2010）。此外，垂体切除术、甲状腺切除术和部分肠道搭桥手术也可实验诱导绒毛萎缩（Greaves, 2012）。绒毛萎缩可能伴有其他退行性变化，如脂质沉积（Murgatroyd，1980）。不伴有固有层或增殖细胞群的损伤的绒毛和黏膜萎缩是可逆的。但是，如果对增殖细胞的持续影响存在，如细胞毒性物质，萎缩之后会出现糜烂/溃疡、出血和继发感染。药物通过干扰纺锤体引起的黏膜萎缩，可见核异常包括核巨大。

（3）肥大（hypertrophy）（图 4.103，图 4.104）

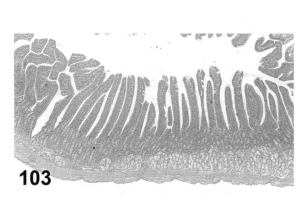

图 4.103

大鼠十二指肠。正常黏膜（与图 4.104 进行比较）

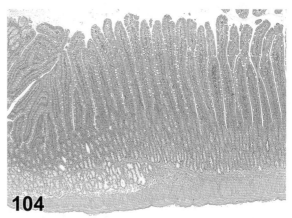

图 4.104

大鼠十二指肠。弥漫性黏膜肥大。与图 4.103 放大倍数相同

【同义词】　　Hyperplasia mucosa diffuse。

【修饰语】　　绒毛、黏膜。

【发病机制】　　绒毛高度和隐窝深度增加。

【诊断特征】　　① 小肠绒毛高度增加。② 大肠黏膜厚度增加。③ 可见有丝分裂活动增加。

【鉴别诊断】　　人工假象（artifact）：与空肠和回肠相比，十二指肠绒毛更长。因此，解剖取材部位不一致可能会导致错误诊断。

【备注】　　黏膜厚度或绒毛高度增加反映所有细胞成分的增生。受试物（如四氧嘧啶、多氯芳烃、甲状腺模拟受试物）和激素变化如哺乳期和甲状腺功能亢进状态，可诱导绒毛肥大（Bertram et al., 1996; Greaves, 2012）。绒毛高度还受营养因素的影响，如膳食纤维的量（Burkhardt et al., 1998）。

（4）潘氏细胞减少（reduction, paneth cell）

【发病机制】　　小肠潘氏细胞颗粒减少和（或）潘氏细胞缺失。

【诊断特征】　　潘氏细胞颗粒数量减少和（或）潘氏细胞缺失。

【鉴别诊断】　　无。然而，有必要核实肠道标本的部位，因为潘氏细胞密度分布不一，十二指肠中分布较少。

【备注】　　近期文献报道潘氏细胞是内质网应激反应的特别敏感靶点，其功能的破坏是炎症性肠病的一个危险因素（Ouellete, 2010）。某些转基因小鼠品系中，如若病毒感染，可观察到潘氏细胞减少（Cadwell et al., 2010）。

（5）潘氏细胞肥大（hypertrophy, paneth cell）（图 4.105）

【发病机制】　　小肠潘氏细胞体积增大。

【诊断特征】　　① 潘氏细胞肥大。② 可伴有绒毛萎缩。③ 也可见潘氏细胞增生。

【鉴别诊断】　　无。

【备注】　　通过手术分离回肠襻（Keren et al., 1975）实验诱导潘氏细胞的肥大和增生伴有绒毛萎缩。

（6）潘氏细胞化生（metaplasia, paneth cell）（图 4.106）

【发病机制】　　大肠黏膜出现潘氏细胞。

【诊断特征】　　① 大肠黏膜出现潘氏细胞。② 伴有慢性炎症病变。

【鉴别诊断】　　无。

【备注】　　在给予葡聚糖硫酸钠和 1, 2- 二甲基肼引起的结肠炎中，潘氏细胞化生出现在诱导炎症病变后 4 周（Imai et al., 2007）。潘氏细胞显示 β- 连环素的表达增加（Imai et al., 2007）。在该模型中发生的肿瘤中也可见潘氏细胞分化。

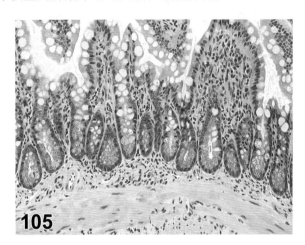

图 4.105

小鼠空肠。潘氏细胞肥大

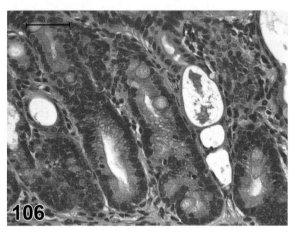

图 4.106

大鼠结肠。潘氏细胞化生。注意有些隐窝上皮萎缩

（7）黏膜空泡化（vacuolation, mucosa）（图 4.107，图 4.108）

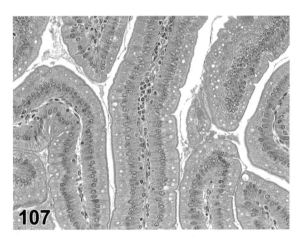

图 4.107

大鼠十二指肠。黏膜（肠细胞）弥漫性空泡化

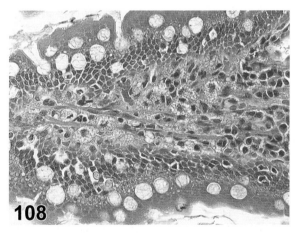

图 4.108

大鼠空肠。黏膜泡沫状空泡化。注意受累及的细胞位于固有层内

【同义词】　　Vacuolar degeneration, vesicular degeneration。

【修饰语】　　泡沫状。

【发病机制】　　在没有其他细胞变性和坏死的表现下，绒毛上皮细胞和固有层巨噬细胞中蓄积不同特性的物质，包括液体、脂质和磷脂。

【诊断特征】　　① 绒毛上皮空泡，尤其是十二指肠和空肠。② 空泡通常见于绒毛上 1/3 上皮细胞的顶端。③ 空泡也可见于固有层和肠系膜淋巴结内的巨噬细胞。巨噬细胞破裂后，可在固有层看到游离的脂滴。偶见固有层出现异物巨细胞。④ 泡沫状：肥大的细胞的细胞质呈泡沫状。

【鉴别诊断】 ① 黏液细胞肥大或增生（hypertrophy or hyperplasia, mucous cell）：可见黏蛋白，黏蛋白可经过特殊染色来确认（PAS 和阿尔辛蓝）。② 坏死（necrosis）：细胞肿胀，细胞质呈弱嗜酸性；核嗜碱性缺失、核固缩和（或）核碎裂，这都会影响细胞的聚集。

【备注】 空泡的性质可通过特殊技术定性：

含有中性脂质的空泡用油红 O 染色和苏丹黑染色呈阳性。

据报道，多种外源性物质包括葡萄糖转运抑制剂、嘌呤霉素、乙硫氨酸和钒，可改变脂质合成或转运导致绒毛上皮细胞质内脂质蓄积（Murgatroyd, 1980; Greaves, 2012; Imura et al., 2013）。此外，给予红霉素酯后可见脂滴，该化合物被吸收、不被水解、转化为乳糜微粒样小滴，在巨噬细胞中聚集（Visscher et al., 1980）。

细胞质细小空泡化呈泡沫状，可被疑为磷脂质沉积症。这种情况下，应使用修饰语"泡沫样"。如果此改变反映了磷脂质沉积，可以通过组织化学鉴定（碱性磷酸酶），免疫染色（用于溶酶体膜蛋白，如 LAMP-2）或透射电子显微镜来确定溶酶体的大小和数量增加。使用后一种技术，溶酶体内可观察到同心多层结构（髓样小体 / 板层小体）。术语磷脂质沉积症仅用于已经通过以上任一技术确认后的情况下。在肠道，磷脂质沉积症改变最常见于巨噬细胞，依据受试物在细胞内的特殊分布，也可见于上皮细胞、肌细胞和神经节（Reasor et al., 2006）。受影响的细胞可出现于机体的其他器官和组织中，但在口服给予诱导磷脂质沉积症的受试物后，肠道可能是受影响严重的部位之一（Mazue et al., 1984）。依据受试物在组织内的特殊分布，静脉注射此类受试物后肠道也会受到影响。经典的确定性诊断特征是通过电子显微镜鉴定溶酶体板层小体，溶酶体膜蛋白的免疫组织化学染色，通过脂肪分化相关蛋白着色，可以清楚区分溶酶体和中性脂肪空泡膜（Obert et al., 2007）。

（8）十二指肠腺变性 / 坏死（degeneration/necrosis, brunner's glands）（图 4.109）

【发病机制】 十二指肠腺变性 / 坏死。

【诊断特征】 ① 上皮细胞变性及坏死。② 腺体腺泡紊乱伴基底破坏膜。③ 腺体可能扩张，内衬扁平、萎缩上皮细胞。④ 伴有炎症反应。⑤ 可能伴有十二指肠上皮反应性增生。

【鉴别诊断】 十二指肠腺萎缩（atrophy, Brunner's glands）：细胞体积和数量减少，但无坏死和炎症。

【备注】 给予针对血管内皮生长因子（vascular endothelial growth factor, VEGF）的受体型酪氨的激酶（receptor tyrosine kinase, RTF）抑制剂后的大鼠，据报道可见十二指肠腺变性 / 坏死（Inomata et al., 2014）。腺体的变性和坏死之后基底膜受损导致腺体扩张和中性粒细胞炎症反应。在最严重的病变中，炎

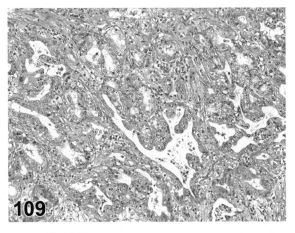

图 4.109

十二指肠腺变性 / 坏死

症蔓延至周围黏膜和肌层。随着给药时间的延长，可见扩张的十二指肠腺内衬扁平萎缩上皮，其可形成囊腔延伸到肌层。长期给药后，十二指肠腺改变伴有中性粒细胞和淋巴细胞混合炎症反应、纤维化及邻近十二指肠上皮反应性增生。

（9）淋巴管扩张（lymphangiectasis）（图 4.110）

【同义词】 Lacteal dilatation。

【发病机制】 乳糜管含脂质扩张。

【诊断特征】 ① 扩张的乳糜管位于绒毛。② 肠系膜淋巴结被膜下窦可见扩张。③ 可伴有上皮

细胞和（或）固有层中的巨噬细胞轻微空泡化。

【鉴别诊断】 无。

【备注】 淋巴管扩张可能是原发性的，由于代谢改变影响乳糜微粒形成或脂质在乳糜管中的转运，或继发于阻塞或炎症，如瘤形成、纤维化、肉芽肿性感染。在给予吲哚 –3– 甲醇的大鼠试验中，大脂滴的蓄积导致小肠淋巴管扩张，可能是由于乳糜管中脂质转运障碍（Boyle et al., 2012）。虽然固有层中可见空泡化巨噬细胞和巨细胞，但上皮细胞无影响（Boyle et al., 2012）。

（10）上皮合胞体（syncytia, epithelium）（图 4.111）

【发病机制】 干扰细胞分裂（胞质分裂），如感染一种冠状病毒——嗜肠性小鼠肝炎病毒（mouse hepatitis virus, MHV）后。

【诊断特征】 ① 肠细胞合胞体形成（气球样变的细胞偶尔可见胞质内嗜酸性包涵物）。② 也可见绒毛萎缩和黏膜坏死，尤其是在年轻小鼠中。

【鉴别诊断】 无。

【备注】 上皮合胞体在 MHV 感染中很常见。当观察到上皮合胞体时，应考虑 MHV 感染。

嗜肠性 MHV 毒株的病变仅限于肠道，通常位于回肠、盲肠和近端结肠（Percy and Barthold, 2007; Shackelford and Elwell, 1999）。病变在年轻小鼠中最为严重，而在成年小鼠仅限于合胞体形成。在感染后存活的小鼠中可见肠道上皮代偿性增生。呼吸道毒株感染时，肠道病变很少见，感染主要限于 GALT。

（11）凋亡（apoptosis）（图 4.112）

【同义词】 Apoptotic cell death。

【发病机制】 受基因调控的、依赖于能量的过程，导致凋亡小体的形成，并被相邻的细胞吞噬。

【诊断特征】 ① 单个细胞或小细胞簇。② 细胞皱缩。③ 胞质嗜酸性增强。④ 细胞核皱缩、核固缩、核碎裂，而细胞膜完整。⑤ 凋亡小体。⑥ 胞质内残留凋亡小体。⑦ 组织巨噬细胞或邻近细胞吞噬凋亡小体。⑧ 无炎症。

【鉴别诊断】 ① 黏膜坏死（necrosis, mucosa）：死亡细胞的形态学特征明显符合坏死的诊断标准（细胞和细胞核肿胀、胞质淡染等）。② 黏膜凋亡 / 坏死（apoptosis/necrosis, mucosa）：两种类型的细胞死亡均存在，不需要分开记录，推荐使用组合术语便于统计。该术语也用于细胞死亡类型无法明确时。③ 糜烂 / 溃疡（erosion/ulcer）：局灶性或局灶广泛性穿透黏膜，部分黏膜受损（糜烂）或全部黏膜受损（溃疡）。

【备注】 细胞死亡术语和诊断标准是基于 INHAND 细胞死亡术语工作组草案的建议。

细胞凋亡不是坏死的同义词。这两种类型的细胞死亡之间的主要形态学差异为凋亡可见细胞皱缩，伴有核碎裂及易染体巨噬细胞，而坏死可见细胞肿胀、破裂及炎症。然而，其他形态学表现（如核固缩和核碎裂）是一致的。在常规 H&E 染色切片中细胞凋亡或单个细胞坏死形态学改变明显，或使用特

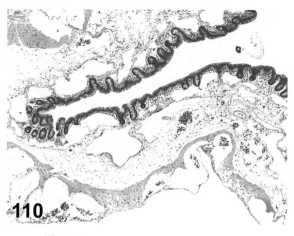

图 4.110

小鼠回肠。淋巴管扩张和水肿

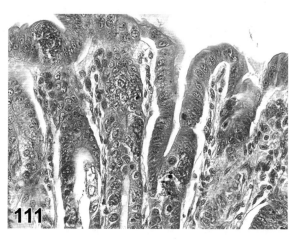

图 4.111

小鼠结肠（布安氏液固定）。上皮合胞体

殊技术（如胱天蛋白酶的透射电子显微镜或免疫组织化学）证明为其中之一，也可使用单独诊断术语。然而，因为形态学中有一致的改变，故坏死和凋亡在常规检查中不易区分，且这两个过程可以依次和（或）同时发生，取决于有害物质的伤害的强度和持续时间（Zeiss，2003）。这往往使在常规光镜下区分两者变得困难和不切实际。因此，组合术语细胞凋亡 / 坏死可用于常规毒性研究。

在特定研究下，需要鉴别细胞凋亡与单个细胞坏死，尤其是以机制研究为目的。透射电子显微镜被认为是确认细胞凋亡的金标准。其他鉴别技术包括DNA 梯形图（DNA-laddering）（易操作但不敏感），TUNEL（出现坏死细胞的假阳性）或胱天蛋白酶的免疫组织化学，尤其是胱天蛋白酶 3。Elmore（2007）

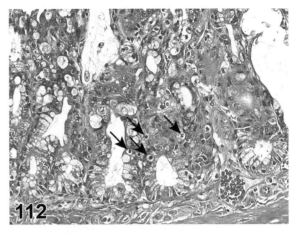

图 4.112

大鼠空肠。凋亡（箭头所示）位于严重萎缩的黏膜中

对此进行了详细综述。证实其中部分技术用于细胞凋亡的早期阶段检测，相反，H&E 染色切片的评估，仅检测晚期阶段；结果的总体解释应该考虑这些潜在的差异。因此，仅通过评估 H&E 染色切片可能无法识别程度低的细胞凋亡。

某些研究可能需要考虑用特定的确诊技术来确认除凋亡外的程序性细胞死亡形式（Galluzzi et al.，2012）。

（12）黏膜坏死（necrosis, mucosa）（图 4.113）

【同义词】　　Oncotic cell death; oncotic necrosis; necrosis。

【修饰语】　　单个细胞。

【发病机制】　　不受基因调控、不依赖于能量、被动的细胞死亡过程，细胞质漏入周围组织，引起炎症反应；可由经口给予的受试物直接诱导而产生。

【诊断特征】　　① 细胞肿胀，细胞质嗜酸性淡染。② 细胞核嗜碱性消失、核固缩和（或）核碎裂，影响细胞的聚集。③ 更严重病变上皮与黏膜下层分离。④ 通常可见变性细胞。作为坏死的一部分。⑤ 作为坏死的特征之一，可见轻微或轻度炎症细胞浸润。⑥ 单个细胞坏死：仅累及单个细胞。

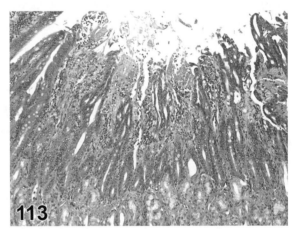

图 4.113

大鼠十二指肠。局灶性黏膜坏死

【鉴别诊断】　　① 凋亡（apoptosis）：细胞死亡的形态特征明确符合凋亡（细胞和细胞核皱缩，细胞质嗜酸性增强、核固缩等）和（或）用特殊技术证明凋亡。② 黏膜凋亡 / 坏死（apoptosis/necrosis, mucosa）：存在两种类型的细胞死亡，不需要分开记录，推荐使用组合术语便于统计。当无法明确细胞死亡类型时，也可使用该组合术语。③ 黏膜萎缩（atrophy, mucosa）：鳞状上皮所有层的厚度减少，严重病变基底生发层消失；通常无细胞变性或坏死。④ 糜烂 / 溃疡（erosion/ulcer）：局灶性或局灶广泛性穿透黏膜，累及部分黏膜（糜烂）或全部黏膜到达黏膜肌层（溃疡）。

【备注】　　上皮坏死通常可以发展为糜烂 / 溃疡，过去通常这样记录。当黏膜结构仍然完好无损时，推荐单独记录坏死作为该过程的初始改变。

（13）黏膜凋亡 / 坏死（apoptosis/necrosis, mucosa）

【同义词】　　Cell death。

【发病机制】　　不受基因调控、不依赖于能量、被动的细胞死亡过程，伴有细胞质渗漏到周围组织，而引发炎症反应（单个细胞坏死）；受基因调控、依赖能量的过程，导致形成凋亡小体，被相邻的细胞吞噬（凋亡）。

【诊断特征】　　① 两种类型的细胞死亡都存在，不需要分别记录，推荐使用组合术语便于统计。② 无法明确细胞死亡的类型。

【鉴别诊断】　　① 凋亡（apoptosis）：细胞死亡的形态特征符合凋亡（细胞和细胞核皱缩，细胞质嗜酸性增强、核固缩等），采用特殊技术证明细胞凋亡，要求分别记录凋亡和坏死。② 黏膜坏死（necrosis, mucosa）：死亡细胞形态学特征符合坏死的诊断标准（细胞质和细胞核肿胀，细胞质淡染等），要求分别记录细胞凋亡和坏死。③ 糜烂/溃疡（erosion/ulcer）：局灶性或局灶广泛性穿透黏膜，累及部分黏膜（糜烂）或全部黏膜到达肌层黏膜（溃疡）。

【备注】　　在常规检查中很难区分坏死和凋亡，且这两个过程可以依次和（或）同时发生，其取决于有害物质的损害强度和持续时间（Zeiss, 2003）。这往往使在常规光镜下区分两者变得困难和不切实际。在这些情况下，可使用组合术语凋亡/坏死。建议在病理报告正文中详细说明这个组合术语。

（14）糜烂/溃疡（erosion/ulcer）（图 4.114，图 4.124）

【发病机制】　　局部黏膜缺失，伴随部分黏膜穿透（糜烂）或全部黏膜穿透至黏膜肌层（溃疡）。

【诊断特征】　　① 上皮细胞坏死或缺失，但黏膜肌层完整（糜烂）。② 上皮细胞坏死或缺失，且黏膜肌层受损（溃疡）。③ 黏膜下层可见水肿，尤其是溃疡。④ 可见出血和含铁血黄素，尤其是溃疡。⑤ 糜烂和溃疡相邻的上皮细胞可见坏死、立方状至扁平状，或嗜碱性。⑥ 除近期形成的病灶外，还可见炎症细胞浸润。⑦ 慢性病变表现为慢性炎症细胞浸润、肉芽组织、纤维化及再生性上皮增生，导致黏膜和黏膜下层出现不规则囊性腺体。

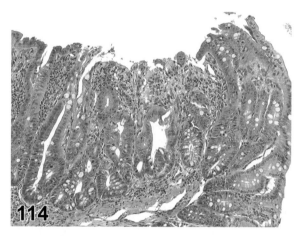

图 4.114

小鼠结肠。糜烂伴再生性增生

【鉴别诊断】　　① 人工假象（artifact）：解剖过程中黏膜的机械缺失；切面与组织在蜡块中的位置有关。② 自溶（autolysis）：管腔表面的细胞最先破坏和缺失；无炎症反应。

【备注】　　对于免疫功能正常屏障饲养的啮齿动物，糜烂和溃疡的最可能原因是给予外源性化合物（Greaves, 2012）。远端小肠急性糜烂和溃疡见于服用非甾体抗炎药后，COX-2 的新型抑制剂和细胞毒性抗癌药物，而电离辐射产生急性病变，随后出现纤维化和小动脉硬化症（Langberg and Hauer-Jensen, 1996; Haschek et al., 2010）。各种药物，如半胱胺、丙腈和 1-甲基-4-苯基-1, 2, 3, 6-四氢吡啶（1-methy-4-pheny-1, 2, 3, 6-tetrahydropyridine, MPTP）通过改变胃酸分泌，碳酸氢盐的产生并将其输送到十二指肠，导致十二指肠运动的变化和（或）多巴胺抑制使其产生慢性溃疡（Szabo and Cho, 1988）。一些病毒和细菌感染可能导致糜烂和溃疡，特别是在免疫缺陷小鼠或大鼠中（Haines et al., 1998）。

糜烂/溃疡通常是上皮坏死的结果。因为其与管腔相邻的独特结构，通常涉及多个器官层，独特地影响病变的进展和消退（如边缘增生、肉芽肿组织、炎症），通常糜烂/溃疡与上皮坏死分开记录。

（15）淀粉样物质（amyloid）（图 4.115）

【发病机制】　　一组化学性质不同的糖蛋白的多肽片段在细胞外沉积，见于包括肠黏膜在内的各种组织。

【诊断特征】 ① 淡染无定形、均质嗜酸性物质沉积。② 细胞外结缔组织和（或）血管壁。③ 在偏振光下刚果红染色呈绿色双折射性。

【鉴别诊断】 ① 玻璃样结缔组织（hyaline connective tissue）：刚果红染色阴性。② 血管纤维蛋白样坏死（fibrinoid necrosis of blood vessel）：切片中看见组织损伤的其他证据。

【备注】 淀粉样变在大鼠中极为罕见，但在某些小鼠品系中比较常见，肠绒毛固有层是淀粉样物质沉积的常见部位。在小鼠易感品系，有诸多因素包括性别、饮食、饲养条件、应激、内分泌状态和微生物感染状态都会影响淀粉样变的发生（Korenaga et al., 2004; Lipman et al., 1993）。以前在欧洲易感的CD-1品系现在很少发生淀粉样变，原因尚未确定。

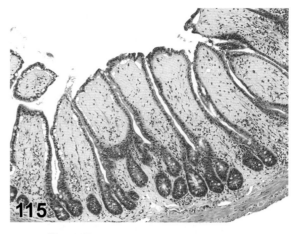

图 4.115

小鼠回肠。淀粉样物质位于绒毛固有层

在 H&E 染色切片中淀粉样物质的形态学特点和出现的部位通常足以正常诊断。通过使用特殊染色方法如刚果红染色，可以在光学显微镜下确认沉积物是淀粉样物质，在偏振光下淀粉样物质呈苹果绿色。

H&E 染色切片中无法确定细胞外沉积的透明物质的性质和无法进行刚果红染色时，则可使用术语"透明变性"。当细胞外均质红染嗜酸性的沉积物在刚果红染色呈阴性时，透明变性也是合适的术语。

（16）矿化（mineralization）（图 4.116）

【同义词】 Calcification。

【发病机制】 继发于坏死（营养不良性矿化）或高钙血症（转移性矿化），矿物质沉积在的肌肉、纤维或弹性组织中。

【诊断特征】 ① 矿物质可见于肌肉层、血管、基底膜和（或）黏膜和黏膜下层间质。② 无定形嗜碱性物质。③ 黏膜矿化可能仅限于小灶性沉积物。

【鉴别诊断】 ① 人工假象（artifact）：苏木精染料的沉积。② 细菌（bacteria）：细菌菌落由于其嗜碱性染色可能与矿物质混淆。死前细菌侵入会伴随坏死和炎症；死后细菌侵入会伴随自溶。③ 骨化生（osseous metaplasia）：类骨质的存在。

【备注】 钙盐可通过冯科萨染色或茜素红染色（alizarin red stain）确认矿物质的存在，但往往很

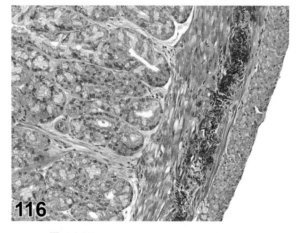

图 4.116

大鼠十二指肠。肌层矿化

少需要这些方法做出诊断。结肠和直肠黏膜弥漫性表层矿化可见于给予减少蠕动的和导致粪便滞留的物质（Gopinath et al., 1987）。在啮齿动物，多灶性或弥漫性矿化继发于慢性肾病、血清钙和（或）磷平衡被扰乱，但肠道并不如腺胃黏膜敏感。

（17）骨化生（metaplasia, osseous）（图 4.117）

【发病机制】 类骨质出现。

【诊断特征】 存在矿化或非矿化骨基质。

【鉴别诊断】 ① 矿化（mineralization）：无类骨质。② 肉瘤（sarcoma）：肉瘤间质可能存在骨化生。

【备注】 老龄大鼠黏膜下层和黏膜固有层可见骨化生，伴有慢性炎症、溃疡或再生性增生（Elwell and McConnell, 1990; Maekawa, 1994; Bertram et al., 1996）。

（18）扩张（dilatation）（图 4.118）

【同义词】　　　Dilation; megaileum; cecomegaly; megacolon。

【发病机制】　　　由于神经肌肉功能缺陷导致肠腔扩张。

【诊断特征】　　　① 肉眼观察可见肠腔的扩张。② 由于撑开导致黏膜、黏膜下层和肌层变薄。③ 可见肌肉纤维及神经丛内神经节细胞变性。

【鉴别诊断】　　　① 鼓胀（meteorism）：由于空气积聚导致肠腔扩张，发生于啮齿动物鼻甲和（或）鼻咽部阻塞后口呼吸导致的吞气症，因为它们必须用鼻子呼吸；胃会比肠受影响更严重。② 阻塞（obstruction）：由于简单的机械阻塞导致管腔扩张，如肿瘤近端的肠段。

【备注】　　　伴有炎症的巨回肠（巨回肠炎）通常见于患有泰泽病（梭状芽孢毛杆菌感染）的大鼠；病变的特点是透壁性坏死性回肠炎，伴有黏膜和肌层坏死、水肿及以单形核细胞为主的细胞浸润（Percy and Barthold, 2007）。在使用一些具有渗透作用的抗生素、淀粉、多元醇、乳糖、纤维和溶媒后，可观察到巨盲肠（Newberne et al., 1988）。由钙通道阻滞剂诱导大鼠便秘导致巨结肠，一些大鼠中出现继发性黏膜坏死、出血和炎症（Nyska et al., 1994）。啮齿动物腹腔内给予三溴乙醇（avertin）作为麻醉剂，可伴随肠梗阻（King and Russell, 2006）。

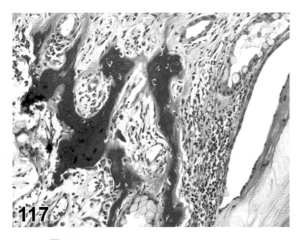

图 4.117

大鼠十二指肠。骨化生

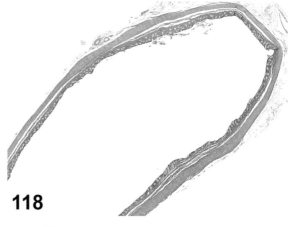

图 4.118

大鼠直肠。扩张

（19）肠套叠（intussusception）（图 4.119）

【发病机制】　　　部分肠道内陷进入相邻的远端肠道（"套叠"）。

【诊断特征】　　　① 解剖肉眼可见。② 部分肠道内陷进入相邻的远端肠道。③ 肠套叠发生部位近端肠腔可能扩张，而远端肠腔可能收缩且缺乏内容物。④ 常见的镜下改变为受累及节段缺血性坏死、炎症、淤血和出血；病变程度取决于肠套叠发生的时间长短。⑤ 相互套叠的两段肠道之间可能发生粘连。⑥ 与肠肿瘤相关，尤其是息肉。

【鉴别诊断】　　　死后肠道内陷所致人工假象（artifact, post mortem invagination of the intestine）：无反应性改变。

【备注】　　　在屏障环境饲养的啮齿动物中肠套叠非常少见，但在有肠肿瘤的动物中可能发生，

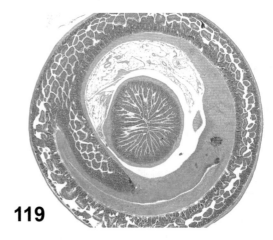

图 4.119

小鼠空肠。肠套叠

罕见情况下线虫严重感染的动物也会发生（Percy and Barthold, 2007）。极少数情况下受试物也可引起肠套叠（Gopinath et al., 1987）。虽然肠套叠最初是大体病理学术语，但并非总能得到明确的肉眼诊断结果，因此也推荐作为组织病理学术语使用。

（20）脱垂（prolapse）（图 4.120～图 4.122）

【发病机制】　　直肠通过肛门外翻。

【诊断特征】　　① 解剖肉眼可见。② 直肠通过肛门外翻。③ 镜下可见黏膜坏死、出血、水肿和炎症。

【鉴别诊断】　　无。

【备注】　　直肠脱垂很少发生在屏障环境饲养的啮齿动物中，但可能继发于结肠和直肠的炎症，如小鼠柠檬酸杆菌和螺杆菌感染、肛门括约肌松弛和高度线虫感染的情况（Ward et al., 1996; Percy and Barthold, 2007; McInnes, 2012; Miller et al., 2014）。

一般通过大体病理学观察即可诊断脱垂。尽管如此，还是建议通过组织病理学确认解剖肉眼观察结果。

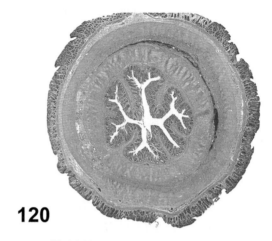

图 4.120

大鼠直肠。脱垂，横切切片

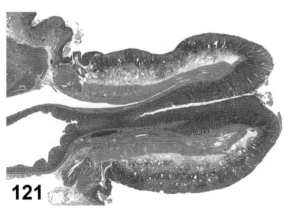

图 4.121

小鼠直肠（布安氏液固定）。脱垂，纵切切片

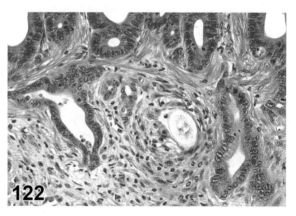

图 4.122

小鼠直肠。脱垂。图 4.121 的高倍放大。注意带有毛发碎片和混合炎症区域的憩室

3. 炎症性病变

（1）浸润（infiltrate）（图 4.123）

【同义词】　　Infiltrate inflammatory; infiltrate inflammatory cell; infiltration (plus modifier); infiltration, inflammatory; infiltration, inflammatory cell。

【修饰语】　　浸润中主要的炎症细胞类型。

【发病机制】　　固有层和（或）黏膜下层中性粒细胞浸润，嗜酸性粒细胞浸润或单形核细胞浸润或混合细胞浸润，不伴随炎症的其他组织学特征，如出血、水肿、纤维增生。

【诊断特征】　　① 固有层和（或）黏膜下层局灶性、多灶性或弥漫性细胞浸润。② 可见单形核或多形核炎症细胞，但没有炎症的其他组织学特征。

【鉴别诊断】　　① 炎症（inflammation）：可见炎症的其他形态学特征，如水肿、出血、坏死和（或）纤维增生。② 粒细胞白血病（granulocytic leukemia）：粒细胞前体和（或）异常中性粒细胞浸润，伴随成熟中性粒细胞；其他器官中也可出现相似的肿瘤细胞浸润。③ 淋巴瘤（lymphoma）：单一形态淋巴细胞群浸润［通常伴随非典型和（或）异常的有丝分裂象增加］；其他器官可能也有相似的肿瘤细胞浸润。

【备注】　　健康动物大肠（尤其是盲肠）固有层内单形核细胞数量不定，因此需要特别注意避免过度诊断炎症细胞浸润。

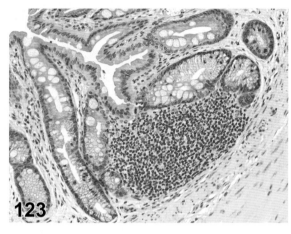

图 4.123

小鼠直肠。单形核细胞浸润

（2）炎症（inflammation）（图 4.124，图 4.125）

【修饰语】　　炎症中主要的炎症细胞的类型。

【发病机制】　　固有层和（或）黏膜下层中性粒细胞浸润，嗜酸性粒细胞浸润或单形核细胞浸润或混合细胞浸润，且有其他炎症组织学特征，如出血、水肿、纤维增生。

【诊断特征】　　① 固有层和（或）黏膜下层局灶性、多灶性或弥漫性细胞浸润。② 有其他炎症的组织学特征，如出血、水肿、纤维增生。

【鉴别诊断】　　① 炎症细胞浸润（infiltrate, inflammatory cell）：未见炎症的其他形态学特征，如水肿、出血、坏死和（或）纤维增生。② 粒细胞白血病（granulocytic leukemia）：中性粒细胞前体和（或）异常中性粒细胞浸润，伴随成熟中性粒细胞；其他器官中也可出现相似的肿瘤细胞浸润。③ 淋巴瘤（lymphoma）：单一形态的淋巴细胞群浸润［通常伴随非典型性和（或）异常的有丝分裂增加］；其他器官可能也有相似的肿瘤细胞浸润。

【备注】　　引起屏障环境饲养的啮齿动物炎症性病变最可能的原因是给予受试物，最熟悉的例子是非甾体抗炎药和抑制有丝分裂抗癌药（Greaves, 2012; Haschek et al., 2010）。在受试物诱导的炎症反应中可能部分涉及超敏反应，如三硝基苯磺酸作为半抗原在远端结肠引起严重的肉芽肿性反应（Haschek et al., 2010）。由于肠道内大量的共生细菌，有可能继发侵袭黏膜损伤部位并加剧组织损伤，引起炎症反应。如果动物饲养屏障环境被破坏或动物具有免疫缺陷，致病菌会引起炎症性病变，如沙门菌、弗氏柠檬酸杆菌、螺杆菌属或病毒（诸如病毒、小鼠肝炎病毒）。Eaton 等近期描述了大肠炎症的分级程序（Eaton et al., 2011）。

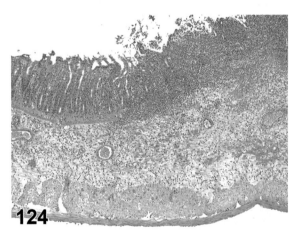

图 4.124

大鼠盲肠。混合细胞炎症。注意黏膜糜烂和黏膜下层水肿

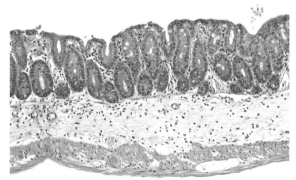

图 4.125

小鼠盲肠。中性粒细胞炎症。注意黏膜下水肿

4. 感染性疾病

特定细菌和病毒感染的特征已在之前的章节讨论。线虫和原生动物会在下文分别描述。

（1）寄生虫（parasite）（图 4.126，图 4.127）

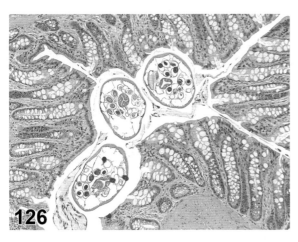

图 4.126

大鼠直肠。寄生虫

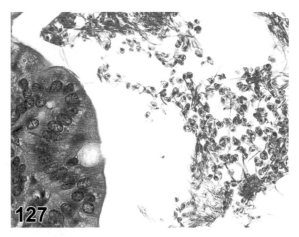

图 4.127

小鼠结肠。原虫，可能是鼠毛滴虫

【修饰语】 原虫、线虫。

【发病机制】 肠腔内出现线虫或原虫。

【诊断特征】

1）原虫：① 大肠肠腔内出现原虫的横截面；形态取决于出现的原虫类型（变形虫、纤毛虫或鞭毛虫）。② 固有层可能会出现炎症细胞浸润和（或）水肿。

2）线虫：① 大肠肠腔内出现寄生虫的横截面。② 偶见黏膜下肉芽肿。

【鉴别诊断】 无。

【备注】 现在很少在屏障环境饲养维持的啮齿动物中发现肠道寄生虫。原虫曾被报道出现在啮齿动物实验动物，包括鼠六鞭毛虫（*Spironucleus muris*）、鼠贾第鞭毛虫（*Giadia muris*）和鼠隐孢子虫（*Cryptosporidia muris*），但通常这些感染无临床表现，尤其在免疫功能正常品系的成年动物中（Percy and Barthold, 2007）。对于非屏障环境饲养或野生啮齿动物可能出现的肠道原虫，读者可参考标准教材中的完整列表（Percy and Barthold, 2007, Baker, 2007）。

屏障环境被破坏时，啮齿动物最可能见到的线虫是蛲虫，包括大鼠蛲虫（*Syphacia muris*）、隐匿管状线虫（*Syphacia obvelata*）和（或）四翼无刺线虫（*Aspicularis tetrapertera*），这些蛲虫寄生于大肠（Percy and Barthold, 2007）。对于非屏障饲养或野生啮齿动物可能出现的肠道寄生虫，读者可参考标准教材中的完整列表（Percy and Barthold, 2007; Baker, 2007）。

（2）肌间神经丛神经元变性（neuronal degeneration, myenteric plexus）（图 4.128）

【组织发生】 肠道肌间 / 黏膜下神经丛神经元变性。

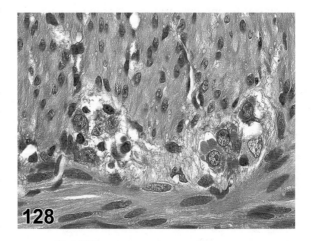

图 4.128

小鼠结肠。肌间神经丛神经元变性，神经节细胞中形成透明包涵物（黄病毒感染）

【诊断特征】 ① 神经元退行性改变（透明变性、空泡化）。② 神经元胞质内包涵物（常为透明）。
【鉴别诊断】 无。
【备注】 退行性改变和包涵物仅在黄病毒感染时见到（Ward，未公开发表数据）。神经节细胞中病毒抗原非常丰富。

5. 血管病变

肠道的水肿和出血与上消化道相似。其他肠道和肠系膜的血管病变已在 INHAND 心血管系统文章中描述。

6. 非肿瘤性增生性病变

（1）憩室（diverticulum）（图 4.122，图 4.129 ～图 4.131）

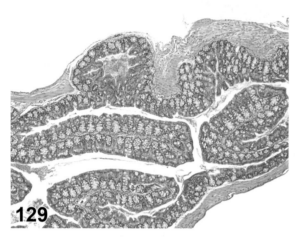

图 4.129

小鼠结肠。憩室，特征是完整的黏膜延伸到浆膜下组织

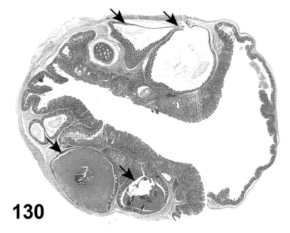

图 4.130

小鼠结肠。多发性憩室，部分呈囊性（箭头所示）

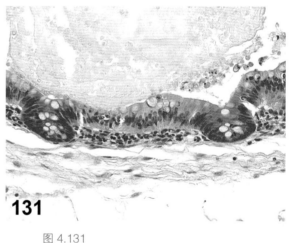

图 4.131

小鼠结肠。囊性憩室。图 4.130 的高倍放大。注意黏膜扁平

【同义词】 Cystic adenomatous hyperplasia; diverticulosis; herniated crypt; crypt herniation diverticulum, atypical, may have been identified as: Atypical cystic hyperplasia; cystic hyperplasia with growth into the gastric wall; cystic adenomatous hyperplasia; herniation, atypical; "pseudoinvasion", atypical。

【修饰语】 囊性、非典型。

【发病机制】 通常是肠壁结构受机械或生物化学破坏，导致细胞外基质完整性的缺失，肠腔表层结构向内部延伸至更深层；也可能是先天性异常。

【诊断特征】 ① 隐窝延伸，穿过黏膜肌层进入黏膜下层，在某些案例中更深。② 内衬上皮形态不定，从单层立方或柱状细胞到完整黏膜都有可能。③ 上皮可能具有某些再生的特征，如嗜碱性增强，核浆比升高及极性逐渐缺失。④ 基底膜通常完整。⑤ 通常伴随有炎症和再生性 / 修复性过程。⑥ 可能含有食物残渣、毛发或其他异物。

1）囊性：① 固有层或更深层出现圆形囊性结构。② 周围结构压迫，囊腔上皮发生不同程度的压迫性萎缩。③ 可能含有黏液。

2）非典型：① 非典型 / 异型增生的黏膜腺延伸进入或穿过黏膜肌层、黏膜下层，在某些案例中更深层。② 非典型增生性（异型增生）的上皮细胞构成囊性腺体，腺体可能"入侵"肠道深层。③ 基底膜通常完整。

【鉴别诊断】 ① 腺瘤（adenoma）：增生超出了肠黏膜的范围。② 腺癌（adenocarcinoma）：浸润性生长伴随基底膜完整性缺失，且常伴随有硬癌间质反应。

【备注】 局灶性的肠道病变主要由黏膜上皮延伸形成，且不涉及其他壁层的外凸；这与人类的结肠憩室病不同，后者可能为局灶性、多灶性或弥漫性。憩室是非肿瘤性病变，但它的确增加了肠道破裂和脓毒性腹膜炎的风险。憩室通常由单层立方黏液上皮衬覆。

当与其他增生性过程同时出现（如增生、腺瘤），不建议将"憩室"及其修饰语单独记录。

内衬单层立方或柱状上皮的小腺状憩室与人胃肠道病理学的"隐窝疝"相似（Rex et al., 2012）。穿过黏膜肌层的隐窝疝可以被解读为具有"假侵袭的"或"内翻性"生长模式。虽然在文献中常见与过程相关的术语"隐窝疝形成"（Betton et al., 2001），但术语"憩室"被认为更符合 INHAND 原则，即使用描述性术语和避免过程相关的术语（Mann et al., 2012）。

小鼠自发性和诱发性肠道憩室比大鼠常见。曾报道，*Cdx-2* 敲除小鼠由于发育缺陷引起结肠憩室（Tamai et al., 1999）。在此模型中，憩室表现为息肉伴随疝形成。由于病变为先天性病因导致，作者称之为错构瘤。

非典型憩室必须和真正的肿瘤性侵袭进行鉴别（如后者具有基底膜缺失及其他恶性指征）。非典型憩室可能与原有的黏膜非典型增生 / 异型增生有关，后者在特殊试验条件、肿瘤相关肠道毒素和基因工程小鼠中可以见到。尽管非典型憩室通常都不会发展为明确的腺癌，但非典型腺体和细胞特征与潜在的肿瘤性病变有相似之处。

非典型憩室可能与非典型增生和腺瘤有关，但通常与腺癌无关。如上文对单纯性憩室的描述，当与其他增生性过程同时出现，不应将"憩室"和它的修饰语单独记录为一个诊断术语。

（2）黏膜增生（hyperplasia, mucosa）（图 4.132 ～图 4.134）

【同义词】 Hyperplasia, regenerative。

非典型增生的同义词可能包括异型增生（dysplasia）、胃肠道上皮内瘤（gastrointestinal intraepithelial neoplasia, GIN, 小鼠），早期肿瘤性病变、非典型隐窝（atypical crypt），异型增生性隐窝（dysplastic crypt）、异型增生灶（dysplastic foci）或异常隐窝灶（aberrant crypt foci）。

【修饰语】 无绒毛、非典型、杯状细胞。

【组织发生】 肠黏膜肠上皮细胞。

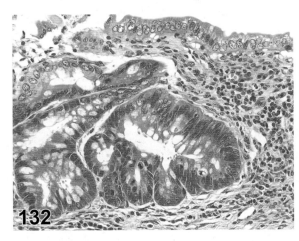

图 4.132

小鼠结肠。黏膜再生性增生，位于溃疡边缘

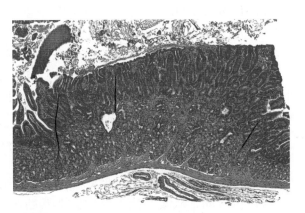

图 4.133

小鼠十二指肠。无绒毛性增生

【诊断特征】　① 局灶性或弥漫性过程，伴有上皮损伤；无压迫迹象。② 绒毛和腺体结构在增生性过程本身中不会改变，但在由变性和坏死引起的再生性增生中可能会改变。③ 可能会出现腺样憩室局灶性穿透进入固有层或更深层，但基底膜通常完整。④ 无细胞或核异型性。

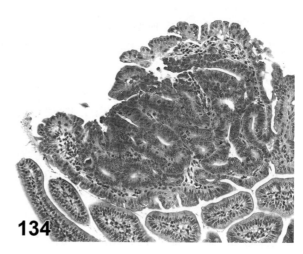

图 4.134

小鼠小肠。局灶性非典型增生。注意正常结构缺失，具有细胞异型性

1）无绒毛：① 老龄化小鼠十二指肠的局灶性病变。② 肠腔表面平滑，缺少肠绒毛。③ 增生隐窝散在分布于增生的十二指肠腺之间。④ 杯状细胞可能减少或增加。⑤ 较大的病变可见隐窝扩张和憩室。⑥ 常伴有黏膜下水肿和炎症细胞浸润。

2）非典型：① 肠绒毛和隐窝结构通常不正常。② 可能会出现腺样憩室局灶性穿透进入固有层或更深层，但基底膜通常完整。③ 细胞染色的增强揭示了细胞的异型性和多形性，包括以下特征：胞质嗜碱性增强和极性缺失、细胞核多形性、细胞核质比升高、核深染和有丝分裂活动增加。

3）杯状细胞：杯状细胞比例增加，主要在隐窝内，隐窝呈现正常长度或增大。

【鉴别诊断】　腺瘤（adenoma）：外生性或内生性的生长方式，超出黏膜范围；如果并非仅有息肉样生长方式，周围组织会受到压迫。

【备注】　由化学物质、感染原和辐照引起的损伤经常导致反应性或修复性（再生性）增生。受螺杆菌感染的免疫缺陷小鼠盲肠、结肠和直肠内可见局灶性或弥漫性反应性增生。革兰氏阴性菌弗氏柠檬酸杆菌属感染的小鼠远端结肠可见弥漫性反应性增生（传染性鼠结肠增生）。横结肠、升结肠和盲肠偶尔也受影响。在这种增生案例中，上皮被无数球杆菌覆盖，固有层有弥漫性白细胞浸润。

伴随有绒毛高度和隐窝深度增加的黏膜弥漫性非反应性增生与"黏膜肥大"同义。这类病变推荐术语为肥大。

在文献报道中曾用杯状细胞增生或化生描述杯状细胞比例增加。推荐使用术语"增生"，因为杯状细胞是肠黏膜的正常组分。曾报道给予 γ- 分泌酶抑制剂引起了大鼠小肠和大肠杯状细胞增生（Aguirre et al., 2014）。

老龄化小鼠邻近幽门的近端十二指肠局灶性增生曾在文献中被称为"无绒毛性增生"（Facinni, et al., 1990; Mc-Innes, 2012）。无绒毛性增生可能大体可见，呈现为增厚的斑块且以上皮（包括十二指肠腺在内的）所有细胞增生，但绒毛缺失为特点。上皮糜烂/溃疡形成，伴随炎症。在更严重的案例中，扩张的黏膜腺体可向黏膜下层延伸夹杂扩张的十二指肠腺。

给予影响肠黏膜的受试物的小鼠或基因工程小鼠常见局灶性非典型性增生。在这种情况下，通常增生为多灶性。迄今，在未给药的野生型小鼠内没有发现此类病变。术语 GIN 或异型增生被用于基因工程小鼠。其他术语如微腺瘤、原位癌、上皮内癌偶尔会被使用，但不推荐作为同义词。异型增生常用于人类结肠的类似病变（Bosman et al., 2010）。

有局灶性异型性的结肠隐窝（"异常隐窝灶"）可通过在解剖显微镜下用亚甲基蓝染色结肠整装进行检查（Raju, 2008）。除非病变大于 1 mm，否则通常肉眼不可见。

非典型增生可能从低级别到高级别，但诊断通常不包含分级。

在实验性肠致癌作用的情况下，认为局灶性非典型增生是癌前病变，可能发展为腺瘤或腺癌。

直肠脱垂通常由螺杆菌属和柠檬酸杆菌属感染引起，通常有严重的单纯性增生，非典型增生和类侵袭样的生长方式出现。应该将这些病例记录为直肠脱垂。

（3）十二指肠腺增生（hyperplasia, brunner's glands）（图 4.135，图 4.136）

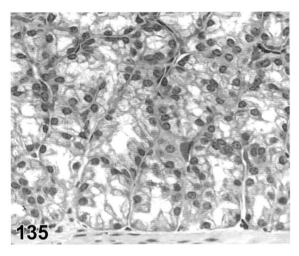

图 4.135

小鼠（半合子 rasH2）十二指肠。正常十二指肠腺

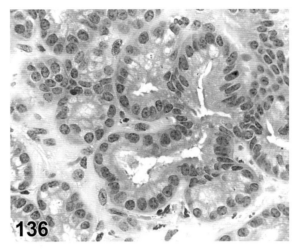

图 4.136

小鼠（半合子 rasH2）十二指肠。十二指肠腺增生。注意扭曲的腺体结构和细胞质的嗜碱性染色

【组织发生】　十二指肠腺细胞。

【诊断特征】　① 十二指肠腺细胞通常肥大，有大量的胞质和（或）较大的细胞核。② 和正常的腺体结构相比，腺体分支卷曲更明显。③ 十二指肠腺细胞及其下的基质可能在囊性腺体内形成带蒂结构。④ 细胞极性保留。⑤ 细胞呈高柱状，具有大量浅染或略嗜酸性的胞质和浓染位于基部的细胞核。⑥ 腺体可能伸入其下的环状肌，但基底膜通常维持完整。

【鉴别诊断】　① 憩室（diverticulum）：肠隐窝局部、离散性地穿透固有层或更深层，维持基底膜的完整性，周围是缺乏结缔组织增生性基质反应的原有的成熟组织。② 十二指肠腺癌（carcinoma, Brunner's glands）：十二指肠腺结构消失，明显的结缔组织增生，侵袭性生长。

【备注】　转基因小鼠（半合子 rasH2）给予受体型酪氨酸激酶抑制剂 1 个月后观察到了十二指肠腺增生。受体型酪氨酸激酶抑制剂靶向多种细胞激酶受体，包括血管内皮生长因子（vascular endothelial growth factor, VEGF）、血小板衍生生长因子（platelet-derived growth factor, PDGF）、干细胞因子受体（stem cell factor receptor, KIT），FMS 样酪氨酸激酶 3（FMS-like tyrosine kinase 3, FLT-3）和胶质细胞源性神经营养因子转染重排基因（rearranged during transfection, RET）。癌前增生可能进展为癌 / 腺癌。

为了恰当记录啮齿动物被关注的区域，能够对关注区域进行全面评估，并防止胃和胃十二指肠区域折叠掩盖十二指肠腺，保留胃十二指肠连接处是很重要的。这可以通过沿胃大弯打开胃、留下相连的十二指肠、并平整地固定组织来实现。

（4）鳞状细胞化生（metaplasia, squamous cell）（图 4.137）

【同义词】　Squamous metaplasia。

【组织发生】　结肠或直肠上皮。

【诊断特征】　① 局灶性、多灶性或弥漫性。② 鳞状上皮取代正常上皮。③ 常与慢性炎症相关。

【鉴别诊断】　① 鳞状细胞癌（carcinoma,

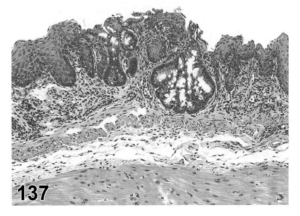

图 4.137

小鼠直肠，鳞状细胞化生

squamous cell）：侵袭性、中度或低分化程度或间变，通常有明显的有丝分裂。② 肛门黏膜延伸至直肠（extension of anal mucosa into rectum）：通常接近肛门，不伴随炎症反应。

【备注】 鳞状上皮化生常见于小鼠慢性结肠炎模型，多见于硫酸葡聚糖模型。尚未报道鳞状细胞癌出现在该病变中（Seamons et al., 2013）。

7. 肿瘤

（1）腺瘤（adenoma）（图 4.138 ～图 4.142）

【同义词】 Polyp; adenomatous polyp。

【组织发生】 肠黏膜的肠上皮细胞。

【修饰语】 息肉样、乳头状、无蒂。

【诊断特征】 ① 息肉样、无蒂或乳头状肿瘤突入肠腔。② 无蒂肿瘤无蒂。③ 如果生长方式不完全是息肉样，则压迫邻近组织。④ 可见分支绒毛或管状隐窝增生。⑤ 可见鳞状上皮化生和局灶性矿化。⑥ 可能伴有腺性或囊性憩室，但基底膜始终完整。⑦ 一种细胞类型占优势，杯状细胞缺失或数量减少。⑧ 上皮可包含不同程度的异型增生灶。⑨ 细胞异型性 / 异型增生表现，包括细胞嗜碱性、细胞极性缺失、细胞核深染和多形性及细胞核分层。

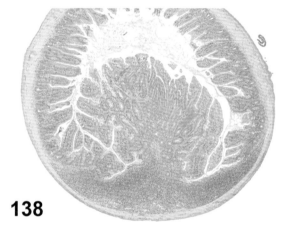

138

图 4.138

小鼠空肠。息肉样腺瘤

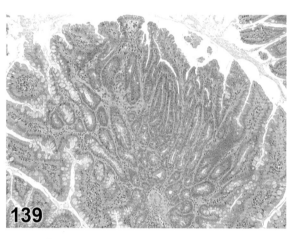

139

图 4.139

小鼠空肠。息肉样腺瘤。图 4.138 的高倍放大，显示正常的黏膜结构消失，但异型性级别低

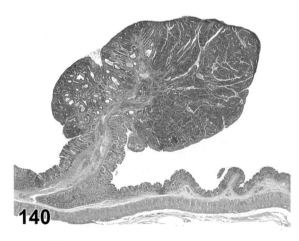

140

图 4.140

大鼠结肠。息肉样腺瘤

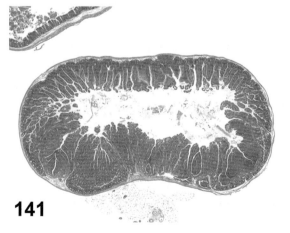

141

图 4.141

大鼠空肠。无蒂腺瘤。伴有非典型憩室。注意膨胀性生长超出了周围黏膜的范围

【鉴别诊断】　①非典型增生（hyperplasia, atypical）：有不同程度异型性的局限性增生，但局限于肠道黏膜层。②憩室（diverticulum）：隐窝通过黏膜肌层，在某些情况下进一步延伸至黏膜下层。内衬上皮细胞的形态多样，从单层立方细胞到柱状细胞到完整的黏膜都有可能。上皮细胞可表现为再生特征，如嗜碱性增强，核浆比增加，极性逐渐丧失。通常伴有炎症和再生/修复过程。③腺癌（adenocarcinoma）：单个、成群或多区域的肿瘤细胞真正侵袭，伴或不伴间质反应。

【备注】　避免使用"息肉"这一术语，因为这种增生性病变的肿瘤性质存在不确定性。良性肿瘤可发展为异型增生灶，进而发展为恶性肿瘤。引起良性肠肿瘤的化学物质通常也会引起肠腺癌（Chandra et al., 2010; Pandiri et al., 2011; Ward, 1974）。腺瘤及

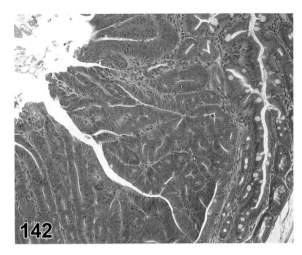

图 4.142

大鼠空肠。无蒂腺瘤。图 4.141 的高倍放大，显示不规则生长模式和中度细胞异型性

不典型增生会表现出一定程度的异型增生和原有结构的扭曲。一些作者提出将肉眼可见病变作为鉴别诊断标准之一。本文描述的组织学标准不使用这一标准。任何表现为乳头状或息肉样生长模式的病变都是腺瘤，不管它是否肉眼可见。具有腺瘤细胞学特征的上皮内小病灶（与非典型增生相一致）不应诊断为腺瘤。

自发性肠腺瘤的发生率因肠段部位而异。据报道，十二指肠和空肠前部的发生率高达 51%（Hare and Stewart, 1956）。在其他肠段，腺瘤的发生率低于 5%。但发现频率高度依赖于肠道大体检查的方式，如随机取材法、黏膜表面肉眼检查、透照法或瑞士卷技术（Swiss roll technique）进行检查。

要确定乳头状或息肉样肠道肿瘤的恶性状态，需要良好的固定和修块规程，来获得通过肿瘤中部与正常肠道连接区域的最佳切片。如果没有与肠道的连接，就不可能确定肿瘤是否存在侵袭。非侵袭性腺瘤的细胞学可表现为高度异型增生。在大多数大鼠和小鼠化学诱导或基因工程肿瘤模型中，真正的肿瘤蒂部侵袭是不常见的，但在其他模型中可能常见。

（2）腺癌（adenocarcinoma）（图 4.143～图 4.146）

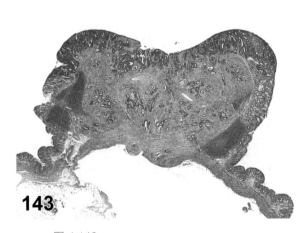

图 4.143

大鼠结肠。硬癌状腺癌

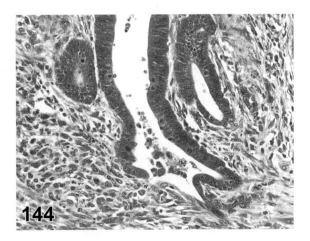

图 4.144

大鼠结肠。硬癌状腺癌。图 4.143 的高倍放大，显示非典型肿瘤细胞的小管结构，基底膜完整性缺失，位于硬癌基质中

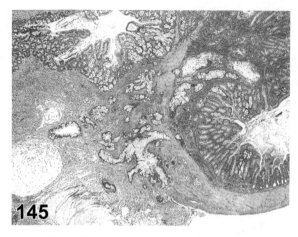

图 4.145

小鼠结肠。黏液性腺癌

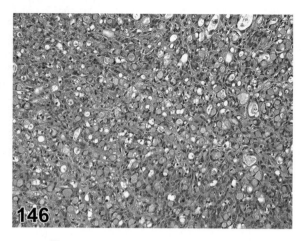

图 4.146

小鼠结肠。印戒细胞型腺癌

【同义词】　　　Carcinoma。

【组织发生】　　　肠黏膜的肠上皮细胞。

【修饰语】　　　实体性、乳头状、囊性、硬癌状、黏液性、印戒细胞型、混合型、未分化。

【诊断特征】　　　① 黏膜结构扭曲。② 生长模式包括管状、乳头状、管状乳头状、黏液性、印戒细胞型、囊性、硬癌状和各种类型的组合；不同的病因可能导致不同的生长模式。③ 产生黏液的细胞可能散布在吸收细胞之间。④ 黏液可存在于细胞内或细胞外。⑤ 印戒细胞型：黏液在细胞内积聚，形成这些细胞的特征性外观；高度侵袭性生长；因此，单个肿瘤细胞和肿瘤细胞群散布在原有的组织之间。⑥ 不存在鳞状上皮化生和局灶性矿化。⑦ 不同程度的细胞异型性。⑧ 很多有丝分裂象。⑨ 侵袭进入黏膜肌层或肠壁更深层、腺瘤蒂或邻近器官。⑩ 在侵袭区域经常出现硬癌反应。

【鉴别诊断】　　　① 憩室（diverticulum）：肠隐窝局部、离散性地延伸至黏膜固有层或更深层，基底膜保持完整性，周围原有成熟组织没有硬癌间质反应。② 非典型增生和腺瘤（hyperplasia atypical and adenoma）：可伴有腺性或囊性憩室，但基底膜始终完整。③（小鼠）直肠脱垂［rectal prolapse (mice)］：与小鼠的螺杆菌或柠檬酸杆菌属感染有关；增生上皮延伸至黏膜肌层进入黏膜下层形成憩室，伴有炎症。

【备注】　　　肠腺癌可能直接发生于正常上皮，但更常见的是来源于肿瘤前病变，如非典型增生或腺瘤。肿瘤的组织发生、形态学和生物学特点通常取决于病因，即化学致癌物或某种遗传变化的 GEM 模型。

与人类不同，啮齿动物自发性腺癌多发生在小肠，尤其是空肠和回肠，而不是大肠。现有报道表明，自发性病变的形态学特征与诱发性病变明显不同，病因可能决定形态学表型。此外，诱发性腺癌的优先发生部位为远端结肠，并显示出高度侵袭性和低转移倾向。在实验小鼠模型中，包括 GEM 或免疫缺陷小鼠，螺杆菌属已被证明是一种结肠辅助致癌物（Erdman and Poutahidis, 2010）。小鼠炎症模型的结肠腺癌，通常是硬癌状和黏液性（Erdman and Poutahidis, 2010; Kosa et al., 2012）。

转移通常与特定的肿瘤诱导方法有关。某些致癌物诱发的大鼠黏液腺癌通常会发生转移，主要转移到肺。肠黏液性腺癌通常是大鼠和小鼠肠道肿瘤中恶性程度最高的类型（Ward et al., 1973）。

（3）十二指肠腺癌（carcinoma, brunner's glands）（图 4.147）

【组织发生】　　　十二指肠腺细胞。

【诊断特征】　　　① 十二指肠腺腺体结构和胃十二指肠交界处消失。② 最主要的特征是结缔组织增生显著。③ 腺体结构减少或完全消失。④ 有丝分裂指数通常较低。⑤ 十二指肠腺细胞有中度多形性。⑥ 细胞具有染色良好的细胞质，可为嗜酸性、双嗜性或嗜碱性。⑦ 变矮的腺细胞可内衬含有黏液的囊性区域。⑧ 广泛侵袭可通过黏膜肌层和（或）内环外纵肌层及浆膜层。腺体的基底膜缺损或不明显。

【鉴别诊断】 ① 十二指肠腺增生（hyperplasia, brunner's glands）：腺体结构略有改变，但仍可辨认；保持细胞极性；腺体可能穿透到下面的环形肌层，但基底膜完整。② 憩室（diverticulum）：肠道隐窝局部和离散穿透到黏膜固有层或更深层，保持基底膜完整性，周围原有成熟组织没有结缔组织增生性基质反应。

【备注】 尽管某些受试物可高发生率地诱发此病变，但是十二指肠腺癌仍然是一种罕见的肿瘤。转基因小鼠（CB6/F1/Jic Tg rasH2 半合子）和 Sprague Dawley 大鼠分别给予 6 个月和 24 个月靶向多种细胞激酶受体的受体型酪氨酸激酶抑制剂，可观察到十二指肠腺癌（见十二指肠腺增生的备注）。转基因模型的研究表明，十二指肠腺癌的快速发生和高发生率更多地由转录调控决定，而非遗传毒性机制。

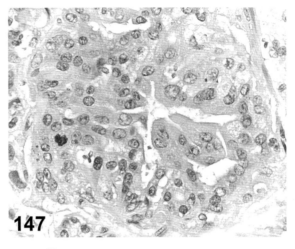

图 4.147

小鼠（半合子 rasH2）十二指肠。十二指肠腺癌

由于胃腺细胞癌或十二指肠上皮细胞癌的侵袭可能与广泛进展的十二指肠腺恶性肿瘤具有相似的形态学特征，因此，通常需要知道早期病变的部位或使用免疫组织化学方法来诊断病变的组织发生。

（4）平滑肌瘤（leiomyoma）（图 4.148，图 4.149）

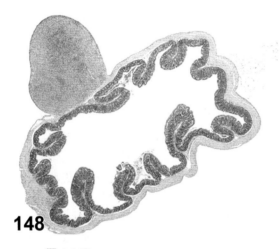

图 4.148

小鼠盲肠。平滑肌瘤

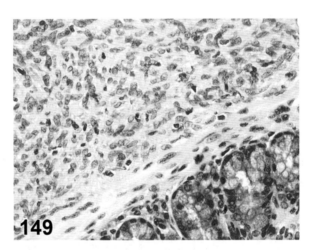

图 4.149

小鼠盲肠。平滑肌瘤。图 4.148 的高倍放大

【组织发生】 肌层平滑肌细胞。

【诊断特征】 ① 肿瘤位于肠壁。② 均匀一致的梭形细胞交错成束状和漩涡状，排列纵横交错。③ 通常细胞核两端钝圆或雪茄状。④ 嗜酸性细胞质含有纵向肌丝、清晰的核周间隙，结蛋白免疫反应阳性。

【鉴别诊断】 ① 平滑肌肉瘤（leiomyosarcoma）：显示有丝分裂活性和细胞多形性。② 胃肠道间质肿瘤（GIST）［gastrointestinal stromal tumor (GIST)］：在特定试验中，只有在软组织肿瘤发生率存在组间差异的情况下，才需要与其他软组织肿瘤进行鉴别；只能通过免疫组织化学方法明确与其他软组织肿瘤进行鉴别；通常 CD117 阳性（c-kit 编码的细胞因子受体）；梭形、上皮样或多形性细胞形态。细胞边界不清楚，胞质纤维状；细胞成束排列，呈席纹状结构；细胞核呈梭形或不规则形。③ 神经鞘瘤（schwannoma）：CD117 阴性，S-100 阳性；细胞边界不清，胞质嗜酸性，细胞细长；细胞核有时排列成栅栏状（即 Antoni A 型）。④ 纤维瘤 / 肉瘤（fibroma/sarcoma）：CD117 和 S-100 阴性；梭形细胞交错成束；马松三色染色胶原蛋白呈蓝色。⑤ 组织细胞肉瘤（histicytic sarcoma）：组织细胞标志物阳性（大鼠为 ED-1，小鼠为 4/80 因子），CD117 和 S-100 阴性；浸润性模式、多形性形态。

【备注】　　与在其他部位观察到的平滑肌瘤相似［另见 INHAND 软组织肿瘤文章（Greaves et al., 2013）］。

（5）平滑肌肉瘤（leiomyosarcoma）（图 4.150，图 4.151）

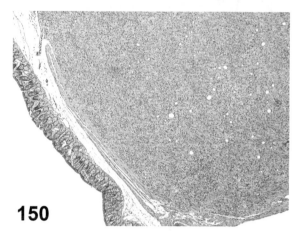

图 4.150

小鼠结肠。平滑肌肉瘤

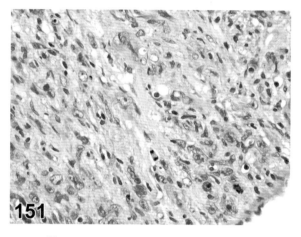

图 4.151

小鼠结肠。平滑肌肉瘤。图 4.150 的高倍放大

【组织发生】　　肌层平滑肌细胞。

【诊断特征】　　① 肿瘤位于肠壁内。② 与平滑肌瘤相似，但具有更强的多形性和更活跃的有丝分裂。③ 坏死、囊性改变和矿化是常见特征。④ 远处转移。

【鉴别诊断】　　① 平滑肌瘤（leiomyoma）：极少或无细胞多形性或有丝分裂活动。② 胃肠道间质肿瘤［gastrointestinal stromal tumor (GIST)］：在特定试验中，只有在软组织肿瘤发生率存在组间差异的情况下，才需要与其他软组织肿瘤进行鉴别；只能通过免疫组织化学方法明确区分其他软组织肿瘤：通常 CD117 阳性（c-kit 编码的细胞因子受体）；梭形、上皮样或多形性细胞形态。细胞边界不清楚，胞质纤维状；细胞成束排列，呈席纹状结构；核呈梭形或不规则形。③ 神经鞘瘤（schwannoma）：CD117 阴性，S-100 阳性；细胞边界不清，细胞细长，胞质嗜酸性；有时细胞核排列成栅栏状（即 Antoni A 型）。④ 纤维瘤 / 肉瘤（fibroma/sarcoma）：CD117 和 S-100 阴性；梭形细胞交错成束；马松三色染色胶原蛋白呈蓝色。⑤ 组织细胞肉瘤（histicytic sarcoma）：组织细胞标志物阳性（大鼠为 ED-1，小鼠为 4/80 因子），CD117 和 S-100 阴性；浸润性模式、多形性形态。

【备注】　　与在其他部位观察到的平滑肌肉瘤类似［另见 INHAND 软组织肿瘤文章（Greaves et al., 2013）］。

（6）良性胃肠道间质肿瘤［gastrointestinal stromal tumor (GIST), benign］（图 4.152 ～图 4.154）

【同义词】　　Interstitial Cajal cell tumor, benign; gastrointestinal pacemaker cell tumor, benign。

【组织发生】　　肌层特化平滑肌细胞（即卡哈尔间质细胞）或肌间神经丛。

【诊断特征】　　① 肿瘤边界清楚，膨胀性生长。② 细胞可排列成束状，呈席纹状，可能存在黏液样区域。③ 细胞呈梭形、上皮样或多形性。细胞边界不清，胞质纤维状。④ 细胞核呈梭形或不规则形。⑤ 通常 CD117（c-kit 编码的细胞因子受体）阳性。

【鉴别诊断】　　① 恶性胃肠道间质肿瘤（gastrointestinal stromal tumor, malignant）：浸润性生长、可能存在远处转移。② 平滑肌瘤（leiomyoma）：CD117 阴性，结蛋白阳性；均一的梭形细胞排列纵横

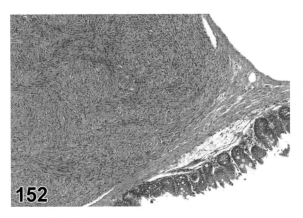

图 4.152

小鼠结肠。良性胃肠道间质肿瘤

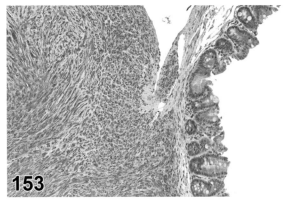

图 4.153

小鼠结肠。良性胃肠道间质肿瘤。CD117 免疫组织化学染色

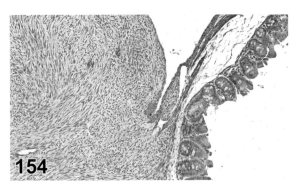

图 4.154

小鼠结肠。良性胃肠道间质肿瘤。平滑肌肌动蛋白免疫组织化学染色

交错，呈束状和漩涡状；细胞核两端钝圆呈梭形。轻微细胞核多形性；PTAH 染色肌原纤维呈阳性。③ 平滑肌肉瘤（leiomyoscarcoma）：CD117 阴性，结蛋白阳性；均一的梭形细胞排列纵横交错，呈束状和漩涡状；细胞核两端钝圆、深染梭形、具多形性，有丝分裂指数高；PTAH 染色肌原纤维呈阳性。④ 神经鞘瘤（Schwannoma）：CD117 阴性，S–100 阳性；细胞边界不清，细胞细长，胞质嗜酸性；有时细胞核排列成栅栏状（即 Antoni A 型）。

【备注】 GIST 通常不易与平滑肌瘤 / 平滑肌肉瘤或其他软组织肿瘤鉴别。然而，在特定研究中，如果平滑肌肿瘤的发生率存在组间差异，则需要对包括 GIST 在内的不同类型的肿瘤进行免疫组织化学区分。

GEM 小鼠中过度表达突变 KIT 可诱导盲肠 GIST 发生（Nakai et al., 2008）。问题在于以前按常规分类的间质肿瘤（如平滑肌瘤）是否其就是 GIST。

（7）恶性胃肠道间质肿瘤［gastrointestinal stromal tumor (GIST), malignant］（图 4.155）

【同义词】 Interstitial Cajal cell tumor, malignant; gastrointestinal pacemaker cell tumor, malignant。

【组织发生】 肌层特化平滑肌细胞（即卡哈尔间质细胞）或肌间神经丛。

【诊断特征】 ① 局灶性浸润性生长模式。② 细胞可成束状排列，呈席纹状结构，可能存在黏液样区域。③ 细胞呈梭形、上皮样或多形性。细胞边界不清，胞质纤维状。④ 细胞核呈梭形或不规则形。⑤ 通常 CD117（c-kit 编码的细胞因子受体）阳性。⑥ 可能存在远处转移。

【鉴别诊断】 ① 良性胃肠道间质肿瘤（gastrointestinal stromal tumor, benign）：膨胀性生长

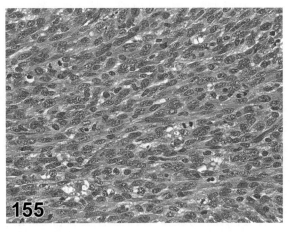

图 4.155

小鼠盲肠。恶性胃肠道间质肿瘤

方式，无远处转移。② 平滑肌瘤（leiomyoma）：CD117 阴性，结蛋白阳性；均一的梭形细胞纵横交错排列，呈交错束状和漩涡状；细胞核两端钝圆呈梭形。细胞核轻微多形性；PTAH 染色肌原纤维呈阳性。③ 平滑肌肉瘤（leiomyoscarcoma）：CD117 阴性，结蛋白阳性；均一的梭形细胞纵横交错排列，呈交错束状和漩涡状；细胞核两端钝圆、深染梭形、具多形性，有丝分裂指数高；PTAH 染色肌原纤维呈阳性。④ 神经鞘瘤（Schwannoma）：CD117 阴性，S–100 阳性；细胞边界不清，细胞细长，胞质嗜酸性；有时细胞核排列成栅栏状（即 Antoni A 型）。

【备注】　　GIST 通常不易与平滑肌瘤 / 平滑肌肉瘤或其他软组织肿瘤相鉴别。然而，在特定研究中，如果平滑肌肿瘤的发生率存在组间差异，则需要对包括 GIST 在内的不同类型的肿瘤进行免疫组织化学区分。

GEM 小鼠中过度表达突变 KIT 可诱导盲肠 GIST 发生（Nakai et al., 2008）。问题在于以前按常规分类的间质肿瘤（如平滑肌瘤）是否其实是 GIST。

五、唾液腺

（一）形态学（解剖学）

唾液腺由大腺体和小腺体组成，由胚胎肠（embryonal gut）的内胚层发育而来。大唾液腺肉眼明显可见，包括腮腺、舌下腺和颌下腺。小唾液腺镜下观察可见，分布在整个口腔中，包括舌（轮廓乳头和叶状乳头周围的冯·埃布纳腺、舌根部的韦伯腺）、舌下、颊部、腭部、喉部和咽部组织。大鼠颌下腺随着年龄的增长而成熟，出生时具有导管结构和间充质构成的原始小叶，出生后 30 d 左右小叶的腺泡发育并且完全成熟（Proctor and Carpenter, 2007）。与腮腺和颌下唾液腺不同，舌下腺在出生时是成熟的。

大唾液腺位于颈部区域的腹侧和外侧，并延伸至耳基底部，与眶外泪腺和下颌淋巴结紧密相连。颌下（下颌）唾液腺是 3 个大唾液腺中最大的 1 个，是位于颈部腹侧的棕褐色多叶腺。它向吻侧延伸至下颌淋巴结，尾端延伸至胸廓入口，两侧与腮腺交界。舌下腺由棕褐色双侧单叶组成，位于每个颌下腺的吻侧外侧面和下颌淋巴结正下方。腮腺是双侧的，由粉红色至灰白色的多个扁平叶组成，在颌下腺腹侧延伸，背侧延伸至耳背基部，吻侧延伸至眶外泪腺，尾端延伸至锁骨。腮腺排入腮腺导管，而颌下腺和舌下腺通过沃顿导管排入口腔，沃顿导管终止于切齿附近的小乳头。

（二）形态学（组织学）

颌下腺是一种浆液黏液（混合性）复管泡状腺。在小鼠中主要是浆液黏液性腺，而在大鼠中主要是黏液性并带有少量浆液组分（Gresik, 1994; Ozono et al., 1991; Tucker, 2007）。颌下腺由带有大锥体黏液细胞和基部两侧数量不等的新月形浆液性半月的多个腺末房组成。大锥体黏液细胞具有丰富的泡状嗜碱性细胞质和位于基底的细胞核，而新月形浆液性半月具有少量嗜酸性细胞质和浓染的细胞核。来自腺末房的腺泡分泌物排入内衬低立方到柱状上皮细胞的闰管中。老年大鼠闰管的立方形上皮细胞之间散布着少量的大嗜酸细胞。这类细胞的特征为丰富的颗粒样嗜酸性细胞质（丰富线粒体）和位于中间的深染的核。薄的梭形肌上皮细胞位于腺泡和闰管的基底层和上皮细胞之间（Bogart, 1970; Sashima, 1986）。仅在颌下腺中，闰管继续转变成颗粒（曲）管。颗粒管内衬高柱状上皮细胞，具有丰富的嗜酸性颗粒细胞质。与雌性动物相比，这些导管的颗粒在性成熟雄性动物中更为突出（图 4.156，图 4.157）。这些导管继续转化成内衬单层高柱状上皮细胞的纹状管（小叶内导管），纹状管具有明显的基底部质膜内褶（因此有纹状细胞的说法），细胞核位于中央至顶端。几个纹状管（小叶内导管）合并成小叶间排泄管，这些排泄管内衬高柱状上皮细胞，细胞核位于更顶端，细胞质纵纹明显。几个小叶间排泄管延续到一个总排泄管中，该排泄管扩展成一个憩室，内衬单层柱状上皮，并以鳞状上皮开口于口腔表面。

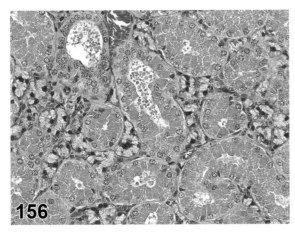

图 4.156

小鼠（雄性，4 月龄）颌下腺。注意在颗粒管中有大量嗜酸性分泌颗粒

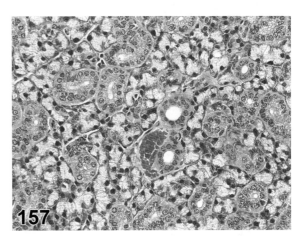

图 4.157

小鼠（雌性，4 月龄）颌下腺。注意在颗粒管中几乎完全没有嗜酸性分泌颗粒

舌下腺主要分泌黏液，具有最大的腺泡。舌下腺由细胞核位于基底部大锥体黏液细胞组成，并且末端很少有浆液性半月覆盖。腺泡分泌物排入闰管，然后排入纹状管（小叶内导管）。多条纹状管汇入总排泄管。排泄管的显微解剖结构与其在颌下腺内的对应结构相似。

腮腺含有浆液性腺泡，其在形态上与胰腺外分泌部腺泡非常相似（Wolff et al., 2002）。腺泡细胞呈锥体状，具有宽大的嗜碱性基底部和锥形顶端。嗜酸性颗粒状细胞质含有酶原颗粒，细胞核位于基底部。腮腺的导管系统类似于颌下腺。

小唾液腺缺乏真正的结缔组织被膜，通常位于黏膜下层或位于结缔组织间质或肌纤维之间。腺体形态多样，组成不同的浆液性（冯·埃布纳腺）、黏液性（前、后颊腺和小舌下腺）或黏液腺伴有浆液性半月［舌腭腺、腭腺和韦伯腺）（Redman, 2011）］。腺泡被组织成小叶状结构和分泌末端的集合，导管开口于黏膜表面。

（三）生理学

唾液腺分泌一种低渗的浆液 – 黏液唾液，含有电解质和有助于润滑和部分消化食物的酶。浆液分泌物含有水、电解质（与血浆相比，富含 K^+ 和 HCO_3^-，而缺少 Na^+ 和 Cl^-）、IgA 和酶（唾液淀粉酶、溶菌酶、脂肪酶），黏液分泌物含有水分和糖蛋白。通过毛果芸香碱刺激测定，小唾液腺贡献了总唾液分泌物中约 14% 的蛋白质和 1% 的淀粉酶（Blazsek and Varga, 1999）。

唾液分泌受到交感（肾上腺素能）和副交感（胆碱能）神经系统的严格调控（Garrett, 1987）。颌下腺和腮腺内的大多数细胞类型都由交感神经和副交感神经支配，而舌下腺的交感神经支配很少，仅限于纹状管和血管（Garrett et al., 1991）。副交感神经系统和 α– 肾上腺素能交感神经系统调节初级分泌液的水和无机离子相，而 β– 肾上腺素能交感神经系统主要影响大分子（酶）相。对副交感神经的刺激主要能刺激唾液腺腺泡，使唾液大量分泌，然而，交感神经刺激不会抑制唾液分泌，而是调节唾液成分，并在较小程度上促使唾液分泌（Proctor and Carpenter, 2007）。腺泡周围肌上皮细胞由交感神经和副交感神经刺激导致腺泡收缩，并将唾液引导至导管中（Tucker, 2007）。令人惊讶的是，正是交感神经刺激而非副交感神经刺激导致腺泡内储存颗粒在形态学上明显减少（Garrett et al., 1991）。β– 肾上腺素能拟交感神经激动剂，如异丙肾上腺素（Selye et al., 1961）和特布他林（Sodicoff et al., 1980）首先引起分泌颗粒的快速消耗，然后促进分泌物质的重新合成，导致腺泡细胞肥大和增生。另外，β– 肾上腺素能受体拮抗剂如普萘洛尔抑制唾液分泌，并最终导致腺泡萎缩（Fukuda, 1968）。

颌下腺唾液腺的两性异形依赖于睾酮水平（Harvey, 1952）。伴随着转氨酶活性比雌性高约 10 倍雄性的颗粒更多（图 4.156），而雌性的导管分泌颗粒很少或几乎没有（图 4.157）（Hosoi et al., 1978）。

（四）解剖和取材

典型的毒理学检查要包括全部 3 个肉眼可见的大唾液腺，即颌下腺、舌下腺和腮腺。解剖时，完整摘取全部 3 个大唾液腺，通常与下颌淋巴结一起摘取。然后按照 RITA 修块指南（website//reni.item.fraunhofer.de/reni/trimming）的规定进行唾液腺的修块：唾液腺取纵切最大面修块。全部 3 个唾液腺都应制备在切片中。

常规方法可以根据试验方案的要求，如要求病理检查的组织、称重脏器的变化而变化。

如果在解剖时将整个舌（包括其基底部）摘取且修块取纵切面，则对小舌腺进行常规镜检。位于口腔和咽部的其他小唾液腺仅在镜检这些组织时偶尔检查。

（五）术语、诊断标准和鉴别诊断

1. 先天性病变

（1）异位组织（ectopic tissue）（图 4.158，图 4.159）

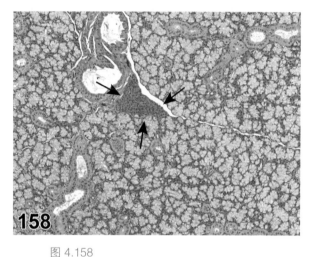

图 4.158

大鼠舌下腺。异位腮腺组织（箭头所示）

图 4.159

大鼠舌下腺。异位腮腺组织。图 4.158 的高倍放大

【发病机制】　胚胎细胞残留。

【修饰语】　腮腺、颌下腺、舌下腺。

【诊断特征】　①局灶性。②异位唾液腺内为局限性的正常腮腺、颌下腺或舌下腺腺泡。

【鉴别诊断】　无。

【备注】　应注意区分舌下腺切片的人工假象（"漂浮物"）和异位腮腺。

2. 细胞变性、损伤和死亡

（1）空泡化（vacuolation）（图 4.160）

【同义词】　Hydropic change, cloudy swelling, hydropic degeneration, fatty degeneration, lipidosis, lipid accumulation。

【修饰语】　泡沫状。

【发病机制】　不同性质物质的蓄积，包括细胞内的液体、脂质、磷脂和糖蛋白。

【诊断特征】　①分布可能为局灶性或多灶性，累及多个小叶或所有小叶的弥漫性变化。②细胞可能肿胀，胞质呈淡嗜酸性，胞质内有不同边距的空泡。③空泡的大小可能从小（小泡性）到大不等，当多个小泡合并在一起（大泡性）时，通常会导致核位移。④受影响细胞内酶原颗粒或黏液分泌物可有数量不等的缺失。⑤腺体小叶结构保留。⑥泡沫状：具有泡沫细胞质的肥大的细胞，其特征是具有嗜酸性细颗粒的透明小泡。

【鉴别诊断】 人工假象（artifact）：中等大小的透明小泡位于腺泡细胞胞质内，尤其是外周。脂肪染色阴性。

【备注】 仅根据光镜下 H&E 染色组织切片的评估，不可能最终确定胞质内空泡的性质。因此，细胞质空泡化是先前诊断为脂肪变、水样变性、浑浊肿胀等病变的首选术语。任何影响细胞膜完整性的化学物质 / 因素都可能导致难以界定的胞质内空泡，以前被诊断为水样变性（Sela et al., 1977; Simson, 1972）。应注意区分组织处理引起的人工假象空泡化和给药引起的病变。

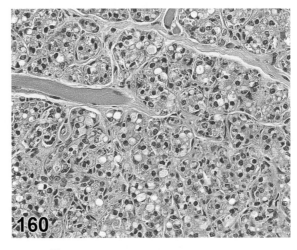

图 4.160

大鼠舌冯·埃布纳腺。空泡化和分泌减少

一些代谢损伤导致正常脂质运输和代谢中断，随后导致脂质在细胞质内积聚。在链脲佐菌素糖尿病大鼠模型中，腮腺是最易受细胞质空泡化影响的大唾液腺（Anderson, 1998）。在给予多西拉敏（doxylamine）的 F344 大鼠中观察到了腮腺内的细胞质空泡化（Jackson and Blackwell, 1988）。在老年 Wistar 大鼠中发现腮腺内有细胞质空泡化，但在颌下腺内没有（Andrew, 1949）。冰冻切片的油红 O 和苏丹黑染色有助于识别小泡性 / 大泡性空泡内的中性脂质，并将脂肪变与不同性质的空泡区分开来，尤其是水样变性。

呈泡沫状外观细小细胞质空泡化可能怀疑磷脂质沉积症。在这种情况下，应使用修饰语"泡沫状"。如果这种变化反映了磷脂质沉积，溶酶体大小和数量的增加可以通过组织化学（碱性磷酸酶）、免疫染色（溶酶体膜蛋白，如 LAMP-2）或透射电子显微镜来确定。使用后一种技术，在溶酶体中可观察到多层结构（髓样小体 / 板层小体）。仅当通过上述技术之一得到确认时才应使用术语"磷脂质沉积症"。

（2）脂肪细胞聚集（accumulation, adipocytes）（图 4.161）

【同义词】 Adipocyte accumulation; lipomatosis。

【发病机制】 不明。

【诊断特征】 ① 间质内多灶性或聚集成片的脂肪细胞。② 压迫相邻的腺泡、导管和小叶。③ 在极少数情况下，腺泡被中度替代（缺失）。④ 小叶结构破坏。

【鉴别诊断】 ① 由于脂质沉积导致的空泡化（vacuolation due to storage of lipid）：中等至丰富的细胞质内脂质空泡；保留了腺泡和导管结构。② 萎缩（atrophy）：腺泡数量 / 大小的减少是主要所见。

【备注】 唾液腺内脂肪细胞聚集是一种罕见的病变，可能与年龄有关。它主要发生在腮腺，较少见于颌下腺和舌下腺（Andrew, 1949）。

（3）凋亡（apoptosis）（图 4.162）

【同义词】 Apoptotic cell death。

【发病机制】 为基因调控、依赖于能量的过程，导致凋亡小体的形成，被邻近细胞吞噬。

图 4.161

小鼠颌下腺。脂肪细胞聚集

【诊断特征】 ① 单个细胞或小簇细胞。② 细胞皱缩。③ 高度嗜酸性细胞质。④ 细胞核皱缩、核固缩、核碎裂，而细胞膜完整。⑤ 凋亡小体。⑥ 细胞质残留在凋亡小体中。⑦ 组织巨噬细胞或其他邻近细胞吞噬凋亡小体。⑧ 无炎症。

【鉴别诊断】 ① 坏死（necrosis）：细胞死亡的形态学特征明显符合坏死诊断标准（细胞和细胞核肿胀、胞质淡染等）。② 凋亡 / 坏死（apoptosis/ necrosis）：两种类型的细胞死亡都存在，不需要单独记录，或推荐使用组合术语便于统计。不十分明确细胞死亡类型时，也可使用该术语。

【备注】 此处细胞死亡的术语和诊断标准均基于 INHAND 细胞死亡术语工作组起草的推荐用法。

凋亡不是坏死的同义词。这两种细胞死亡的主要形态学区别是凋亡中可见细胞皱缩、核碎裂和易染体巨噬细胞，而坏死中可见细胞肿胀、破裂和炎症。然而，其他一些形态学表现（如核固缩和核碎裂）则一致。当常规 H&E 染色切片能够显示凋亡或单个细胞坏死，

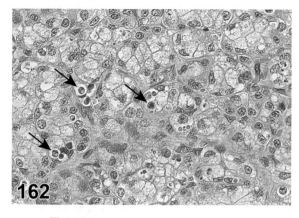

图 4.162

大鼠舌下腺。单个细胞坏死 / 凋亡。注意大量凋亡小体，部分用箭头指示

或者借助特殊技术（如透射电子显微镜或胱天蛋白酶的免疫组织化学）能够证明当中的一种或另外一种，则单独的诊断是可以使用的。然而，由于形态学方面的重叠，坏死和凋亡并不总能通过常规诊断轻易区分，这两个过程可能先后依次发生和（或）同时发生，取决于毒物的强度和持续时间（Zeiss, 2003），使得通过常规的光学显微镜检查进行鉴别变得困难和不可行。因此，常规毒理试验中可使用组合术语——凋亡 / 坏死。

某些特定试验需要对凋亡和单个细胞坏死进行区别，特别当其目标为机制研究时。透射电子显微镜为凋亡确诊的金标准。其他确诊的技术包括 DNA 梯形图（DNA–laddering）（易于操作但不敏感），TUNEL（坏死细胞的假阳性问题）或胱天蛋白酶的免疫组织化学，特别是胱天蛋白酶 3。这些技术在 Elmore 的文章中有详细综述（Elmore, 2007）。这些技术中的一些用于检测凋亡的早期阶段，相反 H&E 染色切片则仅检测后期；综合解释这些所见需要考虑这些可能的区别。因此，仅靠 H&E 染色切片仍不能识别程度轻微的凋亡。

某些试验可能需要考虑除凋亡外的程序性细胞死亡的形式，需要特殊确诊技术（Galluzzi et al., 2012）。

（4）坏死（necrosis）（图 4.163）

【同义词】 Oncotic cell death; oncotic necrosis; necrosis。

【修饰语】 单个细胞。

【发病机制】 不受基因调控、不依赖于能量、被动的细胞死亡过程，伴有胞质漏入周围组织，引起炎症反应；可由口服摄入 / 经口给药的受试物直接诱导而产生。

【诊断特征】 ① 受影响细胞群为局灶性，小叶性，弥漫性。② 细胞肿胀，胞质呈淡嗜酸性。③ 核嗜碱性缺失、核固缩和（或）核碎裂，影响细胞群。④ 在更严重的情况下，上皮可能从黏膜下层脱落。⑤ 通常，细胞变性是坏死的一部分。⑥ 轻微或轻度的炎症细胞浸润、水肿和纤维蛋白可能作为坏死的特征存在。⑦ 单个细胞：仅累及单个细胞。

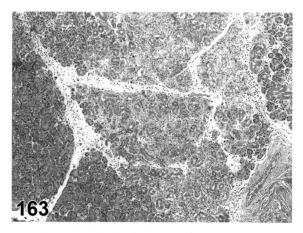

图 4.163

大鼠颌下腺。坏死，伴有中性粒细胞性炎症和水肿

【鉴别诊断】　①凋亡（apoptosis）：细胞死亡的形态学特征与凋亡相符（细胞及其核皱缩、胞质嗜酸性增强、核固缩等），采用特殊技术证实为凋亡。②凋亡/坏死（apoptosis/necrosis）：两种类型的细胞死亡同时出现，不要求分开记录，或使用组合术语便于统计。当无法明确细胞死亡类型时，也可使用该术语。③急性炎症（inflammation, acute）：以炎症细胞浸润、水肿、纤维蛋白为主；坏死可能存在，但是次要成分。

【备注】　坏死通常伴有炎症细胞浸润，通常也是急性炎症的重要组成部分（Levin et al., 1999）。唾液腺坏死可能是由于化学毒性或栓子所致。

（5）细胞凋亡/坏死（apoptosis/necrosis）

【同义词】　Cell death。

【发病机制】　不受基因调控、不依赖于能量、被动的细胞死亡，细胞胞质漏入周围组织，引起炎症反应（单个细胞坏死）和（或）受基因调控、依赖于能量的过程，导致凋亡小体的形成，并被邻近的细胞吞噬（凋亡）。

【诊断特征】　①两种类型的细胞死亡同时出现，不要求分开记录，或推荐使用组合术语便于统计。②不能完全确定细胞死亡类型。

【鉴别诊断】　①凋亡（apoptosis）：细胞死亡的形态学特征与凋亡吻合（细胞及其核皱缩、胞质嗜酸性增强、核固缩等）和（或）特殊技术证实凋亡，且要求分开记录凋亡和坏死。②坏死（necrosis）：细胞坏死的形态学特征符合坏死诊断标准（细胞和核肿胀、胞质染色浅等），且要求分别记录凋亡和坏死。

【备注】　坏死和凋亡常规诊断并不容易区分，这两个过程可能先后发生和（或）同时发生，取决于毒物的强度和持续时间（Zeiss, 2003）。这使得常规光学显微镜诊断下区分两者变得困难和不可行。在这种情况下，可能使用组合词汇凋亡/坏死。当使用这一组合词汇时，建议在病理报告正文中进行详细解释。

（6）腺泡细胞分泌减少（secretory depletion, acinar cell）（图 4.164，图 4.165）

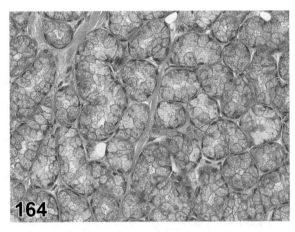 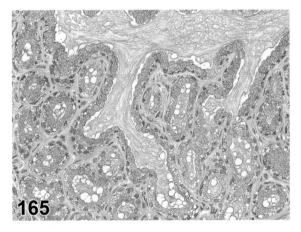

图 4.164

大鼠舌韦伯腺。对照动物（与图 4.165 进行比较）

图 4.165

大鼠舌韦伯腺。腺泡细胞分泌减少。与图 4.164 放大倍数相同

【同义词】　Degranulation, acinar cell。

【发病机制】　腺泡细胞酶原颗粒或黏蛋白减少，导致腺泡细胞皱缩。

【诊断特征】　①局灶性、小叶性或弥漫性。②腺泡直径减小。③腺泡细胞酶原颗粒或黏蛋白部分或完全缺失导致细胞体积减小、嗜碱性增强。④无纤维化或脂肪细胞浸润。

【鉴别诊断】　腺泡细胞萎缩（atrophy, acinar cell）：腺泡完全脱颗粒，可能伴有纤维化、单形核细胞浸润，小叶内和小叶间导管明显。

【备注】　　腺泡的形态可能因一些生理状态而改变，如厌食 / 营养不良。在给予拟交感神经药物如异丙肾上腺素（Selye et al., 1961）和特布他林（Sodicoff et al., 1980）的啮齿动物中也可观察到腺泡脱颗粒。

（7）（颌下腺）颗粒管分泌减少［secretory depletion, granular duct (submandibular gland)］（图4.166）

【同义词】　　Feminization of the granular duct; degranulation granular duct。

【发病机制】　　颗粒管细胞浆液性颗粒减少，导致颗粒管细胞皱缩。

【诊断特征】　　① 可能为局灶性或多灶性，但通常为弥漫性。② 影响雄性动物，而非雌性动物。③ 浆液性颗粒部分或完全缺失导致细胞体积减小。④ 颗粒管细胞的细胞直径减小。⑤ 无纤维化或脂肪细胞浸润。⑥ 可能伴有腺泡细胞脱颗粒。

【鉴别诊断】　　无。

【备注】　　颗粒管的形态是雄激素依赖性的。颗粒管的分泌减少和继发的萎缩可见于雄激素水平降低的雄性大鼠和小鼠，也可见于链脲佐菌素诱导的慢性糖尿病大鼠模型。与颗粒管相比，腺泡细胞较不易感。慢性糖尿病大鼠的颗粒管萎缩可能是因为糖尿病引起的性腺功能减退。交感神经而非副交感神经刺激时，腺泡（β- 肾上腺素能）和颗粒管（α- 肾上腺素能）细胞都可观察到广泛的脱颗粒。

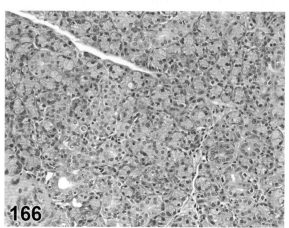

图 4.166

小鼠（雄性）颌下腺。颗粒管分泌减少。与图 4.156 对照动物比较

（8）（颌下腺）颗粒管颗粒增多［granules increased, granular duct (submandibular gland)］（图4.167）

【同义词】　　Masculinization of the granular duct。

【发病机制】　　雌性动物雄激素刺激增加。

【诊断特征】　　① 弥漫性，局限于雌性动物的颌下腺。② 雌性动物大颗粒管显著，嗜酸性颗粒增多。③ 颗粒管颗粒感增强。④ 颗粒细胞直径增加。⑤ 除了颗粒管的变化，其余组织形态正常。

【鉴别诊断】　　无。

【备注】　　颌下唾液腺具有两性异形，与雌性动物相比，雄性动物颗粒（曲）管的颗粒更多。当雌性大鼠或小鼠给予雄激素类受试物（如雄烯二酮或羟甲烯龙）或内源性雄激素水平升高时，颌下腺颗粒管形态转变为类似雄性动物。

图 4.167

小鼠（雌性）颌下腺。颗粒管颗粒增多。与图 4.157 对照动物比较

（9）萎缩（atrophy）（图 4.168 ～图 4.170）

【发病机制】　　自发性或实验诱导。

【诊断特征】　　① 局灶性、小叶性或弥漫性。② 腺泡数量和（或）大小不同程度地减少至腺泡完全缺失。③ 脱颗粒（腮腺），黏蛋白减少（颌下腺和舌下腺）。④ 内衬立方或扁平上皮的小叶内和小叶间导管相对数量更多、更显著，偶见扩张。⑤ 可出现核固缩、核碎裂和凋亡小体。⑥ 间质不同程度地纤维化，伴有 / 不伴有淋巴细胞和浆细胞。⑦ 间质中可出现散在或聚集成片的脂肪细胞。⑧ 可伴有管腔内容物矿化、涎石和导管异物。

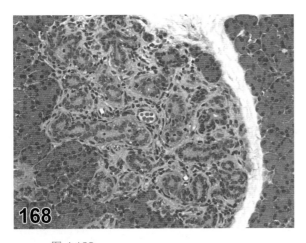

图 4.168

大鼠腮腺。局灶性萎缩

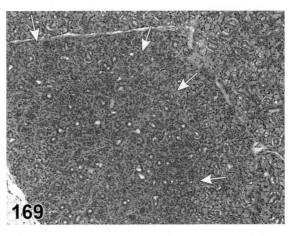

图 4.169

大鼠颌下腺。腺泡细胞萎缩。箭头指示受累及最严重区域

【鉴别诊断】 ① 腺泡细胞分泌减少（secretory depletion, acinar cell）：不同程度的浆液或黏液颗粒减少导致细胞体积减小，无纤维化或脂肪细胞浸润，无慢性炎症细胞浸润。② 脂肪细胞聚集（accumulation, adipocytes）：脂肪细胞聚集为主要改变。

【备注】 与舌下腺相比，颌下腺和腮腺萎缩更常见。它可能与年龄有关，也可能由实验诱导，通常是排泄管阻塞或营养因子改变后的继发反应。排泄管阻塞的例子包括结扎（Bhaskar et al., 1956; Standish and Shafer, 1957）、涎石和异物。睾酮、肾上腺皮质激素和交感神经刺激是唾液腺的重要营养因子，任何影响其体内稳态的实验条件都可能导致弥漫性唾液腺萎缩，在垂体切除术（Koerker, 1967）、肾上腺切除术、去神经支配及 α- 肾上腺素能和 β- 肾上腺素能受体拮抗剂中已得到证实。摄食量减少和蛋白质不足也会导致唾液腺萎缩。流食引起的唾液腺萎缩影响腮腺和颌下腺，但舌下腺明显不受影响（Hall and Schneyer, 1964; Scott and Gunn, 1991）。同样，舌下腺缺乏交感神经支配，因此不受作用于交感神经系统的化学物质影响。

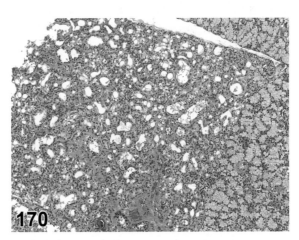

图 4.170

大鼠舌下腺。腺泡细胞萎缩。正常组织局限于上部和右下角部位

F344 大鼠给予重铬酸钠二水合物后可见唾液腺萎缩（NTP, 2008）。通常唾液腺萎缩伴有轻度慢性炎症和轻度间质纤维化。

（10）矿化（mineralization）

【同义词】 Calcification。

【发病机制】 继发于细胞坏死（营养不良性矿化）或高钙血症（转移性矿化）的矿物质沉积。

【诊断特征】 ① 局灶性、小叶性或弥漫性。② 受累结构为导管、动脉（转移性矿化）或变性 / 坏死区域（营养不良性矿化）。③ 强嗜碱性颗粒物质（H&E 染色）代替腺泡、导管或间质。

【鉴别诊断】 ① 人工假象（artifact）：苏木精染色剂沉积物（hematoxylin stain deposits）（分布与组织结构无关）、酸性高铁血红素（偏振光下具双折射性）。② 色素（pigment）：脂褐素和卟啉 H&E 染色下呈棕色至金棕色，可通过特殊染色与矿化进一步区分。③ 结石（凝结物，涎石）［calculi (concretions, sialoliths)〕：位于小管或导管的管腔。

【备注】　即使是血清钙水平处于正常参考范围内的动物，在坏死 / 损伤组织中也可见营养不良性钙化；而转移性钙化发生在高钙血症动物全身各处，尤其是在间质组织和血管壁。特殊染色如茜素红 S 和冯科萨染色可帮助在组织切片中鉴别钙盐。

（11）色素（pigment）（图 4.171）

【同义词】　Pigmentation; pigment deposition; endogenous pigmentation。

【发病机制】　多种，取决于色素的性质。

【诊断特征】　① 局灶性、小叶性或弥漫性。② 间质、腺泡和导管黄色至棕色色素沉着。

【鉴别诊断】　① 矿化（mineralization）：在 H&E 染色切片中呈深嗜碱性；特殊染色如茜素红 S 和冯科萨染色可帮助鉴别钙盐。② 人工假象（artifact）：苏木精染色剂沉积物（分布与组织结构无关）、酸性高铁血红素（偏振光下具双折射性）。

【备注】　色素的分布根据其性质而有所不同。例如，脂褐素可能主要见于小叶内导管的上皮细胞内（Buchner and David, 1978）；含铁血黄素（hemosiderin）可能见于间质和巨噬细胞，酸性高铁血红素可能弥漫性分布于切片中。色素的种类可通过特殊染色如施莫尔氏（晚期脂褐素、黑色素）、Fontana–Masson（黑

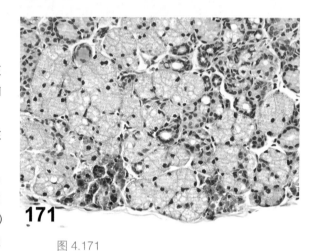

图 4.171

小鼠舌下腺。色素

色素）和 Perl 氏铁（三价铁含铁血黄素）染色确认。福尔马林血红素色素（酸性 – 高铁血红素）可在无缓冲福尔马林中固定的组织中观察到。偏振光可以帮助区分某些色素，如脂褐素（未染色福尔马林固定石蜡包埋切片上强橙色自发荧光）和酸性 – 高铁血红素（H&E 染色切片上呈双折射性）。

（12）淀粉样物质（amyloid）（图 4.172）

【同义词】　Amyloidosis, amyloid deposition。

【发病机制】　化学性质多样复杂的不溶性多肽片段在细胞外沉积。

【诊断特征】　① 浅嗜酸性无定形的细胞外物质，位于血管中膜、间质和基底膜。② 如果淀粉样物质沉积明显，可能会出现其间腺泡和导管不同程度的萎缩和缺失。③ 使用刚果红染色在偏振光下呈绿色双折射。

【鉴别诊断】　① 坏死（necrosis）：细胞细节缺失，但无细胞外刚果红阳性物质。② 血管壁的纤维蛋白样改变（坏死）〔fibrinoid change (necrosis) in vessel wall〕：血管中膜强嗜酸性均质性改变。

【备注】　淀粉样和类淀粉样物质在各种组织

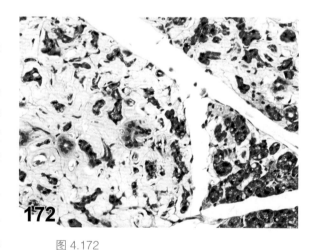

图 4.172

小鼠腮腺。淀粉样物质，伴有萎缩

中均可观察到，包括老年啮齿动物（尤其是小鼠）的唾液腺。大鼠较小鼠更能抵抗淀粉样变性的发展。

H&E 染色切片通过淀粉样物质的标志性形态学外观和部位通常足以做出诊断。通过特殊染色（如刚果红）可在光镜下确认沉积物为淀粉样物质，在偏振光下，淀粉样物质刚果红染色呈苹果绿色。

如果不确定 H&E 染色切片中细胞外沉积透明物质的性质，并且未进行刚果红染色，则应使用术语"透明变性"。对于刚果红呈阴性反应的均质嗜酸性细胞外沉积物，透明变性也是恰当的术语。

3. 炎症性病变

（1）浸润（infiltrate）（图 4.173）

【同义词】　　Infiltrate inflammatory; infiltrate inflammatory cell; infiltration（加修饰语）; infiltration, inflammatory; infiltration, inflammatory cell。

【修饰语】　　浸润中主要的炎症细胞类型。

【发病机制】　　中性粒细胞、嗜酸性粒细胞、单形核细胞浸润或不止一种细胞类型的组合（混合细胞浸润），而没有炎症的其他形态特征，如出血、水肿、纤维增生。

【诊断特征】　　① 局灶性、多灶性或弥漫性。② 存在单形核或多形核白细胞，但没有炎症的其他组织学特征，如水肿、淤血、坏死。③ 周围细胞可能出现轻度萎缩。④ 通常没有腺泡细胞脱颗粒或黏液分泌减少。

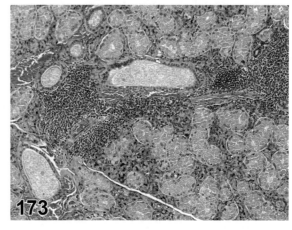

图 4.173

小鼠颌下腺。单形核细胞浸润

【鉴别诊断】　　① 炎症（inflammation）：炎症细胞浸润，伴随炎症的其他形态学特征，如水肿、出血、坏死和（或）纤维增生。② 粒细胞白血病（granulocytic leukemia）：除了成熟的中性粒细胞，可能同时可见中性粒细胞前体和（或）异常中性粒细胞的浸润；其他器官可能也可见类似的肿瘤细胞浸润。③ 淋巴瘤（lymphoma）：单一形态淋巴细胞群的浸润［通常具有非典型性、有丝分裂增加和（或）异常有丝分裂］；其他器官可能也可见类似的肿瘤细胞浸润。

【备注】　　在毒性试验中，炎症细胞浸润比炎症（涎腺炎）更常见。术语炎症［或涎腺炎（又称唾液腺炎，译者注）］不应混淆或代替炎症细胞浸润。当无炎症细胞浸润相关的组织损伤 / 反应时，应使用术语炎症细胞浸润而非涎腺炎（或炎症）。此外，炎症细胞浸润应使用主要的炎症细胞类型来进行限定，如单形核细胞、淋巴细胞、中性粒细胞等。不推荐使用将浸润性质概括为急性或化脓性（代替中性粒细胞）、肉芽肿性（代替组织细胞）和慢性（代替淋巴细胞、浆细胞、单形核细胞等）的术语，因为这些术语可能暗示炎症。术语炎症（或涎腺炎）应仅在炎症细胞浸润伴随明显的炎症相关组织损伤 / 反应时使用，如水肿、淤血、腺泡细胞脱颗粒（腮腺）、出血或坏死。

（2）炎症（inflammation）（图 4.174 ～图 4.177）

【同义词】　　Sialadenitis。

【修饰语】　　炎症中主要的炎症细胞类型。

【发病机制】　　固有层和（或）黏膜下层中性粒细胞浸润（中性粒细胞炎症）、单形核细胞浸润（单形核细胞炎症）或细胞组合浸润（混合细胞炎症），伴有炎症的其他组织学特征，如出血、水肿、纤维增生。

【诊断特征】　　① 局灶性、多灶性或弥漫性。② 单形核或多形核白细胞浸润到腺体实质。③ 存在其他炎症组织学特征，如出血、水肿、纤维增生。

1）中性粒细胞炎症：主要为中性粒细胞浸润；常伴有水肿和淤血，腮腺腺泡细胞脱颗粒、腺泡和导管变性和坏死。

2）单形核细胞炎症：主要为单形核细胞浸润；常伴有腺泡细胞萎缩和轻度腺泡细胞变性、导管增生、间质纤维化；腺泡和导管可能存在矿化或非角化鳞状上皮化生。

【鉴别诊断】　　① 炎症细胞浸润（infiltrate, inflammatory cell）：不存在与炎症相关的其他形态特征，如水肿、出血、坏死和（或）纤维增生。② 粒细胞白血病（granulocytic leukemia）：除了成熟的中性粒细胞，可能同时可见中性粒细胞前体和（或）异常中性粒细胞的浸润；其他器官可能也可见

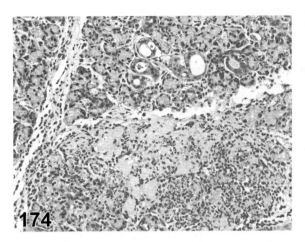

图 4.174

大鼠颌下腺。中性粒细胞炎症。坏死是炎症的一部分，可被这个术语涵盖

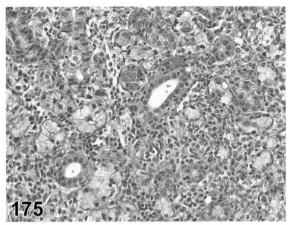

图 4.175

小鼠颌下腺。单形核细胞炎症。这个术语涵盖了腺泡细胞空泡化和其他变性过程；病因是病毒。

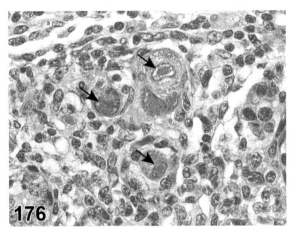

图 4.176

小鼠腮腺。单形核细胞炎症。核内包涵体，部分以箭头指示（巨细胞病毒）

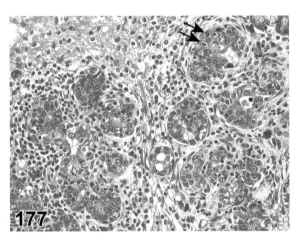

图 4.177

大鼠腮腺。混合细胞炎症，伴有再生性增生，存在异型性。核内包涵体，部分以箭头指示（大鼠乳头状瘤病毒）

类似的肿瘤细胞浸润。③ 淋巴瘤（lymphoma）：单一形态淋巴细胞群的浸润［通常具有非典型性、有丝分裂增加和（或）异常有丝分裂］；其他器官可能也可见类似的肿瘤细胞浸润。

【备注】 当单形核细胞或混合细胞浸润被认为是代表炎症过程（单形核细胞炎症或混合细胞炎症），并且出现提示正在进行 / 持续的炎症过程的浸润相关其他形态学特征（纤维化、矿化），为了更好地描述这一改变可将修饰语"慢性"包含在诊断中（即慢性单形核细胞炎症）。

唾液腺的中性粒细胞炎症在组织的毒理学评价中并不常见。鼠巨细胞病毒（murine cytomegalovirus，MCMV）和涎泪腺炎病毒（sialodacryoadenitis virus, SDAV）感染曾经分别是小鼠和大鼠急性涎泪腺炎的常见原因（Jacoby et al., 1975），但在现在屏障环境繁殖和维持的种群已很少见。MCMV 主要影响颌下腺，在极少数情况下影响腮腺。SDAV 对浆液性（腮腺）或黏液 / 浆液性（颌下腺）腺体的管泡状腺组织具有趋向性。舌下腺在大鼠的 SDAV 感染中不受影响。涎腺炎可通过其各自的示病性临床症状和病变加以区分。由产气克雷伯菌和金黄色葡萄球菌引起的细菌感染也可能导致严重的急性坏死性涎腺炎和脓肿。

自发性自身免疫性涎腺炎可见于几种品系的小鼠（NOD、NZB/NZW、SL/Ni、BDF 雌性）和大鼠（Percy and Barthold, 2007）。浸润淋巴细胞群主要是 CD4$^+$T 细胞和少于 10% 的 C8$^+$T 细胞。在其他品系的老年动物中，偶尔可能会看到不同程度的唾液腺慢性炎症。MCMV 和 SDAV 的慢性感染，或急性 MCMV 和 SDAV 感染的再生性病变在形态上可能与慢性炎症病变相似（Ohyama et al., 2006）。大鼠给予拟交感神经药如异丙肾上腺素后，颌下腺可见轻度慢性炎症（Cohen et al., 1992）。

4. 血管病变

另可参阅 INHAND 心血管系统文章。

（1）水肿（edema）（图 4.178）

【发病机制】　由于毛细血管和血管损伤引起的血管通透性增加、血管静水压增加、渗透压降低或淋巴引流障碍，导致唾液腺间质积液。

【诊断特征】　① 弥漫性。② 腺泡和间质之间的透明间隙增加。③ 小叶总体积增加。④ 少数情况下可能存在继发于血细胞渗出的炎症细胞浸润。

【鉴别诊断】　中性粒细胞炎症（inflammation, neutrophil）：组织和毛细血管损伤伴有渗出性水肿、粒细胞浸润、纤维蛋白、淤血和出血。

【备注】　唾液腺内的水肿非常罕见。它可能是渗出性的（由于酶渗漏继发的毛细血管损伤引起的炎症性水肿）或漏出性的（继发于静水渗透压增加和胶体渗透压降低的水动力紊乱）。水肿的诊断应仅用于漏出性水肿，因为渗出性水肿通常伴有大量炎症细胞浸润和可能的组织损伤，因此，渗出性水肿病例的主要诊断应该是中性粒细胞炎症。在给予小鼠对硝基苯酚和给予大鼠 D & C Yellow No.11 的美国国家毒理学项目中心试验中曾观察到过化学品导致的唾液腺水肿。

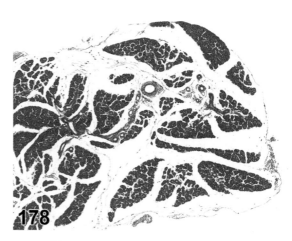

图 4.178

小鼠腮腺。水肿

（2）出血（hemorrhage）

【发病机制】　血管通透性增加（血细胞渗出）或血管破裂。

【诊断特征】　实质、间质、小管和导管管腔中存在红细胞。

【鉴别诊断】　① 血管扩张（angiectasis）：血液出现在扩张的血管腔内。② 人工假象（artifact）：解剖过程中红细胞附在组织表面。

5. 其他病变

（1）导管结石（calculus, ductular）（图 4.179）

【同义词】　Sialoliths; sialolithiasis; salivary concretion; duct concretion; salivary calculus; inspissated material。

【发病机制】　导管细胞重吸收水分后，析出的分泌成分沉淀。

【诊断特征】　① 导管腔内有嗜碱性或嗜酸性的浓缩物质。② 导管上皮可能为低至扁平的立方上皮。③ 可能伴有轻度导管周围单形核炎症细胞浸润。

【鉴别诊断】　① 导管扩张（ectasia, duct）：不存在唾液腺结石。② 异物（foreign body）：导管内的异物通常伴随组织损伤并引起炎症反应。

【备注】　存在导管结石时，不应诊断导管扩

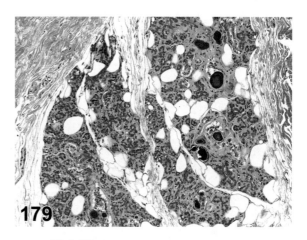

图 4.179

大鼠腮腺。导管结石，伴有萎缩、脂肪细胞聚集和纤维化

张，即使两者具有其他相同的形态学特征。

（2）导管扩张（ectasia, duct）（图 4.180）

【同义词】　　　　Dilatation; luminal distension。

【发病机制 / 细胞来源】　　由于小叶内或小叶间导管阻塞导致管腔扩张。

【诊断特征】　　　① 单个或多个曲折不规则扩大的管腔，可能含或不含腺体特异性分泌物。② 内衬扁平立方上皮细胞。③ 可能伴有间质淋巴细胞和浆细胞轻度浸润。

【鉴别诊断】　　　导管结石（calculus, ductular）：存在唾液腺结石。

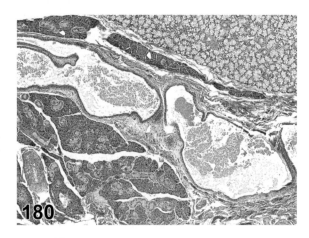

图 4.180

大鼠颌下腺。导管扩张

【备注】　　　扩张通常由近端或远端的小叶间和小叶内导管阻塞引起，原因是罕见的浓缩分泌物（涎石症）、涎泪腺肿瘤或异物。然而，只有在组织切片上没有结石或异物的情况下才诊断扩张。

（3）纤维化（fibrosis）（图 4.181）

【同义词】　　　　Interstitial fibrosis。

【发病机制】　　　炎症、坏死或出血后成纤维细胞导致的胶原蛋白沉积。

【诊断特征】　　　① 局灶性、小叶性或弥漫性。② 由于胶原蛋白沉积和成纤维细胞增殖，间质组织增加。

【鉴别诊断】　　　① 淀粉样物质（amyloid）：有丰富的细胞外嗜酸性无定形基质，在偏振光下刚果红染色切片显示苹果绿双折射，没有成纤维细胞增殖。② 慢性混合细胞炎症（inflammation, mixed cell, chronic）：纤维化伴有炎症细胞浸润和实质退行性改变。

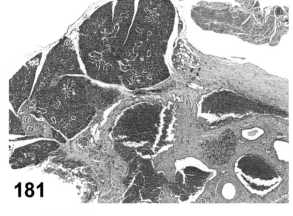

图 4.181

小鼠舌下腺。纤维化，伴有萎缩和血管扩张

【备注】　　　根据损伤的严重程度和持续时间，纤维化程度可能从轻度到重度。纤维化通常是慢性炎症的一个重要组成部分，也可能是急性毒性损伤后修复的一个组成部分。H&E 染色切片中的成熟胶原蛋白在偏振光下有双折射性。

（4）腺泡细胞肥大（hypertrophy, acinar cell）

【同义词】　　　　Cytomegaly。

【发病机制】　　　通常继发于功能需求增加或拟交感神经刺激。

【诊断特征】　　　① 局灶性、多灶性或弥漫性。② 腺泡结构无改变，无包膜、无压迫。③ 细胞体积增大，具有染色正常的丰富细胞质。④ 细胞核大，具有常染色质，核仁明显。⑤ 分泌管由于被增大的腺泡分隔，导致数量相对减少。

【鉴别诊断】　　　①（腮腺）嗜碱性肥大灶［basophilic hypertrophic focus (parotid gland)］：散在的非压迫性病灶，病灶内肥大的细胞嗜碱性增强。② 非再生性增生（hyperplasia, non-regenerative）：可能伴有细胞肥大，但往往细胞数量增加；可能存在轻微的压迫或结构紊乱。③ 再生性增生（hyperplasia, regenerative）：可能伴有细胞肥大，但往往细胞数量增加和嗜碱性增强；可能存在轻微的压迫或结构紊乱。

【备注】　　　腺泡增生常伴有肥大。这种情况下，建议记录增生，而不是肥大。

给予某些药物后，如异丙肾上腺素（Selye et al., 1961, Brenner and Stanton, 1970）、甲氧胺和毛果芸香碱（Inanaga et al., 1988）、特布他林（Sodicoff et al., 1980）、乙酰甲胆碱、肾上腺素、去氧肾上腺素、利血平、呋塞米（Scarlett et al., 1988）、四氧嘧啶（Sagstrom et al., 1987）、甲状腺素和地塞米松（Sagulin and Roomans 1989），可观察到腮腺和颌下腺肥大（和增生）。单次或多次下颌切齿截除也会导致颌下腺增大，可能是神经调节所致（Wells 1963）。这种增大是由于胞质内大量积累了黏液、钙、淀粉酶和其他蛋白质。

（5）（腮腺）嗜碱性肥大灶［focus, hypertrophic, basophilic (parotid gland)］（图 4.182，图 4.183）

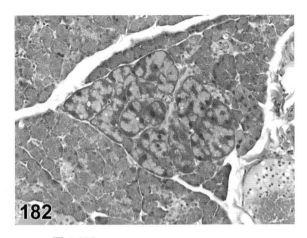

图 4.182

大鼠腮腺。嗜碱性肥大灶

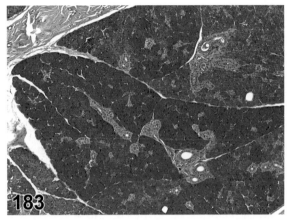

图 4.183

大鼠腮腺。嗜碱性肥大灶。更严重的病变

【同义词】　Focus, basophilic; basophilic focus; basophilic hypertrophic focus; focus, basophilic, hypertrophic; focus of cellular alteration。

【发病机制/细胞来源】　未知。

【诊断特征】　① 局灶性、多灶性或弥漫性。② 累及一个或多个腺泡的散在的、无包膜的、非压迫性病灶。③ 细胞增大，细胞质增多，偶尔细胞核增大。④ 在 H&E 染色切片中，腺泡细胞的顶端区域具有嗜酸性颗粒状或细小泡状细胞质。⑤ 腺泡细胞的基底区域具有强嗜碱性的细胞质和较大深染细胞核。⑥ 在腮腺大部分受累的极端情况下，增大的细胞可以呈弥漫性嗜碱性。⑦ 可能观察到核固缩或有丝分裂。⑧ 在弥漫性受累的情况下，腺泡增大不像在较小的局灶性嗜碱性灶中看到的那么明显。⑨ 由于被增大的腺泡分隔，导致分泌管数量相对减少。

【鉴别诊断】　① 非再生性增生或再生性增生（hyperplasia, non-regenerative or hyperplasia, regenerative）：细胞数量增加，可能伴/不伴有细胞肥大；可能存在轻微的压迫或结构紊乱。② 腺泡细胞肥大（hypertrophy, acinar cell）：单个或多个腺泡（病灶）中的细胞增大，不伴有细胞质嗜碱性增强。

【备注】　在未给予受试物的动物中，大鼠比小鼠更常见嗜碱性肥大灶（Chiu and Chen, 1986）。嗜碱性肥大灶的发生率随着年龄的增长而略有增加。此外，多西拉敏（Jackson and Blackwell, 1993）、曲普利啶（Greenman et al., 1995）、草甘膦（NTP, 1992a）、甲基丁香酚（NTP, 2000）和二乙醇胺（NTP, 1992b）等多种化学物质可诱导啮齿动物嗜碱性肥大灶。这些病灶被认为是适应性肥大性病变，而不是肿瘤形成的前期病变。

（6）腺泡细胞化生（metaplasia, acinar cell）（图 4.184）

【发病机制】　一种分化完全的唾液腺上皮转分化为另一种分化完全的唾液腺上皮。

【诊断特征】　① 局灶性至多灶性散在分布。② 通常伴有既往组织损伤。③ 存在非组织固有的完全分化的上皮细胞。例如，颌下腺中出现腮腺上皮细胞。

【鉴别诊断】　异位组织（ectopic tissue）：通常是局灶性的、局限的且与既往组织损伤无关。

【备注】 既往损伤和相关的慢性炎症的记录和病变多灶性的分布，更支持化生而不是异位组织的诊断。

（7）鳞状细胞化生（metaplasia, squamous cell）（图 4.185，图 4.186）

【同义词】 Squamous metaplasia; ductal squamous metaplasia。

【组织发生】 唾液腺的导管上皮结构。

【诊断特征】 ① 导管立方上皮被鳞状上皮取代。② 鳞状上皮细胞可以是单层或多层。③ 可能存在角化。④ 可能伴有导管增生。

【鉴别诊断】 ① 鳞状细胞癌（carcinoma, squamous cell）：邻近组织局部浸润、远处转移或明显细胞异型性。② 增生（hyperplasia）：增生细胞呈立方至柱状，单层。③ 非典型增生（hyperplasia, atypical）：多层立方至柱状上皮细胞失去极性、嗜碱性增强；不发生鳞状上皮化生中的水平扁平化。

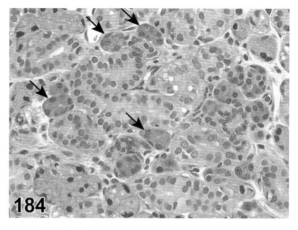

图 4.184

大鼠颌下腺。腺泡细胞化生（箭头所示）具有腮腺腺泡细胞形态

【备注】 导管鳞状细胞化生通常被视为导管上皮坏死后再生反应的一部分。在大鼠中，腮腺和颌下腺发生该病变的常见原因是涎泪腺炎病毒（sialodacryoadenitis viral, SDAV）感染。据报道，SDAV 感染引起的病变中，舌下腺不受影响（Jacoby, 1985）。然而，在没有 SDAV 感染的情况下，舌下腺排泄管也可能出现导管鳞状细胞化生。缺乏维生素 A 的饮食会在 Sprague Dawley 大鼠的腮腺、颌下腺和舌下腺的导管中诱导鳞状细胞化生（Horn et al., 1996）。有小鼠给予 DMBA 后颌下腺发生鳞状细胞化生的报道，并且通过角蛋白的存在证明了是导管节段起源（Takai et al., 1986）。

光学和电子显微镜研究表明，唾液腺组织发生鳞状上皮化生的主要部分是腺泡 – 闰管细胞复合体（Dardick et al., 1985）。虽然导管上皮的鳞状细胞化生被认为是可发展为肿瘤的瘤前病变（Neuenschwander and Elwell, 1990），但导管上皮增生和鳞状细胞化生进展的可能性尚不明确。Wistar 大鼠舌下腺的此类变化通常伴随炎症/纤维化，与该部位的肿瘤形成无关（Van Esch et al., 1986）。此外，在一项给予 F344 大鼠碘化甘油的慢性试验中，2 年后给药相关的唾液腺鳞状细胞化生未见与唾液腺中的肿瘤改变关联（NTP, 1990）。氯二溴甲烷给药 13 周在 F344 大鼠诱导了鳞状细胞化生，在 B6C3F1 小鼠中未能诱导，但（F344 大鼠）给药 2 年未发现肿瘤进展（Dunnick et al., 1985）。另外，有假设提

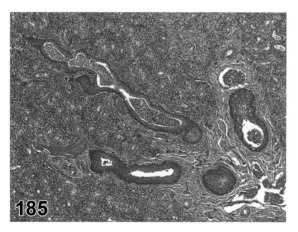

图 4.185

大鼠颌下腺。鳞状细胞化生

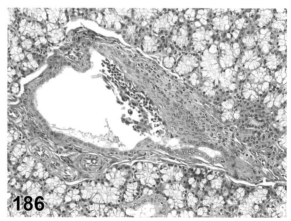

图 4.186

大鼠舌下腺。鳞状细胞化生

出（Takegawa et al., 1998），F344 大鼠给予碘化钾 2 年，颌下腺的鳞状上皮化生通过非遗传毒性、增殖依赖性机制转变为了鳞状细胞癌。此外，Sprague Dawley 大鼠植入含 DMBA 海绵颗粒的试验诱导了鳞状细胞癌，作者的结论是，发生鳞状细胞化生的导管节段可能参与了实验性致癌作用的肿瘤发生（Cao et al., 2000, Sumitomo et al., 1996）。

6. 非肿瘤性增生性病变

（1）增生（hyperplasia）（图 4.187）

【修饰语】　腺泡、导管、反应性、非典型。

【组织发生】　唾液腺导管和（或）腺泡上皮。

【诊断特征】　① 局灶性、多灶性或弥漫性。② 腺体结构得以保留或仅轻微改变。③ 可能存在对周围组织的轻微压迫。④ 通常周边圆形，但腺泡或导管结构维持正常。⑤ 没有包膜。

1）腺泡：可能会出现具有异型性的腺泡细胞。

2）导管：导管可能管腔扩张，内衬扁平的上皮。

3）反应性：腺泡或导管增生伴胞质嗜碱性；伴随潜在反应性过程的迹象，如炎症、纤维增生、导管阻塞或异物。

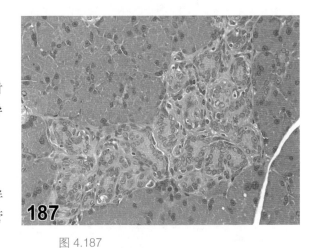

图 4.187

大鼠腮腺。导管增生

4）非典型：① 局灶性或多灶性，非弥漫性。② 多层腺泡 / 导管上皮细胞。③ 细胞极性和分化逐渐缺失，细胞质可能是双嗜性的，核质比增加。

【鉴别诊断】　① 腺瘤（adenoma）：正常腺泡 / 导管结构缺失或变形；周围组织与之界限清楚且明显受其压迫。② 异位腮腺（ectopic parotid gland）：舌下腺黏液性腺泡之间的浆液性腺泡灶。③ 肥大（hypertrophy）：腺泡细胞增大，但数量不增加；无压迫，无腺体结构改变。④ 嗜碱性肥大灶（focus, hypertrophic, basophilic）：腺泡结构增大，嗜碱性增强；无压迫。

【备注】　尚未在 F344 大鼠中发现与自发性肿瘤相关的增生性或瘤前病变（Neuenschwander and Elwell, 1990）。有 Wistar 大鼠舌下腺自发性导管上皮增生和化生的报道（Van Esch et al., 1986）。唾液腺导管增生是啮齿动物唾液腺中许多炎症性和反应性病变的共同特征（Greaves, 2012）。Wistar 大鼠长期给予具有前列腺和雌激素特性的甾体类受试物，诱导颌下唾液腺的闰管细胞多灶性导管细胞增生（De Rijk et al., 2003）。B6C3F1 小鼠中未观察到唾液腺的自发性增生改变（Botts et al., 1999）。颌下腺增生在转基因小鼠模型（分别是表达视黄酸受体的浆液性腺泡细胞和表达猿猴病毒 40 T 抗原的导管细胞）（Bérard et al., 1994; Ewald et al., 1996）有过报道。

7. 肿瘤

啮齿动物大唾液腺的自发性和原发性肿瘤很少见（Elwell and Leininger, 1990; Frith and Heath, 1985; Greaves, 2012）。大鼠和小鼠的唾液腺腺瘤可能来自腺泡或导管成分（Neuenschwander and Elwell 1990; Botts et al., 1999）。小鼠和大鼠很少有癌和腺癌的报道（Botts et al., 1999; Hosokawa et al., 2000; Nishikawa et al., 2010; Tsunenari et al., 1997）。唾液腺中的恶性肿瘤可能会在大鼠（Neuenschwander and Elwell, 1990; Sumitomo et al., 1996; Cao et al., 1999; Zaman et al., 1996）和小鼠（Botts et al., 1999; Takegawa et al., 1998; Takai et al., 1986; Yura et al., 1995）或在各种转基因动物模型中（Dardick et al., 2000; Declercq et al., 2005; Nielsen et al., 1991; Nielsen et al., 1995）由化学物质诱导。

（1）腺瘤（adenoma）（图 4.188 ～图 4.192）

【修饰语】　腺泡状、管状、乳头状、实体性、腺泡状 / 管状混合型。

【组织发生】　唾液腺的导管或腺泡上皮。

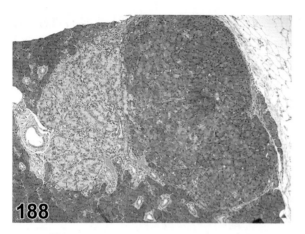

图 4.188

大鼠腮腺。管状腺瘤（图左侧）和腺泡状腺瘤（图右侧）

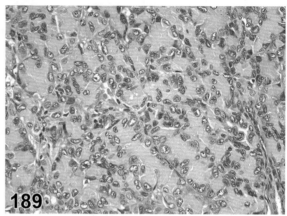

图 4.189

大鼠腮腺。管状腺瘤。图 4.188 的高倍放大

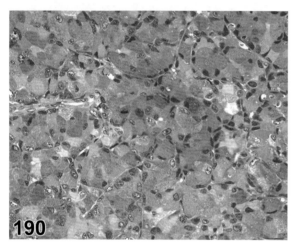

图 4.190

大鼠腮腺。腺泡状腺瘤。图 4.188 的高倍放大

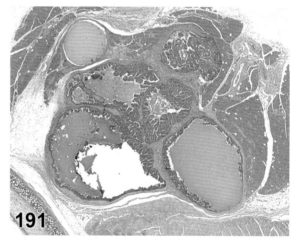

图 4.191

大鼠腮腺。乳头状腺瘤

【诊断特征】 ① 界限清楚。② 压迫相邻的实质或结缔组织。③ 正常腺泡或导管结构发生改变。④ 可能被薄的包膜部分或完全包围。⑤ 当细胞质黏液存在时，细胞核呈深染位于基底。⑥ 有丝分裂象少见。⑦ 生长模式可能呈腺泡状、管状、乳头状、实体性或混合型。

1）腺泡状：显示一些分泌活动的迹象。可能存在实体性生长模式的小区域；通常不存在分泌管。

2）管状：由小叶或小管聚集体组成，内衬鳞状至立方状或柱状上皮，被不同数量的纤维基质分隔。一些导管可能有扩张的管腔。

3）乳头状：乳头状突起为主，可能存在囊性扩张。

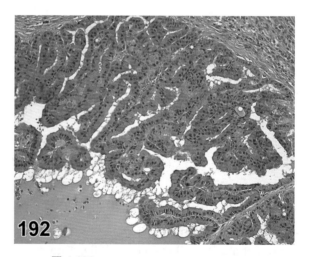

图 4.192

大鼠腮腺。乳头状腺瘤。图 4.191 的高倍放大

4）实体性：弥漫性片状分布的上皮细胞，无腺泡或导管结构。

5）腺泡状 / 管状混合型：腺泡状和管状的混合并不少见。

【鉴别诊断】　①增生（hyperplasia）：腺泡结构保留或仅有轻微改变；没有或仅有轻微压迫，无包膜；如果是反应性增生，将伴随潜在反应性过程的迹象，如炎症、纤维增生、导管阻塞或异物。②非典型增生（hyperplasia, atypical）：腺泡或导管上皮局灶性增生，无或仅有轻微压迫，具有多层上皮、细胞异型性；没有包膜。③腺癌（adenocarcinoma）：细胞多形性和细胞质双嗜性；大量有丝分裂象，浸润性生长。④良性混合瘤（tumor, mixed, benign）：由两种增殖细胞类型组成，一种是肌上皮，另一种是腺泡上皮。⑤（前部）乳腺腺瘤［adenoma of the mammary gland (anterior part)］：腺体结构不致密；上皮染色特征不同。

【备注】　在小鼠中，仅报道了唾液腺的腺泡状腺瘤，而在大鼠可能会发展出不同生长模式，以修饰语形式列出。

多结节性腺泡状腺瘤可能难以与分化好的腺癌区分开来。大鼠的唾液腺腺瘤可能来自腺泡或导管成分（Neuenschwander and Elwell, 1990）。在小鼠中观察到的腺瘤很少，尚不清楚它们是来自导管还是腺泡（Botts et al., 1999）。因此，建议使用修饰语腺泡状（acinar）和管状（tubular）仅作为主要生长模式的描述，而不提示组织发生。

多形性腺瘤基因（pleomorphic adenoma gene, *PLAG1* 或 *PLAG2*）的转基因小鼠颌下腺腺瘤的发生率很高。这些肿瘤具有多形性特征，类似于人类唾液腺的多形性腺瘤。它们由上皮和肌上皮结构组成。上皮成分显示出各种生长模式，包括角化。梭形肌上皮细胞内陷入黏液样基质中（Declercq et al., 2005）。

（2）腺癌（adenocarcinoma）（图 4.193 ～图 4.196）

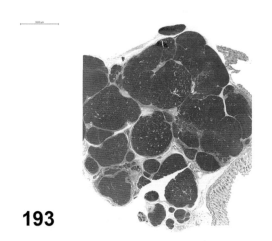

图 4.193

大鼠腮腺。腺泡状腺癌

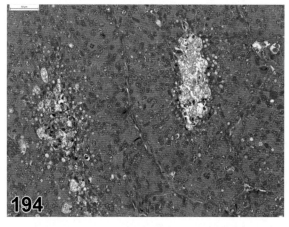

图 4.194

大鼠腮腺。腺泡状腺癌。图 4.193 的高倍放大

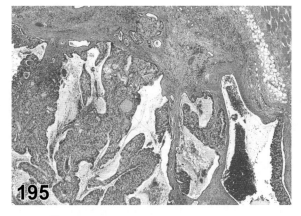

图 4.195

大鼠舌下腺。混合型腺癌

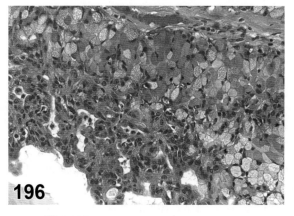

图 4.196

大鼠舌下腺。混合型腺癌。图 4.195 的高倍放大

【修饰语】　　腺泡状、管状、乳头状、实体性、腺泡状 / 管状 / 实体性混合型。

【组织发生】　　唾液腺的导管或腺泡上皮。

【诊断特征】　　① 以漩涡或梭形模式生长。② 常见坏死。③ 可能存在鳞状分化区域。④ 细胞很大，呈多形性、多角形，具有双嗜性细胞质。⑤ 核质比高。⑥ 细胞核呈大泡状，有多个核仁。⑦ 有丝分裂象多。⑧ 可见侵袭周围组织。⑨ 可能存在肺转移。⑩ 生长模式可能是腺泡状、管状、乳头状、实体性或混合型。

1）腺泡状（acinar）：① 显示一些分泌活动的迹象。② 可能有小部分局域实体性生长模式，排泄管常不可见

2）管状（tubular）：① 从结构良好的管状到结构差的小管或间变性上皮细胞形成的结节状团块，具有多种分化模式。② 一些导管可能有扩张的管腔。

3）实体性（solid）：弥漫性片状上皮细胞，无腺泡或导管结构。

4）腺泡状 / 管状 / 实体性混合型（mixed acinar/tubular/solid）：一种肿瘤可能具有不同的模式：腺泡状、管状和实体性。

5）乳头状（papillary）：乳头状突起为主，可能存在囊性扩张。

【鉴别诊断】　　① 增生（hyperplasia）：无浸润迹象，腺体结构保留或仅有轻微改变。腺泡增生；如果是反应性增生，将伴随潜在反应性过程的迹象，如炎症、纤维增生、导管阻塞或异物。② 非典型增生（hyperplasia, atypical）：腺泡或导管上皮局灶性增生，具有多层上皮、细胞异型性；对周围组织无浸润。③ 腺瘤（adenoma）：轻微细胞多形性；腺泡细胞分化好有分泌颗粒；无或仅轻微多形性；无浸润性；有丝分裂象少见。④ 乳腺腺癌（adenocarcinoma of the mammary gland）：可能存在细胞质染色差异和脂质空泡。

【备注】　　多结节性腺泡腺瘤可能难以与分化好的腺癌区分开来。大鼠大唾液腺的自发性肿瘤很少见（Elwell and Leininger, 1990; Glucksmann and Cherry, 1973）。有过年轻 Sprague Dawley 大鼠腮腺的低分化癌（Tsunenari, et al., 1997; Nishikawa et al., 2010）和 F344 大鼠腮腺乳头状囊腺癌（Hosokawa et al., 2000）的报道。有过颌下腺内注射 DMBA 在雌性 Wistar 大鼠（Zaman et al., 1996）和雌性小鼠（Yura et al., 1995）诱导腺癌的报道。

腺癌很少在小鼠中报道（Botts et al., 1999）。有过 2 只小鼠自然发生与肌上皮和导管上皮相关的唾液腺黏液表皮样癌的报道（Ishikawa et al., 1998）。

在 Smgb-TAG 小鼠诱导了闰管起源的颌下腺腺癌（Dardick et al., 2000），癌基因 *SV40 T* 抗原由这种新生小鼠的颌下腺分泌蛋白 b（*Smgb*）基因的启动子表达。有报道 *PLAG1* 原癌基因过度表达的转基因小鼠的颌下腺中出现具有恶性特征和肺转移的多形性腺瘤（Declercq et al., 2005）。也有报道表达人类 *Ha-ras* 癌基因的转基因小鼠产生了源自颌下腺浆液区的腺鳞癌（Nielsen et al., 1991）。据报道，1 岁龄 wap-ras 转基因小鼠可以自发起源于颌下腺的腺癌（Nielsen et al., 1995）。

（3）鳞状细胞癌（carcinoma, squamous cell）（图 4.197 ～图 4.199）

【同义词】　　Carcinoma, epidermoid。

【组织发生】　　可能是唾液腺的导管上皮结构。

【诊断特征】　　① 分化好的岛状和条索状结构，有角蛋白形成。② 不同程度的有丝分裂活动。③ 对邻近组织有浸润性或转移。④ 可能会出现高程度的间变。⑤ 肿瘤可能广泛角化。

【鉴别诊断】　　① 腺癌（adenocarcinoma）：由腺泡状、管状、混合型、实体性或乳头状成分组成；可能会出现鳞状分化，但不是主要的。② （外耳道皮脂腺）鳞状细胞癌 [carcinoma, squamous cell (zymbal's gland)]：位于耳郭基部的鳞状细胞癌（通常带有皮脂腺成分）在其他部位来源（乳腺、唾液腺）特征不明显时应归因于外耳道皮脂腺。③ （乳腺）腺鳞癌 [adenosquamous carcinoma (mammary gland)]：具有腺瘤成分。④ 鳞状细胞化生（metaplasia, squamous cell）：无浸润，分化好，保留导管结构。

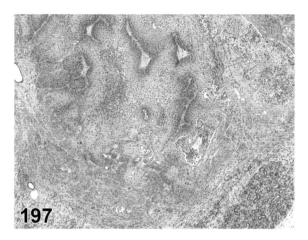

图 4.197

小鼠腮腺。鳞状细胞癌

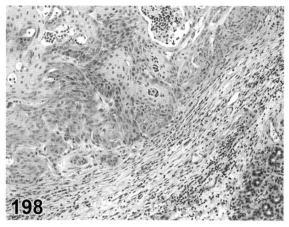

图 4.198

小鼠腮腺。鳞状细胞癌。图 4.197 的高倍放大

⑤ 恶性肌上皮瘤（myoepithelioma, malignant）：血管周围有上皮样分化或栅栏状的肿瘤细胞；密集排列的细长形至梭形肿瘤细胞的区域被少量不活跃的肿瘤基质隔开。

【备注】 啮齿动物的自发性鳞状细胞癌很少见，但在大鼠（Neuenschwander and Elwell, 1990; Sumitomo et al., 1996; Cao et al., 1999）和小鼠（Botts et al., 1999; Takegawa et al.,1998; Takai et al., 1986）中可被化学物质诱发，或在具有 v-Ha-ras 癌基因的小鼠中自发（Cardiff et al., 1993）。表达人 Ha-ras 癌基因的转基因小鼠发生了源自颌下腺浆液区的腺鳞癌（Nielsen et al., 1991）。此外，乳腺腺鳞癌在小鼠中并不少见，也需要考虑作为鉴别诊断。唾液腺的鳞状细胞癌应根据原发部位与具有鳞状

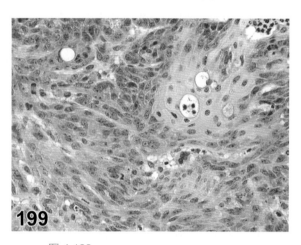

图 4.199

小鼠腮腺。鳞状细胞癌。图 4.197 的高倍放大

分化的浸润性外耳道皮脂腺癌区分开来（Neuenschwander and Elwell, 1990）。

（4）良性混合瘤（tumor, mixed, benign）

【同义词】 Tumor, composite, benign。

【组织发生】 唾液腺的腺上皮、肌上皮和间充质成分。

【诊断特征】 ① 界限清楚。② 具备良性间叶肿瘤和腺瘤的特征。③ 肿瘤性上皮结构通常混合肿瘤性黏液瘤 / 纤维组织。④ 不存在细胞多形性。⑤ 无浸润迹象。

【鉴别诊断】 ① 恶性混合瘤（tumor, mixed, malignant）：同时存在肉瘤和癌的特征；存在细胞多形性。② 腺瘤（adenoma）：缺乏肿瘤性间充质成分。③ 纤维瘤（fibroma）：缺乏肿瘤性上皮成分。④ 前部乳腺纤维腺瘤（fibroadenoma of the anterior mammary glands）：具有乳腺纤维腺瘤细胞质染色特征的上皮成分；根据完善的诊断标准，"纤维腺瘤"虽然是良性混合瘤，但应被单独分类。

【备注】 小鼠多瘤病毒引起唾液腺肿瘤，包括上皮间叶的混合型（Botts et al., 1999; Frith and Heath, 1994; Dawe, 1979）。

（5）恶性混合瘤（tumor, mixed, malignant）（图 4.200）

【同义词】 Tumor, composite, malignant。

【组织发生】 腺上皮和肌上皮 / 间叶细胞。

【诊断特征】 ① 同时存在肉瘤和癌的特征。② 细胞和核多形性。③ 存在侵袭。

【鉴别诊断】 ① 良性混合瘤（tumor, mixed, benign）：同时存在良性间叶性肿瘤和腺瘤的特征；无细胞多形性，无局部侵袭。② 恶性肌上皮瘤（myoepithelioma, malignant）：上皮样分化或栅栏状围绕血管周围的肿瘤细胞；密集排列的细长形至梭形肿瘤细胞的区域被少量不活跃的肿瘤基质隔开。③ 非特指肉瘤（sarcoma, not otherwise specified）：缺乏恶性上皮成分。④ 恶性神经鞘瘤（schwannoma, malignant）：缺乏恶性上皮成分。⑤ 腺癌或鳞状细胞癌（adenocarcinoma, or carcinoma, squamous cell）：缺乏恶性间叶成分。

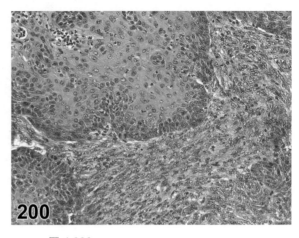

图 4.200

小鼠颌下腺。恶性混合瘤

【备注】 小鼠多瘤病毒引起唾液腺肿瘤，包括上皮间叶的混合类型（Botts et al., 1999; Frith and Heath, 1994）。

根据 H&E 染色切片可能难以区分恶性混合瘤和具有上皮样和梭形细胞样生长模式的恶性肌上皮瘤。因此，可能需要做免疫组织化学进行确认，混合瘤表现为区分开的两种不同的组织，组织显示上皮或者间叶免疫表型，但通常不会混合；相反，肌上皮瘤显示混合的上皮和间叶抗原表达。

（6）恶性肌上皮瘤（myoepithelioma, malignant）（图 4.201）

【组织发生】 肌上皮细胞、唾液腺外导管起源（可能是其他腺体组织）。

【诊断特征】 ① 无包膜的肿瘤；可能显示实体组织的侵袭索延伸到相邻结构中。② 在较大的肿瘤中，中央变性、坏死可能形成假性囊肿，其中可能被棕色、黏液物质或细胞碎片填充。③ 肿瘤实质为实体性，无腺泡或管状结构。④ 具有基底细胞、复层鳞状细胞和梭形细胞模式的混合肿瘤形态。可能包含管状结构。在血管附近，肿瘤细胞可能呈栅栏状基底细胞模式或以上皮样方式排列。⑤ 某些区域可能呈鳞状外观但不发生角化或形成癌珠。⑥ 可能会侵袭周围组织或血管；大的肿瘤可能转移到肺。⑦ 不存在淋巴细胞和浆细胞浸润（与多瘤病毒肿瘤不同）。

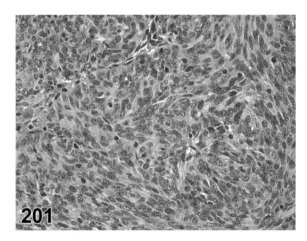

图 4.201

小鼠颌下腺。恶性肌上皮瘤

【鉴别诊断】 ① 鳞状细胞癌（carcinoma, squamous cell）：没有血管定向的真正上皮分化；梭形肿瘤细胞只适用于硬癌或间变生长模式；分化好的肿瘤可见角化。② 恶性混合瘤（tumor mixed, malignant）：存在真正的上皮性和间叶性肿瘤细胞。

【备注】 尚未在大鼠中描述唾液腺肌上皮瘤。它们在大多数小鼠品系中很少见，但在 BALB/c、A/J 和 C58 品系（主要是雌性）中较常见。最常见的位置是腮腺和颌下腺（Frith and Ward, 1988），但不限于唾液腺或颈部区域。据报道，肿瘤性肌上皮细胞对细胞角蛋白、角蛋白 K5 和 K14 及波形蛋白染色呈阳性。此外，PTAH 染色将有助于确认肌上皮细胞内的胞质内原纤维（Botts et al., 1999; Sundberg et al., 1991）。与正常肌上皮细胞相反，肿瘤性肌上皮细胞对平滑肌细胞 α– 肌动蛋白免疫组织化学呈阴性；Sundberg 等人进一步表明肿瘤起源于平滑肌细胞 α– 肌动蛋白阴性的腺外导管肌上皮细胞亚群（Sundberg et al.，1991）。将肌上皮瘤与硬癌性／间变性鳞状细胞癌或恶性混合瘤区分开来可能需要这种染色确认。

小鼠的肌上皮瘤常发生在颈部腹侧区域（Sundberg et al.，1991）。尽管这些肿瘤大多数都来源于唾液腺，但需要考虑到它们可能来自任何其他腺体组织，如乳腺或眶外泪腺。常见的包膜不完整、形态多形性和中央坏死与恶性肿瘤特征一致；然而，Sundberg 等根据肺转移或对其下层骨浸润的严格标准，提示这类肿瘤很少是恶性的（Sundberg et al.，1991）。与没有转移的肿瘤相比，确认转移的肿瘤形态并不独特，并且临床出现肿瘤，可能在其发展为容易确定的转移之前即被剔除，因此建议将其视为潜在恶性。

六、胰腺（外分泌部）

（一）形态学（解剖学）

在胚胎发育过程中，胰腺由来自胚胎前肠／中肠交界处横隔的背侧和腹侧芽融合形成。胰腺由外分泌部和内分泌部组成。胰腺外分泌部构成胰腺的主体，并产生许多有助于消化的酶（酶原形式）。

大鼠和小鼠的胰腺为肠系膜型（相对于紧凑型），因为离散的胰腺组织广泛分布于十二指肠袢、横结肠处的肠系膜及靠近胃和脾的大网膜中。大的小叶间导管汇入肝（胆）／胰管，随后开口于十二指肠。此外，还有一些导管直接开口于十二指肠（Eustis et al.，1990；Boorman and Sills，1999）。

（二）形态学（组织学）

胰腺外分泌部为复管泡状或复泡状腺。胰腺腺泡由单层锥状腺泡细胞组成，围绕管腔呈同心圆状排列。锥状细胞近管腔面的顶部含有嗜酸性酶原颗粒，锥状细胞胞核位于基底部，该部位因含有大量的粗面内质网（rough endoplasmic reticulum，RER）而呈嗜碱性。每个胰腺腺泡都被覆薄层基底膜、稀疏的网状基质和胰腺星状细胞（类似于肝星状细胞）。位于腺泡中央的泡心细胞形成腺泡和闰管的界面。闰管与小叶内导管相连，小叶内导管由导管细胞构成。小叶内导管汇合形成小叶间导管，最终汇入胰肝（胆）管（Eustis et al.，1990；Boorman and Sills，1999）。

胰腺外分泌部在生理学和形态学上分为胰岛周区和远胰岛区。岛周腺泡细胞紧邻胰岛，由于胞质丰富，酶原颗粒和细胞核较大，胰岛周细胞比远胰岛区腺泡细胞更大。由于胰岛周区和远胰岛区腺泡细胞的大小不同，在低倍镜下，胰岛似乎被"晕"（胰岛周围晕）包围（Greaves，2012）。

胰腺组织的组织学组成部分，如外分泌腺泡、泡心细胞、导管细胞和胰岛内分泌细胞，具有根据损伤严重程度和类型、不同的转录和蛋白质的转变及表观遗传因素去分化和转分化为其他胰腺组织学细胞类型的特殊能力（Stanger and Hebrok，2013）。因此，胰腺外分泌部的组织损伤修复可能是通过形成与受损组织类型相似或不同的组织学成分。在某些类型的胰腺组织损伤后，外分泌腺泡会发生去分化，可形成导管样外观，在某些情况下甚至会出现内分泌细胞表型。Notch、Wnt 和 Hedgehog 信号通路在这些去分化和转分化通路中发挥着重要作用（Stanger and Hebrok，2013）。

（三）生理学

胰腺是具有外分泌（腺泡）和内分泌（胰岛）双重功能的腺体。

腺泡细胞将消化酶储存在异质性小泡中，并以周期性和促分泌素特异性的方式释放。外分泌腺分泌物聚集在腺泡腔内，然后在小叶间导管内汇聚，随后通过胰胆管排入十二指肠。胃泌素（来自胃 G 细胞）和胆囊收缩素（来自十二指肠 I 细胞）等激素会刺激胰腺外分泌部分泌无活性的酶原（胰蛋白酶原、糜蛋白酶原、弹性蛋白酶和羧肽酶等酶原）及脂肪酶、淀粉酶和核酸酶等有活性的酶。此外，十二指肠激素分泌素刺激泡心细胞及十二指肠腺分泌碳酸氢根离子，有助于中和胃中的酸性食糜、稳定酶类。肠道内的肠肽酶将胰蛋白酶原激活为胰蛋白酶，胰蛋白酶又将其余的胰蛋白酶原和糜蛋白酶原依次裂解为它们的活性形式，从而消化蛋白质。脂肪酶和淀粉酶分别有助于脂质和碳水化合物的消化（Greaves，2012）。

胰腺外分泌部具有很强大的储备能力，90%的胰腺外分泌部被破坏时仍不会有功能不全的临床证据。胰腺外分泌部功能损伤＞90%会导致食物消化和营养吸收不良（Hotz et al., 1973）。

（四）解剖和修块

解剖时，摘取整个胰腺左叶（位于靠近脾的大网膜）进行修块。为了病理组织学检查，应将左叶的大部分在水平面上纵切，使切面尽可能大。右叶与相邻的小肠一起摘取（Ruehl–Fehlert et al., 2003）。

（五）术语、诊断标准和鉴别诊断

1. 先天性病变

（1）异位组织（ectopic tissue）（图4.202）

【同义词】　Heterotopia。

【发病机制】　先天性异常，导致胰腺中存在脾或肝组织。

【诊断特征】　① 通常是局灶性分布。② 胰腺中完全分化的非胰腺组织。③ 通常受限制的且未完全整合到"宿主"组织中。④ 无发育不良，或既往组织损伤。

【鉴别诊断】　化生（metaplasia）：化生组织通常整合到宿主组织的组织学模式中，通常是组织反应和适应的结果。

【备注】　异位组织在毒性研究中通常很少见，应注意正确地解释异位组织，不要与化生或肿瘤混淆。

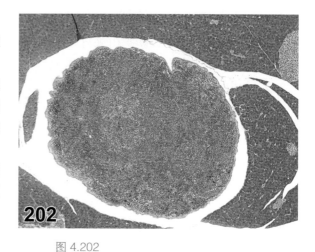

图4.202

小鼠胰腺。异位脾组织

2. 细胞变性、损伤和死亡

（1）腺泡细胞空泡化（vacuolation, acinar cell）（图4.203）

【同义词】　Hydropic change; cloudy swelling; hydropic degeneration; fatty degeneration; lipidosis; lipid accumulation, vacuolation epithelial。

【修饰语】　泡沫样。

【发病机制】　腺泡细胞内的液体、脂质、磷脂和糖蛋白等不同性质物质积聚的变性过程。

【诊断特征】　① 局灶性、多灶性或弥漫性。② 受影响的锥状腺泡细胞内酶原颗粒中度至完全丢失。③ 细胞可能肿胀，胞质呈淡嗜酸性内有大小不同的空泡。④ 空泡可从小（小泡性）到大不等，当多个小空泡融合时（大泡性），通常会导致核偏位。⑤ 小叶结构保留。⑥ 胰岛通常不受影响。

泡沫样（foamy）：细胞肥大，细胞质呈泡沫状，以带有嗜酸性细小颗粒的透明空泡为特征。

【鉴别诊断】　人工假象（artifact）：腺泡细胞胞质内具有中等大小的透明空泡，多出现在外围组织。脂肪染色阴性。

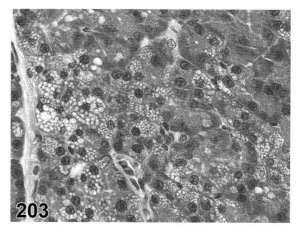

图4.203

大鼠胰腺。腺泡细胞空泡化

【备注】　仅靠光镜检查H&E染色的组织切片，是无法确定胞质内空泡的性质的。因此，空泡化是先前被诊断为脂肪变、水样变性、浑浊肿胀等病变的首选术语。腺泡细胞空泡化是一种可逆性改变，这通常是由于缺氧和代谢损伤导致线粒体、内质网、蛋白质体系和质膜受损。油红O和苏丹黑染色的冰冻切片有助于识别小泡性/大泡性空泡的中性脂质。缺氧导致的细胞损伤可引起细胞内因积水（水样变性）而出现胞质内空泡，上述方法有助于这两者的鉴别。有报道显示，雌性 Sprague Dawley 大鼠暴露于二噁英和二噁英类化合物可出现胰腺外分泌部腺泡重度空泡化（Yoshizawa et al., 2005）。

因胞质细小空泡化而呈泡沫样外观者，可怀疑为磷脂质沉积症。在这种情况下，应使用修饰语"泡沫样"。如果这种变化的本质是磷脂质沉积，溶酶体的增大和数量的增多可以通过组织化学染色（碱性磷酸酶）、免疫染色（溶酶体膜蛋白，如 LAMP-2）或透射电子显微镜来确定。使用透射电子显微镜时，在溶酶体内可观察到多层结构（髓样小体/板层小体）。仅当通过上述任一技术确认后，才可使用术语"磷脂质沉积症"。

（2）脂肪细胞聚集（accumulation adipocytes）（图 4.204）

【同义词】 Adipocyte accumulation; lipomatosis; fatty infiltrate。

【发病机制】 外分泌部实质因年龄相关性或化学诱导性萎缩，或出现于过度肥胖时被取代。

【诊断特征】 ① 间质内多灶或聚集成片的脂肪细胞。② 偶尔出现压迫相邻外分泌部组织的现象。③ 外分泌部腺泡多灶性至弥漫性萎缩，为脂肪组织取代。④ 不累及胰岛。

【鉴别诊断】 腺泡细胞空泡化（vacuolation, acinar cell）：中度至丰富的胞质内空泡，呈多灶性至弥漫性分布。外分泌部腺泡结构完整。

【备注】 胰腺外分泌部的脂肪浸润是一种不常见的病变，可能与年龄有关。发病机制通常无法确定，但可能继发于萎缩，或是萎缩的原因。

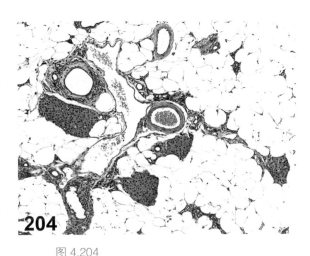

图 4.204

小鼠胰腺。腺泡细胞严重萎缩后脂肪细胞聚集

（3）嗜酸性小球体（eosinophilic globules）（图 4.205，图 4.206）

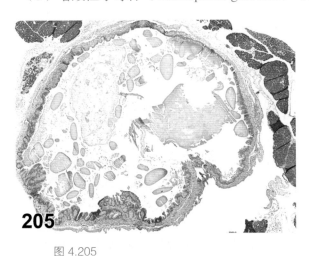

图 4.205

小鼠胰腺。导管扩张，含有嗜酸性小球体

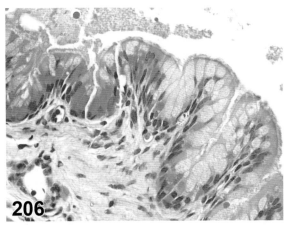

图 4.206

小鼠胰腺。图 4.205 的细节，显示扩张导管上皮中的嗜酸性小球体

【同义词】 Hyalinosis; eosinophilic change。

【发病机制】 导管细胞胞质内贮有透明物质。

【诊断特征】 ① 局灶性或多灶性。② 导管细胞胞质中含深粉红色液滴和（或）晶体。③ 细胞常肥大。④ 晶体（如存在）可位于细胞内或细胞外。

【鉴别诊断】　无。

【备注】　C57BL/6、129 和 B6、129 品系老龄小鼠中各种上皮内嗜酸性小滴的发生率较高，包括腺胃、呼吸道、胆管、胆囊和胰腺导管（Ward et al., 2001）。从典型的嗜酸性病变中分离出的蛋白质已被确定为 Ym1/Ym2，是几丁质酶家族的一员，可能在黏膜刺激时产生（Ward et al., 2001; Rogers and Houghton, 2009）。使用透明变性诊断这种病变可能会在安全性评估中造成混淆，因为该术语也可用于人类临床中一种完全不同的疾病，且可用于描述血管和肾小球的改变。

（4）腺泡细胞自噬泡（autophagic vacuoles, acinar cell）（图 4.207）

【同义词】　Autophagy, acinar cell。

【发病机制】　因亚致死性损伤的腺泡细胞内胞质细胞器或内容物分离，导致自噬增加。

【诊断特征】　① 多灶性。② 小叶结构完整。③ 胞质内强嗜酸性或嗜碱性小滴，环绕一薄层透明晕。

【鉴别诊断】　① 凋亡（apoptosis）：凋亡小体也包含强嗜酸性细胞质，并环绕有透明晕，但它们还具有嗜碱性的致密核碎片。通过 TUNEL 染色标记核碎片，可将凋亡与自噬区分开来（Zhang et al., 2014）。② 腺泡细胞空泡化（vacuolation, acinar cell）：细胞肿胀，胞质内含有空泡，腺泡腔内无内容物。③ 人工假象（artifact）：腺泡细胞细胞质内具有中等大小的透明空泡，尤其是在组织外围。脂肪染色未见阳性。④ 泡沫细胞（磷脂质沉积症）［foam cells (phospholipidosis)］：细胞胞质呈泡沫状，其特征是透明空泡伴有嗜酸性细小颗粒。在超微结构上，它由大型溶酶体包涵体构成，包涵体由密集排列的同心圆状膜组成，呈指纹样外观。

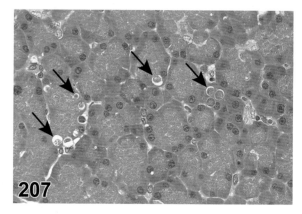

图 4.207

大鼠胰腺。自噬泡。部分以箭头指示

【备注】　自噬是一种稳态机制，在由溶酶体消化细胞器和（或）老化细胞质内容物的分解代谢中起主要作用。基础水平的自噬发生在所有组织，以维持细胞内稳态。然而，在能量消耗、缺氧、内质网应激、高温、激素刺激或细胞重建以对抗氧化应激时，自噬会迅速增强。自噬的改变可能导致细胞内稳态的破坏，并可能导致胰腺炎和细胞死亡（Helin et al., 1980; Gukovskaya and Gukovsky, 2012）。给药组自噬泡是否增多应结合对照组来判断。

自噬和凋亡不一定是相互独立的。有研究表明，细胞凋亡和自噬可同时发生（Maiuri et al., 2007）。

外分泌部腺泡对影响自噬流的药物非常敏感，如长春花碱（增强自噬分离）或放线菌酮（自噬性区室的退化）。自噬可通过电子显微镜、LC3 斑点（胞质内颗粒荧光物质）的荧光定位模式或使用抗 LC3-II（处理过的 LC3）抗体的免疫组织化学方法进行检测。光镜下，细胞质内的自噬体呈散在的空泡，含有一些强嗜酸性或双嗜性内容物，电子显微镜下可观察到线粒体或内质网的残留。值得注意的是，自噬体的积聚并不总是由自噬诱导，它也可能是自噬体成熟受阻或自噬体生成增多的结果。自噬流可通过测量 LC3 更新率、自噬底物水平、mRFP-GFP-LC3 颜色变化、GFP-LC3 产生的游离 GFP 及溶酶体依赖的长寿蛋白降解来分析（Iovanna and Vaccaro, 2010）。

（5）凋亡（apoptosis）（图 4.208）

【同义词】　Apoptotic cell death。

【发病机制】　凋亡小体的形成是受基因调控的耗能过程，并由邻近细胞吞噬。

【诊断特征】 ① 单个细胞或小的细胞簇。② 细胞皱缩。③ 胞质强嗜酸性。④ 核皱缩、核固缩、核碎裂。细胞膜完整。⑤ 凋亡小体。⑥ 细胞质包裹于凋亡小体中。⑦ 巨噬细胞或其他邻近的细胞吞噬凋亡小体。⑧ 不发生炎症反应。

【鉴别诊断】 ① 坏死（necrosis）：细胞死亡的形态学特征明显符合坏死诊断标准（细胞和细胞核肿胀，细胞质淡染等）。② 凋亡/坏死（apoptosis/necrosis）：两种类型的细胞死亡都存在时，不需要单独记录，或者出于统计原因，最好使用组合术语。当无法明确确定细胞死亡的类型时，也可使用该术语。

【备注】 此处使用的细胞坏死术语和诊断标准是基于 INHAND 细胞死亡命名工作小组所推荐的草案。

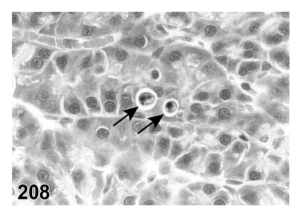

图 4.208

大鼠胰腺。凋亡：凋亡小体（箭头所示）

凋亡与坏死并不是同义词。这两种细胞死亡形式的主要形态学差异在于，凋亡时细胞皱缩、核碎裂且存在易染体巨噬细胞；而坏死时细胞肿胀、破裂且有炎症发生；然而，其他形态学特征（如核固缩和核碎裂）一致。在常规 H&E 染色切片中，当形态学清楚地表现为凋亡或单个细胞坏死，或通过特殊技术（如透射电子显微镜或 IHC 检测胱天蛋白酶）证明其一，则可使用单独的诊断术语。然而，由于形态学上具有相同之处，常规检查并不总是能够轻易地区分坏死和凋亡，根据有毒物质作用的强度和持续时间，这两种过程可能会相继和（或）同时发生（Zeiss，2003）。这常常导致在常规光镜检查时区分两者变得困难和不切实际。因此，凋亡/坏死这一复合术语可用于常规毒性研究。

在特定研究的背景下，特别是如果它旨在进行机制研究，可能需要区分凋亡和单个细胞坏死。透射电子显微镜被认为是确认细胞凋亡的金标准。其他鉴定技术包括 DNA 梯形图（DNA-laddering）（易于执行但不敏感），TUNEL（来自坏死细胞的假阳性）或胱天蛋白酶，特别是胱天蛋白酶 3 的免疫组织化学方法。Elmore（Elmore，2007）对这些技术撰写了详细的综述。与只能检测晚期凋亡的 H&E 染色相比，上述的一些确诊技术可检测早期凋亡；对调查结果的总体解释应考虑到这些潜在差异。因此，仅通过评估 H&E 染色切片，可能无法识别程度较轻的凋亡。

某些研究可能需要考虑凋亡以外的细胞程序性死亡方式，而这需要特殊的确诊技术（Galluzzi et al.，2012）。

腺泡细胞凋亡是许多外源化合物诱导性损伤的典型表现。这被认为是对损伤的"首选"反应，因为它不会继发炎症。腺泡细胞损伤中凋亡和坏死之间的反比关系已在各种实验模型中得到验证。刺激细胞凋亡似乎可以防止急性坏死反应，而抑制细胞凋亡则会导致坏死和急性炎症（Wallig and Sullivan，2013）。

啮齿动物给予合成的胆囊收缩素类似物雨蛙素（Reid and Walker，1999）、乙硫氨酸（Fitzgerald and Alvizouri，1952；Walker et al.，1993）、导管结扎导致胰腺物理性阻塞（Abe and Watanabe，1995；Doi et al.，1997）、大豆粉诱导增生后的导管梗阻退化（Oates et al.，1986）和含锌毒物（Kazacos and van Vleet，1989）、添加铜螯合物的缺铜饮食（Rao et al.，1993）、偶氮丝氨酸（Woutersen，1996）、脂多糖（Laine et al.，1996）和泛 CDK 抑制剂（Ramiro Ibáñez et al.，2005）后，在胰腺外分泌部腺泡可见凋亡。此外，在一些基因修饰小鼠，如胰腺功能不全的 Serpini 2 缺陷小鼠模型中也可观察到胰腺外分泌部细胞凋亡（Loftus et al.，2005）。在啮齿动物的胰腺中可以观察到非给药相关的偶发性细胞凋亡，这是正常组织稳态的一部分并被视为背景改变。禁食或长期厌食动物的腺泡细胞凋亡可能会增加。这些条件下的细胞凋亡程度低于急性胰腺损伤。

（6）坏死（necrosis）（图 4.209）

【同义词】 Oncotic cell death; oncotic necrosis; necrosis。

【修饰语】 单个细胞。

【发病机制】 不受基因调控的、非耗能的、被动的细胞死亡，细胞质漏出到周围组织，继发炎症反应。可能在经口摄取/给药时直接接触受试物所诱发。

【诊断特征】 ① 局灶性累及细胞群、小叶状、弥漫性。② 细胞肿胀，胞质弱嗜酸性。③ 胞核嗜碱性丢失、核固缩和（或）核碎裂，影响细胞的聚集。④ 病变更加严重时，上皮可能从黏膜下层脱落。⑤ 通常，变性细胞是坏死的一个组成部分。⑥ 作为坏死的特征，可能会出现轻微或轻度的炎症细胞浸润、水肿和纤维蛋白。⑦ 单个细胞。只有单个细胞受影响。

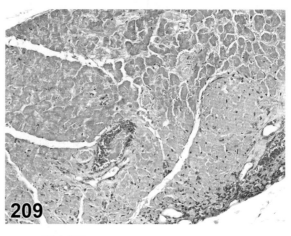

图 4.209

小鼠胰腺。坏死

【鉴别诊断】 ① 凋亡（apoptosis）：细胞死亡的形态学特征与凋亡相吻合（细胞和细胞核皱缩，胞质嗜酸性增强，核固缩等）和（或）使用特殊技术证明细胞凋亡。② 凋亡/坏死（apoptosis/necrosis）：两种类型的细胞死亡都存在时，不需要单独记录，或者出于统计原因，最好使用组合术语。当无法明确确定细胞死亡的类型时，也可使用该术语。③ 急性炎症（inflammation, acute）：以炎症细胞浸润、水肿和纤维蛋白为主；可能存在坏死，但这是次要成分。

【备注】 坏死通常伴有炎症细胞浸润，可能是急性炎症的重要组成部分。通常，会记录坏死或急性炎症。然而，在特定的研究背景下，将这两种病变分开记录可能更加合适。

在胰腺中，由于高含量的水解酶被激活并释放到间质组织中，死亡细胞很快从凝固性坏死过渡到液化性坏死阶段。腺泡组织的坏死发展非常迅速，最好在损伤后 12 ～ 48 h 内进行检查（Wallig and Sullivan, 2013）。

（7）凋亡/坏死（apoptosis/necrosis）

【同义词】 Cell death。

【发病机制】 不受基因调控的、非耗能的、被动的细胞死亡，细胞质漏出到周围组织且继发炎症反应（单个细胞坏死）和（或）凋亡小体的形成是受基因调控的耗能过程，最终由邻近细胞吞噬（凋亡）。

【诊断特征】 ① 这两种类型的细胞死亡都存在，不需要单独记录，或者出于统计原因，最好使用组合术语。② 细胞死亡的类型无法明确。

【鉴别诊断】 ① 凋亡（apoptosis）：细胞死亡的形态学特征更加符合凋亡（细胞和细胞核皱缩，胞质嗜酸性增强，核固缩等）和（或）使用特殊技术证明了是细胞凋亡，需要分别记录细胞凋亡和坏死。② 坏死（necrosis）：细胞死亡的形态学特征明显符合坏死诊断标准（细胞和细胞核肿胀，胞质淡染等），以及在需要分别记录细胞凋亡和坏死时。

【备注】 常规检查并不总是能够轻易地区分坏死和凋亡，根据有毒物质作用的强度和持续时间，这两种过程可能会相继和（或）同时发生（Zeiss, 2003）。这常常导致在常规光镜检查时区分两者变得困难和不切实际。在这些情况下，可以使用凋亡/坏死这一组合术语。建议在病理报告的正文部分详细解释该组合术语的使用。

（8）腺泡细胞分泌减少（secretory depletion, acinar cell）（图 4.210）

【发病机制】 腺泡细胞酶原颗粒减少，导致腺泡细胞皱缩，嗜碱性增强。

【诊断特征】 ① 局灶性、小叶状或弥漫性病变。② 腺泡直径减小。③ 腺泡细胞酶原颗粒部分或完全丢失，导致细胞体积减小和嗜碱性增强。④ 腺泡细胞胞核不活跃。⑤ 缺乏纤维化或脂肪细胞浸润。

⑥ 不累及胰岛。

【鉴别诊断】　① 腺泡细胞萎缩（atrophy, acinar cell）：腺泡细胞嗜碱性缺失，酶原颗粒减少，形成小腺泡，小腺泡内衬几乎没有细胞质的矮柱状细胞，细胞核小且不活跃；可伴有纤维化和轻微单形核细胞浸润。② 嗜碱性灶（focus, basophilic）：嗜碱性细胞大小正常，通常稍大；胞核稍大，核仁明显。③ 胰岛周围晕（peri-insular halo）：与岛周腺泡细胞相比，远岛腺泡细胞的酶原颗粒相对较少。

【备注】　胰腺外分泌部腺泡的形态可能会因一些生理状况而改变，如厌食/营养不良。酶原颗粒的大小和（RER）呈负相关。在蛋白质合成

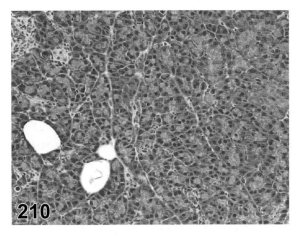

图 4.210

大鼠胰腺。腺泡细胞分泌减少

过程中，RER 随着酶原颗粒的减少而成比例地增多。濒死和（或）厌食动物因缺乏蛋白质，酶原颗粒减少，细胞体积减小，由于位于基底部嗜碱性细胞质的相对较多导致细胞嗜碱性增强（Longnecker and Wilson, 2002）。

（9）腺泡细胞萎缩（atrophy, acinar cell）（图 4.211，图 4.212）

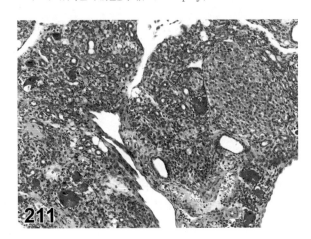

图 4.211

小鼠胰腺。腺泡细胞萎缩

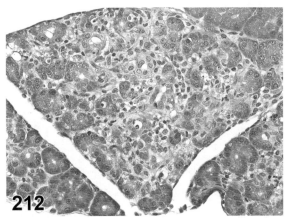

图 4.212

大鼠胰腺。腺泡细胞萎缩，伴有单形核细胞浸润

【发病机制】　腺泡细胞数量减少和（或）体积减小可能是由于自发性或实验诱导的退行性改变、凋亡或慢性炎症的结果。

【诊断特征】　① 局灶性、小叶状或弥漫性。② 腺泡数量减少和（或）体积减小。③ 腺泡细胞嗜碱性缺失、酶原颗粒减少，形成小腺泡，小腺泡内衬几乎没有细胞质的矮柱状细胞，细胞核小且不活跃。④ 小叶内和小叶间导管相对明显。⑤ 可见核固缩、核碎裂、凋亡小体和有丝分裂象。⑥ 间质内分散或片状的脂肪细胞。⑦ 不同程度的间质纤维化。⑧ 腺泡不同程度扩张，呈囊肿样或导管样，和（或）导管内衬立方或扁平上皮细胞。⑨ 过渡结构中混有正常腺泡细胞、萎缩腺泡细胞和立方状导管细胞。⑩ 可伴有轻微至轻度的淋巴细胞或巨噬细胞浸润。⑪ 不累及胰岛。

【鉴别诊断】　① 腺泡细胞脱颗粒（degranulation, acinar cell）：酶原颗粒弥漫性减少，但基底嗜碱性细胞质仍可维持；无纤维化或脂肪细胞浸润。② 胰岛周围晕（peri-insular halos）：与岛周腺泡细胞相比，远岛腺泡细胞的酶原颗粒相对较少而 RER 相对较多。在特定的切面上，远岛区腺泡较多的部分可能会给人一种萎缩的假象。③ 慢性炎症（inflammation, chronic）：单形核细胞浸润和间质纤维化

常伴有不同程度的腺泡细胞萎缩。

【备注】　　外分泌部腺泡萎缩是大鼠和小鼠胰腺中最常见的自发退行性改变。腺泡萎缩的范围从无炎症或纤维化的局灶性萎缩到弥漫性萎缩，并被脂肪组织和残余的导管、血管和胰岛替代。腺泡萎缩通常是慢性炎症的结局，因此病变常伴有单形核细胞浸润和纤维化。对上述这种病变，建议在标准毒性研究中仅记录萎缩或慢性炎症的一种。当病变主要为炎症性改变时，仅记录慢性炎症。大鼠腺泡萎缩发生率随年龄增大而增加，不同性别（雄性＞雌性）和品系［BN/Bi/WAG/Rij(F1) > Crl:CD(SD) BR = BN/Bi > Slc:Wistar > Hap:(SD) > F344 > Osborne–Mendel］之间发生率也不同。在为期 2 年的研究中，B6C3F1 小鼠的胰腺外分泌部萎缩的发生率在 1% ～ 2%（Boorman and Sills, 1999）。在大鼠中，慢性蛋白质或必需氨基酸缺乏、缺铜、缺锌、乙硫氨酸、垂体切除术或高剂量胰高血糖素会导致酶原颗粒丢失与胰腺萎缩（Svoboda et al., 1966; Kitagawa and Ono, 1986; Rao et al., 1987; Koo and Turk, 1977)。丙二醛可引起雄性和雌性小鼠胰腺外分泌部萎缩（NTP，1988）。胰腺导管结扎也可引起腺泡萎缩（Watanabe et al., 1995; Eustis et al., 1990）。

（10）矿化（mineralization）（图 4.213）

【同义词】　　Calcification。

【发病机制】　　继发于细胞坏死（营养不良性矿化）或继发于高钙血症（转移性矿化）的矿物质沉积。

【诊断特征】　　① 局灶性、小叶状或弥漫性。② 外分泌部腺泡、导管或间质内的深嗜碱性颗粒物质沉积（H&E 染色）。

【鉴别诊断】　　① 人工假象（artifact）：苏木精染料沉积（分布与组织结构无关）、酸性高铁血红素（使用未缓冲福尔马林；深棕色至黑色，嗜红细胞性）。② 色素（pigment）：在 H&E 染色切片上，脂褐素和卟啉呈棕色至金棕色，通过特殊染色可进一步与矿化区分。

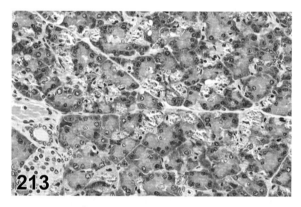

图 4.213

大鼠胰腺。腺泡细胞矿化（营养不良性）

【备注】　　即使在血钙水平处于参考范围内的动物中，坏死 / 损伤组织中也可发生营养不良性钙化，而转移性钙化则发生在高钙血的动物中，病变可发生于全身各处，尤其是间质组织和血管壁。检测钙的两种常用染色是茜素红（alizarin red）和冯科萨染色。

（11）淀粉样物质（amyloid）（图 4.214）

【同义词】　　Amyloidosis; amyloid deposition。

【发病机制】　　化学性质多样的复杂不溶性多肽于细胞外沉积。

【诊断特征】　　① 血管中膜内、间质内和沿基底膜的细胞外弱嗜酸性均质无定形物质。② 如果淀粉样物质沉积较多，则可能发生不同程度的萎缩及病变中腺泡和导管的缺失。③ 使用刚果红染色，在偏振光镜下呈绿色双折光。

【鉴别诊断】　　① 坏死（necrosis）：细胞正常结构缺失，无细胞外物质沉积，刚果红染色阴性。② 血管壁纤维蛋白样改变（坏死）［fibrinoid change (necrosis) in vessel walls］：血管中膜强嗜酸性均质化。

【备注】　　在老龄啮齿动物，尤其是在小鼠的

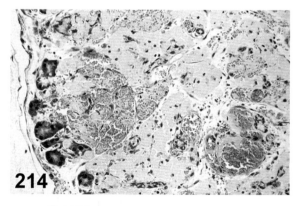

图 4.214

小鼠胰腺。淀粉样物质

多种组织中可见到淀粉样物质和类淀粉样物质。大鼠比小鼠对发生淀粉样变性的抵抗力更强。

通常在 H&E 染色切片中通过淀粉样物质的形态学特征和部位足以做出诊断。可通过特殊染色如刚果红染色，在光学显微镜下来确定这些沉积物是否为淀粉样物质。使用刚果红染色后，淀粉样物质在偏振光下呈现苹果绿。

在 H&E 染色切片及无法使用刚果红染色，不确定细胞外沉积的透明物质的性质时，应该使用"透明变化"这一术语。对于刚果红染色阴性且呈现均质嗜酸性的细胞外物质沉积，透明变化也是合适的诊断术语。

（12）色素（pigment）（图 4.215）

【同义词】　　Pigment deposition; pigmentation; endogenous pigmentation; exogenous pigment deposition。

【发病机制】　　多种，取决于色素的性质。

【诊断特征】　　① 局灶性、小叶性或弥漫性。② 间质、腺泡和导管内有黄色至棕色色素沉着。

【鉴别诊断】　　① 矿化（mineralization）：H&E 染色切片呈深嗜碱性；茜素红（alizarin reds）和冯科萨等特殊染色有助于识别钙盐。② 人工假象（artifact）：苏木精染色沉淀物（分布与组织结构无关）、酸性高铁血红素（使用未缓冲福尔马林；深棕色至黑色，嗜红细胞性）。

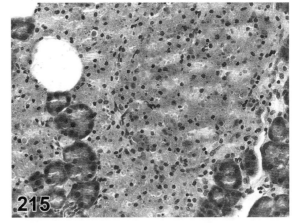

图 4.215

大鼠胰腺。色素

【备注】　　在大鼠中，含铁血黄素可能出现在既往发生出血的邻近胰岛中（Imaoka et al., 2007）。色素的类型可以通过特殊染色来识别，如施莫尔氏（成熟脂褐素、黑色素、胆汁）、Fontana–Masson（黑色素）、Perl 氏铁（三价铁 – 含铁血黄素铁）和 Hall（胆红素）染色。福尔马林血红素色素（酸性高铁血红素）见于固定在无缓冲福尔马林中的组织。偏振光可以帮助区分某些色素，如脂褐素（未染色 FFPE 切片上呈强橙色自发荧光）、卟啉（明亮的红色，中间有一个深黑十字花样）和酸性高铁血红素（H&E 染色切片上的双折射）。

3. 炎症性病变

（1）浸润（infiltrate）（图 4.216）

【同义词】　　Infiltrate inflammatory; infiltrate inflammatory cell; infiltration (plus modifier); infiltration, inflammatory; infiltration, inflammatory cell。

【修饰语】　　浸润的主要炎症细胞类型。

【发病机制】　　中性粒细胞（中性粒细胞，浸润）、嗜酸性粒细胞（嗜酸性粒细胞，浸润）、单形核细胞（单形核细胞，浸润）或多种类型（混合细胞，浸润）的浸润，无炎症其他组织学特征，如出血、水肿、纤维增生。

【诊断特征】　　① 局灶性、多灶性或弥漫性。② 存在单形核或多形核白细胞，但无炎症其他组织学标准，如水肿、淤血或坏死。③ 通常无腺泡细胞脱颗粒。

【鉴别诊断】　　① 炎症（inflammation）：炎症细胞浸润伴有炎症其他形态学特征，如水肿、出血、坏死和（或）纤维增生。② 粒细胞白血病（granulocytic

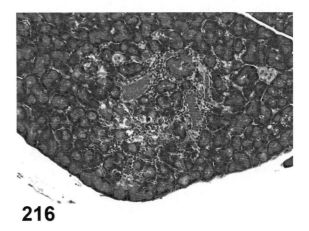

图 4.216

大鼠胰腺。单形核细胞浸润

leukemia）：中性粒细胞前体细胞浸润和（或）异常中性粒细胞可能与成熟中性粒细胞同时出现；其他器官中可能存在类似的肿瘤细胞浸润。③ 淋巴瘤（lymphoma）：单一形态淋巴细胞浸润［通常伴有非典型、增多和（或）异常核分裂象］；其他器官可能存在类似的肿瘤细胞浸润。

【备注】　　在毒性研究中，炎症细胞浸润比炎症（胰腺炎）更常见。胰腺炎（或炎症）一词不应与浸润相混淆或代替浸润（加上细胞类型）。炎症细胞浸润而无组织损伤／相关的反应时，应使用术语"浸润"（加上细胞类型）代替炎症（或胰腺炎）。此外，炎症细胞浸润应明确主要的细胞类型（名称），如淋巴细胞、中性粒细胞等。不建议使用概括性质的术语，如化脓性（代替中性粒细胞）、肉芽肿性（代替巨噬细胞）和慢性（代替淋巴细胞、浆细胞、单形核细胞），由于这些术语提示炎症。炎症（胰腺炎）这一术语应保留用于炎症细胞浸润伴有组织损伤／反应的病变，如水肿、淤血、腺泡细胞脱颗粒、坏死、血管纤维蛋白样坏死、淤血、脂肪坏死或皂化（Mann et al., 2012）。

（2）炎症（inflammation）（图 4.217，图 4.218）

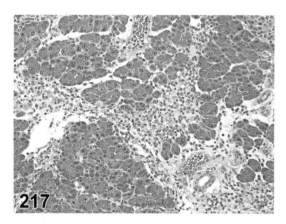

图 4.217

小鼠胰腺。中性粒细胞炎症

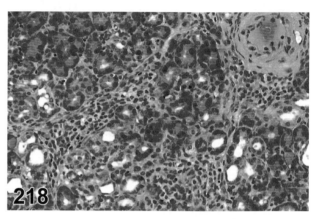

图 4.218

大鼠胰腺。单形核细胞炎症。注意萎缩的腺泡形成导管样结构

【同义词】　　Pancreatitis。

【修饰语】　　炎症中主要炎症细胞类型。

【发病机制】　　中性粒细胞（中性粒细胞，浸润）、嗜酸性粒细胞（嗜酸性粒细胞，浸润）、单形核细胞（单形核细胞，浸润）或一种以上的混合类型（混合细胞，浸润）浸润并伴有炎症的其他组织学特征，如出血、水肿、纤维增生。

在对照组大鼠中，最常见的引起炎症原因是累及胰十二指肠动脉的自发性动脉炎（Coleman et al., 1977）。对于由外源性物质引起的胰腺炎，其发病机制通常包括胰腺外分泌部的非活性酶原的释放及这些消化酶在局部和全身的激活。

【诊断特征】　　① 局部广泛性或弥漫性，主要累及间质，但也累及腺泡细胞和小叶内或小叶间导管。② 单形核或多形核白细胞浸润腺体实质。③ 存在炎症其他组织学标准，如出血、水肿、纤维增生。④ 胰岛可能内陷在炎症中。

中性粒细胞炎症：主要为中性粒细胞浸润；经常伴有水肿和淤血；腺泡细胞脱颗粒和坏死、小血管纤维蛋白样坏死和出血及脂肪坏死和皂化。

单形核细胞炎症：主要为单形核细胞浸润；经常伴有腺泡细胞萎缩和轻度腺泡细胞变性、导管增生、间质纤维化；可能存在腺泡矿化。

【鉴别诊断】　　① 炎症细胞浸润（infiltrate, inflammatory cell）：不存在炎症的其他组织学特征，如水肿、出血、坏死和（或）纤维增生。② 粒细胞白血病（granulocytic leukemia）：中性粒细胞前体细胞浸润和（或）异常中性粒细胞可能与成熟中性粒细胞同时出现；其他器官中可能存在类似的肿瘤细胞浸润。③ 淋巴瘤（lymphoma）：单一形态淋巴细胞浸润［通常伴有非典型、增多和（或）异常核分裂象］；其他器官可能存在类似的肿瘤细胞浸润。④ 死后自溶（postmortem autolysis）：腺泡细胞均匀且常为弥漫性改变，开始时嗜碱性染色缺失，逐渐缺失轮廓，最后溶解；无炎症细胞浸润、淤血或水肿。⑤ 腺泡细胞萎缩（atrophic, acinar cell）：轻微至轻度单形核细胞浸润和纤维化，但萎缩是主要改变。

【备注】　　当单形核细胞或混合细胞浸润被认为是炎症的一个过程（单形核细胞炎症，或混合细胞炎症）和其他形态特征（腺泡细胞萎缩和轻度腺泡细胞变性、导管增生、间质纤维化；腺泡矿化）伴随浸润，则提示正在进行 / 持续的炎症过程，诊断术语中可加入修饰语"慢性"（即慢性单形核细胞炎症），以更好地描述该发现。

自发性炎症、中性粒细胞性或混合性炎症在对照组小鼠和大鼠胰腺中非常罕见。胰腺内炎症的严重程度可以从轻度水肿性炎症至严重坏死性炎症。在人类和一些给予几类抗菌剂、雌激素、皮质类固醇、利尿剂、抗生素、镇痛剂 / 抗炎剂、他汀类药物、ACE 抑制剂和高活性抗逆转录病毒疗法（highly active antiretroviral therapy, HAART）药物的啮齿动物可见急性炎症（Badalov et al., 2007）。几种动物模型用于研究胰腺炎，如胆碱缺乏的乙硫氨酸补充饲料；腹腔注射精氨酸；腹腔内或静脉注射分泌液如胆囊收缩素类似物（雨蛙素）、毒蕈碱受体激动剂（卡巴胆碱）、抗胆碱酯酶（有机磷）；脓毒症（LPS）；血管损害［低血容量休克，胰十二指肠动脉阻塞，脾和（或）胃十二指肠静脉阻塞］；闭合性十二指肠袢手术；胰管或胆胰管阻塞（Chanand Leung, 2007）。锌中毒、铜缺乏和其他病变引起的炎症外延也可出现急性胰腺炎和坏死，如继发于刺激性化学物质经口灌胃引起的胃炎（Boorman and Sills, 1999; Greaves, 2012）。

自发性慢性炎症偶见于老龄大鼠和小鼠。慢性炎症在糖尿病（BB）Wistar 大鼠中比在非糖尿病大鼠中更常见（Wright et al., 1983）。大鼠长期暴露于锰会导致慢性胰腺炎、纤维化和腺泡萎缩（Scheuhammer，1983）。在许多情况下，慢性炎症进展为胰腺萎缩和随后多灶性至弥漫性脂肪浸润。腺泡萎缩通常为慢性炎症的结局，因此，常伴有单形核细胞的浸润和纤维化。建议在标准毒性研究中记录这类损伤的主要的形态，萎缩或慢性炎症，不能二者都记录。如果炎症变化是主要改变，应记录慢性炎症。

4. 血管病变

参见 INHAND 关于心血管系统的文章。

（1）血管炎症（inflammation, vessel）（图 4.219）

【同义词】　　Arteritis; vasculitis; polyarteritis。

【发病机制】　　胰腺血管壁自发或诱发性炎症。

【诊断特征】　　① 通常影响中小型动脉或静脉的血管壁肌层。② 血管内和血管周围有多变的混合炎症细胞浸润。③ 血管壁可能存在纤维蛋白样坏死。④ 内皮细胞增殖和血管壁增厚（纤维化）。

【鉴别诊断】　　① 急性炎症（inflammation, acute）：炎症过程主要在实质内；血管受累仅为继发性，仅占炎症过程的一小部分。② 炎症细胞浸润（infiltrate, inflammatory cell）：缺乏血管周围分布，没有炎症其他特征，如出血或纤维蛋白样坏死。

【备注】　　由于胰十二指肠动脉和其他小口径小叶间胰动脉显著及附近的肠系膜血管，在胰腺组织切片中经常注意到血管的炎症（如果存在）。由于免

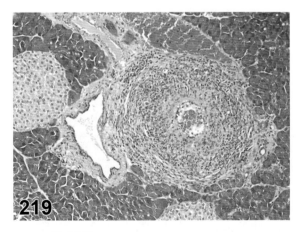

图 4.219

小鼠胰腺。血管炎症

疫介导的动脉炎可能见于（NZBXNZW）F1 杂合子和 MRL/Mp 小鼠或由高血压引起的动脉炎见于自发性高血压大鼠（spontaneously hypertensive rat, SHR）。取决于种属、品系和性别，可能偶见药物 / 化学品处理引起的动脉炎。例如，血管活性药如血管紧张素、去甲肾上腺素、多巴胺激动剂（如甲磺酸非诺多泮）和黄嘌呤化合物以及非血管活性化合物，如 2– 氨基 –5– 硝基苯酚、硝基呋喃妥因或非那西丁，可导致局灶性至弥漫性中膜坏死和出血，尤其在中、小直径肠系膜、胰腺及肾动脉。

（2）水肿（edema）（图 4.220）

【发病机制】 胰腺酶释放导致血管通透性增加，血管流体静压升高，渗透压降低，损伤凝血系统，或淋巴回流受损，导致组织液在间质中积聚。

【诊断特征】 ① 局部广泛性或弥漫性。② 间质组织扩张，形成透明的空隙或空隙内充满少量嗜酸性物质。③ 在某些情况下，可能存在轻微的炎症细胞浸润。④ 胰腺总体积和重量增加。

【鉴别诊断】 急性炎症（inflammation, acute）：通常伴有组织和血管损伤，导致渗出性水肿和炎症细胞浸润。

【备注】 胰腺外分泌部的水肿可能是渗出性的（胰腺酶渗漏导致毛细血管损伤引起的炎症性水肿）或漏出性（继发于流体静压升高及渗透压降低的流体

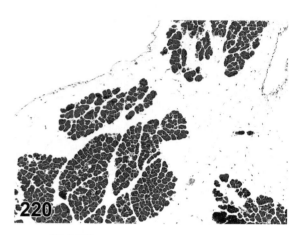

图 4.220

小鼠胰腺。水肿

力学紊乱）。渗出性水肿通常伴有炎症细胞浸润和组织损伤。在 US–NTP 研究中已有记录，化学品诱导的胰腺水肿见于给予对硝基苯酚的小鼠和给予 D&C 黄色 11 号（D & C Yellow No. 11）和 PCB 混合物的大鼠。

（3）出血（hemorrhage）

【发病机制】 出血可由腺泡坏死、炎症、血管损伤或肿瘤引起。

【诊断特征】 间质组织、腺泡、小导管或导管中存在红细胞。

【鉴别诊断】 ① 血管扩张（angiectasis）：血液存在于扩张的血管腔内。② 人工假象（artifact）：胰腺样本表面的红细胞或从表面浸润到间质组织；由于解剖操作造成的。

【备注】 胰岛出血被描述为 Sprague Dawley 大鼠的自发性改变（Imaoka et al., 2007）。如果显著，可能累及胰岛周围外分泌部组织。

5. 其他病变

（1）腺泡细胞肥大（hypertrophy, acinar cell）（图 4.221，图 4.222）

【同义词】 Cytomegaly。

【发病机制】 由于营养因子增加，胰腺外分泌部腺泡细胞增大。

【诊断特征】 ① 通常弥漫性分布。② 腺泡细胞增大，胞质体积更大，酶原颗粒更多。③ 每个腺泡的细胞数量没有增加。④ 细胞核较大，核仁明显。⑤ 胰腺重量与体重比增加。

【鉴别诊断】 ① 胰岛周围晕增加（halos, peri–insular, increased）：典型的分布模式；胰岛周围外分泌部腺泡（岛周）与远离胰岛（远岛）外分泌腺泡相比，腺泡细胞有更多的酶原颗粒和稍大的细胞核。② 腺泡细胞增生（hyperplasia, acinar cell）：每个腺泡的细胞数量增加。

【备注】 胰腺外分泌部腺泡肥大由饮食和营养因素引起。给大鼠喂食生的且未经热处理的大豆粉（缺乏胰蛋白酶抑制剂）最初导致腺泡肥大。然而，随着持续喂养，肥大进展为增生，DNA 含量显著增加。这种肥大性变化归因于生大豆粉中存在胰蛋白酶抑制剂，其通过反馈机制刺激胆囊收缩素的分泌（Crass and Morgan, 1982; Folsch et al., 1978）。同样，给予胃泌素（但不是促胰液素类似物），如五胃泌

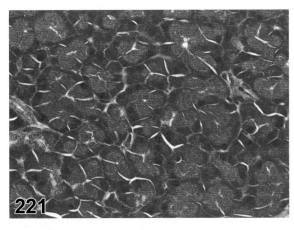

图 4.221

大鼠胰腺。正常腺泡，与图 4.222 进行比较

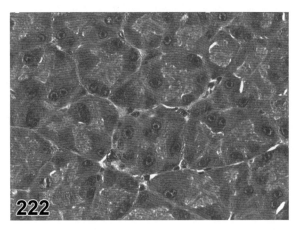

图 4.222

大鼠胰腺。腺泡细胞弥漫性肥大（放大倍数与图 4.221 相同）

素、促胰酶素、五肽胃泌素（peptavlon）也会引起胰腺腺泡细胞肥大（Rothman and Wells, 1967）。服用异丙肾上腺素（isoproterenol）也会引起由腺泡细胞肥大、酶原颗粒增多导致的胰腺重量增加（Sturgess and Reid, 1973）。然而，在毒性研究中，胰腺重量和胰腺重量与体重的比率通常没有记录或计算。

（2）胰岛周围晕增多（halos, peri-insular, increased）（图 4.223）

【同义词】　Eosinophilic change; focal eosinophilic hypertrophic cells; hypertrophy, peri–insular。

【发病机制】　胰岛周围胰腺外分泌部腺泡细胞肥大。

【诊断特征】　① 胰岛周围胰腺外分泌部腺泡肥大。② 与远离胰岛的腺泡细胞（远岛）相比，腺泡细胞胞质体积更大，酶原颗粒更大。③ 与远岛的腺泡细胞相比，细胞核更大，核仁更多。

【鉴别诊断】　腺泡细胞肥大（hypertrophy, acinar cell）：分布与胰岛无特定关联，通常为多灶性至弥漫性分布。

【备注】　与大鼠相比，小鼠岛周和远岛腺泡细胞的大小差异更大，导致小鼠胰岛周围晕更明显。与远岛腺泡细胞相比（1 h），岛周腺泡细胞对毛果芸香碱诱导的脱颗粒有更强的抵抗力（3 h）。与对照组非糖尿病大鼠相比，四氧嘧啶诱导的糖尿病大鼠胰岛周围晕显著减小。胰岛周围晕的这些特征是由胰岛 β 细胞分泌的激素（主

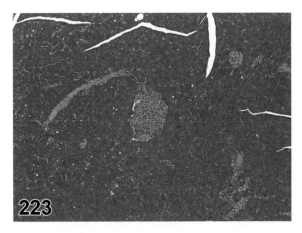

图 4.223

小鼠胰腺。胰岛周围晕

要是促生长激素释放素和胰岛素）引起的，由于胰岛 – 腺泡毛细血管吻合或扩散而局部激素富集。常规毒性研究中未记录胰岛周围晕，但记录这些晕的任何变化，可提供影响胰岛细胞化学物质的重要信息，如四氧嘧啶或直接影响外分泌胰腺的化学物质，如毛果芸香碱。

（3）胰岛周围晕减少（halos, peri-insular, decreased）

【发病机制】　胰岛周围细胞释放的营养因子丢失或减少后，胰岛周腺泡细胞脱颗粒。

【诊断特征】　① 胰岛周围外分泌部腺泡细胞内酶原颗粒减少。② 邻近胰岛的岛周腺泡（通常较大）与远岛腺泡（通常小于岛周腺泡）之间的大小差异消失。

【鉴别诊断】　无。

【备注】　　　与大鼠相比，小鼠岛周和远岛腺泡细胞的大小差异更大，导致小鼠胰岛周围晕更明显。与远岛腺泡细胞相比（1 h），岛周腺泡细胞对毛果芸香碱诱导的脱颗粒有更强的抵抗力（3 h）。与对照组非糖尿病大鼠相比，四氧嘧啶诱导的糖尿病大鼠胰岛周围晕显著减小。胰岛周围晕的这些特征是由胰岛 β 细胞分泌的激素（主要是促生长激素释放素和胰岛素）引起的，由于胰岛 – 腺泡毛细血管吻合或扩散而局部激素富集。常规毒性研究中未记录胰岛周围晕，但记录这些晕的任何变化，可提供影响胰岛细胞化学物质的重要信息，如四氧嘧啶或直接影响外分泌胰腺的化学物质，如毛果芸香碱。

（4）嗜碱性灶（focus, basophilic）（图 4.224）

【同义词】　　　Basophilic–atypical acinar cell focus; focal cellular change; focal basophilic cellular change; cytological alteration。

【发病机制】　　　胰腺外分泌部腺泡细胞形成的局灶性非典型形态。

【诊断特征】　　　① 染色不同的病灶，由于 RER 丰富，酶原颗粒减少，嗜碱性增强。② 影响单个或多个相邻腺泡，呈卵圆形至不规则形状，无包膜，保留胰腺小叶有棱角的形状。③ 对邻近胰腺腺泡无压迫或替代。④ 细胞肥大比较常见。⑤ 基底核到基底旁核稍增大，核仁明显。

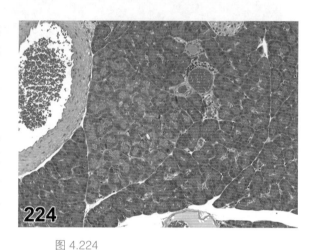

图 4.224

大鼠胰腺。嗜碱性灶

【鉴别诊断】　　　① 局灶性腺泡细胞增生（hyperplasia, acinar cell, focal）：每个腺泡细胞数量增加，通常细胞质嗜碱性不增加。② 腺泡细胞酶原颗粒减少（zymogen granules decreased, acinar cell）：由于酶原颗粒丢失导致细胞直径减小，细胞核不活跃。

【备注】　　　在 NTP 数据库中，对照组和玉米油灌胃的历史对照雄性 F344 大鼠的嗜碱性灶发生率分别为 6.6% 和 5.4%（Eustis et al., 1990）。嗜碱性灶也见于小鼠，但发生率远低于大鼠（Roebuck et al., 1980）。在给予大鼠 4– 羟基氨基喹啉 –1– 氧化物（4–hydroxyaminoquinoline–1–oxide, 4HAQO）、7,12– 二甲基苯并蒽（7, 12–dimethyl–benzanthracene, DMBA）、N_5（N– 甲基 –N– 亚硝基氨基甲酰基）–L– 鸟氨酸［N_5-(N–methyl–N–nitrosocarbamoyl)–L–ornithine, MNCO］、生大豆粉、植物胰蛋白酶抑制剂和偶氮丝氨酸后，嗜碱性灶的发生率增加。通过氚化胸腺嘧啶核苷放射自显影和有丝分裂指数测定外分泌部腺泡细胞改变的增殖能力表明，嗜碱性灶与周围正常外分泌腺泡具有相似的增殖能力（Rao et al., 1989）。因此，与局灶性增生不同，嗜碱性灶不应被视为癌前病变（Scarpelli et al., 1984）。嗜碱性灶内腺泡细胞的细胞学外观改变，表明细胞合成分泌蛋白质的能力发生了改变或缺陷。嗜碱性灶用 γ– 谷氨酰转肽酶（gamma–glutamyl transpeptidase, GGT）染色阳性，而嗜酸性灶染色阴性。Chiu 描述了大鼠自发性胰腺腺泡肥大灶可能是嗜碱性灶，因为它们具有一些共同特征，如发生率随年龄增长而增加，并且它们是非增生性和非肿瘤性的（Chiu, 1983）。

（5）肝细胞化生（metaplasia, hepatocytic）（图 4.225）

【发病机制】　　　导管周围卵圆细胞或腺泡 / 内分泌中间过渡细胞转分化为肝细胞灶，形态与肝内肝细胞完全相同。

【诊断特征】　　　① 多角形细胞，细胞核位于中央和丰富的细颗粒嗜酸性细胞质（形态与肝细胞相同）。② 位于胰岛和导管附近。③ 通常融入周围组织。④ 化生区域有发育良好的胆小管。

【鉴别诊断】　　　① 腺泡细胞肥大（hypertrophy, acinar cell）：胰腺外分泌部腺泡；局灶性到小叶性分布。② 胰岛周围晕（halos, peri–insular）：胰腺外分泌部腺泡；几乎总是围绕胰岛。③ 异位肝组织（ectopic liver tissue）：通常界限清晰，没有完全融入"宿主"组织，无证据表明发育不良或组织损伤史。

【备注】　　对照组大鼠和小鼠肝细胞化生的发生率小于 1%。这些病变偶尔在大鼠胰腺可见，而在小鼠胰腺较不常见。这些偶发性病变的发病机制尚不清楚。大鼠胰腺外分泌部的肝细胞灶化生可能由几种方法试验性诱导，如铜耗尽后再补充铜、环丙沙星喂养模型（Reddy et al., 1984）和多次皮下注射氯化镉（Konishi et al., 1990）。在大鼠胰岛素启动子的控制下，KGF（FGF7）过度表达，在转基因小鼠胰腺中，诱导胰腺发生肝细胞化生灶（Krakowski et al., 1999）。在毒理学研究中，肝细胞化生灶增加也可能是由于受试物诱导的胰腺萎缩和随后肝转分化的结果。

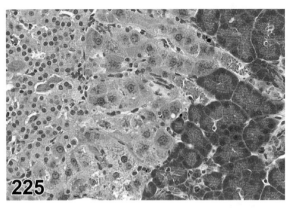

图 4.225

大鼠胰腺。肝细胞化生，位于内分泌及外分泌组织交界处

（6）导管化生（metaplasia, ductular）

【同义词】　　Tubular complexes。

【发病机制】　　腺泡细胞转分化或呈导管，尤其在慢性胰腺炎区域。

【诊断特征】　　① 由正常外分泌腺泡包围的局灶性、局限性病变。② 不同直径的导管内衬扁平立方上皮细胞。③ 位于腺泡组分内而非固有导管的位置。④ 混有淡染的萎缩的外分泌部腺泡。⑤ 通常不累及胰岛。

【鉴别诊断】　　① 导管增生（hyperplasia, ductular）：不混有淡染的萎缩的外分泌部腺泡。② 腺泡细胞萎缩（atrophy, acinar cell）：导管化生可能是某些萎缩病例的一个组成部分，被认为是一个修复过程。

【备注】　　外分泌部腺泡导管化生通常继发于慢性胰腺炎和萎缩，被认为是一种修复过程。导管化生的诊断在毒理学研究中并不常用，因为它是萎缩的特征之一。在二羟甲基丁酸（DMBA）植入研究中在导致胰腺导管腺癌的大鼠中，这些病变被认为是癌前病变；然而，在大多数情况下，这些病变不会发展为肿瘤，具有修复性或适应性。在进展为导管增生和肿瘤的研究中，可以考虑诊断导管化生。

（7）导管扩张（ectasia, duct）（图 4.226，图 4.227）

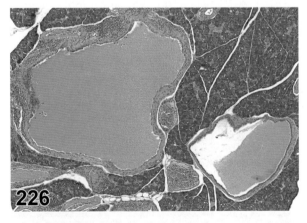

图 4.226

小鼠胰腺。导管扩张

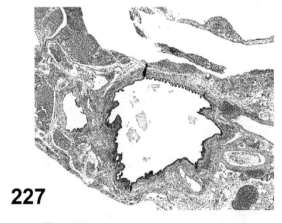

图 4.227

小鼠胰腺。导管扩张

【同义词】　　Dilatation; luminal distension; cystic duct; ductal cyst。

【发病机制】　　继发于纤维化或结石的小叶内或小叶间导管阻塞引起的管腔扩张。

【诊断特征】　　① 单发或多发，管腔弯曲、不规则扩大。② 内衬扁平的立方上皮细胞。③ 可伴有间质轻度淋巴细胞和浆细胞浸润。④ 可能存在浓缩分泌物。

【鉴别诊断】 无。

【备注】 导管扩张是白化和 Gray Norway、August hooded、Fisher 344、Hap:(SD) 和 Crl:COBS CD (SD) 大鼠最常见的年龄相关导管改变（Denda et al., 1994）。导管扩张或小叶间囊性导管不常见，在大鼠和小鼠中的发生率通常低于 1%。这些病变通常由慢性胰腺炎或罕见的浓缩分泌物质造成小叶间和小叶内导管近端或远端阻塞引起。

（8）纤维化（fibrosis）

【同义词】 Interstitial, fibrosis。

【发病机制】 胰腺星状细胞对急性或慢性炎症或毒性的反应。

【诊断特征】 ①局灶性、小叶性或弥漫性。②胰腺星状细胞增殖和胶原沉积导致间质结缔组织增多。③可能伴有炎症细胞浸润。

【鉴别诊断】 淀粉样物质（amyloid）：丰富的细胞外嗜酸性无定形基质，在偏振光下刚果红染色切片显示苹果绿双折射，无成纤维细胞增殖。

【备注】 胶原蛋白可以通过偏振光下的双折射来识别，并且可以使用马松三色染色法和范吉森染色法进行组织化学染色。在一些成年对照组的大鼠中，可能有一些胰岛周围间质纤维化延伸到胰腺外分泌部。应根据严重程度、分布和伴随的慢性炎症细胞浸润，将其与组织损伤引起的纤维化鉴别。

6. 胰腺外分泌部增生性病变

这里描述的病变包括目前已知的常规大鼠和小鼠品系（野生型）的增生性病变。人类胰腺癌转基因小鼠模型中的大多数增生性病变类似于野生型动物的病变。仅在特定转基因小鼠模型中发生的病变，如含卵巢样基质的黏液性囊腺瘤，在此不作描述（Hruban et al., 2006）。

对照组大鼠和小鼠胰腺外分泌部的增生性改变和肿瘤是罕见的，与年龄相关（Longnecker and Millar, 1990; Boorman and Sills, 1999）。腺泡增生和腺瘤的区分可能很困难，因为二者似乎具有连续性，因此诊断没有客观标准。老龄大鼠常可见导管增生发生于局限性纤维化区域。导管样结构并不像人类那样表明起源于胰腺导管。尽管在老年大鼠中可见导管增生，但在大鼠中是否如在人类中那样，发生真正的导管肿瘤，仍然值得怀疑（导管肿瘤包括囊腺瘤、囊腺癌）（Greaves and Faccini, 1992）。在小鼠中，未发现自发性导管细胞增生或肿瘤形成。致癌物动物模型显示，大鼠发生腺泡细胞癌，而给予相同致癌物的仓鼠则发生导管癌。这表明物种是胰腺癌表型的一个主要决定因素（Longnecker, 1986; Longnecker, 1994）。小鼠对已知可诱导大鼠致瘤的化学物质诱导胰腺肿瘤相对不敏感（Boorman and Sills, 1999）。

7. 非肿瘤性增生性病变

（1）腺泡细胞增生（hyperplasia, acinar cell）（图 4.228，图 4.229）

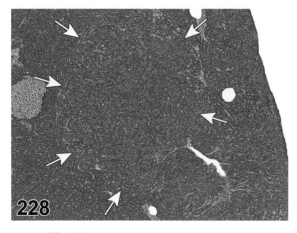
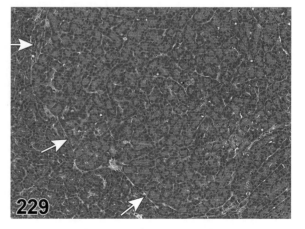

图 4.228

图 4.229

大鼠胰腺。腺泡细胞增生

大鼠胰腺。腺泡细胞增生。图 4.228 的高倍放大

【同义词】　　　Focus, eosinophilic。

【修饰语】　　　局灶性、弥漫性。

【组织发生】　　腺泡细胞。

【诊断特征】　　① 局灶性病变，大小通常大于一个正常胰岛的平均值。② 每个腺泡的细胞数目增加。③ 可能表现出与周围组织不同的染色。④ 通常与邻近组织融合，且不易察觉；无或仅有轻微压迫或替代相邻腺泡组织。⑤ 通常没有包膜。⑥ 腺泡结构通常保持不变或至多轻微改变。⑦ 可见有丝分裂指数从低到高，可能存在核多形性和核拥挤。

【鉴别诊断】　　① 腺泡细胞腺瘤（adenoma, acinar cell）：与周围组织有明显的界线，有压迫，有时有包膜；结构发生改变。② 嗜碱性灶（focus, basophilic）：由于腺泡细胞内大量的 RER，腺泡结构增大，嗜碱性增强；每个腺泡的细胞数目无增加；无压迫，结构无改变。③ 腺泡细胞肥大（hypertrophy, acinar cell）：腺泡细胞增大，酶原颗粒增多；每个腺泡的细胞数目没有增加；通常为弥漫性分布。

【备注】　　　腺泡增生和腺瘤的鉴别可能有困难，因为二者似乎具有连续性，因此诊断可能具有主观性。一些增生病灶可能恰好位于腺瘤的边缘，因此由于切面的原因被归类为腺瘤。腺泡结构改变的程度和邻近组织受压迫是最重要的鉴别诊断标准。

这类由酶原颗粒增多而导致细胞增大的局灶性腺泡增生被称为“嗜酸性灶”。嗜酸性灶被认为是随后进展为腺瘤和腺癌的连续性病变的一部分（Rao et al., 1989; Scarpelliet et al., 1984）。与嗜碱性灶相反，这些灶用 ATP 酶和 u- 型谷胱甘肽 - 硫基 - 转移酶组织化学染色呈阳性。雄性 F344 大鼠嗜酸性灶的发生率为 2.6%（Eustisand Boorman, 1985）。小鼠也出现嗜酸性病灶，但其发生率远低于大鼠（Roeback et al., 1980）。

由于在 H&E 染色切片中难以区分嗜酸性灶和局灶性增生，建议不要单独诊断嗜酸性灶，而是合并到术语系统的局灶性增生中。

大鼠和小鼠自发性腺泡增生的发生率较低，随年龄增长而增加（Longnecker and Millar, 1990; Boorman and Sills, 1999）。

（2）导管细胞增生（hyperplasia, ductal cell）（图 4.230 ~ 图 4.232）

【组织发生】　　小叶内和小叶间胰管。

【诊断特征】　　① 腺泡实质内多个弯曲而深染的导管细胞横切面。② 导管内衬上皮细胞数量增加，常形成乳头。③ 突出的乳头可能导致管腔部分闭塞。④ 可能存在不同程度的细胞多形性和异型性。⑤ 可能出现内衬扁平上皮的扩张小管。⑥ 在胰腺肿瘤的转基因小鼠模型中，增生的导管上皮可能发生

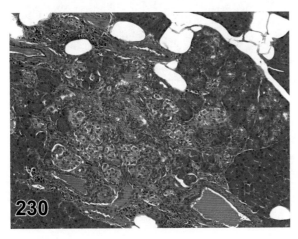

图 4.230

大鼠胰腺。导管细胞增生，伴有色素及胰岛细胞轻微纤维化

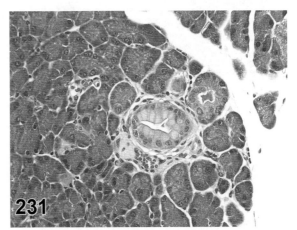

图 4.231

小鼠胰腺。导管细胞增生。注意人类胰腺癌转基因小鼠模型中高柱状导管细胞中黏液蓄积的非典型特征。病变类似低级别 mPanIN

黏液化生。

【鉴别诊断】 导管细胞腺瘤（adenoma, ductal cell）：导管结构复合体；局灶性腺泡萎缩导致导管／单位面积数量增加。

【备注】 胰腺内导管细胞增生比胰腺外更常见。在老龄大鼠中，常发现局限性纤维化区域的导管增生。

在小鼠中，未报道自发性导管细胞增生或肿瘤形成。

给予 DMBA（Wendt et al., 2007）、感染呼肠孤病毒 3（Greaves, 2012）、喂食西式饮食（Xue et al., 1996）和转基因小鼠（k-ras 癌基因）可能发生导管增生（Grippo et al., 2003）。

人类胰腺癌转基因小鼠模型可能会出现非典型导管增生，导管内衬的高柱状细胞内有黏蛋白

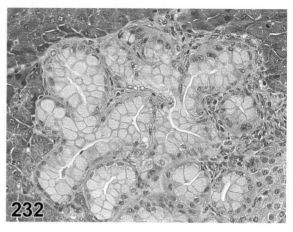

图 4.232

小鼠胰腺。导管细胞增生。注意人类胰腺癌转基因小鼠模型中肥大导管细胞的筛状生长模式及黏液蓄积的非典型特征。病变类似高级别 mPanIN

蓄积（图 4.231）（Hingrani et al., 2003; Aguirre et al., 2003）。根据人类病理学，这些瘤前病变被称为鼠胰腺上皮内瘤（murine pancreatic intraepithelial neoplasia, mPanIN）（Hruban et al., 2006）。从形态学上看，可见内衬单一形态高柱状黏液细胞数量增加的导管到具有筛状生长和细胞极性缺失的多层病变（图 4.232）。现在已经有 PanIN 的分级方案（Hruban et al., 2006）。

8. 肿瘤

（1）腺泡细胞腺瘤（adenoma, acinar cell）（图 4.233，图 4.234）

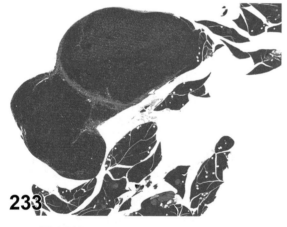

图 4.233

大鼠胰腺。腺泡细胞腺瘤

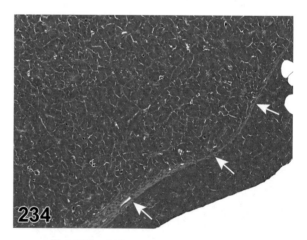

图 4.234

大鼠胰腺。腺泡细胞腺瘤。图 4.233 的高倍放大。注意纤细的纤维包膜与周围组织分界清楚（箭头所示）

【组织发生】 腺泡细胞。

【诊断特征】 ① 常见邻近组织受压迫。② 包膜可能存在，但通常不存在。③ 与周围正常胰腺组织边界清楚。④ 结构随着体积的增大而不断变化。⑤ 通常细胞分化好。⑥ 表现出不同程度的有丝分裂指数和核多形性。

【鉴别诊断】 ① 腺泡细胞增生（hyperplasia, acinar cell）：无包膜或明显分界，腺泡结构无或仅有轻微改变。② 腺泡细胞腺癌（adenocarcinoma, acinar cell）：局部浸润或转移。

【备注】 腺泡增生和腺瘤的鉴别可能很困难，因为二者似乎具有连续性，因此诊断没有客观标

准。一些增生病灶可能恰好位于腺瘤的边缘，由于切面的原因被归类为腺瘤。

（2）导管细胞腺瘤（adenoma, ductal cell）（图 4.235，图 4.236）

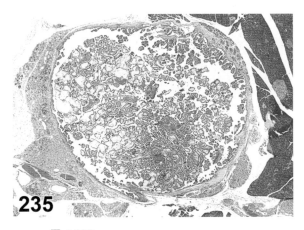

图 4.235

小鼠胰腺。导管细胞腺瘤

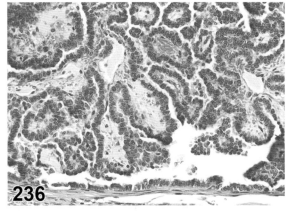

图 4.236

小鼠胰腺。导管细胞腺瘤。图 4.235 的高倍放大

【组织发生】　　胰腺内导管。

【诊断特征】　　类似于正常导管的内衬高立方上皮的管状结构复合体。

【鉴别诊断】　　导管细胞增生（hyperplasia, ductal cell）：局部纤维化区域内导管有增生细胞，仅部分管腔闭塞。

【备注】　　导管样结构并不表明像发生于人类一样起源于胰腺导管。尽管老龄大鼠可见导管增生，但发生于大鼠的肿瘤是否与人类一样（囊腺瘤、囊腺癌）是真正的导管肿瘤，仍存怀疑（Greaves and Faccini, 1992）。在小鼠中，未发现自发性导管细胞增生或肿瘤。在给予 DMBA（Wendt et al., 2007）、感染呼肠孤病毒 3（Greaves, 2012）、喂饲西式饮食（Xue et al., 1996）和转基因小鼠（*k-ras* 癌基因），可能发生胰腺的导管肿瘤（Grippo et al., 2003）。

（3）腺泡细胞腺癌（adenocarcinoma, acinar cell）（图 4.237 ～图 4.239）

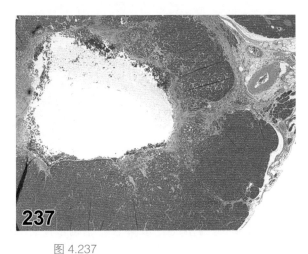

图 4.237

大鼠胰腺。腺泡细胞腺癌

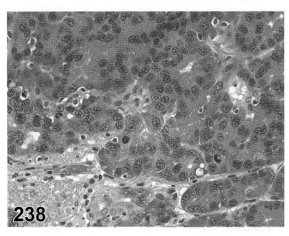

图 4.238

大鼠胰腺。腺泡细胞腺癌。图 4.237 的高倍放大

【组织发生】　　腺泡细胞。

【诊断特征】　　① 腺样、小梁或实体性生长模式。② 腺泡结构缺失。③ 细胞多形性与间变。④ 局部侵袭或远处转移。⑤ 可能伴有硬癌反应。

【鉴别诊断】 腺泡细胞腺瘤（adenoma, acinar cell）：无局部侵袭或转移。

【备注】 化学致癌作用的动物模型显示，大鼠发生腺泡细胞癌，而给予相同致癌物的仓鼠则发生导管癌。这表明种属是胰腺癌表型的一个主要决定因素（Longnecker, 1986; Longnecker, 1994）。

偶氮丝氨酸是一种有效的大鼠胰腺致癌物质，可引起腺泡细胞一系列局灶性增生变化，进而发展为癌。在少数癌中，腺泡表型大部分保留，而局灶为导管样结构（Longnecer et al., 1992）。

小鼠对已用于诱导大鼠致瘤的化学物质诱导胰腺肿瘤相对不敏感（Boorman and Sills, 1999）。胰腺外分泌部鳞状细胞癌已在小鼠实验

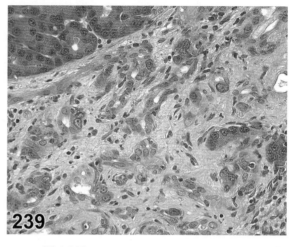

图 4.239

大鼠胰腺。腺泡细胞腺癌。图 4.237 的高倍放大

性诱导，具有发生在其他部位的鳞状细胞癌的形态学特征（Dixon and Maronpot, 1994）。

携带弹性蛋白酶启动子 –SV40– 早期抗原载体（elastase promoter–SV40–early antigen construst, Ela–1–SV40 T）的转基因小鼠模型会发生局灶性腺泡细胞增生，可进展为腺泡细胞癌，同时大部分保留腺泡分化，尽管在某些情况下，它们可以发展成未分化的肿瘤（Glasner et al., 1992）。已达成共识的基因工程小鼠模型胰腺外分泌部肿瘤病理学报告和建议，提供了标准化术语的定义和相关图像（Hruban et al., 2006）。

（4）导管细胞腺癌（adenocarcinoma, ductal cell）（图 4.240，图 4.241）

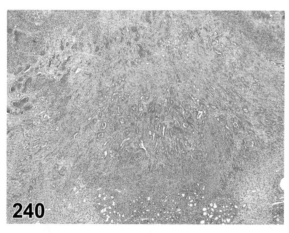

图 4.240

大鼠胰腺。导管细胞腺癌。注意明显的硬癌反应

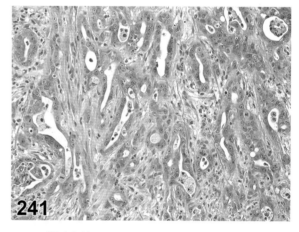

图 4.241

大鼠胰腺。导管细胞腺癌。图 4.240 的高倍放大

【组织发生】 胰腺内导管。

【诊断特征】 ① 具有恶性肿瘤特征，侵袭性生长。② 细胞异型性。③ 导管样结构常伴有致密的纤维基质。

【鉴别诊断】 腺泡细胞腺癌（adenocarcinoma, acinar cell）：通常无导管结构。

【备注】 导管样结构并不表明像发生于人类肿瘤一样起源于胰腺导管。尽管老龄大鼠可见导管增生，但发生于大鼠的肿瘤是否与人类一样（囊腺瘤、囊腺癌）是真的导管肿瘤，仍存怀疑（Greaves and Faccini, 1992）。

DMBA 植入大鼠诱发的胰腺腺癌通过免疫组织化学显示出强角蛋白、细胞角蛋白 19 和细胞角蛋

白 20 的表达，与导管表型一致（Jimenez et al., 1999）。大鼠植入 DMBA 诱导腺泡细胞向导管细胞的转分化，并为导管腺癌的发生提供了前期病变（管状复合体）（Bockman et al., 2003）。

在小鼠中，未发现自发性导管细胞增生或肿瘤。

DMBA 植入小鼠可诱发胰腺小口径导管的胰腺上皮内前期病变和导管腺癌（Wendt et al., 2007）。TGF-β 信号传导被阻断后，转基因小鼠（*k-ras* 癌基因）可能发生侵袭性胰腺导管腺癌（Ijichi et al., 2006）。已达成共识的基因工程小鼠模型胰腺外分泌部肿瘤病理学报告和建议，提供了标准化术语的定义和相关图像（Hruban et al., 2006）。在基因工程小鼠中，PanIN 被描述为腺癌的瘤前病变，但尚未显示确切的组织发病机制。

致谢

衷心感谢 Rupert Keller 博士对于文稿的审阅和美国 EPL 公司的 Beth Mahler 女士对图像的编辑。此外，感谢美国 EPL 公司的 Emily Singletary 女士给予的巨大帮助，提供了多幅来自美国国家毒理学项目中心图像数据库的图片。还要感谢 ILS 公司的 Kyathanahalli Janardhan 博士提供胃肠道间质肿瘤和胃神经内分泌肿瘤的免疫组织化学 H&E 染色图片。

参考文献（二维码）

乔俊文　陆姮磊　谭荣荣　修晓宇　王书扬　朱怀森　崔子月　黄洛伊　译
杨秀英　田　甜　粟荣霞　殷　俭　校

5 大鼠与小鼠心血管系统非增生性和增生性病变

BRIAN R. BERRIDGE[1*], VASANTHI MOWAT[2], HIROFUMI NAGAI[3], ABRAHAM NYSKA[4], YOSHIMASA OKAZAKI[5], PETER J. CLEMENTS[6], MATTHIAS RINKE[7], PAUL W. SNYDER[8], MICHAEL C. BOYLE[9], AND MONIQUE Y. WELLS[10]

[1]*GlaxoSmithKline R&D, Research Triangle Park, NC, USA*

[2]*Huntingdon Life Sciences, Camb, UK*

[3]*Takeda Pharmaceutical Co, Ltd, Fujisawa, Kanagawa, Japan*

[4]*Consultant in Toxicologic Pathology and Sackler School of Medicine, Tel Aviv University, Timrat, Israel*

[5]*AnaPath GmbH, Switzerland*

[6]*GlaxoSmithKline R&D, Ware, UK*

[7]*Bayer Pharma AG, Wuppertal, Germany*

[8]*EPL, West Lafeyette, IN, USA*

[9]*Amgen, Inc., Thousand Oaks, CA, USA*

[10]*Toxicology/Pathology Services Inc., Paris, France*

Chair of the Cardiovascular INHAND Committee

通信作者：Brian R. Berridge, GlaxoSmithKline R&D, King of Prussia, PA, USA. e-mail: brian.x.berrige@gsk.com

摘要 >>

　　大鼠和小鼠国际通用毒性病理术语及诊断标准（INHAND）项目是日本毒性病理学会（JSTP）、欧洲毒性病理学会（ESTP）、英国毒性病理学会（BSTP）和美国毒性病理学会（STP）联合发起，旨在建立一套实验动物增生性和非增生性病变国际公认的术语。本文撰写的主要目的是为药物或化学品安全性评价中常用的大鼠和小鼠心血管（cardiovascular, CV）系统所观察到的病变进行描述而提供一套标准化的术语。上述毒性病理学会会员也可通过网站（http://goreni.org）获取本文所提供的标准化术语电子版。对心血管系统变化进行准确和确切地形态学描述，这对理解这些变化的机制和病因、区分自发性和诱发性损伤及其最终对功能的影响非常重要。当病变或病理过程表现为一过性或一系列的病理变化，或者当自发性和诱发性损伤特征上无法区分时，这些病变或病理过程的术语命名就成为了难题。本文提出了特定的推荐术语以便提供一致性的命名方法。（DOI: 10. 1293/tox. 2016–I001; J Toxicol Pathol, 2016; 29: 1S–47S）

关键词 >>

- 诊断病理学
- 心血管
- CV
- 术语
- 循环系统
- 血管系统
- 心脏毒性
- 啮齿动物病理学
- 血管损伤

一、引言

大鼠和小鼠国际通用毒性病理术语及诊断标准（INHAND）项目是由欧洲毒性病理学会（ESTP）、英国毒性病理学会（BSTP）、日本毒性病理学会（JSTP）和美国毒性病理学会（STP）联合发起，旨在建立一套实验动物增生性和非增生性病变国际公认的术语。本文撰写的目的是提供一套标准化术语，以便对大鼠和小鼠心血管系统观察到的病变进行分类（Mann et al., 2012）。本文提供的心血管系统标准化术语也可在网站（www.goreni.org）获取电子版。一套普遍接受和使用的啮齿动物心血管系统病变术语将减少监管机构和科研组织之间的分歧，并提供一种通用语言，可增加和丰富毒理学家和病理学家之间的国际信息交流。

系统性非增生性病变的术语不包括在本文中，这些病变是指不同器官系统所发生的及心血管系统非特异性病变。同样地，系统性肿瘤如淋巴瘤或组织细胞肉瘤在造血系统章节单独进行描述，不在本文中讨论。组织起源于心血管系统的增生性病变（如血管肉瘤）包含在本文中，但也包含在其他发生率较高的器官系统章节中，以便读者去查阅。不同器官系统增生性病变的描述尽可能协调一致。

本文推荐的术语通常是具体的和描述性的，而非诊断性的。我们确实认识到有些时候需要使用更加综合性的术语（如心肌病、瓣膜病）来表示形态多样但时间上具有连续性的病变（如老龄化啮齿动物进行性心肌病相关的坏死、炎症细胞浸润和纤维化常合并发生）。在这些情况下，该术语应在病理学报告中进行描述性限定。本文中使用的术语诊断标准通常是基于标准的 H&E 染色的石蜡切片。有些物质（如淀粉样物质、脂质）在 H&E 染色切片下可能不确定，但可通过特殊染色技术进行确认（如淀粉样物质刚果红染色呈阳性、脂质油红 O 染色呈阳性）。组织化学或免疫组织化学技术可能会在个别术语的备注部分被提及以辅助诊断。

二、解剖学和生理学

对外源性物质诱导的心血管系统变化进行准确和确切的形态学描述，这对于了解这些变化的机制和病因及这些变化对于系统功能的最终影响都非常重要。因此，了解结构和功能之间的关系也很重要。

心脏具有 4 个腔室，与动脉、毛细血管和静脉形成一个闭环网，循环血液作为必需的营养物质、废物和外源性物质的载体。心房和心室之间及心室和流出道（即主动脉、肺动脉）之间的瓣膜确保了血液的单向流动。心血管系统各个组分的结构性损伤可以改变功能或诱发额外的工作负荷，而这些负荷可能对系统本身及整个机体产生长期的影响。

功能上，心血管系统在一系列生理和病理生理条件下具有显著的适应性和一致性的基础功能。心脏收缩的速率（变时性）和力度（变力性）对生理需要变化迅速发生反应。同样，当需求减少时也很快恢复到基础水平。心脏跳动的压力可以通过肌性动脉的松弛或收缩来改变，以维持闭环内稳定的正压。心脏的心率和节律及动脉血管的张力通过一系列内源性神经（自主神经系统）、激素（如儿茶酚胺类）和血流动力学（如血浆容量）因素来维持和改变。这些调节信号在健康的状况下是完整的和"可塑的"，但在疾病时可能会发生改变。

单个心肌细胞的节律性收缩由源自右心房壁（窦房结）和室间隔底部（房室结）的电刺激节点中心的动作电位波发起。从房室结到心室心肌的兴奋信号通过室间希氏束和浦肯野纤维传递。在单个心肌细胞水平上，动作电位的传导与细胞内、细胞外及细胞内结构（如肌质网）内的钙瞬变密切相关。改变细胞内钙浓度会改变调节性肌钙蛋白对肌动蛋白肌丝和肌球蛋白肌丝的结合亲和力。抑制性肌钙蛋白 I 分离可引起"肌丝滑动"性收缩（Bers, 2002）。

心肌的细胞组分（不包含"血管"章节的冠状动脉）包括心肌细胞和由间质毛细血管与纤维细胞组成的广泛分布的支持网。按体积计算，心肌细胞约占心肌的 80%，但按数量计算，则仅占总细胞数量的 25%（Porter and Turner, 2009）。毛细血管与肌纤维的比例大约为 1：1，支持了心脏收缩所需的大量能量物质（如 O_2、游离脂肪酸、葡萄糖）。心肌细胞呈紧密排列的平行束或整个心肌呈不同方向的簇排列（如在心内膜下沿着心脏长轴呈垂直方向排列，在心肌中部呈水平方向排列）。心房心肌细胞通常较小且排列较疏松。亚细胞水平上，成年大鼠双核心肌细胞内的成分主要由肌原纤维（约 50%）和线粒体（约 40%）构成。独特而广泛的肌膜内陷网（T 小管）为所有的单个心肌细胞提供了密切的动作电位传播。

啮齿动物心脏瓣膜有两种类型，一种是较大的房室瓣小叶，其游离缘通过细的腱索与乳头肌突起相连，另一种是位于主动脉和肺动脉起始端较小的半月形尖瓣。单个瓣小叶或尖瓣由位于疏松黏液瘤样基质内的间充质基质细胞或间质细胞组成，表面被覆单层扁平的内皮细胞。

在血管系统中，动脉是最常见的外源性物质损伤的靶点。结构上，根据大小和动脉壁的结构进行细分，体积较大的弹性动脉（如主动脉），因其具有较大的扩张性和弹性蛋白成分而有别于具有组织穿透性的肌性动脉 / 小动脉（如冠状动脉、肠系膜动脉）。动脉的特征是由一层薄的内皮细胞衬覆的内膜、平滑肌细胞组成为主的中膜和疏松的与血管周围结缔组织相延续的外膜组成。这些"膜"都可能是药物性损伤的特定靶点，其中，中膜最常受累。药物性损伤通常波及整个血管壁（即变成透壁性），甚至可能累及血管周围组织。

三、心血管毒性的表现

心血管系统的各个组成部分容易受到自然性疾病和外源性物质的广泛性损伤。这些损伤可能表现为功能上的变化，伴有或不伴有相关结构或形态的损伤，而这些结构和形态的损伤也可能伴有或不伴有可检测到的功能上的变化。例如，具有升压作用的外源性物质（即血管收缩药）会升高全身血压，并有可能限制血液流向组织。虽然最直接的作用是导致血压升高和缺血，但这种作用的持续存在会引起内膜增生、中膜肥大甚至心脏肥大。

已报道可引起心血管损伤的化学品和药物种类包括心血管系统特定靶向药物和非特定靶向药物（Dawson and Moffatt, 2012; Leung et al., 2012; Slordal and Spigset, 2006）。一些外源性物质对心血管系统几乎没有直接的影响，但可能通过使原有的心血管疾病复杂化或加重而引起"毒性"（Feenstra et al., 1999; Golomb et al., 2007; Golomb et al., 2009）。

心血管系统对损伤的反应与其他器官相似，不同之处在于，广泛认为心肌细胞的再生能力十分微弱，不能修复心脏大面积的损伤。因此，剩余心肌细胞的代偿性肥大更常见。心肌细胞坏死引起的混合性炎症反应，随着巨噬细胞最终吞噬细胞碎片而在特征上更类似单形核细胞炎症（Clements et al., 2010）。单个或少量心肌细胞的缺失会导致邻近心肌细胞肥大和心肌收缩，从而掩盖了心肌细胞缺失的迹象。另一种情况是，大面积的坏死常被纤维化收缩区域所取代，导致该区域的收缩力与原有的心肌不同（Vracko et al., 1989）。

心脏壁应力的整体变化可导致整个心脏体积的改变，反映在可量化的心脏重量的改变。由于前负荷增加（如继发于血浆容量扩张或瓣膜功能不全）或后负荷增加（如流出受阻、全身血管收缩）而引起的壁应力增加，可能伴随着局部区域质量增加（右侧相对于左侧），这反映了应力的来源。

四、心血管风险的特征描述

当代药物开发或环境风险鉴定中体内心血管风险的特征描述传统上分为两种截然不同的评价方式 —— 一种是用仪器埋置的动物（最常用于非啮齿动物，但也越来越多地合并使用啮齿动物模型）进行单次给药功能评价，另一种是在重复给药一般毒性试验中进行形态学评价。对外源性物质诱导损伤的形态学评价通常包括大体病理学观察及对从啮齿动物和非啮齿动物模型采集的组织经福尔马林固定、H&E 染色的切片进行光镜下评价。本文对组织病理学术语、特征的描述及相关的建议进行介绍。

（一）心血管系统的形态学评价

对心血管系统进行完整的形态学评价始于充分的外部检查，以确定局部是否出现水肿或变色（如充血、淤血、出血），这些改变可能会证实心血管功能障碍或血管损伤。评价内脏器官和体腔是否有淤血、出血或积液的迹象。同样，原位检查心脏和大血管的大小、颜色或形状是否发生变化（如心脏呈圆形可能表明心室肥大；大血管扩张可能表明发生动脉瘤）。心脏通常需要称重。重复给药啮齿动物毒理学试验中经常不进行心血管功能评价，因此进行充分地大体病理学观察变得更加重要。

1. 固定

使用 10% 中性缓冲福尔马林溶液（neutral buffered formalin, NBF）浸泡固定心血管组织是非临床安全性研究中组织病理学检查的常规方法（Elangbam, 2005; Morawietz et al., 2004）。非常规评价中如有特殊要求可能需要对新鲜组织进行不同的处理。转录/基因组分析需要迅速冷冻适当的样本或使用适当的核酸防腐剂（如 RNAlater、Qiagen、Valencia、CA）。尽管福尔马林快速固定的组织足以用来进行超微结构检查，但更推荐使用戊二醛或其他相关的电子显微镜固定剂来固定。如计划在切片后进行免疫标记（即免疫组织化学）则可能需要限制在福尔马林中的浸泡时间，或使用多聚甲醛固定，或采集速冻样本进行冰冻切片。

2. 修块方法

常规检查啮齿动物心脏最常用两种修块方法。一种取材方法是垂直于室间隔平面将心脏纵切平分，可以检查心脏很多主要结构，包括 4 个瓣膜中的 3 个（左、右房室瓣和主动脉瓣）（Elangbam, 2005; Morawietz et al., 2004; Nyska et al., 2005）（图 5.1）。另外，还需要对修块后的心脏进行连续切片，以检查位于前文所述纵向修块切面的深部的肺动脉瓣。

另一种 Isaac 修块方法包括心室中部横切一块及该标本心底部和心尖部纵切平分各一块，以便按比例对心室游离壁和室间隔厚度进行评价（Isaacs, 1998; Nyska et al., 2005）（图 5.2）。本文的作者认为，整个心脏纵切切片最适合常规组织病理学检查，而 Isaac 的方法可能最适合描述心脏体积上区域性的变化（如心脏肥大）。

3. 常规染色

在非临床安全性/风险评价研究中，常规评价石蜡包埋组织样本、4 ～ 5 μm 厚、H&E 染色的切片。标准组织清单中通常包括心脏作为潜在的毒性靶器官，也包括横切的主动脉。其他血管通常在其所在的组织中进行检查。本文收录的许多形态学改变和损伤都容易通过常规的 H&E 染色切片观察到。特殊染色或制片有助于进一步描述形态学改变或有助于识别微细的变化。

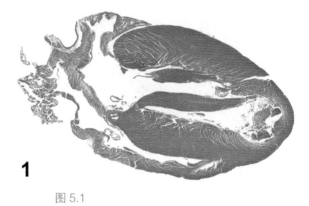

图 5.1

大鼠心脏纵切面，通常可评价 4 个腔室和 3 个瓣膜

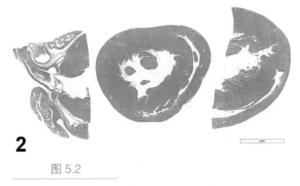

图 5.2

Isaac 的啮齿动物心脏修块方法，可用来评价心室壁厚度的比例

4. 电子显微镜

透射电子显微镜（transmission electron microscope, TEM）是目前检测亚细胞损伤或进一步描述光镜水平所见变化最常用的辅助评价方法。将小组织样本（约 1 mm×1 mm×1 mm 大小）固定于含戊二醛和四氧化锇的固定剂、脱水和树脂包埋（如 PolyBed 812, Polysciences, Inc., Warrington, PA），切成 800 ～ 1000 埃厚的切片进行超微结构检查。醋酸铀和（或）柠檬酸铅"染色"通常用于提供需要的对比度，

以辨析亚细胞结构。透射电子显微镜检查可以对细胞器（如线粒体、肌质网、收缩肌丝）进行精细评价，并鉴别光学显微镜检查所见的细胞内和细胞外组织成分（如心肌细胞内脂质蓄积、心肌细胞间淀粉样物质蓄积）。此外，超微结构检查可发现常规光学显微镜下看不到的细胞器变化（Chu et al., 2007; French et al., 2010; Nyska et al., 2009）。

5. 特殊染色

特殊的组织化学染色有时可用于进一步描述 H&E 染色所见的细胞内或细胞外物质的特征，或突出特定的组织成分以便于更佳或更定量地评价。例如，淀粉样物质 H&E 染色呈无定形粉红色，而用刚果红染色偏振光显微镜观察呈苹果绿；冰冻切片用油红 O 染色可证实心肌细胞内透明空泡为心肌细胞脂质蓄积；颗粒样色素沉积物可通过 PAS 染色鉴别为脂褐素（Sheehan and Hrapchak, 1980）（图 5.3，图 5.4）。此外，心肌间质胶原蓄积在 H&E 染色中可能不明显，但使用天狼星红（picrosirius red）或三色染色（如马松三色染色、Gomori 三色染色）更易识别（图 5.5）。应用天狼星红染色有助于自动化定量分析心肌纤维化（Azevedo et al., 2010; Berry et al., 2011）。PTAH 染色可突出心肌细胞的横纹，目的是观察心脏早期细胞损伤的亚细胞变化（Clements et al., 2010）（图 5.6）。PTAH 还可用于显示血栓中的纤维蛋白成分或血管炎症和坏死的"纤维蛋白样"变化（Sheehan and Hrapchak, 1980）。

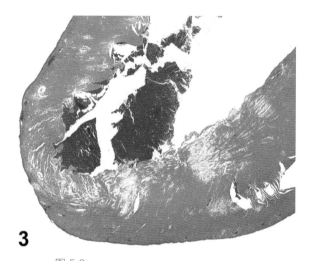

3

图 5.3

小鼠心脏多灶性淀粉样物质沉积

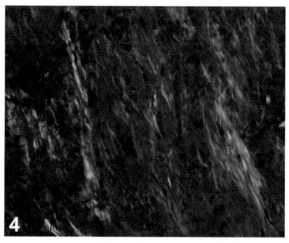

4

图 5.4

淀粉样物质刚果红染色在偏振光下呈苹果绿色

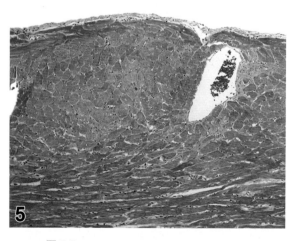

5

图 5.5

心肌纤维化的间质中胶原蛋白用马松三色染色呈蓝色

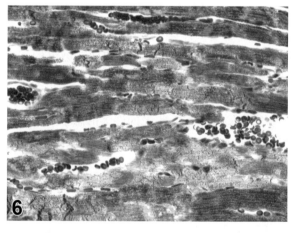

6

图 5.6

急性损伤的心肌细胞用 PTAH 染色显示肌原纤维横纹破坏和破碎。大鼠给予异丙肾上腺素导致的心脏毒性

6. 免疫组织化学

使用免疫组织化学标记细胞蛋白质或细胞外蛋白质是描述心脏病理生理学特征的另一种技术。通过免疫标记法可显示细胞内裂解的胱天蛋白酶 3 的浓度增加，这是鉴别细胞凋亡通路的一种方法，而在常规的 H&E 染色切片中很难检测到 (Mikaelian et al., 2010)。使用溶酶体相关膜蛋白 2 (lysosome–associated membrane protein 2, Lamp 2) 进行免疫标记可以识别磷脂质沉积症时溶酶体内蓄积的特征，这可能是超微结构检查的一种替代方法 (Obert et al., 2007) (图 5.7，图 5.8)。肌钙蛋白免疫标记的缺失已用于识别坏死早期的心肌细胞，并可将心肌细胞坏死早期的变化与心肌肌钙蛋白循环血液中浓度增加相关联 (Clements et al., 2010) (图 5.9，图 5.10)。

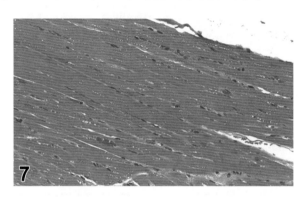

图 5.7

心肌细胞空泡化用 H&E 染色呈一种细小的细胞质微泡化

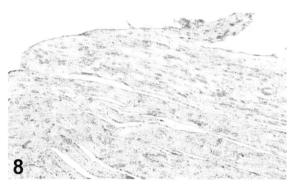

图 5.8

心肌细胞空泡化 Lamp 2 IHC，溶酶体增多（由于磷脂质沉积症）而表现微泡化的特征

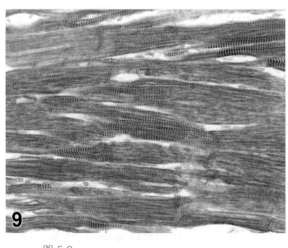

图 5.9

正常心肌细胞 cTn IHC，显示均匀一致的细胞质标记

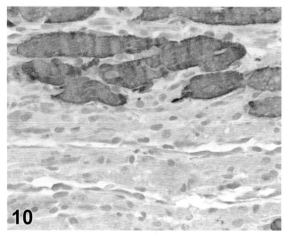

图 5.10

急性损伤的心肌细胞失去 cTn IHC 免疫标记。大鼠给予异丙肾上腺素导致的心脏毒性

许多常规免疫组织化学标记技术可用福尔马林固定、石蜡包埋的组织切片，但组织处理前的固定时间可能不能过长（即"过度固定"会降低某些蛋白质的免疫标记能力）。此外，某些抗原靶点可能要求使用未固定的新鲜组织。

7. 塑料包埋

虽然 4 ～ 5 μm 厚的石蜡切片已足以进行常规心脏形态学变化的描述，但对亚细胞变化更精细地评价，这可能需要切成更薄的组织样本切片（1 ～ 2 μm），组织样本需要包埋在可切成更薄切片的介质中。阿霉素对啮齿动物心脏毒性特征为心肌细胞进行性空泡变性。在实验模型中确定这种变化的组织病理学特征描述通常使用甲基丙烯酸甲酯包埋、2 μm厚、甲苯胺蓝染色的心脏切片（Herman et al., 2001）（图5.11）。

8. 人工假象

作为一种在活体中处于动态不断收缩的肌肉，心脏和肌性动脉容易发生许多死后形态学上的人工假象（artifact），这些人工假象可能会与外源性物质引起的损伤混淆。收缩状态下"固定"的心肌细胞呈强嗜酸性，且细胞质横纹可能染色加深和变形，这与透明变性或收缩带变性的早期形态学变化非常相似（图5.12，图5.13）。此外，T小管扩张或线粒体肿胀引起的空泡化可能是死后改变或真正损伤的表现。同样，在许多组织中可见到的过度收缩的肌性动脉，类似于慢性高血压时中膜肥大的特征。中膜的平滑肌细胞也可能空泡化，提示早期变性或脂质蓄积。

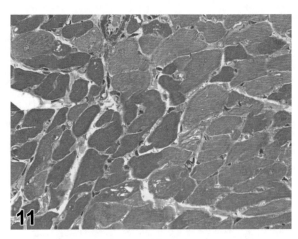

图5.11

甲基丙烯酸甲酯包埋、甲苯胺蓝染色的心脏样本，更易识别阿霉素心脏毒性所致的大泡性细胞质变化（图的中下方）

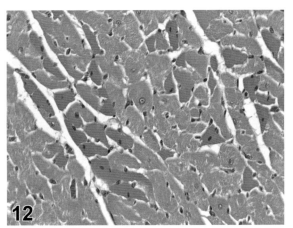

图5.12

横切面肌纤维过度收缩和强嗜酸性人工假象

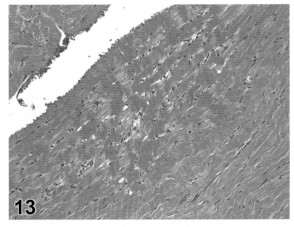

图5.13

纵切面肌纤维过度收缩和强嗜酸性。这种变化可能与急性肌纤维损伤和透明变性相混淆

与其他器官系统一样，通过快速的死后切除、轻微的操作（如修块）和快速的固定可减少心血管系统的人工假象改变。

（二）生物标志物

生物标志物是检测和监控心血管损伤的重要工具。用于提示心肌细胞坏死的血清蛋白（包括心肌肌钙蛋白、肌酸激酶、肌红蛋白、脂肪酸结合蛋白）或心肌壁应力（利尿钠肽）都可应用于非临床或临床研究（Clements et al., 2010; Walker, 2006）。与传统的以蛋白质为中心的分析方法不同，循环核酸是当前关注的焦点（Mikaelian et al., 2013）。心电图通常用于检测电传导异常，并且有多种成像方式可用于评价心脏结构或收缩功能的变化（Casartelli et al., 2011; French et al., 2010; Guth et al., 2019）。无创血压测量是临床环境中的主要指标，反映了血管张力和心脏收缩力之间的平衡。这些生物标志物与特定损伤的相关性取决于其细胞或整个器官的来源及其与被"生物标志"的病变发病机制的关系。

五、术语的一般原则

心血管系统病理改变的形态学描述应该准确地反映主要的病变过程，但也应尽可能最好地反映该过程的靶点。例如，特定影响心肌细胞的损伤（无论是单个还是成灶）都应该用"心肌细胞"来修饰。通常，这些病变是散发的、局灶性至多灶性。例如，过量儿茶酚胺诱导的多灶性心肌细胞坏死。相比之下，病变更具有区域性、累及心肌细胞和间质成分都应该用"心肌"来修饰。例如，冠状动脉闭塞引起区域性和暴发性坏死而导致的心肌梗死。准确的形态学描述有助于理解其发病机制。局部（局灶性）"心肌细胞肥大"的发病机制可能与更弥漫的心脏肥大不同，尽管两者都引起单个心肌细胞体积增大。

还应慎重选择形态学修饰语，以避免与相关的医学学科使用的类似术语混淆。例如，"心肌炎"在人类临床医学中是一种主要的炎症过程，最常与病毒感染、药物引起的超敏反应或心脏移植排斥反应有关。在临床医学中，免疫介导机制也常与血管炎有关（Silver et al., 2001）。在临床前安全性研究中，这些病变过程未能在啮齿动物造模。啮齿动物心肌或血管壁的炎症常是对损伤的一种反应，因此不应使用术语心肌炎或血管炎，以免使人联想到并不存在的相关机制。

已知许多动物模型具有与年龄相关的背景疾病或病变，与外源性物质诱导的损伤进行区别比较困难（Greaves, 2007）。当人们认为毒性的一种可能表现形式是加重已有疾病，且这种情况也可能在人类患者中发生时，这些区别就变得更加困难。然而，背景病理改变往往可通过发生率、严重程度、分布和形态学的差异与毒性损伤进行可靠地区分（Clemo et al., 2003）。进行这种区分需要一种恰当的方法来记录已存在的病变，使用一致的术语并应用合理的解释标准。

有一些术语在毒性病理学界中已被广泛使用，但由于上述原因则不推荐使用。这些术语包括心肌病、啮齿动物进行性心肌病、动脉炎和血管炎。排除理由将包含在合适的、推荐使用的替代性术语中。还有一些术语，由于在心血管系统中没有特异性，或者在啮齿动物中没有被广泛认可，所以没有在这里提及。例如，出血、萎缩和脂肪浸润。

六、术语、诊断标准和鉴别诊断

（一）非增生性病变

1. 心脏

心肌细胞及其间质成分易发生多种形态学改变。以下术语是常规毒性试验中最常见的形态学改变和过程变化。

（1）心脏肥大（cardiomegaly）

（注：这是大体病理学形态学改变，在常规组织切片中可观察到）

【其他术语】　Cardiac enlargement; cardiac hypertrophy

【发病机制】　心脏弥漫性增大可由间质组织成分的扩张（如淀粉样物质沉积）、细胞浸润（如淋巴瘤）或心肌细胞体积增大引起。由于心肌细胞的长度、宽度或两者都增加取决于刺激因素，因此整个器官体积增大可能不会在组织切片心肌细胞的横切面上反映出可见的改变。心肌细胞体积增大可能是由于血流动力学负荷增加（如瓣膜功能障碍、血浆容量增加）或在分子水平上对合成代谢信号的反应（如肌生成抑制蛋白抑制、合成代谢类固醇、三碘甲状腺原氨酸作用和 β_2 肾上腺素能受体激动作用）。

【诊断特征】

1）大体观察可见心脏体积增大，可对称累及整个器官或不对称主要累及一侧心脏（图5.14，图5.15）。

2）± 单个心肌细胞横切面积可量化增加。

3）± 心室容积变化。① 向心性肥大 = 心室容积减小。② 离心性肥大 = 心室容积增大。

4）± 大体观察可见心室壁厚度增加。

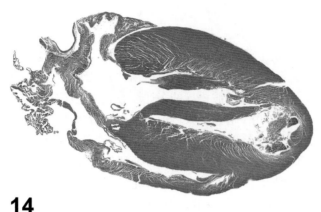

14

图 5.14

正常大鼠的心脏

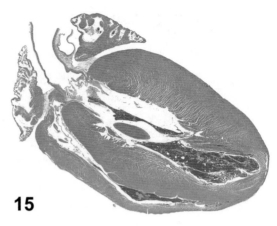

15

图 5.15

周龄相仿的大鼠心脏，给予了某种诱导心脏对称性
体积增大和重量增加的化合物

【鉴别诊断】　局灶性心肌细胞肥大（focal cardiomyocyte hypertrophy）：限于局部区域或毗邻损伤区域（如代偿性肥大）。

【备注】　　心脏肥大的定义是心脏体积增加超出了年龄、性别和体重的正常范围（Berridge et al., 2013）。在临床前安全性研究中，化学物质诱导的心脏肥大最常表现为心脏大体观察体积增大和（或）重量增加。对单个心腔进行定量或定性评价（即右侧对左侧，心房对心室）可显示出一个或多个心腔不成比例地受到影响，或者整个心脏成比例地受到影响（Greaves, 2007）。大体上虽可见心脏重量增加，但在单个心肌细胞大小或形态上可能不易观察到变化。事实上，单个心肌细胞的体积可通过拉长（即增加肌节；继发于容积超负荷的离心性肥大）而增加，而不是增加横切面（如继发于压力超负荷的向心性肥大），使得甚至用定量或形态计量方法进行检测变得复杂化。

心脏肥大可能是对壁应力增加表现出的适应性或非适应性反应。对这两种不同发病机制的区分和了解其结果很重要，但超出了本文的讨论范围。读者可以参考其他文献来了解更多目前的概念（Hill et al., 2008; Opie et al., 2006; Selvetella and Lembo, 2005）。

心肌肥大是对营养性或机械性刺激的反应，影响整个心脏或亚实质区域（即左心室），应与局灶性心肌细胞肥大相鉴别，局灶性心肌细胞肥大是在单个心肌细胞中发生，是对局部心肌损伤的反应，是一个单独讨论的术语。

【术语建议】　　心脏体积的实质性变化通常反映在心脏重量的增加。如果定量的心脏重量数据可用，那么该评价应遵从重量数据。当心脏无重量数据但大体上心脏明显增大时，更应使用该术语。

（2）心肌细胞肥大（hypertrophy, cardiomyocyte）

【其他术语】　　Myocardial hypertrophy。

【发病机制】　　心肌细胞可能通过增加收缩成分和细胞面积来应对营养信号（如生长激素、合成代谢类固醇）或心脏活动应力的增加。从而可能发生弥漫性（很难识别）或区域性的单个心肌细胞横切面面积的增加。组织学上，通常最容易识别局灶性和邻近心脏损伤/受损区域（如局部广泛的心肌纤维化、心内膜纤维化，或心室容积增加）的心肌细胞肥大，即代偿性肥大（Greaves, 2007）（图 5.16，图 5.17）。心脏重量可量化的变化可能与可见的单个心肌细胞肥大无关。心肌细胞肥大的形态学特征也可见于未处理、无明显损伤的小鼠或大鼠（小鼠更常见）。

【诊断特征】　　① 单个或小群心肌细胞体积增大，可能毗邻心肌损伤区域。② 胞质强嗜酸性，但有完整的横纹。③ 细胞核常增大，形状不规则且深染。④ 细胞排列可能因毗邻损伤（如纤维化）而发生扭曲。

【鉴别诊断】　　过度收缩（hypercontraction）人工假象：心肌细胞强嗜酸性、体积增大，但横

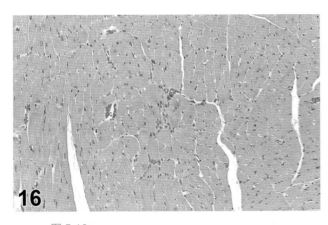

图 5.16

局灶性心肌细胞肥大伴有轻微细胞数量增多。推测继发于心肌细胞坏死灶

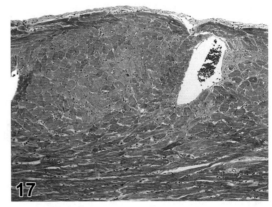

图 5.17

被间质纤维化分离的一个心肌区域内的心肌细胞增大。马松三色染色

纹明显、不规则、排列紧密。

【备注】 收缩成分以外的亚细胞内物质蓄积增多（如空泡化、糖原蓄积、磷脂质沉积症）导致心肌细胞体积增大，应使用反映内容物形态的术语。

【术语建议】 当心肌细胞的宽度相对于该切片内其他区域（如当这种变化是局灶性或区域性分布时）或与同期未处理对照组动物的心肌比较明显增加时，应使用"心肌细胞肥大"这一术语。弥漫性心肌细胞肥大难以识别，除非较严重，并且可能需要辅助进行定量细胞测量。

（3）心肌细胞变性（degeneration, cardiomyocyte）

【其他术语】 Degeneration/necrosis, cardiomyocyte。

【发病机制】 单个或整体的心肌细胞受到损伤可能有多种方式，其最终的共同通路包括细胞内稳态被破坏，这可能会导致细胞死亡。这些方式可能直接作用于心肌细胞（如线粒体的损伤）或涉及一些外在的变化，如负荷增加或能量底物（如氧气、脂肪酸、葡萄糖）的供应减少。

【修饰语(次级描述语)】 ① 透明："玻璃样"强嗜酸性。② 空泡化：细胞质中散在但常为多形性的透明空腔。③ 脂肪化：大小不一、散在的透明圆形空腔，其内中性脂肪可通过并应通过电子显微镜或特殊组织化学（油红 O、四氧化锇染色）来证实。

【诊断特征】 单个心肌细胞的亚致死性损伤，包括以下一种或多种特征：① 透明、嗜酸性细胞质（图 5.18）。② 细胞质空泡化（图 5.19～图 5.22）。③ 细胞内脂质蓄积。④ 收缩带。

【鉴别诊断】 心肌细胞坏死（cardiomyocyte necrosis）：鉴别特征为可见坏死的细胞碎片，如核溶解和（或）不位于完整细胞膜内的嗜酸性颗粒样物质。直接发生的"变性"不应出现心肌细胞坏死时常伴发的炎症细胞成分。

【备注】 "变性"是一个相对不准确的术语，在描述病理变化时常被使用和滥用。Dorland 将"变性"定义为"衰退；从高级形态到低级形态的变化，尤其指组织向低级或功能不活跃形态的转变"（Dorland, 2012）。因此，该术语描述更多的是一个过程，而不是一个特定的形态。在心脏和其他靶器官中，变性常用于描述细胞或组织的变化，尤其当单一性和主导的病变过程诸如坏死、纤维化或炎症无法概括这些变化时。阿霉素心脏毒

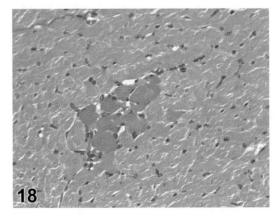

图 5.18

透明变性。急性损伤的心肌细胞呈强嗜酸性

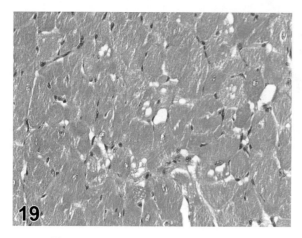

图 5.19

空泡变性。阿霉素心脏毒性的大泡变性

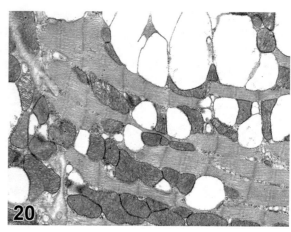

图 5.20

空泡变性。透射电子显微镜图像特征显示大泡为肌质网扩张

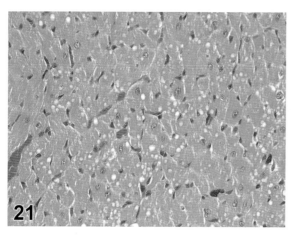

图 5.21

空泡变性。心肌细胞内散在、大小不一、透明空泡，为多灶性线粒体肿胀

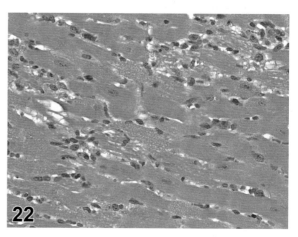

图 5.22

空泡变性。心肌细胞细小、弥漫性微泡化，为弥漫性线粒体肿胀

性的特征性死亡前变化是细胞质空泡化（Berridge et al., 2013; Greaves, 2007）。在过量给予儿茶酚胺的模型中，透明嗜酸性细胞质和细胞过度收缩是细胞早期损伤的特征（Clements et al., 2010）。该术语也可与肌细胞溶解或心肌细胞破碎作为同义词使用（Greaves and Faccini, 1984）。

【术语建议】 使用"变性"这个术语时，应伴有一个形态学修饰语，如"透明""空泡"或"脂肪"。

（4）心肌细胞变性/坏死（degeneration/necrosis, cardiomyocyte）

【其他术语】 Degeneration, hyaline, cardiomyocyte。

【发病机制】 持续性亚致死性细胞损伤或重复性损伤常可发展为细胞死亡或坏死。

【诊断特征】 ① 单个心肌细胞形态学变化符合介于亚致死性变性和坏死之间的变化特征。② 具有透明样变、空泡化或过度收缩中一个或多个特征。③ 可包括单个细胞破碎。

【备注】 形态学改变同时具有亚致死性和致死性损伤的特征，通常表示是一个进行性过程的早期时间点，此时的坏死和炎症细胞浸润将会变得更加明显，或表示是一种累及少量细胞的非常轻度和一过性的损伤。

【术语建议】 当有明显的亚致死性损伤和细胞死亡（坏死）的明确迹象，但炎症细胞浸润不明显时，应使用该组合术语。对于非常早期或不明确的病变也可描述为透明变性（图 5.18）。

（5）心肌细胞坏死（necrosis, cardiomyocyte）

【其他术语】 Myocytolysis; cardiomyophagy。

【发病机制】 导致细胞死亡和破碎的心肌细胞损伤。

【修饰语（次级描述语）】 凝固性、溶解性、收缩带（岑克尔，Zenker's）。

【诊断特征】 ① 散在区域的心肌细胞呈强嗜酸性且细胞核细节不清（凝固性坏死）。② 单个或成群的心肌细胞破碎（溶解性坏死）。③ 细胞质嗜酸性增强伴有 Z 带不规则和过度收缩。细胞内肌丝溶解导致细胞质稀疏的不均质的区域出现（岑克尔或收缩带坏死）（图 5.23）。④ 早期可伴有间质水肿。⑤ 伴有细胞浸润，包括淋巴细胞、浆细胞、中性粒细胞、嗜酸性粒细胞和巨噬细胞；在亚急性和慢性病变中，巨噬细胞通常占大多数，功能是吞噬细胞碎片。⑥ 小而散在的坏死灶可消退无纤维化。⑦ 较大的坏死区域常以纤维化代之。

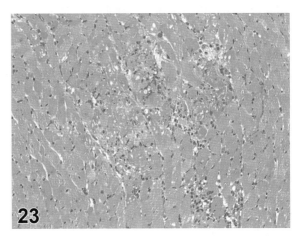

图 5.23

心肌细胞坏死。特征为细胞质透明浓缩和破碎，以及轻微出血和早期炎症细胞浸润

【鉴别诊断】 ① 过度收缩（hypercontraction）人工假象：形态学上与收缩带坏死相似，在急性试验中可能难以与收缩带坏死鉴别。② 透明变性（hyaline degeneration）：通过是否有细胞破碎和炎症细胞反应来鉴别。

【备注】 心肌细胞是终末分化细胞，因此不会通过增殖来替代死亡细胞。所以，心肌细胞坏死意味着收缩能力永久丧失，对临床的影响主要取决于心肌细胞坏死的程度及随后其他心肌细胞发生缺失。

心肌坏死的模式或分布可为了解其发病机制提供线索。在冠状动脉粥样硬化疾病的人类患者中，发生心肌梗死典型特征是大面积散在性区域凝固性坏死，这与冠状动脉闭塞伴有风险区域（即由受累及冠状动脉供血的区域）发生缺血性坏死最为一致。同样，多灶性心肌坏死好发于左心室、心内膜下区域和心尖（如儿茶酚胺心脏毒性），通常认为是由于"负荷－供能不匹配"引起的。分布更广泛、无部位倾向性的坏死并常伴有亚致死性心肌细胞变性，更可能是直接的心肌细胞毒性引起。

心肌细胞坏死通常会引发一系列可预见的形态学改变，这些改变有利于深入了解其中单个病变的"持续时间"（从而了解病变与外源性物质暴露的关系）。当坏死的细胞发生破碎后很快会出现炎症细胞浸润（18～24 h），其严重程度取决于坏死细胞的数量。浸润灶内的巨噬细胞会吞噬细胞碎片。如果大量的心肌细胞缺失（即超过一些细胞），则将通过纤维化进行修复。小的坏死灶可自行消退，没有明显的结缔组织反应。

【术语建议】 确切的形态学术语可以提示某一心肌病变的发生时期。"坏死"适用于存在心肌细胞破碎但炎症细胞反应轻微的病变。"坏死 / 炎症细胞浸润"反映浸润明显并且先前存在心肌细胞坏死的病变（即反映炎症细胞浸润是对主要改变是坏死的反应）。"单形核细胞浸润 / 纤维化"用于那些已经开始纤维化修复的病变。"纤维化"适用于炎症已基本消退的病变。

（6）心肌细胞坏死 / 炎症细胞浸润（necrosis/inflammatory cell infiltrate, cardiomyocyte）

【其他术语】 Necrosis, cardiomyocyte。

【发病机制】 非凋亡性心肌细胞死亡引发混合性炎症细胞浸润，是切片中心肌细胞死亡最显著的形态学证据。这些浸润灶以单形核细胞为主，但也可能包含少量的中性粒细胞或嗜酸性粒细胞。浸润灶内的巨噬细胞吞噬细胞碎片。

【诊断特征】 ① 局灶性至多灶性病变。② 心肌细胞呈嗜酸性和（或）破碎。③ 局部混合性炎症细胞浸润包括淋巴细胞、浆细胞、巨噬细胞和少量中性粒细胞或嗜酸性细胞（图 5.24）。④ 作为一种修复过程的纤维化通常不显著。

【鉴别诊断】 ① 心肌细胞变性（degeneration, cardiomyocyte）：不伴有明显的细胞破碎或炎症细胞浸润。② 心肌细胞变性 / 坏死（degeneration/necrosis, cardiomyocyte）：可能包括非常轻微的炎症细胞浸润。③ 心肌炎症细胞浸润 / 纤维化（inflammatory cell infiltrate/fibrosis, myocardium）：结缔组织增生是更显著的形态学改变。

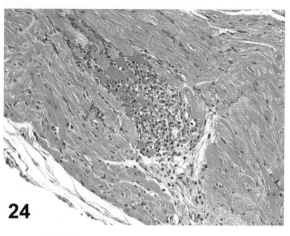

图 5.24

坏死 / 炎症细胞浸润。心肌细胞坏死在时间进程上显示出逐渐明显的反应性炎症细胞浸润，但引发的过程仍然是坏死

【备注】 局灶性炎症细胞浸润在啮齿动物的心脏常见，可能与自发性（如啮齿动物进行性心肌病）或外源性物质诱导的疾病有关。局灶性心肌细胞坏死是常见的初始变化。心肌细胞坏死通常引发一系列可预见的改变，其形态有利于深入了解其中单个病变的"持续时间"（从而了解病变与外源性物质暴露的关系）。当坏死的细胞发生破碎后很快会出现炎症细胞浸润（18 ～ 24 h），其严重程度取决于坏死细胞的数量（Brady et al., 2010; Clements et al., 2010; Clements, 2008）。浸润灶内的巨噬细胞会吞噬细胞碎片。如果是大量的细胞缺失（即超过一些细胞），则通过纤维化进行修复。小的坏死灶可自行消退，没有明显的结缔组织反应。

多灶性心肌细胞坏死伴有炎症细胞浸润是年轻啮齿动物（≤ 3 月龄）进行性心肌病或鼠进行性心肌病的一种形态学表现形式（Chanut et al., 2013）。啮齿动物进行性心肌病（progressive cardiomyopathy, PCM）是一种自发性、慢性和进行性心肌疾病，发生于许多品系的大鼠和小鼠，其发病率和严重程度有一些差异。通常认为 PCM 的病变在雄性动物中比雌性动物更明显。纤维化可能是老龄化动物更显著的特征。这些典型的分布支持了发病机制与缺血和血管疾病相关的假说。研究表明，饮食限制可以减轻 PCM 的严重程度，慢性肾疾病（啮齿类实验动物另一种常见的自发性疾病）也具有一定的致病作用（Greaves, 2007; Jokinen et al., 2005; Kemi et al., 2000）。病变的模式和形态也支持内源性儿茶酚胺释放的假说。

描述 PCM 病变特征的术语差别很大，这就导致负责药物风险评价的审评人员之间出现了误解或分歧。尽管该病变被经验丰富的毒性病理学家普遍了解，但由于某些种类的外源性物质诱导的心肌细胞损伤在形态上与 PCM 相似，所以有时鉴别上述改变比较复杂，特别是在短期毒性试验中出现这种情况。通过使用准确的描述性术语、遵循一致的诊断标准和参考可靠的历史对照背景数据，能帮助鉴别上述改变。

【术语建议】 确切的形态学术语可以提示某一心肌病变的发生时期。"坏死 / 炎症细胞浸润"反映浸润明显并且先前存在心肌细胞坏死的病变（即反映炎症细胞浸润是对主要改变为坏死的反应）。"坏死"适用于存在心肌细胞破碎但炎症细胞反应轻微的病变。"单形核细胞浸润 / 纤维化"用于那些已经开始纤维化修复的病变。"纤维化"适用于炎症已基本消退的病变。

在年轻动物中，"坏死 / 炎症细胞浸润"是 PCM 病变的常见表现形式，因此应相应地使用该术语。近来，一个全球性制药组织已采用了这种一致性的做法，以便能够更准确地将外源性物质诱导的心脏病变与自发性背景病变进行鉴别（Chanut et al., 2013）。

（7）心肌单形核细胞浸润 / 纤维化（mononuclear cell infiltrate/fibrosis, myocardium）

【其他术语】 Cardiomyopathy。

【发病机制】　　局部区域的心肌细胞坏死通常伴有混合性炎症细胞浸润和修复性纤维化这一可预见的和时间上呈进行性的过程。上述全部变化都可在重复性损伤（如长期给予心脏毒性化合物）或啮齿动物的 PCM 中见到。

【诊断特征】　　① 局灶性、多灶性或区域广泛性病变。② 炎症细胞浸润伴有或不伴有先前心肌细胞坏死的表现。③ 间质中成纤维细胞和结缔组织增生（纤维化）。④ 单个病变可能具有上述一个或多个特征，但全部变化应通过多个病变来体现。⑤ 慢性病变通常以单形核细胞浸润和纤维化为主。

【鉴别诊断】　　心肌坏死 / 炎症细胞浸润（necrosis/inflammatory cell infiltrate, myocardium）：较小或较急性的病变，缺乏纤维化并多表现为混合性炎症细胞浸润。

【备注】　　"心肌病"是一个常用于亚慢性和慢性试验（如试验周期≥ 3 个月）的术语，用于描述包括坏死、炎症和纤维化在内的全部形态学变化（Jokinen et al., 2011）。"心肌病"这个综合性的术语对于简洁的交流很有用，但该术语常与毒性病理学界中应用的啮齿动物 PCM 或伴有临床功能障碍的人类心脏病这两个术语是同义词（Boudina and Abel, 2010; Frey et al., 2012; Gavazzi et al., 2000; Silver et al., 2001）。

【术语建议】　　当主要为慢性病变时应使用术语"心肌单形核细胞浸润 / 纤维化"，但可见病变全过程的形态学变化。这种情况很可能发生在亚慢性和慢性试验中，这些变化可能是啮齿动物 PCM 或外源性物质诱导的损伤。建议首选该术语，而不是其同义词"心肌病"。当病变累及间质结缔组织时使用"心肌"作为部位修饰语，当同时存在程度超过极轻微的心肌细胞坏死时，建议使用伴随术语"心肌细胞坏死"。

（8）心肌细胞空泡化（vacuolation, cardiomyocyte）

【其他术语】　　Degeneration, vacuolar, cardiomyocyte。

【发病机制】　　脂质蓄积、T 小管或肌质网扩张或线粒体肿胀都可导致外观看似正常的心肌细胞胞质出现透明空泡化。

【诊断特征】　　① 形态正常的心肌细胞胞质内有透明、散在的空泡（图 5.25）。② 空泡通常是"微泡"，细胞的大小或形状不变。③ 与变性和坏死无关。④ 通常需要进行超微结构检查或特殊染色以确定空泡的成分（如脂质、磷脂、肿胀的线粒体等）。

【鉴别诊断】　　空泡变性（vacuolar degeneration）：可通过一些细胞功能障碍或损伤来鉴别，或通过细胞形态的变化（大小或形状的改变）、血清心肌肌钙蛋白（cardiac troponin, cTn）升高或伴有更明显的变性和坏死来进行鉴别。

【备注】　　心肌细胞空泡化的诊断较困难。光学显微镜下可见空泡改变通常与能量底物（如脂质）的异常蓄积、磷脂膜处理作用发生变化（如磷脂质沉积症）或细胞器（如线粒体、肌质网）的增大 / 扩张有关。虽然这些变化通常涉及一些细胞生理学的改变，但很难检测到电生理学或收缩功能的变化。此外，光学显微镜下空泡化可能非常不具有特异性，需要进行额外的评价（如特殊染色、电子显微镜）来确认原因。

【术语建议】　　光学显微镜下，心肌细胞质空泡化不伴有明显的细胞损伤或坏死的情况下时应使用术语"心肌细胞空泡化"。并应通过辅助评价来进一步描述空泡化的特征，以了解空泡的内容物，这样有助于理解发病机制，甚至有助于进行风险评价。

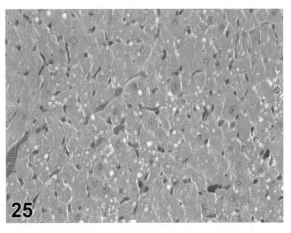

图 5.25

心肌细胞空泡化。形态正常的心肌细胞具有细胞质内透明空泡。用特殊染色或透射电子显微镜进一步描述空泡特征，可显示为细胞器损伤，特征表现为"变性"。其他术语是空泡变性（图 5.21）

（9）心肌细胞凋亡（apoptosis, cardiomyocyte）

【发病机制】　　激活已知的凋亡分子通路会引发具有形态学特征的"程序性细胞死亡"。

【诊断特征】　　① 浓缩的或球形膜包裹的细胞碎片。② 细胞质呈强嗜酸性。③ 核固缩或核碎裂。④ TUNEL 和（或）裂解胱天蛋白酶 3 免疫标记呈阳性。⑤ 缺乏"反应性"炎症细胞浸润。

【鉴别诊断】　　① 溶解性心肌细胞坏死（lytic cardiomyocyte necrosis）：特征为膜完整性缺失，并与反应性炎症细胞浸润有关。② 凝固性心肌细胞坏死（coagulative cardiomyocyte necrosis）：完整的心肌细胞"影细胞"，含有"褪色"或固缩的核，常与血管阻塞 / 损伤有关。

【备注】　　麻黄碱和咖啡因联合给药诱导心肌细胞凋亡（Dunnick et al., 2007）。形态学特征如下：首次给药麻黄碱和咖啡因 4～5 h 后发现死亡或因痛苦而安乐死动物的心脏心肌细胞凋亡主要见于室间隔，其次发生在左、右心室壁。左心室心内膜下心肌及室间隔可见大面积的间质出血，出血与周围肌纤维的变性有关，变性的肌纤维透明、空泡化并伴有横纹消失。一些变性细胞的细胞核发生凋亡（固缩）或消失（图 5.26）。其他变化包括多灶性、广泛性肌纤维缺失，并伴有巨噬细胞浸润和可见嗜碱性的细胞核碎片。巨噬细胞似乎正在吞噬消化已溶解的心肌纤维和核染色质碎片。应用组织化学 Barbeito-Lopez 三色染色（Barbeito-Lopez Trichrome Stain, BLTS）来诊断心肌变性和（或）坏死，显示有广泛的斑片状黄色肌纤维，与细胞质均质化和横纹消失一致（Milei and Bolomo, 1983; Milei and Storino, 1986）。对照组和给药组动物外观正常的心肌纤维染成绿色至浅蓝色。

破碎的细胞核对抗磷酸 H2A.X 呈强阳性，而抗磷酸 H2A.X 是一种在细胞凋亡过程中发生磷酸化的组蛋白变异体（Talasz et al., 2002）。胱天蛋白酶 3 免疫标记显示存在多灶性、胞质内阳性的肌纤维，最常见于室间隔。这些阳性标记的肌纤维很少表现出形态上的退行性变化，这表明该方法可用于检测早期活化的凋亡过程。

值得注意的是，核固缩和核碎裂并不是细胞凋亡所特有的，也可能是与细胞坏死时发生的一系列细胞形态学改变的一部分（Kumar and Abbas, 2010）。核破碎（即核碎裂）的出现表明这一过程是不可逆的，会导致肌纤维死亡。

凋亡性细胞死亡经常见于外源性物质诱导的、甚或自然发生的疾病中，但在心肌细胞中难以识别，除非借助相关"标志物"（如 TUNEL、活化的胱天蛋白酶 3）的免疫标记。因此，识别这一过程和使用这一术语需要应用特殊的标记技术（如 TUNEL、裂解的胱天蛋白酶 3 免疫标记）。

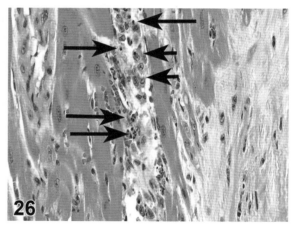

图 5.26

心肌细胞凋亡。箭头所示为凋亡的细胞。大鼠给予麻黄碱和咖啡因处理［图片由美国国家毒理学项目中心（National Toxicology Program, NTP）提供］

（10）心肌梗死（infarct, myocardium）

【其他术语】　　Necrosis, myocardium (as a pathogenically less specific term); necrosis, cardiomyocyte。

【发病机制】　　冠状动脉阻塞导致由该血管供给的心肌细胞出现局部的缺血性 / 凝固性坏死。梗死的范围取决于血管受阻塞的程度、该血管供应的心肌体积大小及心脏在该区域的侧支循环情况。

【诊断特征】　　① 散在的心肌坏死区域代表阻塞血管的供血区域。② 细胞质呈强嗜酸性。③ 取决于病变的时长，可能包括间质水肿和起源于病变边缘的炎症细胞浸润。④ 通常通过纤维化消退 / 修复。⑤ 该区域内可见到微血栓和血管的变化。

【鉴别诊断】　　与血管阻塞无关的局部广泛性心肌细胞坏死（locally extensive cardiomyocyte necrosis not associated with vascular occlusion）：多为溶解性坏死，形态多样，并伴有混合性炎症细胞浸润。

【备注】　　在大鼠或小鼠中，外源性物质导致心脏梗死的报道非常罕见。在 2- 丁氧基乙醇诱导的大鼠溶血和播散性血栓形成模型中，心脏血栓形成发生在小口径的动脉中，并与凝固性心肌坏死和炎症相关（Ezov et al., 2002）。血栓形成和梗死似乎都没有好发的心脏特定的解剖部位，但都位于心房和心室。

【术语建议】　　术语"梗死"只在有证据表明血管阻塞导致离散区域坏死时才使用，因为它意指一种特定的发病机制。否则，"心肌坏死"是最恰当的术语。发生梗死性的心肌坏死在最初几天伴有强烈的中性粒细胞反应。梗死灶是否被瘢痕组织所取代，取决于初始血栓形成后持续存在的时间（Ezov et al., 2002）。

（11）心肌纤维化（fibrosis, myocardium）

【其他术语】　　Scar, myocardium。

【发病机制】　　局部区域内累及多个细胞的心肌坏死，通常由胶原结缔组织替代修复（即"愈合"）（图 5.27）。由此产生的"瘢痕"缺乏正常心肌的收缩功能，周边心肌细胞可能肥大来代偿心肌组织的缺失。

【诊断特征】　　① 局部的心肌细胞被胶原结缔组织替代。② 大的纤维化区域可能边界不清，并与邻近的心肌细胞交错。③ 较小的纤维化区域边界较清楚，与邻近的完整心肌相互分离。

【鉴别诊断】　　① 心内膜下纤维化（fibrosis, subendocardium）：散在分布于心内膜下，缺乏先前坏死或炎症的迹象。② 心肌淀粉样物质（amyloid, myocardium）：用特殊染色（刚果红）进行鉴别。

【备注】　　纤维化是一种对心肌坏死正常的"愈合"反应（Jourdan–LeSaux et al., 2010; Kumar and Abbas, 2010; Vracko et al., 1989）。正常心肌内固有的结缔组织成分通常分布广泛，常规 H&E 染色基本不可见。心肌内胶原局部聚集通常是先前心肌坏死的证据。广泛区域的纤维化缺乏正常心肌的收缩顺应性进而可引起心脏功能障碍。需要注意将"愈合"后的纤维化与腱索插入处或心脏基部内正常数量的结缔组织进行区分。

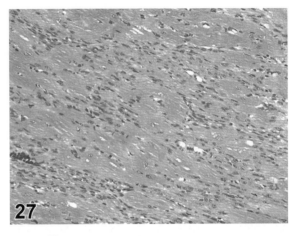

图 5.27

心肌纤维化

（12）心肌炎症细胞浸润（inflammatory cell infiltrate, myocardium）

【其他术语】　　Inflammation, myocardium; necrosis/inflammatory cell infiltrate, cardiomyocyte。

【发病机制】　　心脏的炎症细胞浸润是心肌细胞发生损伤和坏死时最常见的反应，但也可在没有明显的先前坏死或相关的坏死时出现。这些浸润通常由混合性单形核细胞和少量的中性粒细胞或嗜酸性粒细胞组成。

【诊断特征】　　① 心肌浸润一种或几种类型的炎症细胞，包括中性粒细胞、巨噬细胞 / 组织细胞、淋巴细胞、浆细胞、嗜酸性粒细胞。② 慢性或复发性病变也可能伴有纤维化。

【鉴别诊断】　　① 肿瘤（淋巴瘤、白血病）［neoplasia (lymphomas, leukemias)］：为单一形态的细胞群，不集中在心肌细胞损伤的部位。② 原发性心肌细胞坏死（primary cardiomyocyte necrosis）：伴有明显的心肌细胞破碎。

【备注】　　在大鼠和小鼠中，炎症细胞浸润或炎症可能与坏死灶和（或）纤维化无关（Elwell and Mahler 1999; Greaves, 2007）。但是，在啮齿动物中对心肌细胞损伤反应性的炎症细胞浸润，比在人类患者病毒感染或移植排斥反应中所报道发生的原发性心肌炎症更为常见（Silver et al., 2001）。

【术语建议】　　炎症细胞浸润伴有明显先前的或伴发的心肌细胞坏死时，应使用术语"坏死/炎症细胞浸润"，以最准确地反映其主要发病机制。"心肌炎症细胞浸润"可用于不发生坏死的情况。

（13）心肌水肿（edema, myocardium）

【发病机制】　　急性心肌损伤引起血管通透性增加或血管内皮损伤会导致低蛋白性液体在心肌间质中过度蓄积。水肿也可由毛细血管静水压升高或淋巴引流减少引起。

【诊断特征】　　① 间质间隙扩张。② 淡染、嗜碱性、无定形物质（图 5.28）。③ 间质空泡化。

【鉴别诊断】　　① 组织处理人工假象（artifact of tissue processing）：切片时心肌纤维分离的人工假象。② 自溶（autolysis）：死后自溶可导致组织间液增多。③ 心肌或心脏瓣膜黏液瘤样变性（myxomatous degeneration of the myocardium or heart valves）：用特殊的组织化学染色来显示组分差异。

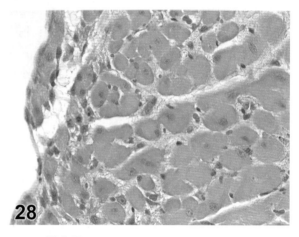

图 5.28

心肌水肿。心肌间质扩张，填充以淡蓝色、无定形物质

【备注】　　局部水肿可能由于淋巴阻塞或血管的通透性增加（早期炎症）所致（Cheville, 1994）。

Clements 等对间质水肿有过报道，认为是给予高剂量的异丙肾上腺素导致心脏毒性而发生心肌损伤过程中的早期变化（Clements et al., 2010）。

（14）心房血栓（thrombus, atrium）

【发病机制】　　这种自发性改变的发病机制尚不清楚，但很可能与内皮损伤和（或）心房收缩功能改变有关。外源性物质诱发的心房血栓形成也很可能与内皮损伤或心房收缩功能改变有关。

【诊断特征】　　① 心房腔扩张，混有白细胞和红细胞的层状纤维蛋白团块，通常呈节段性黏附于邻近的心房心内膜上（图 5.29，图 5.30）。② 慢性病变可由有内皮衬覆的通道再通、被与未闭塞心房的内皮细胞相连的内皮所覆盖，或包括致密的纤维结缔组织或化生的软骨/骨。③ 最常累及左心房。

【鉴别诊断】　　心脏的原发性肿瘤（primary neoplasms of the heart），如心房腔间皮瘤和血管肉瘤（atrio–caval mesothelioma and hemangiosarcoma）也可累及左心房，但可通过心房壁有大量的肿瘤细胞浸润，并可延伸浸润至心内膜表面进行鉴别。

【备注】　　对照组 Fischer 344 大鼠和 B6C3F1 小鼠自发性心房血栓形成的发生率为：90 天试验

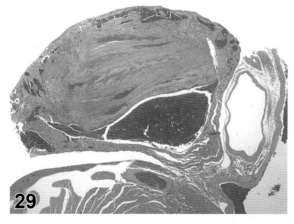

图 5.29

心房血栓。心房腔被黏附的层状纤维蛋白团块阻塞

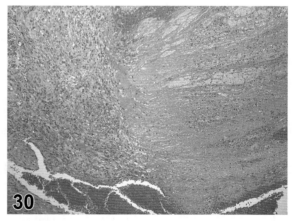

图 5.30

心房血栓。图 5.29 的高倍放大

中大鼠和小鼠为 0；2 年试验中雌雄小鼠均为 0.7%，雄性大鼠为 4%、雌性大鼠为 1%（Yoshizawa et al., 2005）。一些高凝、心肌收缩异常和饮食紊乱的基因小鼠模型与心房血栓形成有关。例如，At$^{m/m}$ 小鼠抗凝血酶基因发生突变，ja/ja（黄疸）小鼠缺乏红系 β- 分泌素（β-sectrin）；β- 原肌球蛋白过表达小鼠表现心肌细胞收缩和舒张异常，从而导致血流改变和血栓形成；对于 C3H/OUJ 小鼠，饲料中脂肪含量与心脏血栓形成有关、进一步发展为营养不良性心钙质沉着（Dewerchin et al., 2003; Everitt et al., 1998; Kaysser et al., 1997; Muthuchamy et al., 1998）。

外源性物质诱导的心房血栓形成可能与心肌损伤、内皮受损、循环淤滞、高凝状态和心房机械活动受损（如心房颤动）有关，从而导致血液在左心耳内淤滞（Yoshizawa et al., 2005）。

NTP 数据库回顾性研究表明，心房血栓形成通常与动物的死亡有关（Yoshizawa et al., 2005）。

（15）心肌细胞或心肌矿化（mineralization, cardiomyocyte or myocardium）

【其他术语】　Calcinosis; calcification。

【发病机制】　矿物质在坏死部位的单个心肌细胞内或在间质结缔组织内沉积。

【诊断特征】　心肌或心外膜内嗜碱性、颗粒样物质或较大的无定形至晶体性物质蓄积；在 H&E 染色切片中可见；需特殊染色确认。

【鉴别诊断】　① 福尔马林色素（formalin pigment）：组织固定的人工假象，表现为散乱分布的颗粒样、嗜碱性物质。② 骨化生（osseous metaplasia）：包含有骨的特征，与正常的心脏组织结构明显不同。

【备注】　大多数品系的老龄大鼠和小鼠均见有偶发性的心肌矿化，尤其发生于心肌损伤后（Greaves, 2007）。Fischer 大鼠在 6 月龄时心脏三角区就开始出现矿化（MacKenzie and Alison, 1990）。心肌矿化可发生于啮齿动物 PCM 或继发于晚期肾疾病（图 5.31）。据报道，这一改变是在全身性钙磷失衡的情况下发生（Greaves, 2007）。

在某些特定的 CD-1 小鼠中，心脏矿化并不常见，病变见于右心室的心外膜和邻近的心肌，有时心外膜会发生纤维化（Faccini et al., 1990）。某些近交系小鼠存在心外膜或心肌矿化的遗传易感性，矿化的发生率和严重程度取决于周龄、性别、饲料和妊娠次数（图 5.32）。6 ～ 7 周龄的年轻动物心脏中就可见到矿化（Hagiwara et al., 1996）。

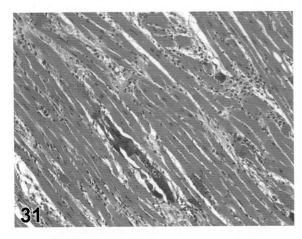

图 5.31

心肌细胞或心肌矿化。严重肾毒性大鼠的心脏单个纤维矿化

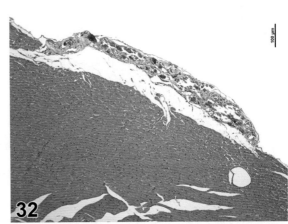

图 5.32

小鼠心肌或心外膜矿化

（16）心肌细胞或心肌色素（pigment, cardiomyocyte or myocardium）

【发病机制】　① 脂褐素沉积：可能与年龄增长（即：在 6 ～ 30 月龄的大鼠心肌细胞的发生率增加了 4 倍）或者与线粒体损伤或活性氧产生引起的氧化应激有关（Schmucker et al., 2002; Terman et al., 2004）。② 含铁血黄素沉积：可在药物诱导的心肌坏死和出血后发生，如见于给予大鼠血管舒张性抗高血压药的案例（Greaves, 2007）。铁负荷，如在遗传性（原发性）血色素沉着病模型的低转铁蛋白血症（hpx/hpx）小鼠中，可见相关的含铁血黄素沉积的巨噬细胞（Simpson et al., 1993）。

【诊断特征】 ① 脂褐素沉积：细胞质和溶酶体内存在棕黄色色素。超微结构下的特征为胞质内存在明显的致密小体，基质中可见电子透明区域（Schmucker et al., 2002）。在紫外线下沉积物呈棕色荧光，可用脂溶性染料染色和发生 PAS 染色（Sheehan and Hrapchak, 1980）。② 含铁血黄素沉积：间质内呈浅黄色或棕红色，普鲁士蓝染色阳性的色素性颗粒，蓄积于巨噬细胞内或游离于间质中（图5.33，图 5.34）。铁的蓄积可能与心肌出血、变性、坏死和纤维化有关（Carthew et al., 1993; Carthew et al., 1994; Whittaker et al., 1996）。在低转铁蛋白血症（hpx/hpx）小鼠，铁沉着性巨噬细胞的存在与任何其他的心脏损伤不相关（Simpson et al., 1993）。电子显微镜下，可见心肌细胞间的巨噬细胞内充满铁的溶酶体（含铁小体）（Iancu et al., 1987）。

【鉴别诊断】 ① 福尔马林色素沉积（formalin pigment deposit）人工假象，特征是颗粒状和双折射。② 染液沉淀物（stain precipitate），沉积的部位常常不太具有特异性、位于切片的平面之外（即位于组织上方而不是内部）。③ 黑色素色素（melanin pigment），可能存在于心脏瓣膜和有色素小鼠瓣膜外的其他组织中。

【术语建议】 使用描述心肌细胞中色素沉积的术语应具体到能尽力确认色素的成分。例如，当未经特殊染色或超微结构鉴别时，应使用一个更通用的术语，如"心肌细胞色素"。

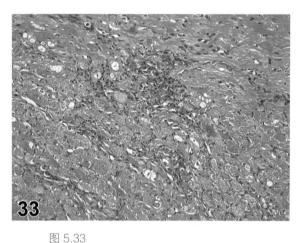

图 5.33

心肌色素沉着。含铁血黄色沉着于出血消退区

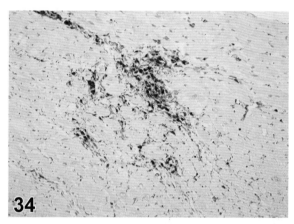

图 5.34

心肌色素沉着。普鲁士蓝染色显示含铁血黄素沉积物中的铁成分

（17）心肌淀粉样物质（amyloid, myocardium）

【其他术语】 Amyloid deposit; amyloidosis。

【发病机制】 免疫球蛋白轻链或急性期蛋白以 β- 折叠片层构型沉积在心肌、动脉壁或其他器官的间质中。这些沉积物通常与细胞反应无关。

【诊断特征】 ① 透明、无定形物质在基质中浸润并使心脏间质或血管壁扩张。② 刚果红或硫黄素 T 染色呈阳性。

【鉴别诊断】 ① 小血管纤维蛋白样坏死（fibrinoid necrosis of small blood vessels）：常与中膜出血和（或）细胞坏死有关。② 纤维蛋白沉积（fibrin deposition）：常与出血有关。

【备注】 淀粉样物质在小鼠和仓鼠中常见，但在大鼠中非常罕见（图 5.35，图 5.36）。在小鼠中既可以是自发性病变，也可以诱导发生，如可通过重复注射促炎物质（如酪蛋白）引起。在小鼠中可见有两种类型的淀粉样物质：AA 型和 ApoAⅡ型，而 ApoAⅡ型在心脏中更为常见（Percy and Barthold, 2007）。

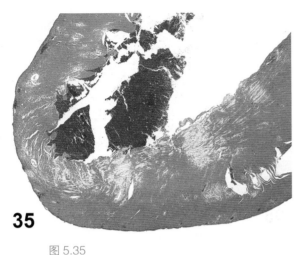

图 5.35

心肌淀粉样物质

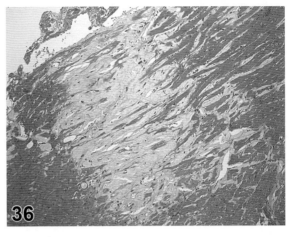

图 5.36

心肌淀粉样物质。图 5.35 的高倍放大

淀粉样物质可在包括空肠、胰腺和睾丸在内许多器官的小血管壁内沉积（Elwell and Mahler, 1999）。淀粉样物质可被刚果红、油红 O、阿尔辛蓝和硫黄素 T 染色，但染色强度可能相当有差异。淀粉样物质在偏振光下呈双折射（Sheehan and Hrapchak, 1980）。

2. 心脏瓣膜

瓣膜损伤可累及瓣膜中的任何或全部的细胞和非细胞成分。血栓可沿受损的内皮表面形成。激活的瓣膜间质细胞呈肌成纤维细胞样，表达平滑肌肌动蛋白，增殖并增加细胞外基质物质的生成。瓣膜小叶的物理性变形可导致层流血的破坏和导致血流动力学应力增加，从而会加重对瓣膜的损伤。瓣膜变形也可能引起血液回流，从而导致心肌血流动力学应力改变（如前负荷增加）（Donnelly, 2008）。必须将心脏瓣膜出现的非炎症性退行性改变与实验动物老龄化发生的自发性病变相鉴别（Elangbam et al., 2002b）。

药物性瓣膜病变在啮齿动物中还未被频烦报道，以至于该术语尚未得到确认。因此，建议使用描述性的术语，并有可能需要在病理学报告中结合上下文进行具体的描述。可能会发生下文所提供的术语所不能涵盖的形态学变化，但应该采用一个最能够准确反映主要变化的术语。

（1）瓣膜黏液瘤样变性（degeneration, myxomatous, valve）

【其他术语】 Degeneration, myxomatous, endocardial; valvulopathy; endocardiosis, valvular。

【发病机制】 瓣膜基质扩张，主要由糖胺聚糖（瓣膜基质细胞的一种正常产物）组成，细胞成分少、无定形的基质物质填充。啮齿动物（与其他种属的动物相同）退行性瓣膜疾病的发病机制尚不清楚，很可能与瓣膜间质细胞的激活有关，从而导致间质中基质产生增多或重塑减少。

【诊断特征】 ① 瓣膜小叶弥散性或结节状增厚，可沿腱索延伸。② 瓣膜小叶的松质层扩张，充填主要由糖胺聚糖组成的细胞成分少的细胞外基质（图 5.37，图 5.38）。③ 发生率随年龄增长而增加。④ 细胞成分多亚型，含有大量不规则排列的瓣膜间质细胞，与人类患者药物性瓣膜病相似。

【鉴别诊断】 ① 瓣膜基质增殖（stromal proliferation, valve）：在非临床动物模型中尚未被明确识别，但预计细胞成分较多。② 瓣膜炎症（inflammation, valve）：特征表现为细胞成分更多，并伴有炎症细胞浸润及常见出血和细胞坏死

【备注】 人类患者的二尖瓣脱垂是年龄相关的房室瓣黏液瘤样变性的结果（Freed et al., 1999）。由此导致的瓣膜变形可引起收缩期血液反流（瓣膜功能不全）和由血流动力学前负荷增加引起的心肌疾病。虽然在功能上尚未明确，但形态学上相似的变化已被描述为啮齿动物房室瓣和半月瓣上发生的与年龄相关的自发性病变（Donnelly, 2008; Elangbam et al., 2002b; Ruben et al., 2000）。

鉴于人类患者中报道为药物性瓣膜病与啮齿动物的自发性疾病（特别是细胞成分多亚型的自发性

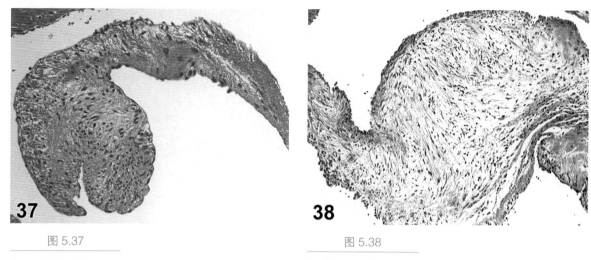

图 5.37

瓣膜黏液瘤样变性

图 5.38

瓣膜黏液瘤样变性（图片由 Chandi Elangbam 提供）

疾病）之间存在相似性，所以对麦角胺类及含血清素活性的、致厌食的或苯丙胺类化合物非临床研究解释上存在较多的困难（Connonlly et al., 1997; Elangbam et al., 2006; Gustafsson et al., 2005; Rothman et al., 2009）。但是，目前药物性瓣膜损伤的可靠模型尚未建立。

【术语建议】　在过去的甚至当代的文献中，这种啮齿动物的病变通常被更多命名为"心内膜黏液瘤样改变"（Elangbam et al., 2002）。为便于外推（即从非临床到临床）和使用更具"描述性"的术语，"黏液瘤样变性"可能更实用。

该术语应用于描述老龄化大鼠自发性瓣膜变性。与啮齿动物其他形式的自发性疾病（PCM、进行性肾病）一样，给予外源性物质处理也可使该病变加重，导致与外源性物质相关的发生率或严重程度的改变。

（2）瓣膜基质增殖（stromal proliferation, valve）

【其他术语】　Valvulopathy。

【发病机制】　瓣膜基质细胞可以被机械性（即血流动力学）和外源性刺激活化。刺激会导致肥大、增殖及产生糖胺聚糖和胶原蛋白混合的细胞外基质。

【诊断特征】　① 肥大的基质细胞数量增多伴有或不伴核分裂象，伴有或不伴细胞外基质扩张。② "活化的"基质细胞呈肌成纤维细胞样，平滑肌肌动蛋白免疫标记阳性。③ 瓣膜小叶可能扩张和变形。④ 如果血流动力学受到改变并伴有瓣膜功能障碍，其上衬覆的内皮细胞可能变得肥大。

【鉴别诊断】　① 黏液瘤样变性（myxomatous degeneration）：特征为瓣膜体细胞数量减少和基质扩张，也是一种主要见于老龄化啮齿类动物的病变。② 瓣膜性心内膜炎（valvular endocarditis）：通常是发病率较低的慢性的疣赘性病变，常伴有菌血症发生。

【备注】　据报道最有名的药物性瓣膜病是在人类患者服用致厌食的联用药物芬特明 – 芬氟拉明导致的病变。病变的特征是沿着瓣膜小叶表面形成纤维性斑块（所谓"高嵌体"），由胶原蛋白和糖胺聚糖构成的致密基质内的基质细胞组成，致使受累及的瓣膜结构发生扭曲，从而导致瓣膜功能障碍和继发性的心功能不全（患者表现为心杂音和充血性心力衰竭）（Connolly et al., 1997）。芬特明 – 芬氟拉明诱导的瓣膜病变发病机制与 5-HT$_{2B}$ 受体激动密切相关，并认为与服用抗帕金森药物培高利特（pergolide）和卡麦角林（cabergoline）（具有强效 5-HT$_{2B}$ 受体活性的麦角衍生药物）的患者或 5-HT 分泌类癌肿瘤患者的瓣膜病有关（Bratter et al., 1999; Cosyns et al., 2013; Droogmans et al., 2007; Elangbam et al., 2008; Gustafsson et al., 2005; Roth, 2007）。虽然在动物中建立这些临床瓣膜病的模型很困难，但 Fielden 等报道称给予大鼠一种具有体外 5-HT$_{2B}$ 受体活性的专有化合物可迅速发生增生性瓣膜病（Fielden et al., 2010）。

【术语建议】　　"基质增殖"这一术语应用于那些明显的非炎症性，但引起瓣膜间质细胞增殖并伴有无定形的纤维基质增多的病变。术语"增殖"而不是其他的增生性术语用在这里，是因为增殖几乎从不与包括异型增生或肿瘤性增生在内的一系列病变有关，但放在表述瓣膜的其他术语中是有用的。

（3）瓣膜炎症（inflammation, valve）

【其他术语】　　Endocarditis, valvular。

【发病机制】　　脓毒性栓子黏附在瓣膜小叶 / 尖瓣表面会引发一系列的炎症、出血、血栓形成及内皮细胞和（或）基质细胞反应性增生的改变。随着炎症发展可延伸至瓣膜基质。此外，具有 TGF-β 活性的外源性物质可诱导瓣膜基质内发生一系列炎症性变化。

【诊断特征】　　① 疣赘性斑块由纤维蛋白基质中包括中性粒细胞在内的混合性炎症细胞组成，在一个或多个瓣膜小叶表面也可能包含有球形细菌的小菌落（图 5.39，图 5.40）。② 水肿、细胞坏死、出血及炎症细胞浸润导致瓣膜基质扩张。③ 反应性增生可见于邻近的内皮细胞或下方的基质细胞。

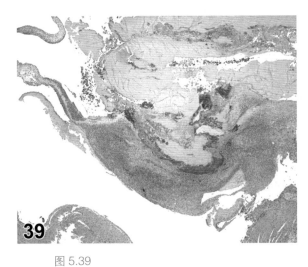

图 5.39

瓣膜炎症。瓣膜小叶细胞数量增加，伴有黏附血栓

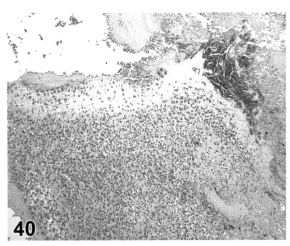

图 5.40

瓣膜炎症。图 5.39 的高倍放大，见有深蓝色的细菌小菌落（图片右上方）

【鉴别诊断】　　瓣膜基质增殖（stromal proliferation, valve）：主要累及基质，缺乏炎症细胞浸润。

【备注】　　脓毒性瓣膜性心内膜炎（瓣膜和心内膜的炎症）是啮齿类实验动物最常见的偶发性病变，但也更常发生于免疫受损或继发于应激或药物毒性损伤出现败血症的动物（Anderson et al., 2006）。较大的疣赘性病变可能会损害瓣膜功能（即确保血流正常单向流动）导致继发性心肌改变（如前负荷增加导致心肌肥大）和心功能障碍。

此外，Anderton 等最近报道了 ALK5 抑制剂可引起大鼠瓣膜发生病变（Anderton et al., 2011）。这些病变发展迅速且形态学特征上与脓毒性瓣膜炎症相似（如炎症性或退行性改变，包括出血、坏死、纤维蛋白沉积和炎症细胞浸润），且所有给药动物中表现较为一致并未见细菌。未公开发表的个人经验 / 交流表明，Anderton 的上述结果已经被其他开展靶向 ALK5 或其他 TGF-β 通路中间体研究的学者证实。

【术语建议】　　这一术语应用于可能继发于菌血症的偶发性和疣赘性病变。作者认为瓣膜炎症可能与 ALK5 抑制剂相关的炎症性病变相混淆，但这些炎症病变通常也包括基质增殖，并且可通过剂量 – 反应关系和发生率来表明明显与药物相关。

（4）瓣膜血管扩张（angiectasis, valve）

【其他术语】　　Hemocyst; hematocyst; blood cyst。

【发病机制】　　房室瓣内薄壁血管扩张。

【诊断特征】　　内衬一层连续的单层内皮的薄壁囊状结构，充满血液（图 5.41）。

【鉴别诊断】　　血肿或出血（hematoma or hemorrhage）：红细胞渗出。

【备注】　　瓣膜血管扩张是指瓣膜的单个或多个囊性、充满血液的病变。病变主要见于右房室瓣的隔侧尖，偶尔也见于右房室瓣或左房室瓣的顶部尖端。瓣膜血管扩张与炎症细胞浸润无直接关系。血栓形成、血细胞或血管本身的变性和矿化在大鼠和小鼠尚未见报道。Fang 等通过大鼠心脏连续切片证实病变包括有多个充满血液的囊肿且与血管相连（Fang et al., 2007）。

原因尚不清楚。没有证据表明瓣膜血管扩张的发生是与外伤或与剖检操作相关，也没有证据表明发生率会随着年龄增长而增加。

【术语建议】　　一些易混淆的术语已用于描述动物瓣膜囊性病变。例如，"血肿"或"先天性血肿"用来表述类似的瓣膜病变。"血肿"是一种异常的、局部的血液汇合物，即血液在其内凝固，通常是血管壁破裂所致。因此，以"血肿"来描述大鼠和小鼠的瓣膜血管扩张是不准确的。

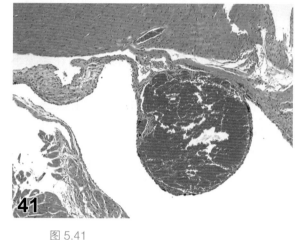

图 5.41

瓣膜血管扩张

3. 血管

在机制上，外源性物质引起的血管损伤发病机制可能由生物力学、免疫学或直接的细胞毒性引起（Berridge et al., 2013; Kerns et al., 2005）。其中，非临床药物安全性评价中所用啮齿类种属生物力学和直接的细胞毒性因素占大多数。此外，当发生免疫性血管炎时，人类患者常见于自发性疾病或药物相关的不良事件。由于以"–itis"结尾的术语（如血管炎 / 动脉炎）在临床医学中一直使用，并且已经认识到其所指的损伤及发病机制是明显不同于非临床研究动物种属中所描述的那些最常见的病变，所以不建议使用以"–itis"结尾的术语。

自发性或非药物性血管病变（啮齿动物自发性多动脉炎）的确发生于啮齿动物中，并可能在解释上存在困难。一种类似于人类患者结节性多动脉炎的中小动脉坏死性动脉病在啮齿动物中常见报道，且具有血管床的好发部位（如肠系膜动脉），药物性损伤也可发生（Greaves, 2007; Jokinen et al., 2005; Ruben et al., 2000）。此外，多灶性动脉坏死可见于伴有肾功能衰竭或严重高血压的尿毒症动物。这些病变与药物性血管损伤在形态学上可能难以区分，需要通过结合发生率、剂量 – 反应关系及该动物品系自发性病变的历史背景数据进行鉴别。

下列术语描述了啮齿动物中药物性血管损伤的常见改变。这些变化通常具有连续性，可能受损伤的程度和持续的时间及病变的时长影响。组合术语（如变性 / 坏死、坏死 / 炎症、炎症 / 纤维化）可更好地说明病变连续性。血管损伤改变的形态学术语应该抓住主要的改变（如坏死）或受检样本中最明显的形态学部分（因病变的时长而有所不同）。这些术语所描述的损伤最常见于小型至中型的动脉。

（1）内皮细胞肥大（hypertrophy, endothelial）

【其他术语】　　"Plump" endothelial cells。

【发病机制】　　内皮细胞的"活化"导致细胞肥大和血管活性及促炎介质的生成增加。

【诊断特征】　　① 内皮细胞的细胞核大且明显，突入血管腔内。② 由于血管内皮细胞和小血管更清晰可见，组织中的间质细胞数量明显增多（图 5.42）。

【鉴别诊断】　　内皮细胞增生（endothelial hyperplasia）：间质小血管内皮细胞数量增多，核分裂象增多。

【备注】　　在给予异丙肾上腺素处理的大鼠腮腺毛细血管和非诺多泮输注的大鼠胰腺动脉中可

观察到内皮细胞肥大（Hand and Ho, 1985; Ikegami, 2002）。免疫组织化学观察，与生理盐水对照组动物相比，在给予非诺多泮处理动物的胰腺动脉内皮中冯·维勒布兰德因子（von Willebrand factor, vWF）和Ⅷ因子的含量增加，这可以解释为蛋白质合成增加的结果。大鼠经过 30 d 大量的生理盐水输注可诱发小的肺动脉内皮细胞肥大（Morton et al., 1997）。

内皮细胞可能因接触各种因素而受到刺激（不依赖于蛋白质合成的快速、可逆的反应）或被激活（涉及基因表达和蛋白质合成的较长期的反应）（Mitchell and Schoen Frederick, 2010）。内皮细胞是否肥大是上述两种情况下形态学的表现，无法通过光学显微镜来确定。

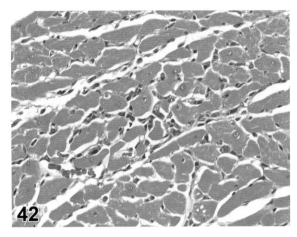

图 5.42

内皮细胞肥大

（2）动脉中膜或壁层肥厚（hypertrophy, medial or mural, artery）

【其他术语】 Medial thickening; hypertrophy/hyperplasia, medial。

【发病机制】 动脉系统内血流动力学压力增加，导致中膜平滑肌细胞肥大。

【诊断特征】 由于血管平滑肌细胞肥大，引起血管壁（主要是中膜）的厚度增加（图 5.43）。

【鉴别诊断】 ① 动脉淀粉样物质（amyloid, artery）：由于细胞外淀粉样物质蓄积而引起血管壁增厚，而不是平滑肌细胞体积增大引起。② 大鼠肺血管分支处不规则增厚（rat pulmonary vessels appearing irregularly thickened at branch points）。③ 冠状动脉过度收缩（hypercontraction of a coronary artery）人工假象，是一种死后改变。

【备注】 中膜肌层壁增厚通常是平滑肌纤维肥大的结果，常认为是高血压的表现，并认为是血管壁对壁内应力增加的适应性反应（Greaves, 2007）。这种改变是自发性高血压大鼠（spontaneous hypertensive rat, SHR）或犬试验性高血压模型的典型特征（Cimprich, 1986; Limas et al., 1980）。增厚的血管壁内平滑肌细胞增生可伴有平滑肌细胞的肥大。

给予变力性血管扩张药的大鼠动脉和静脉中膜肥厚却未见明显的全身性高血压，这可能是对过度血管扩张导致重度血管壁张力改变而发生的适应性反应的结果（Westwood, 1990）。

在试验性糖尿病大鼠中可见另一种形式中膜增厚，与中膜内细胞外基质增加相关（Vranes et al., 1999）。

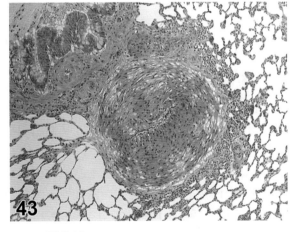

图 5.43

动脉中膜或壁层肥厚

在体循环中，肺动脉中膜增厚是肺动脉高压的特征。目前还没有良好的人类肺动脉高压动物模型，但试验性高氧或缺氧已证明会在动物体内引起肌性肺动脉的中膜增厚。据报道大鼠输注生理盐水 30d 出现肺动脉中膜增厚（Morton et al., 1997）。

注意大鼠肺血管的一个独特特征——在终末细支气管水平可见血管肌层厚度不均的血管，这是一种环绕呈直角分支动脉的外斜肌。

（3）动脉中膜或壁层出血（hemorrhage, medial or mural, artery）

【发病机制】 机械性血管弹性改变（收缩或舒张）会改变小动脉至中动脉的"张力"，导致腔内剪切应力增加和对中膜平滑肌细胞的机械性损伤，这些损伤的后果之一是出血。对血管中膜平滑肌直接的细胞毒性也可发生出血。

【诊断特征】 ① 小型至中型动脉节段性或环状红细胞渗入中膜（图 5.44，图 5.45）。② 常伴有节段性至环状中膜坏死。③ 可能是中膜坏死的一部分。

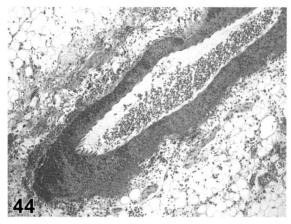

图 5.44

动脉中膜或壁层出血

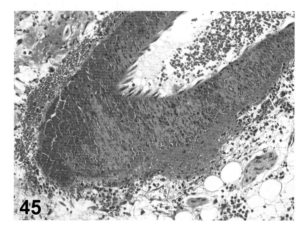

图 5.45

动脉中膜或壁层出血。图 5.44 的高倍放大

【鉴别诊断】 ① 中膜或壁层坏死（necrosis, medial or mural）。② 中膜或壁层炎症（inflammation, medial or mural）。

【备注】 动脉中膜出血可以看作是强效血管扩张药或血管收缩药引起的急性变化，也常伴有中膜坏死，可能是中膜炎症的一部分。大鼠静脉输注多巴胺能血管扩张药非诺多泮导致的动脉病变是动脉中膜坏死和出血的最好案例（Ikegami, 2002; Yuhas et al., 1985）。

【术语建议】 "中膜/壁层出血"应用于那些没有明显坏死或炎症的轻微病变。

（4）动脉中膜或壁层变性/坏死（degeneration/necrosis, medial or mural, artery）

【其他术语】 Arteritis, necrotizing; vasculitis, arterial; necrosis/inflammation, medial or mural, artery。

【发病机制】 机械性血管弹性改变（收缩或舒张）会改变小动脉至中动脉的"张力"，导致腔内剪切应力和平滑肌机械应力增加，从而引起平滑细胞损伤和死亡。对血管平滑肌直接的细胞毒性也可引起平滑细胞损伤和死亡。

【诊断特征】 ① 平滑肌细胞核缺失或破碎。② 平滑肌细胞破碎。③ 透明、嗜酸性、无定形物质使中膜扩张（纤维蛋白样改变）。④ 可伴有出血和炎症细胞浸润。

【鉴别诊断】 ① 中膜/壁层出血（hemorrhage, medial/mural）：特征是动脉壁存在外渗的红细胞而无细胞损伤。② 中膜/壁层炎症（inflammation, medial/mural）：特征是动脉壁有炎症细胞浸润而无细胞损伤。

【备注】 小动脉和中动脉中膜坏死是啮齿动物血管损伤常见的特征（图 5.46）。通常认为是与一种具有血管活性分子的外源性物质相关的改变（Greaves, 2007; Greaves, 2000; Louden et al., 2006; Zhang et al., 2006）。小动脉和中动脉中膜坏死也是

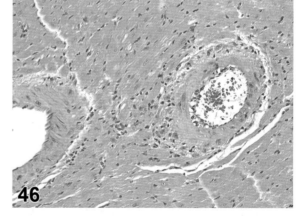

图 5.46

动脉中膜或壁层变性/坏死。特征是细胞核细节消失、核固缩以及中膜破碎和空泡化。该病变伴有血管周围水肿

啮齿动物自发性坏死性动脉病的一个特征（Greaves, 2007; Mitsumori, 1990）。

【术语建议】 由于自发性动脉病变难以单从形态学上与外源性物质引起的损伤进行鉴别，应使用相似的形态学描述性术语（如中膜 / 壁层坏死），并在文中解释时结合发生率、病变部位、剂量 – 反应关系，以及所用该品系啮齿动物历史背景数据等因素进行综合分析和区分。

"变性 / 坏死""坏死 / 炎症"及"炎症"可能是动脉壁损伤随着时间进展或严重程度的连续性形态学表现。当对作用机制、发病机制或风险评价不大可能进行区别时，应使用最能反映形态学表现的术语。

（5）动脉中膜或壁层坏死 / 炎症（necrosis/inflammation, medial or mural, artery）

【其他术语】 Arteritis; vasculitis, artery; necrosis, medial or mural, artery。

【发病机制】 作为对原发性坏死的反应，炎症可以发生在动脉壁内就像发生在心肌内一样。动脉壁坏死更易伴有出血和水肿。

【诊断特征】 ① 同时具有坏死和炎症的特征（图 5.47，图 5.48）。② 核碎片溶解。③ 无定形、嗜酸性、纤维蛋白样基质。④ 混合性炎症细胞浸润，以中性粒细胞为主。⑤ 可能出现出血和水肿。

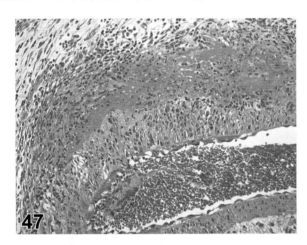

图 5.47

动脉中膜或壁层坏死 / 炎症细胞浸润

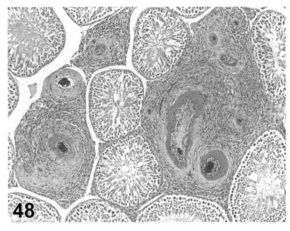

图 5.48

动脉中膜或壁层坏死 / 炎症细胞浸润。图 5.48 比图 5.47 病变时间更长，伴有血管周围纤维化

【鉴别诊断】 ① 中膜或壁层变性 / 坏死（degeneration/necrosis, medial or mural）：可能是动脉壁损伤早期或轻度的发病形式，特点是缺乏明显的炎症成分。② 中膜或壁层炎症（inflammation, medial or mural）：坏死不明显或被炎症细胞掩盖。

【术语建议】 "变性 / 坏死""坏死 / 炎症"及"炎症"可能是动脉壁损伤随着时间进展或严重程度的连续性形态学表现。当对作用机制、发病机制或风险评价不大可能进行区别时，应使用最能反映形态学表现的术语。

（6）动脉中膜或壁层炎症（inflammation, medial or mural, artery）

【其他术语】 Arteritis; vasculitis, artery; necrosis/inflammation, medial or mural, artery。

【发病机制】 动脉中膜急性坏死可发展为一系列炎症性变化，包括出血、水肿及混合性炎症细胞浸润，严重的病变可延伸至血管周围组织。

【诊断特征】 ① 中膜扩张或破裂，伴有出血、水肿和混合性炎症细胞。② 常伴有中膜坏死。③ 可延伸至血管周围间隙。

【鉴别诊断】 中膜 / 壁层坏死（necrosis, medial/mural）。

【备注】 伴有动脉壁坏死及延伸至血管周围间隙伴有严重损伤的炎症明显区别于较轻的血管周围炎症细胞"套"，后者可能与实质性的动脉壁损伤无关。

【术语建议】　　"变性 / 坏死""坏死 / 炎症"及"炎症"可能是动脉壁损伤随着时间进展或严重程度的连续性形态学表现。当对作用机制、发病机制或风险评价不大可能进行区别时，应使用最能反映形态学表现的术语。

（7）动脉中膜或外膜空泡化（vacuolation, medial or adventitial, artery）

【其他术语】　　Vacuolar degeneration, artery; fatty infiltration; fatty change; fatty degeneration; steatosis, artery。

【发病机制】　　细胞内液体或脂质蓄积导致动脉平滑肌细胞的细胞质中出现离散的透明空腔。

【诊断特征】　　细胞质内可能存在明显的、单个、圆形（脂肪）或不明显和不规则（水）大小不一的空泡；冰冻组织样品经特殊染色如油红 O 和苏丹Ⅳ（脂溶性染料）可将含脂质空泡与含水空泡进行区分。

【鉴别诊断】　　糖原蓄积（glycogen accumulation）：平滑肌细胞细胞质呈网眼状，缺少离散的空泡。

【备注】　　空泡化是亚细胞损伤的一种形态学表现。超微结构上，可观察到水分在受累及细胞破碎的内质网或线粒体中蓄积（Cheville, 1983a）。

脂肪蓄积（fat accumulation）（其他术语：fatty change, fatty degeneration, steatosis）是一种由中性脂质（甘油三酯）小滴在非脂生成细胞中蓄积而发展成的退行性变化。任何导致脂质供应、使用、合成或释放失衡的细胞损伤都可能引起这种变化。超微结构上，细胞质中含有游离的脂质小滴（Cheville, 1983b）。

研究表明，给予 PPAR-γ 激动剂可诱导小动脉至中动脉及褐色脂肪组织内微动脉的中膜和（或）外膜中空泡大小和数量增加。一些空泡可能含有细小的、位于周边的嗜碱性细胞核。油红 O 和锇酸染色呈阳性，提示脂质存在。超微结构特征上与分化的脂肪细胞一致。

在 Han Wistar 大鼠短期、中期和长期经口（灌胃）给药毒性试验中可见这种改变（Elangbam et al., 2002a）。给予化合物可对褐色脂肪组织内的血管有选择性影响。这种变化在雄性动物中比在雌性动物中表现得更敏感。空泡化的发生率和严重程度随着试验期限的延长而降低，表明是一种适应性效应。

PPAR-γ 是脂肪形成的重要调节因子（Tang et al., 2008）。Tang 等使用 PPAR-γ 受体品系的小鼠（PPAR-γ-R26R）发现脂肪祖细胞存在于脂肪内血管的壁层细胞结构中，而不存在于其他组织的血管内。这些细胞表达 PPAR-γ，分裂、并被动员生成脂肪组织中的脂肪间质 – 血管部分。因此，与脂质在非脂质生成细胞中蓄积相反，给予 PPAR-γ 增殖物发生的脂质蓄积可能表示脂质生成前体细胞分化形成脂肪细胞。

（8）血管周围炎症细胞浸润（inflammatory cell infiltrate, perivascular）

【其他术语】　　Perivasculitis; inflammation, perivascular。

【发病机制】　　各种病因引起的血管损伤常伴随血管周围炎症或炎症细胞浸润。当原发性损伤为亚急性至慢性时尤其如此，此时发生的炎症可伴有纤维化（参阅血管周纤维化）。

【诊断特征】　　①"炎症"的特征是血管周围间质中炎症细胞浸润，间质因水肿、出血、淤血和（或）成纤维细胞增殖（纤维增生）而扩张。②血管周围细胞数量略微增多，由混合性炎症细胞（中性粒细胞、单形核炎症细胞）组成或以混合性单形核炎症细胞（淋巴细胞、巨噬细胞）为主。③慢性改变时常伴有纤维增生。

【鉴别诊断】　　中膜 / 壁层炎症（inflammation, medial/mural）特点是延伸至血管周围间隙。

【备注】　　当邻近中膜 / 壁层的损伤及炎症不作为主要损伤的情况下，应使用"血管周围炎症细胞浸润"这一术语（图 5.49）。应考虑以血管周围炎症为主要特征的病变是否为镜检组织切面以外某处损伤的延伸并累及动脉壁。通过检查多个动物样本的一系列变化或对该病变进行连续切片检查可能对发病机制有指导意义。血管周围炎症也可能是一些病毒性疾病的特征，因此在毒性试验中应关注并确认病变非背景疾病所致。肺血管周围炎症细胞浸润是过敏原引起的肺疾病的一个常见特征（Sur et al., 1999;

Tschernig et al., 2008）。生理盐水输注 30 d，在大鼠肺动脉周围出现嗜酸性炎症细胞浸润（Morton et al., 1997）。

（9）血管周围纤维化（fibrosis, perivascular）

【发病机制】　对小动脉至中动脉的慢性血流动力学应力可诱导呈"洋葱皮"外观特征的纤维结缔组织环状增生。另外，血管和血管周围炎症的"愈合"可能导致血管周围出现纤维结缔组织。

【诊断特征】　① 成熟纤维结缔组织或成纤维细胞围绕小动脉至中动脉，形成致密环状"圈"（图 5.50）。② "愈合"的炎症性病变可能包含混合性单形核炎症细胞成分。③ 慢性血流动力学应力引起的血管周围纤维化可伴有相关动脉壁层肥厚。

【鉴别诊断】　无。

【备注】　啮齿动物血管周围纤维化的两种最常见的表现形式是慢性高血压引起的环状纤维化及作为血管壁炎症延伸至血管外膜周围间隙的结局。

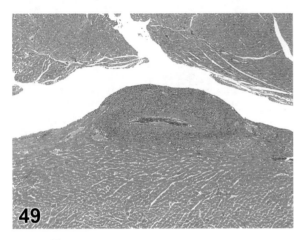

图 5.49

血管周围炎症细胞浸润

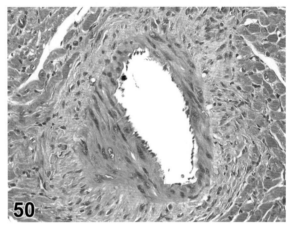

图 5.50

血管周围纤维化。大鼠给予血管紧张素 II 处理（图片由 NTP 提供）

（10）动脉无细胞性内膜增厚（intimal thickening, acellular, artery）

【发病机制】　未知。

【诊断特征】　内皮和内弹性膜之间的基质增加，但细胞数量不增加。

【鉴别诊断】　内膜增殖（intimal proliferation）：特点是内膜下细胞数量增多。

【备注】　Limas 等（1980）观察到自发性高血压大鼠的主动脉含基质、弹性蛋白和胶原纤维的内膜发生渐进性增厚时间长达 20 周（Limas et al., 1980）。随后，在主动脉内皮下间隙中出现平滑肌细胞和成纤维细胞，表明病变由内膜增厚转变为内膜增生。

19 ～ 20 周龄 Sprague Dawley 大鼠背部未处理皮肤真皮和皮下组织内的动脉可见无细胞性内膜增厚（图 5.51）。内膜内基质（如内皮细胞的胞质、细胞外基质）的成分目前尚不清楚（Wells et al., 2010）。

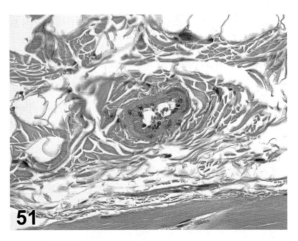

图 5.51

动脉无细胞性内膜增厚。大鼠的皮下组织

（11）动脉中膜或壁层矿化（mineralization, medial or mural, artery）

【其他术语】　　Calcinosis; calcification。

【发病机制】　　血管壁（动脉或静脉）矿物质沉积，包括：损伤后沉积（即营养不良性矿化），或作为全身钙磷平衡紊乱的主要过程（即恶性钙化）。

【诊断特征】　　动脉或静脉壁（中膜）内嗜碱性、颗粒状物质或较大的无定形至结晶性聚集物，通过 H&E 染色切片可见，矿物质特殊染色进行确认（图 5.52，图 5.53）。

【鉴别诊断】　　① 组织固定人工假象（artifact of tissue fixation）：嗜碱性、颗粒样物质较随机分布。② 骨化生（osseous metaplasia）：包含有骨的组织学特征。

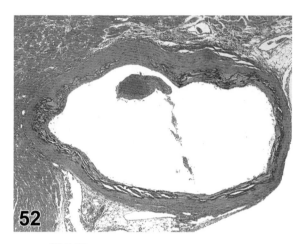

图 5.52

动脉中膜或壁层矿化

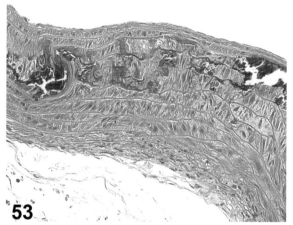

图 5.53

动脉中膜或壁层矿化

【备注】　　通常认为老龄 Sprague Dawley 大鼠动脉矿化继发于慢性肾疾病，与甲状旁腺增生和纤维性骨营养不良有关。该病变在主动脉非常明显，但也可累及冠状动脉和其他部位。最初，矿物质出现在中膜的弹性纤维上，随后整个血管壁都会受到累及（Lewis, 1992）。发生慢性肾疾病的 Fischer 大鼠胸主动脉、腹主动脉和肺小血管内膜可见矿化（Mitsumori, 1990; Plendl et al., 1996）。几乎所有 6～9 月龄大鼠肺内中至大动脉内膜下均可见矿物质沉积，并且这些改变常见于分支处或附近（Lewis, 1992）。

在无严重慢性肾疾病的情况下，多个脏器的动脉可见矿化。钙盐首先沉积在弹性膜、中膜的弹性纤维或内皮的基底膜上。病变可发展为中膜和内膜广泛性矿化，通常不伴有炎症浸润（Dungworth et al., 1992）。

小鼠心肌的小血管及主动脉都可能受到矿化的影响（Elwell and Mahler, 1999）。而老龄小鼠这一病变的发生率取决于小鼠的品系和性别，并可能与先前存在的动脉硬化或动脉粥样硬化同时发生（Plendl et al., 1996）。许多脏器血管的肌壁内弹性纤维受到累及，并常见于丘脑的小血管（Elwell and Mahler, 1999）。

（12）动脉或主动脉动脉瘤（aneurysm, artery or aortic）

【发病机制】　　由于动脉节段性损伤或重塑造成的血管脆弱，致使血压使血管扩张到血管外膜组织能承受的程度。

【修饰语】　　扩张；夹层；主动脉。

【诊断特征】　　① 扩张型动脉瘤（dilated types of aneurysms）：血管直径增大形成明显的膨出或不规则的扩张区域。可以同心圆状发生，也可以只发生于血管的一侧。血管直径的增加几乎普遍伴有血管壁变薄，主要是动脉瘤部位的中膜变薄。② 夹层型动脉瘤（dissecting types of aneurysms）：循环血液通过内膜上的破口进入血管壁导致血管壁内出现充满血液的腔。病变与形成的充满血液和坏死碎片的囊腔一起向外扩张。

【鉴别诊断】 ① 血肿（hematoma）：红细胞外渗。② 血管扩张（angiectasis）：可能为较小的节段性，累及较小的血管（如毛细血管）。

【备注】 动脉瘤是血管持续性、局部的异常扩张（Elwell and Mahler, 1999; Mitsumori, 1990; Stehbens, 2001）。不仅可发生于动脉，也可发生于静脉、微循环、淋巴管和心脏。然而，在标准毒理学试验中，"动脉瘤"一词通常用于主动脉或大的弹性动脉的病变（Boor and Conklin, 2008）。对于大的弹性动脉以外的血管病变，用"血管扩张""淋巴管扩张"或其他术语，以便于更好地表述每种病变。主动脉瘤会导致严重的临床疾病且常因瘤体破裂导致死亡。

啮齿类实验动物常用品系罕见发生动脉瘤，但大鼠主动脉瘤是血管中膜退行性病变的继发性改变（Mitsumori, 1990），也见于几种经过基因修饰或实验构建的动物模型（Daugherty et al., 2006）。

假动脉瘤或假性动脉瘤是由于血管壁部分或完全破裂引起的，破裂通常是创伤性的（Stehbens, 2001）。本质上是与血管腔相连的"血肿"，囊壁是由血肿周围的纤维组织和含有血管外血液纤维蛋白凝结物组成。假动脉瘤也可能发生于真动脉瘤破裂后。

（13）血管扩张（angiectasis）

【其他术语】 Telangiectasia (in the liver)。

【发病机制】 可见于淤血、血流动力学压力增加或小毛细血管壁薄弱时。

【诊断特征】 ① 在放血后动物体内可见有薄的毛细血管壁围绕的透明空腔。② 空腔内衬扁平的、数量没有增加的内皮细胞。③ 腔内可存在少量的红细胞。④ 病变区域通常界限不清。

【鉴别诊断】 ① 血管瘤（hemangioma）：通常是扩张的血管腔组成的界限清楚的区域，膨胀性生长并压迫邻近的实质。② 内皮增生（endothelial hyperplasia）：血管腔内衬肥大的内皮细胞数量增多。并可能存在有丝分裂象。

【备注】 血管扩张可见于任何脏器，并可能是放血操作的人工假象。作为一种病理性特征，在肝中也被最贴切地描述为"毛细血管扩张"（Thoolen et al., 2010）。

（14）血栓（thrombus）

【发病机制】 由于内皮损伤或凝血级联反应失调而在血管腔内形成纤维蛋白性血栓。

【诊断特征】 ① 最常见出现于静脉内，呈强嗜酸性或淡嗜酸性、同心、层状结构。② 可出现不同数量变性的白细胞，通常为中性粒细胞。③ 通常附着在或结合于血管壁上。④ 偶尔为肺部的一种自发性所见（图 5.54）。

【鉴别诊断】 死后血凝块（postmortem blood clotting）：通常较少发生机化，不附着于血管壁。

【备注】 血栓罕见作为毒理学诱发的病变出现，但给予野百合碱的短尾猴和大鼠肺血管中的毛细血管出现血栓（Chesney and Allen, 1973; Gopinath et al., 1987; Lalich et al., 1977）。血栓可继发于自发性或诱发性血管炎引起的血管壁损伤。Fisher 344 大鼠有时可见大血管（如肺静脉或肝静脉）血栓形成。血栓通常继发于中膜的退行性变化，发生机化的血栓由致密的纤维结缔组织组成，并伴有营养不良性矿化灶（Mitsumori, 1990）。毒性血管损伤时，通常影响动脉，在急性期和愈合期都经常发生闭塞性血栓（Berridge et al., 2013）。

血栓常见于输注给药的试验，与静脉内存在导管有关。早期，血栓可能以纤维蛋白样"袖套"形式围

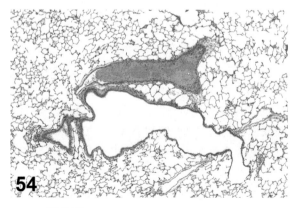

图 5.54

血栓。肺动脉被机化不良的血栓部分阻塞（图片由 NTP 提供）

绕在导管尖周围。在长期静脉输注试验中，或如果输注的化合物有刺激性，血栓往往变得非常大，会使血管部分闭塞。血栓可以机化，并与血管壁结合，伴有纤维化和新生血管形成，有时会再通。

（15）栓子（embolus）

【其他术语】　　Embolism。

【发病机制】　　可能与侵袭性肿瘤血管浸润有关，或在静脉注射或输注时人为引入外部组织（皮肤、毛发）所致。

【诊断特征】　　① 血管腔内存在有通常血管内不可见的组织或异物。② 异物可包括肿瘤细胞群、毛干、滑石晶体或导管的塑料碎片。③ 可能包括纤维蛋白沉积。

【鉴别诊断】　　① 血栓（thrombus）：纤维状、嗜酸性纤维蛋白伴有或不伴有炎症细胞。② 组织切片制备过程中水浴锅内"漂浮物"（"floaters"）。③ 组织受挤压人工假象（tissue compression artifact）：局部组织（如肝、肾上腺）因机械性压迫被推入血管腔。

【备注】　　最常与静脉操作有关，也可能源于输注试验中局部血栓（血栓栓子）的脱落，也可能是异物或肿瘤细胞群（图 5.55）。血栓栓子表现为静脉内无定形、嗜酸性或浅紫色、无细胞的团块，常附着于内膜。异物栓子可能含有毛干、皮肤碎片、脂肪组织或异物。在给予脂质试验中，脂肪栓子可见于各脏器的血管中。大鼠肺血栓栓塞与腹腔内给予 PAP 有关，PAP 对肠系膜组织和血管有毒性作用，结果导致血栓形成（Carthew et al., 1995）。

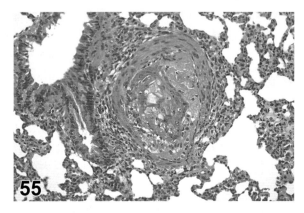

55

图 5.55

栓子。动脉腔被一个不规则的非本地细胞和纤维蛋白组成的团块阻塞

（16）动脉中膜 / 壁层淀粉样物质（amyloid, medial/mural, artery）

【其他术语】　　Amyloid deposition; amyloidosis。

【发病机制】　　肝生成免疫球蛋白轻链或急性期蛋白增加会导致这些蛋白在多脏器沉积，包括动脉中膜。这些蛋白质通常具有抗降解的 β- 折叠片层构型。

【诊断特征】　　① 动脉肌壁内可见透明、无定形物质（图 5.56）。② 可通过刚果红特殊组织化学或硫磺素 T 染色确认。

【鉴别诊断】　　① 动脉纤维蛋白样坏死（fibrinoid necrosis, artery）：通常伴有核溶解碎片。② 非淀粉样透明物质沉积（non-amyloid hyaline deposits）：通过特殊染色鉴别。

【备注】　　淀粉样物质常见于小鼠和仓鼠，但在大鼠中非常罕见。在小鼠既可自发，也可由重复注射炎性刺激物（如酪蛋白）诱导产生。小鼠体内有两种淀粉样物质，AA 型和 Apo AⅡ型，其中 Apo AⅡ型更常见于心脏（Percy and Barthold, 2007）。

淀粉样物质可在包括空肠、胰腺和睾丸在内多个脏器的小血管壁内沉积（Elwell and Mahler, 1999）。淀粉样物质用刚果红、油红 O、阿尔辛蓝和硫黄素 T 染色均可着色，但染色强度差异较大。淀粉样物质在偏振光下呈双折射。

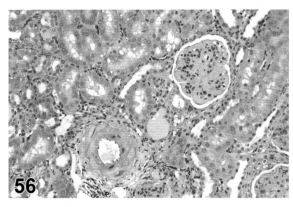

56

图 5.56

动脉中膜或壁层淀粉样物质。肾动脉中膜被淡嗜酸性、无定形物质所遮盖。相似的物质使肾小球毛细血管袢和系膜扩张（图片由 NTP 提供）

（17）动脉壁内斑块（intramural plaque, artery）

【其他术语】　　Arterial plaque。

【发病机制】　　未知。

【诊断特征】　　① 肺血管内膜内可见颗粒状物质（通常 PAS 染色阳性）、胶原纤维和散在梭形细胞；内膜被覆血管内皮。② 局部基质突入血管腔。③ 基质不同程度的矿化（图 5.57，图 5.58）。

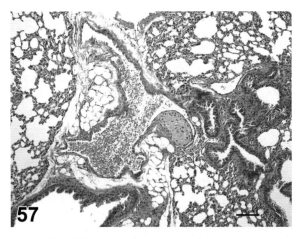

图 5.57

动脉壁内斑块

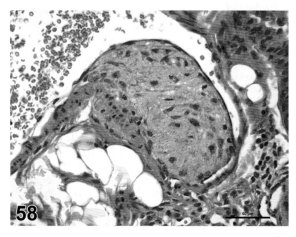

图 5.58

动脉壁内斑块

【鉴别诊断】　　① 机化中血栓（organizing thrombus）：特征为位于血管腔内，以无定形或层状凝血酶成分为主。② 无细胞性内膜增厚（intimal thickening, acellular）：通常是小血管发生的环状病变，伴有较多胶原蛋白。

【备注】　　此病变似乎仅限发生于小鼠肺。此前在老龄 Han:NMRI、CBA 和 C57BL 小鼠中有过报道（Ernst et al., 1996; Rehm et al., 1985），也在短期（28 d）临床前安全性研究（未公开发表数据）的 Swiss 白化小鼠和未处理的杂合子 MnSOD（SOD2）小鼠（未公开发表数据）中观察到。通常无炎症反应。可累及单个肺叶中多个血管（Rehm et al., 1985）。传统上，认为该病变发生于动脉，但在受累及的年轻小鼠中，不能明确受累及的血管是否是动脉。

病变的发病机制尚不清楚，表现为血栓机化的各个阶段。较大的病灶可有蒂样外观。据文献报道，病变见于内膜下，或发生于中膜。然而，由于没有对内弹性层进行特殊染色确认，故不能排除病变发生在内膜区域的可能性。

壁内斑块与动脉粥样硬化斑块明显的区别在于壁内斑块缺乏脂质。

（二）增生性病变

啮齿动物心脏不是增生性病变的常见部位。已描述的许多病变过程代表了病变的连续性，单个术语缺乏深入了解的生物学行为的支持。例如，实验动物大鼠自发性施万细胞增生的发生率一般 < 1.0%。心内膜下增生、心内膜神经鞘瘤和壁内神经鞘瘤都可能是同一增生性过程的不同病变。同样，在小鼠中血管内皮增生、血管瘤和血管肉瘤也表现出相似的连续性。在给予外源性物质的情况下，发病率增加的或某一种形态多发的外推意义尚不清楚。根据形态学特征和一般生物学行为肿瘤性病变被划分为良性（benign, B）或恶性（malignant, M）。

1. 非肿瘤性增生性改变

（1）心脏

心内膜下施万细胞增生（hyperplasia, Schwann cell, subendocardium）

【其他术语】　　Hyperplasia, Schwann cell; neurofibromatosis, endocardial; schwannomatosis。

【发病机制】　施万细胞来源的间充质细胞在心内膜下、非肿瘤性增生。

【诊断特征】　① 此病变由完整的心内膜下一层薄的（< 20 个细胞）、细胞数量增多、卵圆形间充质细胞组成，与下方的心肌界限清楚，心肌浸润轻微（图 5.59）。② 细长形细胞的细胞质呈弱嗜酸性，细胞边界不清，细胞核呈圆形、卵圆形或略细长形（图 5.60）。③ 基底层（邻近心肌）的细胞多呈梭形和纤维细胞样，呈平行于心内膜方向排列，细胞核细长、深染。④ 左心室心内膜最常受累及，但心房和瓣膜小叶罕见改变。

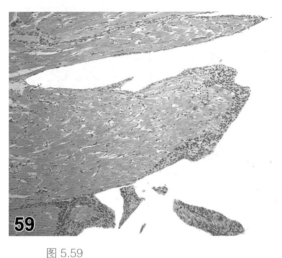

图 5.59

心内膜下施万细胞增生

图 5.60

心内膜下施万细胞增生。图 5.59 的高倍放大

【鉴别诊断】　① 心内膜下纤维化（subendocardial fibrosis）：细胞具有成纤维细胞 / 纤维细胞的组织学特征，细胞核淡染，排列和位置更不规则，细胞核密度小于心内膜增生，并伴有细胞外基质增加。② 心内膜神经鞘瘤（schwannoma, endocardial）：神经鞘瘤可浸润到邻近的心肌或形成一个散在分布的肿物，突入心室腔（通常为左心室）。

【备注】　Novilla 等对用于慢性毒性和致癌试验的 Fischer、Wistar、Sprague Dawley 和 Long Evans 大鼠进行了综述，指出自发性心内膜下施万细胞增生的发生率低（< 1%）（Novilla et al., 1991a）。施万细胞通常具有 S–100 免疫反应性和超微结构特征。心内膜下施万细胞增生常见于老龄化的大鼠（Elwell and Mahler, 1999; Ruben et al., 2000），可能是心内膜下神经鞘瘤连续性增生性病变之一。

Naylor 等对老龄 Sprague Dawley 大鼠的一系列病变（称为自发性心内膜心肌病）和人类的心内膜心肌纤维化进行了比较。大鼠病变在形态学上与 Novilla 描述的病变非常相似，但受检大鼠的几个病变缺乏施万细胞 S–100 免疫反应性和超微结构特征（Naylor et al., 1986）。尽管如此，Naylor 和 Novilla 所描述的病变很可能与人类的疾病相同也有区别，同样 Lewis 报道的心内膜下纤维化的病变也是如此（Lewis 1980）。

心外膜或心包间皮增生（hyperplasia, mesothelial, epicardium or pericardium）

【其他术语】　Pericardial hyperplasia; epicardial hyperplasia; villous hyperplasia。

【发病机制】　体腔或心房的心外膜表面衬覆的间皮细胞常见反应性增生。

【诊断特征】　① 立方细胞沿间皮表面呈多层排列，无大量支持性基质，不膨胀性突入体腔内。② 中度丰富的嗜碱性细胞质的细胞具有大而突出的、深染的嗜碱性细胞核。③ 表面可见乳头状突起（图 5.61）。

【鉴别诊断】　① 心包间皮瘤（mesothelioma, pericardial）：上皮和间质成分增生，多形性更明显。② 房腔间皮瘤（mesothelioma, atriocaval）：上皮和间质成分增生，多形性更明显，并位于右心房 – 腔静脉交界处，可局部侵袭和转移（即恶性行为）。③ 间皮炎症（mesothelial inflammation）：不伴有间皮上皮增生。

【备注】 间皮增生常见与体腔炎症性积液有关，增生的细胞可呈局灶性、多灶性或弥漫性分布。因此，间皮增生灶可能有炎症细胞浸润。灌胃操作失误或创伤可能是炎症的来源，最终引发反应性间皮增生。

（2）血管

动脉或静脉内膜增殖（proliferation, intimal, artery or vein）

【其他术语】 Intimal hyperplasia; intimal plaque formation; intimal thickening。

【发病机制】 含有平滑肌细胞的血管内膜扩张。

【诊断特征】 ① 内膜扩张。② 内皮细胞和内弹性膜之间的细胞（平滑肌细胞或较不常见的成纤维细胞）增生。

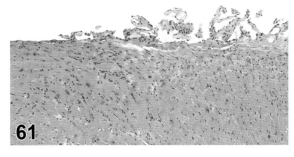

图 5.61

心外膜间皮增生（图片由 NTP 提供）

【鉴别诊断】 ① 内膜垫（intimal cushion）：当血管的环形结构部分受到影响，结构正常。② 壁内斑块（intramural plaque）：细胞较少，一般不呈环状，小鼠的肺最常见。③ 动脉硬化 / 动脉粥样硬化（arteriosclerosis/atherosclerosis）：中动脉至大动脉内膜扩张，伴有"泡沫样"，由脂质、平滑肌细胞和单形核炎症细胞组成的异质性基质。

【备注】 内膜增殖可影响部分或整个环状内膜，增殖可以是对称的也可以是不对称的。受累及血管的内皮细胞可能不连续、稀疏、丰满（肥大）。这是一种见于老龄大鼠的非特异性改变（Greaves and Faccini, 1984），仅偶尔见于小鼠（Faccini et al., 1990）。大鼠给予烯丙胺或磷酸二酯酶抑制剂可引起这种病变（Berridge et al., 2013）。这种改变也可见于长期留置导管的输注试验。

【术语建议】 通常不认为这种病变是瘤前病变。因此，人们更倾向于选用"proliferation"而非"hyperplasia"，以便与那些更有可能发展为瘤前病变的过程进行区分。

血管内皮增生（hyperplasia, hemangioendothelial）

【其他术语】 Hyperplasia, endothelial; hyperplasia, hemangioendothelial cell; hyperplasia, capillary。

【发病机制】 小血管（毛细血管）内皮细胞增生，伴有管腔扩张。

【诊断特征】 ① 排列于正常或数量增多且不同扩张程度的毛细血管腔内的正常或肥大的内皮细胞增生及界限不清（图 5.62，图 5.63）。② 主要发生于心脏或见于其他脏器系统（如淋巴结的被膜下窦）。③ 一般不压迫周围组织。④ 血管腔可能含有蛋白质样液体和数量不等的淋巴样细胞（应考虑为淋巴管扩张）或红细胞。⑤ 含有纤维结缔组织通常不是明显特征。

【鉴别诊断】 ① 血管扩张（angiectasis）：血管数量未增多，结构正常，内皮细胞分化良好。② 血管瘤或淋巴管瘤（hemangioma or lymphangioma）：这些肿瘤通常会压迫周围组织，体积较大，内皮细胞有轻微的细胞学异常。③ 内皮增生（endothelial hyperplasia）：在肝 INHAND 文章中描述为"正常存在的血窦内衬内皮细胞增生，但无血窦扩张"。

【备注】 已有排列于毛细血管腔内正常或肥大的内皮细胞增生的报道，最常见于小鼠，可为自发性改变，也可由长期接触外源性物质引起的病变。Iwata 等报道了在 B6C3F1 雌性小鼠中有低发生率的自发性"血管内皮增生"伴发乳腺腺癌（Iwata et al., 1994）。在 NTP1, 3- 丁二烯的致癌试验中，"内皮增生"被描述为血管瘤和血管肉瘤的连续性改变之一（Melnick et al., 1990; Solleveld et al., 1988）。当在慢性试验中与更明显的肿瘤性血管肿瘤同时出现时，这些病变很可能表示的是瘤前病变性的连续性改变。

【术语建议】 如下文所述的肿瘤性血管变化过程，并鉴于对这些过程的病理生物学的理解有限，所以术语选择存在困难。虽然对内皮细胞和小血管增生有多种术语可用，但"血管内皮增生"似乎概括了可能的内皮细胞和血管腔 / 体积增加的可能性。

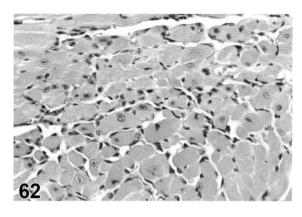

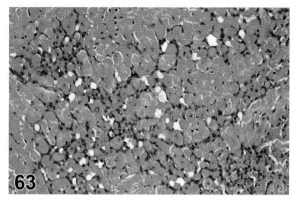

图 5.62

血管内皮增生。1,3- 丁二烯，小鼠（图片由 NTP 提供）

图 5.63

血管内皮增生。二苯甲酮，小鼠（图片由 NTP 提供）

血管瘤样增生（hyperplasia, angiomatous）

【其他术语】 Hyperplasia, hemangiomatous; hyperplasia, angiomatous。

【发病机制】 由排列于薄壁血管腔内缺乏核异型性或有丝分裂的正常内皮细胞局部增生引起，可能是血管肿瘤（如血管瘤或血管肉瘤）的瘤前病变。

【诊断特征】 ① 局部区域的毛细血管和其他血管结构增多。② 通常血管腔充满血液、大小一致或不等。③ 邻近的细胞外基质有不同程度的增加。④ 腔内衬覆无核分裂象或核异型性的扁平内皮。⑤ 邻近的正常组织通常不会变形。⑥ 可能与血管肿瘤同时出现。

【鉴别诊断】 ① 血管扩张（angiectasis）：血管腔扩张但数量没有增加。② 血管内皮增生（hemangioendothelial hyperplasia）：内皮细胞突出和增生明显。③ 血管瘤（hemangioma）：更散在和膨胀性生长，并使邻近组织变形。④ 血管肉瘤（hemangiosarcoma）：血管和间质形态异质性增强，并伴有明显的内皮异型性和有丝分裂，侵袭性更强。

【备注】 病理学工作组（pathology working group, PWG）对在慢性 PPAR 研究中发现的一系列常见肿瘤进行了评议（Hardisty et al., 2007），对其中包括典型血管瘤和血管肉瘤的一系列增生性血管病变进行了描述。皮下组织的病变比上述内皮增生病变更加散在，更类似于血管瘤的一种亚型（Hardisty et al., 2007），此时被描述为"血管瘤样增生"。此外，同一病理学工作组描述了一种称为"血管脂肪瘤"的皮下组织增生性血管病变，特征是同时存在成熟的脂肪细胞和小血管。这些改变被认为是 PPAR 特有的（Hardisty et al., 2007）。

INHAND 雌性生殖系统文章也将啮齿动物子宫血管瘤样增生描述为"子宫内膜或子宫肌层内局灶性、边界清楚的病变，由数量增多、紧密排列的血管结构组成，但不使周围组织变形"。

在 rasH2 小鼠中也报道了一种有趣的"血管异常"，在多个组织中可见，但最常见于沿着子宫和膀胱浆膜表面分布。这些增生性病变的特征是血管壁厚、内含血液、管壁内衬分化良好的内皮细胞。偶尔见于血管肉瘤，提示二者为生物学上的连续性病变（Paranjpe et al., 2013b）。

【术语建议】 区分血管内皮增生、血管瘤样增生，甚至肿瘤性血管瘤和血管肉瘤可能有困难。显著的内皮细胞肥大和增生用于区分血管内皮增生与血管瘤样增生。此外，"血管瘤样增生"这一术语已见于一些独特的案例（如长期给予 PPAR 处理的子宫），这些情况下都应该使用一致的术语。正如在 rasH2 小鼠非肿瘤性血管增生病变使用的"血管异常"这一术语不是从形态学上进行描述，所以在将来可用"血管瘤样增生"这一术语。血管瘤的特征是呈散在分布和膨胀性生长，而血管肉瘤侵袭性更强，可能多中心出现并具有显著的核异型性和有丝分裂。

2. 肿瘤性病变

（1）心脏

心内膜神经鞘瘤（M）（schwannoma, endocardial [M]）

【其他术语】　　Neurofibroma/sarcoma; neurosarcoma; sarcoma, anitschkow cell。

【发病机制】　　心内膜下施万细胞的肿瘤性增生，可侵袭到邻近心肌和突入心室腔内。

【诊断特征】　　① 膨胀性、梭形细胞组成的肿物通常起源于心室心内膜下，可突入心室腔和侵袭下方心肌（图5.64）。② 多形性、多角形或梭形细胞（＞20层），细胞核呈泡状、核仁明显、核分裂象数量不等（图5.65）。③ 紧邻心内膜的梭形细胞的细胞核可能更细长和深染。④ 卵圆形至梭形的细胞互相交错，可形成独立的平行排列的带。⑤ 部分区域的细胞核可呈栅栏状排列（Antoni A 型组织），部分区域可呈细胞质突起和基质增多的疏松网状（Antoni B 型组织）。⑥ 肿瘤可能有嗜碱性、梭形细胞向邻近心肌深入侵袭。

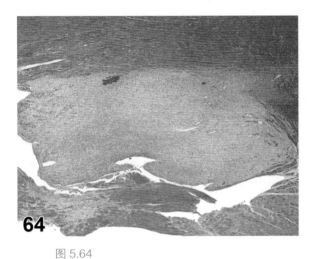

图 5.64

心内膜下神经鞘瘤

图 5.65

心内膜下神经鞘瘤。图 5.64 的高倍放大

【鉴别诊断】　　① 心内膜纤维化（endocardial fibrosis）：更单一形态的纤维细胞群，不侵袭邻近的心肌。② 心内膜下增生（subendocardial hyperplasia）：间充质细胞群多形性不明显、细胞数量多、且不侵袭邻近心肌。

【备注】　　心脏神经鞘瘤被认为是许多品系大鼠的自发性肿瘤，但在小鼠中未见报道（Brix et al., 2005; Haseman et al., 1998; Novilla et al., 1991b; Ruben et al., 2000）。可见心内膜神经鞘瘤和壁内神经鞘瘤两种类型。这两种类型中常见 S-100 免疫反应性（Novilla et al., 1991b）。心内膜神经鞘瘤往往边界不清，呈膨胀性生长，但也常见邻近心肌浸润。这些肿瘤在其组织形态上各不相同，偶尔会区分良性和恶性表型。一般来说，这些肿瘤表现出恶性的生物学行为，局部侵袭比远处转移更常见（Elmore et al., 2013）。

壁内神经鞘瘤（M）（schwannoma, intramural [M]）

【其他术语】　　Neurosarcoma; sarcoma, anitschkow cell。

【发病机制】　　壁内施万细胞肿瘤性增生，常侵袭邻近心肌并与之相互交错。

【诊断特征】　　① 心室肌内梭形细胞组成的肿物边界不清，通常侵袭性生长比膨胀性生长更明显（图5.66，图5.67）。② 多形性多角形或梭形细胞，泡状细胞核，核仁明显，核分裂象数量不等。③ 卵圆形至梭形的细胞互相交错，可形成独立的平行排列的带。④ 部分区域的细胞核呈栅栏状排列（Antoni A 型组织），部分区域呈细胞质突起和基质增多的疏松网状（Antoni B 型组织）。

【鉴别诊断】　　① 啮齿动物 PCM 的心肌纤维化（myocardial fibrosis of rodent progressive cardio-myopathy）：通常分布不呈局部弥漫性，多与邻近的心肌细胞相互交错，罕见有丝分裂，还残留混合性

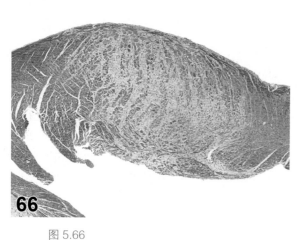

图 5.66

壁内神经鞘瘤

图 5.67

壁内神经鞘瘤。图 5.66 的高倍放大

单形核细胞炎症也是其一特征。② 慢性心肌梗死（chronic myocardial infarction）：边界可能更不清楚，表示动脉或小动脉闭塞所致其灌注区域的心肌坏死，并包含有嗜酸性较强的胶原基质。

【备注】　心脏神经鞘瘤被认为是许多品系大鼠的自发性肿瘤，但在小鼠中未见报道（Brix et al., 2005; Haseman et al., 1998; Novilla et al., 1991b; Ruben et al., 2000）。可见心内膜神经鞘瘤和壁内神经鞘瘤两种类型。壁内神经鞘瘤往往边界不清，并向邻近心肌侵袭性生长。这些肿瘤在其组织形态上各不相同，偶尔会区分良性和恶性表型。可表现 S-100 免疫反应性。一般来说，这些肿瘤表现出恶性的生物学行为，局部侵袭比远处转移更常见（Elmore et al., 2013）。

心外膜或心包间皮瘤（M）（mesothelioma, epicardium or pericardium [M]）

【发病机制】　排列于体腔内的间皮细胞发生肿瘤性增生。

【诊断特征】　① 可含有上皮样和间充质的组织形态成分，可能以其中一种成分为主。② 上皮样成分可呈乳头状、管状或实性。③ 间充质成分包括梭形细胞和胶原。④ 可呈外生性或斑块样。

【其他限定词 / 修饰词】　① 上皮样型（epithelioid type）：以上皮成分为主，常有乳头状或腺样结构。② 肉瘤样型（sarcomatoid type）：以交错成束状或漩涡状排列的梭形细胞为主。③ 双相型（biphasic type）：上皮细胞群和梭形细胞群混合存在。

【鉴别诊断】　① 间皮增生（mesothelial hyperplasia）：组织形态单一，不侵袭邻近组织。② 房腔间皮瘤（atriocaval mesothelioma）：特征是位于右心房与腔静脉交界处，侵袭性较强。

【备注】　间皮瘤是不常见的可发生于任何体腔（如胸腔、腹腔等）的自发性肿瘤，并已在心包有过报道（Ruben et al., 2000）。在 NTP 用于长期致癌试验近 80 000 只 F344 大鼠中只确认有一例心包间皮瘤（Alison et al., 1987）。心包间皮瘤在形态上可能较单一或复杂。心包间皮瘤可区别于那些更可预见的和更具侵袭性外观的房腔间皮瘤。这些肿瘤可能太罕见以致无法对其典型的生物学行为做出明确的判断，但在肿瘤的某些部位可见细胞异型性、核分裂象和侵袭性生长都支持其为恶性肿瘤。这种肿瘤的其他特征可参阅 INHAND 软组织文章（Greaves et al., 2013）。

房腔间皮瘤（M）（mesothelioma, atriocaval [M]）

【其他术语】　Tumor, atriocaval node。

【发病机制】　右心房 - 腔静脉交界处间皮样细胞发生肿瘤性增生。

【诊断特征】　① 右心房与上腔静脉交界处出现的膨胀性、侵袭性上皮样肿物。② 不同比例的上皮细胞形成管状和腺泡结构并伴有纤维性间质（图 5.68）。③ 腺泡和管状结构内衬单层或多层鳞状至低立方细胞（图 5.69）。④ 上皮样细胞在间质内形成实性肿物、小簇、巢及单个多角形细胞，并可见核多形性及核分裂象。⑤ 较大的肿瘤有时侵袭邻近的心房结构，在纵隔的淋巴管中可见有肿瘤细胞栓子，

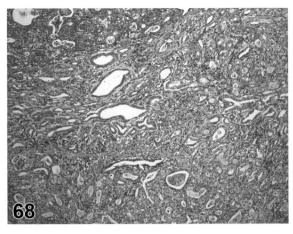

图 5.68

房腔间皮瘤

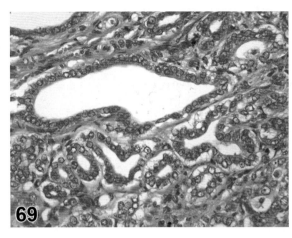

图 5.69

房腔间皮瘤。图 5.68 的高倍放大

并可能转移到远处，如肺、胸部淋巴结和肝。

【鉴别诊断】　　心包间皮瘤（mesothelioma, pericardial）：组织形态更单一，侵袭性较弱的生物学行为。

【备注】　　正如上文心包间皮瘤所述，这些自发性房腔间皮瘤通常罕见，但在大鼠最常见报道。Goodall 等的报道是通常发生率很低的一个例外，在 NZR/Gd 近交系白化大鼠中房腔间皮瘤具有较高的发生率（约 20%）（Goodall et al., 1975）。相比之下，Alison 等在 NTP 致癌试验中报道了近 80 000 只 F344 大鼠中有 8 只发生房腔间皮瘤，但 Haseman 等后来同一品系大鼠中未见该肿瘤发生（Alison et al., 1987; Haseman et al., 1998）。在使用少量雌性 Harlan SD 大鼠的肿瘤发生率综述中也未报道该肿瘤发生（Brix et al., 2005）。如上所述，这些房腔间皮瘤的部位和形态非常独特，可明确与心包间皮瘤鉴别，而心包间皮瘤通常更类似其他间皮衬覆体腔发生的间皮瘤。

副神经节瘤（B）（paraganglioma [B]）

【其他术语】　　Aortic body tumor。

【发病机制】　　位于房间隔的主动脉体副神经节发生的局部侵袭性肿瘤。

【诊断特征】　　① 圆形细胞巢，颗粒状、弱嗜碱性的细胞质及空泡样、略呈斑点状的细胞核（图 5.70）。② 细胞巢被纤细的网状蛋白网围绕。③ 核分裂象罕见。④ 可局部侵袭穿透到心外膜表面（图 5.71）。

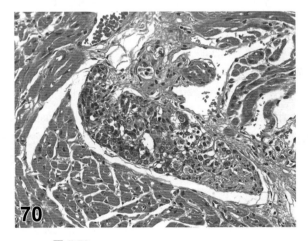

图 5.70

副神经节瘤

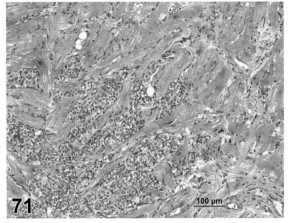

图 5.71

副神经节瘤（图片由 NTP 提供）

【鉴别诊断】　　　房腔间皮瘤（atriocaval mesothelioma）：根据其发生部位和倾向于间皮表面可进行鉴别。

【备注】　　　主动脉体副神经节瘤罕见，但在大鼠中有自发性肿瘤的报道，其形态和部位是其独有特征（Alison et al., 1987; Li et al., 2013）。据报道，这些肿瘤对突触小泡蛋白和嗜铬粒蛋白 A 具有免疫反应性（Li et al., 2013）。

（2）血管

鉴于血管病变具有连续性（如血管扩张到血管肉瘤），加上动物模型缺乏对这些过程充分的生物学认识，以及与人体病理学文献存在相当大的差异，所以对肿瘤性血管病变的诊断可能存在困难。尤其具有挑战性的是（特别对于短期试验来说），随着持续给药，已确认的形态学改变可能发展为明显的肿瘤。因此，在我们更好地了解并能合理地区分形态学上相似的改变过程之前，最谨慎的方法是采用简化的术语。

血管瘤（B）（hemangioma [B]）

【其他术语】　　　Hemangioendothelioma, benign。

【发病机制】　　　非侵袭性而膨胀性毛细血管增生。

【诊断特征】　　　① 大小不等的血管腔（毛细血管到海绵状）内衬单层内皮细胞，细胞核深染（图 5.72，图 5.73）。② 核分裂象罕见。③ 很少有包膜。④ 血管间的胶原间质中细胞数量较少。⑤ 通常可见中度压迫周围组织。⑥ 可见血管腔血栓形成和间质出血。

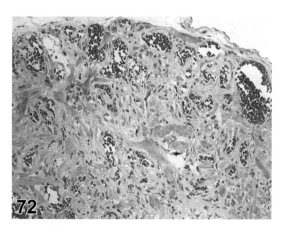

图 5.72

血管瘤

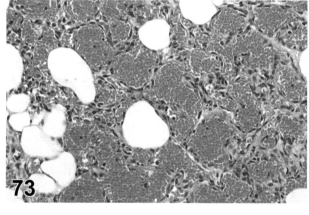

图 5.73

血管瘤。1, 3- 丁二烯，小鼠，皮下（图片由 NTP 提供）

【修饰语】　　　① 毛细血管（capillary）：一般是小血管腔。② 海绵状（cavernous）：大的血管腔。

【鉴别诊断】　　　① 血管扩张（angiectasis）：血管数量未增加，对周围组织无压迫。② 血管肉瘤（hemangiosarcoma）：内皮多形性更明显，局部侵袭到转移。③ 血管瘤样增生（angiomatous hyperplasia）：与血管瘤相比，界限更不清楚，膨胀性更差；与血管肉瘤相比，多形性和异型性均不明显。

【备注】　　　与血管肉瘤一样，小鼠的血管瘤发生比大鼠更常见（Brix et al., 2005; Haseman et al., 1998; Poteracki and Walsh, 1998）。血管瘤可以是多中心的，更常见发生于肝、子宫、皮肤、脾和骨髓。

血管瘤和血管肉瘤在 rasH2 转基因小鼠中已有报道，其中血管肉瘤更常见。尽管可发生在多个组织，但脾最常见（Nambiar et al., 2012; Paranjpe et al., 2013a）。

血管肉瘤（M）（hemangiosarcoma [M]）

【其他术语】　　　Hemangioendothelioma, malignant; angiosarcoma。

【发病机制】　　　多能间充质干细胞或血管内皮细胞发生肿瘤性增生。

【诊断特征】　　　① 非典型内皮细胞形成血管腔（毛细血管到海绵状）和实体性的细胞肿物，并由不同发育程度的纤维血管间质支持（图 5.74，图 5.75）。② 肿瘤细胞可呈圆形、多角形或极其不规则形，通常呈梭形。③ 肿瘤细胞有单个或多个不规则形状的、大小不一的细胞核，核通常较大、呈分叶状并含有大量染色质。④ 核分裂象常见且异常。⑤ 常局部侵袭和转移。⑥ 常见出血、淤血和血管腔内血栓。⑦ Ⅷ因子相关抗原的免疫标记可作为鉴别分化好肿瘤的一种有用的免疫标志物。

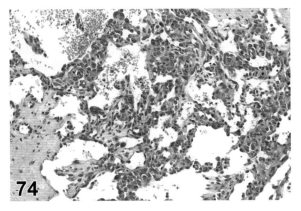

图 5.74

图 5.75

血管肉瘤。1,3– 丁二烯，小鼠（图片由 NTP 提供）　　　　血管肉瘤。对 – 硝基苯胺，肝（图片由 NTP 提供）

【鉴别诊断】　　① 血管瘤（hemangioma）：排列较为规则、离散的血管腔，内衬单层内皮细胞，无或只有少数核分裂象，无侵袭或转移。② 血管外皮细胞瘤（hemangiopericytoma）：梭形细胞组成的肿物，具有恶性的细胞学特征，梭形细胞围绕着不太明显的薄壁血管腔。③ 肉芽组织（granulation tissue）：新形成的血管垂直于成纤维细胞、胶原纤维束及表面排列，无肿瘤的细胞学和组织学特征。④ 纤维肉瘤（fibrosarcoma）：缺乏明确的血管结构和明显的内皮细胞。

【备注】　　血管肉瘤在啮齿类实验动物中相当常见。许多对 2 年致癌试验对照组动物数据的调查结果均显示：血管肉瘤比血管瘤更常见，小鼠比大鼠更常见，以及肝和脾是最常发生的解剖部位（Brix et al., 2005; Haseman et al., 1998; Poteracki and Walsh, 1998）。但是，原发性心脏血管肉瘤也在未处理的大鼠和小鼠中偶见报道。给予 1, 3– 丁二烯处理的小鼠发生了明显的心脏血管肉瘤（Hong Tox Path, 2000）。在 PPAR 的致癌试验中也有心脏血管肉瘤的报道（Hardisty Tox Path, 2007）。

在 rasH2 转基因小鼠中，血管瘤和血管肉瘤也有报道，其中血管肉瘤是该品系小鼠第二最常见的自发性肿瘤（仅次于肺支气管肺泡腺瘤）。虽然这两种血管肿瘤可发生在多个组织中，但在脾中最常见（Nambiar et al., 2012; Paranjpe et al., 2013a）。

在 rasH2 小鼠也报道有一种有趣的"血管异常"改变，可见于多个组织，但最常见沿着子宫浆膜表面分布。这些增生性病变特征表现为壁厚、内含血液的血管，管壁内衬分化好的内皮细胞。偶尔见于血管肉瘤，提示二者为生物学上的连续性病变（Paranjpe et al., 2013b）。

参考文献（二维码）

吕　艾　万美铄　张百惠　雷　蕾　译
钱　庄　闫振龙　崔甜甜　霍桂桃　孔庆喜　吕建军　校

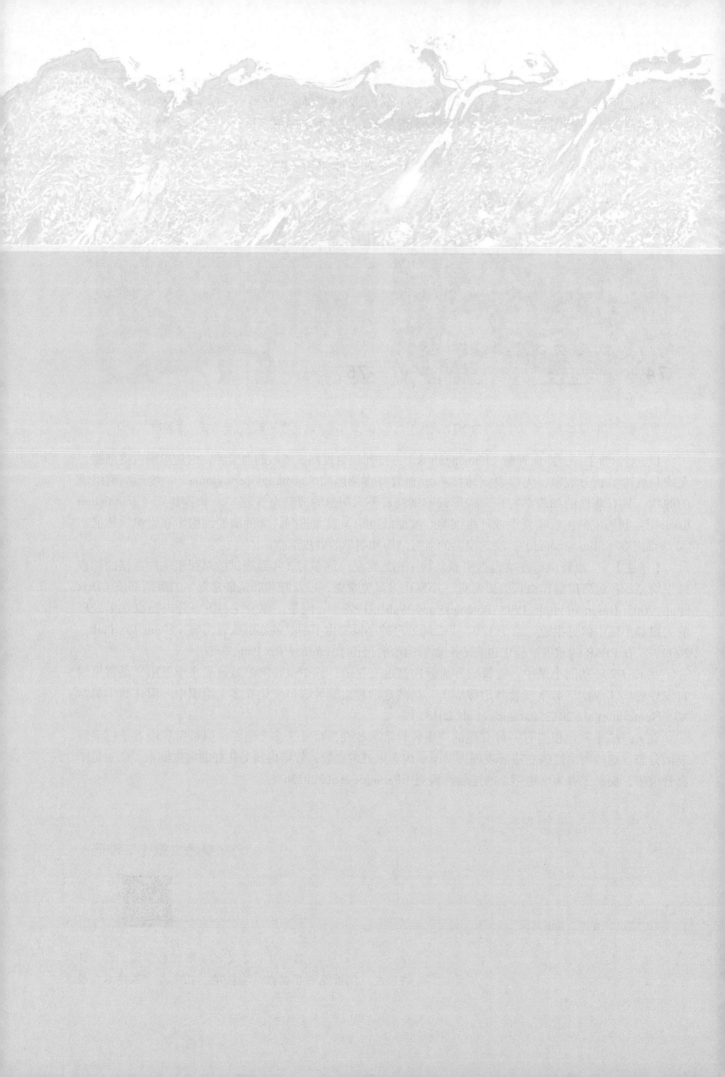

6 | 大鼠与小鼠骨骼组织（骨、关节和牙齿）非增生性和增生性病变

STACEY FOSSEY[1], JOHN VAHLE[2], PHILIP LONG[3], SCOTT SCHELLING[4#], HEINRICH ERNST[5], ROGELY WAITE BOYCE[6], JACQUELIN JOLETTE[7], BRAD BOLON[8], ALISON BENDELE[9], MATTHIAS RINKE[10], LAURA HEALY[11], WANDA HIGH[12], DANIEL ROBERT ROTH[13], MICHAEL BOYLE[6], AND JOEL LEININGER[14*]

[1]AbbVie Inc., North Chicago, IL, USA

[2]Lilly Research Laboratories, Indianapolis, IN, USA

[3]Vet Path Services, Inc., Mason, OH, USA

[4]Pfizer Inc., Andover, MA, USA

[5]Fraunhofer Institute, Hannover, Germany

[6]Amgen Inc., Thousand Oaks, CA, USA

[7]Charles River Laboratories, Senneville, Canada

[8]GEMpath Inc., Longmont, CO, USA

[9]Bolder BioPath, Inc., Boulder, CO, USA

[10]Bayer Pharma AG, Wuppertal, Germany

[11]LNH Tox Path Consulting, LLC, Kalamazoo, MI, USA

[12]WB High Preclin Path/Tox Consulting, LLC, Rochester, NY, USA

[13]Swissmedic, Bern, Switzerland

[14]JRL Consulting, LLC, Chapel Hill, NC, USA

[*]Chair of the Skeletal Tissues INHAND Committee

[#]Dr. Schelling retired April 2015

通信作者：Stacey Fossey, AbbVie Inc., North Chicago, IL, USA. e-mail: stacey.fossey@abbvie.com

摘要 >>

　　大鼠和小鼠国际通用毒性病理术语及诊断标准（INHAND）项目（www.toxpath.org/inhand.asp）是由欧洲毒性病理学会（ESTP）、英国毒性病理学会（BSTP）、日本毒性病理学会（JSTP）和美国毒性病理学会（STP）等毒性病理学会发起，旨在建立实验动物增生性和非增生性病变国际通用术语。本文撰写的目的是提供用于分类实验动物大鼠和小鼠骨组织和牙齿显微镜下病变的一套标准化术语，常见病变大多附有彩色示例显微图片。文中出现的标准化术语也可以通过网络获取（http://www.goreni.org/）电子版。资料来源于世界各国政府、学术机构和企业实验室的数据库（DOI: 10.1293/tox.2016–1002; J Toxical Pathol 2016; 29: 49S–103S）。

关键词 >>

- 诊断病理学
- 术语
- 诊断标准
- 骨骼系统
- 骨
- 关节
- 牙齿

一、引言

INHAND 项目是由 ESTP、BSTP、JSTP、STP 等毒性病理学会联合发起，旨在建立啮齿动物增生性和非增生性病变国际公认术语。本文撰写的目的是提供用于分类啮齿类实验动物骨骼系统（骨、关节和牙齿）病变的标准化术语。本文中所用到的描述性术语也可以通过 goRENI 网站（http://www.goreni.org/）获取电子版。

本文未涵盖发生于多脏器而并非骨骼系统特异性的全身性非增生性病变术语。同样的，对于某些全身性且可能影响骨组织的肿瘤如淋巴瘤或组织细胞肉瘤，将在关于造血系统的文章中单独进行描述，而不在本文中进行讨论说明。本文推荐术语均为一般描述性术语，而非诊断性术语。少部分概括性而非描述性的术语（如纤维骨性病变、退行性关节病），包括一系列的形态学改变，这些改变需要在病理报告正文中进行阐明。本文列举的术语诊断标准一般来说仅适用于进行常规 H&E 染色的石蜡切片。组织化学或免疫组织化学技术可能在每个术语的备注部分作为辅助诊断被提及。本文也未涵盖通过肉眼观察可以明确诊断的形态学改变。

本文中所提及的骨组织主要包括骨、关节和牙齿，为每种组织提供了增生性和非增生性病变的首选术语，酌情包括自发性和增龄性病变，以及给予受试物后所诱发的病变。虽然提供了一些诊断术语的其他术语，但在毒性试验中不推荐使用这些术语作为合适的组织学诊断术语（即骨质增生和骨质疏松）。

二、骨

（一）骨的组织学处理

在重复给药毒性试验和致癌试验的非临床研究中，骨是 STP 推荐的组织学检查中核心组织之一。对于啮齿动物，首选含关节面的股骨远端。许多机构还包含胫骨近端，它会带有更呈线性的骺板（生长板）和插在其中的半月板，从而增加了可供评价的关节面范围。一般毒性试验评估中，股骨的切片通常要包含关节软骨、骨骺、骺板、干骺端、骨干和骨髓腔。在常规的毒性试验中，骨需要剔除附着的大部分骨骼肌、韧带和肌腱，浸泡于 10% 中性缓冲福尔马林溶液中进行固定、脱钙，然后石蜡包埋、4～8 μm 切片及 H&E 染色。脱钙流程的选择将在"啮齿动物关节的评价"章节中进行描述。除了普通透射光下的显微镜评价外，偏振光可用于评价骨组织中胶原纤维的排列。在一些特殊的研究中，当怀疑存在骨的矿化改变时（如类骨质增多）或当试验包含体内荧光标记以进行骨形成速率的组织形态计量学评价时，需要对未脱钙骨组织切片进行冯科萨染色或 Goldner 三色染色来进行评价。

（二）骨的解剖学和生理学

神经嵴细胞和中胚层形成早期的骨骼。颅面骨起源于神经嵴，而中轴骨骼、肋骨、四肢骨和颅底骨来自于中胚层。通过膜内成骨和软骨内成骨这两种不同的骨化过程来形成骨。膜内成骨发生于扁骨，骨的形成发生于压缩的间充质中。与此相反，典型的软骨内成骨则是发生于长骨，主要过程为软骨原基被骨取代。初级和次级骨化中心的扩张是有限的，以保留关节和骺板的软骨，在啮齿动物中，它们是终生持续软骨内生长的部位。某些骨组织，如下颌骨的发生是混合的；当受试物倾向影响某一种骨发生时，则可导致其特有的结构变化。骺板是一种高度复杂的结构，在其内协调软骨内成骨和骨的纵向生长需要多个关键信号通路。由于常规非临床毒性试验中通常使用的年龄段大鼠拥有高速持续的软骨内成骨和骨的纵向生长，因此大鼠的骨骺生长板对于一些可影响软骨内成骨通路（如激酶和血管生成抑制剂）及骺板下改建（如骨吸收抑制剂）的受试物来说是一项敏感的生物测定指标。成熟骨由板层骨组成，以规则排列的胶原纤维为特征，从而适应最佳的机械功能。编织骨是一种未成熟的或反应性的新骨（分别以初级松质骨或早期骨折骨痂为典型），由于表现为数量增加的骨细胞和更随机分布与机械应力无关的胶原纤维，因此在生物力学上次于板层骨。在器官水平上骨组织可形成密质骨（皮质骨）或松质骨（海绵状

骨 / 小梁骨）。在一种特定骨中，小梁骨和皮质骨的相对比例是建立在该骨特定功能的基础之上。例如，股骨具有硬度，它在运动过程中具有机械杠杆的作用，股骨体呈圆柱形，骨干主要由不能弯曲的皮质骨组成。相反，椎骨需要具备缓冲压迫而不骨折的能力，因此富含具有减震功能的小梁骨，而皮质骨相对较薄。

成骨细胞负责骨基质（类骨质）的形成和矿化，这些细胞的特征为单核和倾向于在骨表面呈单层排列，并参与活跃的类骨质的生成。当完成了该作用后，它们最终会发生凋亡，或变成骨细胞（如果它们陷入矿化的骨基质中），或是以骨内衬细胞存在。由多能间充质干细胞分化为成骨细胞的过程是由多种复杂的信号通路来协调的。调控成骨细胞活性的主要分子包括 TGF-β_1、骨形态发生蛋白（bone morphogenetic protein, BMP）、WNT、NOTCH 和 Ephrin-Ephrin 受体，其中 runt 相关转录因子 2（runt-related transcription factor 2, RUNX2）是调节成骨细胞形成的主要转录因子。

破骨细胞负责成熟骨的去矿化和骨基质的吸收。这些细胞特点为体积大、多核和靠近骨的侵蚀部位。在小鼠中，大量破骨细胞以单个核细胞的形式出现，需要通过抗组织蛋白酶 K 的免疫染色来准确识别这些细胞。破骨细胞和邻近的骨表面之间的浅凹陷（豪希普陷窝）是活化的破骨细胞释放的骨侵蚀化学物质和酶类进行聚集的消化室。完成这一功能后，这些细胞通过凋亡退化。破骨细胞来源于造血干细胞的前体。核因子 κB 受体激活蛋白（receptor activator of nuclear factor κB, RANK κB）是破骨细胞表面的一种分子，它与其配体 RANKL 之间的相互作用是破骨细胞从特定前体分化的关键。破骨细胞的活性是由护骨因子（osteoprotegerin, OPG）调节的，OPG 是 RANKL 的可溶性诱导受体。

骨是一种代谢高度活跃的组织。骨骼的维持需要骨质吸收和形成的协调，二者都受到局部和全身激素、细胞因子、生物力学信号和饮食因素的调节。在骨的重塑过程中，细胞之间的相互作用和分泌因子介导的破骨细胞和成骨细胞前体之间的信号传导是骨形成和骨质吸收的耦合中所需要的。不同的信号通路对骨骼负荷的改变都有感应，其中骨细胞和相关的小管网目前被认为是主要的机械传感器，其通过产生调节蛋白来发挥作用，如作为典型 WNT 信号通路抑制剂和骨形成的负调控因子的硬化蛋白。骨细胞也是 RANKL 和成纤维细胞生长因子 -23（fibroblast growth factor-23, FGF-23）的来源，FGF-23 是调节磷酸盐平衡的关键信号分子。许多局部介质与骨代谢有关，包括 BMP、TGF-β_1 及其他 FGF、IL-1、IL-4、IL-6、INF-γ、TNF、hedgehog 蛋白、胰岛素样生长因子（insulin-like growth factor, IGF）、PI3K 通路。调控骨发育和代谢的局部因子的全身性介质包括生长激素、甲状腺激素、甲状旁腺激素（parathyroid hormone, PTH）、雌激素、雄激素、维生素 D、降钙素和糖皮质激素。

局部和全身激素、细胞因子、生物力学信号和（或）饮食因素的扰动会引起骨量和结构的改变。定性的组织病理学检查可以检测到骨量和结构的主要变化，特别是在持续时间较长的试验中。然而，对于短期试验中可能出现的由骨生长或更新的动力学改变所引起的骨的一些细微的改变则需要特殊的技术来进行检测。骨密度测定法、动态组织形态计量法和骨吸收及骨形成的生物标志物是测定骨量变化和确定受试物相关结构改变的潜在机制的敏感方法。骨的机械性能试验可以作为一种配合的试验技术，来将骨的结构变化与功能改变关联。

大鼠（和小鼠）的骨骼与其他哺乳动物的骨骼有明显的生理学差异。与其他毒理学相关的动物种属（如兔子、犬和非人灵长类）和人类相比，在大鼠生命过程中的大部分时期骨的纵向生长都是活跃的。尽管骨的纵向生长在 6 月龄时极其轻微，但股骨远端和胫骨近端的骺板可能终生不完全闭合。雄性大鼠骺板的骨化比雌性大鼠更完全。幼龄大鼠主要的骨更新过程 / 活动是（软骨内）生长和骨改建，在这一过程中骨吸收和骨形成不在空间和时间上耦合。然而随着年龄的增长（断乳后），小梁骨从改建到重塑逐渐过渡，骨吸收和骨形成在空间和时间上耦合。骨的更新过程 / 活动中的转变与年龄和骨的部位相关联。大鼠骨骼的皮质内重塑通常是缺失的，因此在评价骨活性药物对该过程的作用时适用性受限。尽管有这些生物学上的差异，大鼠仍被认为是研究人类对疾病和骨活性药物反应性骨骼变化（尤其是小梁骨）的可靠模型。

【参考文献】　Anderson and Shapiro, 2010; Ballock and O'Keefe, 2003; Banks, 1993; Bargman et al.,

2010; Baron and Kneissel, 2013; Bonewald and Johnson, 2008; Bonewald and Wacker, 2013; Bregman et al., 2003; Chai et al., 2000; Chow et al., 1998; Dallas et al., 2013; EMEA Guidance, 2006; Erben, 1996; Erden and Glödmsn, 2012; Frazier et al., 2007; Gunson et al., 2013; Hall et al., 2006; Jee and Yao, 2001; Kharode et al., 2008; Kilborn et al., 2002; Komori et al., 1997; Kronenberg, 2003; Leininger and Riley, 1990; Lelovas et al., 2008; Mullender and Huiskes, 1997; Nakashima et al., 2011; Noden and De Lahunta, 1985; Patyna et al., 2008; Roach et al., 2003; Schenk et al., 1986; Sims and Gooi, 2008; Wronski et al., 1989; Yamaguchi et al., 2000; Zaidi et al., 2003; Zuo et al., 2012。

（三）非增生性病变

1. 纤维骨性病变（fibro-osseous lesion）（FOL）（图 6.1）

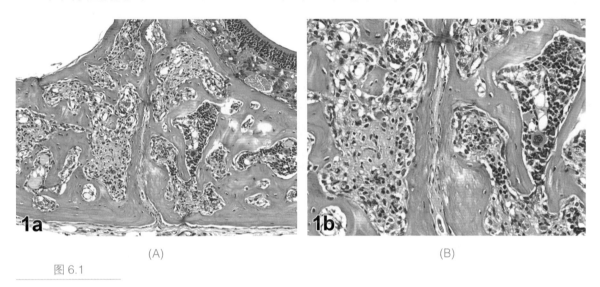

（A）　　　　　　　　　　　　　　　　　　（B）

图 6.1

纤维骨性病变（FOL），小鼠，颅骨。骨髓腔内小梁骨和破骨细胞局灶性增多，伴有纤维基质增生。（A）低倍镜，（B）高倍镜。脱钙骨，H&E 染色。图片由 Dr. Jerrold Ward 提供

【其他术语】　　Osteofibrosis。

【种属】　　仅见于小鼠。

【发生部位】　　所有骨，但最常见于胸骨、长骨、椎骨和鼻骨。

【生物学行为】　　间叶细胞沿骨内膜表面的局灶性到多灶性非肿瘤性聚集，与局部增加的破骨细胞骨吸收和骨髓纤维增生有关。

【组织发生 / 发病机制】　　该病变反映了破骨细胞、成骨细胞和成纤维细胞局部功能的增强。目前还不确定这些改变是反映了一个细胞群的原发性活化和另一个细胞群的继发性反应，或是两个细胞群继发性激活是对来自尚未确定的调节细胞信号的响应。

【诊断特征】　　① 始于干骺端和（或）皮质骨内局灶性骨吸收性的病变。② 溶解区和正常小梁骨交界处可见数量较多的破骨细胞。③ 病变延伸至邻近的骨髓，向周边或皮质内分布。④ 纤维基质和偶见的编织骨的小梁在病灶内增殖，晚期可能会取代部分骨髓腔。⑤ 成骨细胞的聚集和骨的形成遵循类似的模式（从外周向中心）。⑥ 病变的特征和程度取决于局部骨吸收和骨形成之间的平衡。

【鉴别诊断】　　① 纤维性骨营养不良（fibrous osteodystrophy, FOD）。② FOL 更适用于诊断一系列形态变化的综合征，而非对多个独立的形态特征的诊断。

【备注】　　FOL 仅见于小鼠，尤其是老龄化雌性小鼠。它是 B6C3F1 和 CD-1 小鼠品系常见的自发性病变。FOL 常与卵巢囊肿或囊性子宫内膜增生和血清碱性磷酸酶的活性增加相关联。雌性动物给予雌激素时，此病变会加速发展且病变程度加重。

在 FOL 的发生过程中会观察到大量不同的组织学变化。这种可变性解释了过去这种情况被诊断为骨质增生、骨髓纤维化、骨质疏松、骨纤维化和骨硬化的原因。这种病变应该与 FOD 进行区分，FOD 是需要排除晚期肾病（一般为严重的慢性进行性肾病）或其他因素导致的甲状旁腺激素增加后，由 PTH 介导的骨质吸收增加伴继发性纤维增生的结果。

【参考文献】 Albassam et al., 1991; Highman et al., 1981; Long and Leininger, 1999b; Sass and Montali, 1980; Wancket et al., 2008。

2. 纤维性骨营养不良（fibrous osteodystrophy）（FOD）（图 6.2）

【其他术语】 Renal osteodystrophy。

【种属】 大鼠和小鼠。

【发生部位】 所有骨。

【生物学行为】 骨中基质细胞和纤维组织的良性非肿瘤性病变，与甲状旁腺功能亢进导致的骨吸收增加有关。

【组织发生 / 发病机制】 通过未成熟纤维结缔组织的增殖来强化由于全身性代谢病引起的慢性去矿化作用而形成的不坚固的骨。病变分两个阶段发生：① 早期 – 骨质吸收加速，最初为骨内，随后是皮质内，伴继发性小梁骨形成的增加。② 晚期 – 小梁骨和骨髓被间质细胞和纤维性基质所取代，其中含有融合的岛状编织骨。

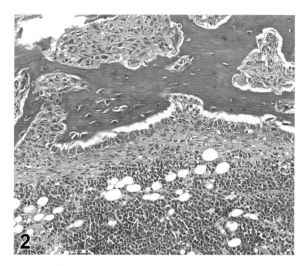

图 6.2

FOD。致密的小梁骨周围纤维化，部分骨表面（中下部）可见明显的成骨细胞边缘，其他表面（中上部）有破骨细胞相关的扇形凹陷［浅层凹陷侵蚀（豪希普陷窝）］。脱钙骨，H&E 染色。图片由 Dr. Andrew Suttie 提供。

【诊断特征】

1）存在快速骨更新，组织学特征为：① 破骨细胞和成骨细胞数量增加。② 骨质溶解，表面凹陷增加，导致小梁表面呈不规则的扇形，存在穿凿性吸收。③ 皮质骨的吸收腔增加。

2）纤维化 / 基质细胞增殖和编织骨的产生。

3）发生于非骨组织中的继发性病变，提示甲状旁腺功能亢进。例如，① 晚期肾（特别是肾小管）病变。② 由于主细胞增生 / 肥大引起的甲状旁腺增大。③ 软组织的转移性矿化。

【鉴别诊断】 纤维骨性病变（fibro-osseous lesion, FOL）：仅见于小鼠。FOL 这一术语更适用于诊断一系列形态变化的综合征，而非对多个独立的形态特征的诊断。

【备注】 在大鼠，FOD 通常继发于长期的肾疾病和伴随的 PTH 的血清水平的升高，这是对于绝对或相对低钙血症的反应。PTH 通过抑制肾小管对磷的重吸收，促进肾小管对钙的重吸收，刺激骨的吸收以促进钙从骨中释放，从而维持血液中钙 / 磷的比例。纤维组织 / 基质细胞增生继发于 PTH 的持续升高。慢性肾脏病变使功能性肾单位数量减少，从而减少了磷的排泄，而增加了磷的潴留。血清磷的增加引起 FGF-23 释放的增多，引起磷酸盐尿，但这种增多又引起了 1, 25 二羟基维生素 D_3 的降低，从而导致从肠道吸收的钙和磷的减少。FOD 的另外一个主要改变是甲状旁腺增大（产生 PTH 的主细胞肥大和增生）。这些过程的内在平衡改变导致了 FOD 组织学表现的多样性。

FOD 作为一种自发性病变，由于小鼠慢性肾功能衰竭的发生率较低，因此在小鼠发生率较低。相反的，由于大鼠慢性进行性肾病的发生率和严重程度高，FOD 作为一种年龄相关的继发性病变在许多品系的大鼠中可见发生。

【参考文献】 Greaves, 2000; Leininger and Riley, 1990; Long and Leininger, 1996b; Malluche, 2002。

3. 小梁骨和（或）皮质骨增多（increased bone, trabeculae and/or cortex）（图 6.3 ～图 6.5）

【其他术语】 Hyperostosis (proliferative or nonproliferative types), osteopetrosis, osteosclerosis, trabecular hypertrophy。

【种属】 大鼠和小鼠。

【发生部位】 所有骨——在四肢长骨（通常是受累最严重的骨）、颅骨、椎骨和胸骨中表现不一。

【生物学行为】 非肿瘤性的骨量增加（皮质骨或小梁骨，局灶性或弥漫性）。

【组织发生/发病机制】 成骨细胞骨基质生成增加和（或）破骨细胞吸收减少。

【诊断特征】 ① 骨基质增多（可能是板层状或编织状）。② 早期明显可见成骨细胞衬覆在小梁骨的表面。③ 小梁骨厚度增加（小梁骨肥大），且小梁骨数量可见明显增加。④ 由于骨内膜和（或）骨外膜骨沉积引起皮质骨厚度增加。⑤ 骨髓腔体积减小，严重者可见肝和脾明显的髓外造血（extramedullary hematopoiesis, EMH）。⑥ 在年轻动物保留初级松质骨。

【鉴别诊断】 ① 骨肉瘤（osteosarcoma）。② 纤维骨性病变（fibro-osseous lesion, FOL）：仅见于小鼠。

【备注】 啮齿动物中，这种自发性病变提示骨量的增加，是由骨形成增强所致。在老龄大鼠可见松质骨的增加，发生在长骨、胸骨和椎骨；此改变以前被称为骨质增生。在间歇性给予 PTH 或抗硬化蛋白抗体后可观察到由于药理学作用所介导的骨形成增加所致全身性骨增加。大鼠局灶性或多灶性的骨增加可能与给予一些抗肿瘤药相关，或是继发于单核细胞［大颗粒淋巴细胞（large granular lymphocyte, LGL）］白血病，该种情况下可见编织型的骨基质沉积。

在存在开放生长板和活跃的软骨内成骨的情况下，由于骨吸收减少导致骨量增加，消减区（cut-back zone）（在长骨干骺端的骨膜表面）改建过程失败引起的初级松质骨残留和干骺端增厚导致了骨几何形状改变，共同导致了骨的骨硬化样表型。双磷酸盐类和其他一些破骨细胞功能或破骨细胞生成抑制剂可引起这些变化，严重程度取决于骨吸收抑制的程度和骨纵向生长的速率。

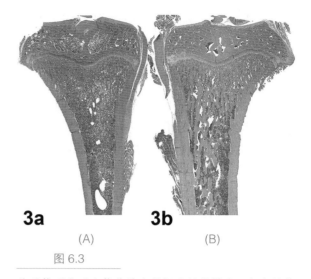

(A)　　　　　　　　(B)

图 6.3

给予抗硬化蛋白抗体的大鼠胫小梁骨增多。与未给药大鼠（A）相比，骨增多的特征表现为干骺端小梁骨肥大（厚度增加）（B）。脱钙骨，H&E 染色

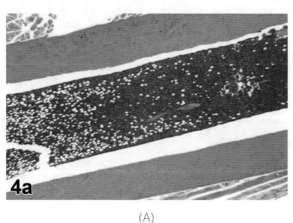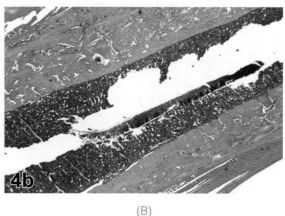

(A)　　　　　　　　　　　　　　(B)

图 6.4

大鼠长骨骨干皮质骨增多（B）。皮质相对于大鼠长骨正常的皮质（A）厚。脱钙骨，H&E 染色

成年啮齿动物骨骼骨质吸收减少仅导致骨量和结构的细微变化，不易进行定性分析。从机制上来讲，破骨细胞数量的减少可能导致骨量的增加，然而，在毒性研究中，在常规诊断方法中可靠地记录破骨细胞数量减少较为困难，因此不推荐将"破骨细胞减少"作为一种形态学诊断术语来进行记录。在成年期骨量的细微增加可能需要通过骨的形态计量法/密度测量来证实。

【参考文献】 Courtney et al., 1991; Felix et al., 1996; Hartke, 1996; Li et al., 2009; Qi et al., 1995; Stromberg and Vogtsberger, 1983。

4. 类骨质增加（increased osteoid）（图 6.6，图 6.7）

【其他术语】 Hyperosteoidosis, osteomalacia。

【种属】 大鼠和小鼠。

【发生部位】 小梁骨和皮质骨。

【生物学行为】 类骨质的非肿瘤性增加（即未矿化的骨基质）。

【组织发生/发病机制】 类骨质数量增加的机制可能为：① 正常类骨质的生成增加。② 正常类骨质矿化不良。③ 产生不能矿化的有缺陷类骨质基质。④ 相对于正常矿化速率而言，类骨质合成更快。

【诊断特征】 类骨质数量增加（表现为类骨质的面积或厚度明显增加）。

【特殊诊断方法】 只能在未脱钙的切片中确认类骨质的增加。确认骨盐的染色方法包括冯科萨/MacNeal 四色染色、Goldner 三色染色和 Movat 五色染色。Yoshiki 等人曾描述过检测类骨

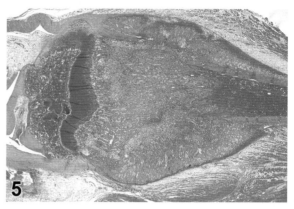

图 6.5

大鼠胫骨干骺端骨膜和骨内膜骨增多。脱钙骨，H&E 染色。图片由 Dr. Bing Ong 提供

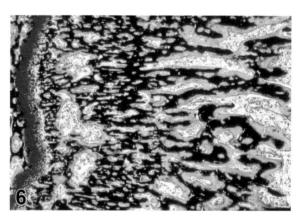

图 6.6

大鼠给予高剂量的 1, 25 二羟维生素 D$_3$，胫骨类骨质增多。干骺端初级松质小梁骨的矿化基质（黑色）衬以大量的类骨质（淡蓝色）。未脱钙切片，冯科萨/MacNeal 四色染色

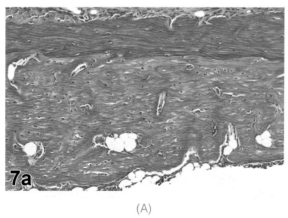

(A)

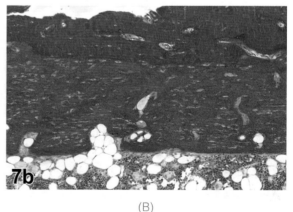

(B)

图 6.7

大鼠胫骨皮质类骨质增多。增多表现为骨髓附近出现浅嗜酸性编织骨（A，脱钙骨，H&E 染色）或鲜红色编织骨（B，未脱钙骨，改良三色染色）的厚斑块

质的另一种可选方法。

【鉴别诊断】　骨肉瘤（osteosarcoma）。

【备注】　类骨质增加与某些特定的代谢性疾病相关，如佝偻病和慢性肾疾病 – 代谢性骨病（chronic kidney disease–metabolic bone disease, CKD–MBD）。试验表明，高于生理学剂量的维生素 D（1, 25– 二羟基维生素 D$_3$）可引起类骨质的增加，从而导致类骨质基质缺陷。此外，一些双膦酸盐类和前列腺素类物质在高剂量下也可引起类骨质的增加。其他一些引起类骨质增加的原因包括铝、氟或镉毒性或者饮食中磷缺乏。类骨质增加对骨的生物力学性能有负面影响，在晚期病例中可能会观察到骨折。

在常规毒性试验中（无法获取未脱钙的切片），对于已脱钙的 H&E 染色切片，可通过界限清楚的含丰富淡染骨基质区域的存在与否来进行类骨质增加的临时诊断。然而，后续研究中需要通过未脱钙的切片来确认之前的临时诊断。重要的是，在常规处理（脱钙、H&E 染色）的切片中骨基质染色性质的细微改变不应该被看作是类骨质增加的明确证据。

【参考文献】　Boyce and Weisbrode, 1983; Long et al., 1996; Schenk et al., 1973; Yoshiki et al., 1983。

5. 成骨细胞表面增加（increased osteoblastic surface）（图 6.8）

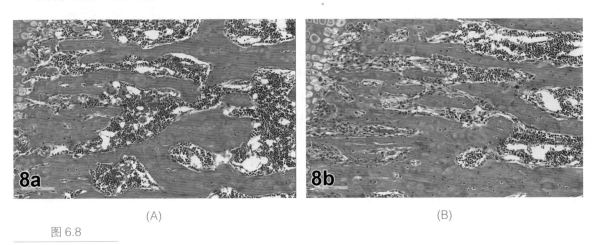

(A)　　　　　　　　　　　　　　　(B)

图 6.8

大鼠胫骨成骨细胞表面增加。与对照组大鼠（A）相比，大鼠给予重组人 PTH 后，初级松质骨和小梁骨表面成骨细胞增加，基质合成活跃（B）。脱钙骨，H&E 染色。

【其他术语】　Proliferative hyperostosis (when associated with increased bone mass)。

【种属】　大鼠和小鼠。

【发生部位】　中轴骨和长骨。

【生物学行为】　非肿瘤性骨形成增加，发生于骨重塑（骨形成和骨吸收在时间和空间上的耦合）或是基于改建过程（骨形成发生于静止的骨表面，与骨吸收无关）。

【组织发生 / 发病机制】　骨重建或基于构建的骨形成增加，可导致圆形的成骨细胞（认为在基质形成中活跃）表面范围的增加，这种变化可以发生在骨量增加、减少或没有变化的情况下。

【诊断特征】　① 骨形成增加通常表现为饱满的、立方形成骨细胞表面范围的弥漫性增加，提示骨形成的增加，但无明显可见的骨基质增加。② 骨量可能增加、减少或无变化，这取决于骨吸收和形成之间的平衡。然而，当骨基质和成骨细胞表面同时增加时，应仅使用诊断术语"小梁骨和（或）皮质骨增加"。③ 可发生于任何骨表面（小梁骨、骨膜或内皮质）。

【特殊诊断方法】　成骨细胞的形态在 H&E 染色切片中明显可见。非常活跃的成骨细胞可以通过核周围的空泡（高尔基体）来鉴别。而确诊则需基于体内荧光标记的动态的组织形态计量法来进行定性评估，这通常会明显降低对骨形成的影响程度。

【鉴别诊断】　① 成骨细胞增生（hyperplasia, osteoblast）。② 纤维性骨营养不良（fibrous osteodystrophy, FOD）。

【备注】　　成骨细胞表面增加被认为是基质合成活跃的表现，这可能是骨重塑增加或基于改建的骨形成激活的结果。激素变化可引发这些改变，典型的为甲状腺功能亢进、甲状旁腺功能亢进或雌激素缺乏，这些情况下骨量未受影响或减少。在没有骨量变化的情况下，成骨细胞表面增加发生于骨骼负荷增加或硬化蛋白抑制的早期反应中，这是基于改建的形成激活的结果。

【参考文献】　　Ominsky et al., 2014。

6. 破骨细胞增多（increased osteoclasts）（图 6.9）

【其他术语】　　Resorption, dissecting osteoclasia (increased osteoclast-mediated resorption)。

【种属】　　大鼠和小鼠。

【发生部位】　　小梁骨和皮质骨的表面。

【生物学行为】　　破骨细胞数量的明显增加。

【组织发生 / 发病机制】　　破骨细胞生成和（或）存活破骨细胞增多。

【诊断特征】　　①破骨细胞数量的明显增加（破骨细胞增生）。②骨表面不规则（侵蚀），每个表面凹陷代表一个豪希普陷窝（吸收部位或侵蚀表面）。

【特殊诊断方法】　　在组织切片中突出显示破骨细胞，可通过破骨细胞生物标志物的检测程序来实现，如降钙素受体、组织蛋白酶 K、抗酒石酸酸性磷酸酶（tartrate-resistant acid phosphatase, TRAP）或玻连蛋白受体。另一种可选择的方法是在 H&E 染色中通过在伊红步骤中添加焰红燃料 B 和橙黄 G 来增加破骨细胞胞质的嗜酸性。

【鉴别诊断】　　无。

【备注】　　破骨细胞在骨生长发育过程中的骨改建、成年动物骨更新过程中正常骨的重塑及骨愈合

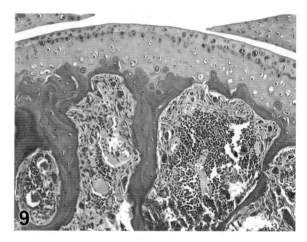

图 6.9

基因工程小鼠破骨细胞增多伴纤维化。两种变化均在小梁骨表面；破骨细胞体积非常大，可见多核及嗜碱性细胞质。脱钙骨，H&E 染色。图片由 Dr. Jerrold Ward 提供

中都是必不可少的。破骨细胞的增加与各种病理过程相关，包括可激活破骨细胞生成（代表性的是通过 RANKL 调节）的转移性肿瘤、副肿瘤综合征、各种代谢性 / 内分泌紊乱，或是延长破骨细胞的生命周期。重要的是，破骨细胞的增加并不总提示骨吸收的增加，如双膦酸盐类，它是破骨细胞功能的有效抑制剂，可导致啮齿动物破骨细胞的增加。当破骨细胞数量的增多仅是复杂病变如早期纤维骨性病变（FOL）或纤维性骨营养不良（见上文）的其中一个特征时，不应诊断破骨细胞增加。

【参考文献】　　Bolon et al., 2004; Boyle et al., 2003; Fisher et al., 2000; Schell et al., 2006。

7. 侵蚀表面增加（increased eroded surface）

【其他术语】　　Resorption, dissecting osteoclasia (increased osteoclast-mediated resorption)。

【种属】　　大鼠和小鼠。

【发生部位】　　小梁骨和皮质骨的表面。

【生物学行为】　　处于吸收过程的骨表面范围的明显增加。

【组织发生 / 发病机制】　　破骨细胞生成和（或）存活的破骨细胞及骨吸收活动的增加，骨重塑的吸收期延长，或骨形成的缺陷 / 延迟耦合，如某些刺激吸收和抑制骨形成的类型的骨转移所描述的那样。

【诊断特征】　　①骨表面不规则（被侵蚀），每个表面凹陷代表一个豪希普陷窝（吸收处或侵蚀表面）。②骨板断裂。③可能是局灶性（在单个骨或多个骨中）而非全身性（在多个骨的多个部位）。

【鉴别诊断】　　无。

【备注】　在病理过程中（肿瘤、副肿瘤综合征、代谢/内分泌紊乱）可见侵蚀表面的增加，伴或不伴破骨细胞数量的明显增加，从而提示吸收表面生命周期的增加。该诊断可用于骨表面存在广泛扇形凹陷，但破骨细胞数量不增加时。如果侵蚀表面的增加和破骨细胞数量的增加同时存在时，推荐使用"侵蚀表面增加"作为唯一的诊断术语。

【参考文献】　Andersen et al., 2014; Boyce et al., 1995。

8. 小梁骨和（或）皮质骨减少（decreased bone, trabeculae and/or cortex）（图 6.10）

【其他术语】　Bone atrophy, osteoporosis, osteopenia。

【种属】　大鼠和小鼠。

【发生部位】　全身性或局灶骨受累。

【生物学行为】　非肿瘤性的骨量减少（皮质骨或小梁骨，局灶性或弥漫性）

【组织发生/发病机制】　骨形成的减少和（或）骨吸收的增加。

【诊断特征】　① 骨基质数量的减少。② 小梁骨的厚度减少（小梁骨萎缩），还可能观察到小梁骨的数量明显减少。③ 皮质骨的厚度减少。④ 小梁骨减少和皮质骨同时减少不是该诊断的必要条件。

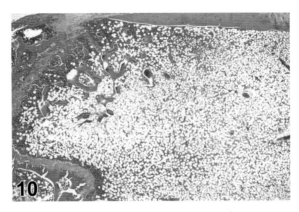

图 6.10

大鼠股骨远端干骺端骨减少。初级松质小梁骨的数量和大小均显著减少。脱钙骨，H&E

【备注】　骨减少是由于骨形成和骨吸收失衡，骨形成相对减少和（或）骨吸收相对增加导致。在大鼠，该变化作为与年龄相关的自发性病变出现。局部的减少与肢体不活动/废用相关。据报道骨量全身性的减少为摄食量减少、皮质酮毒性、甲状腺毒症、吡哆醇缺乏及肝素、β–氨基丙腈和硫酸葡聚糖所致。

在毒性试验中，不推荐将骨质疏松症和骨质减少作为一种定性的组织学诊断。相反，这些术语应该被用在骨量已定量评估的研究中。骨量的细微减少需要通过骨形态计量法/密度的测量来检测。

【参考文献】　Angevine and Clemmons, 1957; Benke et al., 1972; Ellis and Peart, 1971; Kiebzak et al., 1988a; Kiebzak et al., 1988b; Leininger and Riley, 1990; Long et al., 1996; Thompson, 1973。

9. 骨囊肿（cyst, bone）（图 6.11）

【其他术语】　Unicameral bone cyst, solitary bone cyst。

【种属】　大鼠和小鼠。

【发生部位】　骨（最常发生于长骨的干骺端）。

【生物学行为】　骨内非肿瘤性的占位性空腔，或常在紧邻骨表面的骨髓软组织中

【组织发生/发病机制】　不明。

【诊断特征】

1）散在的大小和形状不同的腔，常见于干骺端。

2）剖检时，腔内可能充满液体。

3）病变的组织病理学典型特征包括：① 衬覆薄层纤维膜，衬覆细胞不清楚，可能存在一层皮质骨薄壳。② 腔内无内容物。

4）在许多病例中，未见相邻小梁骨或皮质骨的反应。

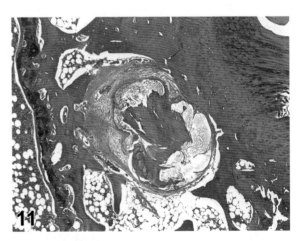

图 6.11

大鼠骨囊肿。囊腔内衬连续的膜（可见薄的嗜酸性层），而囊壁被纤维结缔组织扩张。脱钙骨，H&E 染色。图片由 Dr. Andrew Suttie 提供

5）某些囊性骨病变具有明显的解剖学特征：① 动脉瘤性囊肿——真正的囊肿，有多个含有血液的腔隙，无血管内皮。② 软骨下囊肿——假性囊肿（之所以称为假性囊肿是因为其缺少衬覆细胞，见下文关节中的定义），最常发生于骨骺软骨下骨，与关节的退行性改变相关。

【鉴别诊断】 正常肌腱和韧带嵌入的斜切切片（tangential sections of normal tendon and ligament insertions）。

【备注】 单纯性骨囊肿通常是局灶性的发育缺陷的表现。动脉瘤性骨囊肿被认为是骨髓中血流的紊乱而产生的。软骨下骨囊肿继发于相邻关节的炎症或退行性过程。

根据已发表的报告，真正的骨囊肿在啮齿动物中似乎是十分罕见的。美国国家毒理学项目中心（National Toxicology Program, NTP）中的病理学数据库的一篇综述显示，在雌雄大小鼠的不同骨骼中可见囊肿的零星发生。给予β-氨基丙腈的大鼠在下颌骨可见动脉瘤性骨囊肿。在人类中，骨囊肿可发生于继发于甲状旁腺功能亢进症（囊性纤维性骨炎）的 FOD 中，但是这种现象在啮齿动物中不常见。

不规则的囊腔可能出现在继发于肿瘤或炎症的骨溶解的过程的周围，但这些继发性病变不需要进行单独诊断。

【参考文献】 Baden and Bouissou, 1987; Long and Leininger, 1999b; National Toxicology Program Data Search; April, 2011。

10. 坏死 （necrosis）（图 6.12）

【其他术语】 Osteonecrosis, coxa plana（Legg–Calvé–Perthes disease），flathead。

【种属】 大鼠和小鼠。

【发生部位】 任何骨（股骨头为好发部位）。

【生物学行为】 骨内的一种或多种细胞成分（骨细胞、成骨细胞、破骨细胞和邻近的骨髓成分）的死亡（通常是局灶性）。

【组织发生 / 发病机制】 单次或多次缺血的发生。

【诊断特征】

坏死的组织学特征取决于病变的发生部位。

1）一般特征。① 空的骨细胞陷窝：常累及大片骨骼；必须区别于：组织处理过程中引起的骨细胞缺失人工假象；正常骨中低发生率的空陷窝。② 参照同时存在的其他改变，该变化往往更容易被识别，包括：邻近骨髓的坏死；受累区域的骨吸收证据——在骨髓炎中尤其明显；编织骨灶包绕的坏死骨——无菌性坏死一种常见的修复过程。

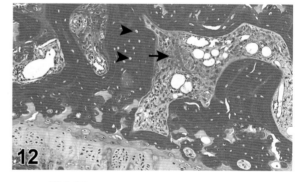

图 6.12

大鼠股骨头坏死。骨骺小梁骨中存在大量空的骨细胞腔隙（箭头所示），而相邻正常骨髓中的反应性编织骨（箭号所示）表明存在组织反应。脱钙骨，H&E 染色。

2）股骨头坏死的特有特征。① 发生于大鼠。② 初期病变：骨溶解后的坏死，通常发生于股骨头的中央部位。关节软骨及其下方的生长软骨以及股骨近端生长板在该阶段未受影响。不发生软骨内成骨但关节下生长软骨持续增殖，是导致 X 线片中关节间隙增宽的原因。③ 修复期：在存活骨组织和死亡骨组织边缘出现间叶细胞和毛细血管增殖。主要组织学特征：新的编织骨沉积在已死亡的板层小梁上；之后，新骨被成骨细胞包围，最终板层骨取代了所有编织骨；吸收过程可延伸至股骨头软骨，来自关节周围的血管翳可从上方破坏关节软骨；股骨近端生长板可能发生变形，可能是由于损伤初期生发细胞发生了损伤。结果：软骨下骨组织减少。

【备注】 坏死发生在骨骼血液供应受损的情况下。病变可能是脓毒性或无菌性的，通常与创伤（骨折）或骨髓炎有关。当出现坏死、炎症和（或）骨折时，选择诊断时应考虑哪一种是主要或起始病变。

大鼠常见无菌性股骨头坏死综合征。原因包括特发性股骨头坏死、股骨 – 髋臼关节脱臼和股骨头近端/颈部骨折。发病机制似乎源于静脉闭塞，在自然条件下似乎是由一过性滑膜炎导致的。股骨头坏死的后遗症是髋关节退行性关节病。上述组织病理学改变造成股骨头塌陷和扁平髋（即股骨头和颈部扁平），是人类 Legg–Calvé–Perthes 病（无血管性股骨头坏死）的特征。

【参考文献】　Boss and Misselevich, 2003; Fondi and Franchi, 2007; Hirano et al., 1989。

11. 骨折（fracture）（图 6.13）

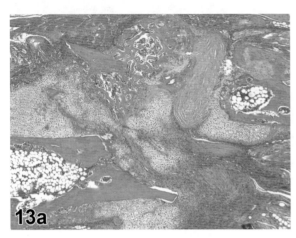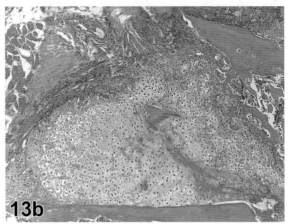

图 6.13　　（A）　　　　　　　　　　　　　　　　　　（B）

小鼠尾椎骨骨折伴骨痂。（A）低倍，（B）高倍。增生的软骨在移位的骨碎片两端之间形成多个融合的浅蓝色结节（中间）。沿着骨折线可见的锋利的骨边缘，表明骨重塑还没有真正开始。脱钙骨，H&E 染色

【其他术语】　无。

【种属】　大鼠和小鼠。

【发生部位】　任何骨。

【生物学行为】　骨结构局部破坏导致皮质骨和（或）小梁骨部分或完全不连续。

【组织发生/发病机制】　骨折继发于外源性创伤。正常骨的矿化不完全、骨基质改变（材料性能降低）、骨量减少或骨肿瘤等诱发因素，均会导致骨变弱或容易发生低能量性骨折。

【诊断特征】　骨痂（骨折修复过程中形成的连接断端的组织）的组织学特征随骨折发生后的时间而变化。

1）早期以出血、纤维蛋白渗出和坏死为主。

2）中间阶段的特征是产生外骨痂和内骨痂。①骨折部位近端和远端骨的骨膜中的成纤维间叶细胞（骨祖细胞）增殖形成外骨痂。这些祖细胞随着侵入的血管迁移到骨折部位，在那里分化并开始产生编织骨和（或）软骨。外骨痂逐渐被重塑，并被板层骨所取代（即通过软骨内骨形成）。一般来说，在外骨痂的外围，组织成分更成熟。②内骨痂由髓管中编织骨组成，不经过软骨形成的中间阶段（即通过膜内骨形成）。

3）晚期阶段为皮质骨和小梁骨结构的渐进性重塑和恢复。

【鉴别诊断】　骨肉瘤（osteosarcoma）：新发生的骨折可能有丰富的多形性骨祖细胞。

【备注】　骨折/骨痂的组织学特征受机械和代谢因素的影响，它们随骨折部位的时间而变化。骨折的特征通常是骨轮廓的明显局部扭曲。随着时间的推移，骨重塑恢复成为正常的骨的形状。

在啮齿动物中，骨折是不常见的自发现象。根据笔者的经验，因受试物引起骨量明显减少而继发的骨折并不常见。因此，毒性试验中发生的骨折更有可能提示对骨质量的负面影响（如基质改变，缺陷性矿化）。

【参考文献】　Marsell and Einhorn, 2011。

12. 骺板增厚（increased thickness, physis）（图 6.14，图 6.15）

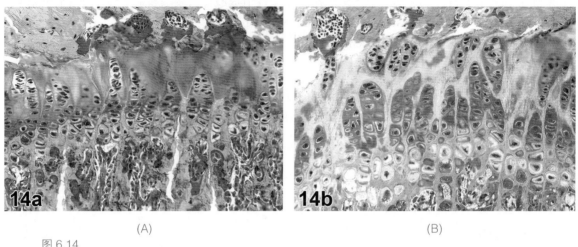

(A)   (B)

图 6.14

给予 TGF-β₁ 抑制剂的大鼠，胫骨骺板增厚（B），与相同年龄的对照组大鼠相比（A），给药动物骺板肥大区厚度增加，软骨基质染色改变（基质成分的变化表明发育不良）。脱钙骨，Movat 五色染色。图片经 SAGE 许可转载自 Frazier et al., 2007

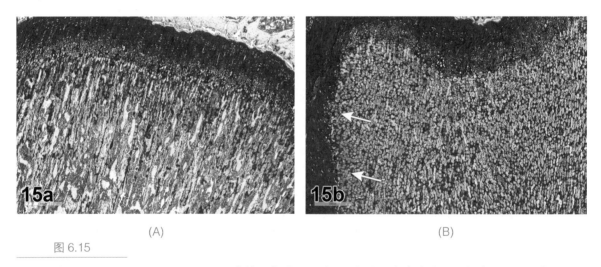

(A)   (B)

图 6.15

新生雄性大鼠给予工程融合蛋白 OPG-Fc［结合护骨因子（OPG）和人类免疫球蛋白恒定区（Fc）］，一种 RANKL 的抑制剂，长骨骺板增厚（B）。与相同年龄的对照组大鼠相比（A），给药大鼠表现为肥大病变，特点是骺板肥大区厚度增加和排列紊乱，伴严重局灶性增厚（箭号所示），同时小梁骨增加。这两幅图像是在相同的放大倍数下拍摄的，以突出增厚的骺板和骨的过度产生。脱钙骨，甲苯胺蓝染色

【其他术语】　Physeal dysplasia, physeal hypertrophy, endochondral hypertrophy, cartilage dysplasia, physeal expansion。

【种属】　　大鼠和小鼠。

【发生部位】　　长骨（大鼠和小鼠）、椎骨、胸骨（特别是小鼠）的骨骺（关节）和（或）骺板（生长板）的软骨。

【生物学行为】　　软骨的可逆性扩张。

【组织发生 / 发病机制】　　软骨内成骨受干扰。

【诊断特征】

1）骺板增厚：在股骨和胫骨中最常见（因为常规的非临床毒性试验最常对股骨和胫骨进行检查），在其他骨中也有可能观察到：① 骺板的一个或多个区域的厚度增加。② 扩张可能为均匀或不规则，伴

或不伴发育不良［即正常软骨细胞柱状结构破坏和（或）软骨基质改变］。

2）严重时，软骨下骨可能会增多。

【特殊诊断方法】 这种病变在常规处理（福尔马林固定、脱钙、石蜡包埋、H&E 染色）的切片上很明显，也在其他用于显示软骨的染色（如番红 O、甲苯胺蓝）上能看到。如果需要确定扩张是否是由于软骨基质矿化受损或与之相关，则需制备未脱钙切片。

【鉴别诊断】 无。

【备注】 骺板增生和（或）肥大可导致骺板增厚，伴或不伴发育不良。虽然在大多数情况下，诊断增厚是合适的，但在骺板软骨细胞明显排列紊乱的情况下，应该诊断为骺板发育不良。严重程度取决于受试物的剂量和暴露时间及软骨内成骨的速度。由于年轻动物软骨内成骨非常活跃，所以这种病变在年轻动物中最为显著。这种病变在啮齿动物中是罕见的自发性病变。

这种病变通常是由于受试物导致的矿化损伤或在调节软骨内成骨中起关键作用的信号通路（包括血管生成和骨骺软骨细胞增殖／分化）改变。该病变已被报道与血管生成抑制剂的靶向分子有关，如 VEGF、某些双膦酸盐、FGF 受体酪氨酸激酶、激活素受体样激酶 5（activin receptor–like kinase, ALK5）、pp60 SRC 激酶和基质金属蛋白酶（matrix metalloproteinase, MMP）。血管生成抑制剂影响骺板，是因为正常的软骨内成骨需要血管。ALK5 是 TGF-β_1 的 1 型受体，TGF-β_1 是一种有助于调节骺板肥大区软骨细胞分化的因子。破骨细胞对骨的吸收依赖于 pp60 SRC 酪氨酸激酶，MMP 参与非矿化软骨基质的降解。氨基脲盐酸盐暴露通过减少聚合、胶原蛋白交联和软骨基质矿化，能够对骺板造成类似的效果。

【参考文献】 Alvarez et al., 2001; Blair et al., 2002; Brown et al., 2005; Frazier et al., 2007; Hall et al., 2006; Horne et al., 1992; Patyna et al., 2008; Takahashi et al., 2010。

13. 骺板变薄（decreased thickness, physis）（图 6.16）

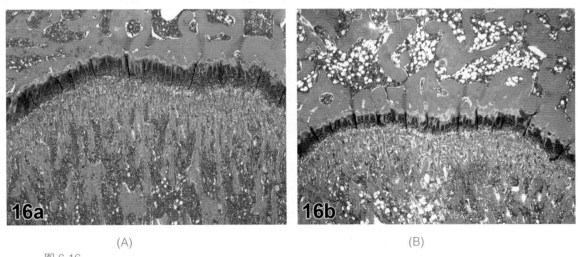

(A)　　　　　　　　　　　　　　　　　　(B)

图 6.16

大鼠股骨骺板变薄。在同样放大倍数下拍摄的图像，与对照组动物（A）相比，给药后的大鼠（B）的生长板略窄，后续通过定量方法证实。脱钙骨，H&E 染色

【其他术语】 Physeal atrophy, physeal dystrophy。

【种属】 大鼠和小鼠。

【发生部位】 骺板（生长板），特别在长骨。

【生物学行为】 一种可逆的退行性改变。

【组织发生／发病机制】 软骨内成骨的一过性干扰或随着年龄的增长而持续性减少。

【诊断特征】 ① 骺板变薄在股骨和胫骨中最常见（因为常规的非临床毒性试验会对股骨和胫骨进行检查），在其他骨中也有可能观察到。② 厚度减少可以影响骨骺生长板的一个或多个区，但通常

整个骨骺生长板均一致性改变。

【鉴别诊断】　无。

【备注】　这种变化可能是耗食量持续减少，影响了调节软骨增殖和软骨内成骨的信号通路如生长激素、IGF-1 和 FGF-21。暴露在对软骨细胞增殖有直接影响的药物后，也会看到同样的效果。例如，给予阿霉素可导致刚断奶大鼠和老龄大鼠骺板变薄。由于年轻动物软骨内成骨速率高，所以影响最显著。

骺板变薄通常是微弱的，很难用定性方法（如组织病理学检查）发现。如果怀疑有这种变化，应通过定量方法（如形态计量法）加以证实。

【参考文献】　Bourrin et al., 2000; Kubicky et al., 2012; Noguchi et al., 2011; Wu et al., 2012; Yakar et al., 2002。

14. 生长板闭合（growth plate closed）（图 6.17）

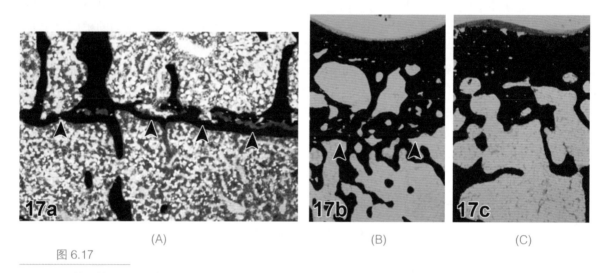

(A)　　　　　　　　　　　　　　　(B)　　　　　　　　　(C)

图 6.17

15 ～ 21 月龄雌性大鼠生长板闭合。（A）透明软骨残留，胫骨近端可见红骨髓（生长板，箭头所示）。（B）和（C）胫骨远端可见脂肪骨髓。（C）生长板完全消失，骨骺和干骺端融合。（B）箭头显示已经骨化的生长板的位置。未脱钙骨，冯科萨 / MacNeal 四色染色。图片由 Thomas J. Wronski 博士提供

【其他术语】　Age-dependent or premature physeal closure。

【种属】　大鼠和小鼠。

【发生部位】　骺板（生长板），通常在长骨进行评估。

【生物学行为】　闭合可为生理性或药理性。① 生理性：大多数种属骨骼成熟的正常结果（尽管啮齿动物的生长板终生开放）。② 药理性：年轻动物在接触某些激素或药物后过早闭合。

【组织发生 / 发病机制】　生长板骨化。

【诊断特征】　① 生长板软骨被骨取代。② 骨化生长板上的缝隙可以连接骨骺和干骺端的骨髓腔。③ 闭合可以是完全的，也可以是节段性。

【鉴别诊断】　无。

【备注】　不建议将其记录为啮齿动物常规毒性试验的背景病变。然而，如果在给予受试物后出现发生率上升，则根据具体情况具体分析的原则，有必要记录过早闭合。例如，在幼年大鼠中，抗凝血药处理可以导致骺板早期出现出血，随后出现生长板的节段性到完全闭合。据报道，类视黄醇（维生素 A 衍生物）可导致豚鼠骺板闭合；在人和犊牛也出现维生素 A 毒性相关的类似的过早闭合。阿霉素也被记录为一种能够引起这种变化的药物。

【参考文献】　Hähnel et al., 1978; Price et al., 1982; Rothenberg et al., 2007; Standeven et al., 1996; Weise et al., 2001。

（四）增生性病变

1. 软骨细胞增生（hyperplasia, chondrocyte）（图 6.18）

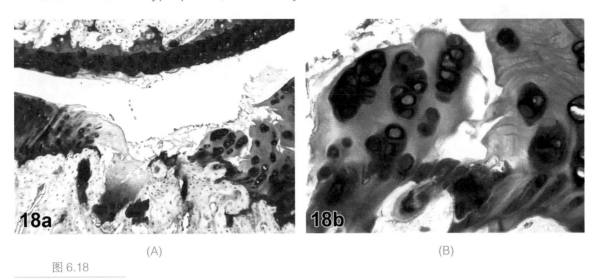

（A）　　　　　　　　　　　　　　　　　　　　（B）

图 6.18

软骨下骨软骨细胞增生，钙化软骨骨折，关节软骨塌陷，内侧半月板撕裂性骨关节炎（OA）大鼠模型的股胫关节。（A）低倍镜，（B）高倍镜显示肥大的软骨细胞克隆簇（近似比较，图 6.9 所示为小鼠正常股骨关节软骨细胞）。脱钙骨，甲苯胺蓝染色

【其他术语】　　Hyperplasia, cartilage。

【种属】　　大鼠和小鼠。

【生物学行为】　　可能出现膨胀性生长，但不会出现侵袭性生长。

【组织发生】　　软骨细胞增生（通常发生在关节或骺板软骨，特别是长骨）。

【诊断特征】　　① 特征为可见数量增多的分化好但排列不规则的软骨。② 软骨细胞通常聚集成簇［称为"软骨同源细胞群"（isogenous group）（原文为 chondrones，原文有误，译者注）］，位于密集排列的陷窝内。③ H&E 染色时，软骨基质通常呈强嗜碱性，但如果蛋白聚糖缺失，则可呈淡嗜碱性或粉红色（软骨样）。④ 常与肥大的软骨细胞数量增加有关。

【鉴别诊断】　　无。

【备注】　　软骨细胞增生通常与创伤、炎症或软骨黏液变性有关（见下文定义）。

2. 成骨细胞局灶性增生（hyperplasia, osteoblast, focal）（图 6.19）

【其他术语】　　无。

【种属】　　仅在大鼠中报道。

【发生部位】　　小梁骨。

【生物学行为】　　非肿瘤性增生。

【组织发生】　　成骨细胞 / 骨祖细胞的局部增多。

【诊断特征】　　① 高分化的圆形至柱状成骨细胞沿骨表面呈单个或多个局限性增生。② 同时还伴有骨增加［小梁骨和（或）皮质骨］。③ 常伴有局部类骨质生成。④ 可能填充小梁间隙，但不会明显破坏原有骨结构。⑤ 局灶性成骨细胞增生有时会混合有局灶性成纤维细胞样细胞增生（局灶性纤维增生）和相关的胶原基质增生。

【鉴别诊断】　　① 纤维骨营养不良（fibrous osteodystrophy, FOD）：这种病变以破骨细胞吸收为主要特征，梭形间叶细胞（成纤维细胞 / 骨祖细胞）主要存在于小梁间隙。② 骨髓纤维化 / 基质细胞增生（marrow fibrosis/stromal cell hyperplasia）：主要由骨髓腔内的纤维细胞增殖构成的一种病变；这些细胞缺乏成骨细胞的细胞学特征。③ 成骨细胞瘤（osteoblastoma）：一种良性肿瘤，比增生性病灶

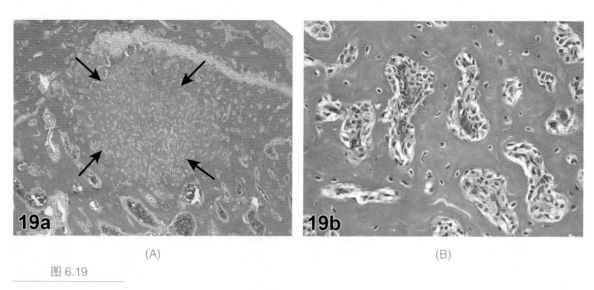

(A)   (B)

图 6.19

给予重组人 PTH 的雄性大鼠，股骨成骨细胞局灶性增生，小梁骨增加。（A）低倍镜，（B）高倍镜。注意不规则小梁骨边界不清，骨表面被覆丰满的立方样成骨细胞。脱钙骨，H&E 染色。图片转载自 Jolette J et al. (2006)，经 SAGE 许可

膨胀性更强，因此更容易引起小梁结构的破坏，并与成骨细胞多形性增加有关。④ 成骨细胞表面增加（increased osteoblastic surface）：此诊断适用于成骨细胞表面范围弥漫性增加。

【备注】　这种局灶性病变不常见，据报道在大鼠中发病率极低。啮齿动物在长期每日注射 PTH 或相关肽后会出现这种病变。这些分子引起一系列良性和恶性骨肿瘤；这种病变尚未被报道为自发性病变，但曾在这些研究内的少量对照动物中观察到此病变。成骨细胞增生的同时常常可以观察到骨和（或）类骨增质增加。

【参考文献】　Jolette et al., 2006; Lotinun et al., 2005; Riminucci et al., 1997; Vahle et al., 2002。

3. 骨瘤（osteoma）（图 6.20）

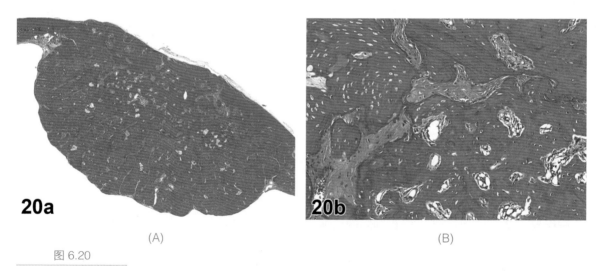

(A)   (B)

图 6.20

小鼠骨瘤。（A）低倍镜，（B）高倍镜。（A）一种膨胀性、边界清楚的良性骨细胞或成骨细胞起源的肿瘤，其中分化好的骨被细窄的纤维结缔组织条带分隔为不规则小叶。（B）分化好的良性肿瘤内，编织骨陷窝排列不规则，与皮质骨规则的板层结构形成对比（右上）。脱钙骨，H&E 染色

【其他术语】　Cancellous osteoma, compact osteoma, juxtacortical (parosteal) osteoma, medullary osteoma (enostosis), spongious osteoma, trabecular osteoma。

【种属】　大鼠和小鼠。

【发生部位】　中轴骨和四肢骨，尤其在颅骨和长骨。

【生物学行为】　一种良性占位性肿瘤，好发于皮质骨的骨膜表面。

【组织发生】　成骨细胞，骨细胞。

【诊断特征】　有一些特征是小鼠和大鼠病变的共同特征，另外一些特征则具有种属特异性。

1）大鼠和小鼠共同特征：① 膨胀性生长，与周围组织分界明显。② 由非常致密的骨组成（外观几乎呈实体性肿瘤）。③ 充满类骨质的小梁骨（如果有）位于外周，小梁骨周围可能有成骨细胞。④ 成熟的小梁骨，富含致密骨，周围可能完全缺乏成骨细胞，许多骨陷窝可能是空的。⑤ 小梁之间的基质通常稀少，但可能含有骨髓成分。⑥ 光滑的轮廓伴有不活跃或活跃的成骨细胞。⑦ 可能会存在脂肪或造血骨髓。

2）小鼠特有的特性：① 由非常致密的骨组成，主要为编织结构。② 缺乏骨纤维瘤中常见的梭形细胞基质。

3）大鼠特有的特征：由致密成熟骨组成，主要包括板层结构和少量细胞。

【鉴别诊断】

1）小鼠和大鼠：① 骨性外生骨疣或反应性骨（bony exostosis or reactive bone），仅可通过没有任何肿瘤细胞特征来区别。② 骨肉瘤（osteosarcoma），组织分化程度低（不成熟或非典型骨），存在恶性细胞学特征。

2）小鼠：骨纤维瘤（osteofibroma），小梁骨之间存在梭形细胞。

3）大鼠：骨软骨瘤（osteochondroma），骨质部分被一层软骨层覆盖。

【备注】　自发性骨瘤在大多数品系的小鼠中罕见。这种病变最常出现在颅骨中，雌性似乎比雄性更常见。雌性性激素可能对这些肿物发生有影响。有几种病毒可以诱导小鼠骨瘤。

【参考文献】　Carlton et al., 1992; Charles and Turusov, 1974; Ernst et al., 2001; Gimbel et al., 1996; Höger et al., 1994; Leininger and Riley, 1990; Long et al., 1993; Long and Leininger, 1996b; Nilsson and Stanton, 1994, Wilson et al., 1985。

4. 成骨细胞瘤（osteoblastoma）（图 6.21）

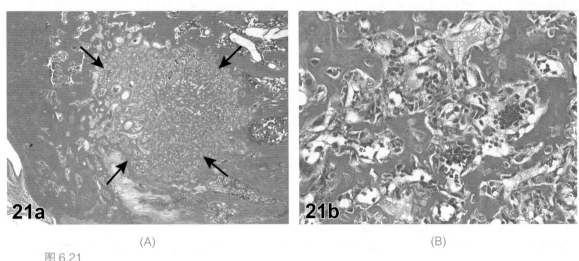

(A)　　　　　　　　　　　　　　　(B)

图 6.21

给予重组人 PTH 的大鼠胫骨近端成骨细胞瘤。（A）低倍镜，（B）高倍镜。一种由成骨细胞起源的局灶性良性肿瘤，其边界不规则且取代了干骺端骨。与骨瘤相比，病灶内的肿瘤细胞更具多形性（即分化程度低）。脱钙骨，H&E 染色。图片转载自 Jolette J et al. (2006)，经 SAGE 许可

【其他术语】　无。

【种属】　仅在大鼠中报道。

【发生部位】　　中轴骨（胸骨）和四肢骨（胫骨和股骨）的小梁骨和皮质骨。

【生物学行为】　　良性的原发性骨肿瘤。

【组织发生】　　成骨细胞。

【诊断特征】　　① 同时存在骨增多［小梁骨和（或）皮质骨］。② 未成熟骨的不规则小梁在髓内生长，常伴有纤维血管间质。③ 中等数量活跃的大体积成骨细胞沿小梁表面排列。④ 成骨细胞在细胞学上有轻微的异型性。⑤ 常出现散在的典型有丝分裂象。⑥ 病灶内可能存在多核细胞。⑦ 肿瘤可能会取代原有骨的局灶性位置，但成骨细胞瘤的边缘表现为膨胀性，边界清晰，侵袭性很小。⑧ 在类骨质组成的小梁之间的间隙内，通常可见明显的纤维血管间质。

【鉴别诊断】　　① 成骨细胞性骨肉瘤（osteoblastic osteosarcoma）：包括恶性肿瘤的细胞学特征、肿瘤类骨质的产生及邻近小梁骨和（或）皮质骨的溶解。② 成骨细胞增生（osteoblast hyperplasia）：缺乏成骨细胞瘤中存在的小梁破坏，细胞是分化好的成骨细胞。③ 骨纤维瘤（osteofibroma）：具有明显的纤维成分（仅在小鼠中观察到）。

【备注】　　与成骨细胞增生相似，这是一种相对少见的病变，在 PTH 和相关肽的研究中曾观察到。

【参考文献】　　Jolette et al., 2006; Long and Leininger, 1999b; Vahle et al., 2002。

5. 骨纤维瘤（osteofibroma）（图 6.22）

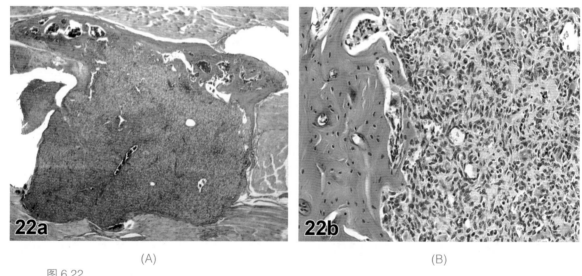

(A)　　　　　　　　　　　　　　　　　　　　(B)

图 6.22

小鼠骨纤维瘤。（A）低倍镜，（B）高倍镜。一种膨胀性、细胞多、轻度多形性的良性骨肿瘤，缺乏肿瘤性类骨质或其他骨肉瘤的特征，但有致密的纤维性基质。脱钙骨，H&E 染色

【其他术语】　　无。

【种属】　　仅见于小鼠。

【生物学行为】　　一种良性的原发性骨肿瘤。

【组织发生】　　多能间充质干细胞，成骨细胞。

【诊断特征】　　① 膨胀性生长的肿物好发于脊柱。② 似乎起源于髓腔（而不是骨膜表面）。③ 由成熟的小梁骨组成，被梭形细胞基质分隔。④ 典型改变为高度分散的细胞区伴有典型的类骨质骨针。⑤ 可能出现活跃的成骨细胞和破骨细胞。⑥ 可能出现造血骨髓。⑦ 基质细胞的多形性不明显，不侵袭周围组织。

【鉴别诊断】　　① 骨性外生骨疣或反应性骨（bony exostosis or reactive bone）：通过没有任何肿瘤特征来区别。② 纤维骨性病变（fibro-osseous lesion, fol）：以纤维血管基质、成骨细胞和破骨细胞增殖为特征。骨吸收侵蚀到髓腔中心，加速骨更新，随后形成骨。③ 骨瘤（osteoma）：缺乏梭形细胞基质。

④ 骨肉瘤（osteosarcoma）：组织分化程度低（不成熟或非典型骨），浸润性生长，存在恶性肿瘤的细胞学特征。

【备注】 骨纤维瘤仅在给予放射性核素的小鼠中有报道。这些肿瘤在 X 线片上表现为骨肉瘤［即广泛的骨破坏（透 X 射线扩张区），伴有新骨形成（不透 X 射线灶）］，可能发展为骨肉瘤。由于它们好发部位在脊柱中，可能会导致瘫痪。

【参考文献】 Carlton et al., 1992; Ernst et al., 2001; Long et al., 1993; Long and Leininger, 1996b; Nilsson and Stanton, 1994。

6. 骨肉瘤（osteosarcoma）（图 6.23，图 6.24）

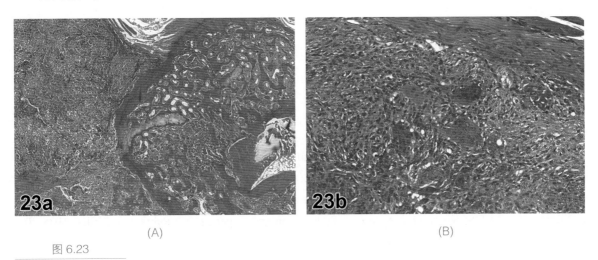

(A)   (B)

图 6.23

小鼠骨肉瘤。（A）低倍镜，（B）高倍镜。一种强侵袭性的、有大量细胞的、间变性程度不同的恶性梭形细胞骨肿瘤，其特征是由肿瘤细胞形成类骨质。脱钙骨，H&E 染色

【其他术语】 Osteogenic sarcoma。

【种属】 大鼠和小鼠。

【发生部位】 大鼠和小鼠的骨骼；可能来自于骨外部位，如皮下组织、脾和消化道。

【生物学行为】 一种恶性的原发性骨肿瘤。

【组织发生】 多能间充质干细胞，成骨细胞，骨细胞。

【诊断特征】 ① 由间变性间叶细胞形成的类骨质（肿瘤性骨发生）是一个基本特征。② 可能出现多种组织学类型。③ 形成的骨通常是未成熟的编织骨。④ 可能出现带状现象，中心区类骨质丰富，外围细胞较少。⑤ 骨髓腔内可能存在造血组织和破骨细胞。⑥ 正常骨的溶解可能与肿瘤性骨发生同时发生。⑦ 同一肿瘤的不同部位可能会出现灶性的胶原蛋白、软骨和黏液样基质。⑧ 增殖的细胞呈现多形性，梭形，或多核，通常缺乏沿骨表面的细胞排列。⑨ 可能会有广泛性的坏死灶和出血灶。⑩ 有丝分裂象数量差异较大，有时可多见。

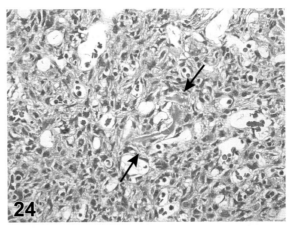

图 6.24

给予重组人 PTH 大鼠胫骨的成纤维细胞型骨肉瘤。肿瘤溶解并产生少量肿瘤类骨质（箭号所示），但纤维基质相当丰富。脱钙骨，H&E 染色。图片转载自 Jolette J et al. (2006)，经 SAGE 许可

【特殊诊断技术】 在研究中，解剖前对动物的平片 X 线片照相可以帮助发现解剖中可能

不明显的骨病变。骨肉瘤可产生溶解性病变，受累组织内可见不规则、纤细的不透 X 线（白色）条纹。

【鉴别诊断】　①骨瘤（osteoma）：界限明确的致密骨肿瘤，由致密编织骨组成，缺乏恶性指征，即浸润的多形性肿瘤细胞。②骨纤维瘤（osteofibroma）（仅小鼠）：小梁骨间分化好的梭形细胞，缺乏恶性肿瘤的细胞学特征。③骨软骨瘤（osteochondroma）（仅大鼠）：排列有序，帽状软骨包裹的骨中心伴随有脂肪和造血骨髓。④软骨肉瘤、血管肉瘤或纤维肉瘤（chondrosarcoma, hemangiosarcoma, or fibrosarcoma）：间叶来源的恶性细胞，不形成类骨质。

【备注】　这种高度侵袭性和破坏性的肿瘤起源于骨骼，尽管在啮齿动物中（尤其是某些品系的转基因小鼠），骨骼外的部位也可能是起源部位。肿瘤转移很常见，主要发生在肺、肝和脾。文献中报道了多种骨肉瘤亚型（如成骨细胞型、骨细胞型、破骨细胞型、成纤维细胞型、毛细血管扩张型、复合型）。对啮齿动物骨肉瘤的亚型进行分类是可行的，但是安全性评价并不需要分型。

小鼠：在毒理学研究常用的小鼠品系很少出现骨肉瘤。但是，NMRI 品系小鼠常患有骨肉瘤，脊柱是最常见的受累部位，其次是长骨，特别是干骺端。组织学分化程度、肿瘤大小与转移概率无明显相关性。尾椎肿瘤的转移频率最高。

大鼠：骨暴露于外部和植入源的电离辐射；给予 PTH、相关肽或各种致癌物；接种莫洛尼肉瘤病毒都很容易诱发骨肉瘤。

【参考文献】　Carlton et al., 1992; Charles and Turusov, 1974; Ernst et al., 2001; Franks et al., 1973; Frith et al., 1982; Highman et al., 1981; Jolette et al., 2006; Kavirayani et al., 2012; Leininger and Riley, 1990; Long et al., 1993; Long and Leininger, 1996b; Luz et al., 1991a; Machado and Beauchene, 1976; Mii et al., 1988; Minato et al., 1988; Nilsson and Stanton, 1994; Olson and Capen, 1977; Pybus and Miller, 1938; Tucker, 1986; Vahle et al., 2002; Wadsworth, 1989。

7. 骨源性纤维肉瘤（osteogenic fibrosarcoma）（图 6.25）

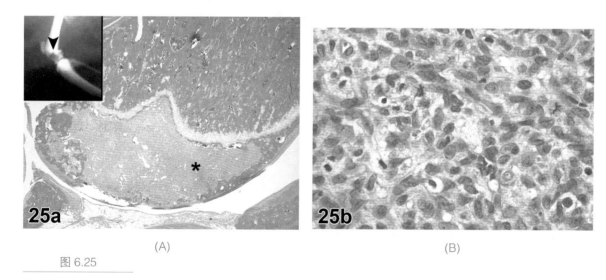

（A）　　　　　　　　　　　　　　　（B）

图 6.25

给予重组人 PTH 大鼠的股骨远端（＊）髓内骨源性纤维肉瘤，伴随干骺端骨增多。（A）低倍镜，（B）高倍镜。这种恶性肿瘤是由骨骼内的成纤维细胞形成的，因此不会产生类骨质。脱钙骨，H&E 染色。X 线图像显示股骨骨骺局灶性溶解（箭头所示），伴随干骺端和骨干骨硬化（左插图）。这些是骨肉瘤的常见临床表现。图片转载自 Jolette J et al. (2006)，经 SAGE 许可

【其他术语】　无。

【种属】　大鼠和小鼠。

【发生部位】　小梁骨和皮质骨。

【生物学行为】　一种恶性的原发性骨肿瘤。

【组织发生】　　成纤维细胞。

【诊断特征】　　① 多形性细胞与不同数量的胶原基质混合。② 不像在成纤维细胞型骨肉瘤中那样可观察到肿瘤类骨质。③ 与其他部位的纤维肉瘤相似，核分裂象可能增加，并伴有恶性肿瘤的细胞学特征。④ 细胞可呈交错样排列。⑤ 膨胀性生长伴邻近小梁骨或皮质骨溶解。⑥ 确定骨是肿瘤的起源部位，而不是皮下纤维肉瘤的延伸很重要。

【鉴别诊断】　　① 成纤维细胞型骨肉瘤（fibroblastic osteosarcoma）：含有肿瘤类骨质。② 骨髓纤维化（marrow fibrosis）：主要为梭形细胞和胶原基质，未见明显恶性肿瘤细胞学特征或邻近骨溶解。

【备注】　　尚不清楚这种相对少见的恶性肿瘤是否具有潜在转移性。虽然以前大多数啮齿动物分类方案中都没有包括骨纤维肉瘤，但在美国国家毒理学项目中心进行的研究中，已经在对照组和给药组动物中记录了骨纤维肉瘤，并在大鼠中被报道为诱发性病变。

【参考文献】　　Jolette et al., 2006。

8. 软骨瘤（chondroma）（图 6.26）

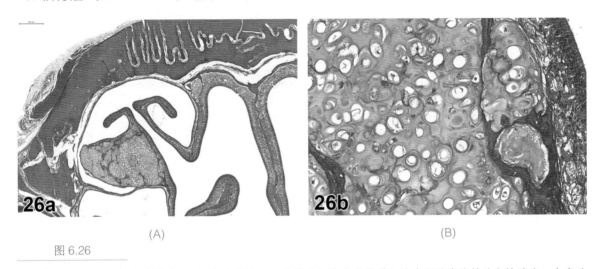

图 6.26

大鼠鼻甲软骨瘤。（A）低倍镜，（B）高倍镜。一种软骨细胞或成软骨细胞来源的膨胀性的良性肿瘤，由紊乱的透明软骨组成不规则小叶。脱钙骨，H&E 染色

【其他术语】　　无。

【种属】　　大鼠和小鼠。

【发生部位】　　全身的软骨，包括：① 骨骼系统（最常见的来源），特别是关节面、软骨联合、软骨内成骨部位和骨结构延伸（如肋骨和鼻甲）。② 骨外部位，如耳、鼻腔、气管和肺。

【生物学行为】　　一种良性的原发性软骨肿瘤。

【组织发生】　　成软骨细胞，软骨细胞。

【诊断特征】　　① 边界清楚，膨胀性肿瘤，由成熟的透明软骨构成的不规则小叶组成。② 软骨细胞排列不整齐，但分化好，通常在陷窝内单独排列。③ 单个软骨细胞呈现轻微的细胞和细胞核的多形性。④ 核分裂象罕见。⑤ 周围有无定形，微嗜碱性基质。⑥ 和正常软骨一样，偶见双细胞陷窝，但无多核软骨细胞。⑦ 基质可能有骨化生区域。

【鉴别诊断】

1）小鼠和大鼠：软骨肉瘤（chondrosarcoma）：除了浸润性生长或转移外，还可以看到多形性、双核或多核软骨细胞。

2）大鼠：① 骨软骨瘤（osteochondroma）：松质骨中心顶端有排列有序的软骨帽（类似生长板）。② 脊索瘤（chordoma）：具有明显的细胞边界和中央核的空泡状肿瘤细胞（"空泡"细胞）构成小叶，与椎体相关（即脊索衍生物）。

【备注】　软骨瘤不转移或侵袭周围组织。骨化生和（或）软骨样形成的区域可能出现在软骨瘤中，不应与肿瘤性成骨细胞产生的骨基质相混淆。

软骨瘤在小鼠中极为罕见。软骨瘤偶见于大鼠鼻甲。

【参考文献】　Carlton et al., 1992; Ernst et al., 2001; Leininger and Riley, 1990; Long et al., 1993; Long and Leininger, 1996b; Nilsson and Stanton, 1994; Wadsworth, 1989。

9. 软骨肉瘤（chondrosarcoma）（图 6.27，图 6.28）

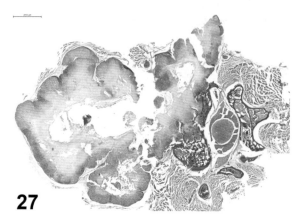

图 6.27

大鼠脊椎软骨肉瘤。一种软骨细胞或成软骨细胞来源、高度膨胀性且具有强破坏性的大体积恶性肿瘤，脱钙骨，H&E 染色

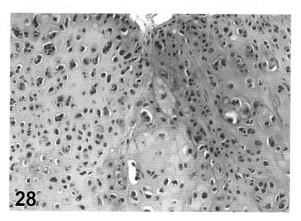

图 6.28

大鼠软骨肉瘤。肿瘤恶性细胞的特征是具有明显的多形性。脱钙骨，H&E 染色

【其他术语】　无。

【种属】　大鼠和小鼠。

【发生部位】　各种中轴骨和四肢骨部位的软骨，以及小鼠的骨骼外部位（包括第三眼睑、外耳和喉）的软骨。

【生物学行为】　一种恶性的原发性软骨肿瘤。

【组织发生】　多能间充质干细胞、成软骨细胞、软骨细胞。

【诊断特征】　有一些特征是小鼠和大鼠病变的共同特征，另外一些特征具有种属特异性。

1）共同特征：① 含有大量细胞的分叶状肿瘤，很少向周围组织侵袭。② 通常分化好，陷窝内单个大嗜碱性细胞，胞核大，核仁明显，被透明基质包围。③ 偶有多形性、双核或多核巨软骨细胞。④ 核分裂象罕见。⑤ 低分化的软骨肉瘤细胞呈梭形，与胚胎型成软骨细胞相似。⑥ 无骨或肿瘤类骨质形成。

2）小鼠特有的特征：有时可发生大量的矿化灶、广泛的坏死和囊肿形成。

3）大鼠特有的特征：肺转移很常见。

【鉴别诊断】

1）小鼠和大鼠：① 软骨瘤（chondroma），无细胞或细胞核多形性。无恶性肿瘤的细胞学或组织学特征。② 骨肉瘤（osteosarcoma），虽然可能会出现软骨肉瘤样区域，但肿瘤类骨质形成或肿瘤性骨发生是骨肉瘤的一个基本特征。

2）大鼠：① 骨软骨瘤（osteochondroma），骨中心顶端有排列良好的软骨帽，类似生长板。② 脊索瘤（chordoma），具有明显的细胞边界和中央核的空泡状肿瘤细胞（"空泡"细胞）构成小叶。

【备注】　可发生局部组织浸润，并常见肺转移。

软骨肉瘤在小鼠中极为罕见。也可能来自于第三眼睑、外耳和喉等骨骼外软骨。据报道，大鼠软骨肉瘤有自发性，也有继发于化学物诱导的。

给予 1-（2- 羟乙基）-1- 亚硝基脲（HENU）和 2- 乙酰氨基芴等致癌物可以诱导大鼠软骨肉瘤。由于大鼠软骨肉瘤通常分化好，与软骨瘤的区别可能比较困难，需要对细胞多形性、浸润或转移的组织学特征进行重点评价。

【参考文献】 Carlton et al., 1992; Ernst et al., 2001; Gregson and Offer, 1981; Leininger and Riley, 1990; Long et al., 1993; Long and Leininger, 1999b; Nilsson and Stanton, 1994; Pelfrene et al., 1976; Stanton, 1979; Wadsworth, 1989。

10. 骨软骨瘤（osteochondroma）（图 6.29）

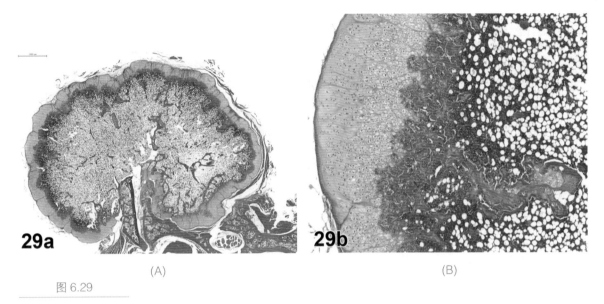

(A)　　　　　　　　　　　　　　　　(B)

图 6.29

大鼠骨软骨瘤。（A）低倍镜，（B）高倍镜。一种良性混合性间叶肿瘤，特征为同时含有软骨和骨成分。该肿瘤的辨别特征是透明软骨帽有序排列。脱钙骨，H&E 染色

【其他术语】 无。

【种属】 仅大鼠。

【发生部位】 ① 骨骺，干骺端，骨干。② 四肢骨和中轴骨的小梁骨和皮质骨。

【生物学行为】 一种良性混合性间叶肿瘤，有明显的软骨和骨成分。

【组织发生】 推测是生长板的成软骨细胞（软骨细胞）或来自骨外表面（骨膜）的多能间叶细胞。

【诊断特征】 ① 骨外表面有软骨帽状覆盖的骨性隆凸，与退行性关节疾病或软骨膜环移位无关。② 由不断增生的生长板样的软骨外缘组成，软骨内成骨，形成板层小梁骨内区，由丰富的骨髓脂肪和造血组织分隔。③ 软骨帽由成组或成排的不规则肥大软骨细胞组成。④ 可观察到被骨膜覆盖的软骨帽形成指状突起，延伸至软骨下骨。⑤ 肿瘤中心由成熟板层骨组成。⑥ 骨中心是由膨胀性生长的软骨层软骨内成骨形成的。⑦ 小梁骨衬覆均匀一致的扁平的成骨细胞。⑧ 小梁骨间有丰富的脂肪和造血骨髓。⑨ 骨髓腔与母骨的骨髓腔相通。

【鉴别诊断】 ① 骨赘（osteophyte）：由退行性关节疾病或软骨膜环移位导致的非肿瘤性骨性隆起，伴随或不伴随沿外侧骨骺边缘分布的软骨帽。② 软骨瘤（chondroma）：朝向不规则的软骨小叶，骨组织数量不多。③ 骨瘤（osteoma）：肿瘤骨致密，没有软骨层覆盖。④ 软骨肉瘤（chondrosarcoma）：不形成类骨质或骨，其组成细胞具有恶性肿瘤的细胞学特征。⑤ 骨肉瘤（osteosarcoma）：如果在骨肉瘤组织中观察到软骨区域，这些区域的排列是无序的，且通常由多形性、非典型性软骨细胞组成。可见肿瘤类骨质。

【备注】 在大鼠中，暴露于氯乙烯蒸汽、桡骨软骨膜环的手术反应和辐射均能诱导骨软骨瘤和骨软骨瘤样病变。

骨软骨瘤与退行性关节疾病或软骨膜环移位无关。

【参考文献】 Carlton et al., 1992; Delgado et al., 1985; Delgado et al., 1987; Ernst et al., 2001; Long et al., 1993; Viola et al., 1971。

11. 脊索瘤（chordoma）（图 6.30 ～图 6.32）

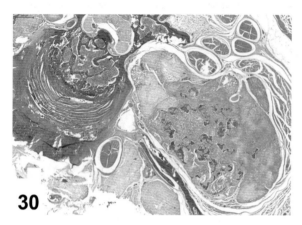

图 6.30

大鼠脊柱恶性脊索瘤。这种侵袭性分叶状肿瘤起源于中轴骨（通常为椎体）内的脊索间质。脱钙骨，H&E染色

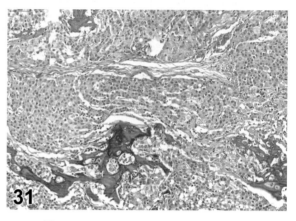

图 6.31

大鼠恶性脊索瘤。密集聚集的肿瘤细胞被纤维小梁分隔为小叶。被肿瘤包围的骨针代表被侵蚀的骨残余，并不是肿瘤细胞的产物。脱钙骨，H&E 染色

【其他术语】 无。

【种属】 仅大鼠。

【发生部位】 中轴骨（主要在腰骶部，但很少在颅底）。

【生物学行为】 一种恶性肿瘤。

【组织发生】 脊索间充质细胞（在结构和功能上类似软骨）沿椎体轴的剩余 / 残留。

【诊断特征】 ① 分叶状肿瘤，部分可被小纤维包膜包围。② 小叶由合胞体肿瘤细胞组成，肿块被纤维小梁分隔和包围。③ 由小到大的不规则肿瘤细胞，细胞边界清晰；单个或多个细胞质空泡；圆形到椭圆形，位于中心的嗜碱性细胞核（含空泡的或"空泡"细胞）。④ 能够看到细胞核位于周围的"印戒细胞"，肿瘤细胞胞质均质性或颗粒状。

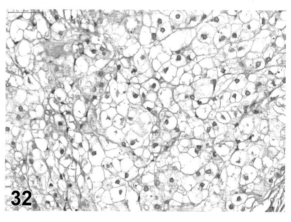

图 6.32

大鼠恶性脊索瘤。胞质高度空泡化（"空泡"细胞）是脊索瘤肿瘤细胞的特征。脱钙骨，H&E 染色

⑤ 特殊染色可观察到黏蛋白产生。⑥ 核分裂象很少。⑦ 肿瘤内可见坏死和反应性骨针。⑧ 侵袭和破坏邻近的骨和软组织。⑨ 经常发生远处转移，特别是肺转移。

【特殊诊断技术】 脊索瘤可通过组织化学和免疫组织化学与其他肿瘤鉴别。脊索瘤是脂质阴性（油红 O、苏丹Ⅳ染色），糖原阳性（PAS 染色标记的胞质颗粒），角蛋白阳性，波形蛋白阳性，神经元特异性烯醇化酶（neuron specific enolase, NSE）阳性，以及 S-100 阳性。甲苯胺蓝染色能很好地显示黏蛋白。

【鉴别诊断】 ① 冬眠瘤（hibernoma）：肿瘤细胞（棕色脂肪组织来源）脂质染色阳性。② 软骨肉瘤（chondrosarcoma）：陷窝内可见大的嗜碱性细胞，被透明基质围绕。③ 脂肪肉瘤（liposarcoma）：大小不一，有时见空泡化细胞（白色脂肪组织来源），常为脂质染色阳性，PAS 染色阴性。④ 软骨瘤和软骨肉瘤（chondroma and chondrosarcoma）：角蛋白阴性。

【备注】　脊索瘤很少见，大部分见于 Fischer344 和 Don Ruy 品系大鼠；但是在 Sprague Dawley 大鼠中也有脊索瘤的报道。大鼠中确诊的脊索瘤一般为恶性的，因为其原发部位除有解剖肉眼异常外，否则很少进行评估。其诊断往往是仅基于对肺内转移灶的识别。雄性动物的发生率要高于雌性动物，人类脊索瘤也是如此。

【参考文献】　Carlton et al., 1992; Ernst et al., 2001; Leininger and Riley, 1990; Long et al., 1993; Maekawa et al., 1984; Reuber and Reznik–Schüller, 1984; Reznik and Russfield, 1981; Stefanski et al., 1988; Wimberly,1988; Zwicker and Eyster, 1991。

三、关节

（一）正常啮齿动物关节

前爪和后爪（分别为腕骨 / 掌骨或跗骨 / 跖骨，以及相关趾骨），"膝"（股胫关节）和"踝"（胫跗关节）是啮齿动物在药效学［如骨关节炎（osteoarthritis, OA）和类风湿性关节炎（rheumatoid arthritis, RA）动物模型］评价和毒性试验中最常在显微镜下评估的包含滑膜关节的部位。典型的滑膜关节如图 6.33 所示，滑膜覆盖关节囊的内（即近腔）面及关节内韧带和肌腱。滑膜由一层薄（1 ～ 3 个细胞厚）、不连续膜组成。这层膜由 A 型（即巨噬细胞样）、B 型（即成纤维细胞样）和中间型滑膜细胞组成。滑膜由疏松纤维脂肪组织支持，其中含有血管、淋巴管及无髓神经。正常局部解剖结构包括髌骨下"脂肪垫"，邻近关节骨的骨膜 / 软骨膜（即过渡区）所在部位插入的滑膜绒毛状突起，以及股胫半月板的纤维软骨化生伴骨形成。过渡区也被认为是血管翳和骨赘形成的部位（图 6.33 ～图 6.36）。

（二）啮齿动物关节的评价

啮齿动物关节的形态学评价一般依赖于剖检的目的和需要获取的信息。为尽量减少人工剥离时造成的损伤，也由于大鼠和小鼠的关节小到可在单张组织切片中显示整个关节（通常由多个相邻的关节组成），因此对大鼠和小鼠关节的大体观察并不是常规操作。相反，以整体形式和细胞层面来评价关节结构通常在载玻片的组织切面上进行。

啮齿动物关节的常规处理步骤与其他骨性结构的处理步骤相似。大鼠和小鼠的关节通常浸泡在 10% 中性福尔马林中，分别固定 3 d 和 24 h。接下来，固定后的标本通常浸泡在 20% 乙二胺四乙酸（EDTA，一种钙螯合剂）和 5% 或 10% 甲酸溶液中进行脱钙；市售的脱钙产品（如 Decal®，Immunocal®）可很好地用于处理啮齿动物关节。一般情况下，样本每24 ～ 48 h 需要更换脱钙液直到骨组织可轻松用锐刀片切开。脱钙液的选择受多种因素影响，主要包括预期的脱钙速度和是否需要保护脆弱的抗原表位。与酸脱钙液相比较，螯合剂（如 EDTA）的脱钙作用通常更缓慢而柔和。酸和螯合剂的组合（如 Formical®）

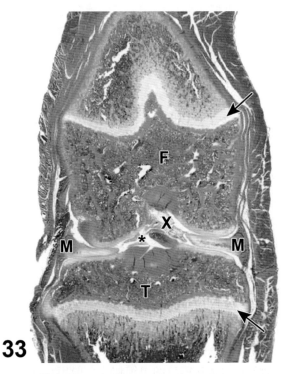

33

图 6.33

成年 Lewis 大鼠正常股胫关节（即后膝关节，或"膝关节"）。该滑膜关节的特征是狭窄的关节腔（* 所示），部分被致密的纤维交叉韧带（X 所示）和三角形纤维软骨半月板（M 所示）所填充。股骨远端（F 所示）和胫骨近端（T 所示）都有成形良好的骺板（箭号所示）。在健康动物中，这些长骨的骨髓腔通常充满造血前体细胞。脱钙骨组织，H&E 染色。图片转载自 Bolon B et al. (2011) 经出版商许可

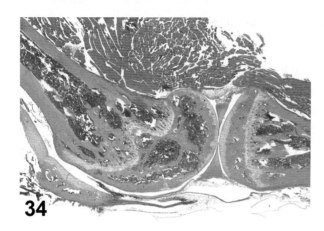

图 6.34

3 月龄小鼠正常的股胫关节（旁矢状切面）。图示关节面、半月板和滑膜。脱钙骨组织，H&E 染色

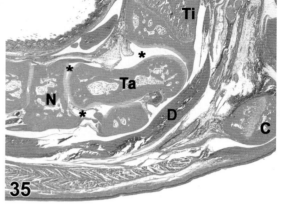

图 6.35

成年 Lewis 大鼠正常的胫跗关节（即跗关节，或"踝"）。这些滑膜关节的特征是内衬滑膜薄，由薄纤维关节囊和丰富的关节周围软组织（本例中为白色脂肪组织）包裹。多个关节腔（* 所示）分隔足舟骨（N 所示）、距骨（Ta 所示）和远端胫骨（Ti 所示）的关节面。在正常的啮齿动物中，这一区域的骨髓腔通常含有白色脂肪组织，而不是造血细胞。也可见趾深屈肌腱（D 所示）和跟骨（C 所示）。脱钙骨，H&E 染色。图片转载自 Bolon B et al. (2011) 经出版商许可。

则是兼顾了脱钙速度和分子保护的合理的折中方法。

脱钙后的关节要修剪至适当的切面，以保证关节内所有的结构（如关节软骨、关节腔、软骨下骨、滑膜和关节周围软组织）的最佳位置，以便用于分析。修块切面的选择因关节而异，通常取决于解剖结构上的考量。例如，① 大部分常规观察的关节组织构造；② 用于确认的标志性结构来确保取材的可重复性。在制备大鼠和小鼠股胫骨关节进行显微评价时，最常用的修块切面是冠状面，其目的是检查最大范围的关节软骨（图 6.33）。相比之下，一般的毒性试验旨在评价关节是否是许多潜在的靶器官之一，啮齿动物的股胫关节通常是在旁矢状切面进行评估（偏离中心取材，切面穿过一个股骨髁、部分半月板和相应的胫骨平台（图 6.34）。后爪（通常是胫跗和跗骨间）关节通常采用纵向（"中轴"）切面进行评估（图 6.35），而检查前爪［通常是腕骨间与桡腕骨（腕）和（或）腕掌骨］关节时，通常将掌侧（"掌心"）向下放置于包埋盒中，然后面向包埋盒时可看见腕骨。修块后，固定和脱钙后的关节标本通常按照常规方法制成蜡块。

组织病理学评价选择的染色方法也取决于评价

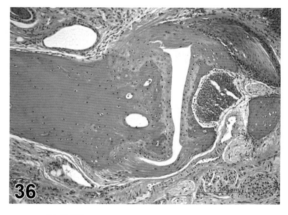

图 6.36

10 周龄 DBA/1JBomTac 小鼠正常远端趾间关节。关节腔、滑膜衬覆的终囊、韧带强化关节囊、关节软骨、软骨下骨和过渡区均可见。脱钙骨，H&E 染色

的指标。H&E 染色的组织切片一般用来评价所有关节组织的基本形态学特征，在一般毒性试验中，或者主要实验指标是非软骨效应评分时，通常可以用于关节病变的独立筛查（图 6.36）。评估关节软骨基质完整性最常用的染色方法是甲苯胺蓝染色和番红 O/ 固绿染色。在一些研究中，也可以进行特殊技术（如抗组织蛋白酶 K 免疫组织化学染色用以计数破骨细胞或抗血管假性血友病因子以评价血管数量）。

关节病理可以通过多种方式进行评估。根据模型的不同，最常见的选择是对结构异常进行的定性评估。对检查关节软骨完整性、骨侵蚀、炎症和血管翳等则可用半定量评分系统。通过对比增强磁共振成像（MRI）和微型计算机断层扫描（microcomputed tomography, μCT）进行组织形态计量法和无创成像或常规的台式 X 线照相，都是有助于评估关节结构完整性的额外工具。

【参考文献】　　Bendele et al., 1999; Bolon et al., 2004; Bolon et al., 2011; Coxon et al., 2002; Gerwin et al., 2010; Glasson et al., 2010; Greaves, 2012; Long and Leininger, 1999b; Palmer et al., 2006; Pastoureau et al., 2010; Wong et al., 2006; Woodard et al., 2002。

（三）非增生性病变

1. 炎症（inflammation）（图 6.37 ～图 6.40）

【其他术语】　　Arthritis, synovitis。

【种属】　　大鼠和小鼠。

【发生部位】　　滑膜，关节腔，关节软骨，关节内韧带，软骨下骨，纤维关节囊，肌腱和（或）关节内和周围脂肪组织。

【生物学行为】　　特异性和兼性免疫反应性细胞与吞噬细胞局部浸润且经常有破坏性的聚集。

【组织发生 / 发病机制】　　炎症性关节浸润的主要成分通常包括一种或多种类型的白细胞和局部聚集的吞噬细胞［包括攻击骨的破骨细胞和（或）A 型滑膜细胞］。在急性（特别是细菌性）炎症下，浸润细胞通常包括大量的中性粒细胞，但当炎症变成慢性时，特别是对关节内抗原产生的自身免疫反应时，浸润细胞会有更多的单个核细胞成分（通常是淋巴细胞，而浆细胞和巨噬细胞较少）。"血管翳"是一层具有侵袭性的纤维血管组织（"肉芽组织"），在某些疾病中，它起源于过渡区发炎的滑膜，生长至关节软骨腔内面的另一端。在这些部位血管翳可能破坏关节表面及关节周围和软骨下骨。

浸润细胞的位置取决于靶组织。在 OA 模型中，白细胞浸润最初在滑膜衬覆细胞下方，随后变得更加弥漫性。相反，RA 模型中白细胞的浸润最初发生在血管周围；随后弥漫性浸润滑膜和关节周围组织。在大鼠、小鼠 RA 的胶原蛋白诱导性关节炎（collagen-induced arthritis, CIA）模型中，中性粒细胞常见于关节腔、关节软骨表面，尤其是滑膜表面附近的关节周围软组织。

【诊断特征】

1）炎症可以通过以下原发性改变来诊断：① 关节内和关节周围软组织水肿。② 关节内及关节周围软组织血管淤血。③ 滑膜和（或）关节内和关节周围软组织中炎症细胞［如中性粒细胞、淋巴细胞、浆细胞和（或）巨噬细胞］的浸润。④ 中性粒细胞渗入关节腔，常伴有纤维蛋白沉积。

2）原发性炎症反应持续存在引发的继发性改变，可能包括：① 滑膜细胞肥大和增生（见下文定义）。② 纤维化（关节内和周围纤维结缔组织增生）。③ 血管翳形成。④ 关节软骨糜烂和（或）溃疡。⑤ 软骨下骨吸收。⑥ 产生软骨赘或骨赘。⑦ 骨性强直（典型的"终末期"病变）。

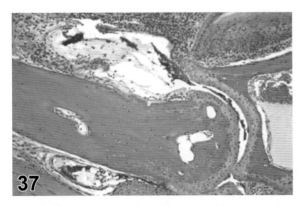

图 6.37

10 周龄 DBA/1JBomTac 小鼠远端趾间关节炎症。轻微到轻度急性中性粒细胞为主的细胞浸润，伴有纤维蛋白填充滑膜终囊使其扩张，并在关节周围结缔组织内延伸。骨髓中含有预期的白色脂肪组织，但没有炎症细胞。脱钙骨，H&E 染色

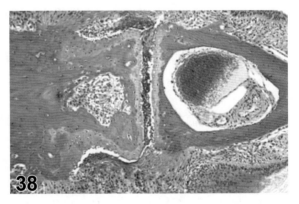

图 6.38

10 周龄 DBA/1JBomTac 小鼠远端趾间关节炎症。关节腔和关节周围结缔组织内轻度至中度亚急性中性粒细胞浸润，与关节软骨浅表糜烂侵蚀、韧带增强关节囊的破裂和早期血管翳形成有关。脱钙骨，H&E 染色

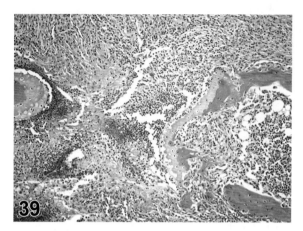 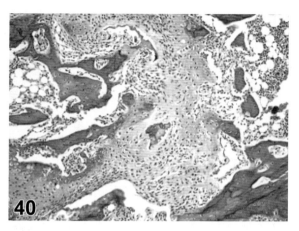

图 6.39

10 周龄 DBA/1JBomTac 小鼠跖趾关节炎症。中度到重度的中性粒细胞和巨噬细胞长期浸润，伴随细胞碎片破坏了关节的正常边界；关节软骨浅表侵蚀、血管翳形成、关节软骨 / 软骨下骨破坏、软骨下骨吸收、骨髓纤维化明显。骨髓中充满了炎症细胞，而不是白色脂肪组织。脱钙骨，H&E 染色

图 6.40

10 周龄 DBA/1JBomTac 小鼠跖趾关节炎症。这种慢性病变的特征是完全丧失关节完整性；相对的骨末端没有关节软骨帽，骨髓腔与连续的编织骨沉积、纤维软骨和纤维结缔组织连接。脱钙骨，H&E 染色

【特殊诊断技术】 一般情况下，H&E 染色可明确 "炎症" 的诊断。可以采用特殊技术评估炎症过程的性质：

1）主要细胞类型特异性标志物［免疫组织化学（IHC）方法，可以很好地应用于福尔马林固定、酸脱钙和石蜡包埋的关节］。① 中性粒细胞：髓过氧化物酶。② B 淋巴细胞：B220（小鼠）。③ T 淋巴细胞：CD3。④ 巨噬细胞：ED1/CD68（大鼠）或 F4/80（小鼠）。

2）慢性炎症结局的标志物。① 软骨基质破坏：番红 O/ 固绿染色，甲苯胺蓝染色（组织化学）。② 纤维结缔组织：马松三色染色（组织化学）。③ 新生血管形成：CD31（IHC）。④ 破骨细胞：组织蛋白酶 K（IHC）。

3）微生物和微生物的产物。① 细菌检测：革兰氏染色（组织化学）。② 生物鉴定：生物特异性基因转录物［原位杂交（in situ hybridization, ISH）技术］和蛋白质（IHC 方法）的鉴定。

【鉴别诊断】 无

【备注】 啮齿动物关节的自发性炎症并不常见。自发性和外科手术诱发的 OA 模型通常有轻度的炎症，包括浸润至滑膜的单个核炎症细胞（通常为淋巴细胞）。不同的是，啮齿动物 RA 模型［如 II 型胶原蛋白诱发的模型（CIA）或佐剂诱发的关节炎（adjuvant–induced arthritis, AIA）］的炎症特征常为：急性时为中性粒细胞浸润，后期则为淋巴细胞、浆细胞和巨噬细胞广泛浸润于滑膜和关节周围软组织中。

CIA 模型引发的啮齿动物 RA，大鼠和小鼠膝、踝和爪的滑膜、关节软骨和软骨下骨侵袭性炎症改变。AIA 模型引发的啮齿动物 RA 仅见于大鼠；虽然在使用某些佐剂时股胫关节会重复受累，但通常病变最严重的区域仍是胫跗骨区。与 CIA 模型大鼠相比较，AIA 模型大鼠关节软骨损伤较轻，骨吸收更为严重和迅速。在这两种大鼠模型中，浸润的炎细胞主要为中性粒细胞及较少的巨噬细胞和淋巴细胞；尽管关节内有相似的白细胞补体成分，但这两种关节炎模型具有不同时间进程和严重性，其原因尚未明确。与小鼠 K/BxN 小鼠的血清转移模型和 CIA 模型相比较，近期构建的新型修饰的 K/BxN 小鼠增加了显著的物流和平台优势，为研究人员研究人类 RA 致病机制和通路提供了更多机会。

在小鼠和大鼠中，感染性的关节炎主要由细菌引起，与非感染性关节炎相比少见很多。微生物因子可通过接种、从已感染的关节周围软组织扩散或通过血行播散进入关节。

外源性物质暴露可诱发关节炎症。人肌腱炎和肌腱断裂很少与环丙沙星、左氧氟沙星和喹诺酮类抗生素的其他氟化衍生物的治疗相关。尽管使用第一代喹诺酮类药物萘啶酸给予豚鼠后，可诱导豚鼠的关节软骨出现特征性的水泡样变性灶和坏死，缺少充分和可重复的啮齿动物模型一直是确定人类衰弱性肌腱／关节紊乱发病机制的一大障碍。

长期给人使用非选择性 MMP 抑制剂（如马立马司他）可诱发肌肉骨骼综合征（musculoskeletal syndrome, MSS），以关节损伤为特征，包括疼痛、僵直和炎症。大鼠 MSS 模型中，给予马立马司他可导致临床症状（如不动或无法移动，后爪肿胀，高抬步态）和关节周围软组织的镜下改变（如滑膜细胞肥大和增生，滑膜周围脂肪组织纤维化和淋巴细胞浸润），认为这些改变与人 MSS 改变相似。

【参考文献】　　Bendele, 2001a; Bendele, 2001b; Bolon et al., 2011; Brand, 2005; Ghoreschi et al., 2011; Greaves, 2012; LaBranche et al., 2010; LaBranche et al., 2012; Liu, 2010; Long and Leininger, 1999b; Mazurek et al., 2011; Melhus, 2005; Renkiewicz et al., 2003; Rosenberg, 2010。

2. 骨赘（osteophyte）（图 6.41，图 6.42，图 6.44）

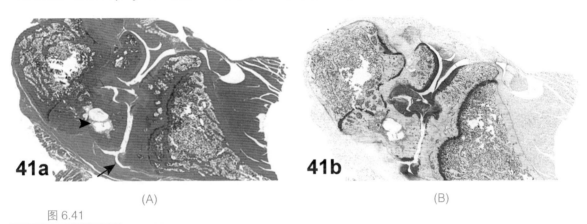

(A)　　　　　　　　　　　　　　　　　(B)

图 6.41

骨关节炎（OA）内侧半月板撕裂模型大鼠股胫关节骨赘伴退行性关节病（DJD）。（A）在图像左，胫骨内侧平台（下骨）和股骨内侧髁（上骨）缺少关节软骨，这些部位的软骨下骨板增厚，骨赘（箭号所示）突出于胫骨内侧平台的硬化表面之上，股骨内侧髁内可见假囊肿（箭头所示）。脱钙骨，H&E 染色。（B）A 所示样本甲苯胺蓝染色连续切片，在相同的放大倍数下，显示骨赘主要由软骨形成

【其他术语】　　Osteochondrophyte, chondrophyte。

【种属】　　大鼠和小鼠。

【发生部位】　　骨膜，关节囊。

【生物学行为】　　这些关节周围的骨结节是成年动物新生软骨形成的一个独特的例子。

【组织发生／发病机制】　　骨膜内的前体细胞在空间上与过渡区相关（即骨膜覆盖的干骺端和滑膜骨骺附着部位之间的区域）。

【诊断特征】

1）预示着骨赘发生的早期病变包括：① 滑膜细胞增生（定义见下文）。② 在关节囊附着于骨的位点附近软骨形成，随后可见细胞分化、肥大和增生。

2）引发骨赘发生的继发性改变包括：软骨内成骨（结节基部骨化），最终发展为：① 骨结节和原有的软骨下骨完全融合。② 骨内形成骨髓腔［含有骨髓和（或）白色脂肪组织组成］，但不

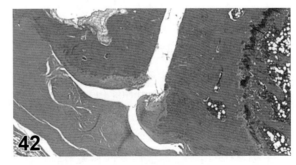

图 6.42

OA 内侧半月板撕裂模型大鼠股胫关节骨赘伴 DJD。图 6.41A 的 H&E 染色切片高倍图像，突出显示股骨（左骨）和胫骨（右骨）关节软骨缺失和骨赘

与原有的骨髓腔相连接。③ 存留的软骨帽延伸至原有的关节表面。

【特殊诊断技术】　　无。

【鉴别诊断】　　无。

【备注】　　骨赘是针对慢性骨膜刺激而形成的一种纤维软骨覆盖的骨生长，一般与退行性关节病（degenerative joint disease, DJD）相关。形成中的骨赘由成纤维细胞、间充质前软骨细胞、成熟的软骨细胞、肥大的软骨细胞及成骨细胞组成，其生长受 TGF-β_1 超家族中的生长因子调控。与骨赘发生相关的基因表达模式表明，软骨形成和骨沉积类似于愈合过程中的骨折骨痂。目前仍不清楚骨赘的形成是关节不稳定引起的适应性改变还是由于关节变化引起的重塑过程。

骨赘通常在 OA 和 RA 过程中形成。在试验性关节炎模型中，骨赘形成是一个快速的过程（即 2～3 d 内）。尽管其与软骨损伤的因果关系尚未明确，但骨赘确是起源于覆盖在软骨连接处骨的骨膜。晚期病变中，相邻骨的骨赘过于广泛以至于互相融合，最后形成关节强直。

【参考文献】　　Bolon et al., 2015; Matyas et al., 1997; van der Kraan and van den Berg, 2007。

3. 软骨黏液变性（chondromucinous degeneration）（图 6.43）

【其他术语】　　Cartilage degeneration, sternal cartilage degeneration。

【种属】　　大鼠和小鼠。

【发生部位】　　长骨、椎间关节，椎间盘和胸骨不动关节的关节面和骺板（即生长板）软骨。

【生物学行为】　　许多啮齿动物品系中的偶发背景性病变，在老龄动物的发病率较高。

【组织发生 / 发病机制】　　认为最初的生化改变发生在细胞外基质中；继发软骨细胞受累。

【诊断特征】　　典型特征包括：

1）局灶性到局部广泛性的软骨坏死，特征为：① 软骨细胞缺失。② 基质紊乱和（或）碎裂。③ 空洞形成（在某些情况下，而非全部情况）。

2）周围的软骨组织呈现为巢状或"克隆"（即增殖反应）。

【特殊诊断技术】　　组织化学染色显示软骨基质变性——番红 O/ 固绿，甲苯胺蓝——用于检测软骨细胞缺失前基质发生的细微的（即早期的）退行性改变。

【鉴别诊断】　　退行性关节病（DJD）。

【备注】　　发病机制尚不清楚。当发生于关节时，局灶的变性并没有发展为退行性关节病。

【参考文献】　　Long and Leininger, 1999b。

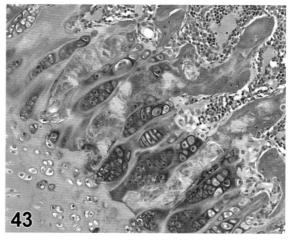

图 6.43

10 周龄 Sprague Dawley 大鼠胸骨软骨黏液变性。不动关节软骨内明显有多个散在的基质溶解 / 碎裂灶和软骨细胞缺失，表现为苍白的无细胞区域。脱钙骨，H&E 染色

4. 退行性关节病（degenerative joint disease）（DJD）（图 6.41，图 6.42，图 6.44）

【其他术语】　　Osteoarthritis（OA）。

【种属】　　大鼠和小鼠。

【发生部位】　　关节软骨，半月板，边缘区，软骨下骨，滑膜。

【生物学行为】　　原发性变性和关节软骨逐步缺失，导致继发性的骨改变。

【组织发生 / 发病机制】　　原发性软骨细胞功能障碍导致关节软骨基质异常。软骨表面形状和连续性的改变导致促炎因子释放，加速关节不稳定，从而导致其他关节成分的继发性改变。

【诊断特征】

1）解剖肉眼观察改变可能不存在。镜下改变，从最轻到最重，包括关节软骨的以下原发性变化：① 关节表面不规则。② 关节软骨变厚。③ 关节软骨基质着色改变（例如，H&E 染色切片局灶性的嗜碱性缺失，或甲苯胺蓝染色切片异染性）。④ 软骨基质原纤维显现；软骨糜烂/溃疡。⑤ 软骨细胞紧密排列成簇/巢或"克隆"（即增殖反应）。⑥ 软骨细胞变性和坏死。⑦ 关节软骨微裂隙。

2）原发性软骨病变逐渐累及整个关节表面，导致其他关节结构受累，继发性形态改变如下：① 软骨下骨骨吸收。② 囊肿/假性囊肿形成。③ 滑膜内衬细胞增生。④ 关节囊增厚和骨化。

【特殊诊断技术】　　可通过糖胺聚糖（glycosaminoglycan, GAG）成分的着色改变来评估关节软骨基质的生物化学完整性。最常用的组织化学染色剂是甲苯胺蓝、番红 O/ 固绿和 H&E 染色。

【鉴别诊断】　　软骨黏液变性（chondromucinous degeneration）：一种偶发的，通常为局灶性改变，影响关节软骨，不会发展为 DJD。

【备注】　　DJD 的特征性病变是关节软骨的原发性变性和逐渐缺失，伴有继发性下层骨增厚，软骨下囊肿/假性囊肿形成，以及骨赘形成。它通常作为 OA 的终末期病变出现，OA 是一种影响滑膜关节的慢性致残性疾病。虽然与"炎症性"（如免疫介导）关节炎不同，可以将其与风湿性疾病区分开来，但炎症和血管生成均在 OA 的发病机制中发挥作用。种属和品系差异，以及取样和组织朝向，都会影响在啮齿动物中报告这一发现。目前已经建立了理想的固定、处理和评分系统用于评估 DJD；由于股胫关节承受较大的生物力学负荷，并有大范围的软骨可用于评价，因此它也是最常被评估的部位。形态计量法也是 OA 动物模型中的重要工具。

随着年龄的增长，变性软骨的糜烂及继发性骨组织和软组织反应的严重程度和范围也增加。自发的 DJD 见于豚鼠、仓鼠、非人灵长类动物和小鼠。例如，许多品系的小鼠都有与年龄相关的自发性软骨变性，累及膝关节内侧，病变通常起源于不受半月板保护的区域。在少数品系中，膝关节的外侧部位受到影响。这些病变会随着年龄的增长而加重，并且会出现非常严重的全层（即至潮线结构）软骨变性或溴化（即钙化软骨缺失和软骨下骨外露）。相比之下，大鼠的自发性软骨变性罕见且轻微，通常发生在膝关节内侧和无半月板保护的区域。据报道，大鼠从大约 13 个月龄开始发生自发性软骨变性。

遗憾的是，由于自然罹患 DJD 的动物发病缓慢，为转化医学研究的次优模型。因此，在骨骼成熟的个体中设计出了更快速发病的 OA 模型，在该模型中，向大关节［例如，通常是股胫（膝关节）］腔注射软骨细胞毒物，来引发原发性以软骨为中心的损伤，或通过手术提高关节不稳定性进而加速软骨磨损。在成年动物中激活软骨细胞表达的条件性基因被认为是可以更接近人类疾病模型。基因工程小鼠模型包括基因植入、基因敲除和转基因动物引发早期软骨变性。例如，Ⅱ型胶原蛋白缺失突变的 Del1 转基因小鼠在 4 月龄出现 OA 样病变。尽管有许多可供选择的方法，但是 DJD 的动物模型仍不能完全复制人类疾病。

【参考文献】　　Aigner et al., 2010; Bendele, 2001a; Bonnet and Walsh, 2005; Gerwin et al., 2010; Glasson, 2007; Glasson et al., 2010; Long and Leininger, 1999b; Pastoureau et al., 2010; Pritzker, 1994; Säämänen et al., 2007; Wancket et al., 2008; Wieland et al., 2005。

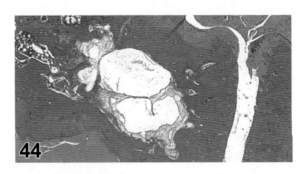

图 6.44

OA 内侧半月板撕裂模型大鼠股胫关节假性囊肿。股骨内侧髁（左骨）内腔被称为假性囊肿，因为它缺乏真正囊肿所特有的内衬细胞（如图 6.11 所示）。这种病变最常见于有晚期 DJD 的关节骨骺软骨下骨，胫骨内侧（右骨）、股骨内侧髁和关节边缘骨赘的关节软骨缺失。脱钙骨，H&E 染色

（四）增生性病变

1. 滑膜细胞增生（hyperplasia, synovial cell）

【其他术语】　Hyperplasia/hypertrophy, synovial cell。

【种属】　大鼠和小鼠。

【发生部位】　滑膜。

【生物学行为】　滑膜细胞数量适应性、非肿瘤性地增加。

【组织发生 / 发病机制】　滑膜细胞在损伤 / 刺激时被激活增生，其中相关刺激可能存在于关节腔内或滑膜内。

【诊断特征】

1）大体可能无异常，但如果有，表现为内衬滑膜增厚并伴有多灶性大小不等、通常融合的棕褐色 / 白色坚硬结节。

2）显微镜所见一般包括以下两方面：① 肥大：即细胞体积增大。② 增生：表现为滑膜细胞层数增加和（或）滑膜表面不平整。

【特殊诊断技术】　无。

【鉴别诊断】　无。

【备注】　不论其发病机制如何，常伴有滑膜肥大的滑膜细胞增生是大鼠、小鼠关节炎症和退行性疾病的常见特征。即使在滑膜细胞增生明显的 RA 等疾病中，仍然难以确定滑膜细胞增生的机制。趋化因子或细胞因子驱动的信号通路激活可能是促进细胞增生等疾病或导致抗凋亡分子表达的原因。

【参考文献】　Leininger and Riley, 1990; Long and Leininger, 1999b; Wachsmann and Sibilia, 2011。

2. 滑膜肉瘤（synovial sarcoma）（图 6.45，图 6.46）

【其他术语】　无。

【种属】　大鼠和小鼠。

【发生部位】　滑膜。

【生物学行为】　局部侵袭 / 破坏的恶性肿瘤，但通常转移倾向较低。

【组织发生 / 发病机制】　虽然滑膜肉瘤位于腱鞘、滑囊和关节囊范围内，但确切的细胞起源尚不清楚。

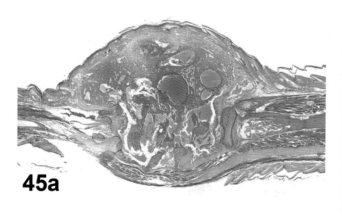
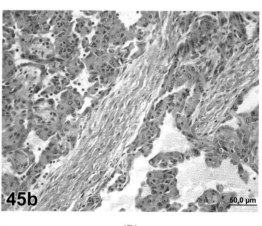

(A)　　　　　　　　　　　　　　　　　　　　(B)

图 6.45

165 日龄 BALB/cJ 小鼠尾椎骨滑膜肉瘤。（A）低倍镜，（B）高倍镜。（A）尾椎结构完全被来源于滑膜细胞的膨胀性、囊性和无包膜的恶性肿瘤所破坏。（B）肿瘤是由大小不一、相互连接的迷宫状空间组成，其中包含淡染细颗粒状嗜酸性物质，边缘为稀疏的胶原基质支持的乳头状单一形态组织细胞样肿瘤细胞（即类似 A 型滑膜细胞）。脱钙骨组织，H&E 染色。图片由 Dr. John Sundberg 提供

【诊断特征】 滑膜肉瘤在形态学上表现为双相型或单相型。

1）双相型肿瘤在单个肿瘤中表现出双相分化（即上皮细胞样和间充质细胞样成分）。① 上皮细胞样区域由立方至柱状细胞组成，排列成假腺状、裂隙、叶状或实性索状。② 间充质样细胞区域包含密集的梭形细胞束。

2）单相型肿瘤表现为单相分化（通常是上皮样）。

【特殊诊断技术】 由于滑膜肉瘤在啮齿动物中罕见，尚未发现用于小鼠和大鼠滑膜肉瘤的诊断标志物。

免疫组织化学和遗传学研究促进了人类滑膜肉瘤的诊断：

1）细胞类型特异性标志物（IHC 方法）。① 上皮细胞系（部分列表）：高分子量细胞角蛋白（high-molecular-weight cytokeratin, HMW-CK）、上皮膜抗原 / 黏蛋白 1（epithelial membrane antigen, EMA）/ MUC1。② 间充质细胞系（部分列表）：T 细胞识别的黑色素瘤抗原 1，一种黑色素细胞分化抗原（melanoma antigen recognized by T cells 1, a melanocytic differentiation antigen, MART-1/MLANA）；平滑肌肌动蛋白（smooth muscle actin, SMA）；结蛋白（desmin, DES）；成肌蛋白（myogenin, MYOG）；KIT（CD117，受体酪氨酸激酶）。

2）基因异常。① 大约 90% 的人滑膜肉瘤表现出典型的染色体易位［即 t (x;18) (p11.2; q11.2)］；单基因 SS18（SYT）可能位于染色体 18q11.2。② 荧光原位杂交（fluorescence in situ hybridization, FISH）分析 SYT 基因重排结果显示，≥ 96% 单相型滑膜肉瘤病例为阳性。

【鉴别诊断】 ① 纤维肉瘤（fibrosarcoma）。② 肉瘤未特定分类（sarcoma NOS）。

【备注】 美国国家癌症研究所（NCI）和美国国家毒理学项目中心（NTP）对大约 300 个 2 年的致癌试验进行了分析，发现未处理的对照组 2320 只雄性 F344/N 大鼠中有 0.1% 发生滑膜肉瘤。在同一历史对照数据库中，未处理对照组 2370 只雌性 F344/N 大鼠无滑膜肉瘤发生。据报道，小鼠（包括 BALB/c 品系）自发性滑膜肉瘤的发生率非常低（即 0 ～ 10%）。最近，研究人员在小鼠中使用他莫昔芬诱导 CreER 系统，证实了人易位衍生的 SYT-SSX2 融合蛋白在多种组织类型的零星表达导致了滑膜肉瘤样肿瘤的特异形成。

【参考文献】 Bahrami and Folpe, 2010; Haldar et al., 2009; Long and Leininger, 1999b; Mouse Tumor Biology Database (MTB) (accessed May 2011); Rosenberg, 2010; Stinson; 1990; Tanas et al., 2010。

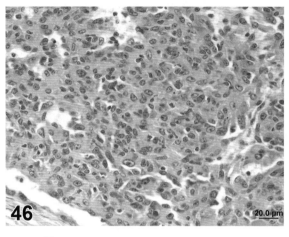

图 6.46

165 日龄 BALB/cJ 小鼠尾椎骨滑膜肉瘤。图 6.45A 肿物的高倍镜。在这部分肿物中，单一形态的组织细胞样细胞排列更紧密，细胞边界模糊。单个细胞的特征是单个椭圆形的、常染色质的细胞核及通常单个核仁。脱钙骨组织，H&E 染色。图片由 Dr. John Sundberg 提供

四、牙齿

（一）正常啮齿动物牙齿

牙齿是由牙源性上皮细胞与牙乳头和牙囊的间充质细胞之间发生一系列相互诱导现象形成的。在啮齿动物中，牙冠的形成是一个连续的过程。牙冠的形成是由内牙上皮开始。内牙上皮细胞诱导牙乳头底层间充质细胞分化为成牙本质细胞。成牙本质细胞随后沉积牙本质，对内牙上皮细胞具有相互诱导作用，刺激它们分化为成釉细胞并沉积牙釉质。啮齿动物的切齿无牙根（图 6.47）。

臼齿牙根的形成是从一种由内牙和外牙上皮融合而成并被称为赫特维希上皮根鞘的牙齿器官的延伸开始。根鞘细胞诱导底层间充质细胞分化为成牙本质细胞并沉积牙本质。当牙本质形成时，牙根鞘上皮细胞将牙釉质基质蛋白质沉积在沿着根外表面的一层薄薄的非胶原层（称为中间牙骨质和无原纤维牙骨质）中。由于上皮根鞘退化或形成窗孔，釉质基质蛋白诱导邻近的间充质细胞分化为成牙骨质细胞，并将牙骨质沉积在根表面。

大鼠和小鼠只有一组牙齿，因此无乳牙或临时牙齿。正常的牙列包括每个象限一颗切齿和三颗臼齿，齿式为 2（I1/1，M3/3）=16。切齿仅由牙冠组成，包括牙槽外和牙槽内部分。不同的是，每颗臼齿由牙冠和牙根组成。牙冠和牙根之间的交界处为颈边缘或牙颈。临床术语的"牙冠"指的是在口腔内可见的那部分牙齿。牙周组织是牙齿附着器，由牙骨质、牙周韧带、固有牙槽骨和牙龈的结合上皮组成。

切齿的唇侧或凸侧覆盖着一层牙釉质。牙本质和牙釉质之间沉积了一层铁膜，使啮齿动物的切齿外观呈黄色。切齿的舌侧或凹侧没有牙釉质，但有一层非常薄的牙骨质，其中有牙周韧带的纤维嵌入。牙釉质在切齿的顶部不形成。在出牙前，牙尖内充满了由牙髓成牙本质细胞产生的牙本质。随着牙尖使用时的磨损，成牙本质细胞会形成更多的牙本质（次级牙本质），这样牙髓就不会暴露出来。切齿有一个开口较大的牙根尖孔。啮齿动物的臼齿尖上有一块无牙釉质的区域。

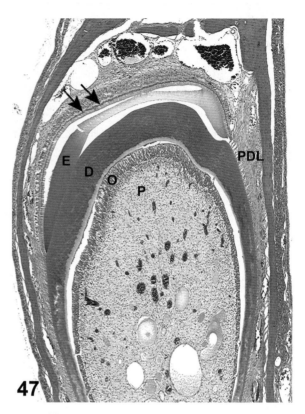

图 6.47

大鼠正常切齿，包括成釉细胞（箭头所示）、牙釉质（E 所示）、牙本质（D 所示）、成牙本质细胞（O 所示）、牙髓（P 所示）和牙周韧带（PDL 所示）。脱钙牙齿，H&E 染色

成釉细胞是负责产生牙釉质的柱状上皮细胞。牙釉质通常在脱钙过程中被完全去除，其位置留下一个透明的空白区域；在一些脱钙的标本中可能会观察到部分未成熟的牙釉质基质。单排成釉细胞的下层为复层上皮，为牙齿器官的其余部分。成牙本质细胞是排列在牙髓腔周围的柱状间充质细胞，负责生成牙本质。牙本质以非矿化形式沉积，称为前期牙本质，随后矿化形成原发性牙本质。成牙本质细胞从沉积的前期牙本质离开，逐渐渗入齿髓腔。每个成牙本质细胞都有一个延伸到牙本质的细胞质突起，被牙本质小管包围，小管在牙本质 – 牙釉质 / 中间牙骨质交界处呈树枝状分布。牙本质缺乏血管和神经。

牙髓位于齿髓腔内，由纤细的结缔组织组成，其间分布小血管、淋巴管、感觉神经和原始结缔组织细胞。牙根尖孔位于每颗牙齿的末端，其中有血管和神经通过。臼齿髓腔随着年龄的增长逐渐狭窄是正常的，不应与异常发育或受试物引起的改变相混淆。

牙骨质是由牙周韧带细胞（通常称为成牙骨质细胞）产生的无血管骨样物质。牙骨质覆盖在臼齿牙根表面和切齿的舌侧，并作为胶原纤维的支撑物，也被称为 sharpey 纤维。在牙槽（齿窝）的牙骨质和牙槽骨中都有 sharpey 纤维嵌入。牙骨质在牙尖处最厚，并随着牙冠向外延伸而逐渐变薄。显微镜下，牙骨质有两种形式，一种是有细胞的，另一种是无细胞的。细胞牙骨质主要分布在牙根的顶端，而无细胞牙骨质主要分布在牙根的冠状面，两者混合不易区分。牙骨质层随着年龄的增长而逐渐增厚是正常的，不应与异常发育或受试物引起的改变相混淆。

【参考文献】　　Ahmad and Ruch, 1987; Hay, 1961; Kuijpers et al., 1996。

（二）非增生性病变

1. 变性（degeneration）（图 6.48）

【其他术语】　　无。

【种属】　　大鼠和小鼠。

【生物学行为】　　牙齿结构细胞的衰减。

【组织发生 / 发病机制】　　细胞结构和功能改变，可能是可逆的，通常由不明代谢性或毒性损伤导致。

【诊断特征】　　① 局灶性或弥漫性细胞缺失。② 成釉质细胞的缺失可能与牙釉质轮廓的不规则有关，也可能是釉质外观异常或数量减少（在脱钙切片中难以确定）。③ 成牙本质细胞的局灶性或弥漫性缺失或衰减可能与牙本质轮廓的不规则，或与牙本质外观异常或数量减少有关。

【鉴别诊断】　　坏死（necrosis）：通常伴有核固缩、核碎裂、细胞碎片和炎症。

【备注】　　成釉细胞是一种柱状上皮细胞，负责生成牙釉质。由于 95% 的牙釉质为矿物质，大部分在脱钙过程中被清除，因此脱钙的切片中不常见。原来牙釉质的位置，现为一个透明的空白区域。单排成釉细胞的下面是复层上皮，代表了牙齿器官的其余部分。弥漫性或局灶性成釉细胞的缺失或变性，导致成釉细胞层的不规则。牙釉质形成（或缺乏形成）反映了成釉细胞层的变化，因此也可能出现不规则的轮廓。在慢性氟中毒中，成釉细胞的缺失可能伴随着下层的中间层变平，成釉细胞向牙釉质疝出，以及在成釉层中包含釉质。

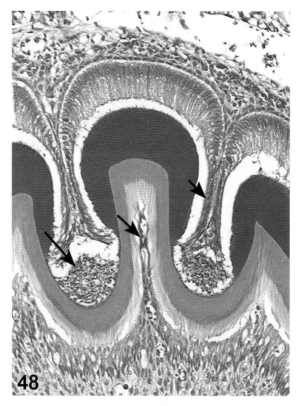

图 6.48

小鼠成釉细胞变性和坏死，伴成牙本质细胞变性。切齿显示成釉细胞变性（短箭号所示）和坏死（长箭号所示）以及成牙本质细胞变性（中等箭号所示）。变性的特征是正常细胞体积缩小，而坏死则与受累细胞的破坏有关。脱钙牙齿，H&E 染色

　　在氟化物处理后大鼠的牙齿（或骨）中发现的嗜碱性颗粒 / 物质被报道为脱钙相关沉淀人工假象（氟化钙晶体形成），而不是病理性的。如果将氟化物添加到固定剂中，类似的结构可以在脱钙作用后的正常骨中形成沉淀，并且给予氟化物 / 含有氟化合物的动物骨组织脱钙后也可以出现沉淀人工假象。在这种情况下，沉淀人工假象可能有剂量相关性。无论是否存在氟化物，为了确认其为人工假象，可以制备未脱钙切片（可以是磨片的或薄切片），并进行不染色和染色的检查。如果色素 / 结构在未脱钙的切片不存在，那么这是二者作为脱钙过程中的人工假象出现的可靠证据。

　　在给大鼠注射嘌呤霉素和盐酸四环素后，也有关于成釉细胞变性的报道。此外，据报道秋水仙素（破坏微管的形成）可破坏牙釉质的形成和色素沉着。

　　成牙本质细胞是排列在齿髓腔周围的柱状间充质细胞，负责牙本质的形成。在未钙化的前期牙本质和钙化的牙本质之间有一条清晰的分界线。在牙本质形成中，成牙本质细胞的变性可能是细微的，或伴随轻微的不规则性，或者当成牙本质细胞移位导致牙髓内产生牙本质时，变性可能更加明显。未形成牙本质的成牙本质细胞可能发生完全梗死（即凝固性坏死），但相邻的其他细胞无损伤。

【参考文献】　　Bucher et al., 1991; Hashimoto, 1984; Lindemann and Nylen, 1979; Long and Leininger, 1999a; Maurer et al., 1990; Maurer et al., 1993; Weinstock, 1970; Wester-gaard, 1980。

2. 坏死（necrosis）（图 6.48）

【其他术语】　　无。

【种属】 大鼠和小鼠。

【生物学行为】 牙齿结构内多个细胞/组织的区域性、非肿瘤性缺失。

【组织发生/致病机制】 一种局部的无菌或感染性损伤，破坏该区域内受损细胞的功能并阻止其存活。

【诊断特征】 ① 细胞核固缩、核碎裂和核溶解（如果病变为凝固性，则存在影细胞）。② 可能伴有急性炎症反应。③ 可能伴有细胞碎片和（或）小空洞。

【鉴别诊断】 死后自溶（postmortem autolysis）：整个组织切片均匀溶解，组织结构或细胞层数没有变化。

【备注】 坏死最常见于牙髓室内，常见的原因包括断裂和感染，凝固性坏死可继发于牙髓血管血栓形成。

【参考文献】 Bucher et al., 1991; Long and Leininger, 1999a; Maurer et al., 1993。

3. 牙周袋（periodontal pocket）（图 6.49）

【其他术语】 无。

【种属】 大鼠和小鼠。

【发生部位】 牙齿和牙周组织之间的间隙（尤其是上臼齿附近）。

【生物学行为】 间隙内存在异物，有时伴有局部继发性炎症。

【组织发生/致病机制】 病变源于牙齿周围/牙周组织内毛发、饲料和（或）垫料的嵌塞。

【诊断特征】 ① 牙周组织扩大/扩张（尤其是啮齿动物的上臼齿附近）。② 在扩大的间隙或相邻的结缔组织内有嵌塞的毛发、饲料和（或）垫料（有时包括细菌菌落）。③ 继发性炎症可能很明显［在牙周间隙和（或）相邻的结缔组织内通常存在存活或变性的中性粒细胞］。④ 严重的病变可能伴随着骨质牙槽的侵蚀。

【鉴别诊断】 囊肿（cyst）：内衬不连续的膜、充满液体的腔，不含毛发、饲料和垫料。

【备注】 由于切面的原因，牙周袋与口腔相关可能不明显。

【参考文献】 Losco, 1995; Sakura, 1997。

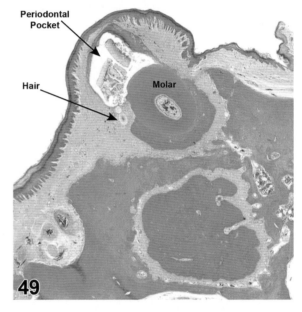

图 6.49

大鼠牙周袋。通常由牙周韧带横跨，是牙齿和牙周组织之间的间隙，被嵌塞的饲料/垫料和周围牙周结缔组织内毛发的横截面的扩张所破坏。脱钙牙齿，H&E 染色

4. 牙本质龛（dentin niches）（图 6.50，图 6.51）

【其他术语】 无。

【种属】 大鼠和小鼠。

【生物学行为】 非肿瘤性发育缺陷。

【组织发生/致病机制】 局灶性或多灶性成牙本质细胞形成牙本质障碍。

【诊断特征】 ① 牙本质局灶性或多灶性隐窝。② 可能是双侧对称的。

【鉴别诊断】 牙本质减少（decreased dentin）：累及整个牙齿。

【备注】 成牙本质细胞变性和随后的牙本质形成障碍是一个偶发的局灶性或多灶性病变过程，可能导致牙本质隐窝的形成。

【参考文献】 Long et al., 2004。

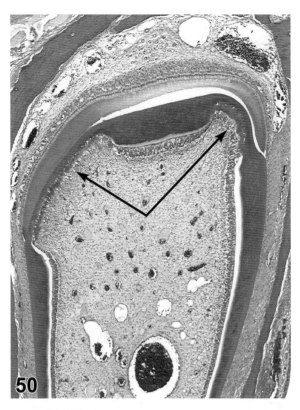

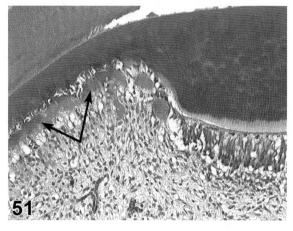

图 6.51

大鼠切齿牙本质龛。图 6.50 中牙本质龛区域的高倍放大。注意牙本质层变薄、成牙本质细胞变性 / 缺失，以及可见第三期牙本质（骨牙质）形成（箭号所示）的修复。脱钙牙齿，H&E 染色

图 6.50

大鼠切齿牙本质龛（箭号所示）。示意成牙本质细胞形成牙本质局部障碍。脱钙牙齿，H&E 染色。

5. 牙本质减少（dentin, decreased）

【其他术语】　无。

【种属】　大鼠和小鼠。

【生物学行为】　非肿瘤性发育缺陷。

【组织发生 / 致病机制】　成牙本质细胞形成牙本质的普遍性障碍。

【诊断特征】　① 整个牙壁异常薄。② 可能是双侧的。

【鉴别诊断】　牙本质龛（dentin niche）：牙本质内局灶性或多灶性隐窝。

【备注】　成牙本质细胞活性降低可能导致牙本质的形成减少，从而致使牙齿（通常是切齿）的整个牙壁异常变薄，且这些牙齿容易断裂。

6. 牙本质基质变质（dentin matrix alteration）（图 6.52）

【其他术语】　无。

【种属】　大鼠和小鼠。

【生物学行为】　非肿瘤性发育缺陷。

【组织发生 / 致病机制】　成牙本质细胞形成异常的牙本质。

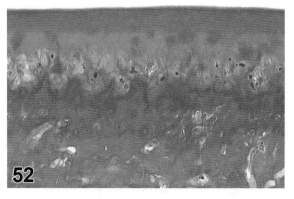

图 6.52

大鼠切齿牙本质基质变质。牙本质形态或染色异常，可见细胞包涵物。脱钙牙齿，H&E 染色

【诊断特征】　① 牙本质异常（即小管可能排列紊乱）。② 牙本质可能含有内陷的细胞或包涵物。

【鉴别诊断】　发育不良（dysplasia）：牙源性

组织的异常发育，以原始牙齿碎片和骨小岛围绕的不规则的牙本质样物质团块为特征。移位的牙源性组织可能在邻近的结缔组织中形成牙齿样结构（小齿），其中也可能形成类似牙乳头的组织，但这些组织往往相对较小且保持独立。这种变化通常与损伤 / 断裂有关。

【备注】　　成牙本质细胞变性和随后的尝试修复可能导致牙本质外观的改变。这种改变虽然是继发性的，但可能值得注意。

【参考文献】　　Hashimoto, 1984; Lindemann and Nylen, 1979; Maurer et al., 1990; Weinstock, 1970; Westergaard, 1980。

7. 牙齿发育不良（dental dysplasia）（图 6.53）

【其他术语】　　无。

【种属】　　大鼠和小鼠。

【发生部位】　　主要是切齿。

【生物学行为】　　非肿瘤性发育缺陷。

【组织发生 / 致病机制】　　牙源性组织发育异常。

【诊断特征】　　① 原始牙齿碎片和骨小岛围绕的不规则的牙本质样物质团块可能填充部分牙槽窝。② 移位的牙源性组织可能在邻近的结缔组织中形成牙齿样结构（小齿），或也可能形成类似牙乳头的组织，但这些组织往往相对较小且保持独立。③ 通常与损伤 / 断裂有关。④ 可能存在与牙瘤的细胞学重叠（见下文定义）。

【鉴别诊断】　　牙源性肿瘤（odontogenic neoplasia）：与一个或多个牙源性细胞系不受调控的增殖（± 基质生成）相关的占位性肿物。

【备注】　　啮齿动物的切齿终生都在生长。该特征加上感染、慢性炎症、营养 / 代谢 / 血管改变和损伤 / 断裂后，可导致动物生存期内任何时候

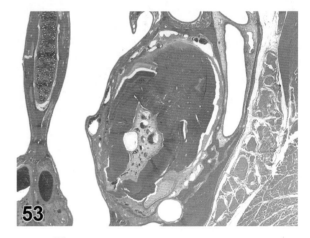

图 6.53

大鼠切齿发育不良（发育异常）。这种缺陷是由于一个或多个牙源性细胞系的异常发育所致，其典型表现为牙槽窝含有不规则的牙本质样物质团块，周围有原始牙齿碎片和骨小岛；由于啮齿动物的切齿终生生长，这种发育异常可能出现在成年期，通常与创伤有关。脱钙牙齿，H&E 染色

的牙源性组织发育异常。根据损伤的性质和范围、受影响的组织和切面，此类病变的外观可能会有很大差异。牙槽骨、牙骨质、牙本质、牙釉质和（或）类似于牙乳头的结缔组织可能以各种组合和异常模式发育。

【参考文献】　　Long and Leininger, 1999a; Losco, 1995。

8. 断裂（fracture）

【其他术语】　　无。

【种属】　　大鼠和小鼠。

【发生部位】　　主要是切齿。

【生物学行为】　　牙齿结构完整性破坏。

【组织发生 / 致病机制】　　主要由机械性损伤引起的牙齿的不连续性（"断裂"）。

【诊断特征】　　① 组织学受断裂发生后的机械稳定性和时间长短影响。② 牙髓内可能出现炎症和（或）反应性骨牙质形成。③ 如果切齿的牙器官受损伤或移位，可能会伴有发育不良。

【鉴别诊断】　　① 牙齿发育不良（dental dysplasia）：牙源性组织发育异常，无断裂伴发。② 牙源性肿瘤（odontogenic neoplasia）：与一个或多个牙源性细胞系不受调控的增殖（± 基质生成）相关的占位性肿物。

【备注】 断裂通常伴有某种形式的牙齿发育不良（发育异常）。鉴于大多数牙齿为横切面，实际的断裂可能不易辨别。在某些情况下，断裂和发育不良可能较明显，因此诊断为断裂和发育不良都是合适的。

【参考文献】 Long and Leininger, 1999a; Kuijpers et al., 1996。

9. 再吸收（resorption）

【其他术语】 无。

【种属】 大鼠和小鼠。

【发生部位】 任何牙齿。

【生物学行为】 牙齿团块的非肿瘤性缺失。

【组织发生 / 致病机制】 牙齿硬组织破骨性再吸收。

【诊断特征】 ① 牙齿硬组织（牙骨质 / 牙本质）的异常吸收 / 清除。② 可能伴有炎症、断裂和（或）关节强直（牙槽骨与受累牙齿的牙骨质或牙本质融合）。

【鉴别诊断】 ① 牙本质龛（dentin niche）：牙本质形成过程中局灶性或多灶性缺陷。② 牙本质减少（decreased dentin）：牙本质形成过程中广泛性缺陷。

【备注】 牙齿硬组织［牙骨质和（或）牙本质，可能包括牙槽骨］的再吸收主要因素通常包括：牙齿咬合不正、感染 / 炎症及创伤 / 损伤。再吸收可发展为牙齿完全缺失，并被纤维结缔组织替代。在其他情况下，再吸收可能伴随着残留的牙源性组织的异常发育（见牙齿发育不良）。

【参考文献】 Long and Leininger, 1999a。

10. 小齿（denticle[s]）（图 6.54）

【其他术语】 无。

【种属】 大鼠和小鼠。

【发生部位】 主要是切齿。

【生物学行为】 小牙齿样结构的异常形成。

【组织发生 / 致病机制】 这些病变源于脱落到牙髓腔内的上皮根鞘的皱褶 / 萌出。

【诊断特征】 ① 牙髓内圆形至类椭圆形结构。② 由牙本质和牙本质小管组成。③ 中心呈中空，但可能含有成釉细胞或成釉细胞碎片。④ 外缘可能衬有或不衬成牙本质细胞。⑤ 可能与牙齿内壁发生碰撞，可能与沿牙髓腔内缘的牙本质轮廓不规则有关。⑥ 可能会合并到牙壁中。

【鉴别诊断】 牙髓结石（pulp concretion）：坏死 / 损伤细胞或胶原纤维周围的同心层矿化组织。

【参考文献】 Long and Herbert, 2002。

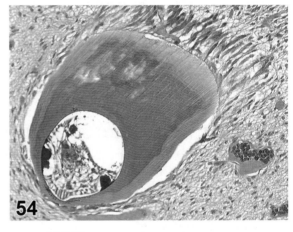

图 6.54

大鼠切齿小齿。病变为牙髓腔内小牙齿样结构的异常形成。可见沿一侧边缘（右上）的成牙本质细胞、牙本质基质中的小管及含有变性成釉细胞和少量牙釉质（紫色）基质的中心腔。脱钙牙齿，H&E 染色。

11. 牙髓结石（pulp concretion）

【其他术语】 Pulp stone。

【种属】 大鼠和小鼠。

【发生部位】 主要是切齿。

【生物学行为】 修复过程。

【组织发生 / 致病机制】 坏死 / 损伤细胞或胶原纤维周围的矿物质沉积。

【诊断特征】 ① 死亡 / 损伤细胞或变性胶原纤维周围形成矿化组织。② 矿物质以不规则的线性或同心层状沉积。

【鉴别诊断】 小齿（denticle[s]）：牙髓内由牙本质和牙本质小管组成的圆形至略椭圆形结构，其中央空腔可能含有成釉细胞，但外缘可能衬有或不衬成牙本质细胞

【备注】 牙髓结石（单个或多个）代表营养不良性矿化区域。

【参考文献】 Long and Herbert, 2002。

12. 囊肿（cyst[s]）（图 6.55）

【其他术语】 无。

【种属】 大鼠和小鼠。

【发生部位】 任何牙齿。

【生物学行为】 非肿瘤性占位空泡。

【组织发生 / 致病机制】 未知。

【诊断特征】 ① 充满液体的腔、内衬不连续的膜。② 通常位于受累牙齿的顶端附近。

【鉴别诊断】 无。

【参考文献】 Long and Leininger, 1999a。

13. 血栓（thrombus）

【其他术语】 无。

【种属】 大鼠和小鼠。

【发生部位】 牙髓和牙槽血管。

【生物学行为】 局部血管的暂时阻塞（部分或完全）。

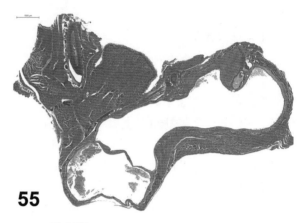

55

图 6.55

小鼠切齿囊肿。牙源性囊肿是内衬膜构成的充满液体来源不明空腔，通常位于牙齿的顶端（此处显示切片左上角的牙齿横截面）。脱钙牙齿，H&E 染色

【组织发生 / 致病机制】 凝血级联反应的激活（通常是由全身性而非局部因素导致）。

【诊断特征】 ① 血管腔内有颗粒状或层状及部分机化的纤维蛋白和血栓细胞（血小板）团块。② 包含不同数量的红细胞和白细胞。③ 可能与或不与附近组织的出血相关。

【鉴别诊断】 死后血凝块（postmortem clot）：血管内纤维蛋白和血小板团块，含有少量或无白细胞，并伴随没有或有极细丝状形态的层状结构。

【备注】 据报道，给予 2- 丁氧基乙醇的大鼠切齿可见牙髓血管血栓形成。血栓形成可能导致成牙本质细胞和（或）牙髓间充质细胞凝固性坏死。

【参考文献】 Long et al., 2000。

（三）增生性病变

1. 牙瘤（odontoma）（图 6.56）

【其他术语】 无。

【种属】 大鼠和小鼠。

【生物学行为】 错构瘤（发育畸形，由正常组织成分构成的结构不规则的肿物）。

【组织发生 / 致病机制】 牙胚的上皮细胞（成釉细胞）和外胚层间充质细胞（成牙本质细胞，成牙骨质细胞）。

【诊断特征】 依据形态分化程度进行诊断：

1）共同特征：① 所有牙齿硬组织（牙釉质、牙本质和牙骨质，以及成牙本质细胞、成牙骨质细胞和牙髓间充质细胞）均存在。② 缺乏与牙齿硬组织无关的成釉细胞（成釉细胞瘤样）上皮明显区域。③ 通常与未萌出的牙齿有关。

2）亚型：① 混合性牙瘤。牙齿组织表现出特征性的形态分化不良；与正常牙齿几乎无相似之处。② 组合性牙瘤。牙齿组织表现出与正常牙齿相似的高形态分化和组织分化；通常表现为一个小而边界

清楚的病变。

【鉴别诊断】 ① 成釉细胞瘤（ameloblastoma）：一种不产生牙齿硬组织的肿瘤，X 线片（如果有的话）显示透 X 线病变。② 成釉细胞牙瘤（ameloblastic odontoma）：一种在肿瘤周边有增生的成釉细胞瘤样上皮的肿瘤，与牙齿硬组织无关，通常表现出侵袭行为。③ 牙源性纤维瘤（fibroma, odontogenic）：一种由牙囊样间充质组成的肿瘤（即不形成牙釉质和牙本质）。④ 牙齿发育不良（dental dysplasia）：为异常发育，通常涉及发生炎症或损伤的切齿，主要由牙本质样物质构成，但可能含有其他牙源性组织。

【备注】 混合性和组合性牙瘤被认为是畸形（错构瘤），而不是真正的肿瘤，尽管也有人认为它们可以通过应用不同的 N- 亚硝基脲衍生物进行化学诱导。Nozue 和 Kayano（1978 年）及 Goessner 和 Luz（1994 年）所描述的牙源性肿瘤被认为代表牙瘤而非牙本质瘤。当存在牙骨质样骨性物质时，颌骨牙瘤可被诊断为牙骨质瘤（cementoma）。如果牙骨质样结构周围出现含有成牙骨质细胞的纤维组织，这种肿瘤可能被诊断为成牙骨质细胞瘤（cementoblastoma）。

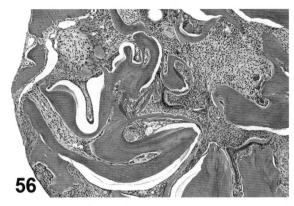

图 6.56

大鼠牙瘤。病变表现为发育畸形（非肿瘤），其中所有牙齿硬组织，包括牙釉质（在脱钙过程中缺失而形成透明空腔）、牙本质和牙骨质，以及成牙本质细胞、成牙骨质细胞和牙髓间充质细胞，都出现在一个不规则的肿物中。脱钙牙齿，H&E 染色

【参考文献】 Berman and Rice, 1980; Dayan et al., 1994; Eisenberg et al., 1983; Ernst and Mohr, 1991; Finkel et al., 1979; Gibson et al., 1992; Goessner and Luz, 1994; Humphreys et al., 1985; Kimura et al., 2012; Long et al., 1993; Long and Leininger, 1999a; Nozue and Kayano, 1978; Riven-son et al., 1984; Robins and Rowlatt, 1971; Smulow et al., 1983; Sokoloff and Zipkin, 1967; Stoica and Koestner, 1984。

2. 成釉细胞牙瘤（ameloblastic odontoma）（图 6.57）

【其他术语】 Odontoameloblastoma。

【种属】 大鼠和小鼠。

【生物学行为】 良性但存在局部侵袭性的肿物。

【组织发生 / 致病机制】 牙胚的上皮细胞（成釉细胞）和外胚层间充质细胞（成牙本质细胞，成牙骨质细胞）。

【诊断特征】 ① 通常边界清楚，向心性生长的肿瘤。② 从原始牙蕾到成熟牙齿结构的形态分化程度不同。③ 所有牙齿组织都可见，包括成釉细胞上皮、星状网状样细胞、牙釉质基质、牙釉质、牙本质、成牙本质细胞、牙骨质、成牙骨质细胞及牙髓组织。④ 增生的成釉细胞（成釉细胞瘤样）上皮位于肿瘤周围，不含或含有少量牙齿硬组织。⑤ 牙齿硬组织的形成发生在肿瘤的中心区域。⑥ 可能还可以观察到变性角化（"影细胞"）和钙化的牙源性上皮。⑦ 在角蛋白碎片聚集后，肿瘤组织内可能形成反应性多核巨细胞。⑧ 成釉细胞牙瘤通常具有局部侵袭性（侵蚀性和破坏性），但无转移。⑨ 一种亚型（成釉细

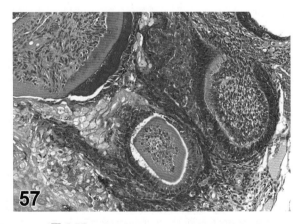

图 6.57

大鼠成釉细胞牙瘤。该局部膨胀性肿瘤由位于肿瘤周围的增生的、分化良好的成釉细胞瘤样上皮和少量位于较中央的牙齿硬组织组成。脱钙牙齿，H&E 染色

胞纤维牙瘤）可见来自牙齿的组织的成纤维细胞大量增殖。

【鉴别诊断】 ① 成釉细胞瘤（ameloblastoma）：一种不产生牙齿硬组织的肿瘤，X 线片（如果有的话）显示透 X 线病变。② 牙瘤（混合性或组合性）（odontoma）（complex or compound）：一种发育畸形（错构瘤），由矿化的牙齿硬组织分化而来，不含大量与牙齿硬组织无关的成釉细胞（成釉细胞瘤样）上皮。③ 牙源性纤维瘤（fibroma, odontogenic）：一种由牙囊样间充质组成的肿瘤（即牙釉质和牙本质不形成）。④ 牙齿发育不良（dental dysplasia）：一种异常发育，通常涉及发生炎症或损伤的切齿，主要由牙本质样物质构成，但可能含有其他牙源性组织。

【备注】 自发性成釉细胞牙瘤在大鼠和小鼠中很少见。然而，它们可以通过应用不同的 N- 亚硝基脲衍生物进行化学诱导。在携带白蛋白 –Myc（albumin–Myc，Alb–Myc）和白蛋白 –Ras（albumin–Ras, Alb–Ras）转基因小鼠中也观察到类似的"牙源性肿瘤"。

【参考文献】 Barbolt and Bhandari, 1983; Berman and Rice, 1980; Boorman and Hollander, 1973; Eisenberg et al., 1983; Ernst and Mohr, 1991; Fitzgerald, 1987; Long et al., 1993; Rivenson et al., 1984; Smulow et al., 1983; Stoica and Koestner, 1984; Wang et al., 1975。

3. 成釉细胞瘤（ameloblastoma）（图 6.58）

【其他术语】 无。

【种属】 大鼠和小鼠。

【生物学行为】 良性但存在局部侵袭性的肿瘤。

【组织发生 / 致病机制】 含牙囊肿上皮，牙板和成釉器的残余物，口腔黏膜基底细胞层。

【诊断特征】 ① 通常是大的、向心性生长的肿瘤，具有局部侵袭性和破坏性，但无转移。② 由嵌入胶原基质中的岛状（滤泡型）、巢状或网丝状（丛状型）上皮细胞组成。③ 上皮由类似内釉上皮的高柱状的一层周边细胞和排列疏松的类似星网状层的中心细胞组成。④ 上皮岛可为实体的（实性型），也可表现为星状细胞退行性变而导致囊肿形成（囊性型）。⑤ 基质可能仅限于局灶性玻璃样变，但不产生牙齿硬组织（牙釉质、牙本质或牙骨质）。⑥ 在一种亚型（棘皮瘤型成釉质细胞瘤）中，星网状层上皮细胞可能发生鳞状上皮化生。

【鉴别诊断】 ① 成釉细胞牙瘤（ameloblastic odontoma）：增生的成釉细胞（成釉细胞瘤样）上皮位于肿瘤周围，不含或含有少量牙齿硬组织。牙齿硬组织的形成发生在肿瘤的中心区域，通常具有侵袭性。② 成釉细胞纤维牙瘤（fibro–odontoma, ameloblastic）：一种小鼠特有的牙源性上皮的非侵袭性肿瘤，肿瘤中会形成牙齿硬组织。③ 牙瘤（混合性或组合性）（odontoma）（complex or compound）：一种发育畸形（错构瘤），由矿化的牙齿硬组织分化而来，不含大量成釉细胞（成釉细胞瘤样）上皮。④ 牙源性纤维瘤（fibroma, odontogenic）：一种由牙囊样间充质组成的肿瘤（即不形成牙釉质和牙本质）。

【备注】 自发性成釉细胞瘤在大鼠和小鼠中极为罕见。在大鼠中，可以通过应用不同的 N- 亚硝基脲衍生物进行化学诱导。多瘤病毒和局部应用 3- 甲基胆蒽可诱导小鼠的成釉细胞瘤样肿瘤（成釉细胞瘤、成釉母细胞瘤）。

【参考文献】 Berman and Rice, 1980; Dawe et al., 1959; Ernst and Mirea, 1995; Goessner and Luz,

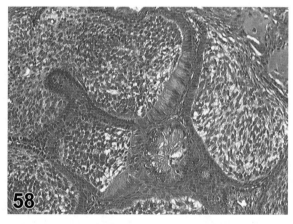

图 6.58

大鼠成釉细胞瘤。这种局部膨胀性肿瘤由轻度多形性上皮细胞的交叉柱组成，类似于内釉上皮，包围着松散排列的中心细胞聚集体，类似于星网状层。脱钙牙齿，H&E 染色

1994; Gollard et al., 1992; Greene et al., 1960; Lewis et al., 1980; Long and Leininger, 1999a; Long et al., 1993; Pearl and Takei, 1981; Smulow et al., 1983; Stanley et al., 1965; Stanley et al., 1964; Van Rijssel and Mühlbock, 1955; Zegarelli, 1944。

4. 牙源性纤维瘤（odontogenic fibroma）（图 6.59）

【其他术语】　无。

【种属】　大鼠和小鼠。

【生物学行为】　良性但局部膨胀性肿瘤。

【组织发生 / 致病机制】　牙周韧带或发育中的牙器官、牙乳头或牙囊的间充质细胞。

【诊断特征】　① 边界清楚的膨胀性肿瘤，通常与持续萌出的切齿牙髓有关。② 主要由原始的牙囊样间充质细胞漩涡组成，被胶原形成的明显区域分隔开。③ 代表牙上皮残留的非增生性、小且多为未分化的上皮细胞索和岛，分散在整个肿瘤中。④ 偶见由鳞状细胞和影细胞组成的上皮巢。⑤ 间充质组织中也可观察到牙骨质样物质的圆形或不规则形病灶的形成。

【鉴别诊断】　① 成釉细胞瘤（ameloblastoma）：一种由立方形至柱状成釉细胞瘤样上皮围绕星网状层的肿瘤。② 成釉细胞牙瘤（ameloblastic odontoma）：一种在肿瘤周边有增殖的成釉细胞瘤样上皮的肿瘤，与牙齿硬组织相关，通常可见侵袭行为。③ 成釉细胞纤维牙瘤（fibro-odontoma, ameloblastic）：一种小鼠特有的牙源性上皮的非侵袭性肿瘤，内有牙齿硬组织形成。④ 牙瘤（混合性或组合性）（odontoma, complex or compound）：一种发育畸形（错构瘤），由矿化的牙齿硬组织分化而来。⑤ 牙源性纤维瘤（fibroma, odontogenic）：一种由牙囊样间充质组成的肿瘤（即不形成牙釉质和牙本质不形成）。

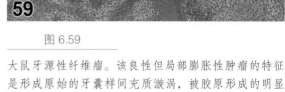

图 6.59

大鼠牙源性纤维瘤。该良性但局部膨胀性肿瘤的特征是形成原始的牙囊样间充质漩涡，被胶原形成的明显区域分隔开。脱钙牙齿，H&E

【备注】　自发性牙源性纤维瘤在大鼠和小鼠中已有报道。通过饲喂 Fischer 大鼠黄曲霉素和含琼脂的饮食，可诱导具有类似形态学特征的牙源性肿瘤，但未将其归类为牙源性纤维瘤。

【参考文献】　Cullen et al., 1987; Ernst et al., 1998; Goessner and Luz, 1994; Long and Leininger, 1999a。

5. 牙骨质化 / 骨化性纤维瘤（cementifying/ossifying fibroma）（图 6.60，图 6.61）

【其他术语】　无。

【种属】　小鼠。

【发生部位】　下颌骨或上颌骨，通常在切齿附近。

【生物学行为】　良性但局部膨胀性肿瘤。

【组织发生 / 致病机制】　多能间充质干细胞、成骨细胞（成牙骨质细胞）。

【诊断特征】　① 边界清楚的肿瘤。② 外观提示纤维瘤，其中骨 / 牙骨质由纤维结缔组织成分的骨化生形成。③ 增殖成分由类似成纤维细胞的梭形细胞组成，这些成纤维细胞转化为立方形成骨细胞 / 成牙骨质细胞，并形成多个圆形的边界蓝染的牙骨质小体样结构或牙骨质样小梁。④ 细胞突起垂直于硬组织表面。⑤ 骨针几乎完全由编织骨组成。⑥ 骨针通常表现为字母状的"C"和"Y"轮廓。⑦ 通常通过新形成的皮质骨薄外层与周围组织分离。⑧ 核分裂象数量较少。

【鉴别诊断】　① 纤维骨性病变（FOL）：一种小鼠特异性病变，可通过异质性细胞群和没有

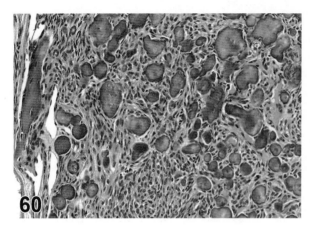

图 6.60

小鼠牙骨质化纤维瘤。该良性但局部膨胀性肿瘤的特征是以致密的肿瘤性成纤维细胞为主，含有大量牙骨质小体（大小不等、不规则的牙骨质结节）。脱钙牙齿，H&E染色

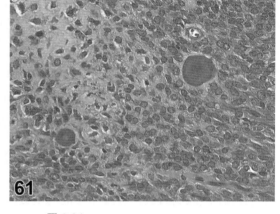

图 6.61

小鼠牙骨质化纤维瘤。高倍示意图。脱钙牙齿，H&E 染色

任何与肿瘤一致的形态学标准进行区分。② 骨瘤（osteoma）：一种缺乏梭形细胞基质的良性骨肿瘤。③ 骨纤维瘤（osteofibroma）：一种梭形细胞较少、纤维组织较少且缺少小梁骨的良性肿瘤。④ 骨肉瘤（osteosarcoma）：一种组织分化程度低（不成熟或非典型骨）和高度浸润性生长的恶性肿瘤。

【备注】　自发性骨化性纤维瘤在小鼠中罕见，主要发生在下颌骨或上颌骨。通常含有牙骨质小体（主要由牙骨质构成的椭圆形至圆形的矿化牙齿样结构），被认为起源于牙周膜。

【参考文献】　Faccini et al., 1990; Long and Leininger, 1999a; Luz et al., 1991b; Nilsson and Stanton, 1994。

6. 良性牙源性肿瘤（tumor, odontogenic, benign）

【其他术语】　无。

【种属】　大鼠和小鼠。

【生物学行为】　良性肿瘤。

【组织发生 / 致病机制】　牙胚上皮和（或）外胚层间充质细胞。

【诊断特征】　存在牙源性结构。

【备注】　当良性牙源性肿瘤无法判定为上述特定牙源性肿瘤类别之一时，可用该术语作为一般诊断。

7. 恶性牙源性肿瘤（tumor, odontogenic, malignant）

【其他术语】　无。

【种属】　大鼠和小鼠。

【生物学行为】　恶性肿瘤。

【组织发生 / 致病机制】　牙胚上皮和（或）外胚层间充质细胞。

【诊断特征】　存在牙源性结构。

【备注】　当恶性牙源性肿瘤无法判定为上述特定牙源性肿瘤类别之一时，可用该术语作为一般诊断。

五、致谢

作者谨向 Jerrold Ward、Bing Ong、Andrew Suttie、Armando Irizarry、Thomas J. Wronski、Diane Gunson、

Ken Frazier 和 John Sundberg 博士为本文提供图片表示衷心的感谢，并对 Robert Maronpot 博士对本文的骨部分章节进行了关键性审阅表示衷心的感谢。

参考文献（二维码）

张伟娟　刘湘江　王黎黎　张　蕊　译
黄明姝　陆姮磊　谭荣荣　王书扬　崔子月　黄洛伊　张惠铭　校

7 | 大鼠与小鼠内分泌系统非增生性和增生性病变

Annamaria Brändli–Baiocco[1], Emmanuelle Balme[2], Marc Bruder[3], Sundeep Chandra[4], Juergen Hellmann[5], Mark J. Hoenerhoff[6], Takahito Kambara[7], Christian Landes[1], Barbara Lenz[1], Mark Mense[8], Susanne Rittinghausen[9], Hiroshi Satoh[10], Frédéric Schorsch[11], Frank Seeliger[12], Takuji Tanaka[13], Minoru Tsuchitani[14], Zbigniew Wojcinski[15], Thomas J. Rosol (CHAIR)[16*]

[1]*Roche Pharma Research and Early Development, Pharmaceutical Sciences, Roche Innovation Center, Basel, Switzerland*

[2]*Boehringer Ingelheim Pharma, Biberach an der Riss, Germany*

[3]*Compugen, Inc., Nonclinical Safety, South San Francisco, California, USA*

[4]*BioMarin Pharmaceuticals Inc., San Rafael, California, USA*

[5]*Merck KGaA, D64293 Darmstadt, Germany*

[6]*In Vivo Animal Core, Unit for Laboratory Animal Medicine, University of Michigan Medical School, Ann Arbor, Michigan USA*

[7]*AbbVie, Preclinical Safety, North Chicago, Illinois, USA*

[8]*Covance, Chantilly, Virginia, USA*

[9]*Fraunhofer ITEM, Department of Pathology, Hannover, Germany*

[10]*Iwate University, Faculty of Agriculture, Iwate, Japan*

[11]*Bayer CropScience, Sophia-Antipolis, Cedex, France*

[12]*AstraZeneca Pathology, Drug Safety and Metabolism, IMED Biotech Unit, Gothenburg, Sweden*

[13]*Tohkai Cytopathology Institute, Cancer Research and Prevention, Gifu, Japan*

[14]*LSI Medience Corporation, Nonclinical Research Center, Ibaraki, Japan*

[15]*Toxicology & Pathology Consulting, LLC, Ann Arbor, Michigan, USA*

[16]*Ohio University, Department of Biomedical Sciences, Athens, Ohio, USA*

通信作者：Thomas J. Rosol, DVM, PhD, MBA, Department of Biomedical Sciences, Ohio University, 1 Ohio University, Athens, Ohio, 45701, USA. e–mail: rosolt@ohio.edu

摘要 >>

　　大鼠和小鼠国际通用毒性病理术语及诊断标准（INHAND）项目（www.toxpath.org/inhand.asp）是由欧洲毒性病理学会（European Society of Toxicologic Pathology, ESTP）、英国毒性病理学会（British Society of Toxicologic Pathology, BSTP）、日本毒性病理学会（Japanese Society of Toxicologic Pathology, JSTP）和美国毒性病理学会（Society of Toxicologic Pathology, STP）等毒性病理学会联合发起的，目的是建立一套国际公认的实验动物增生性和非增生性病变的术语。本文的撰写目的是为实验动物大、小鼠内分泌器官（垂体、松果体、甲状腺、甲状旁腺、肾上腺和胰腺胰岛）显微镜下所见病变的分类提供标准化术语，并附彩色显微照片加以说明。本文所提供标准化术语的电子版也可从网上获取（http://www.goreni.org）。材料来源包括世界各地政府、学术界和工业实验室的组织病理学数据库。内容涵盖自发性病变、老年性病变及暴露于受试物所诱发的病变。一套广泛接受并使用的国际统一实验动物内分泌病变术语，将会减少不同国家的监管机构和科学研究组织之间的困惑，并提供一种通用语言以增加和丰富毒理学家和病理学家之间信息的国际交流（DOI: 10.1293/tox.31.1S; J Toxicol Pathol, 2018; 31: 1S–95S）。

关键词 >>

- 诊断病理学
- 术语
- 垂体
- 垂体细胞
- 脑垂体
- 松果体
- 松果体细胞
- 甲状腺
- 滤泡细胞
- C 细胞
- 甲状旁腺
- 主细胞
- 肾上腺
- 皮质细胞
- 髓质细胞
- 胰腺
- 胰岛
- 朗格汉斯岛

一、引言

INHAND 项目（www.toxpath.org/inhand.asp）是欧洲毒性病理学会（ESTP）、英国毒性病理学会（BSTP）、日本毒性病理学会（JSTP）和美国毒性病理学会（STP）等毒性病理学会合作发起的，目的是开发国际公认的实验动物增生性和非增生性病变术语。本文撰写的目的是为实验大鼠和小鼠内分泌系统所见的增生性和非增生性病变的分类提供标准化的术语。STP 以前出版过大鼠内分泌系统增生性和非增生性病变的标准化术语（Botts et al., 1991; Frith et al., 2000; Majka et al., 1990; Patterson et al., 1995; Riley et al., 1990b）。本文所提供的内分泌增生性病变标准化术语的电子版也可以在 goRENI 网站上获得（www.goreni.org）。在本文中，内分泌系统分为垂体、松果体、甲状腺（滤泡细胞和 C 细胞）、甲状旁腺、肾上腺（皮质和髓质）和胰岛，并对每个器官的非增生性和增生性病变都进行了描述。本文包含自发性和老龄化病变及暴露于受试物诱发的病变。

（一）垂体

垂体（脑垂体）分为两个主要部分：① 由远侧部、结节部和中间部组成的腺垂体（前叶）；② 神经垂体（后叶），包括神经部和漏斗部。拉特克裂（Rathke's cleft）将中间部与远侧部分开，其为颅咽管腔的残留。垂体位于蝶骨的蝶鞍内。下丘脑 – 垂体门脉系统将下丘脑释放激素和释放抑制激素直接输送到腺垂体，使其与特定靶细胞发生相互作用（Rosol et al., 2013）。

神经垂体通过漏斗柄与下丘脑相连，由紧密排列的无髓轴突束和毛细血管组成，受特化的神经胶质细胞或垂体细胞所支持。神经部的毛细血管是无髓轴突的终止位点，无髓轴突起源于下丘脑神经分泌性神经元。下丘脑视上核和室旁核发出的轴突终止于神经部。作为大前体分子，催产素和血管升压素［又名抗利尿激素（antidiuretic hormone, ADH）］均在视上核和室旁核中合成，这些前体分子包含活性激素及其相关的后叶激素运载蛋白（转运激素的载体蛋白）。这些生物合成的前体分子位于神经分泌性神经元的分泌颗粒中，在沿着轴突移动过程中被裂解为有活性的激素及其相应的后叶激素运载蛋白。

腺垂体远侧部是垂体最大的部分，该叶细胞负责合成至少 6 种主要激素：生长激素（growth hormone, GH）、催乳素（prolactin, PRL）和促肾上腺皮质激素（adrenocorticotropic hormone, ACTH）、卵泡刺激素（follicle-stimulating hormone, FSH）、黄体生成素（luteinizing hormone, LH）和促甲状腺激素（thyroid-stimulating hormone, TSH 或 thyrotropin）。GH 分泌细胞（约占远侧部细胞的 50%）和 PRL 分泌细胞（占远侧部细胞的 15% ~ 25%）为嗜酸性细胞，细胞质含有丰富的分泌颗粒。某些 GH 细胞如果处于分泌周期的合成活跃期，可能呈嫌色。妊娠和哺乳伴有催乳素分泌细胞的增生。采用常规染色技术，这些所谓的"妊娠细胞"呈嫌色，但含有密集排列的粗面内质网（RER）、发育良好的高尔基体和少量的分泌颗粒。产生 ACTH 的细胞（促肾上腺皮质激素细胞）约占远侧部细胞的 15%，细胞呈圆形至卵圆形，嫌色或者弱嗜碱性，PAS 染色可能呈弱阳性。Crooke 透明变性是指这些细胞的胞质中发生嗜酸性均质物质的聚集，免疫组织化学染色揭示这些物质为角蛋白样蛋白，在与糖皮质激素过量相关的疾病中发生聚集。

产生 TSH 的嗜碱性细胞或称促甲状腺激素细胞（约占远侧部细胞的 5%）多呈小丛状出现在远侧部，细胞呈星形至多边形。细胞嗜碱性或嫌色性，PAS 染色阳性。任何导致甲状腺功能减退或增加肝对甲状腺激素降解的疾病都会导致垂体内出现"甲状腺切除术细胞"。"甲状腺切除术细胞"是体积变大的空泡状 TSH 细胞，含有大量的、通常呈扩张状的 RER、明显的高尔基体和少量的分泌颗粒。产生促性腺激素（gonadotropin, GTH）的嗜碱性细胞或称促性腺激素细胞（约占远侧部细胞的 10%）则为相对较大的圆形至卵圆形细胞，产生 FSH 和 LH。动物去势后，促性腺激素细胞经历一系列的变化，最终形成"性腺切除术细胞"。由于缺乏性腺类固醇的负反馈调节，促性腺激素细胞受到活跃的刺激合成并分泌 FSH 和 LH。在下丘脑促性腺激素释放激素（gonadotropin-releasing hormone, GnRH）的长期刺激下，促性腺激素细胞肥大，细胞质因含有细微颗粒的内质网扩张而发生空泡化。有些细胞中单个巨大空泡占据大部分细胞质，形成具有"印戒"外观的细胞。中间部由嫌色细胞组成，根据其位置很容易识别。中间部的这些内分泌细胞产生促黑素（melanocyte-stimulating hormone, MSH）（α-MSH 和 β-MSH）、ACTH 和其他肽类激素。

除了特定的激素分泌细胞以外，腺垂体中还存在一群支持细胞。这些细胞被称为星状（滤泡）细胞，可以选择性地用 S-100 或细胞角蛋白的抗体染色。典型的星状细胞具有细长的突起和明显的细胞质细丝，这些细胞除了能产生胶质样物质外，还具有吞噬或支持功能。

各类内分泌细胞在腺垂体内呈不均匀分布，含有嗜酸性细胞的区域（嗜酸性细胞区）由于嗜酸性细胞数量比其他类型细胞多，且细胞质染色强因而显得突出，其他区是嗜碱性细胞和嫌色细胞混合存在并以嫌色细胞为主。嗜碱性细胞常以小簇状出现，并混有嫌色细胞。准确识别内分泌细胞类型的最有效方法是用免疫组织化学检测分泌的激素。染色强度将随着细胞质内储存的激素量而变化。肥大的内分泌细胞激素合成速率和分泌速率高，由于细胞质分泌颗粒数量少，其免疫组织化学染色较浅。

下丘脑是腺垂体的主要调节器官，腺垂体内每种类型的细胞均受到相应释放激素的控制，这些释放激素在下丘脑的神经细胞胞体内合成，通过轴突转运至正中隆起并在此释放进入毛细血管，再由垂体门脉系统送达腺垂体的促激素生成细胞。TSH、FSH、LH、ACTH 和 GH 的特异性释放因子已得到鉴定，PRL 的分泌受到多种因子的刺激，其中促甲状腺素释放激素（thyrotropin releasing hormone, TRH）可能是最重要的影响因子。

多种因素参与调控腺垂体的激素分泌。多巴胺是主要的催乳素抑制因子。多巴胺还能通过作用中间部的促肾上腺皮质激素细胞抑制 ACTH 和促黑素的产生。第二种下丘脑释放抑制激素是生长抑素（也称生长激素释放抑制激素，somatotropin release-inhibiting hormone, SRIH），这种十四肽激素能抑制 GH 和 TSH 分泌。在某些情况下，SRIH 也抑制 PRL 和 ACTH 分泌。垂体激素分泌的调控也受到终末器官激素、腺垂体激素及相应的下丘脑释放激素与释放 – 抑制激素相互作用所产生的负反馈回路的影响。雌激素刺激催乳素分泌和催乳激素细胞的增生，特别是在大鼠中。

（二）松果体

松果体是脑的一部分，行使神经内分泌器官的功能。它的主要分泌产物为褪黑素。松果体位于端脑枕极和小脑之间。该腺体由浅部和深部组成，二者通过柄连接，靠近第三脑室和蛛网膜下腔。常见碳酸盐结石，结石随着年龄的增长而增加并且显然不影响腺体功能。松果体由松果体细胞、神经元及支持性神经胶质细胞和血管组成。松果体表面覆以被膜。松果体细胞由低等动物（如变温动物）中的松果体光感受器衍生而来，可能含有光感细胞的超微结构残留。松果体细胞产生和分泌褪黑素，也含有 5- 羟色胺。与其他内分泌细胞相比，松果体细胞内的致密核心分泌颗粒分布稀疏。松果体的神经元与中枢神经系统相连，松果体也受交感神经系统支配。

（三）甲状腺

甲状腺起源于咽底部增厚的上皮板，后者形成甲状舌管，在胎儿期沿中线向喉部生长延伸。甲状舌管在喉和近端气管的两侧形成成对的甲状腺叶。腮后体与甲状腺融合，并将 C 细胞（神经嵴起源）输送到甲状腺各叶。副甲状腺组织可能由喉与心脏间的少量甲状舌管残留组织形成，但在啮齿动物罕见。副甲状腺组织通常缺乏 C 细胞，可由此加以识别。甲状舌管囊肿在啮齿动物中也较为罕见，它发生于颈前腹侧，是由于出生后部分甲状舌管持续存留而导致的。

对内分泌腺而言，甲状腺的基本结构较为独特，它由大小不等（20 ~ 250 μm）的甲状腺滤泡组成，滤泡内含滤泡细胞产生的胶质。滤泡细胞呈立方状或柱状，其分泌极朝向滤泡腔。甲状腺激素的生物合成在内分泌腺中也是独特的，因为激素的最终组装发生在细胞外的滤泡腔中。由滤泡细胞合成的一种独特蛋白（甲状腺球蛋白）使得滤泡腔中甲状腺激素的组装成为可能。甲状腺球蛋白是一种高分子质量糖蛋白（600 ~ 750 kDa），一种叫酪氨酸的氨基酸是甲状腺激素的基本成分，它包含在甲状腺球蛋白的分子结构中。在滤泡细胞顶端的表面，碘与甲状腺球蛋白的酪氨酰残基结合，依次形成一碘酪氨酸（monoiodotyrosine, MIT）和二碘酪氨酸（diiodotyrosine, DIT），所形成的 MIT 和 DIT 结合，产生出两种具有生物活性的碘化甲状腺原氨酸，即甲状腺素（thyroxine, T_4）和三碘甲状腺原氨酸（triiodothyronine, T_3），均为甲状腺分泌。碘的主动转运机制与钠 – 碘同向转运蛋白［sodium iodide（Na^+）symporter, NIS］有关。转运蛋白位于甲状腺滤泡细胞（甲状腺细胞）基底侧的细胞膜上。

与人类甲状腺相比，在各种外源性物质或生理变化（如碘缺乏或致甲状腺肿大物质）长期干扰垂体 – 甲状腺轴的情况下，实验大鼠的甲状腺因受慢性 TSH 刺激，其增生性病变（如滤泡细胞增生和腺瘤）的发生率可能更高。雄性大鼠尤其如此，其正常循环中的 TSH 浓度高于雌性。啮齿动物的甲状腺对药物、化学品和生理性扰动引起的紊乱更敏感，这也与大鼠 T_4 的血浆半衰期比人类更短有关，因为甲状腺激素转运蛋白在不同种属间存在相当大的差异。大鼠 T_4 血浆半衰期（12 ～ 24 h）明显短于人类（5 ～ 9 d）。在人类和猴中，循环中的 T_4 主要与甲状腺素结合球蛋白（thyroxine–binding globulin, TBG）结合，但这种高亲和力结合蛋白在啮齿动物不存在。与大鼠相比，小鼠对甲状腺滤泡细胞增生性病变的敏感性较低。

甲状腺激素分泌的负反馈调控是通过腺垂体和某些下丘脑核团对循环和局部组织中 T_3 水平的协调性反应来实现的。在大鼠中，垂体内 50% 及以上的 T_3 由循环中的 T_4 经 $5'-$ 脱碘酶（Ⅱ 型）在局部产生而来。下丘脑的神经分泌性神经元可感知血浆中甲状腺激素浓度的降低，这些神经元合成和分泌促甲状腺激素释放激素（thyrotropin releasing hormone, TRH; 361Da）进入垂体门脉循环。TRH 与腺垂体中分泌促甲状腺素的嗜碱性细胞胞膜上的受体结合，促使含 TSH 的分泌颗粒释放至垂体毛细血管。促甲状腺激素到达甲状腺滤泡细胞，结合至细胞基底面，增加甲状腺激素的合成和分泌速度。若 TSH 持续分泌（数小时或数天），由于内吞胶质作用的增强，甲状腺滤泡细胞呈高柱状，滤泡腔变小。肥大的滤泡细胞的腔面出现许多 PAS 染色阳性胶质小滴。相反，随着循环中甲状腺激素（T_4 和 T_3）水平的升高，循环中的垂体 TSH 相应降低，TSH 介导的内吞胶质作用减弱，甲状腺滤泡因而变大、扩张、充满胶质。

甲状腺激素主要通过肝内的结合作用降解。在甲状腺素 UDP– 葡萄糖醛酸转移酶的催化下，甲状腺素与葡萄糖醛酸在其外酚醛环上偶联，偶联的 T_4 随胆汁排泄。许多药物和化学品可通过诱导一种或多种可促进甲状腺激素降解的肝微粒体酶而影响甲状腺激素代谢。甲状腺素在肝、肾和其他脏器内分步单脱碘反应在甲状腺激素代谢中也很重要。$5'-$ 脱碘酶将外酚醛环上 5 位的碘分子移除后形成有生物活性的 T_3（3, 5, $3'-$ 三碘甲状腺原氨酸）。然而，如果 T_4 内酚醛环上 5 位的碘分子被另一种酶即 5– 脱碘酶移除，则形成无生物活性的反式 T_3（3, $3'$, $5'-$ 三碘甲状腺原氨酸）。

甲状腺激素作用的亚细胞机制与类固醇激素相似，其游离激素进入靶细胞并与其受体结合。游离 T_3 与线粒体内膜上的受体结合以激活线粒体能量代谢，或与核受体结合并增强 mRNA 的转录以促进新蛋白质合成。总体而言，甲状腺激素的作用包括：① 提高基础代谢率；② 增加糖酵解、糖异生和葡萄糖从肠道的吸收；③ 刺激新蛋白质合成；④ 增强脂质代谢，增强胆固醇向胆汁酸和其他物质的转化，激活脂蛋白脂肪酶，增强脂肪组织对其他激素分解脂肪的敏感性；⑤ 增加心率、心输出量和血流量；⑥ 促进年轻动物的神经传递、大脑活动和神经元发育。

甲状腺 C 细胞或滤泡旁细胞位于滤泡细胞基底面和滤泡基底膜之间的甲状腺滤泡内，或存在于滤泡旁部位。除降钙素外，C 细胞还含有多种其他肽，包括降钙素基因相关肽和生长抑素，对多种通用型神经内分泌标志物呈阳性反应，包括嗜铬粒蛋白和突触小泡蛋白。在大多数大鼠和小鼠中，C 细胞集中于甲状腺各叶的中央区，在与甲状旁腺平齐位置最为明显。光镜下，C 细胞通常外观透亮或淡染，但嗜银染色可显示银阳性胞质颗粒。与小鼠相比，大鼠 C 细胞的数量多，且随着年龄增长也会增多，因此更容易识别。降钙素的免疫组织化学染色有助于评估 C 细胞的数量，尤其是在小鼠中。

降钙素是一种由 141 个氨基酸残基前体（降钙素原）衍生而来的 32 个氨基酸肽。血浆和细胞外液中的钙离子水平是降钙素分泌的主要生理刺激信号。克隆自甲状旁腺细胞的细胞膜钙敏感受体也在 C 细胞中表达，并参与降钙素分泌的调节。降钙素与靶细胞上的特定受体相互作用，这些靶细胞主要存在于骨与肾中。降钙素抑制骨中破骨细胞的活性、肾小管对钙的重吸收及肠道对钙的吸收。高钙饮食后，通常在检测到血钙水平显著升高前出现降钙素分泌增加。口服钙可刺激胃泌素、胆囊收缩素和胰高血糖素的分泌，这些激素也是降钙素的促分泌因子，降钙素还可以防止钙在钙动员期间（如生长、妊娠和哺乳期）从骨骼中流失。

（四）甲状旁腺

成对的甲状旁腺通常位于甲状腺叶的前面和侧面，由一层薄的纤维结缔组织包膜与甲状腺分隔。胚胎学上甲状旁腺起源于内胚层，由咽囊衍生而来，与胸腺原基密切相关。副甲状旁腺组织可出现于胸腺中或喉附近的食道背外侧区。雌性大鼠的甲状旁腺质量可达雄性大鼠的两倍。

甲状旁腺只含一种类型的分泌细胞（主细胞），合成和分泌 PTH。甲状旁腺由处于不同分泌时期的主细胞组成。某些动物种属和人类的甲状旁腺内有嗜酸性细胞，但大、小鼠中没有。嗜酸性细胞比主细胞大，丰富的嗜酸性细胞质中充满了大量巨大的、形状怪异的线粒体。

甲状旁腺的实质由紧密排列的多角形细胞组成，这些细胞排列成高度折叠状、分支条索状或簇状，其间被纤细的网状基质和胶原纤维分隔，偶见纤维细胞（Mense and Rosol, 2018b）。细胞索通常为单层细胞，呈小梁状或腺泡状排列。主细胞形态一致，细胞核呈圆形、椭圆形至细长形，含有少量或中等量的细胞质。细胞核内含有松散聚集或纤细分散的染色质，核仁不明显，细胞质呈弱嗜酸性。细胞质的量通常反映主细胞的活跃程度。主细胞合成和分泌甲状旁腺激素增多时，细胞肥大，细胞质增多，细胞质嗜酸性减弱或空泡化。

PTH 与降钙素和钙三醇（维生素 D 的活性形式）一起参与钙稳态的调节。PTH 的主要作用是通过控制从骨组织重吸收钙的速度、增强肾小管对钙的吸收和刺激肠道对钙的主动吸收（通过钙三醇）来维持足够的血钙水平。主细胞内储存有相对少量先期合成的激素，但能通过快速改变激素分泌与降解的速率及较缓慢改变合成的速率，从而对血中钙离子的微小波动及更小程度的镁离子波动做出反应。低钙血症可引发 PTH 快速释放至血液中，这增加了骨细胞和破骨细胞对骨的重吸收活性。PTH 也可快速、直接作用于肾近曲小管，阻止磷的重吸收并增强远曲小管对钙的吸收。血浆中钙离子水平的升高抑制 PTH 的分泌（负反馈抑制）。PTH 也能刺激和调节肾内 25- 羟胆钙化醇转化为 1, 25- 二羟胆钙化醇（钙三醇），后者是 PTH 调节骨细胞和破骨细胞活性及钙从肠道吸收所必需的。血浆钙三醇水平的升高，可通过抑制 PTH 进一步分泌提供额外的反馈性调节。

（五）肾上腺皮质和髓质

肾上腺是机体化学品暴露后最常受到影响的内分泌器官（Rosol et al., 2001）。化学品在肾上腺引起的病变最常见于束状带和网状带，较少见于球状带或髓质。

肾上腺靠近肾的前极。它们接受来自主动脉分支或区域动脉的动脉血液，这些区域动脉形成血管丛，血流通过血窦灌注整个腺体，包括皮质和髓质。静脉血流来自血窦网，最终流入髓质。

大体上，肾上腺的正中矢状切面可见皮质和髓质间分界清晰。皮质呈黄色，约占肾上腺整个横截面直径的三分之二。皮质区（从外到内）由球状带、束状带和网状带组成。各区之间并不总是泾渭分明的，小鼠的网状带在形态上并不明显。产生盐皮质激素的球状带含有与被膜呈 S 形排列的细胞。球状带缺失或不能分泌盐皮质激素（如醛固酮），动物可能会由于钾含量持续过高及氯化钠和水过度流失而发生死亡。束状带是面积最大的区域（占皮质的 70% 以上）。束状带细胞排列成互相交织的长索状或柱状，小毛细血管分布其间，负责糖皮质激素的分泌（如大鼠和小鼠的皮质酮）。

肾上腺皮质细胞的胞质内含有大脂滴，由胆固醇和其他类固醇前体组成。这些脂滴紧靠滑面内质网和粗大线粒体，其中含有合成各种类固醇激素所需的特定羟化酶和脱氢酶系统。与分泌多肽激素的细胞不同，由于是直接分泌而不是大量储存预先合成的类固醇激素，因此细胞质中无分泌颗粒。

肾上腺类固醇是由胆固醇合成的，胆固醇来自醋酸盐或循环中的脂蛋白。类固醇中间体在线粒体和内质网之间的复杂穿行是其特异性合成过程的特征性表现。线粒体羟基化反应的特异性是指所修饰的类固醇和底物发生羟基化反应的部位，由特定的细胞色素 P450（cytochrome P450, CYP）所限定。皮质酮是大、小鼠体内产生的主要糖皮质激素。本质上，啮齿动物缺乏 CYP17，这是毒理学的一个重要考虑因素，因为抑制这个酶的化合物，其毒性在啮齿动物中可能无法被充分检测到。具有 CYP17 的种属产生皮质醇，而缺乏 CYP17 的种属产生皮质酮作为其主要糖皮质激素。CYP17 是网状带产生雄激素所必需的，因此，大鼠和小鼠的网状带无法合成或只能合成极少量的性类固醇。

束状带和网状带产生类固醇主要受腺垂体中促肾上腺皮质激素细胞产生的 ACTH 所调控。ACTH 的释放主要由下丘脑通过分泌促肾上腺皮质激素释放激素（corti cotropin releasing hormone, CRH）和精氨酸 - 血管升压素来控制。ACTH 产生增加通常会引起循环中糖皮质激素水平升高，尽管它也会微弱刺激醛固酮的分泌。当血液中升高的皮质醇水平作用于下丘脑、垂体前叶或两者时，通常会发生负反馈调控，从而抑制 ACTH 的分泌。

肾上腺皮质依靠垂体和下丘脑激素及其他内分泌组织激素的营养支持。此外，肾上腺皮质具有易受毒性损伤的解剖学和分子特征（Rosol et al., 2013; Rosol et al., 2001）。

肾上腺髓质约占肾上腺体积的 10%。组织学上，啮齿动物中正常的肾上腺髓质与周围的皮质分界清晰。大部分髓质由嗜铬细胞组成，是儿茶酚胺合成和储存的场所。在大、小鼠中，去甲肾上腺素和肾上腺素储存在不同类型的嗜铬细胞中，可通过其分泌颗粒的形态从超微结构上加以区分。除了嗜铬细胞外，肾上腺髓质还含有不同数量的神经节细胞。还发现第三种细胞并被命名为含小颗粒（small granule–containing, SGC）细胞或小强荧光（small intensely fluorescent, SIF）细胞，这些细胞在形态上介于嗜铬细胞和神经节细胞之间，被认为可能起到中间神经元的作用。

（六）胰腺内分泌部（朗格汉斯岛）

胰腺内分泌部由离散分布于胰腺各处的细胞团组成，称为朗格汉斯岛（译者注：又称胰岛，以下统称胰岛）。在正常成年大鼠中，胰岛占全部胰腺组织的 1% ~ 2%。胰腺内分泌部的主要功能是调节血糖。糖尿病（diabetes mellitus, DM）是一种临床疾病，其血糖失控并伴发高血糖和高尿糖。虽然在毒性研究中很少观察到胰岛病变，但小鼠和大鼠对于研究由肥胖、遗传易感性、自身免疫病或化学诱导胰岛细胞损伤所致的糖尿病的发病机制具有重要意义（Mense and Rosol, 2018a; Rosol et al., 2013）。

胰腺由位于十二指肠水平的前肠内胚层两个不同生长物发育而成。较大的背侧原基和较小的腹侧芽融合形成胰腺的背侧和腹侧部分。胰岛是由位于胰腺原基小导管中的祖细胞群形成的，胰腺腺泡细胞也是从这些小导管产生而来。妊娠第 14 天，出现具有免疫反应性的内分泌细胞簇，被认为是原始胰岛。随着胚胎胰岛的发育，其中的一部分脱离导管系统。α 和 β 细胞数量在胚胎晚期迅速增加，出生时他们构成了胰岛细胞的大部分。

胰腺内分泌细胞排列成小团即胰岛，或者呈单个或小簇状与腺泡或导管接触分布。成年大鼠的胰岛直径 100 ~ 200 μm 不等，由淡染的多角形细胞密集排列成分支的索状，被基底膜、纤细的网状纤维网及多量穿插其间的毛细血管包绕，无纤维组织包膜。细胞形态均一，细胞质细颗粒状、弱嗜酸性，细胞核圆形至椭圆形，含有细小点状染色质和单个核仁。细胞核通常位于分泌极的对侧，分泌极毗邻毛细血管。胰岛中存在多种细胞类型，每一种都能够分泌一种或多种激素。这些细胞含有胰高血糖素（α 细胞）、胰岛素（β 细胞）、生长抑素（δ 细胞）、胰多肽（PP 或 F 细胞）、P 物质（肠嗜铬细胞）或促生长激素释放素（ε 细胞），它们在胰岛内并非随机分布，而是位于特定区域。在啮齿动物中，α 细胞、δ 细胞和少量的 PP 细胞位于胰岛外围，而 β 细胞位于胰岛中心并且数量最多，占胰岛体积的 60% ~ 80%。α 细胞和 δ 细胞分别占胰岛细胞的 2% ~ 28% 和 10% 以下（Steiner et al., 2010）。由于含有激素的分泌颗粒在生物化学和结构上是独特的，要鉴别胰岛内单个细胞类型很容易通过电子显微镜或免疫组织化学技术就能实现。胰岛内的血管衬覆有孔内皮。有的胰岛内毛细血管也为胰岛周围的腺泡细胞供血。这种微血管排列方式可能对于胰岛激素的旁分泌活动具有重要意义。

胰腺背侧和腹侧的胰岛来自不同的原基，且含有不同的细胞群。胰尾、胰体或胰头上部（统称为胰腺的背侧或"脾"部）的胰岛内 α 细胞（含胰高血糖素）比例（约 28%）高过 PP 细胞（2%）。而在胰头的中部和下部情况正好相反（胰腺腹侧或"十二指肠"部含有约 2% α 细胞和 20%PP 细胞）。

各种胰岛激素均参与多种代谢活动的调节。胰岛素约占胰腺内分泌部激素生成量的 85%，主要功能是促进葡萄糖穿过细胞膜进入细胞。此外，胰岛素通过调控肝、肌肉和脂肪组织中的糖异生来影响葡萄糖的利用。通过以上双重机制，胰岛素将血糖水平维持在适当的生理范围内。胰高血糖素通过刺激肝糖原分解及从氨基酸和脂肪酸的糖异生来促进葡萄糖动员。生长抑素，因其抑制生长激素分泌的作用而得名，能抑制胰岛素和胰高血糖素的分泌。胰岛细胞激素释放的控制有 4 种主要机制：① 血液中葡萄糖、脂肪酸和氨基酸等营养素的水平；② 肠道内分泌细胞在餐后分泌肠促胰岛素激素［如胰高血糖素样肽 –1（glucagon–like peptide–1，GLP–1）和抑胃肽（gastric inhibitory peptide，GIP）］刺激葡萄糖依赖性胰岛素分泌；③ 自主神经系统的活动（副交感神经刺激促进胰岛素和胰高血糖素的分泌，而交感神经活动抑制胰岛素释放并促进胰高血糖素分泌）；④ 胰岛激素对邻近细胞的旁分泌作用。通过后面这种机制，胰岛素抑制胰高血糖素的释放，胰高血糖素刺激胰岛素的释放，而生长抑素抑制胰岛素和胰高血糖素的释放。β 细胞分泌胰岛素随着年龄的增长而下降。胰岛素反应性降低可能部分原因在于生长抑素的增加。然而，自由进食的成年大鼠胰腺内分泌部的质量是 2 月龄大鼠的 3 ~ 4 倍，因此胰腺的总胰岛素分泌量几乎相同。更大的胰岛细胞质量是由于 β 细胞的数量和体密度更大，而 α 与 δ 细胞群保持大致相同。

（七）技术性说明

各器官系统的全身性非增生性病变的常用推荐术语，如出血或血栓形成，包含在目前准备中的独立 INHAND 文章中，因此不包括在本文中，除非具有内分泌系统相关病变过程的显著特征。同样，系统性肿瘤如淋巴瘤或组织细胞肉瘤在造血系统下的独立文章中进行描述，因此也不在本文中讨论。发生在体内许多部位或位置的肿瘤在被认为是最合适的特定器官系统下进行描述，如神经鞘瘤在神经系统、血管肉瘤在心血管系统，并将在其他 INHAND 指南的章节中进行描述。

二、垂体

（一）非增生性病变

1. 垂体异常颅咽结构（N）（aberrant craniopharyngeal structures [N] pituitary gland）（图 7.1，图 7.2）

【种属】 小鼠、大鼠。

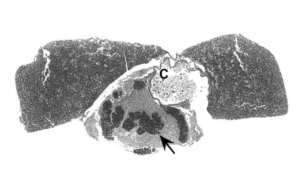

图 7.1

大鼠垂体中间部和神经部之间及中间部内的异常颅咽结构（箭头所示）。邻近为拉特克裂囊肿（C 所示）

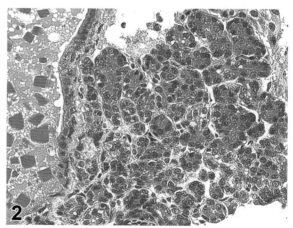

图 7.2

大鼠垂体，具有唾液腺样分化的异常颅咽结构，伴有拉特克裂囊肿（图片左侧）

【发病机制 / 细胞来源】 颅咽管（拉特克囊）口咽上皮的残留。

【诊断特征】 ① 位于神经垂体内，或垂体中间部和神经部之间。② 腺泡状、管状或梭形细胞结构增生。③ 腺泡状结构的特征是具有丰富的嗜酸性细胞质和位于基底侧的圆形细胞核。嗜酸性分泌颗粒偶见于管腔面。分泌颗粒 PAS 染色阳性，阿尔辛蓝阴性，与浆液性唾液腺的形态特征非常相似。④ 管状结构由立方细胞组成，细胞核圆形，位于基底侧。管腔狭窄。⑤ 梭形细胞的细胞质稀少，细胞核圆形或椭圆形，呈单层或双层排列。⑥ 在许多病例中伴有拉特克裂囊肿。

【鉴别诊断】

1）囊肿（cyst[s]）：① 囊肿内衬立方至假复层柱状（纤毛）上皮，含有蛋白性物质。② 无管状或腺泡结构。③ 无神经部浸润。

2）拉特克囊存留（persistent rathke's pouch）：① 位于垂体远侧部和中间部之间。② 衬覆的上皮通常有纤毛，亦可为鳞状、立方状或柱状上皮。

3）假性囊肿（pseudocyst[s]）：① 缺乏衬覆的上皮。② 囊壁由正常或退化的垂体内分泌细胞组成。

4）良性颅咽管瘤（craniopharyngioma, benign）：① 可能压迫垂体或脑干。② 肿瘤细胞为角化性鳞状上皮伴乳头和囊肿形成；或形成条索状增生物伴明显的角化过度和角化不全。

5）转移性肿瘤（metastatic tumors）：鳞状细胞癌发生转移，原发部位在另一不同器官。

【参考文献】 Botts et al., 1994; Capen, 1996a; Faccini et al., 1990; Frith et al., 2000; Iwata et al., 2000; Karbe and Ernst, 1996; MacKenzie and Boorman, 1990; Mahler and Elwell, 1999; Schaetti et al., 1995。

2. 垂体血管扩张（N）（angiectasis [N] pituitary gland）（图 7.3）

【种属】 小鼠、大鼠。

【同义词】 Hemangiectasis; hemangiectasia; teleangiectasis。

【发病机制 / 细胞来源】 垂体实质的血管。

【诊断特征】 ① 扩张的、充满血液的血管，衬覆分化良好的血管内皮细胞。② 常发生于垂体远侧部。③ 可能会使垂体的正常结构变形。

【鉴别诊断】 ① 血管瘤（hemangioma）：充满血液的腔隙局灶性增生，腔隙衬覆高度一致的内皮细胞，受累的组织结构扭曲变形。② 淤血（congestion）：血管弥漫性充血扩张，受累的组织结构没有扭曲变形。③ 出血（hemorrhage）：垂体实质中存在血管外血液。慢性出血可能伴有含铁血黄素巨噬细胞。

【备注】 血管扩张在老龄化大、小鼠血管丰富的垂体远侧部较为常见，最常见于远侧部的增生和肿瘤中，是两者的组成部分之一，但也可能发生在没有增生性病变的远侧部。

【参考文献】 Attia, 1985; Botts et al., 1994; Faccini et al., 1990; Frith et al., 2000; Mahler and Elwell, 1999。

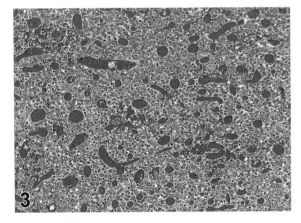

图 7.3

大鼠垂体，远侧部毛细血管扩张

3. 垂体未发育 / 发育不全（N）（aplasia/hypoplasia [N] pituitary gland）

【种属】 小鼠、大鼠。

【发病机制 / 细胞来源】 垂体远侧部和中间部的内分泌细胞。

【诊断特征】 ① 发育过程中缺乏内分泌细胞。② 可影响整个腺体或一种或多种细胞类型。③ 可能是局灶性、多灶性或弥漫性。

【鉴别诊断】 萎缩（atrophy）：内分泌细胞的后天性缺失。

【备注】 有报道小鼠发生垂体完全或部分缺失。

【参考文献】 Bossé et al., 1997; Greaves, 2012c; Kalter, 1968; Wallace et al., 1999。

4. 垂体萎缩（N）（atrophy [N] pituitary gland）（图 7.4，图 7.5）

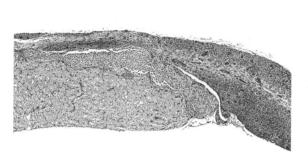

图 7.4

大鼠垂体，远侧部萎缩（图片上部和右侧）伴有纤维化和含铁血黄素吞噬细胞，中间部和神经部（图片下部和左侧）是正常的

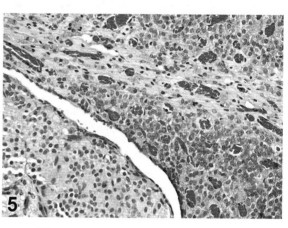

图 7.5

大鼠垂体，远侧部萎缩（图片右上角）伴有纤维化、含铁血黄素吞噬细胞和轻度血管扩张，中间部（图片左下角）是正常的

【种属】 小鼠、大鼠。

【发病机制 / 细胞来源】 垂体远侧部和中间部的内分泌细胞。

【诊断特征】 ① 内分泌细胞的后天性缺失。② 累及整个腺体或一种或多种细胞类型。③ 可能是局灶性、多灶性或弥漫性。

【鉴别诊断】 未发育 / 发育不全（aplasia/hypoplasia）：发育过程中缺乏内分泌细胞。

【备注】 萎缩可能是由于垂体缺乏刺激或内分泌负反馈，并可能由于垂体前叶细胞团的缺失而导致垂体重量减轻。垂体细胞的弥漫性萎缩也可伴其他类型细胞的增生，或在不断膨隆的垂体肿瘤边缘发生局灶性萎缩。随着大鼠年龄的增长，可能会发生垂体细胞的缺失，这与下丘脑释放激素的含量和垂体合成或释放激素（如 FSH、LH 和 TSH）的能力降低有关。许多其他外部因素已被证明会对垂体功能产生不利影响（包括病毒感染和自身免疫性损伤）。垂体细胞减少也可能发生在药理学抑制作用以后。

【参考文献】 Capen, 1996a; Chandra et al., 2013; Greaves, 2012c。

5. 垂体囊肿（N）（cyst [N] pituitary gland）（图 7.6 ～图 7.9）

【种属】 小鼠、大鼠。

【发病机制 / 细胞来源】 囊肿的来源通常不能从其结构、部位或内容物确定。有些囊肿可能来自颅咽管（拉特克囊）的存留。

【诊断特征】 ① 通常位于垂体远侧部。② 单层立方状至柱状上皮。③ 内衬的上皮可能含有纤毛，并可能含黏液细胞。④ 通常含有嗜酸性至双嗜性黏蛋白物质。⑤ 单房或多房。

【鉴别诊断】

1）假性囊肿（pseudocyst [s]）：① 缺乏内衬的上皮。② 囊壁由正常或退化的垂体内分泌细胞组成。

2）拉特克囊存留（persistent Rathke's pouch）：① 通常位于远侧部和中间部之间。② 存在管状或腺样结构。

3）异常颅咽结构（craniopharyngeal structures, aberrant）：① 位于神经部，或中间部与神经部之间。② 管腔狭窄的管状结构。③ 立方状细胞，细胞核圆形，位于细胞基底侧。

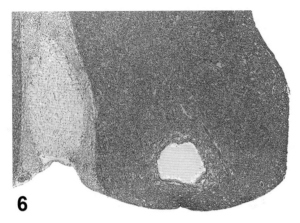

图 7.6

大鼠垂体，远侧部囊肿

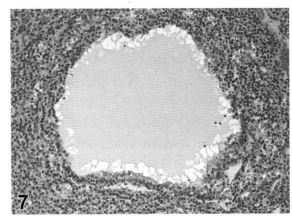

图 7.7

大鼠垂体，远侧部囊肿，衬覆内分泌细胞和滤泡星状细胞

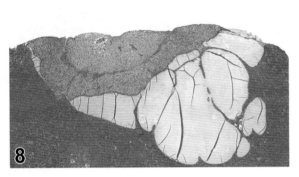

图 7.8

大鼠垂体，拉特克囊囊肿，多房性

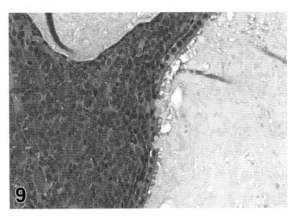

图 7.9

大鼠垂体，拉特克囊囊肿，衬覆上皮细胞呈立方形或扁平状，立方形上皮细胞的腔面可见纤毛

【备注】 位于腺垂体或神经垂体中的囊肿是实验动物大鼠的常见背景病变。

【参考文献】 Capen, 1996a; Chandra et al., 2013; Faccini et al., 1990; Frith et al., 2000; Iwata et al., 2000; MacKenzie and Boorman, 1990; Mahler and Elwell, 1999; Quintanar–Stephano et al., 2001; Schaetti et al., 1995。

6. 垂体纤维化（N）（fibrosis [N] pituitary gland）（图 7.4，图 7.5）

【种属】 小鼠、大鼠。

【发病机制/细胞来源】 炎症、坏死或出血后由成纤维细胞产生的胶原沉积。

【诊断特征】 成纤维细胞数量和间质胶原增多，可能与慢性炎症有关。

【参考文献】 MacKenzie and Boorman, 1990; Robbins and Contran, 2010b。

7. 垂体神经部胶质细胞增生（N）（gliosis, pars nervosa [N] pituitary gland）（图 7.10）

【种属】 小鼠、大鼠。

【发病机制/细胞来源】 垂体神经部的胶质细胞。

【诊断特征】 ① 神经部神经胶质细胞（特化星形胶质细胞）的数量增加。② 神经胶质细胞可以是多角形或梭形细胞。

【鉴别诊断】 炎症细胞浸润（infiltrate, inflammatory cell）：① 间质内有少量炎症细胞。② 通常由单形核细胞组成，但可能有少量中性粒细胞。

【备注】　　垂体细胞是特化的星形胶质细胞，为实质型（parenchymatous type）或纤维型。免疫组织化学标志物包括胶质纤维酸性蛋白（glial fibrillary acidic protein, GFAP）和 S–100 β 蛋白。已证明脱水会促进成年大鼠垂体神经部的星形胶质细胞增殖。

【参考文献】　　Alonso et al., 2003; Murugaiyan and Salm, 1995; Vazquez et al., 1987; Wei et al., 2009。

8. 垂体出血（N）(hemorrhage [N] pituitary gland)（图 7.11）

【种属】　　小鼠、大鼠。

【发病机制 / 细胞来源】　　垂体实质的血管；血管损伤或出血体质。

【诊断特征】　　① 红细胞游离于血管外间隙。② 慢性出血常伴有含铁血黄素巨噬细胞。③ 也可出现胆固醇结晶和纤维化。④ 出血可进入拉特克裂。

【鉴别诊断】　　血管扩张（angiectasis）：血液在扩张的血管内。

【备注】　　铁染色（如普鲁士蓝）可能有助于将长期出血部位的含铁血黄素与其他来源的棕色色素如脂褐素和黑色素进行鉴别。

【参考文献】　　Attia, 1985; Capen, 1996a; Faccini et al., 1990; Frith et al., 2000; MacKenzie and Boorman, 1990; Mahler and Elwell, 1999。

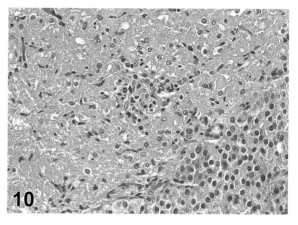

图 7.10

大鼠垂体，神经部胶质细胞增生，神经部神经胶质细胞数量增多，中间部位于右下角

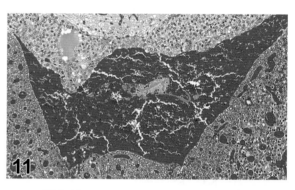

图 7.11

大鼠垂体，拉特克囊内出血，远侧部血管扩张（图片左下角和右下角）。注意中间部（图片左上角）滤泡星形细胞分泌蛋白质形成的正常滤泡

9. 垂体中间部肥大（N）(hypertrophy, pars intermedia [N] pituitary gland)

【种属】　　小鼠、大鼠。

【发病机制 / 细胞来源】　　刺激中间部内分泌细胞的生长。

【诊断特征】　　中间部内分泌细胞增大。

【鉴别诊断】　　中间部增生（hyperplasia, pars intermedia）：存在内分泌细胞数量局灶性增多。

10. 垂体远侧部肥大（N）(hypertrophy, pars distalis [N] pituitary gland)（图 7.12，图 7.13）

【种属】　　小鼠、大鼠。

【发病机制 / 细胞来源】　　刺激远侧部内分泌细胞的生长。

【诊断特征】　　① 远侧部个体性内分泌细胞增大。② 通常仅累及单一细胞类型。③ 可能伴有细胞质空泡化。④ 细胞质的染色强度可能降低，尤其是嗜碱性细胞或嗜酸性细胞。

【鉴别诊断】　　远侧部增生（hyperplasia, pars distalis）：出现内分泌细胞数量局灶性增多。

【备注】　　肥大是毒性试验中远侧部较常见的反应之一。通常不是由于对垂体的直接作用，而是与内分泌靶器官毒性或功能降低有关，或与靶器官激素代谢和（或）排泄增加有关，导致循环内分泌激素浓度降低，以此消除了对下丘脑 – 垂体轴的负反馈作用，刺激远侧部特定类型的细胞。细胞先发生脱颗粒，随后出现肥大。个体细胞可能出现空泡化、细胞核移位，细胞呈印戒状。绝育动物垂体远侧部空泡化的内分泌细胞被称为"去势细胞"，但推荐术语仍为肥大和空泡化。如果肥大持续，可能会出现增生。远侧部受累及的特定细胞类型可以通过采用相应激素的免疫细胞化学技术而加以识别。

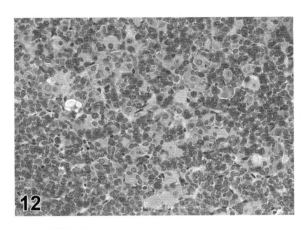

图 7.12

大鼠垂体，远侧部嫌色内分泌细胞肥大

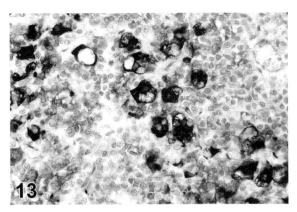

图 7.13

小鼠垂体，远侧部 TSH 细胞肥大，细胞质有少量空泡。TSH 的免疫组织化学染色

【参考文献】 Attia, 1985; Botts et al., 1994; Capen, 1996a; Chandra et al., 2013; Faccini et al., 1990; Frith et al., 2000; Greaves, 2012c; Mahler and Elwell, 1999。

11. 垂体炎症细胞浸润（N）（infiltrate, inflammatory cell [N]pituitary gland）

【种属】 小鼠、大鼠。

【发病机制 / 细胞来源】 少量炎症细胞的聚集；发病机制不明或局部免疫反应。

【诊断特征】 ① 间质内有少量炎症细胞。② 通常为单形核细胞，但可能含有少量中性粒细胞。③ 可能是局灶性或多灶性。

【鉴别诊断】 炎症（inflammation）：① 通常更广泛。② 一般伴有组织损伤和（或）血管病变。

【参考文献】 Carlton and Gries, 1996; Frith et al., 2000; MacKenzie and Boorman, 1990; Mahler and Elwell, 1999。

12. 垂体炎症（N）（inflammation [N] pituitary gland）

【种属】 小鼠、大鼠。

【发病机制 / 细胞来源】 炎症病变。

【诊断特征】 ① 炎症细胞可以是中性粒细胞、淋巴浆细胞、组织细胞或化脓性肉芽肿。② 可能存在上皮细胞变性、坏死或缺失。③ 一般伴有组织损伤和（或）血管病变。

【鉴别诊断】 ① 炎症细胞浸润（infiltrate, inflammatory cell）：不伴有组织损伤或血管病变。② 组织细胞肉瘤（sarcoma, histiocytic）：垂体实质被肿瘤性和多形性组织细胞浸润和替代。③ 恶性淋巴瘤（lymphoma, malignant）：垂体实质被肿瘤性淋巴细胞浸润和替代。经常累及脾和淋巴结。

【备注】 啮齿动物垂体炎症罕见。炎症细胞浸润可能为脑膜炎、中耳炎、鼻窦炎或败血症蔓延所致。

【参考文献】 Carlton and Gries, 1996; Frith et al., 2000; Greaves, 2012c; MacKenzie and Boorman, 1990; Mahler and Elwell, 1999。

13. 垂体骨化生（N）（osseous metaplasia [N] pituitary gland）

【种属】 小鼠、大鼠。

【发病机制 / 细胞来源】 干细胞或未分化间充质细胞分化为成骨细胞。是对各种退行性和再生性过程的适应性反应，或与垂体的原发性或转移性肿瘤有关。

【诊断特征】 ① 可见矿化的骨基质（类骨质），其表面被覆成骨细胞。② 异位骨由小梁骨组成。③ 小梁骨间隙中可见脂肪或造血的骨髓组织发生。④ 位于垂体远侧部、中间部或神经部。

【鉴别诊断】 矿化（mineralization）：① 无机矿物质。② 无成骨细胞和小梁骨。③ 可能发生于细胞内或细胞外。④ 可继发于坏死或出血之后。⑤ 为均质或颗粒状的蓝色至紫色物质。

【参考文献】　MacKenzie and Boorman, 1990; Robbins and Contran, 2010a。

14. 垂体拉特克囊存留（N）(persistent Rathke's pouch [N] pituitary gland)

【种属】　小鼠、大鼠。

【发病机制/细胞来源】　颅咽管（拉特克囊）口–咽上皮的残留。

【诊断特征】　① 大小不一的管状或腺样结构。② 通常位于远侧部和中间部之间。③ 衬覆的上皮通常有纤毛，可以是鳞状、立方状或柱状上皮。④ 可能伴有拉特克裂扩张。

【鉴别诊断】

1）囊肿（cyst [s]）：① 囊肿衬覆立方、假复层柱状（纤毛）上皮，含有蛋白性物质。② 无管状或腺样结构。③ 通常发生于远侧部。

2）异常颅咽结构（craniopharyngeal structures, aberrant）：① 管状结构，管腔狭窄。② 位于神经部或中间部和神经部之间。③ 立方细胞，细胞核圆形，位于细胞基底部。

3）假性囊肿（pseudocyst [s]）：① 缺乏衬覆上皮。② 囊壁由正常或退化的垂体内分泌细胞组成。

4）良性颅咽管瘤（craniopharyngioma, benign）：① 肿瘤细胞形成角化的鳞状上皮。② 细胞增生，但不浸润至垂体外部。

5）转移性肿瘤（metastatic tumors）：鳞状细胞癌发生转移，原发部位在另一器官。

【备注】　异常颅咽结构在大鼠和叙利亚仓鼠中有报道，组织学特征及推测的起源与拉特克囊存留相似，但异常颅咽结构位于神经垂体内。

【参考文献】　Botts et al., 1994; Capen, 1996a; Faccini et al., 1990; Frith et al., 2000; Iwata et al., 2000; Karbe and Ernst, 1996; MacKenzie and Boorman, 1990; Mahler and Elwell, 1999; Schaetti et al., 1995。

15. 垂体色素（N）(pigment [N] pituitary gland)（图 7.4，图 7.5）

【种属】　小鼠、大鼠。

【修饰语】　含铁血黄素、脂褐素。

【发病机制/细胞来源】　有色产物的蓄积，这些产物源于细胞或红细胞（血红蛋白）崩解或细胞膜脂质过氧化。

【诊断特征】

1）含铁血黄素（hemosiderin）：① 为黄色至棕色的色素。② 为粗颗粒状或细颗粒状的细胞质内色素。③ 通常出现于出血或长期淤血后的组织细胞或巨噬细胞中。④ 可发生在实质细胞或滤泡星状细胞中。⑤ 铁染色（如普鲁士蓝染色）阳性。

2）脂褐素（lipofuscin）：① 为黄色至棕色的色素。② 为细胞质内的细颗粒色素，通常位于核周。③ 可发生在实质细胞和滤泡星状细胞中。④ 在紫外光下可能会出现自发荧光。⑤ 通常 PAS 染色阳性、抗酸和嗜苏丹。

【鉴别诊断】　福尔马林色素（酸性高铁血红素）[formalin pigment (acid hematin)]：① 富含血液的组织与福尔马林的酸性溶液接触时出现的人工假象。② 为棕色至黑色的细颗粒状色素。③ 主要发生在血管和红细胞大量聚集的组织中。④ 铁染色阴性。用 Kardasewitsch 法可以去除甲醛导致的人工假象。

【备注】　脂褐素是一种在有丝分裂后慢分裂的老化细胞中积累的色素。药物和化学品、外伤、循环障碍和饮食异常（包括维生素 E 缺乏）会加速其蓄积。脂褐素可作为自由基损伤和脂质过氧化的一个指标。

【参考文献】　Ackermann, 2012; MacKenzie and Boorman, 1990; Robbins and Contran, 2010a。

16. 垂体假性囊肿（N）(pseudocyst [N] pituitary gland)（图 7.14）

【种属】　小鼠、大鼠。

【发病机制/细胞来源】　远侧部的内分泌细胞。

【诊断特征】 ① 内分泌细胞之间空的或含有蛋白性液体的不规则空间。② 通常发生在远侧部，但也可见于中间部。③ 缺乏上皮衬覆。④ 囊壁由正常或退化的垂体内分泌细胞组成。

【鉴别诊断】

1）囊肿（cyst [s]）：① 囊壁衬覆单层立方至柱状上皮。② 衬覆上皮可能有纤毛或含有黏液细胞。③ 通常含有嗜酸性至双嗜性黏蛋白物质。

2）拉特克囊存留（persistent Rathke's pouch）：① 管状或腺样结构。② 通常位于远侧部和中间部之间。

【参考文献】 Capen, 1996a; Faccini et al., 1990; Frith et al., 2000; MacKenzie and Boorman, 1990; Mahler and Elwell, 1999。

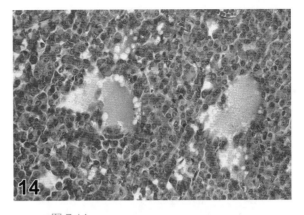

图 7.14

小鼠垂体，远侧部假性囊肿形成

17. 垂体血栓（N）（thrombus [N] pituitary gland）

【种属】 小鼠、大鼠。

【发病机制 / 细胞来源】 垂体实质的血管或垂体大动脉和大静脉。发病机制涉及内皮损伤、血流改变、高凝状态或血栓栓塞。

【诊断特征】 ① 血管内无定形的粉色 / 灰色物质，可呈均质、纤维状或层状，可含有白细胞和红细胞。② 通常黏附于血管壁上，但切片中可能观察不到。

【鉴别诊断】 死后血凝块（postmortem clot）：① 白细胞很少或无。② 缺少层状或细丝结构。③ 不黏附于血管。

【备注】 在大鼠和小鼠中，大的垂体动脉血栓形成及因此继发的垂体梗死是罕见的。血栓形成可能与大鼠单形核细胞白血病有关。接触化学品或药物毒性所致的内皮细胞损伤也可能导致血栓形成。

【参考文献】 Capen, 1996a; Faccini et al., 1990; Frith et al., 2000; MacKenzie and Boorman, 1990; Mahler and Elwell, 1999。

18. 垂体空泡化（N）（vacuolation [N] pituitary gland）（图 7.15）

【种属】 小鼠、大鼠。

【发病机制 / 细胞来源】 远侧部的内分泌细胞。

【诊断特征】 ① 内分泌细胞含有一个大而居中或数个细胞质空泡，使细胞核移位于周边。② 空泡化的细胞通常发生肥大。

【备注】 远侧部的内分泌靶器官功能降低或靶器官激素的代谢和（或）排泄增多，引起循环中内分泌激素浓度降低，从而对下丘脑 - 垂体轴的负反馈作用减退，导致远侧部特定细胞产生和分泌靶器官刺激激素增多。细胞先发生脱颗粒，随后出现肥大。个体性细胞空泡化，细胞核移位，细胞呈印戒状。绝育动物远侧部的空泡化内分泌细胞有时被称为"去势细胞"，然而推荐术语是肥大和空泡化。如果肥大持续存在，就会发生增生。远侧部受累及的特定细胞，其类型可以采用相应激素的免疫细胞化学染色来加以识别。

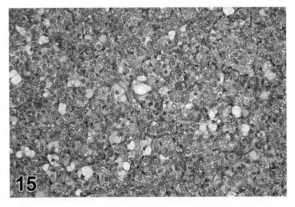

图 7.15

大鼠垂体，远侧部内分泌细胞肥大，空泡化

【参考文献】 Capen, 1996a; Greaves, 2012c; MacKenzie and Boorman, 1990; Mahler and Elwell, 1999。

（二）增生性病变

1. 垂体远侧部增生（H）（hyperplasia, pars distalis [H] pituitary gland）（图 7.16，图 7.17）

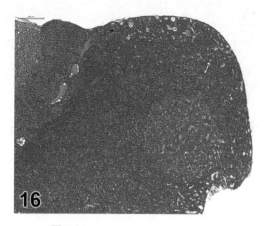

图 7.16

大鼠垂体，远侧部局灶性增生

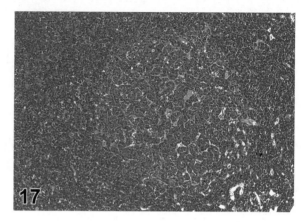

图 7.17

大鼠垂体，远侧部局灶性增生

【种属】　　　小鼠、大鼠。

【发病机制 / 细胞来源】　　　远侧部内分泌细胞。

【诊断特征】

1）局灶性：① 内分泌细胞数量呈局灶性增加。② 通常只影响一种细胞类型。③ 边界不清。④ 对相邻组织无压迫或轻微压迫且影响限于一个象限内。⑤ 受影响区域内的血窦可能会扩张，但生长方式未受影响。⑥ 细胞可能会变大。⑦ 细胞形状一致。⑧ 无细胞多形性或异型性。⑨ 直径通常小于远侧部宽度的 50%。⑩ 增生细胞不会蔓延至神经部。

2）弥漫性：① 内分泌细胞数量呈弥漫性或结节状增加。② 随着细胞密度的增加，细胞可能会显得拥挤。③ 通常只影响一种细胞类型。④ 受影响区域内的血窦可能会扩张，但生长方式未受影响。⑤ 累及远侧部全部或大部分区域。

【鉴别诊断】

1）远侧部腺瘤（adenoma, pars distalis）：① 至少有一个象限受压迫。② 细胞出现多形性和异型性。③ 直径通常大于远侧部宽度的 50%。

2）远侧部肥大（hypertrophy, pars distalis）：细胞体积增大，无增生。

【备注】　　　在增生性病变中，通过 H&E 染色无法确定增生细胞的类型，需要用免疫组织化学进行鉴定。网硬蛋白染色有助于区分增生与腺瘤。增生灶仍保持正常组织中规则的网状纤维网分割细胞巢的特点，但在腺瘤中变得异常或分散。小鼠网状纤维很少，其分布常常难以识别。大鼠远侧部的局灶性增生病变通常是多发的，最常见的是嫌色细胞增生。由于切面的不确定性，用局灶性增生的大小或宽度来区分增生和腺瘤，其可靠性较弱。大鼠弥漫性增生多见于老龄动物的背景病变、给予性激素或其他导致内分泌系统长期变化的情况。哺乳期间会出现促黄体生成素细胞的弥漫性增生。由于催乳素瘤是最常见的垂体腺瘤，增生灶可能来源于产生催乳素的细胞。

【参考文献】　　　Attia, 1985; Botts et al., 1994; Capen, 1996a; Capen, et al., 2001; Chandra et al., 2013; Faccini et al., 1990; Greaves, 2012c; Lee et al., 1982; Liebelt, 1994; Mahler and Elwell, 1999; McComb et al., 1985; Osamura, 1996b, c)

2. 垂体中间部增生（H）（hyperplasia, pars intermedia [H] pituitary gland）（图 7.18，图 7.19）

【种属】　　　小鼠、大鼠。

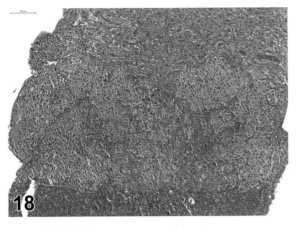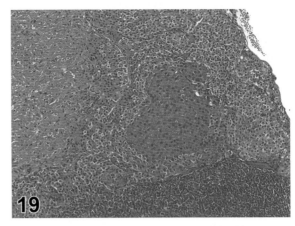

图 7.18

小鼠垂体，中间部弥漫性增生

图 7.19

大鼠垂体，中间部局灶性增生

【发病机制 / 细胞来源】　　中间部的内分泌细胞。

【诊断特征】

1）局灶性：① 内分泌细胞数量呈局灶性增加。② 对相邻组织无压迫或轻微压迫，影响限于一个象限内。③ 中间部的小叶结构仍存在。④ 细胞形态与中间部的正常细胞相似，但细胞质通常染色更淡或更嗜酸性。⑤ 增生的细胞可以蔓延至神经部。

2）弥漫性：① 内分泌细胞数量呈弥漫性增加。② 增生细胞可以蔓延至神经部。

【鉴别诊断】

1）中间部肥大（hypertrophy, pars intermedia）：中间部细胞增大，但无增生。

2）中间部腺瘤（adenoma, pars intermedia）：① 小叶状结构消失；② 一个以上的象限出现压迫。

【备注】　　局灶性增生是发生腺瘤的前兆。增生在大鼠中比较常见，在小鼠中罕见。弥漫性增生在老龄大鼠中更为常见。中间部细胞通常 ACTH 和 α–MSH 免疫组织化学呈阳性。

【参考文献】　　Botts et al., 1994; Capen, 1996a; Capen et al., 2001; Carlton and Gries, 1996; Greaves, 2012c; Liebelt, 1994; Mahler and Elwell, 1999。

3. 垂体远侧部腺瘤（B）（adenoma, pars distalis [B] pituitary gland）（图 7.20，图 7.21）

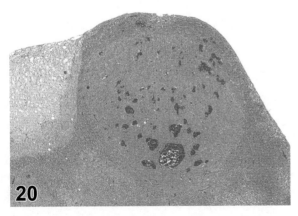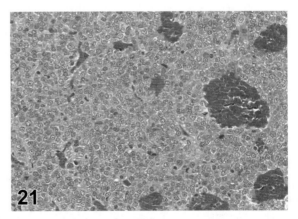

图 7.20

大鼠垂体，远侧部腺瘤

图 7.21

大鼠垂体，远侧部腺瘤

【种属】　　小鼠、大鼠。

【同义词】　　Adenoma, pituitary。

【发病机制 / 细胞来源】 远侧部的内分泌细胞。

【诊断特征】 ① 通常边界清楚。② 可有丰富的、扩张的血管。③ 腺瘤可呈囊性或有出血区域。④ 细胞呈小梁状或实性排列。⑤ 细胞和细胞核通常会增大。⑥ 细胞形态一致，但可存在细胞多形性或异型性。⑦ 腺瘤—个以上的象限区存在对远侧部的压迫。⑧ 腺瘤通常大于远侧部宽度的 50%。⑨ 腺瘤不会侵袭其他器官，但可在垂体内（包括中间部和神经部）浸润性生长。⑩ 巨大的腺瘤可能会压迫脑组织。

【鉴别诊断】

1）（局灶性）远侧部增生［hyperplasia, pars distalis (focal)］：① 不压迫远侧部或压迫极轻微。② 无细胞多形性或细胞异型性。③ 直径通常小于远侧部宽度的 50%。

2）中间部腺瘤（adenoma, pars intermedia）：① 可形成漩涡状和小叶状结构。② 肿瘤细胞与中间部细胞的形态相似。

3）远侧部癌（carcinoma, pars distalis）：可通过侵袭脑膜进入其他器官（脑或蝶骨）。

【备注】 有证据表明，局灶性增生是垂体腺瘤的前兆。由于切面的不确定性，用病变的大小来区分局灶性增生与腺瘤，其可靠性较弱。传统上将腺瘤分为嫌色性、嗜碱性和嗜酸性，由于免疫组织化学技术在大多数情况下能特异性识别细胞类型，因此这种分类已失去其重要性。对标准的 2 年致癌试验中常规的腺瘤记录而言，通常不需要进行额外的免疫组织化学来定性。在大鼠中，催乳素瘤是最常见的垂体腺瘤。远侧部产生其他激素的腺瘤也有报道，有些为混合性的。此外，一种肿瘤细胞有时可产生一种以上的激素，如催乳素和生长激素。催乳素瘤与高催乳素血症有关。通过雌激素的持续刺激可以在大鼠中诱发催乳素瘤。裸细胞腺瘤不含可识别的激素抗原，但可产生促性腺激素和促甲状腺激素的共同 α- 亚基。限制饮食降低了老龄大鼠垂体腺瘤的高发病率。小鼠的自发性远侧部肿瘤不如大鼠或人类发现的肿瘤那样进行了很好的免疫细胞化学研究。即使是大的腺瘤，通常也不会压迫邻近组织。

【参考文献】 Botts et al., 1994; Capen, 1996a; Capen et al., 2001; Carlton and Gries, 1996; Faccini et al., 1990; Greaves, 2012c; Jameson et al., 1992; Kaspareit and Rittinghausen, 1999; Liebelt, 1994; Lloyd, 1990; Mahler and Elwell, 1999; Osamura, 1996c; Roe et al., 1995; Son, 2004; Yasuno et al., 2013。

4. 垂体中间部腺瘤（B）(adenoma, pars intermedia [B] pituitary gland)（图 7.22 ～图 7.24）

【种属】 小鼠、大鼠。

【同义词】 Adenoma, pituitary。

【发病机制 / 细胞来源】 中间部的内分泌细胞。

【诊断特征】 ① 可能存在压迫。② 细胞呈实性、小叶状或假滤泡状排列。③ 可能存在漩涡状结构。④ 细胞形态一致或多形性。⑤ 细胞形态与正常的中间部细胞相似，但细胞质通常更淡或更嗜酸性。⑥ 经常蔓延至相邻的神经部或远侧部，或者可能蔓延并压迫邻近的脑组织。⑦ 不浸润垂体外的器官。

【鉴别诊断】

1）（局灶性）中间部增生［hyperplasia, pars intermedia (focal)］：① 小叶结构仍存在。② 不压迫邻近组织。

2）（弥漫性）中间部增生［hyperplasia, pars intermedia (diffuse)］：非局灶性，累及整个中间部。

3）远侧部腺瘤（adenoma, pars distalis）：① 不存在小叶状或漩涡状结构。② 细胞形态与中间部细胞不同。

4）中间部癌（carcinoma, pars intermedia）：① 可侵袭脑或蝶骨。② 尚未见报道此肿瘤发生于大鼠。

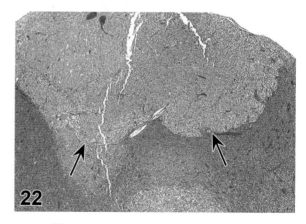

图 7.22

大鼠垂体，中间部腺瘤（箭号所示）

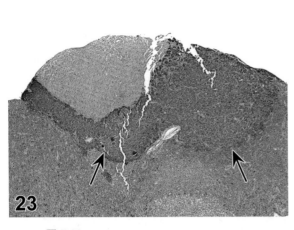

图 7.23

大鼠垂体，中间部腺瘤（箭号所示）。中间部和腺瘤 ACTH 免疫组织化学染色呈阳性（细胞质染成棕色）。腺瘤阳性染色较浅

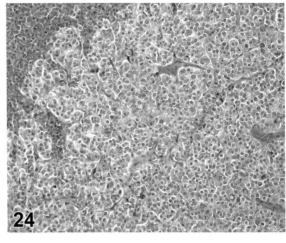

图 7.24

大鼠垂体，中间部腺瘤。腺瘤细胞增大

【备注】　大鼠和小鼠中间部的腺瘤较远侧部少见。肿瘤细胞形态与正常的中间部细胞相似。在邻近的神经部内出现浸润性肿瘤细胞通常不是恶性肿瘤的表现。ACTH 或 α–MSH 免疫组织化学染色阳性，可确认中间部腺瘤的诊断。

【参考文献】　Attia, 1985; Botts et al., 1994; Capen, 1996a; Capen et al., 2001; Carlton and Gries, 1996; Liebelt, 1994; MacKenzie and Boorman, 1990; Mahler and Elwell, 1999; McComb et al., 1985; Oishi et al., 1992; Osamura, 1996a; Rehm et al., 1985。

5. 垂体良性节细胞神经瘤（B）(ganglioneuroma, benign [B] pituitary gland)（图 7.25，图 7.26）

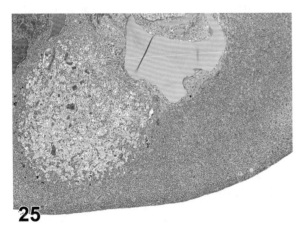

图 7.25

大鼠垂体，远侧部节细胞神经瘤，伴含铁血黄素色素和拉特克囊囊肿

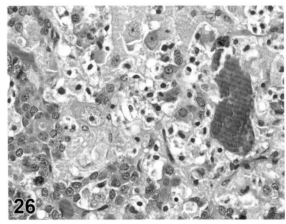

图 7.26

大鼠垂体，远侧部节细胞神经瘤，注意大的神经节细胞

【种属】　小鼠、大鼠。

【同义词】　Gangliocytoma; ganglion cell tumor; ganglioglioma。

【发病机制 / 细胞来源】　垂体中残留的神经细胞。

【诊断特征】　① 由大的、分化良好的神经节细胞和神经原纤维组成。罕见的情况下肿瘤由未成熟的神经元细胞组成。② 压迫邻近的垂体组织。

【鉴别诊断】

1）远侧部或中间部腺瘤（adenoma, pars distalis or pars intermedia）：① 细胞形态一致。② 无大的神经节细胞。

2）垂体细胞瘤（pituicytoma）：① 起源于神经部。② 片状紧密排列的梭形细胞（垂体细胞）。

3）良性颅咽管瘤（craniopharyngioma, benign）：角化的鳞状细胞索相互吻合，囊腔衬覆鳞状上皮。

【备注】 节细胞神经瘤是大鼠和小鼠非常罕见的垂体肿瘤。神经节细胞采用神经丝蛋白（neurofilament protein, NF）、嗜铬粒蛋白 A、突触小泡蛋白或神经元特异性烯醇化酶（neuron-specific enolase, NSE）抗体染色呈阳性。

【参考文献】 Heath, 1996d; Okazaki et al., 1997; Pace and Perentes, 2001; Yasui et al., 2009。

6. 垂体良性垂体细胞瘤（B）(pituicytoma, benign [B] pituitary gland)（图 7.27～图 7.29）

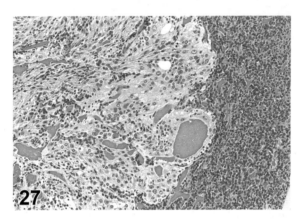

图 7.27

大鼠垂体，神经部垂体细胞瘤

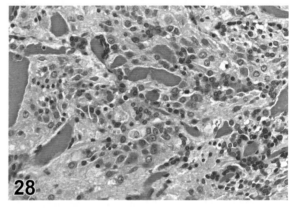

图 7.28

大鼠垂体，神经部垂体细胞瘤

【种属】 小鼠、大鼠。

【发病机制/细胞来源】 垂体细胞（神经垂体的神经胶质细胞）。

【诊断特征】 ① 起源于神经垂体。② 通常边界清楚。③ 可压迫邻近垂体或脑组织。④ 小的梭形细胞呈片状紧密排列。⑤ 细胞界限不清晰。⑥ 细胞质呈嗜酸性，泡沫状至空泡状。⑦ 存在磷钨酸-苏木素（PTAH）染色阳性的细胞质颗粒。⑧ 细胞核细长且不规则。⑨ 偶尔会出现细胞核栅栏状排列。⑩ 无细胞多形性。⑪ 可能蔓延至腺垂体。

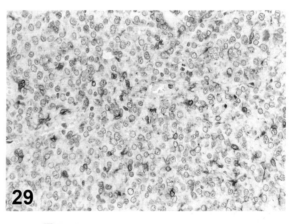

图 7.29

大鼠垂体，神经部垂体细胞瘤，胶质纤维酸性蛋白（GFAP）免疫组织化学染色阳性，胞质内棕色染色

【鉴别诊断】

1）恶性垂体细胞瘤（pituicytoma, malignant）：侵袭邻近的垂体、脑和蝶骨。

2）良性脑膜瘤（meningioma, benign）：① 非神经部起源。② 在脑组织表面或脑室腔内出现脑膜增厚或肿块。

3）低度恶性星形细胞瘤或低度恶性少突胶质细胞瘤或低度恶性混合型神经胶质瘤（astrocytoma, malignant, low grade or oligodendroglioma, malignant, low grade or glioma, mixed, malignant, low grade）：① 起源于脑。② 局限于脑的某一区域。

【备注】 已报道人类垂体细胞瘤 S-100 免疫组织化学染色阳性，而大鼠、小鼠和人类垂体细胞瘤 GFAP 阳性。大鼠和小鼠中垂体细胞瘤极其罕见。小鼠中仅有一例报道。

【参考文献】 Botts et al., 1994; Brandão et al., 2010; Capen, 1996a; Capen et al., 2001; Carlton and Gries, 1996; Figarella–Branger et al., 2002; Fitzgerald et al., 1974; Louis et al., 2007; Satoh et al., 2000; Tekeli et al., 1997; Theuring et al., 1990。

7. 垂体恶性垂体细胞瘤（M）（pituicytoma, malignant [M] pituitary gland）

【种属】 大鼠。

【发病机制/细胞来源】 垂体细胞（神经垂体的神经胶质细胞）。

【诊断特征】 ① 起源于神经垂体。② 漩涡状或不规则的生长模式。③ 可能压迫邻近垂体和脑。④ 侵袭邻近的垂体、脑或蝶骨。⑤ 小的、多形性梭形细胞呈片状排列，细胞有丰富的嗜酸性细胞质。⑥ 细胞边界不清晰。⑦ 细胞质可能存在 PTAH 染色阳性的透明颗粒。⑧ 细胞核细长或多形性。⑨ 可存在奇异形多核巨细胞。

【鉴别诊断】

1）良性垂体细胞瘤（pituicytoma, benign）：① 不发生组织侵袭。② 轻微的细胞与核的多形性。

2）巨细胞型胶质母细胞瘤（glioblastoma, giant cell type）：① 起源于脑或垂体。② 局限于脑的某一区域。

【备注】 肿瘤细胞波形蛋白（vimentin）和胶质纤维酸性蛋白（glial fibrillary acidic protein, GFAP）免疫组织化学染色呈强阳性，ED–1 和 S–100 蛋白呈弱阳性。恶性垂体细胞瘤极为罕见。在 Sprague Dawley 大鼠中有一例报道。

【参考文献】 Moroki et al., 2015。

8. 垂体远侧部癌（M）（carcinoma, pars distalis [M] pituitary gland）（图 7.30，图 7.31）

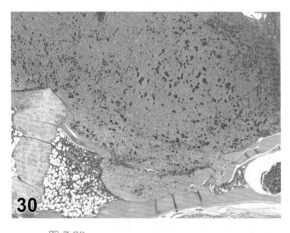

图 7.30

大鼠垂体，远侧部癌，侵袭至蝶骨

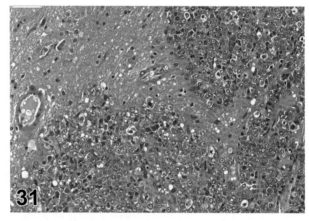

图 7.31

大鼠垂体，远侧部癌，侵袭至脑的神经毡

【种属】 小鼠、大鼠。

【同义词】 Carcinoma, pituitary。

【发病机制/细胞来源】 远侧部的内分泌细胞。

【诊断特征】 ① 血管丰富或呈血管瘤样。② 可呈囊状，或有出血区域。③ 结构呈小梁状或实体性。④ 细胞巨大，细胞核巨大。⑤ 可有细胞多形性和细胞异型性。⑥ 可通过侵袭脑膜进入脑或蝶骨。

【鉴别诊断】

1）远侧部腺瘤（adenoma, pars distalis）：不侵袭其他器官，但可在垂体（包括神经部）内浸润性生长。

2）中间部腺瘤（adenoma, pars intermedia）：① 可呈漩涡状和小叶状。② 肿瘤细胞与中间部细胞形态相似。③ ACTH（或 α–MSH）免疫组织化学染色阳性，可确认中间部腺瘤的诊断。

3）中间部癌（carcinoma, pars intermedia）：① 肿瘤细胞与中间部细胞形态相似。② ACTH（或 α-MSH）免疫组织化学染色阳性可用于确认中间部癌的诊断。

【备注】　　　如果未对邻近的脑和蝶骨进行组织病理学评估，则诊断为癌的依据不充分。肿瘤周围的脑膜细胞是反应性变化，不是恶性肿瘤的表现。自发性垂体癌通常不会转移到远处器官。肿瘤细胞在垂体其他区域浸润和压迫邻近脑组织不认为是恶性肿瘤，因为这些表现也可以发生在局部膨胀性生长的腺瘤中。

【参考文献】　　　Botts et al., 1994; Capen, 1996a; Capen et al., 2001; Carlton and Gries, 1996; Faccini et al., 1990; Greaves, 2012c; Hosokawa et al., 1993; Liebelt, 1994; Mahler and Elwell, 1999。

9. 垂体中间部癌（M）（carcinoma, pars intermedia [M] pituitary gland）

【种属】　　　小鼠。

【同义词】　　　Carcinoma, pituitary。

【发病机制 / 细胞来源】　　　中间部的内分泌细胞。

【诊断特征】　　　① 可能压迫邻近组织。② 小叶状结构被破坏。③ 细胞形态一致或多形性。④ 细胞形态类似于中间部正常细胞，但细胞质通常更淡或更嗜酸性。⑤ 侵袭垂体外至脑膜、大脑或蝶骨。

【鉴别诊断】　　　① 中间部腺瘤（adenoma, pars intermedia）：不侵袭脑或其他结构，但可出现腺体内包括神经部浸润性生长。② 远侧部腺瘤（adenoma, pars distalis）：不侵袭脑或其他结构。肿瘤细胞不同于中间部的细胞。③ 远侧部癌（carcinoma, pars distalis）：肿瘤细胞形态不同于中间部细胞。

【备注】　　　垂体中间部癌在大鼠尚无报告，小鼠垂体中间部癌罕见报道。肿瘤周围的反应性脑膜细胞不是恶性肿瘤的表现。ACTH 或 α-MSH 免疫组织化学染色阳性可确认中间部癌的诊断。

【参考文献】　　　Botts et al., 1994; Capen et al., 2001; Liebelt, 1994; Mahler and Elwell, 1999; Yasui et al., 2008。

10. 垂体良性颅咽管瘤（B）（craniopharyngioma, benign [B] pituitary gland）（图 7.32）

【种属】　　　小鼠、大鼠。

【发病机制 / 细胞来源】　　　颅咽管（拉特克囊）口咽上皮残留。

【诊断特征】　　　① 发生在垂体内或其附近。② 垂体或脑受压。③ 形成分化好的鳞状上皮，呈乳头状肿瘤生长和囊肿形成，或肿瘤细胞呈条索状，伴明显角化过度和（或）角化不全。④ 肿瘤细胞膨胀性生长，伴有反应性纤维化，造成肿瘤侵袭的假象。

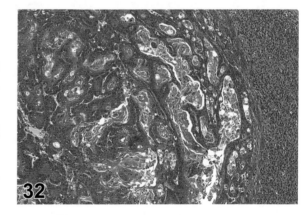

图 7.32

大鼠垂体，颅咽管瘤压迫远侧部

【鉴别诊断】　　　① 囊肿（cyst）：囊肿衬覆立方状至假复层柱状（纤毛）上皮，含有蛋白质性物质。② 恶性颅咽管瘤（craniopharyngioma, malignant）：会侵袭至垂体外。③ 异常颅咽结构（craniopharyngeal structures, aberrant）：腺样结构，无角化。④ 转移性肿瘤（metastatic tumors）：从远处的原发部位转移的鳞状细胞癌。

【备注】　　　小鼠颅咽管瘤仅有 1 例报道，被诊断为恶性。已建立良性颅咽管瘤的遗传修饰小鼠模型（Apps and Martinez-Barbera, 2017），诱发肿瘤的形态类似于牙齿成釉细胞瘤的特征。

【参考文献】　　　Anderson and Capen, 1978; Apps and Martinez-Barbera, 2017; Botts et al., 1994; Capen, 1996a; Capen et al., 2001; Carlton and Gries, 1996; Fitzgerald et al., 1971; Heider, 1986。

11. 垂体恶性颅咽管瘤（M）（craniopharyngioma, malignant [M] pituitary gland）

【种属】　　　小鼠、大鼠。

【发病机制 / 细胞来源】　　颅咽管（拉特克囊）口咽上皮残留。

【诊断特征】　　① 发生在垂体内或其附近。② 垂体或脑受压。③ 形成分化良好的鳞状上皮，肿瘤呈乳头状生长和囊肿形成，或肿瘤细胞呈条索状，伴明显角化过度和（或）角化不全。④ 侵袭脑或蝶骨。

【鉴别诊断】　　① 良性颅咽管瘤（craniopharyngioma, benign）：不会侵袭至垂体外。② 转移性肿瘤（metastatic tumors）：从远处原发部位转移的鳞状细胞癌。

【备注】　　在小鼠中只报道 1 例侵袭性生长进入大脑结构的恶性颅咽管瘤。恶性颅咽管瘤在大鼠中极为罕见。大鼠颅咽管瘤的病例报道常不用就恶性度进行讨论，然而根据上述标准，绝大多数肿瘤可能是良性的。

【参考文献】　　Anderson and Capen, 1978; Botts et al., 1994; Capen, 1996a; Capen et al., 2001; Carlton and Gries, 1996; Fitzgerald et al., 1971; Heider, 1986; Pace et al., 1997。

三、松果体

（一）非增生性病变

1. 松果体纤维化（fibrosis, pineal gland）（图 7.33）

【种属】　　小鼠、大鼠。

【发病机制 / 细胞来源】　　炎症、坏死或出血后成纤维细胞所致的胶原沉积。

【诊断特征】　　① 位于腺体周边部的间质内，靠近松果体柄，有时延伸到腺体。② 成纤维细胞和间质胶原纤维增多。③ 可能伴发炎症细胞浸润。④ 纤维化灶内常出现小血管，血管壁可透明变性。⑤ 胶原纤维可进行马松三色染色。

【备注】　　纤维化发生率随年龄增加。

【参考文献】　　Tomonari et al., 2012。

2. 松果体炎症细胞浸润（N）（infiltrate, inflammatory cell [N] pineal gland）（图 7.34）

【种属】　　小鼠、大鼠。

【发病机制 / 细胞来源】　　少量炎症细胞聚集，发病机制不明确或由于免疫反应所致。

【诊断特征】　　① 发生在松果体软脑膜或实质中。② 炎症细胞浸润通常是单形核细胞（淋巴细胞和组织细胞）。③ 不伴有血管病变与组织损伤。

【鉴别诊断】

1）组织细胞肉瘤（sarcoma, histiocytic）：松果体实质被肿瘤性和多形性的组织细胞浸润和取代。

2）淋巴瘤（lymphoma）：① 松果体实质被肿瘤性淋巴细胞浸润和取代。② 通常累及脾和淋巴结。

【备注】　　在雄性和雌性大鼠中可看到少量单形核细胞。在大多数大鼠中，淋巴细胞位于结缔组织隔膜和相邻的实质中。有时，聚集的淋巴细胞存在于腺体内部或松果体被膜中。

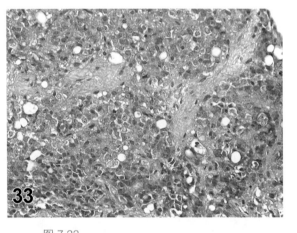

图 7.33

大鼠松果体，纤维化

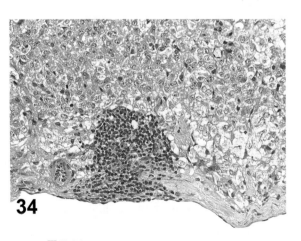

图 7.34

大鼠松果体，炎症细胞浸润

【参考文献】　　Calvo and Boya, 1984; Tomonari et al., 2012。

3. 松果体矿化（mineralization, pineal gland）（图 7.35）

【种属】　　小鼠、大鼠。

【发病机制 / 细胞来源】　　松果体细胞、间质或被膜退行性改变。

【诊断特征】

1）细胞内型：① 可能是脂滴的空泡中出现不规则的嗜碱性矿物质团块。② 含有矿物质的细胞可能变性，矿物质将出现在细胞外间隙。

2）细胞外型：间质或被膜中存在无定形球状同心矿物层。

【备注】　　在 17 周龄雄性 Sprague Dawley 大鼠中，90% 动物的松果体发现矿化。根据作者的经验，年轻大鼠松果体矿化不常见。据报道，大鼠中覆盖松果体的脑膜，其矿化随着年龄的增长而增加。用电子显微镜在所有老龄大鼠的松果体中观察到小的钙质结石。矿化多见于被膜下；然而，有些也位于实质中。矿化显然不影响松果体功能。

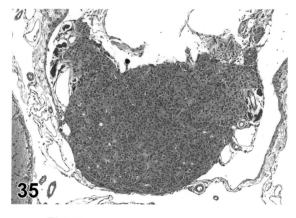

图 7.35

大鼠松果体，矿化

【参考文献】　　Allen et al., 1982; Humbert and Pévet, 1995。

4. 松果体横纹肌纤维（striated muscle fibers, pineal gland）（图 7.36，图 7.37）

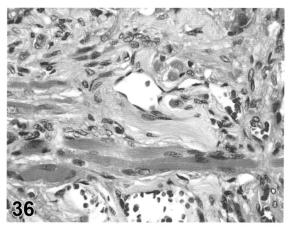

图 7.36

大鼠松果体，横纹肌纤维

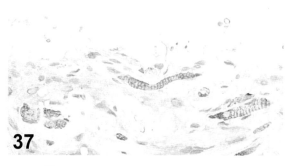

图 7.37

大鼠松果体，横纹肌纤维，结蛋白免疫组织化学染色阳性（细胞质染色呈棕色）

【种属】　　小鼠、大鼠。

【发病机制 / 细胞来源】　　松果体基质。

【诊断特征】　　① 骨骼肌纤维具有典型横纹。② 位于结缔组织内。③ 横纹肌纤维可发生纤维化。④ 可通过 PTAH 染色或者免疫组织化学（如结蛋白）确定横纹肌纤维。

【备注】　　横纹肌纤维被认为是大鼠松果体中的偶发病变。据报道，横纹肌纤维在大鼠中是一种罕见或常见的发现（31/96 大鼠），报告或不报告这一发现均可，尤其是在与给予化学品无关的情况下。肌纤维最常出现在柄部。横纹肌通常位于被膜附近较宽的结缔组织隔膜内，由细小肌细胞组成，形成少量肌纤维束。

【参考文献】　　Allen et al., 1982; Calvo and Boya, 1984; Diehl, 1978; Dill, 1963; Kristić, 1972; Prosenc and Cervós–Navarro, 1994; Tomonari et al., 2012。

5. 松果体空泡化（vacuolation, pineal gland）（图 7.38）

【种属】 小鼠、大鼠。

【发病机制 / 细胞来源】 松果体细胞退行性变化。

【诊断特征】 ① 松果体细胞内单个空泡。② 散布于整个腺体。③ 大空泡压迫细胞核到细胞膜。④ 空泡可透明或偶尔包含絮状物质。⑤ 空泡大小可超出正常松果体细胞直径的 4 ～ 5 倍。

【备注】 据报道雄性和雌性大鼠发生率低，与年龄相关。

【参考文献】 Tomonari et al., 2012。

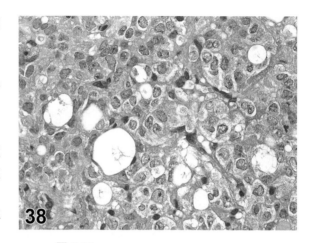

图 7.38

大鼠松果体，空泡化

（二）增生性病变

1. 松果体良性松果体瘤（pinealoma, benign, pineal gland）（图 7.39 ～图 7.43）

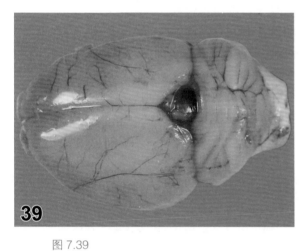

图 7.39

大鼠松果体，良性松果体瘤

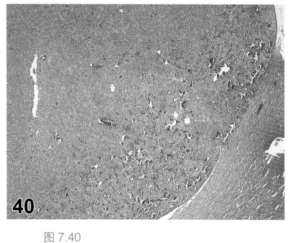

图 7.40

大鼠松果体，良性松果体瘤

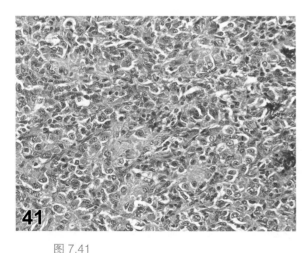

图 7.41

大鼠松果体，良性松果体瘤

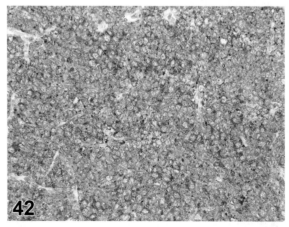

图 7.42

大鼠松果体，良性松果体瘤，突触小泡蛋白免疫组织化学染色阳性

【种属】　　小鼠、大鼠。

【同义词】　　Pineocytoma; benign tumor of pineal gland; pineal parenchymal tumor (PPT)。

【发病机制/细胞来源】　　分化后的松果体细胞。

【诊断特征】　　① 位于第三脑室背侧面中线处。② 边界清楚。③ 整个松果体可被肿瘤细胞取代。④ 分化好。⑤ 细胞簇为纤细的纤维结缔组织分隔。⑥ 存在小叶模式。⑦ 可形成假菊形团。⑧ 细胞通常趋向血管生长。⑨ 可保留松果体细胞的形态特征。⑩ 核质比低。⑪ 肿瘤细胞核深染，染色质粗大。⑫ 可能存在一些核分裂象。

【鉴别诊断】

1）恶性松果体瘤（pinealoma, malignant）：① 侵袭性生长。② 可能会有一些恶性细胞学特征。

2）良性畸胎瘤（teratoma, benign）：肿瘤由 3 个胚层来源的组织构成。

【备注】　　由于仅报道了一例小鼠松果体瘤，因此以上描述仅基于大鼠的松果体瘤。据报道 Wistar 大鼠松果体瘤中出现有平滑肌纤维。F344 大鼠松果体瘤中包含两种类型细胞：浅染的大细胞和深染的小细胞。肿瘤细胞可能为突触小泡蛋白、神经元特异性烯醇化酶（neuron specific enolase, NSE）、神经丝标志物阳性。偶见报道附着在脑膜上的小团异位的正常松果体细胞，不要将其当作肿瘤细胞。

【参考文献】　　Al Zubaidy and Malinowski, 1984; Botts et al., 1994; Capen et al., 2001; Coca et al., 1992; Fraser, 1986; Furukawa et al., 1999; Götz et al., 1992; Heath and Winokur, 1998; Hirato and Nakazato, 2001; Jouvet et al., 2006; Koestner and Solleveld, 1996; Korf et al., 1990; Krinke et al., 1985; Krinke et al., 2000; Maekawa et al., 1984; Rubinstein, 1972; Schachner et al., 1984; Treumann et al., 2015; Vogel and Fuller, 2003; Walker et al., 1994; Yamamoto et al., 1991。

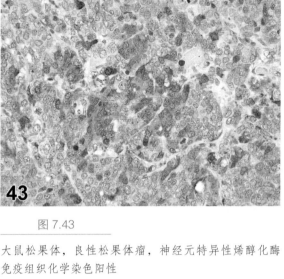

图 7.43

大鼠松果体，良性松果体瘤，神经元特异性烯醇化酶免疫组织化学染色阳性

2. 松果体恶性松果体瘤（pinealoma, malignant, pineal gland）（图 7.44 ～图 7.46）

【种属】　　小鼠、大鼠。

【同义词】　　Pineoblastoma; malignant tumor of pineal gland; primitive neuroectodermal tumor of central nervous system (cPNET)。

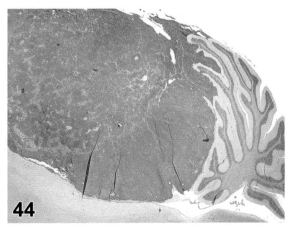

图 7.44

大鼠松果体，恶性松果体瘤

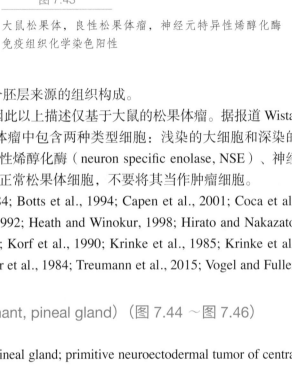

图 7.45

大鼠松果体，恶性松果体瘤

【发病机制 / 细胞来源】 分化的或原始的松果体细胞。

【诊断特征】 ① 位于第三脑室背侧面中线处。② 在邻近脑实质或脑室中侵袭性生长。③ 肿瘤细胞密集或弥漫性排列。④ 通常小叶模式不明显。⑤ 可形成假菊形团。⑥ 核质比高。⑦ 肿瘤细胞呈多形性，核不规则、深染，细胞质较少。⑧ 有丝分裂指数高。⑨ 常见坏死区。⑩ 类似原始神经外胚叶肿瘤（primitive neuroectodermal tumor, PNET）。

【鉴别诊断】 ① 良性松果体瘤（pinealoma, benign）：缺乏诸如坏死、高有丝分裂活动、多形性、侵袭性生长等恶性特征。② 髓母细胞瘤（medulloblastoma）：起源于小脑皮质叶片。

【备注】 仅报道了 1 例小鼠松果体瘤。MSC-SV 40- 转基因小鼠的中线脑肿瘤被证实起源于松果体（Theuring et al., 1990）。未见啮齿动物松果体瘤转移的报道，但在人类有相关描述。肿瘤细胞可能为突触小泡蛋白、NSE、神经丝标志物阳性。

【参考文献】 Botts et al., 1994; Capen et al., 2001; Coca et al., 1992; Fraser, 1986; Furukawa et al., 1999; Götz et al., 1992; Heath and Winokur, 1998; Hirato and Nakazato, 2001; Koestner and Solleveld, 1996; Korf et al., 1990; Krinke et al., 1985; Krinke et al., 2000; Kuchelmeister et al., 1994; Rubinstein, 1972; Schachner et al., 1984; Theuring et al., 1990; Vogel and Fuller, 2003; Walker et al., 1994; Yamamoto et al., 1991。

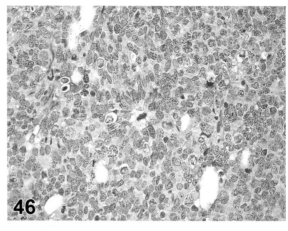

图 7.46

大鼠松果体，恶性松果体瘤，可见假菊形团结构

四、甲状腺

（一）非增生性病变

1. 甲状腺淀粉样物质（N）（amyloid [N] thyroid gland）（图 7.47）

【动物种属】 小鼠、大鼠。

【同义词】 Amyloidosis; amyloid deposition。

【发病机制 / 细胞来源】 以源自免疫球蛋白或血清蛋白的多肽片段在细胞外沉积为特征的退行性改变。

【诊断特征】 ① 间质（细胞外）可见弥漫性、无定形、淡染、嗜酸性物质。② 刚果红染色阳性，偏振光下呈绿色双折射。硫磺素 T 染色阳性，或特异性抗体免疫组织化学染色阳性。

【备注】 自发性系统性淀粉样变性常见于小鼠，特别是 CD-1 和 C57BL/6 小鼠。淀粉样变性也可以通过给予弗氏佐剂和酪蛋白诱发。内分泌淀粉样物质偶见于大鼠的 C 细胞肿瘤。

【参考文献】 Chandra et al., 2013; Frith and Chandra, 1991; Venalis et al., 2005。

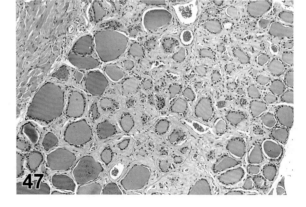

图 7.47

小鼠甲状腺，淀粉样物质

2. 甲状腺萎缩（N）（atrophy [N] thyroid gland）

【动物种属】 小鼠、大鼠。

【发病机制 / 细胞来源】　　甲状腺滤泡细胞。

【诊断特征】　　① 滤泡细胞体积减小，可呈低立方状或扁平状。② 滤泡细胞获后天性丧失。③ 甲状腺滤泡变小伴胶质减少。④ 通常是弥漫性的。⑤ 可能伴有慢性炎症。

【鉴别诊断】　　① 不发育 / 发育不全（aplasia/hypoplasia）：滤泡细胞未发育。② 弥漫性滤泡扩张（dilatation, follicular, diffuse）：扩张的滤泡充满胶质并衬覆低立方或扁平状上皮细胞。

【备注】　　萎缩可能是由于垂体分泌的 TSH 或下丘脑分泌的 TRH 不足。慢性甲状腺炎可导致甲状腺滤泡细胞缺失，随后发生萎缩。甲状腺功能减退（如碘缺乏时）恢复后可导致弥漫性滤泡扩张，有时称为"胶样"萎缩或退化。

【参考文献】　　Rosol et al., 2013。

3. 甲状腺胶质变质（N）（colloid alteration [N] thyroid gland）（图 7.48）

【动物种属】　　大鼠。

【同义词】　　Colloidal alteration; altered colloid; basophilic deposits。

【发病机制 / 细胞来源】　　甲状腺滤泡胶质变性。

【诊断特征】　　① 点状、颗粒状或块状胶质。② 染色特征多样。③ 胶质内常含有矿化物质，可含有脱落的滤泡细胞。

【备注】　　在没有其他相关形态学改变的情况下，可以单独观察到胶质变质，但更多的是与甲状腺刺激有关，也可能与正常情况下大鼠甲状腺胶质的快速更新有关。胶质变质是自发性的，并随着年龄的增长而逐渐增加，并且会因弥漫性甲状腺肥大和增生而加速。即使肥大或增生消退，变性的胶质仍然存在。胶质变质通常不会作为单独诊断予以报告，除非是明显的或与处理因素相关的。

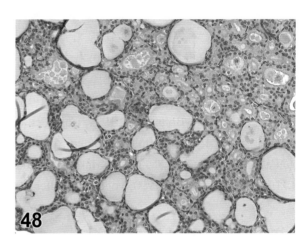

图 7.48

大鼠甲状腺，胶质变质

【参考文献】　　Capen, 1997; Price et al., 1988; Rao–Rupanagudi et al., 1992; Ward and Reznik–Schüller, 1980。

4. 甲状腺囊性滤泡（N）（cystic follicle [N] thyroid gland）（图 7.49）

【动物种属】　　小鼠、大鼠。

【发病机制 / 细胞来源】　　退行性变化。

【诊断特征】　　① 囊性滤泡（形态正常）比正常滤泡大数倍，通常是局灶性的。② 通常会取代和压迫邻近的甲状腺滤泡。③ 衬覆单层扁平上皮细胞。④ 上皮不含乳头状结构。⑤ 胶质染色正常或淡染。⑥ 上皮可能含有因滤泡不完全融合而形成的部分隔膜。

【鉴别诊断】

1）弥漫性滤泡扩张（dilatation, follicular, diffuse）：① 大多数滤泡体积增大。② 相邻滤泡没有受到压迫或移位。

2）局灶性滤泡细胞囊性增生（hyperplasia,

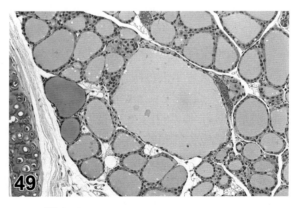

图 7.49

小鼠甲状腺，囊性滤泡

follicular cell, focal, cystic）：① 滤泡细胞可能在囊肿的一段形成乳头状突起或微滤泡结构。② 滤泡细胞呈立方形或低柱状，但可能存在一些堆积。③ 细胞质可能呈较强的嗜酸性或嗜碱性。

【备注】　老龄化小鼠的滤泡往往更大，这被认为是正常的生理变化。此外，甲状腺中的外周滤泡通常比中央滤泡大，应与囊性滤泡或滤泡扩张相鉴别。

【参考文献】　Frith et al., 2000; Hardisty and Boorman, 1990; Hardisty and Boorman, 1999。

5. 甲状腺异位胸腺组织（N）（ectopic tissue, thymus [N] thyroid gland）（图 7.55）

【动物种属】　小鼠、大鼠。

【发病机制 / 细胞来源】　先天性异位胸腺灶。

【诊断特征】　① 胸腺组织位于甲状腺附近或内部，常靠近腺体门部。② 主要由胸腺淋巴细胞组成。③ 可能含有淡染的上皮细胞簇和（或）哈索尔小体（Hassall's corpuscles）。④ 边界清楚。

【鉴别诊断】

1）炎症细胞（淋巴细胞）浸润［infiltrate, inflammatory cell (lymphoid)］：① 无上皮细胞的淋巴细胞浸润。② 界限不清。

2）恶性淋巴瘤全身浸润（lymphoma, malignant, systemic infiltration）：① 由恶性淋巴细胞组成。② 通常不局限于甲状腺。③ 其他多个器官受累及。

【备注】　由于胚胎发育期间甲状腺和胸腺的紧密联系，异位胸腺组织可见于甲状腺或甲状旁腺内。

【参考文献】　Faccini et al., 1990; Frith et al., 2000; Hardisty and Boor–man, 1990; Hardisty and Boorman, 1999; Parker and Vale–rio, 1996c。

6. 甲状腺异位甲状腺组织（N）（ectopic tissue, thyroid [N] thyroid gland）（图 7.57）

【动物种属】　小鼠、大鼠。

【发病机制 / 细胞来源】　先天性。

【诊断特征】　① 靠近身体中线的颈部和纵隔内的甲状腺滤泡小聚集体，特别是胸腺和主动脉附近。② 异位滤泡与正常甲状腺相同，但不含 C 细胞。

【鉴别诊断】　甲状舌管存留（persistent thyroglossal duct）：① 小囊状或导管样结构，衬覆滤泡细胞或带有纤毛的单层立方至柱状上皮。② 常充满黏液物质。③ 通常沿喉的腹侧中线分布或位于甲状腺内。

【备注】　异位甲状腺组织对激素刺激（如促甲状腺激素）的反应与正常甲状腺组织相同。

【参考文献】　Chandra et al., 2013; Faccini et al., 1990; Frith et al., 2000; Frith and Fetters, 1996b; Hardisty and Boorman, 1990; Hardisty and Boorman, 1999; Parker and Valerio, 1996b。

7. 甲状腺滤泡细胞肥大（N）（hypertrophy, follicular cell [N] thyroid gland）（图 7.50）

【动物种属】　小鼠、大鼠。

【发病机制 / 细胞来源】　生长刺激。

【诊断特征】　① 滤泡细胞的体积和高度增加。② 一般呈弥漫性分布。③ 滤泡腔可减小，充满正常染色至淡染的胶质，有时会矿化。④ 上皮不含乳头状结构。

【鉴别诊断】　弥漫性滤泡细胞增生（hyperplasia, follicular cell, diffuse）：① 滤泡细胞数量增多。② 滤泡

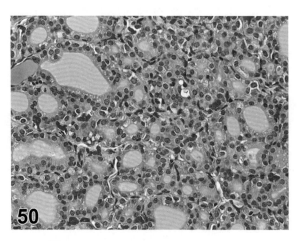

图 7.50

大鼠甲状腺，滤泡细胞肥大

细胞形成的小乳头状突起偶见延伸至滤泡腔内。③ 细胞堆积有限。④ 滤泡细胞可深染，没有细胞异型性。

【备注】 雄性大鼠通常比雌性有更多活跃的滤泡。毒性研究中滤泡细胞肥大是一种常见的变化，多种化学物质，如肝微粒体酶诱导剂，可诱导大鼠出现滤泡细胞肥大，因而常与肝细胞肥大同时出现。当刺激因素消除，滤泡细胞肥大可恢复正常。长时间的滤泡细胞肥大可以发展为增生，并且它们经常一起发生。在这些情况下，记录可以单独使用"增生"术语，也可使用"肥大/增生"的组合术语，或记录两种诊断。

滤泡细胞肥大在小鼠中少见。

【参考文献】 Botts et al., 1994; Capen, 1996b; Capen et al., 2001; Frith et al., 2000; Greaves, 2012d; Maronpot et al., 2010; Yoshizawa et al., 2010; Zabka et al., 2011。

8. 甲状腺弥漫性滤泡扩张（N）（dilatation, follicular, diffuse [N] thyroid gland）（图 7.51）

【动物种属】 小鼠、大鼠。

【同义词】 Follicular dilatation; colloid goiter; increased colloid。

【发病机制/细胞来源】 胶质蓄积。

【诊断特征】 ① 大多数滤泡增大，充满嗜酸性胶质。② 上皮细胞呈低立方形至扁平状。

【鉴别诊断】 囊性滤泡（follicle, cystic）：① 比正常滤泡大很多倍。② 通常会取代和压迫周围的滤泡。

【备注】 弥漫性滤泡扩张伴有不活跃的滤泡上皮细胞表明甲状腺功能正常的动物甲状腺不活跃。这种变化可能发生在从饮食或化学诱导的甲状腺功能减退状态中得到恢复的动物。例如，发生在先经历碘缺乏后又碘充足的动物。当动物体内碘过量时，也可以观察到这种变化。

【参考文献】 Frith et al., 2000; Hardisty and Boorman, 1999; Kanno et al., 1994; Kanno et al., 1992; Todd, 1986。

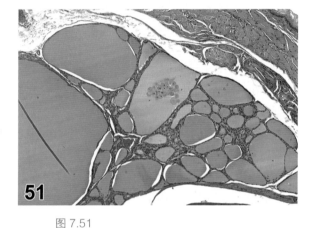

图 7.51

大鼠甲状腺，弥漫性滤泡扩张

9. 甲状腺炎症细胞浸润（N）（infiltrate, inflammatory cell [N] thyroid gland）（图 7.52）

【动物种属】 小鼠、大鼠。

【发病机制/细胞来源】 少量炎症细胞聚集；发病机制不明确或局部免疫反应。

【诊断特征】 ① 间质内有少量炎症细胞。② 通常由单形核细胞组成，也可见少量中性粒细胞。③ 可呈局灶性或多灶性。

【鉴别诊断】 炎症（inflammation）：① 通常更广泛。② 通常伴有组织损伤和（或）血管变化。

【参考文献】 Chamanza et al., 2010; Frith et al., 2000。

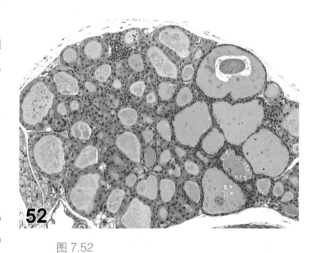

图 7.52

小鼠甲状腺，炎症细胞浸润

10. 甲状腺炎症（N）（inflammation [N] thyroid gland）（图 7.53）

【动物种属】 小鼠、大鼠。

【同义词】　Thyroiditis。

【发病机制/细胞来源】　炎症性变化。

【诊断特征】　① 淋巴细胞、浆细胞和巨噬细胞呈多灶性到弥漫性浸润。细胞浸润程度不一，但可能随着次级淋巴滤泡的形成而呈弥漫性分布。中性粒细胞炎症很少见。② 甲状腺滤泡可能会随着胶质耗减而减少、压缩和变小。③ 某些滤泡中的滤泡细胞可能增生。④ 通常伴有组织损伤和（或）血管病变。

【鉴别诊断】　炎症细胞浸润（infiltrate, inflammatory cell）：① 通常炎症细胞数量少。② 无组织损伤。

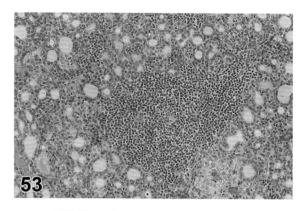

图 7.53

大鼠甲状腺，单形核细胞性炎症

【备注】　传统的大鼠品系很少发生自发性甲状腺炎。甲状腺的炎性病变可能继发于全身性疾病或邻近组织的局部蔓延，如大鼠结节性多动脉炎。自发性淋巴细胞性甲状腺炎在 Buffalo 和 BioBreeding/Worcester（BB/W）老龄化大鼠品系中有描述。甲状腺炎也可由药物诱发，形态相似。甲状腺球蛋白或其他甲状腺抗原自身抗体的存在可能是自身免疫过程的原因，如人类的桥本病（Hashimoto's disease）。

【参考文献】　Chandra et al., 2013; Frith et al., 2000; Greaves, 2012d; Sandusky and Todd, 1996。

11. 甲状腺矿化（N）（mineralization [N] thyroid gland）（图 7.54）

【动物种属】　小鼠、大鼠。

【同义词】　Calcification。

【发病机制/细胞来源】　退行性变化。

【诊断特征】　① 甲状腺滤泡胶质内有不规则的嗜碱性矿物团块。② 有些受累的滤泡可含有淡染的胶质。

【备注】　① 老龄化病变，在受刺激的甲状腺滤泡中可增多。② 常见于大鼠。

【参考文献】　Frith et al., 2000; Hardisty and Boorman, 1990。

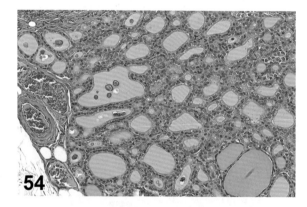

图 7.54

大鼠甲状腺，胶质矿化

12. 甲状腺甲状舌管存留（N）（persistent thyroglossal duct [N] thyroid gland）（图 7.55）

【动物种属】　小鼠、大鼠。

【同义词】　Developmental cyst; thyroglossal duct cyst。

【发病机制/细胞来源】　先天性病变/甲状舌管残留。

【诊断特征】　① 小的囊状或导管样结构，衬覆滤泡细胞或单层立方至柱状上皮，可含有纤毛。② 常充满黏液性物质。③ 通常位于喉部腹侧中线或甲状腺内。

【鉴别诊断】

1）囊性滤泡（follicle, cystic）：① 囊状或细长形的滤泡，衬覆一层低立方状或扁平上皮。② 可含

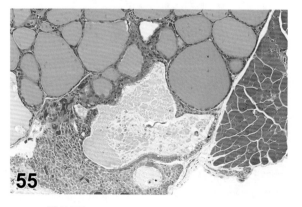

图 7.55

大鼠甲状腺，甲状舌管存留

有淡染的胶质。③ 常位于甲状腺的外周部位。

2）后鳃体囊肿（cyst, ultimobranchial）：衬覆扁平的鳞状上皮，含有层状角蛋白。

【备注】　在大鼠和小鼠中罕见。甲状舌管由原始咽底部中线处的内胚层向下生长的过程中发育，通常退化消失。偶见导管的残余会留在甲状腺内。

【参考文献】　Chandra et al., 2013; Faccini et al., 1990; Frith et al., 2000; Hardisty and Boorman, 1990; Hardisty and Boorman, 1999。

13. 甲状腺色素（N）（pigment [N] thyroid gland）（图 7.56）

【动物种属】　小鼠、大鼠。

【发病机制 / 细胞来源】　源自细胞分解、细胞膜脂质过氧化或化学物质或其代谢物的有色产物的蓄积。

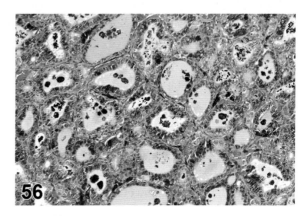

【诊断特征】　① 多种类型的色素可在滤泡上皮细胞或胶质中蓄积。② 棕色颗粒状色素最常见，铁、脂褐素和 PAS 染色可呈阳性，偶见抗酸染色呈阳性。

【备注】　滤泡细胞的脂褐素随年龄增长而增加，或甲状腺受到长期刺激而增加。一些化学物质或其代谢物也可导致甲状腺滤泡上皮色素的沉积（如米诺环素，可导致甲状腺黑色变色）。

图 7.56

大鼠甲状腺，甲状腺滤泡细胞和胶质中的色素

【参考文献】　Chandra et al., 2013; Frith et al., 2000; Hardisty and Boor–man, 1999; Tajima et al., 1985; Ward and Reznik–Schüller, 1980; Ward et al., 1979b。

14. 甲状腺发育不良（N）（thyroid dysplasia [N] thyroid gland）（图 7.57，图 7.58）

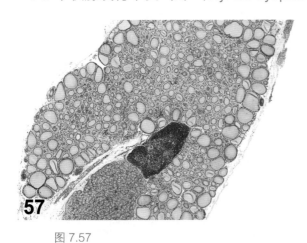

图 7.57

大鼠甲状腺，甲状腺发育不良和异位胸腺组织

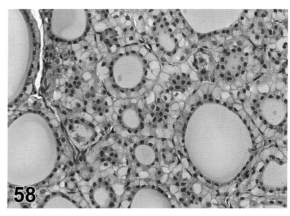

图 7.58

大鼠甲状腺，甲状腺发育不良

【动物种属】　大鼠。

【同义词】　Vacuolar change; thyroid epithelial edema。

【发病机制 / 细胞来源】　退行性变化，先天性。

【诊断特征】　① 甲状腺可见增大。② 滤泡细胞增大。③ 核移位至顶端。④ 滤泡上皮细胞内可见位于基底部的大空泡，内含嗜酸性均质内容物。⑤ 病变呈弥漫性，局灶性或多灶性罕见。

【鉴别诊断】　滤泡细胞肥大（hypertrophy, follicular cell）：① 核不会发生顶端移位。② 滤泡上皮细胞基部没有空泡。

【备注】　在侏儒大鼠和正常大小的 Hannover Wistar GALAS 大鼠中均可观察到滤泡发育不良。通过电子显微镜可以观察到粗面内质网扩张，并将通常位于基部的核的位置取代，导致核发生顶端移位。根据可能的遗传来源及组织学特征命名了"甲状腺发育不良"这一术语。尽管使用发育不良作为诊断术语，但甲状腺发育不良与甲状腺增生性变化无关。甲状腺滤泡细胞（基部的）空泡化是甲状腺发育不良的形态变化可接受的术语。具有甲状腺发育不良，但身体发育正常的大鼠可能比甲状腺正常的大鼠对致癌物更敏感。

【参考文献】　Abe et al., 2012; Doi et al., 2004; Kokoshima et al., 2014; Sakai et al., 2000; Shimoi et al., 2001; Takaoka et al., 1994; Weber et al., 2009。

15. 甲状腺后腮体囊肿（N）（ultimobranchial cyst [N] thyroid gland）（图 7.59）

【动物种属】　小鼠、大鼠。

【同义词】　Developmental cyst; squamous epithelial cyst。

【发病机制 / 细胞来源】　先天性病变 / 胚胎后腮体导管的残留。

【诊断特征】　① 可以是单发或多发。② 通常位于甲状腺的中央部位。③ 囊性或细长的导管样结构衬覆扁平鳞状上皮。④ 通常含有角质或细胞碎片。⑤ 上皮可能有纤毛，特别是在小鼠中。

【鉴别诊断】

1）囊性滤泡（follicle, cystic）：① 囊性或细长形滤泡衬覆单层低立方状或扁平上皮。② 可能含有淡染的胶质。③ 通常位于甲状腺的周边部。

2）甲状舌管存留（persistent thyroglossal duct）：① 小的囊性或导管样结构衬覆滤泡细胞或单层立方或柱状上皮，上皮可能有纤毛。② 常充满黏液样物质。③ 通常位于喉腹侧中线或甲状腺内。

【备注】　在大鼠中常见。偶见后腮体的囊肿形成滤泡结构，该结构衬覆扁平的后腮体上皮和正常甲状腺滤泡上皮细胞的混合物，这显然是后腮体囊肿和甲状腺实质之间的连续性区域。

【参考文献】　Faccini et al., 1990; Frith et al., 2000; Hardisty and Boor-man, 1990; Hardisty and Boorman, 1999。

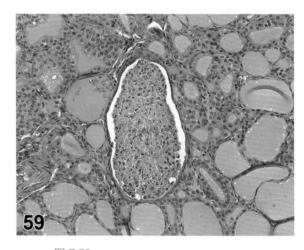

图 7.59

大鼠甲状腺，后腮体囊肿

（二）增生性病变

1. 甲状腺滤泡细胞增生（H）（hyperplasia, follicular cell [H] thyroid gland）（图 7.60 ～图 7.63）

【动物种属】　小鼠、大鼠。

【修饰语】　局灶性、囊性、弥漫性。

【发病机制 / 细胞来源】　滤泡上皮细胞。

【诊断特征】　① 滤泡上皮细胞数量增加。② 不存在包膜。③ 可见突入胶质的乳头状折叠，但生长模式无不典型性。④ 细胞呈立方形或低柱状，但可出现一些堆积。⑤ 细胞质可呈嗜酸性或嗜碱性。

1）局灶性：① 由局部增生的滤泡组成。② 边界可能不清。③ 对邻近甲状腺组织的压迫程度不一。

2）局灶性、囊性：① 滤泡增大，呈囊状。② 滤泡细胞可能在部分囊肿中形成乳头状突起或小滤泡结构。③ 大的充满胶质的滤泡可压迫邻近的正常滤泡。

3）弥漫性：① 眼观甲状腺可能肿大。② 滤泡通常较小，胶质减少。③ 滤泡细胞的小乳头状突起偶可延伸到滤泡腔内。④ 细胞堆积有限。⑤ 上皮细胞呈立方形至柱状（肥大）。⑥ 滤泡细胞深染，无

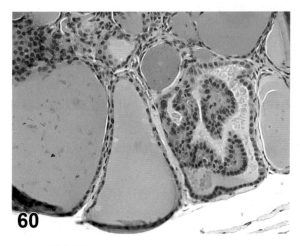

图 7.60

大鼠甲状腺，局灶性滤泡细胞增生，伴有乳头状突起突入胶质

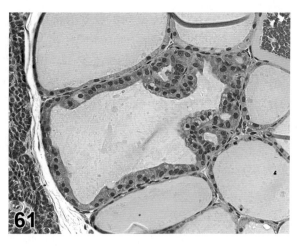

图 7.61

小鼠甲状腺，局灶性滤泡细胞增生，伴有滤泡细胞堆积

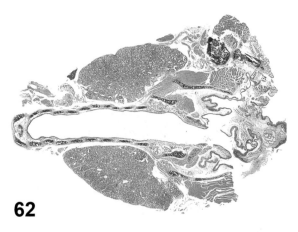

图 7.62

小鼠甲状腺，弥漫性滤泡细胞增生

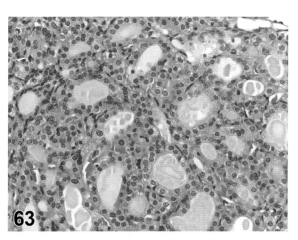

图 7.63

小鼠甲状腺，弥漫性滤泡细胞增生

细胞异型性。

【鉴别诊断】

1）囊性滤泡（follicle, cystic）：① 大的扩张的充满胶质的滤泡，有时源自几个融合的滤泡。② 上皮呈扁平状。③ 不存在上皮突起。

2）滤泡细胞腺瘤（adenoma, follicular cell）：① 邻近滤泡受压迫。② 增殖模式为大滤泡性或小滤泡性。③ 可存在包膜。④ 边界清楚。⑤ 可存在细胞质嗜碱性增强。

3）滤泡细胞肥大（hypertrophy, follicular cell）：① 滤泡细胞的高度和体积增加。② 可能单独发生或伴有增生。

【备注】　甲状腺滤泡增生可呈弥漫性或局灶性。弥漫性增生通常是对慢性刺激的反应，如果去除刺激，有望恢复正常。由于弥漫性增生代表了对血清促甲状腺激素升高的生理反应，因此建议使用修饰语"弥漫性"。局灶性滤泡增生被认为是瘤前病变。大的囊性滤泡可能破裂，破裂的隔膜可能被误认为增生的乳头状特征；然而，囊状滤泡衬覆扁平上皮。增生和腺瘤之间的区别并不总是明确的，在啮齿动物中，从局灶性增生到腺瘤的进展是常见的。肥大和增生经常一起发生，通常是由于循环中 TSH 浓度增加导致的。

【参考文献】　Boorman and Elwell, 1996; Botts et al., 1994; Burek, 1978; Capen et al., 2001; Chandra et al., 2013; Frith and Heath, 1984; Hardisty and Boorman, 1990; Hardisty and Boorman, 1999; Heath, 1996b; Jokinen and Botts, 1994; Kaspareit–Rittinghausen et al., 1990; Murthy, 1990; Napalkov, 1990。

2. 甲状腺滤泡细胞腺瘤（B）（adenoma, follicular cell [B] thyroid gland）（图 7.64 ～图 7.67）

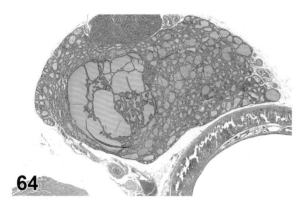

图 7.64

大鼠甲状腺，乳头状和囊性滤泡细胞腺瘤

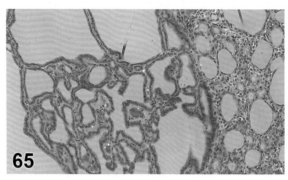

图 7.65

大鼠甲状腺，乳头状和囊性滤泡细胞腺瘤

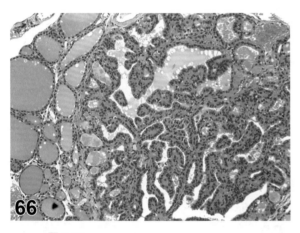

图 7.66

小鼠甲状腺，乳头状滤泡细胞腺瘤

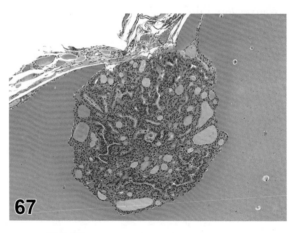

图 7.67

小鼠甲状腺，囊性滤泡细胞腺瘤

【动物种属】 小鼠、大鼠。

【修饰语】 滤泡性、囊性、乳头状、实体性。

【发病机制/细胞来源】 滤泡上皮细胞。

【诊断特征】 ① 边界清楚。② 对邻近甲状腺滤泡有压迫。③ 可存在包膜（完整的或部分的）。④ 上皮是单层的或多层的（堆积）。⑤ 增殖性生长方式是小滤泡性或大滤泡性。⑥ 可存在细胞异型性。⑦ 细胞呈立方形或柱状。⑧ 细胞呈嗜酸性或嗜碱性，并可能具有核嗜碱性增强。有的细胞质内含空泡。⑨ 细胞核增大，呈椭圆形或圆形，并且可能具有明显的核仁。⑩ 有丝分裂象罕见。⑪ 体积大小不是诊断滤泡细胞腺瘤的标准。⑫ 生长模式有乳头状、滤泡性、囊性和实体性。不同的生长模式可存在于同一肿瘤中。动物可能有多个不同生长模式的腺瘤。

1）滤泡性：小的或正常大小的滤泡。

2）囊性：扩张的滤泡（大滤泡腺瘤）边界清楚。

3）乳头状：① 扩张的滤泡中滤泡细胞在形成乳头状突起。② 乳头状突起可能含有纤维间质。

4）实体性：① 细胞排列成实体片状并形成密集的结节。② 小滤泡可存在少量胶质。③ 与 C 细胞肿瘤相似。

【鉴别诊断】

1）囊性滤泡（follicle, cystic）：① 大的扩张的充满胶质的滤泡，有时源自几个融合的滤泡。② 上皮细胞是扁平的。③ 不存在乳头状折叠。

2）（局灶性）滤泡细胞增生［hyperplasia, follicular cell (focal)］：① 压迫程度不一，如囊性或扩张的滤泡可以压迫邻近的甲状腺组织。② 与周围的滤泡界限不清。③ 没有包膜。④ 可存在乳头状折叠。

3）滤泡细胞癌（carcinoma, follicular cell）：① 存在侵袭或转移。② 边界不清。③ 细胞可表现出异型性或多形性。

4）C 细胞腺瘤（adenoma, C-cell）：① 实体性，具有神经内分泌组织的形态。② 不存在充满胶质的小滤泡。③ 可以通过降钙素的免疫组织化学证实 C 细胞来源。

【备注】 自发的甲状腺滤泡细胞腺瘤在小鼠中罕见。在诱发的甲状腺肿瘤中，从增生到癌似乎是一个连续的过程。增生和腺瘤的区分没有明确的标准。体积大小不是可靠的标准。术语描述中可使用肿瘤修饰语（滤泡性；囊性；乳头状；实体性）。

【参考文献】 Boorman and Elwell, 1996; Botts et al., 1994; Burek, 1978; Capen et al., 2001; Capen and Martin, 1989; Frith and Heath, 1984; Hardisty and Boorman, 1990; Hardisty and Boorman, 1999; Heath, 1996b; Jokinen and Botts, 1994; Kaspareit–Rittinghausen et al., 1990; Murthy, 1990; Napalkov, 1990; Ohshima and Ward, 1986; Pilling et al., 2007; Ward and Ohshima, 1986。

3. 甲状腺滤泡细胞癌（M）(carcinoma, follicular cell [M] thyroid gland)（图 7.68～图 7.70）

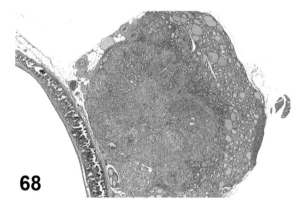

图 7.68

大鼠甲状腺，滤泡细胞癌

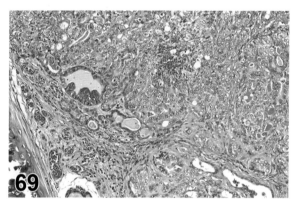

图 7.69

大鼠甲状腺，滤泡细胞癌，伴细胞异型性和组织侵袭

【动物种属】 小鼠、大鼠。

【修饰语】 滤泡性；乳头状；多形性；实体性。

【发病机制 / 细胞来源】 甲状腺的滤泡上皮细胞。

【诊断特征】 ① 存在血管、被膜或腺内侵袭。② 通常可出现向局部淋巴结或肺的转移。③ 可出现细胞异型性或多形性。④ 核增大或缩小，呈圆形或细长形，或有时透亮。⑤ 可出现有丝分裂象，并且常常数量很多。⑥ 可存在纤维化或硬癌反应、坏死、矿化、色素沉着和形成胆固醇结晶。⑦ 侵袭部位可出现反应性纤维化。⑧ 生长模式呈滤泡性、乳头状、多形性、实体性，以及混合型。

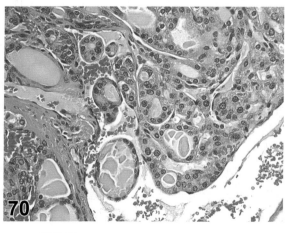

图 7.70

大鼠甲状腺，滤泡细胞癌，侵袭进入血管

1）滤泡性：① 大小不等的不规则滤泡，衬有多层排列紊乱的上皮。② 有时出现实性小结节或细胞簇。

2）乳头状：① 具有单层或多层上皮的不规则乳头状结构。② 癌的密集区可呈现管状特征。

3）实体性：① 细胞排列呈片状和结节状。② 细胞为多角形和不规则形。③ 可类似于 C 细胞肿瘤。

4）多形性：① 多形性，未分化的或间变的细胞和细胞核。② 细胞较大呈梭形，或为多核巨细胞。

【鉴别诊断】

1）滤泡细胞腺瘤（adenoma, follicular cell）：① 分界清楚。② 不存在侵袭或转移。

2）C 细胞癌（carcinoma, C-cell）：① 具有神经内分泌组织形态的实体性癌。② 肿瘤细胞通常具有 C 细胞的双嗜性染色特性。③ 充满胶质的小滤泡或滤泡样结构罕见。④ 可以通过降钙素的免疫组织化学显色证实 C 细胞来源。

【备注】 据报道，滤泡细胞癌通常是腺瘤进展而来。可酌情使用肿瘤修饰语（滤泡性；乳头状；多形性；实体性）。

【参考文献】 Boorman and Elwell, 1996; Botts et al., 1994; Burek, 1978; Capen et al., 2001; Capen and Martin, 1989; Frith and Heath, 1984; Hardisty and Boorman, 1990; Hardisty and Boorman 1999; Heath, 1996b; Jokinen and Botts, 1994; Kaspareit–Rittinghausen et al., 1990; Murthy, 1990; Napalkov, 1990; Pilling et al., 2007。

4. 甲状腺 C 细胞增生（H）(hyperplasia, C-cell [H] thyroid gland)（图 7.71 ~图 7.74）

【动物种属】 小鼠、大鼠。

【同义词】 Hyperplasia, light cell; hyperplasia, parafollicular cell。

【修饰语】 局灶性、弥漫性、复合型。

【发病机制 / 细胞来源】 甲状腺中分泌降钙素的内分泌细胞。

【诊断特征】

1）局灶性：① C 细胞局灶性增多，主要发生在滤泡间质，但也可发生在滤泡内。② 不大于 5 个甲状腺滤泡的平均面积。③ 对邻近组织无压迫。④ 无包膜。⑤ 细胞以实体巢排列。⑥ 无间质隔膜。⑦ 细胞呈多角形，含有淡染或双嗜性的细胞质。⑧ 细胞边界不清。⑨ 核呈圆形或椭圆形。

2）弥漫性：① C 细胞弥漫性增多。② 不压迫邻近组织。③ 细胞呈多角形，含有淡染或双嗜性的细胞质。④ 细胞边界不清。⑤ 核呈圆形或椭圆形。

3）复合型（罕见，仅大鼠中可见）：局灶性增生，可含有神经节样细胞。

【鉴别诊断】

1）C 细胞腺瘤（adenoma, C-cell）：① 大于 5 个甲状腺滤泡的平均面积。② 可见对邻近组织的压迫。③ 可见薄层包膜。④ 可存在间质隔膜。

2）（实体性）滤泡细胞腺瘤［adenoma, follicular cell (solid)］：① 小的含胶质的滤泡常见。② 甲状腺球蛋白免疫组织化学染色为阳性，而降钙素为阴性。

【备注】 大鼠和小鼠中的 C 细胞主要位于甲状腺的中心部分。大鼠的 C 细胞通常随着年龄的增长而增加，因此弥漫性 C 细胞增生的诊断应与对照组的相同年龄和性别动物进行比较。自发性 C 细胞增生在小鼠中是罕见的。在小鼠中不容易鉴别 C 细胞，通过降钙素的免疫组织化学将易于鉴别小鼠 C 细胞增生。与局灶性 C 细胞增生相比，弥漫性 C 细胞增生具有不同的发病机制，因此，当增生呈弥漫性时，应使用修饰语"弥漫性"。局灶性 C 细胞增生是一种癌前病变。弥漫性 C 细胞增生是对 C 细胞刺激的生理或病理生理学反应，如慢性高钙血症。

【参考文献】 Boorman et al., 1996; Botts et al., 1994; Burek, 1978; Capen et al., 2001; Capen and Martin, 1989; Frith and Heath, 1984; Hardisty and Boorman, 1990; Hardisty and Boorman, 1999; Heath, 1996b; Jokinen and Botts, 1994; Kaspareit–Ritting–hausen et al., 1990; Kiupel et al., 2008a; Martín–Lacave et al.,

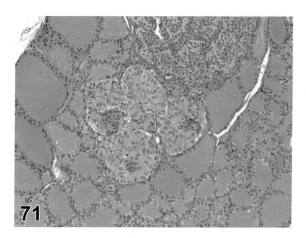

图 7.71

大鼠甲状腺，局灶性 C 细胞增生（靠近甲状旁腺，位于图片的上部）

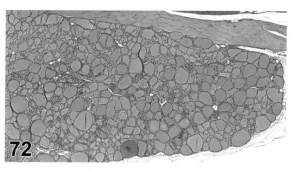

图 7.72

大鼠甲状腺，弥漫性 C 细胞增生

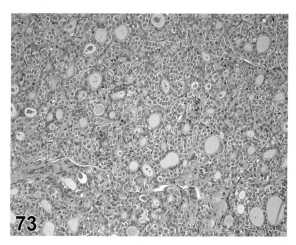

图 7.73

大鼠甲状腺，弥漫性 C 细胞增生

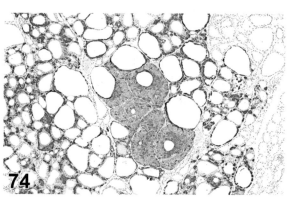

图 7.74

大鼠甲状腺，局灶性和弥漫性 C 细胞增生。降钙素免疫组织化学

2002; Murthy, 1990; Napalkov, 1990; Pilling et al., 2007; Rosol, 2013。

5. 甲状腺 C 细胞腺瘤（B）（adenoma, C-cell [B] thyroid gland）（图 7.75 ~ 图 7.77）

【动物种属】　小鼠、大鼠。

【同义词】　Adenoma, parafollicular cell; tumor, C-cell, benign; adenoma, light cells。

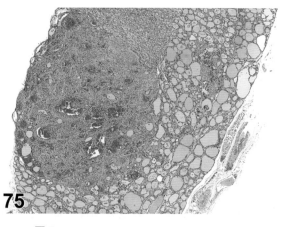

图 7.75

大鼠甲状腺，C 细胞腺瘤

【修饰语】　节细胞神经瘤型、复合型。

【发病机制 / 细胞来源】　甲状腺中分泌降钙素的内分泌细胞。

【诊断特征】　① 超过 5 个甲状腺滤泡的平均面积。② 边界清楚。③ 对相邻组织有压迫。④ 可存在薄层包膜。⑤ 细胞排列呈实体性巢状，具有神经内分泌的组织形态。⑥ 可见散在的甲状腺滤泡。⑦ 可出现血管扩张或出血。⑧ 淀粉样物质可以出现在间质中，特别是小鼠。⑨ 可存在间质隔膜。⑩ 细胞呈多角形，含有淡染或双嗜性的细胞质。⑪ 细胞边界不清。⑫ 核呈均一的圆形或椭圆形。⑬ 有丝分裂象罕见。

1）节细胞神经瘤型（大鼠）：完全由含有神经原纤维嗜酸性基质的神经节样细胞组成。

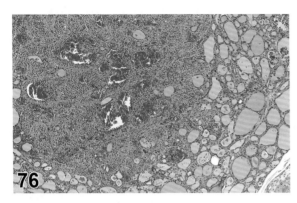

图 7.76

大鼠甲状腺，C 细胞腺瘤

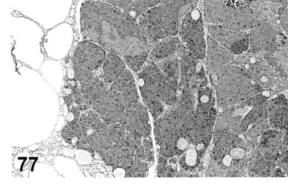

图 7.77

大鼠甲状腺，C 细胞腺瘤，降钙素免疫组织化学染色

2）复合型（大鼠）：由 C 细胞和神经节样细胞组成。

【鉴别诊断】

1）（局灶性）C 细胞增生［hyperplasia, C-cell (focal)］：① 小于 5 个甲状腺滤泡的平均面积。② 无压迫邻近组织的迹象。③ 无包膜。④ 不存在间质隔膜。

2）C 细胞癌（carcinoma, C-cell）：① 侵袭至甲状腺外组织。② 转移到局部淋巴结或肺。

3）（实体性）滤泡细胞腺瘤［adenoma, follicular cell (solid)］：① 存在小的胶质滤泡。② 甲状腺球蛋白免疫组织化学染色呈阳性，而降钙素为阴性。

【备注】　① C 细胞和神经节样细胞都起源于神经嵴。因此，大鼠中的复合型是两种细胞类型的混合。常含有神经突起和一些施万细胞。神经节样细胞降钙素的免疫组织化学呈阴性。② C 细胞腺瘤在小鼠中罕见。

【参考文献】　Boorman et al., 1996; Botts et al., 1991; Burek, 1978; Cap-en et al., 2001; Capen and Martin, 1989; Crissman et al., 1991; Hardisty and Boorman, 1990; Hardisty and Boorman, 1999; Jokinen and Botts, 1994; Kaspareit-Rittinghausen et al., 1990; Kiupel et al., 2008a; Martín-Lacave et al., 2002; Murthy, 1990; Napalkov, 1990; Pilling et al., 2007; Rosol, 2013; Van Zwieten et al., 1983; Ward et al., 1979a。

6. 甲状腺 C 细胞癌（M）（carcinoma, C-cell [M] thyroid gland）（图 7.78 ～图 7.80）

【动物种属】　小鼠、大鼠。

【同义词】　Carcinoma, clear cell; carcinoma, light cell; carcinoma, medullary; carcinoma, parafollicular cell; tumor, C-cell, malignant。

【发病机制 / 细胞来源】　甲状腺中分泌降钙素的内分泌细胞。

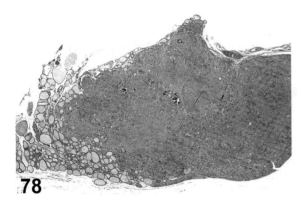

图 7.78

大鼠甲状腺，C 细胞癌

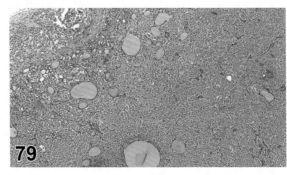

图 7.79

大鼠甲状腺，C 细胞癌，侵袭包膜

【诊断特征】 ① 甲状腺、包膜或血管侵袭。② 大的癌组织可取代大部分正常甲状腺。③ 可存在局部淋巴结和肺的远处转移，特别是当肿瘤较大时。④ 细胞排列为实体巢状和片状，具有神经内分泌的组织形态，由纤维间质分隔。⑤ 细胞呈多角形，含有淡染或双嗜性的细胞质。⑥ 细胞边界不清。⑦ 核一致性呈圆形到椭圆形，或呈梭形。⑧ 可存在细胞的多形性。⑨ 有丝分裂象的多少不一。⑩ 可存在中央区坏死。⑪ 可见出血。⑫ 间质中可存在淀粉样物质，特别是在小鼠中。⑬ 可见部分包膜。

复合型（大鼠）：由 C 细胞和神经节样细胞组成。

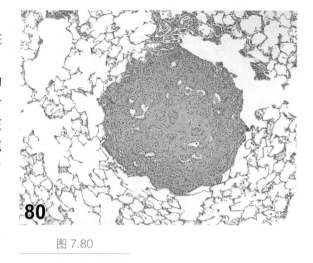

图 7.80

大鼠肺，C 细胞癌转移

【鉴别诊断】

1）C 细胞腺瘤（adenoma, C-cell）：① 无血管或包膜侵袭。② 没有转移。

2）滤泡细胞癌（carcinoma, follicular cell）：实体性的滤泡细胞癌通常具有一些滤泡结构，但这不应与在 C 细胞肿瘤中内陷的、散在的甲状腺滤泡时的形态相混淆，需要采用甲状腺球蛋白和降钙素免疫组织化学进行区分。

【备注】 ① 通常而言，C 细胞肿瘤的细胞形态与局灶性增生的 C 细胞类似。局灶性 C 细胞增生、腺瘤和癌是疾病的一个进展过程。C 细胞癌在小鼠中罕见。② 在大鼠罕见的、复合型 C 细胞癌中，神经节细胞被认为是非恶性的。

【参考文献】 Boorman et al., 1996; Botts et al., 1991; Burek, 1978; Cap-en et al., 2001; Capen and Martin, 1989; Crissman et al., 1991; Hardisty and Boorman, 1990; Hardisty and Boorman, 1999; Jokinen and Botts, 1994; Kaspareit-Rittinghausen et al., 1990; Kiupel et al., 2008a; Martín-Lacave et al., 2002; Murthy, 1990; Napalkov, 1990; Pilling et al., 2007; Rosol, 2013; Van Zwieten et al., 1983; Ward et al., 1979a。

五、甲状旁腺

（一）非增生性病变

1. 甲状旁腺淀粉样物质（amyloid, parathyroid gland）

【动物种属】 小鼠、大鼠。

【同义词】 Amyloidosis, amyloid deposition。

【发病机制/细胞来源】 以源于免疫球蛋白或血清蛋白的多肽在细胞外沉积为特征的退行性改变。

【诊断特征】 ① 弥漫性间质（细胞外）无定形、弱嗜酸性物质。② 刚果红染色阳性，偏振光下显示绿色双折射。硫黄素 T 或特异性免疫组织化学抗体阳性。

【备注】 小鼠自发性系统性淀粉样变常见，特别是 CD-1 和 C57BL/6 品系。淀粉样变也可通过给予弗氏佐剂和酪蛋白诱导。

【参考文献】 Chandra et al., 2013; Frith and Chandra, 1991; Venalis et al., 2005。

2. 甲状旁腺血管扩张（angiectasis, parathyroid gland）（图 7.81）

【动物种属】 小鼠、大鼠。

【同义词】 Hemangiectasis; hemangiectasia; teleangiectasis。

【发病机制/细胞来源】 甲状旁腺血管。

【诊断特征】 或小或大的含血腔隙，衬有分化良好的内皮细胞。

【鉴别诊断】　淤血（congestion）：充满血液的血管弥漫性扩张，组织结构未扭曲变形。

【备注】　这是一种不常见的病变，可能与局灶性或弥漫性增生或腺瘤同时发生。

【参考文献】　Frith et al., 2000; Seely and Hildebrand, 1990。

3. 甲状旁腺萎缩（atrophy, parathyroid gland）

【动物种属】　小鼠、大鼠。

【同义词】　Chief cell atrophy。

【发病机制 / 细胞来源】　甲状旁腺主细胞。

【诊断特征】　① 甲状旁腺变小。② 主细胞变小，核质比高。③ 主细胞含少量嗜酸性细胞质。

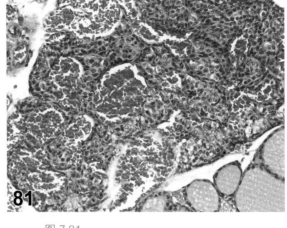

图 7.81

小鼠甲状旁腺，血管扩张

【备注】　大鼠和小鼠血清游离钙离子浓度升高或补充过量维生素 D 会抑制 PTH 的合成，随后甲状旁腺主细胞萎缩。主细胞胞质的面积与 PTH 的产生和分泌成正比。

【参考文献】　Capen and Rosol, 1993; Rosol et al., 1986。

4. 甲状旁腺囊肿（cyst, parathyroid gland）（图 7.82）

【动物种属】　小鼠、大鼠。

【同义词】　Kursteiner's cyst; Kursteiner's duct cyst。

【发病机制 / 细胞来源】　先天性。

【诊断特征】　① 衬覆立方或柱状上皮，上皮具有数量不等的纤毛。② 可中空或充满嗜酸性或黏液性物质。③ 可单发，多发或多房。④ 对邻近组织有轻微压迫。

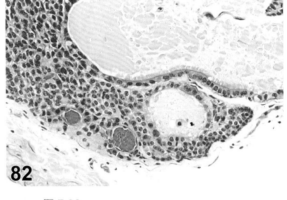

图 7.82

小鼠甲状旁腺，囊肿

【备注】　囊肿由第三和第四咽囊的残余物形成，甲状旁腺和胸腺即起源于第三、四咽囊。据报道，大鼠长期暴露化学品后可继发甲状旁腺囊肿，是由于主细胞被破坏和细胞碎片滞留所致。

【参考文献】　Capen, 1996c; Capen and Rosol, 1989; Chamanza et al., 2010; Chandra et al., 2013; Frith et al., 2000; Frith and Fetters, 1996a; Hardisty and Boorman, 1999; Kittel et al., 1996a; Seely and Hildebrand, 1990。

5. 甲状旁腺异位甲状旁腺组织（ectopic tissue, parathyroid, parathyroid gland）

【动物种属】　小鼠、大鼠。

【发病机制 / 细胞来源】　先天性。

【诊断特征】　通常位于胸腺组织内的小结节状的甲状旁腺组织。

【备注】　由于胚胎发育过程中甲状旁腺和胸腺的紧密联系，异位甲状旁腺可能出现在胸腺中。遗传消融实验表明，小鼠胸腺内出现小灶状的甲状旁腺主细胞可能是正常的。甲状旁腺肿瘤可能起源于心前纵隔中的这些异位细胞巢。

【参考文献】　Capen, 1975; Chandra et al., 2013; Frith et al., 2000; Frith and Fetters, 1996a; Günther et al., 2000; Hardisty and Boorman, 1999; Kittel et al., 1996a, b; Seely and Hildebrand, 1990。

6. 甲状旁腺异位胸腺组织（ectopic tissue, thymus, parathyroid gland）

【动物种属】 小鼠、大鼠。

【发病机制 / 细胞来源】 先天性。

【诊断特征】 ① 胸腺组织邻近或在甲状旁腺内。② 大部分由胸腺淋巴细胞组成。③ 可能含有淡染的上皮细胞簇和（或）哈索尔小体。④ 边界清楚。

【鉴别诊断】

1）炎症细胞（淋巴细胞）浸润［infiltrate, inflammatory cell (lymphoid)］：① 淋巴细胞浸润，没有上皮细胞。② 边界不清。

2）恶性淋巴瘤系统性浸润（lymphoma, malignant, systemic infiltration）：① 由恶性淋巴组成。② 通常不限于甲状旁腺。③ 累及其他器官。

【备注】 由于在胚胎生长发育过程中甲状旁腺和胸腺紧密联系，可在甲状旁腺组织中发现异位胸腺组织。

【参考文献】 Capen, 1975; Frith et al., 2000; Hardisty and Boorman, 1999; Kittel et al., 1996a, b。

7. 甲状旁腺纤维化（fibrosis, parathyroid gland）（图 7.83）

【动物种属】 小鼠、大鼠。

【发病机制 / 细胞来源】 炎症、坏死或出血后，成纤维细胞引起胶原蛋白沉积。

【诊断特征】 ① 腺体被膜或间质中成熟的胶原蛋白数量增加。② 成纤维细胞通常不明显。

【备注】 被膜和间质结缔组织的数量因动物而异，并随年龄增长而增加。当结缔组织的量超过正常变异时，则诊断为"纤维化"。

【参考文献】 Burek, 1978; Frith et al., 2000; Kittel et al., 1996a。

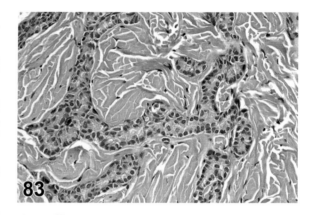

图 7.83

大鼠甲状旁腺，纤维化

8. 甲状旁腺肥大（hypertrophy, parathyroid gland）

【动物种属】 小鼠、大鼠。

【修饰语】 弥漫性、局灶性。

【发病机制 / 细胞来源】 甲状旁腺主细胞。

【诊断特征】

1）弥漫性：① 主细胞增大，伴细胞质增多。② 核质比减小。③ 细胞质嗜酸性，可能包含透明的小空泡。④ 累及两侧腺体。

2）局灶性：① 单个或小簇的主细胞体积增大，细胞质内可能含有透明大空泡（水样透明细胞）。② 对周围甲状旁腺组织无压迫。

【鉴别诊断】

1）弥漫性增生（hyperplasia, diffuse）：① 主细胞数量增加、体积增大。② 两侧甲状旁腺均匀增大。③ 增大的甲状旁腺可能压迫邻近的甲状腺。

2）局灶性增生（hyperplasia, focal）：① 单侧或双侧甲状旁腺内单灶或多灶性区域的主细胞数量增加。② 与周围实质组织界限不清。③ 对周围甲状旁腺组织无压迫或轻微压迫。④ 与正常主细胞相比，质核比可增加或减小。⑤ 细胞质嗜酸性，可能空泡化。

【备注】 主细胞弥漫性肥大是主细胞对生理刺激反应的早期阶段，通常是由于低钙血症或钙三醇（维生素 D 活性形式）减少所致。持续刺激主细胞将导致弥漫性增生。

【参考文献】　　McInnes, 2012。

9. 甲状旁腺炎症细胞浸润（N）（infiltrate, inflammatory cell [N] parathyroid gland）

【动物种属】　　小鼠、大鼠。

【发病机制 / 细胞来源】　　少量炎症细胞聚集；发病机制不确定或局部免疫反应。

【诊断特征】　　① 间质有少量炎症细胞。② 通常由单形核细胞组成，但可能含有少量的中性粒细胞。③ 局灶性或多灶性。

【鉴别诊断】　　炎症（inflammation）：① 通常更广泛。② 通常伴有组织损伤和（或）血管病变。

【参考文献】　　Altenähr and Jenke, 1974; Frith et al., 2000。

10. 甲状旁腺炎症（N）（inflammation [N] parathyroid gland）

【动物种属】　　小鼠、大鼠。

【同义词】　　Parathyroiditis。

【发病机制 / 细胞来源】　　炎症性改变。

【诊断特征】　　① 通常有广泛的炎症细胞浸润，包括淋巴细胞、浆细胞、巨噬细胞及少量中性粒细胞。② 伴有组织损伤和（或）血管改变。③ 可以是急性的或慢性的。

【鉴别诊断】　　炎症细胞浸润（infiltrate, inflammatory cell）：① 通常为单形核细胞，但可能有少量中性粒细胞。② 通常为局灶性或多灶性。

【备注】　　这是一种罕见病变。据报道，大鼠实验性甲状旁腺炎是被动免疫所致。

【参考文献】　　Altenähr and Jenke, 1974; Frith et al., 2000。

11. 甲状旁腺多核巨细胞（N）（multinucleate giant cells [N] parathyroid gland）（图 7.84）

【动物种属】　　大鼠。

【同义词】　　Syncytial giant cells。

【发病机制 / 细胞来源】　　退行性改变或固定引起的人工假象。

【诊断特征】　　① 多核大合胞体细胞，含有致密、嗜酸性胞质。② 细胞核深染，小，卵圆形。③ 见于腺体周边附近的不常见病变。

【鉴别诊断】　　局灶性增生（hyperplasia, focal）：① 由紧密排列的主细胞组成的单发或多发结节性病变。② 不包含多核巨细胞。

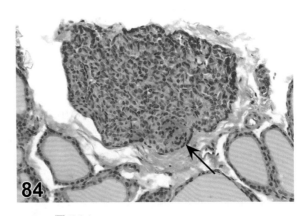

图 7.84

大鼠甲状旁腺，多核巨细胞（箭号所示）

【备注】　　合胞体巨细胞被认为是几个主细胞细胞膜破裂和融合而成。超微结构研究显示为退行性改变。这种改变意义不明。Wild 和 Setoguti（1995）认为是固定引起的人工假象。

【参考文献】　　Botts et al., 1991; Capen and Rosol, 1989; Frith et al., 2000; Rosol et al., 2013; Seely and Hildebrand, 1990; Wild and Setoguti, 1995。

（二）增生性病变

1. 甲状旁腺增生（H）（hyperplasia [H] parathyroid gland）（图 7.85～图 7.87）

【动物种属】　　小鼠、大鼠。

【修饰语】　　局灶性、弥漫性。

【发病机制 / 细胞来源】　　甲状旁腺主细胞。

【诊断特征】

1）局灶性：① 单侧或双侧甲状旁腺单灶或多灶性区域内主细胞数量增多。② 与周围实质分界不清。

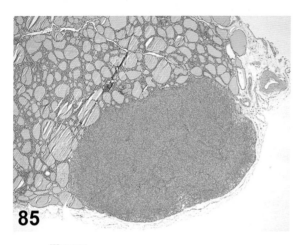

85

图 7.85

大鼠甲状旁腺，弥漫性增生

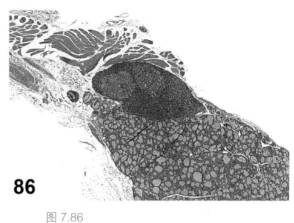

86

图 7.86

大鼠甲状旁腺，多灶性增生

③ 对周围甲状旁腺组织没有压迫或轻微压迫。④ 无包膜。⑤ 与正常主细胞相比，质核比可增加或减小。⑥ 细胞质嗜酸性，可能空泡化。

2）弥漫性：① 所有甲状旁腺主细胞均匀一致性增大。② 主细胞数量增多，体积增大（肥大）。③ 邻近甲状腺滤泡可受到压迫。④ 两侧腺体具有相似的生长模式。⑤ 细胞质嗜酸性，可能空泡化。⑥ 主细胞呈多角形或可能为细长形。⑦ 核呈圆形或细长形。

【鉴别诊断】

1）弥漫性肥大（hypertrophy, diffuse）：① 主细胞增大伴细胞质增多。② 质核比增加。③ 细胞质嗜酸性，可能含有透明小空泡。④ 累及两侧腺体。

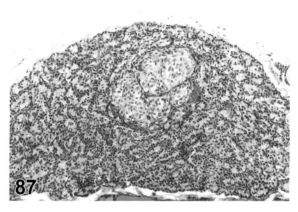

87

图 7.87

大鼠甲状旁腺，局灶性增生，水样透明细胞型

2）腺瘤（adenoma）：① 孤立结节。② 压迫周围正常的主细胞。③ 边界清晰。④ 可能存在包膜。

【备注】 如去除刺激，弥漫性增生是可逆的。改变钙代谢的饮食和肾疾病是病因。弥漫性增生通常与慢性肾疾病和继发性甲状旁腺功能亢进有关。继发性甲状旁腺功能亢进的动物可发生骨纤维性骨营养不良。局灶性增生通常是非功能性的，是一种瘤前改变。

【参考文献】 Bomhard, 1993; Botts et al., 1994; Botts et al., 1991; Capen, 1990; Capen et al., 2001; Hardisty and Boorman, 1999; Kamino et al., 1996b; Kaspareit–Rittinghausen et al., 1989; Lewis and Cherry, 1982; Rosol and Capen, 1989; Seely and Hildebrand, 1990。

2. 甲状旁腺腺瘤（B）（adenoma [B] parathyroid gland）（图 7.88）

【动物种属】 小鼠、大鼠。

【发病机制／细胞来源】 甲状旁腺主细胞。

【诊断特征】 ① 甲状旁腺孤立结节。② 边界清楚。③ 压迫邻近主细胞。④ 可存在包膜或部分包膜。⑤ 与正常主细胞相比，质核比增加或减小。⑥ 生长模式通常为实体性，但也可出现乳头状、腺泡样或囊性。⑦ 可能存在核多形性或核分裂象。

【鉴别诊断】

1）局灶性增生（hyperplasia, focal）：① 无压迫。② 界限不清。③ 无包膜。④ 主细胞的细胞质可能增加或减少。

2）腺癌（carcinoma）：① 存在血管和（或）包膜侵袭。② 罕见转移。

【备注】　甲状旁腺肿瘤在大鼠中不常见，在小鼠中罕见。大鼠腺瘤通常无功能。来源于异位甲状旁腺组织的腺瘤，偶见发生于胸部纵隔。甲状旁腺腺瘤不是弥漫性增生进展而来，但可能由局灶性增生进展而来。

【参考文献】　Bomhard, 1993; Botts et al., 1994; Botts et al., 1991; Burek, 1978; Capen, 1990; Capen et al., 2001; Hardisty and Boorman, 1999; Kamino et al., 1996a; Lewis and Cherry, 1982; Libutti et al., 2003; Rosol and Capen, 1989; Seely and Hildebrand, 1990。

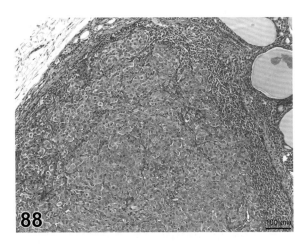

图 7.88

大鼠甲状旁腺，腺瘤

3. 甲状旁腺癌（M）（carcinoma [M] parathyroid gland）（图 7.89）

【动物种属】　小鼠、大鼠。

【发病机制 / 细胞来源】　甲状旁腺主细胞。

【诊断特征】　① 出现血管、包膜或甲状腺内侵袭。② 可能发生转移，特别是局部淋巴结或肺。③ 通常与正常腺体一样大或大于正常腺体。④ 对邻近主细胞有压迫。⑤ 通常有核多形性和核分裂。⑥ 生长模式通常为实体性。⑦ 增殖的主细胞为多角形或细长形。

【鉴别诊断】　腺瘤（adenoma）：无侵袭或转移。

【备注】　甲状旁腺肿瘤在大鼠不常见，小鼠罕见。大鼠甲状旁腺癌存在肿瘤细胞侵袭，但未见转移报道。

【参考文献】　Bomhard, 1993; Botts et al., 1994; Botts et al., 1991; Burek, 1978; Capen, 1990; Capen et al., 2001; Hardisty and Boorman, 1999; Kamino et al., 1996a; Lewis and Cherry, 1982; Pace et al., 2003; Rosol and Capen, 1989; Seely and Hildebrand, 1990。

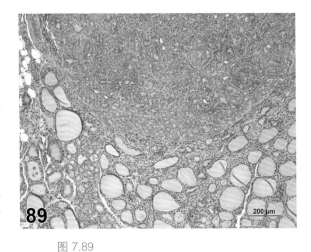

图 7.89

大鼠甲状旁腺，癌

六、肾上腺

（一）非增生性病变

1. 肾上腺淀粉样物质（N）（amyloid [N] adrenal gland）（图 7.90）

【种属】　小鼠、大鼠。

【同义词】　Amyloidosis; amyloid degeneration; amyloid infiltration。

【发病机制 / 细胞来源】　退行性变化。

【诊断特征】　① 淀粉样物质沉积物主要位于髓质周围的内皮质。② 细胞外 / 细胞间弱嗜酸性、非细胞性无定形物质沉积，通常始于网状带；严重时，该区域正常组织可能会在很大程度上被沉积物取代。③ 刚果红染色，偏振光显微镜观察可见绿色双折射现象。④ 硫磺素 T 染色或特异性免疫组织化学抗体标记呈阳性。

【鉴别诊断】

1）坏死（necrosis）：① 刚果红、硫磺素 T 和免疫组织化学染色阴性。② 细胞结构的破坏。③ 核固缩、核溶解或核碎裂。

2）纤维化（fibrosis）：① 纤维状外观伴有少量成纤维细胞。② 刚果红、硫磺素 T 和免疫组织化学染色阴性。③ 胶原纤维染色阳性（范吉森、天狼星红和马松三色）。

【备注】　肾上腺淀粉样变通常被视为系统性淀粉样变的一个组成部分。肾上腺淀粉样变在某些品系的老龄化小鼠中很常见，如 CD-1 小鼠。相比之下，肾上腺淀粉样变很少出现于 B6C3F1 小鼠和大鼠。F344 大鼠中，在无全身性淀粉样变动物中有报道。在肾上腺中，淀粉样物质沉积通常从网状带开始，严重时可能会逐渐取代该区域的大部分正常组织。

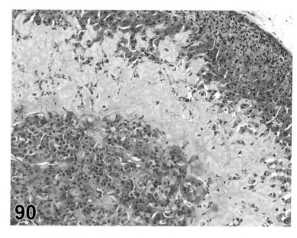

图 7.90

小鼠肾上腺，皮髓质交界处的淀粉样变

【参考文献】　Chandra et al., 2013; Frith and Chandra, 1991; Hamlin II and Banas, 1990; Nyska and Maronpot, 1999; Sass, 1996b; Yarrington, 1996。

2. 肾上腺血管扩张（N）（angiectasis [N] adrenal gland）（图 7.91）

【种属】　小鼠、大鼠。

【同义词】　Peliosis; hemangiectasis; hemangiectasia; telangiectasis; telangiectasia。

【发病机制 / 细胞来源】　血管变化。

【诊断特征】　① 由内皮衬覆的充满血液的腔隙（毛细血管扩张）。② 可能发生在皮质或髓质中。

【鉴别诊断】

1）囊性变性（cystic degeneration）：① 内皮衬覆的腔隙可能提示血管病变，但也可能是细胞变性的证据。② 鉴别囊性变性与出血可能很困难，因为这两种表现可能同时出现。

2）血管瘤（hemangioma）：分化好的内皮细胞膨胀性增生，形成大小不一的充满血液的腔隙。

3）血管肉瘤（hemangiosarcoma）：① 分化差的内皮细胞浸润性增生形成杂乱的血管腔隙。② 中度至重度的细胞异型性和邻近组织的侵袭，有或无转移。

【备注】　血管扩张是老龄化雌性大鼠的常见病变，小鼠罕见。这种病变可能与炎症、退行性、增生性和（或）肿瘤性疾病有关。淤血伴有血管扩张和

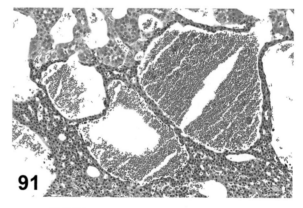

图 7.91

大鼠肾上腺皮质，血管扩张

细胞间隙扩张可能与应激和（或）给予外源性 ACTH 有关。在小鼠和大鼠中，皮质毛细血管扩张和由此产生的血管扩张可继发于与年龄相关的进行性皮质细胞萎缩或缺失。

【参考文献】　Frith et al., 2000; Greaves, 2012a; Hamlin II and Banas, 1990; Nyska and Maronpot, 1999。

3. 肾上腺皮质萎缩（N）（atrophy, cortical [N] adrenal gland）（图 7.92）

【种属】　小鼠、大鼠。

【同义词】　Cortical atrophy。

【发病机制 / 细胞来源】 生长紊乱/皮质细胞。

【诊断特征】 ① 双侧或单侧皮质厚度变薄，通常出现于束状带和网状带，伴有细胞缺失和（或）细胞质减少。② 可能存在双侧脂质空泡减少或缺失。③ 皮质正常结构不同程度的紊乱。④ 可能存在核固缩和脂褐素沉积。⑤ 细胞质通常呈嗜酸性。细胞质轻度减少或正常，无或罕有细胞质脂质空泡。⑥ 细胞核可能呈强嗜碱性或异染性。

【鉴别诊断】 ① 皮质发育不全（hypoplasia, cortical）：先天性病变；没有细胞变性的证据，如核固缩或脂褐素沉积。② 切片造成的人工假象（sectioning artifact）：肾上腺的斜切切片。

【备注】 双侧萎缩通常是由于垂体的破坏性病变导致 ACTH 减少所致。也可能由肾素 - 血管紧张素系统的扰动（影响球状带）或由于外源性或内源性皮质类固醇过量（束状带和网状带萎缩）引起。当对侧肾上腺皮质中存在分泌皮质类固醇的肿瘤时，可能会发生单侧萎缩。

【参考文献】 Chandra et al., 2013; Frith et al., 2000; Greaves, 2012a; Greaves and Faccini, 1992; Hamlin II and Banas, 1990; Nyska and Maronpot, 1999; Rosol et al., 2001。

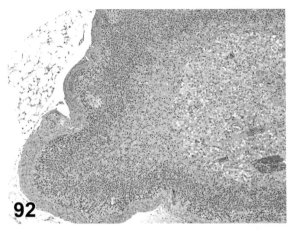

图 7.92

大鼠肾上腺皮质，网状带萎缩伴有色素

4. 肾上腺皮质囊肿（N）（cyst, cortica [N] adrenal gland）（图 7.93）

【种属】 小鼠。

【发病机制 / 细胞来源】 先天性或后天性皮质细胞畸形。

【诊断特征】 ① 位于皮质。② 真囊肿被覆单层扁平状或立方形至柱状上皮，可能有纤毛。

【鉴别诊断】 血管扩张（angiectasis）：扩张血管中含血液或富含蛋白质的液体。

【备注】 囊肿在小鼠中罕见，在大鼠中未见报道。据报道，可发生于 B6C3F1 品系小鼠。

【参考文献】 Nyska and Maronpot, 1999。

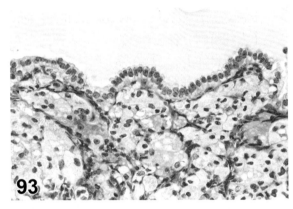

图 7.93

小鼠肾上腺皮质，囊肿衬覆单层立方状至柱状上皮

5. 肾上腺囊性变性（N）（degeneration, cystic [N] adrenal gland）（图 7.94）

【种属】 小鼠、大鼠。

【同义词】 Cystic change。

【发病机制 / 细胞来源】 皮质细胞肿胀或脂肪变性后遗症。

【诊断特征】 ① 细胞缺失（与周围实质相比，皮质细胞数量减少），形成可能充满血液或蛋白性液体的囊性腔隙。② 通常为局灶性且边界清楚，但不太常见累及大部分皮质的广泛细胞缺失，以致进展为大的囊性或充满血液的腔隙。③ 由于皮质细胞的增大或肿胀，可能存在对邻近组织的压迫。

【鉴别诊断】

1）血管扩张（angiectasis）：① 囊性变性与伴有出血的血管扩张可能难以区分。② 血管扩张通常可见内皮细胞衬覆。

2）局灶性皮质空泡化增多（vacuolation, increased, cortical, focal）：① 没有或几乎没有细胞变性的证据。② 可能伴发有囊性或充满血液的腔隙。

3）局灶性皮质增生（hyperplasia, cortical, focal）：皮质细胞数量增加，但无明显空泡。

4）皮质腺瘤（adenoma, cortical）：① 邻近组织受压，实质结构丧失，细胞索径向排列被破坏。② 肾上腺皮质细胞数量增加。③ 皮质腺瘤可发生不同程度的囊性变性。

【备注】　主要发生在老龄化雌性大鼠中，尤其是 Sprague Dawley 品系。由于病变的扩张性，邻近组织经常被压迫或坏死，并可能累及整个肾上腺皮质。皮质囊性变性是严重局灶性皮质空泡化的连续性过程，其中存在明显的细胞缺失并导致空洞形成和充满血液的腔隙。应仔细检查囊性变性附近的组织，因为囊性变性也可能发生在增生性和肿瘤性病变中。囊性变性可能与对侧肾上腺萎缩有关。这种病变在小鼠中很少见。

【参考文献】　Chandra et al., 2013; Elmore et al., 2013; Frith et al., 2000; Greaves and Faccini, 1992; Hamlin II and Banas, 1990; Laast et al., 2014; Nyska and Maronpot, 1999; Yarrington, 1996。

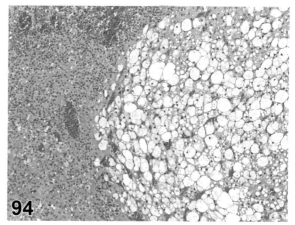

图 7.94

大鼠肾上腺皮质，囊性变性

6. 肾上腺异位肾上腺皮质组织（N）(ectopic tissue, adrenocortical [N] adrenal gland)（图 7.95）

【种属】　小鼠、大鼠。

【同义词】　Accessory cortical tissue, adrenal extracortical nodule, hamartoma, adrenocortical rest。

【发病机制 / 细胞来源】　先天性病变 / 皮质细胞。

【诊断特征】　① 在肾上腺被膜外或紧邻肾上腺被膜内存在伴随的肾上腺皮质组织。② 最常见于靠近肾上腺或肾的腹膜后脂肪中，但也可见于腹腔中的其他部位。③ 由与肾上腺分离或附着于肾上腺的正常皮质组成，可能被纤维被膜隔开。④ 不存在髓质组织。⑤ 可能缺乏肾上腺皮质的明显带状结构。⑥ 相邻实质没有受压。⑦ 可能存在完整或不完整的被膜。⑧ 不存在细胞异型性和血管或被膜侵袭的特征。

【鉴别诊断】　① 皮质腺瘤（adenoma, cortical）：由片状或小叶状分化好的皮质上皮细胞组成的离散肿物，压迫邻近组织。② 皮质癌（carcinoma, cortical）：皮质细胞的膨胀性增生，具有细胞异型性，侵袭邻近的实质。③（小鼠）被膜下细胞增生［hyperplasia, subcapsular cell (mouse)］：由具有透明细胞质的大多角形细胞（B 型）与梭形嗜碱性细胞（A 型）混合组成，沿被膜表面排列，通常与相邻的皮质实质相连续。

【备注】　这是一种先天性（自发性）背景病变，与实验处理无关。由正常皮质组成，细胞表现出球状带、束状带和（或）网状带组织的特征，但缺乏髓质组织。异位组织可能与现有的肾上腺完全分离，或附着但通过纤维被膜与肾上腺分隔。

【参考文献】　Belloni et al., 1989; Chandra et al., 2013; Faccini et al., 1990; Frith et al., 2000; Greaves, 2012a; Greaves and Faccini, 1992; Hamlin II and Banas, 1990; Nyska and Maronpot, 1999; Parker and Valerio, 1996a; Sass, 1996a。

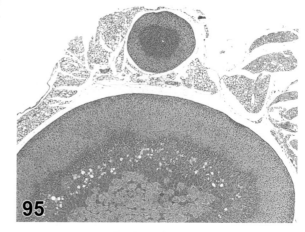

图 7.95

小鼠肾上腺，异位组织，在图片的顶部，仅包含皮质

7. 肾上腺纤维化（N）(fibrosis [N] adrenal gland)（图 7.96）

【种属】　　小鼠、大鼠。

【发病机制 / 细胞来源】　　炎症、坏死或出血后成纤维细胞导致的胶原纤维沉积。

【诊断特征】　　① 组织排列整齐的致密、成熟的胶原纤维替代正常组织结构，其间散布成纤维细胞或肉芽组织。② 胶原纤维染色阳性，如马松三色、范吉逊或天狼星红染色。

【鉴别诊断】

1）淀粉样变（amyloidosis）：① 肾上腺淀粉样物质沉积物主要位于髓质周围的内皮质。② 细胞外 / 细胞间弱嗜酸性、非细胞性无定形沉积物，通常始于网状带；严重时，该区域的正常组织可能会在很大程度上被沉积物取代。③ 刚果红染色，偏振光显微镜观察可见绿色双折射现象。

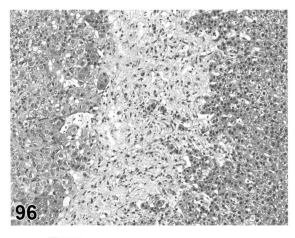

图 7.96

大鼠肾上腺，网状带纤维化伴有色素

2）肉瘤 / 纤维肉瘤（sarcoma/fibrosarcoma）：非典型梭形细胞呈束状或编织状浸润性增生，破坏其下面的实质并产生胶原蛋白。

【备注】　　肾上腺纤维化在小鼠和大鼠中并不常见，在老龄大鼠和小鼠中很少能观察到自发性纤维化。这种病变可能与多种肿瘤、血管、炎症性或感染性疾病有关，并且可能以区域性、局灶性或外周型模式发生，具体取决于其内在病因。在纤维增生或肉芽组织活跃且旺盛的情况下，病变应与梭形细胞肿瘤相鉴别。纤维化也可被视为机化血栓的一个组成部分，在该情况下，通常伴有含铁血黄素和（或）矿物质沉积。

【参考文献】　　Rosol et al., 2001。

8. 肾上腺髓外造血（N）(hematopoiesis, extramedullary [N] adrenal gland)（图 7.97）

【种属】　　小鼠、大鼠。

【同义词】　　Hematopoietic cell proliferation; EMH。

【发病机制 / 细胞来源】　　髓外造血细胞。

【诊断特征】　　① 由随机分布的、小簇红细胞和粒细胞的前体细胞和（或）巨核细胞组成，但通常红细胞成分占主导地位，或者是唯一存在的细胞类型。② 通常存在于肾上腺皮质。③ 可以是局灶性或多灶性。

【鉴别诊断】

1）炎症细胞浸润（infiltrate, inflammatory cell）：根据浸润的类型，存在成熟的粒细胞、淋巴细胞或混合性炎症细胞浸润。

2）炎症（inflammation）：① 炎症可能是中性粒细胞性、淋巴浆细胞性、组织细胞性或肉芽肿性，通常与全身性疾病或腹膜炎的蔓延有关。② 皮质细胞变性或缺失可能很明显。

3）淋巴瘤 / 白血病浸润（lymphoma/leukemic infiltration）：这些全身性恶性肿瘤通常会浸润多个器官，其特征是存在（一致的）肿瘤细胞。

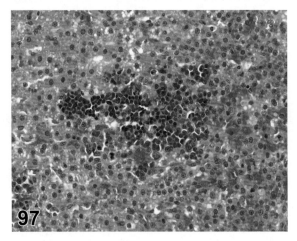

图 7.97

大鼠肾上腺皮质，髓外造血

【备注】 在肾上腺皮质中可以看到髓外造血，特别是在造血系统受到刺激的情况下。当髓外造血在肾上腺中出现时，通常在脾中也可见明显的髓外造血。

【参考文献】 Frith et al., 2000; Greaves and Faccini, 1992; Nyska and Maronpot, 1999.

9. 肾上腺出血（N）(hemorrhage [N] adrenal gland)（图 7.98）

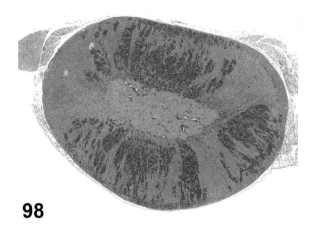

98

图 7.98

大鼠肾上腺皮质，出血

【种属】 小鼠、大鼠。

【发病机制 / 细胞来源】 血管变化。

【诊断特征】 ① 肾上腺皮质细胞索间可见红细胞溢出。② 如果出血是长期的，则可能存在含有含铁血黄素的巨噬细胞。

【鉴别诊断】 血管扩张（angiectasis）：由内皮衬覆的充满血液的腔隙（毛细血管扩张）。

【备注】 出血是一种不常见的病变，可能与血管扩张、血栓形成和皮质坏死同时出现。大鼠中出血常与囊性变性相伴发生。

【参考文献】 Greaves, 2012a; Rosol et al., 2001。

10. 肾上腺弥漫性皮质肥大（N）(hypertrophy, cortical, diffuse [N] adrenal gland) [图 7.99（对照组），图 7.100]

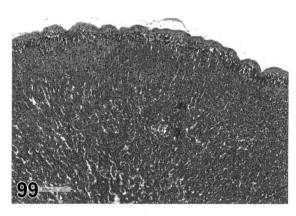

99

图 7.99

大鼠肾上腺皮质，正常对照组（与图 7.100 的弥漫性皮质肥大相比较）

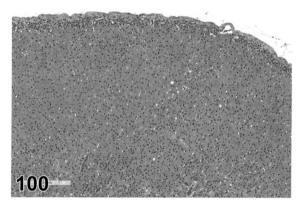

100

图 7.100

大鼠肾上腺皮质，弥漫性皮质肥大（与对照组的图 7.99 相比较）

【种属】 小鼠、大鼠。

【发病机制 / 细胞来源】 生长刺激 / 皮质细胞。

【诊断特征】 ① 细胞质增多，细胞核常增大。② 肥大的细胞其细胞质可能呈强嗜酸性，细胞质空泡减少、呈细颗粒状或充满小的脂质空泡（小泡性）。③ 通常双侧发生。④ 弥漫性肥大的特征是皮质厚度增加，累及一到数个皮质区。束状带和网状带最常受累，但所有 3 个皮质区均可受累，在 3 个皮质区之间的差异可能不太明显。

【鉴别诊断】 ① 弥漫性皮质空泡化增多（vacuolation, cortical, increased, diffuse）：皮质细胞的细胞质（脂质）空泡（大泡性）弥散分布于一个或数个皮质区。可能会导致皮质厚度增加。② 弥漫性皮质增生（hyperplasia, cortical, diffuse）：由于皮质细胞数量增多导致一个或数个皮质区弥漫性增大。

【备注】 弥漫性肥大指皮质细胞增大而空泡不增多。弥漫性空泡化增多指细胞质脂质空泡的数量和（或）大小增加而导致皮质细胞增大。当皮质细胞数量增加时，应诊断为弥漫性增生。弥漫性肥大和增生可同时发生。

具有致密嗜酸性细胞质的肥大通常是由于应激或疾病导致 ACTH 分泌增多或给予外源性 ACTH 所致。多种外源性物质可以抑制类固醇合成，不仅可以导致空泡形成增多和脂质蓄积，还可以导致适应性肥大甚至增生和肿瘤的形成。

【参考文献】　Everds et al., 2013; Greaves, 2012a; Hamlin II and Banas, 1990; Harvey and Sutcliffe, 2010; Rebuffat et al., 1992。

11. 肾上腺局灶性皮质肥大（N）(hypertrophy, cortical, focal [N] adrenal gland)（图 7.101）

【种属】　小鼠、大鼠。

【发病机制 / 细胞来源】　生长刺激。

【诊断特征】　① 肾上腺皮质细胞增大的明显病灶，通常在束状带或网状带中。② 细胞质通常呈嗜酸性和细颗粒状。③ 可能存在胞质空泡。④ 细胞核的大小可能会增加。⑤ 无细胞核异型性。⑥ 不压迫相邻的皮质细胞。

【鉴别诊断】　局灶性皮质增生（hyperplasia, cortical, focal）：① 皮质细胞（可能是大细胞）数量增多的明显病灶。② 可能对相邻的皮质细胞有轻微的压迫。③ 可能存在细胞核异型性。

【备注】　区分肾上腺皮质的局灶性肥大和局灶性增生可能具有挑战性，尤其是当增生细胞增大时。过去，嗜碱性或嗜酸性灶可能用于局灶性皮质肥大或增生。局灶性肥大也可能以多灶性模式存在。

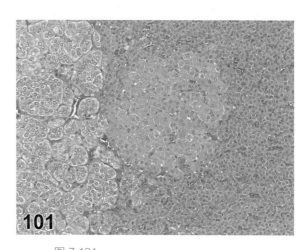

图 7.101

大鼠肾上腺皮质，局灶性皮质肥大

【参考文献】　Frith et al., 2000; Greaves, 2012a; Hamlin II and Banas, 1990; Laast et al., 2014; Nyska and Maronpot, 1999; Rosol et al., 2001。

12. 肾上腺炎症细胞浸润（N）(infiltrate, inflammatory cell [N] adrenal gland)（图 7.102）

【种属】　小鼠、大鼠。

【发病机制 / 细胞来源】　少量炎症细胞的聚集；发病机制不明确或局部免疫反应。

【诊断特征】　① 间质中有少量炎症细胞。② 通常由单形核细胞组成，但根据刺激因素性质可能含有少量中性粒细胞。③ 局灶性或多灶性。

【鉴别诊断】　① 髓外造血（hematopoiesis, extramedullary）：由未成熟的红细胞或粒细胞和（或）巨核细胞组成。不存在组织损伤。② 炎症（inflammation）：通常更广泛，常伴有组织损伤和（或）血管病变。

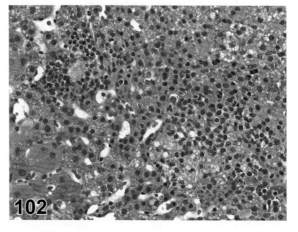

图 7.102

大鼠肾上腺皮质，单形核细胞浸润

【参考文献】　Frith et al., 2000; Nyska and Maronpot, 1999; Tucker, 1997。

13. 肾上腺炎症（N）(inflammation [N] adrenal gland)（图 7.103 ～图 7.105）

【种属】　小鼠、大鼠。

【同义词】　Adrenalitis。

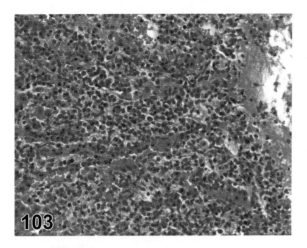

图 7.103

小鼠肾上腺皮质，混合性炎症

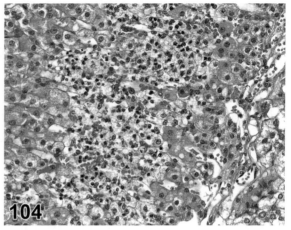

图 7.104

小鼠肾上腺皮质，化脓性炎症

【发病机制 / 细胞来源】 炎症性变化。

【诊断特征】 ① 急性炎症中主要是粒细胞多灶性至弥漫性浸润，慢性炎症中主要是浆细胞和淋巴细胞，组织细胞性炎症或肉芽肿性炎症中主要是组织细胞。② 炎症通常分为急性、亚急性、慢性或慢性活动性（包括急性和慢性成分）。③ 可能会发生皮质细胞的变性或缺失。④ 通常伴有组织损伤和（或）血管病变。

【鉴别诊断】

1）炎症细胞浸润（infiltrate, inflammatory cell）：① 少量炎症细胞。② 不存在组织损伤。

2）髓外造血（hematopoiesis, extramedullary）：① 由未成熟的红细胞或粒细胞和（或）巨核细胞组成。② 不存在组织损伤。

3）淋巴瘤 / 白血病浸润（lymphoma/leukemia infiltration）：这些全身性恶性肿瘤通常会浸润多个器官，通常会造成组织损伤，其特征是存在（一致的）肿瘤细胞。

【备注】 肾上腺炎症罕见，通常与全身性疾病或腹膜炎的蔓延有关。

【参考文献】 Frith et al., 2000; Nyska and Maronpot, 1999。

14. 肾上腺矿化（N）（mineralization [N] adrenal gland）（图 7.106）

【种属】 小鼠、大鼠。

【同义词】 Calcification。

【发病机制 / 细胞来源】 皮质细胞变性 / 坏死，随后矿物质沉积。

【诊断特征】 ① 均质状至颗粒状且呈致密

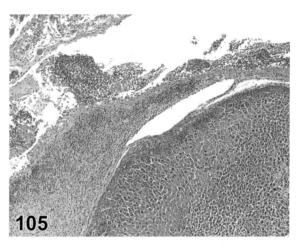

图 7.105

小鼠肾上腺皮质，化脓性炎症，伴继发性腹膜炎（应该是"化脓性炎症，继发于腹膜炎"，译者注）

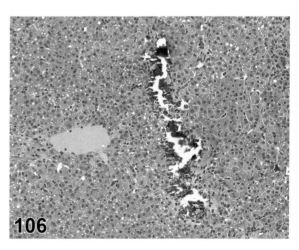

图 7.106

大鼠肾上腺皮质，矿化

嗜碱性的无机矿物质。② 多灶性或弥漫性。③ 细胞内或细胞外。④ 可能发生在坏死或出血之后。

【鉴别诊断】 骨化生（osseous metaplasia）：① 肾上腺皮质中出现化生性骨形成灶。② 可能是未成熟的编织骨或板层骨，没有骨髓形成，可有髓外造血。

【备注】 通常在坏死或出血／血栓形成后，在肾上腺皮质中发生营养不良性矿化。如果矿化与坏死、血栓形成或出血有关，则矿化的诊断是合适的。大鼠长期接触氯二溴甲烷可诱发肾上腺髓质矿化。

【参考文献】 Frith et al., 2000; Hamlin II and Banas, 1990; Hoenerhoff et al., 2016。

15. 肾上腺坏死（N）（necrosis [N] adrenal gland）（图 7.107，图 7.108）

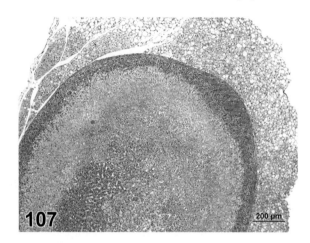
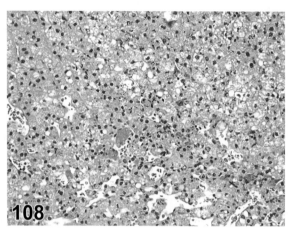

图 7.107

小鼠肾上腺皮质，束状带和网状带坏死

图 7.108

大鼠肾上腺皮质，束状带坏死

【种属】 小鼠、大鼠。

【发病机制／细胞来源】 细胞死亡。

【诊断特征】 ① 细胞结构的缺失。② 核固缩、核碎裂或核溶解。③ 细胞肿胀、嗜酸性增强、破碎或皱缩。④ 可能伴有出血、囊性变性、炎症和矿化。⑤ 可以是单细胞性、局灶性、多灶性或弥漫性。⑥ 可发生在任何区域，但通常发生在束状带和（或）网状带。

【鉴别诊断】 ① 自溶（autolysis）：组织结构的广泛溶解和差异染色的丧失，没有坏死、凋亡或组织结构破坏的迹象。② 囊性变性（degeneration, cystic）：继发于细胞肥大和空泡化的局灶性皮质细胞缺失，并形成充满血液或蛋白质性液体的囊性腔隙。③ 萎缩（atrophy）：皮质细胞大小和（或）数量减少导致皮质变薄，不伴有炎症、细胞碎片、出血或囊性变性。

【备注】 坏死可能与炎症性、退行性和（或）肿瘤性疾病有关。自发性肾上腺坏死在大鼠和小鼠中不常见。在大鼠中，坏死常继发于血栓形成、出血或全身性肿瘤如单形核细胞白血病，或继发于炎症性或退行性病变。一些化学物质可导致肾上腺皮质坏死［如 7, 12- 二甲基苯（a）蒽］。坏死可与出血和矿化同时出现。应仅对病变中的主要发现做出诊断。

【参考文献】 Chandra et al., 2013; Frith et al., 2000; Greaves, 2012a; Hamlin II and Banas, 1990; Huggins and Morii, 1961; Rosol et al., 2013; Rosol et al., 2001; Tucker, 1997; Yarrington, 1996）。

16. 肾上腺骨化生（N）（osseous metaplasia [N] adrenal gland）（图 7.109）

【种属】 小鼠、大鼠。

【发病机制／细胞来源】 退行性变化。

【诊断特征】 ① 肾上腺皮质中化生性骨形成灶。② 可能是未成熟的编织骨或板层骨。③ 可能有髓外造血。

【鉴别诊断】

1）髓脂肪瘤（myelolipoma）：由脂肪细胞和不同数量的混合造血组织（类似于骨髓）组成的良性

肿瘤。髓脂肪瘤中可能出现骨化生。

2）矿化（mineralization）：① 均质状至颗粒状且呈致密嗜碱性的无机矿物质。② 细胞内或细胞外。

【备注】 骨化生通常是啮齿动物的自发（背景）病变。骨化生的原因尚不明确。仅存在化生骨应诊断为骨化生。当伴有骨髓形成和髓外造血时，髓脂肪瘤的诊断是首选。

【参考文献】 Hamlin II and Banas, 1990。

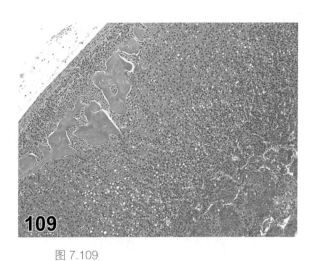

图 7.109

大鼠肾上腺皮质，骨化生

17. 肾上腺色素（N）(pigment [N] adrenal gland)（图 7.110）

【种属】 小鼠、大鼠。

【同义词】 Lipofuscin(osis), ceroid, brown atrophy, brown degeneration, wear–tear pigment。

【发病机制 / 细胞来源】 来自肾上腺皮质细胞细胞膜的脂质过氧化或细胞崩解造成的有色产物蓄积。

【诊断特征】 ① 黄色至棕色颗粒状色素，通常存在于网状带和（或）网状带与髓质交界处的组织细胞中。② 脂褐素染色呈阳性，通常为 PAS 染色阳性和苏丹染色阳性；可能抗酸并自发荧光。

【鉴别诊断】 含铁血黄素沉着症（hemosiderosis）：含有含铁血黄素的巨噬细胞也经常出现在同一区域。铁的特殊染色（如普鲁士蓝）可用于确认含铁血黄素。

【备注】 在老龄大鼠和小鼠中通常可观察到少量脂褐素。然而，它在年轻动物中的出现可能表明细胞器更新增多或细胞代谢受损（抑制类固醇合成）。脂褐素色素沉着可能与严重的激素诱导的萎缩有关。维生素 E 等抗氧化剂的饮食缺乏会增加脂褐素色素的产生和储存。在某些品系小鼠中，尤其是 BALB/c 小鼠中，这是一个常见的发现。给予雌激素和肾上腺皮质激素可加重其严重程度。

在成年和老龄小鼠肾上腺中，可能存在 X 带存留，表现为肥大和融合的肾上腺皮质细胞或含有脂质小球和色素化胞质（脂褐质 / 蜡样色素）的巨噬细胞。

【参考文献】 Chandra et al., 2013; Frith, 1996b; Frith et al., 2000; Greaves, 2012a; Hamlin II and Banas, 1990; Nyska and Maronpot, 1999; Parker and Valerio, 1996d; Rosol et al., 2013; Tucker, 1997。

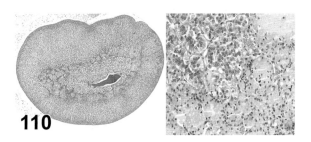

图 7.110

小鼠肾上腺，X 带色素沉着

18. 肾上腺血栓（N）(thrombus [N] adrenal gland)（图 7.111）

【种属】 小鼠、大鼠。

【发病机制 / 细胞来源】 血管变化。

【诊断特征】 ① 急性血栓的特征是纤维蛋白、血小板、红细胞和炎症细胞在血管内的固体层状积聚，通常附着在血管的内皮表面上（通常在肾上腺皮质中观察到，伴有血窦继发性扩张）。② 慢性血

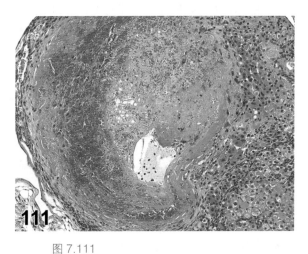

图 7.111

小鼠肾上腺皮质，血栓形成

栓的特征是急性血栓的机化，证据是产生致密的胶原基质和毛细血管再通。可能存在含铁血黄素。③血栓形成可能与周围实质的梗死、纤维化和塌陷有关，这可能是血栓形成的唯一组织病理学证据。④血栓可能含有大量中性粒细胞，特别是如果与脓毒症有关。

【鉴别诊断】　①血管扩张（angiectasis）：弥漫性或局灶性血管扩张，可能伴有继发性血栓形成。②死后血凝块（postmortem clot）：缺乏分层结构，几乎不含白细胞。

【备注】　肾上腺血栓形成可能由慢性血管扩张、局部组织或血管损伤或全身血管病变引起。这是在小鼠和大鼠肾上腺中罕见的偶发性病变。血栓形成也可能与全身炎症或脓毒症有关。轻度和局灶性肾上腺血栓形成可能是医源性和散发性的，而弥漫性和严重的肾上腺血栓形成，可能是全身炎症性或感染性疾病或广泛的多器官血管病变的证据。

【参考文献】　Hamlin II and Banas, 1990。

19. 肾上腺弥漫性皮质空泡化增多（N）（vacuolation, cortical, increased, diffuse [N] adrenal gland）（图 7.112）

【种属】　小鼠、大鼠。

【同义词】　Fatty change; lipidosis; lipoid hyperplasia。

【发病机制 / 细胞来源】　皮质细胞的变性或脂质滞留。

【诊断特征】　①皮质细胞的胞质中泡沫状和光学透明的小囊泡（小泡性）或大空泡（大泡性）。②细胞可能会增大和（或）皮质细胞的数量可能会增多。③皮质细胞的弥漫性胞质空泡化，累及皮质的一个带或多个带，通常包括束状带。④主要由脂质蓄积引起的细胞增大被诊断为空泡化而不是肥大。⑤通常是双侧的。

【鉴别诊断】　①弥漫性皮质肥大（hypertrophy, cortical, diffuse）：增大的皮质细胞具有嗜酸性或细颗粒状细胞质；空泡化不是主要特征。②弥漫性皮质增生（hyperplasia, cortical, diffuse）：皮质细胞数量增加，空泡化通常不是主要特征。

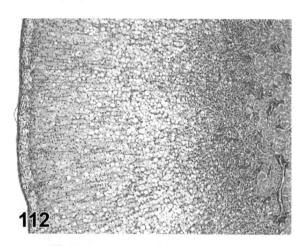

图 7.112

大鼠肾上腺皮质，弥漫性皮质空泡化增多

【备注】　弥漫性小泡性空泡化是肾上腺皮质的正常模式。在某些品系中，性别之间略有差异。出现在肾上腺皮质细胞中增多的空泡可以是脂质空泡、线粒体肿胀或是磷脂质沉积症。电子显微镜有助于鉴别空泡的性质。多种外源性物质通常通过抑制类固醇合成来增加肾上腺皮质中的脂质沉积和大泡性空泡化。这可能不仅会导致脂质的积累和外源性物质的滞留，还会导致适应性肥大、增生甚至肿瘤形成。卵巢间质产生类固醇细胞的空泡化增多可能会同时发生。

【参考文献】　Greaves, 2012a; Hamlin II and Banas, 1990; Laast et al., 2014; Landes et al., 1996; Nyska and Maronpot, 1999; Rosol et al., 2001; Tucker, 1997。

20. 肾上腺局灶性皮质空泡化增多（N）（vacuolation, cortical, increased, focal [N] adrenal gland）（图 7.113）

【种属】　小鼠、大鼠。

【同义词】　Focal fatty change; lipidosis; degeneration vacuolar; clear cell focus。

【发病机制 / 细胞来源】　变性 / 皮质细胞。

【诊断特征】　①散在的、边界清楚的皮质细胞胞质空泡化增多，并在外围与周围皮质存在逐渐过渡。②皮质细胞的细胞质中有泡沫状的透明小囊泡（小泡性）或大空泡（大泡性）。③细胞可能增大。

④ 通常发生在皮质的一个或多个区域，如束状带或球状带。⑤ 单个细胞的大小可能会增加，但病灶的细胞数量不会增加。⑥ 可能存在对相邻皮质细胞的轻微压迫。⑦ 当合并有退行性变化（如窦扩张和囊性变性）时，可能会出现明显的压迫和皮质厚度超出正常的皮质厚度。

【鉴别诊断】

1）局灶性皮质肥大（hypertrophy, cortical, focal）：增大的皮质细胞具有嗜酸性或细颗粒状细胞质，空泡化不是主要特征。

2）局灶性皮质增生（hyperplasia, cortical, focal）：① 皮质细胞数量增多。② 空泡化通常不是这些病变的主要特征。增生的皮质细胞可以比正常细胞小或大。

3）囊性变性（degeneration, cystic）：皮质空泡化连接成片，导致细胞缺失，形成可能充满血液的囊性腔隙。

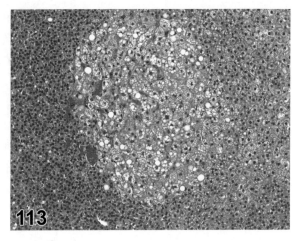

图 7.113

大鼠肾上腺皮质，局灶性皮质空泡化增多

【备注】 局灶性空泡化增多是老龄大鼠常见的自发性改变。脂肪空泡化也可能发生在增生性病变的皮质细胞中，并且在皮质腺瘤中可能很明显。

【参考文献】 Hamlin II and Banas, 1990; Laast et al., 2014; Nyska and Maronpot, 1999; Rosol et al., 2001。

21. 肾上腺弥漫性皮质空泡化减少（N）(vacuolation, cortical, decreased, diffuse [N] adrenal gland)

【种属】 小鼠、大鼠。

【同义词】 Diffuse lipid depletion; diffuse hypovaculation。

【发病机制/细胞来源】 皮质细胞的变性或生理反应。

【诊断特征】 ① 细胞质比平时呈更致密、嗜酸性更均一，伴有脂质空泡减少。② 皮质细胞大小正常，或因脂质消耗而缩小。③ 可能累及皮质的一个或多个区域，通常包括束状带和网状带。④ 皮质细胞的细胞核正常。⑤ 通常是双侧性。

【鉴别诊断】 ① 弥漫性皮质肥大（hypertrophy, cortical, diffuse）：增大的皮质细胞具有嗜酸性细颗粒状或致密细胞质，空泡化减少是伴随特征。② 弥漫性皮质增生（hyperplasia, cortical, diffuse）：皮质细胞数量增多；空泡化减少可能是增生的特征。

【备注】 空泡化减少可能表示 ACTH 诱导的脂质消耗、应激或给予外源性物质的结果。皮质细胞大小正常。如果皮质细胞增大，那么应该诊断为肥大。能明显增加血清 ACTH 浓度的慢性应激或其他状况也会诱导弥漫性皮质肥大和增生。

【参考文献】 Greaves, 2012a; Landes et al., 1996; Nyska and Maronpot, 1999; Rosol et al., 2013。

22. 肾上腺局灶性皮质空泡化减少（N）(vacuolation, cortical, decreased, focal [N] adrenal gland)（图 7.114）

【种属】 小鼠、大鼠。

【同义词】 Basophilic focus; eosinophilic focus; focus of cytoplasmic alteration。

【发病机制/细胞来源】 变性/皮质细胞。

【诊断特征】 ① 空泡化累及肾上腺皮质的不连续区域，通常发生在束状带中。② 皮质细胞变小或大小正常或轻度增大。③ 细胞质没有或几乎没有脂质空泡。④ 细胞质呈嗜酸性或嗜碱性。⑤ 细胞核异染或深染。⑥ 对周围组织没有受压。

【鉴别诊断】 局灶性皮质增生（hyperplasia, cortical, focal）：① 皮质细胞数量增多。② 皮质细胞可能更小或更大，与周围细胞相比细胞质着色发生改变。③ 增生区域呈圆形或角状，对相邻细胞可能有轻度压迫。

【备注】 局灶性肾上腺皮质空泡化减少发生在成年至老龄大鼠中。表示代谢状态的局灶性（或多灶性）变化，而不是增生性病变，可以使用增殖标志物（如 KI-67、PCNA 或 BrDU）确认与增生的区别。

【参考文献】 Nyska and Maronpot, 1999。

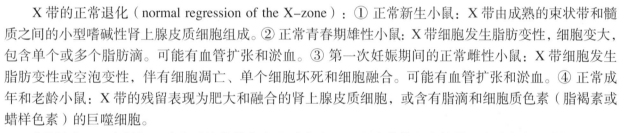

图 7.114

大鼠肾上腺皮质，局灶性皮质空泡化减少

23. 肾上腺 X 带存留（N）(persistant X-zone [N] adrenal gland)（图 7.115）

【种属】 小鼠。

【同义词】 Impaired X-zone involution。

【发病机制 / 细胞来源】 胎仔 / 新生鼠中邻近肾上腺髓质的肾上腺皮质细胞的异常存留。

【诊断特征】 ① 与相同性别、品系和年龄的对照组小鼠相比，X 带的不完全和延迟退化。② 与对照组小鼠相比，X 带细胞存留可能无空泡化或空泡化少。

X 带的正常退化（normal regression of the X-zone）：① 正常新生小鼠：X 带由成熟的束状带和髓质之间的小型嗜碱性肾上腺皮质细胞组成。② 正常青春期雄性小鼠：X 带细胞发生脂肪变性，细胞变大，包含单个或多个脂肪滴。可能有血管扩张和淤血。③ 第一次妊娠期间的正常雌性小鼠：X 带细胞发生脂肪变性或空泡变性，伴有细胞凋亡、单个细胞坏死和细胞融合。可能有血管扩张和淤血。④ 正常成年和老龄小鼠：X 带的残留表现为肥大和融合的肾上腺皮质细胞，或含有脂滴和细胞质色素（脂褐素或蜡样色素）的巨噬细胞。

【备注】 小鼠肾上腺皮质的分带在出生时完成，具有球状带和束状带。在小鼠肾上腺的形态学上看不到网状带。X 带是邻近髓质的嗜碱性肾上腺皮质细胞区域，存在于新生小鼠中，可能代表源自原始胎仔肾上腺细胞的细胞。这些细胞含有脂滴和类固醇产生细胞的其他特征。X 带的功能未知。X 带在出生后会持续不同的时间，具体取决于性别、品系和妊娠状态。雄性小鼠 X 带在接近青春期时会发生脂肪变性。雌性小鼠 X 带的大小继续增加，在大约 9 周时达到最大值。随着年龄的增长缓慢退化，在第一次妊娠时迅速退化。X 带在第一次妊娠或假孕期间因空泡化或脂肪变性而退化。X 带的厚度、退化率和变性类型因小鼠的品系和来源而异，并且受基因控制。重要的是不要将与年龄相关的小鼠 X 带正常退化中的变性误诊为病变。不建议将代表正常老龄化过程的 X 带退化或变性进行报告。性腺切除术可防止 X 带退化，外源性睾酮或孕酮可诱导 X 带变性和退化。据报道，肥胖（ob/ob）小鼠的 X 带退化延迟。

【参考文献】 Hershkovitz et al., 2007; Janat and Shire, 1987; Jones, 1952; Naeser, 1975; Nyska and Maronpot, 1999; Rosol et al., 2013。

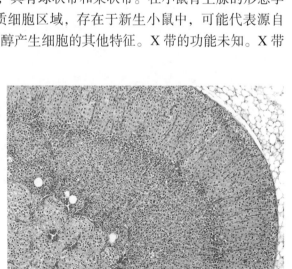

图 7.115

小鼠肾上腺皮质，X 带存留

（二）增生性病变

1. 肾上腺弥漫性皮质增生（H）（hyperplasia, cortical, diffuse [H] adrenal gland）

【种属】 小鼠、大鼠。

【发病机制/细胞来源】 肾上腺皮质细胞。

【诊断特征】 ① 在一个或多个皮质区域中，皮质细胞数量弥漫性地增加，导致皮质厚度增加。② 皮质细胞的大小可正常或增大。③ 增生细胞的细胞质呈嗜酸性，细胞质空泡减少，呈细颗粒状，或充满类似于正常大小脂质小空泡（小泡性）。

【鉴别诊断】

1) 弥漫性皮质肥大（hypertrophy, cortical, diffuse）：① 细胞质增大，通常伴有细胞核的增大。② 发生肥大的细胞其细胞质呈强嗜酸性，细胞质空泡减少，呈细颗粒状，或充满类似于正常大小脂质小空泡（小泡性）。③ 通常是双侧发生。

2) 弥漫性皮质空泡化增多（vacuolation, cortical, increased, diffuse）：皮质细胞的细胞质（脂质）空泡化（大泡性）广泛分布在一个或几个皮质区域。这可能会增加皮质的厚度。

【备注】 弥漫性增生是对血清 ACTH 升高（如在慢性应激情况下）产生的生理性反应，该变化也可由外源性物质引起。弥漫性增生通常伴有肾上腺重量增加。弥漫性肥大可先于弥漫性增生，也可同时发生。

【参考文献】 Botts et al., 1994; Capen et al., 2001; Dunn, 1970; Engeland and Levay–Young, 1999; Everds et al., 2013; Faccini et al., 1990; Frith et al., 2000; Frith and Ward, 1988b; Hamlin IIand Banas, 1990; Landes et al., 1996; Laroque et al., 1997; Nyska and Maronpot, 1999; Rosol et al., 2013。

2. 肾上腺局灶性皮质增生（H）（hyperplasia, cortical, focal [H] adrenal gland）（图 7.116，图 7.117）

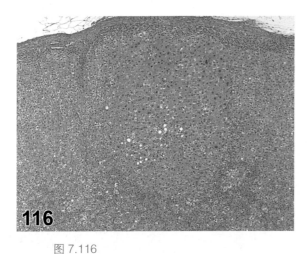

图 7.116

大鼠肾上腺皮质，局灶性皮质增生，大细胞

图 7.117

大鼠肾上腺皮质，局灶性皮质增生，小细胞

【种属】 小鼠、大鼠。

【发病机制/细胞来源】 肾上腺皮质细胞

【诊断特征】 ① 肾上腺局灶性皮质细胞数量增多，可能比周围的皮质细胞小或大。② 最常发生于束状带，但也可发生在其他皮质带。③ 局灶性或呈多灶状。④ 对相邻的皮质组织无压迫或有轻微压迫。⑤ 形状通常为圆形，但在某些情况下可呈多角形。⑥ 增生的皮质细胞的细胞质可与周围细胞类似，或可呈现出着色差异（嗜酸性、嗜碱性或双嗜性）。⑦ 可能存在细胞质空泡化。⑧ 可能存在细胞或细胞核的异型性、核巨大或多倍体。⑨ 不超过皮质的正常厚度。⑩ 不夹杂 A 型（梭形）细胞（小鼠）。

【鉴别诊断】

1）皮质腺瘤（adenoma, cortical）：①明显压迫相邻组织。②组织结构（皮质束的径向排列）消失。③可能大于皮质的正常厚度。

2）（小鼠）被膜下细胞增生［hyperplasia, subcapsular cell (mouse)］：①由具有透明细胞质的大的多角形细胞（B型）和梭形嗜碱性细胞（A型）组成。②位于被膜下或自被膜下延伸。

3）局灶性髓质增生（hyperplasia, medullary, focal）：①不存在脂滴。②细胞质呈嗜碱性。③髓质细胞的酪氨酸羟化酶、嗜铬粒蛋白A、突触小泡蛋白和NSE的免疫组织化学呈阳性。

4）局灶性皮质空泡化增多（vacuolation, cortical, increased, focal）：①局灶性空泡化的特征是散在的含（脂质）空泡的皮质细胞区，并存在与周围皮质的逐渐过渡。单个细胞的大小可能会增加，但病变区域内细胞数量不会增加。②皮质细胞的局灶性细胞质空泡化累及皮质的一个或多个带，通常包括束状带或球状带。③可能存在轻微压迫。当伴发退行性变化（如血窦扩张和气球样空泡化）时，可能会发生显著的压迫，同时大小超过正常皮质厚度。④皮质细胞的细胞质中出现泡沫状的透明小囊泡（小泡性）或大空泡（大泡性）。⑤细胞可能增大。

5）局灶性皮质空泡化减少（vacuolation, cortical, decreased, focal）：①空泡化的改变散在地发生在肾上腺皮质的一个区域，通常发生在束状带。②皮质细胞可缩小，或保持不变，或轻度增大。③细胞质没有或几乎没有脂肪空泡，呈嗜酸性或嗜碱性。④细胞核呈异染或深染。⑤对周围组织没有压迫。

6）囊性变性（degeneration, cystic）：①细胞缺失，形成可能充满血液或蛋白性液体的囊性腔隙。②可对邻近组织造成压迫。

【备注】 细胞异型性可能发生在局灶性皮质增生中，不需要单独诊断。过去，嗜碱性、嗜酸性或透明细胞灶等术语曾用于描述局灶性皮质增生。

【参考文献】 Botts et al., 1994; Capen et al., 2001; Dunn, 1970; Engeland and Levay–Young, 1999; Faccini et al., 1990; Frith et al., 2000; Frith and Ward, 1988b; Hamlin II and Banas, 1990; Landes et al., 1996; Laroque et al., 1997; Nyska and Maronpot, 1999; Patterson et al., 1995; Rosol et al., 2013; Strandberg, 1996c。

3. 肾上腺皮质腺瘤（B）（adenoma, cortical [B] adrenal gland）（图 7.118，图 7.119）

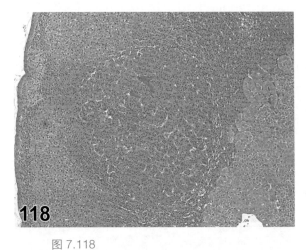

图 7.118

大鼠肾上腺皮质，皮质腺瘤

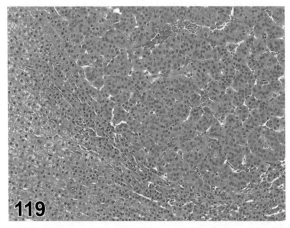

图 7.119

大鼠肾上腺皮质，皮质腺瘤

【种属】 小鼠、大鼠。

【发病机制/细胞来源】 肾上腺皮质细胞。

【诊断特征】 ①边界清楚的结节或肿块，明显压迫相邻的皮质组织。②可能大于肾上腺皮质的正常宽度。③可能存在薄的结缔组织包膜。④组织结构（皮质束的径向排列）消失。⑤细胞排列模式可以呈条索状、小梁状或实性细胞簇。⑥细胞可缩小或增大，并可呈现着色差异（大鼠）。⑦通常由增大的嗜酸性或双嗜性细胞组成（小鼠）。⑧ 可能存在细胞质空泡化（脂滴）、血管扩张、出血或血栓形成。⑨ 可能存在细胞异型性。⑩ 可能存在有丝分裂象。

【鉴别诊断】

1）局灶性皮质增生（hyperplasia, cortical, focal）：① 不压迫或仅轻微压迫邻近组织。② 皮质结构仍保留。③ 不大于皮质的正常宽度。

2）局灶性皮质空泡化增多（vacuolation, cortical, increased, focal）：① 散在的含（脂肪）空泡的皮质细胞区，并在外围与周围皮质形成逐渐过渡。可能存在轻微压迫；当伴发退行性变化（如血窦扩张和气球样空泡化）时，可能会发生显著的压迫，同时大小超过正常皮质宽度。② 可能涉及皮质的一个或多个带，通常包括束状带或球状带。③ 单个细胞的大小可能会增加，但病变区域内的细胞数量不会增加。④ 皮质细胞的细胞质中出现泡沫状的透明小囊泡（小泡性）或大空泡（大泡性）。

3）囊性变性（degeneration, cystic）：① 细胞缺失，形成可能充满血液或蛋白质性液体的囊性腔隙。② 通常为局灶性且边界清楚。③ 可对邻近组织造成压迫。

4）（小鼠）被膜下腺瘤［adenoma, subcapsular (mouse)］：① 由具有透明细胞质的大多角形细胞（B型）与梭形嗜碱性细胞（A型）混合组成。② 位于被膜下。

5）良性嗜铬细胞瘤（pheochromocytoma, benign）：① 不存在脂滴。② 细胞质嗜碱性。③ 血窦和毛细血管通常很明显，可能会扩张。④ 肿瘤细胞的酪氨酸羟化酶、嗜铬粒蛋白A、突触小泡蛋白和NSE的免疫组织化学呈阳性。

6）皮质癌（carcinoma, cortical）：存在向周围肾上腺组织内或外的侵袭性生长或发生远处转移。

【备注】　　如果不能根据上述标准区分局灶性增生和腺瘤，则直径大于肾上腺皮质正常宽度的肾上腺皮质增生性病变通常被认为是腺瘤。与被膜下增生和肿瘤相比，小鼠的肾上腺皮质腺瘤很少见。

【参考文献】　　Botts et al., 1994; Capen et al., 2001; Dunn, 1970; Duprat et al., 1990; Faccini et al., 1990; Frith et al., 2000; Frith and Ward, 1988b; Hamlin II and Banas, 1990; Heath, 1996a; La-roque et al., 1997; Nyska and Maronpot, 1999; Patterson et al., 1995; Rosol et al., 2013; Strandberg, 1996b; Yarrington and O'Neal Johnston, 1992。

4. 肾上腺皮质癌（M）（carcinoma, cortical [M] adrenal gland）（图 7.120 ～图 7.122）

【种属】　　小鼠、大鼠。

【发病机制 / 细胞来源】　　肾上腺皮质细胞。

【诊断特征】　　① 向肾上腺周围组织侵袭性生长，突破肾上腺被膜和（或）远处转移。② 肿瘤细胞排列成增厚的小梁状、片状或实性簇状结构，正常结构被破坏。③ 细胞质通常是嗜酸性或双嗜性的。④ 存在细胞异型性和多形性。⑤ 存在很多有丝分裂象。⑥ 可能存在空泡化、囊性变性、坏死、血管扩张或出血。

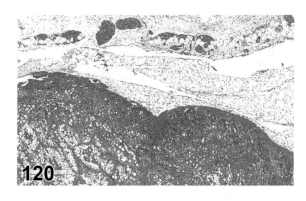

图 7.120

大鼠肾上腺皮质，皮质癌，侵袭周围脂肪组织

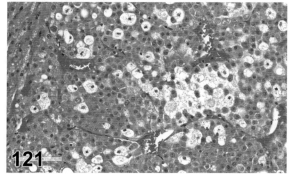

图 7.121

大鼠肾上腺皮质，皮质癌

【鉴别诊断】

1）皮质腺瘤（adenoma, cortical）：不存在侵袭性生长或转移。

2）（小鼠）被膜下癌［carcinoma, subcapsular (mouse)］：由具有透明细胞质的多角形大细胞组成，偶尔混有梭形嗜碱性细胞（A 型）。

3）恶性嗜铬细胞瘤（pheochromocytoma, malignant）：① 细胞质嗜碱性。② 不存在细胞质脂滴。③ 血管明显。④ 肿瘤细胞的酪氨酸羟化酶、嗜铬粒蛋白A、突触小泡蛋白和NSE的免疫组织化学呈阳性。

【备注】　相邻或对侧肾上腺皮质萎缩支持功能性皮质肿瘤的诊断。皮质癌在小鼠中罕见。

【参考文献】　Botts et al., 1994; Capen et al., 2001; Dunn, 1970; Duprat et al., 1990; Faccini et al., 1990; Hamlin II and Banas, 1990: Heath, 1996a; Laroque et al., 1997; Nyska and Maronpot, 1999; Patterson et al., 1995; Rosol et al., 2013; Strandberg, 1996a; Yarrington and O'Neal Johnston, 1992。

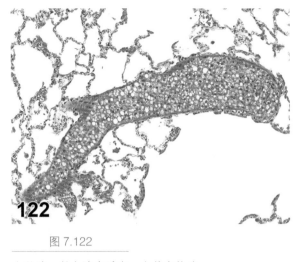

图 7.122

大鼠肺，肾上腺皮质癌，血管内转移

5. 肾上腺被膜下细胞增生（H）(hyperplasia, subcapsular cell [H] adrenal gland)（图 7.123）

【种属】　小鼠。

【修饰语】　A 型、B 型、混合型。

【发病机制 / 细胞来源】　来源于肾上腺皮质被膜下区域未分化的祖细胞。

【诊断特征】　① 细胞增生发生在被膜下区域，平行于被膜并以朝向髓质的楔形方式膨胀性生长。② 增生细胞包括两类：A 型细胞小而密集、椭圆形或梭形，细胞质少呈弱嗜碱性，并且没有脂质空泡；B 型细胞大，呈多角形，胞质透明，且有小的脂质空泡。③ A 型和 B 型细胞掺杂在一起。基于主要的细胞类型（＞70%）使用描述性修饰语。混合型增生由相近比例的 A 型细胞和 B 型细胞组成，是最常见的增生类型。④ 局灶性、多灶性或圆周形分布。⑤ 局灶性增生可能会使肾上腺表面略微隆起。⑥ 不压迫或极少压迫下方皮质。⑦ 不会向被膜内生长或突破被膜。⑧ 有丝分裂象罕见。⑨ 皮质宽度不增加。

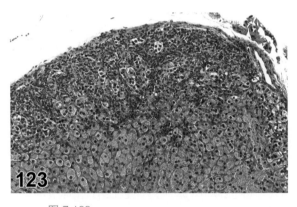

图 7.123

小鼠肾上腺皮质，被膜下细胞增生

【鉴别诊断】

1）皮质腺瘤（adenoma, cortical）：局限性病变伴有相邻肾上腺皮质受压，病灶可能大于皮质的正常宽度。要注意的是，有些老龄化小鼠存在皮质萎缩，这时候被膜下增生性病变的大小可能显得更加突出。

2）局灶性皮质增生（hyperplasia, cortical, focal）：① 由多角形、非梭形细胞组成，细胞质通常为嗜酸性或双嗜性。② 细胞形态是典型的皮质细胞。③ 病灶通常发生在束状带内（不是朝向表面的病变），但也可能出现在球状带或网状带内。

【备注】　被膜下增生是老龄化小鼠常见的自发性病变。性腺切除术、激素改变和饲养条件（拥挤和单笼）可能会增加这种病变的发生率。基于病灶大小来区分局灶性被膜下增生和被膜下腺瘤不够客观，具有挑战性。

【参考文献】　　　Capen et al., 2001; Dunn, 1970; Faccini et al., 1990; Good-man, 1996; Greaves, 2012a; Nyska and Maronpot, 1999; Ro-sol et al., 2013。

6. 肾上腺被膜下细胞腺瘤（B）(adenoma, subcapsular cell [B] adrenal gland)（图 7.124 ~图 7.126）

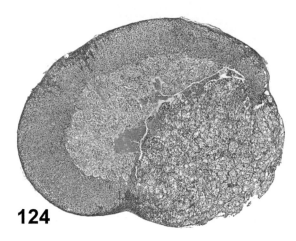

图 7.124

小鼠肾上腺皮质，被膜下细胞腺瘤，B 型

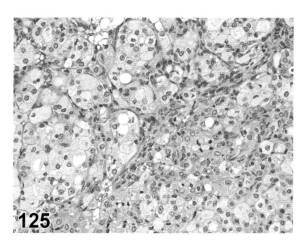

图 7.125

小鼠肾上腺皮质，被膜下细胞腺瘤，B 型

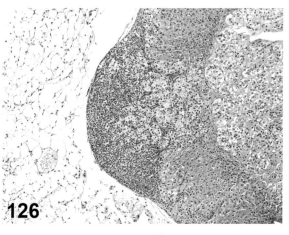

图 7.126

小鼠肾上腺皮质，被膜下细胞腺瘤，A 型

【种属】　　　小鼠。

【修饰语】　　　A 型、B 型、混合型。

【发病机制 / 细胞来源】　　　来源于肾上腺皮质被膜下区域未分化的原始细胞。

【诊断特征】　　　① 使肾上腺表面形成隆起的肿块，发生在肾上腺皮质的被膜下区域。② 腺瘤轻度至重度压迫下方或相邻的皮质。③ 可能比正常肾上腺皮质的宽度更宽。④ 增生细胞包含两种细胞类型：A 型细胞小而排列紧密、椭圆形或梭形，细胞质弱嗜碱性，并且没有脂质空泡。B 型细胞较大呈多角形，胞质透明，且有小脂质空泡。⑤ 一些腺瘤向被膜外呈不规则地膨胀性生长，形成由 A 型、B 型细胞或混合有 A 型、B 型细胞的小结节，由纤细的纤维血管间质分隔。⑥ A 型和B 型细胞掺杂在一起。基于主要的细胞类型（> 70%）使用描述性修饰语。混合型腺瘤由相似比例的 A 型细胞和 B 型细胞组成，是最常见的腺瘤类型。⑦ 有丝分裂象罕见。⑧ 可能在被膜下细胞增生中出现明显的 B 型细胞增殖。

【鉴别诊断】

1）被膜下细胞增生（hyperplasia, subcapsular cell）：① 不压迫或极少压迫邻近的肾上腺皮质。② 常呈楔形。③ 不超过肾上腺皮质的正常宽度。

2）被膜下细胞癌（carcinoma, subcapsular cell）：① 存在被膜侵袭或远处转移。② 存在肿瘤细胞异型性、多形性和有丝分裂象。

3）皮质腺瘤（adenoma, cortical）：① 为局限性病变，对邻近肾上腺皮质存在压迫。② 直径可能大于皮质的正常宽度。③ 一些老龄小鼠存在皮质萎缩，这时候被膜下增生病变的大小可能显得更加突出。

【备注】 腺瘤超出肾上腺被膜的膨胀性生长必须与癌对被膜和周围组织的侵袭区分开来。对于交界性病变，局灶性被膜下增生和被膜下腺瘤之间的区分可能很困难。

【参考文献】 Capen et al., 2001; Dunn, 1970; Faccini et al., 1990; Frith and Dunn, 1994; Goodman, 1996; Greaves, 2012a; Heath, 1996a; Nyska and Maronpot, 1999; Rosol et al., 2013。

7. 肾上腺被膜下细胞癌（M）（carcinoma, subcapsular cell [M] adrenal gland）（图 7.127）

【种属】 小鼠。

【修饰语】 A 型、B 型、混合型。

【发病机制 / 细胞来源】 来源于肾上腺皮质被膜下未分化的原始细胞。

【诊断特征】 ① 对周围组织或血管存在显著的侵袭或存在远处转移，尤其是肺。② 存在肿瘤细胞异型性、多形性和有丝分裂象。③ 细胞排列成巢状、带状或条索状。④ 根据主要的 A 或 B 细胞类型（＞70%）使用修饰语。⑤ 混合型：不存在占据数量优势的细胞类型。

【鉴别诊断】

1）被膜下细胞腺瘤（adenoma, subcapsular cell）：① 未侵袭被膜或周围组织。② 无转移。

2）皮质癌（carcinoma, cortical）：由多角形、非梭形细胞组成，细胞质通常呈嗜酸性或双嗜性。

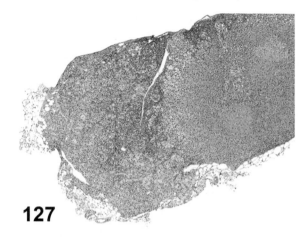

图 7.127

小鼠肾上腺皮质，被膜下细胞癌，A、B 混合型

【备注】 健全小鼠发生肾上腺被膜下细胞肿瘤自发性转移的情况尚未见报道，但可能发生在切除性腺的去势小鼠中。据报道，转移源于 A 型细胞（Nyska and Maronpot, 1999）。肺是最常见的转移部位（Frith and Dunn, 1994）。将膨胀性生长到被膜外的大腺瘤与分化好的癌区分开来可能具有挑战性。

【参考文献】 Capen et al., 2001; Faccini et al., 1990; Frith and Dunn, 1994; Nyska and Maronpot, 1999。

8. 肾上腺弥漫性髓质增生（H）（hyperplasia, medullary, diffuse [H] adrenal gland）

【种属】 小鼠、大鼠。

【发病机制 / 细胞来源】 肾上腺髓质（嗜铬）细胞。

【诊断特征】 ① 髓质区增大。② 组织结构通常保持不变，但嗜铬细胞的数量增加。③ 不压迫或极少压迫周围皮质组织。④ 髓质细胞形成的巢状和索状结构可能比正常髓质中的更宽。⑤ 细胞可能缩小或扩大，并且细胞质具有着色差异。⑥ 核质比可增加。⑦ 有丝分裂象罕见。⑧ 通常伴有皮髓比的降低。

【鉴别诊断】 良性嗜铬细胞瘤（pheochromocytoma, benign）：① 周边存在明显的压迫。② 组织正常结构消失。

【备注】 与小鼠相比，大鼠的髓质增生更为常见，并且发生率取决于品系。高发生率的品系包括 Wistar、Gunn、Long-Evans、Fisher 344 和 Sprague Dawley。准确诊断需要能显示肾上腺中心切面的切片。髓质增生的细胞可以由肾上腺素分泌细胞和去甲肾上腺素分泌细胞组成，而嗜铬细胞瘤通常由去甲肾上腺素分泌细胞组成。与其他种属（包括小鼠和人类）相比，大鼠肾上腺髓质细胞容易对促有丝分裂的刺激做出反应。

【参考文献】 Botts et al., 1994; Capen et al., 2001; Duprat et al., 1990; Faccini et al., 1990; Frith and Dunn, 1994; Frith and Ward, 1988b; Hamlin II and Banas, 1990; Laroque et al., 1997; Longeart, 1996; Nyska and Maronpot, 1999; Patterson et al., 1995; Rosol et al., 2013; Strandberg, 1996d; Tischler, 1996; Tischler and Coupland, 1994; Tischler et al., 1990。

9. 肾上腺局灶性髓质增生（H）（hyperplasia, medullary, focal [H] adrenal gland）（图 7.128 ～图 7.130）

【种属】　　小鼠、大鼠。

【同义词】　　Nodular hyperplasia。

【发病机制 / 细胞来源】　　肾上腺髓质（嗜铬）细胞。

【诊断特征】　　① 嗜铬细胞数量的局灶性增加。② 通常为单发，很少多发。③ 不压迫或轻微压迫髓质或皮质。④ 保留细胞正常排列结构。⑤ 细胞可能缩小或增大，并且细胞质具有着色差异。⑥ 核质比可增加。⑦ 有丝分裂象罕见。⑧ 当切片为髓质最大面时，病变大小通常小于正常髓质的 50%。

【鉴别诊断】　　良性嗜铬细胞瘤（pheochromocytoma, benign）：① 在周边存在明显的压迫。② 正常结构消失。③ 通常大于正常髓质的 50%。

【备注】　　与小鼠相比，大鼠的髓质增生更为常见，并且发生率取决于品系。高发生率的品系包括 Wistar、Gunn、Long-Evans、Fisher 344 和 Sprague Dawley。多个独立的相邻增生病灶不被视为肿瘤，即使它们的总体积大于正常髓质的 50%。即使组织切片显示肾上腺的中心，增生病灶的大小仍非区别于腺瘤的良好指征。髓质增生中的细胞可以由肾上腺素和去甲肾上腺素分泌细胞组成，而嗜铬细胞瘤通常由去甲肾上腺素分泌细胞组成。与其他种属（包括小鼠和人类）相比，大鼠肾上腺髓质细胞容易对促有丝分裂的刺激做出反应。

【参考文献】　　Botts et al., 1994; Capen et al., 2001; Duprat et al., 1990; Faccini et al., 1990; Frith and Dunn, 1994; Frith and Ward, 1988b; Hamlin II and Banas, 1990; Laroque et al., 1997; Longeart, 1996; Nyska and Maronpot, 1999; Patterson et al., 1995; Rosol et al., 2013; Strandberg, 1996d; Tischler, 1996; Tischler and Coupland, 1994; Tischler et al., 1990。

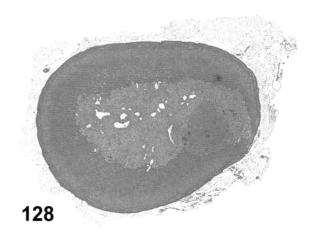

图 7.128

大鼠肾上腺髓质，局灶性髓质增生

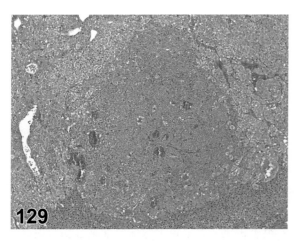

图 7.129

大鼠肾上腺髓质，局灶性髓质增生

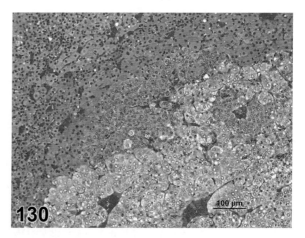

图 7.130

大鼠肾上腺髓质，局灶性髓质增生

10. 肾上腺良性嗜铬细胞瘤（B）（pheochromocytoma, benign [B] adrenal gland）（图 7.131，图 7.132）

【种属】　　小鼠、大鼠。

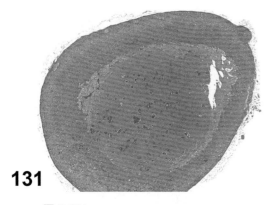

图 7.131

大鼠肾上腺髓质，良性嗜铬细胞瘤

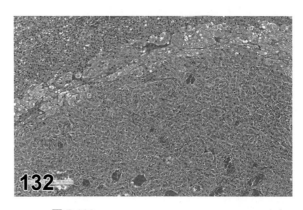

图 7.132

大鼠肾上腺髓质，良性嗜铬细胞瘤

【同义词】 Tumor, medullary, benign, pheochromocytoma type。

【发病机制/细胞来源】 肾上腺髓质（嗜铬）细胞。

【诊断特征】 ①肿物位于肾上腺髓质，可延伸至皮质。②在大鼠可单发或多发、单侧或双侧发生。在小鼠通常为单侧发生。③可占据整个髓质和皮质。④压迫肿瘤周围的正常皮质或髓质。⑤细胞排列呈巢状、排状和条索状。⑥通常含有扩张的血管。⑦细胞有大有小，较小细胞的细胞质具有较强的嗜碱性。⑧可存在细胞异型性。⑨可存在出血和坏死。⑩有丝分裂象不存在或很少见。⑪通常大于正常髓质的50%。

【鉴别诊断】

1）局灶性髓质增生（hyperplasia, medullary, focal）：①不压迫或轻微压迫邻近组织。②保留正常的组织结构。③通常小于正常髓质的一半。

2）弥漫性髓质增生（hyperplasia, medullary, diffuse）：①不压迫或轻微压迫邻近组织。②保留正常的组织结构。③整个髓质受累。

3）良性复合型嗜铬细胞瘤（pheochromocytoma, complex, benign）：除嗜铬细胞瘤细胞外，还包含分化好的神经节细胞。

4）恶性嗜铬细胞瘤（pheochromocytoma, malignant）：①侵袭性生长或远处转移。②有丝分裂象可能多见。

5）皮质腺瘤（adenoma, cortical）：①存在细胞质脂滴。②细胞质嗜酸性。③嗜铬细胞生物标志物免疫组织化学反应阴性（见【备注】）。

【备注】 肾上腺髓质细胞在使用组织化学染色（如 Cherukian-Schenck 染色）时呈嗜铬反应阳性，并且酪氨酸羟化酶、嗜铬粒蛋白 A、突触小泡蛋白或 NSE 的免疫组织化学呈阳性反应。大鼠中的大多数嗜铬细胞瘤由去甲肾上腺素分泌细胞组成，苯基乙醇胺 N-甲基转移酶（phenylethanolamine N-methyl transferase, PNMT）呈阴性，该酶存在于肾上腺素分泌细胞中。嗜铬细胞瘤细胞在电子显微镜下可观察到具有致密核心的分泌颗粒，这些颗粒在肾上腺皮质腺瘤中不存在。

【参考文献】 Botts et al., 1994; Capen et al., 2001; Duprat et al., 1990; Faccini et al., 1990; Frith and Dunn, 1994; Frith and Ward, 1988b; Hamlin II and Banas, 1990; Hill et al., 2003; La-roque et al., 1997; Longeart, 1996; Molenaar et al., 1990; Nyska and Maronpot, 1999; Pace et al., 2002; Patterson et al., 1995; Rosol et al., 2013; Russfield, 1967; Strandberg, 996d; Tischler, 1996; Tischler et al., 1990; Unger et al., 1990; Wright et al., 1990。

11. 肾上腺恶性嗜铬细胞瘤（M）（pheochromocytoma, malignant [M] adrenal gland）（图7.133 ～图 7.135）

【种属】 小鼠、大鼠。

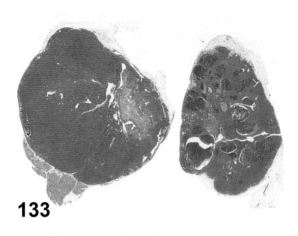

图 7.133

大鼠肾上腺髓质，恶性嗜铬细胞瘤，伴有被膜外侵袭

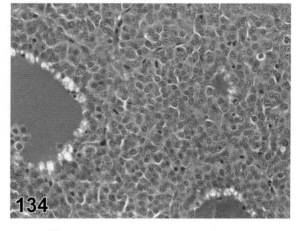

图 7.134

大鼠肾上腺髓质，恶性嗜铬细胞瘤

【同义词】　　Tumor, medullary, malignant, pheochromocytoma type。

【发病机制 / 细胞来源】　　肾上腺髓质（嗜铬）细胞。

【诊断特征】　　① 侵袭性生长至肾上腺皮质或突破肾上腺被膜、侵袭血管，或远处转移至肺、肝、淋巴结、骨髓或其他器官。② 细胞排列呈巢状、排状和条索状，通常带有扩张的血管。③ 细胞有大有小，较小细胞的细胞质呈更强的嗜碱性。④ 可存在细胞异型性。⑤ 可存在出血和坏死。⑥ 可存在很多有丝分裂象。

【鉴别诊断】

1）良性嗜铬细胞瘤（pheochromocytoma, benign）：未见侵袭性生长或远处转移的证据。

2）皮质癌（carcinoma, cortical）：① 存在细胞质脂滴。② 细胞质嗜酸性。

3）恶性复合型嗜铬细胞瘤（pheochromocytoma, complex, maligant）：除嗜铬细胞瘤细胞外，还包含分化好的神经节细胞。

4）恶性神经母细胞瘤（neuroblastoma, malignant）：① 由小的嗜碱性细胞组成。② 细胞沿着血管和基质栅栏状排列。③ 细胞形成环形的菊形团样结构。④ 细胞核可为圆形、椭圆形或细长形，呈强嗜碱性。⑤ 可以观察到神经原纤维细胞质的延展。⑥ 主要（＞80%）由神经母细胞组成。⑦ 可能存在神经节细胞。

【备注】　　肾上腺髓质细胞在使用组织化学染色（如 Cherukian-Schenck 染色）时呈嗜铬反应阳性，并且酪氨酸羟化酶、嗜铬粒蛋白 A、突触小泡蛋白或 NSE 的免疫组织化学呈阳性。正常肾上腺中的嗜铬细胞可能巢状分布于肾上腺皮质中，尤其是在门区微静脉附近，不应被视为侵袭。此外，血窦内可存在少量嗜铬细胞，这可能是组织标本制备时产生的人工假象，必须与血管侵袭区分开来。在某些情况下，恶性嗜铬细胞瘤侵袭大血管，如腔静脉或主动脉，形成大的血管内肿瘤和血栓，可部分阻塞血管。

【参考文献】　　Aguzzi et al., 1990; Botts et al., 1994; Capen et al., 2001; Duprat et al., 1990; Faccini et al., 1990; Frith, 1996a; Frith and Dunn, 1994; Frith

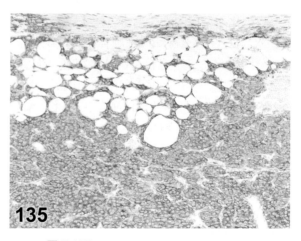

图 7.135

大鼠肾上腺髓质，恶性嗜铬细胞瘤，突触小泡蛋白免疫组织化学染色阳性

and Ward, 1988b; Hamlin II and Ba-nas, 1990; Hill et al., 2003; Laroque et al., 1997; Longeart1996; Maita et al., 1988; Majeed and Harling, 1986; Nyskaand Maronpot, 1999; Pace et al., 2002; Rosol et al., 2013; Russfield, 1967; Strandberg, 1996d; Unger et al., 1990; Wright et al., 1990。

12. 肾上腺良性复合型嗜铬细胞瘤（B）(pheochromocytoma, complex, benign [B] adrenal gland)（图 7.136）

【种属】　　小鼠、大鼠。

【同义词】　　Complex pheochromocytoma, benign; tumor, medullary, benign, complex pheochromocytoma type。

【发病机制 / 细胞来源】　　肾上腺髓质（嗜铬）细胞。

【诊断特征】　　① 包含嗜铬细胞瘤和节细胞神经瘤的形态学成分，其中两种成分均不占绝对优势（即两种成分均不占瘤体的 80% 以上）。② 细胞类型包括具有嗜酸性神经纤维的分化好的神经节细胞和嗜铬细胞。嗜铬细胞可能大小不一，细胞质少呈嗜碱性，可与神经纤维混杂分布或形成单独的区域。③ 位于肾上腺髓质，并可延伸至皮质。④ 肿瘤周边存在明显压迫。⑤ 可存在细胞异型性。⑥ 有丝分裂象几乎不存在或很少见。⑦ 通常大于正常髓质厚度的 50%。

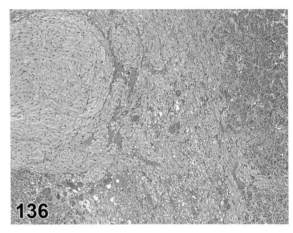

图 7.136

大鼠肾上腺髓质，良性复合型嗜铬细胞瘤

【鉴别诊断】

1）局灶性髓质增生（hyperplasia, medullary, focal）：① 不压迫或轻微压迫邻近实质。② 正常组织结构保留。③ 不大于正常髓质厚度的 50%。

2）恶性复合型嗜铬细胞瘤（pheochromocytoma, complex, maligant）：① 侵袭性生长和（或）发生远处转移。② 通常只有嗜铬细胞瘤成分表现出恶性特征。

3）恶性嗜铬细胞瘤或良性嗜铬细胞瘤（pheochromocytoma, malignant or pheochromocytoma, benign）：肿瘤主要组成成分（> 80%）为嗜铬细胞。

4）良性节细胞性神经瘤（ganglioneuroma, benign）：肿瘤由分化好的神经节细胞、施万细胞、卫星细胞和神经原纤维组成。

【备注】　　肾上腺髓质细胞在使用组织化学染色（如 Cherukian-Schenck 染色）时呈嗜铬反应阳性，并且酪氨酸羟化酶、嗜铬粒蛋白 A、突触小泡蛋白或 NSE 的免疫组织化学呈阳性。

【参考文献】　　Botts et al., 1994; Capen et al., 2001; Duprat et al., 1990; Faccini et al., 1990; Frith, 1996a; Frith and Dunn, 1994; Frith and Ward, 1988b; Glaister et al., 1977; Hamlin II and Banas, 1990; Laroque et al., 1997; Longeart, 1996; Martinez and Mog, 2001; Molenaar et al., 1990; Nyska and Maronpot, 1999; Patterson et al., 1995; Reznik and Germann, 1996a; Rosol et al., 2013; Russfield, 1967; Strandberg, 1996d; Wright et al., 1990。

13. 肾上腺恶性复合型嗜铬细胞瘤（M）(pheochromocytoma, complex, malignant [M] adrenal gland)

【种属】　　小鼠、大鼠。

【同义词】　　Ganglioneuroblastoma; tumor, medullary, malignant, complex pheochromocytoma type。

【发病机制 / 细胞来源】　　肾上腺髓质（嗜铬）细胞。

【诊断特征】　　① 侵袭入皮质或突破肾上腺被膜；侵袭血管。② 嗜铬细胞可能会发生远处转移。

③ 细胞类型包括具有嗜酸性神经纤维的神经节细胞和可能相互混杂或形成单独区域的恶性嗜铬细胞。④ 恶性嗜铬细胞通常很小，细胞质少呈嗜碱性。⑤ 细胞呈巢状、排状和条索状排列，围绕着丰富的并通常发生扩张的血管。⑥ 可存在细胞异型性。⑦ 可存在较多有丝分裂象。

【鉴别诊断】

1）良性复合型嗜铬细胞瘤（pheochromocytoma, complex, benign）：未见侵袭性生长和（或）远处转移的证据。

2）恶性嗜铬细胞瘤（pheochromocytoma, malignant）：肿瘤主要（＞80%）由嗜铬细胞组成。

3）恶性神经母细胞瘤（neuroblastoma, malignant）：没有或很少分化的神经节细胞或成熟神经组织的其他成分。

4）皮质癌（carcinoma, cortical）：① 皮质癌细胞通常含有脂滴。② 嗜铬细胞生物标志物免疫组织化学结果呈阴性。

【备注】　　对于恶性分类，应该有明确的侵袭或转移的证据。例如，大的腺瘤可以膨胀性生长到正常肾上腺之外。作为正常的解剖结构特征，小团嗜铬细胞可以存在于皮质内或肾上腺门区附近。此外，血窦内可能存在少量嗜铬细胞，这可能是制备组织切片时产生的人工假象，必须与血管侵袭区分开来。在某些情况下，恶性嗜铬细胞瘤侵袭大血管，如腔静脉或主动脉，形成大的血管内肿瘤和瘤栓，可部分阻塞血管。

肾上腺髓质细胞在使用组织化学染色（如 Cherukian–Schenck 染色）时呈嗜铬反应阳性，并且酪氨酸羟化酶、嗜铬粒蛋白 A、突触小泡蛋白或 NSE 的免疫组织化学反应呈阳性。

【参考文献】　　Aguzzi et al., 1990; Botts et al., 1994; Capen et al., 2001: Duprat et al., 1990; Faccini et al., 1990; Frith, 1996a; Frith and Dunn, 1994; Frith and Ward, 1988b; Glaister et al., 1977; Hamlin II and Banas, 1990; Laroque et al., 1997; Longeart, 1996; Maita et al., 1988; Martinez and Mog, 2001; Nyska and Maronpot, 1999; Patterson et al., 1995; Reznik and Ger–mann, 1996a; Rosol et al., 2013; Russfield, 1967; Strandberg, 1996d; Wright et al., 1990。

14. 肾上腺良性节细胞神经瘤（B）(ganglioneuroma, benign [B] adrenal gland)（图 7.137）

【种属】　　小鼠、大鼠。

【同义词】　　Tumor, medullary, benign, ganglioneuroma type。

【发病机制/细胞来源】　　神经嵴交感成神经细胞（交感神经母细胞）。

【诊断特征】　　① 肿瘤的主要部分（＞80%）由大的、分化好的神经节细胞和神经纤维组成。也可能含有施万细胞和卫星细胞。② 位于肾上腺髓质，可延伸至皮质。③ 可取代整个髓质。④ 肿瘤周边存在明显的压迫。

【鉴别诊断】

1）良性复合型嗜铬细胞瘤或恶性复合型嗜铬细胞瘤（pheochromocytoma, complex, benign or pheoch–romocytoma, complex, malignant）：① 除神经节细胞和神经纤维外，还存在肿瘤性嗜铬细胞（＜肿瘤的80%）。② 浸润肾上腺、被膜或血管，或发生远处转移（在恶性肿瘤中）。

2）恶性神经母细胞瘤（neuroblastoma, malig–nant）：① 主要（＞80%）由小的、嗜碱性的成神经细胞组成。② 细胞沿着血管和基质栅栏状排列。③

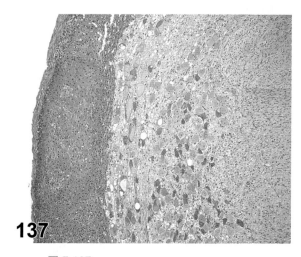

137

图 7.137

大鼠肾上腺髓质，良性节细胞神经瘤

细胞形成环形的菊形团样结构。④ 可能存在神经节细胞。

3）良性嗜铬细胞瘤（pheochromocytoma, benign）：存在肿瘤性嗜铬细胞（大于肿瘤的 80%）。

【备注】　节细胞性神经瘤在大鼠中罕见，在实验动物小鼠中非常罕见。

【参考文献】　Botts et al., 1994; Capen et al., 2001; Duprat et al., 1990; Faccini et al., 1990; Frith, 1996a; Frith and Dunn, 1994; Frith and Ward, 1988b; Glaister et al., 1977; Hamlin II and Banas, 1990; Kiupel et al., 2008b; Laroque et al., 1997; Longeart, 1996; Molenaar et al., 1990; Nyska and Maronpot, 1999; Pace et al., 2002; Patterson et al., 1995; Reznik and Ger-mann, 1996a; Reznik et al., 1980; Rosol et al., 2013; Russ-field, 1967; Shirai et al., 2012; Tischler, 1992: Tischler et al., 1990; Wright et al., 1990。

15. 肾上腺恶性神经母细胞瘤（M）（neuroblastoma, malignant [M] adrenal gland）（图 7.138，图 7.139）

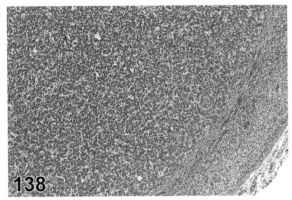

图 7.138

大鼠肾上腺髓质，神经母细胞瘤

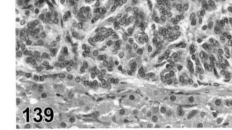

图 7.139

大鼠肾上腺髓质，具有假菊形团结构的神经母细胞瘤

【种属】　小鼠、大鼠。

【同义词】　Ganglioneuroblastoma; sympathicoblastoma; tumor, medullary, malignant。

【发病机制 / 细胞来源】　神经嵴交感神经原细胞或交感神经母细胞。

【诊断特征】　① 主要（＞80%）由小的、嗜碱性的神经母细胞组成。② 细胞沿着血管和基质呈栅栏状排列。③ 偶见细胞形成环形的菊形团样结构。④ 通常为起源于髓质的球形肿瘤。⑤ 可压迫髓质和皮质。⑥ 细胞核可为圆形、卵圆形或细长形，呈强嗜碱性。⑦ 可以观察到神经原纤维细胞质的延展。⑧ 可存在神经节细胞。⑨ 可存在细胞异型性。⑩ 可多见有丝分裂象。⑪ 可能侵袭皮质，突破肾上腺被膜并侵袭周围组织。

【鉴别诊断】　① 恶性嗜铬细胞瘤（pheochromocytoma, malignant）：由不形成菊形团样结构的嗜铬细胞组成。② 恶性复合型嗜铬细胞瘤（pheochromocytoma, complex, malignant）：除恶性嗜铬细胞外，还包含分化的神经节细胞和神经纤维（＞20%）。

【备注】　神经母细胞瘤是在实验动物大鼠中非常罕见的肿瘤。在自发性肿瘤中尚未见远处转移的报道。自发性神经母细胞瘤在小鼠中罕见，但在转基因小鼠中已有报道。据报道，多瘤病毒中间 T 抗原与胸苷激酶启动子耦联的转基因小鼠在多个器官中发生神经母细胞瘤，包括肾上腺，表达 *N-myc* 癌基因并发生转移（Aguzzi et al., 1990）。

【参考文献】　Aguzzi et al., 1990; Asamoto et al., 2001; Botts et al., 1994; Capen et al., 2001; Duprat et al., 1990; Faccini et al., 1990; Frith, 1996a; Frith and Dunn, 1994; Frith and Ward, 1988b; Hamlin II and Banas, 1990; Laroque et al., 1997; Longeart, 1996; Maita et al., 1988; Nyska and Maronpot, 1999; Paceet al., 2002; Patterson et al., 1995; Reznik and Germann, 1996b: Rosol et al., 2013: Russfield, 1967: Strandberg, 1996d; Warren et al., 1966; Wright et al., 1990。

16. 肾上腺髓脂肪瘤（B）（myelolipoma [B] adrenal gland）（图 7.140）

【种属】 小鼠、大鼠。

【发病机制 / 细胞来源】 不明确；间充质干细胞。

【诊断特征】 ① 皮质中含脂肪细胞的区域，具有数量不等的类似于骨髓的造血细胞。② 可能存在骨化生。

【鉴别诊断】 ① 骨化生（osseous metaplasia）：皮质中存在分化好的板层骨。② 髓外造血（extramedullary hematopoiesis）：存在造血细胞但不伴有脂肪细胞和骨结构。

【备注】 这是一种良性的肿瘤样病变，发生于年轻和老年大鼠，在人类和其他物种中也有描述。

【参考文献】 Botts et al., 1994; Jones et al., 1997; Kiupel et al., 2008b; Lloyd et al., 2004; Neville and O'Hare, 1982; Selye and Stone, 1950。

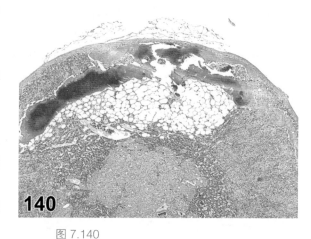

图 7.140

大鼠肾上腺皮质，髓脂肪瘤

七、胰腺内分泌部：朗格汉斯岛

（一）非增生性病变

1. 胰腺内分泌部胰岛淀粉样物质（N）（amyloid, islet [N] pancreas, endocrine）（图 7.141）

【种属】 小鼠、大鼠。

【同义词】 Amyloidosis; Amyloid deposition。

【发病机制 / 细胞来源】 退行性改变，其特征是来自免疫球蛋白或血清蛋白呈 β 折叠片层构象的多肽片段在细胞外沉积。

【诊断特征】 ① 胰岛间质（细胞外）存在弥漫性无定形弱嗜酸性物质。② 刚果红染色阳性，偏振光观察呈绿色双折射。③ 硫磺素 T 染色或特异性免疫组织化学抗体阳性。

【鉴别诊断】 纤维化（fibrosis）：① H&E 染色切片出现更多原纤维。② 刚果红和免疫组织化学染色阴性。③ 胶原纤维染色阳性（范吉逊、天狼星红和马松三色）

【备注】 已经报道啮齿动物有两种形式的自发性淀粉样变：AA 和 Apo A$_2$。胰岛中淀粉样物质沉积的发生率和严重程度可能随着年龄的增长而增加，

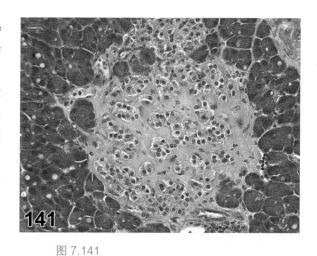

图 7.141

小鼠胰腺内分泌部，胰岛淀粉样物质

并且通常可以在淀粉样变易感小鼠品系的系统性淀粉样变中看到。大鼠和小鼠不会像猫、非人类灵长类动物和人类那样，自发因胰岛淀粉素沉积引起的胰岛淀粉样物质。已构建可以在胰岛中过表达淀粉样多肽（islet amyloid polypeptide, IAPP，胰岛淀粉素）的某些转基因品系动物。淀粉样变可伴有胰岛细胞变性和胰岛细胞缺失。

【参考文献】 Aigelsreiter et al., 2007; Frith et al., 2000; Greaves, 2012b; Höppener et al., 1994; Inoue and Kisilevsky, 1996; Johnson et al., 1992; Leiter and Herbert, 1996; Majeed, 1993; Solomon et al., 1999; Wong et al., 2008。

2. 胰腺内分泌部胰岛血管扩张（N）（angiectasis, islet [N] pancreas, endocrine）（图7.142）

【动物种属】 小鼠、大鼠。

【同义词】 Hemangiectasis; hemangiectasia; teleangiectasis; telangiectasia。

【发病机制 / 细胞来源】 胰岛的血管。

【诊断特征】 ① 血管增宽、充满血液，衬覆分化好的内皮。② 无胰岛结构的扭曲。③ 如果有胰岛扭曲，仅累及极少数胰岛。④ 可进展为局部出血。

【鉴别诊断】

1）淤血（congestion）：充满血液的血管弥漫性扩张，不会影响组织的结构。

2）出血（hemorrhage）：① 胰岛实质中存在血管外血液。② 慢性出血可伴有含有含铁血黄素的巨噬细胞。

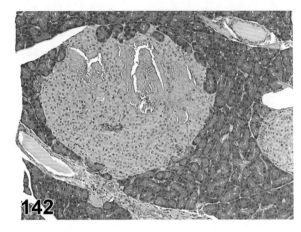

图 7.142

大鼠胰腺内分泌部，胰岛血管扩张

【备注】 大鼠和小鼠的正常胰岛罕见血管扩张。增生性胰岛或胰岛细胞肿瘤中可能伴发血管扩张，但不需要单独诊断。

【参考文献】 Boorman and Sills, 1999; Frith et al., 2000。

3. 胰腺内分泌部胰岛细胞凋亡（N）（apoptosis, islet cell [N] pancreas, endocrine）

【种属】 小鼠、大鼠。

【同义词】 Cell death。

【发病机制 / 细胞来源】 细胞凋亡是一个受调控的、依赖于能量的过程。存在3种主要途径（外源性、内源性和穿孔素 / 颗粒酶途径），都涉及脱天蛋白酶原的激活。3种途径最终都激活脱天蛋白酶3，从而执行凋亡程序。凋亡性细胞死亡没有细胞破裂，也没有促炎介质的释放，因此不是炎症。凋亡小体在细胞表面表达的磷脂酰丝氨酸可以被巨噬细胞识别。

【诊断特征】 ① 细胞质浓缩，嗜酸性增强。② 染色质凝聚和核固缩或核碎裂。③ 具有完整质膜的小圆形细胞起泡和碎片（凋亡小体）。④ 无炎症反应。⑤ 相邻细胞或巨噬细胞可以吞噬凋亡细胞。

【鉴别诊断】 单个细胞坏死（necrosis, single cell）：① 细胞通常肿胀并可能破裂。② 不存在凋亡小体。③ 可能存在炎症细胞浸润。

【备注】 正常胰岛中细胞凋亡很罕见，但糖尿病的胰岛细胞凋亡通常会增加。在糖尿病晚期的大鼠和小鼠中，胰岛细胞凋亡可明显导致 β 细胞群缺失，从而导致胰岛萎缩。凋亡的细胞可以通过 TUNEL 染色或对激活的效应分子脱天蛋白酶如脱天蛋白酶3 染色来识别。如果细胞凋亡和单个细胞坏死都存在，则应使用组合术语。

【参考文献】 Elmore, 2007; Elmore et al., 2016; Frith et al., 2000; Galluzzi et al., 2012; Kroemer et al., 2009; Levin et al., 1999; Teta et al., 2005。

4. 胰腺内分泌部胰岛细胞萎缩（N）（atrophy, islet cell [N] pancreas, endocrine）（图7.143，图7.144）

【种属】 小鼠、大鼠。

【发病机制 / 细胞来源】 继发于持续性的细胞死亡（如胰岛中的细胞凋亡 / 坏死），最常见的是 β 细胞受累及；但是，如果能确认细胞类型，则可以使用适当的修饰语，包括β细胞、α细胞、δ细胞、γ细胞或 ε 细胞。

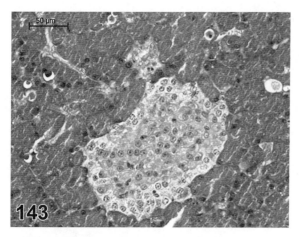

图 7.143

大鼠胰腺内分泌部，胰岛 β 细胞萎缩。位于胰岛中央萎缩的 β 细胞胞质嗜酸，胰岛形状不规则、皱缩。胰岛周围的胰腺外分泌部可见细胞凋亡

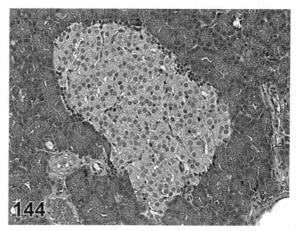

图 7.144

大鼠胰腺内分泌部，胰岛 α 细胞萎缩，胰岛周边萎缩 α 细胞的胞质减少和核浓缩

【诊断特征】　① 胰岛细胞的细胞质可能减少。② 胰岛细胞数量可能减少。③ 胰岛可能形状不规则和体积缩小。④ 细胞胞质可能浓缩、嗜酸性或淡染。⑤ 未受累及的胰岛细胞亚型数量相对增加。⑥ α 细胞可以随机分布，而不是正常地在胰岛周边分布。⑦ 萎缩的胰岛中偶尔出现腺泡细胞。

【鉴别诊断】

1）胰岛细胞发育不全（hypoplasia, islet cell）：① 存在于刚出生或新生动物中。② α 细胞正常分布于周边。

2）胰岛细胞脱颗粒（degranulation, islet cell）：① 浅淡均质或浓缩的嗜酸性细胞质。② 细胞质可能会减少。③ 特定内分泌激素的免疫组织化学染色减弱。

【备注】　胰岛萎缩在老龄啮齿动物罕见。重要的是，不可过度诊断，因为正常胰岛的非中心性切面会导致其横截面积减小。明确诊断胰岛萎缩应该有较为广泛的病变或应用组织形态计量法或体视学方法。老龄化动物和给予外源性胰岛素治疗的动物可以观察到胰岛萎缩。糖尿病动物由于持续的 β 细胞凋亡或坏死引起广泛而弥漫的胰岛萎缩，并可能发展为胰岛纤维化。

【参考文献】　Bartels et al., 2016; Boorman and Sills, 1999; Frith et al., 2000; Greaves, 2012b; Leiter and Herbert, 1996; Yamaoka et al., 1998。

5. 胰腺内分泌部胰岛细胞脱颗粒（N）（degranulation, islet cell [N] pancreas, endocrine）

【种属】　小鼠、大鼠。

【同义词】　Cytoplasmic pallor。

【发病机制/细胞来源】　胰岛素需求增加的情况下，如代谢综合征和糖尿病，可以观察到 β 细胞的脱颗粒。β 细胞脱颗粒最常受累及；然而，如果能确定细胞类型，则可以使用适当的修饰语，包括 β 细胞、α 细胞、δ 细胞、γ 细胞或 ε 细胞。

【诊断特征】　① 浅淡均质或浓缩的嗜酸性细胞质。② 细胞质可能减少。③ 胰岛素敏感性染色减弱，如醛品红（β 细胞）或特定内分泌激素免疫组织化学染色。

【鉴别诊断】　胰岛细胞萎缩（atrophy, islet cell）：① 胰岛细胞的细胞质可能减少。② 胰岛细胞数量可能减少。③ 胰岛形状可能不规则并且体积缩小。④ 细胞质可能浓缩、嗜酸性或染色浅淡。⑤ 未受累及的胰岛细胞亚型，数量相对增加。

【备注】　常规 H&E 染色很难诊断 β 细胞的脱颗粒。免疫组织化学是观察细胞激素含量变化的首选方法。如果增加胰岛素分泌的刺激持续存在，则 β 细胞脱颗粒后可能会出现空泡化。胰岛的胰岛素

染色减弱也可能是 β 细胞团减少的结果。给予链脲佐菌素后 24 h 内，可观察到大鼠 β 细胞脱颗粒。

【参考文献】 Adeghate et al., 2010; Frith et al., 2000; Greaves, 2012b; Mense and Rosol, 2018a; Rosol et al., 2013。

6. 胰腺内分泌部胰岛纤维化（N）（fibrosis, islet [N] pancreas, endocrine）（图 7.145，图 7.146）

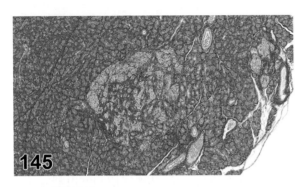

图 7.145

大鼠胰腺内分泌部，胰岛纤维化，天狼星红染色

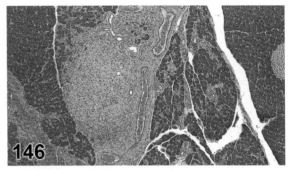

图 7.146

大鼠胰腺内分泌部，胰岛炎症，单形核细胞浸润伴纤维化及色素

【种属】 小鼠、大鼠。

【发病机制 / 细胞来源】 炎症、坏死或出血后成纤维细胞分泌的胶原蛋白沉积。

【诊断特征】 ① 成纤维细胞分泌的胶原蛋白沉积在胰岛内及周围。② 分布可以是局灶性（单个胰岛）、多灶性（多个胰岛）或弥漫性（所有胰岛）。③ 胰岛内分泌细胞的缺失。④ 胰岛素染色强度降低。⑤ 马松三色、范吉逊、天狼星红等胶原蛋白染色呈阳性。

【鉴别诊断】 淀粉样物质（amyloid）：① 胰岛间质（细胞外）存在弥漫性无定形弱嗜酸性物质。② 刚果红染色阳性，偏振光下呈绿色双折射。③ 硫磺素 T 染色或免疫组织化学特异性抗体阳性。

【备注】 在不同种属、不同品系和不同动物个体中，纤维化的模式可能不同。慢性糖尿病的小鼠和大鼠胰岛萎缩的终末期可以观察到纤维化。在老龄大鼠和小鼠则很少能观察到自发性纤维化，其可以与慢性炎症和周围胰腺外分泌部的变化（如萎缩）同时出现。老龄化 Sprague Dawley 大鼠，尤其是雄性，会发生胰岛和胰岛周围胰腺组织的自发性出血和纤维化。

【参考文献】 Frith et al., 2000; Greaves, 2012b; Imaoka et al., 2009; Imaoka et al., 2007; Leiter and Herbert, 1996; Riley et al., 1990a。

7. 胰腺内分泌部胰岛出血（N）（hemorrhage, islet [N] pancreas, endocrine）

【种属】 小鼠、大鼠。

【发病机制 / 细胞来源】 胰岛血管；血管损伤或出血体质。

【诊断特征】 ① 胰岛 - 腺泡交界的血管外间隙中的游离红细胞聚集，并可延伸至邻近的外分泌部组织中。② 慢性出血通常伴有含铁血黄素的巨噬细胞。③ 也可出现胆固醇结晶和纤维化。

【鉴别诊断】 血管扩张（angiectasis）：扩张的血管中有血液。

【备注】 铁染色（如普鲁士蓝）可有助于确认慢性出血部位是否存在含铁血黄素。老龄化 Sprague Dawley 大鼠，尤其是雄性，可发生胰岛和胰岛周围胰腺组织的自发性出血和纤维化。

【参考文献】 Imaoka et al., 2009; Imaoka et al., 2007。

8. 胰腺内分泌部胰岛细胞肥大（N）（hypertrophy, islet cell [N] pancreas, endocrine）

【种属】 小鼠、大鼠。

【发病机制 / 细胞来源】 胰岛的内分泌细胞。

【诊断特征】　①内分泌细胞的细胞质面积增加。②细胞质浅淡，可能含有小空泡。③激素的免疫组织化学染色可以确定胰岛细胞的亚型，如胰岛素和胰高血糖素。④可与增生同时发生。

【鉴别诊断】　胰岛细胞增生（hyperplasia, islet cell）：①胰岛细胞数目增加。②胰岛体积变大。

【备注】　胰岛细胞肥大可以伴有内分泌激素的产生和分泌增加。特定激素如胰岛素或胰高血糖素的免疫组织化学可以确定内分泌细胞的类型。肥大伴增生时，不必单独诊断肥大或可以使用肥大/增生的组合术语诊断。

9. 胰腺内分泌部炎症细胞浸润（N）（infiltrate, inflammatory cell [N] pancreas, endocrine）

【种属】　小鼠、大鼠。

【发病机制/细胞来源】　少量炎症细胞聚集；发病机制不确定或为局部的免疫反应。

【诊断特征】　①胰岛内有少量炎症细胞。②通常由单形核细胞组成。③可能是局灶性（单个胰岛）或多灶性（多个胰岛）。④无组织损伤或血管变化。

【鉴别诊断】

1）炎症（inflammation）：范围更广泛并伴有组织损伤和（或）血管变化（如淤血）。

2）淋巴瘤（lymphoma）：①胰岛被肿瘤性淋巴细胞浸润并取代。②其他实质和淋巴器官（如脾和淋巴结）常受累及。

【参考文献】　Boorman and Sills, 1999; Frith et al., 2000; Greaves, 2012b。

10. 胰腺内分泌部胰岛炎症（N）（inflammation [N] pancreas, endocrine）（图 7.146）

【种属】　小鼠、大鼠。

【同义词】　Insulitis; islitis; isletitis。

【发病机制/细胞来源】　炎症性改变。

【诊断特征】　①单形核细胞浸润，包括淋巴细胞、巨噬细胞和浆细胞。偶尔出现中性粒细胞。通常累及许多胰岛。②胰岛细胞可有退行性变化。③可伴有组织损伤或血管变化（如淤血）。④可能存在胰岛细胞凋亡或坏死。

【鉴别诊断】

1）炎症细胞浸润（infiltrate, inflammatory cell）：①少数胰岛中存在少量炎症细胞，单形核细胞最常见。②无组织损伤。

2）淋巴瘤（lymphoma）：①胰岛被肿瘤性淋巴细胞浸润并取代。②其他实质和淋巴器官（如脾和淋巴结）常受累及。

【备注】　胰岛炎在 BB Wistar 大鼠和非肥胖糖尿病小鼠中都有报道。两种动物都用于青少年发病型糖尿病（1 型糖尿病）的模型。1 型糖尿病早期就有胰岛炎，可能代表免疫介导的炎症。成年发病型糖尿病（2 型糖尿病）胰岛中巨噬细胞数量可能增加，巨噬细胞释放炎症细胞因子促进胰岛细胞变性。

【参考文献】　Chou et al., 2013; Ehses et al., 2007; Frith et al., 2000; Greaves, 2012b; Mense and Rosol, 2018a; Rosol et al., 2013。

11. 胰腺内分泌部胰岛肝细胞化生（N）（metaplasia, hepatocyte [N] pancreas, endocrine）（图 7.147）

【种属】　小鼠、大鼠。

【发病机制/细胞来源】　胰岛周围外分泌部细胞向肝细胞样细胞化生。

【诊断特征】　①胰岛外周可见肝细胞样细

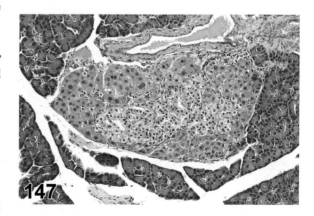

图 7.147

大鼠胰腺内分泌部，胰岛肝细胞化生

胞。② 最常见的是胰岛外围的一层或几层，但也可能表现为局灶性巢状或占据整个胰岛。③ 可能涉及单个或多个胰岛。

【备注】　"胰腺肝细胞"可以自发发生，也可以由某些化学物质诱导，特别是过氧化物酶体增殖剂、缺乏甲基的饮食和铜消耗 / 补充。

【参考文献】　Armocida et al., 1994; Frith et al., 2000; Greaves, 2012b; Riley et al., 1990b; Yamakawa et al., 1995。

12. 胰腺内分泌部胰岛单个细胞坏死（N）（necrosis, single cell [N] pancreas, endocrine）（图 7.148）

【种属】　小鼠、大鼠。

【同义词】　Single cell necrosis; cell death; oncotic cell death; oncotic necrosis。

【发病机制 / 细胞来源】　坏死是不受调控的、不依赖能量的、被动性细胞死亡。坏死的机制涉及膜功能和膜完整性损害、钙失调及无法逆转的线粒体功能障碍。坏死细胞的胞质内容物释放到周围间质中，从而引发炎症反应。

【诊断特征】　① 肿胀、弱嗜酸性胰岛细胞。② 核碎裂、核溶解或核固缩。③ 可以观察到空泡化。④ 可以是局灶性（单个胰岛）、多灶性（多个胰岛）和弥漫性（所有胰岛）。⑤ 可存在炎症细胞浸润。⑥ 同一个胰岛可同时发生单个细胞坏死和细胞凋亡。

【鉴别诊断】　胰岛细胞凋亡（apoptosis, islet cell）：① 细胞质浓缩，嗜酸性增强。② 染色质凝聚和核固缩或核碎裂。③ 具有完整质膜的小圆形细胞起泡和碎片（凋亡小体）。④ 无炎症反应。

【备注】　某些化学物质可以诱导坏死，包括链脲佐菌素、四氧嘧啶和环孢素 A。化学诱导的胰岛细胞坏死的早期变化包括胰岛细胞的显著空泡变、肿胀和脱颗粒。由于胰岛内分泌细胞的更新缓慢，在大

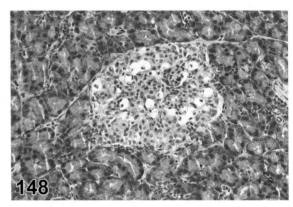

图 7.148

大鼠胰腺内分泌部，胰岛坏死

鼠和小鼠罕见自发性单个细胞坏死。在糖尿病小鼠和大鼠中可以见到，主要累及 β 细胞。如果坏死和凋亡同时发生，则可以使用组合术语。

【参考文献】　Chandra et al., 2013; Elmore et al., 2016; Galluzzi et al., 2012; Kroemer et al., 2009。

13. 胰腺内分泌部胰岛色素（N）（pigment, islet [N] pancreas, endocrine）（图 7.149）

【种属】　小鼠、大鼠。

【发病机制 / 细胞来源】　细胞或红细胞（血红蛋白）分解或细胞膜脂质过氧化产生的有色物质蓄积。

【诊断特征】　① 各种类型的色素，如铁或脂褐素，可在胰岛细胞内或细胞之间蓄积。② 最常见棕色颗粒色素。③ 色素可能 PAS 染色呈阳性，偶见抗酸染色阳性。④ 铁采用普鲁士蓝染色呈阳性。

【备注】　老龄化大小鼠的胰岛内分泌细胞中常观察到棕色色素。最常见的色素是含铁血黄素和脂褐素。含有含铁血黄素的巨噬细胞是陈旧性出血的残

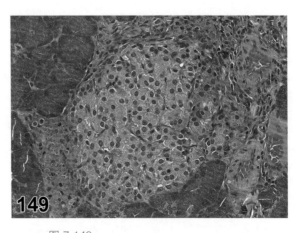

图 7.149

大鼠胰腺内分泌部，胰岛色素

余物。脂褐素（源自细胞膜）可以作为细胞更新或死亡增加的标志。

【参考文献】　　Boorman and Sills, 1999; Frith et al., 2000; Greaves, 2012b; Imaoka et al., 2009; Imaoka et al., 2007。

14. 胰腺内分泌部胰岛细胞空泡化（N）(vacuolation, islet cell [N] pancreas, endocrine)（图7.150）

【种属】　　小鼠、大鼠。

【发病机制 / 细胞来源】　　β 细胞变性。

【诊断特征】　　① 胞质内大空泡。② H&E 染色空泡通常是透明的。③ 空泡可能含有糖原，糖原PAS 染色阳性且对淀粉酶敏感。

【备注】　　在化学诱导的毒性损伤（如钙调磷酸酶抑制剂）或糖尿病中可以观察到空泡变性。一些诱发实验性糖尿病的药物（如链脲佐菌素、赛庚啶和赛克力嗪）及具有不同药理作用的化合物可引起 β 细胞弥漫性空泡变。空泡化也可能是与化学暴露无关的非特异性结果，代表糖原蓄积、糖尿病发展过程中的自发性水样变性，甚至是固定造成的人工假象。

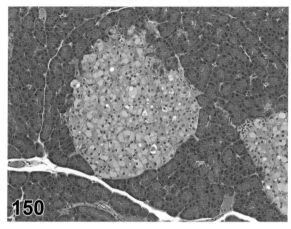

图 7.150

大鼠胰腺内分泌部，胰岛空泡化

【参考文献】　　Chandra et al., 2013; Frith et al., 2000; Gopinath and Mowat, 2014; Greaves, 2012b; Mense and Rosol, 2018a; Nugent et al., 2008; Rosol et al., 2013。

（二）增生性病变

1. 胰腺内分泌部胰岛细胞增生（H）(hyperplasia, islet cell [H] pancreas, endocrine)（图7.151）

【种属】　　小鼠、大鼠。

【修饰语】　　细长型或不规则型胰岛；局灶性（单个胰岛）；多灶性（多个胰岛）；弥漫性（大多数胰岛）。

【发病机制 / 细胞来源】　　胰岛细胞，α 或 β 细胞常见。

【诊断特征】　　① 随着胰岛细胞数量的增加，增生性胰岛的大小也随之增加。② 增生通常是多灶性或弥漫性的，不同的胰岛增生程度不同。③ 增生性胰岛可呈圆形或不规则形。④ α 和 β 细胞（或其他胰岛细胞类型）的比例与正常胰岛不同。⑤ 两个或多个较小的胰岛可能会融合。⑥ 周围的腺泡没有受压迫，也无包膜。⑦ 细胞通常是多角形的，在某些

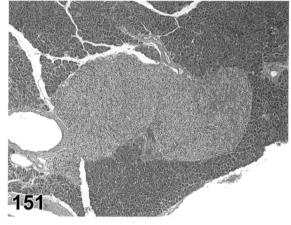

图 7.151

大鼠胰腺内分泌部，胰岛增生

情况下是细长的或肥大的。⑧ 与正常胰岛细胞相比，没有着色差异。⑨ 有丝分裂活性低，无细胞异型性。⑩ 少量的纤维血管基质可能分隔细胞团。⑪ 增生的胰岛罕见巨噬细胞和炎症细胞。⑫ 小鼠增生的胰岛中可能存在扩张的血管间隙和（或）中央囊腔。⑬ 一些胰岛呈细长形。

【鉴别诊断】　　胰岛细胞腺瘤（adenoma, islet cell）：① 周围组织受压迫和（或）包膜形成。② 生长模式与增生的胰岛不同，胰岛肿瘤细胞呈片状、巢状、条索状或带状生长。③ 肿瘤细胞可能比增生性胰岛细胞更大或更小，或者更暗或更淡染。

【备注】 α 和 β 细胞的增生都会破坏胰岛细胞的正常比例和模式。β 细胞通常位于胰岛的中央，小的 α 细胞位于边缘。雄性大鼠胰岛增生的发生率高于雌性大鼠，自由进食的大鼠胰岛增生的发生率也较高。胰岛形态计量及大小和形状的统计分析可用于设置诊断增生的阈值。胰岛的大小已被用作诊断标准。例如，直径在 350 ~ 700 μm 之间的胰岛被诊断为局灶性增生，直径大于 700 μm 的胰岛被诊断为腺瘤。但是，单个胰岛的大小不应作为诊断腺瘤的唯一标准。

【参考文献】 Boorman and Sills, 1999; Botts et al., 1994; Capen et al., 2001; Frith and Sheldon, 1996; Frith and Ward, 1988b; Greaves, 2012b; Heath, 1996c; Koivisto et al., 2012; Longnecker and Millar, 1990; Mense and Rosol, 2018a; Reaven and Reaven, 1981; Rosol et al., 2013; Steiner et al., 2010; Stromberg et al., 1983; Zwicker and Eyster, 1993。

2. 胰腺内分泌部胰岛细胞腺瘤（B）（adenoma, islet cell [B] pancreas, endocrine）（图 7.152，图 7.153）

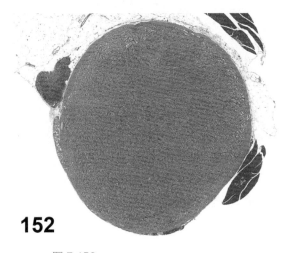

图 7.152

大鼠胰腺内分泌部，胰岛腺瘤

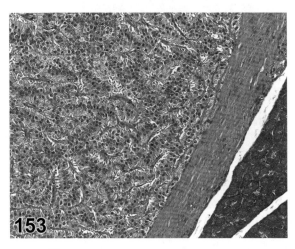

图 7.153

大鼠胰腺内分泌部，胰岛腺瘤，伴有纤维包膜

【种属】 小鼠、大鼠。

【同义词】 Adenoma, endocrine pancreas; tumor, islet cell, benign; insulinoma, benign。

【发病机制/细胞来源】 胰岛细胞，通常是 β 细胞。

【诊断特征】 ① 一个边界清楚的结节，压迫周围的腺泡组织。② 包膜化程度不一，包膜内可见少量肿瘤细胞。③ 肿瘤呈膨胀性生长，但在无包膜肿瘤中，可能会发生肿瘤局灶性突入周围外分泌组织中。④ 可有多种生长模式，包括片状、巢状、索条状和带状，偶尔沿着小血管呈栅栏状。⑤ 肿瘤细胞的细胞质通常淡染或弱嗜酸性。⑥ 肿瘤细胞分化好，大小一致，但可能会发生变异，尤其是在小鼠中。⑦ 可出现核巨大。⑧ 有丝分裂象不常见。⑨ 少量腺泡细胞会萎缩，肿瘤内偶尔发现肥大细胞。⑩ 纤维间质多少不一。⑪ 血管可能很明显。⑫ 可能有血管扩张或出血。⑬ 无周围组织侵袭和远处转移。

【鉴别诊断】

1）胰岛细胞增生（hyperplasia, islet cell）：① 无腺泡组织受压，也无包膜形成。② 胰岛结构保持完整。③ 无血管增多，但会发生血管扩张。④ 通常呈多灶性分布。

2）胰岛细胞癌（carcinoma, islet cell）：① 局部浸润包膜和腺泡组织，通常伴有增生的纤维血管间质。② 可能存在转移。③ 常见细胞间变、细胞和核多形性和（或）有丝分裂象。

【备注】 自发性胰岛细胞腺瘤在小鼠中很少见。免疫组织化学染色发现，大多数胰岛细胞肿瘤会产生胰岛素，但与犬和人胰岛素瘤常见的并发症相比，大鼠或小鼠不会发生低血糖。含有生长抑素、胰高血糖素或胰多肽的胰岛细胞在整个肿瘤中通常随机分布（如免疫组织化学所示）。胰岛的大小过去曾被用作诊断标准。直径在 350 ～ 700 μm 之间的胰岛被诊断为局灶性增生，直径大于 700 μm 的胰岛被诊断为腺瘤。然而，单个胰岛的大小不应该被用作腺瘤的唯一诊断特征。胰腺 β 细胞中的 *Men1* 基因被特异性破坏的基因敲除小鼠在 6 月龄时发生多发性胰岛细胞腺瘤（Bertolino et al., 2003）。

【参考文献】　　Bertolino et al., 2003; Boorman and Sills, 1999; Botts et al., 1994; Capen et al., 2001; Crabtree et al., 2001; Crabtree et al., 2003; Dillberger, 1994; Frith and Sheldon, 1996; Frith and Ward, 1988a; Greaves, 2012b; Heath, 1996c; Koivisto et al., 2012; Longnecker and Millar, 1990; Mense and Rosol, 2018a; Reaven and Reaven, 1981; Rosol et al., 2013; Spencer et al., 1986; Stromberg et al., 1983。

3. 胰腺内分泌部腺泡 – 胰岛细胞腺瘤（B）(adenoma, acinar–islet cell [B] pancreas, endocrine)（图 7.154，图 7.155）

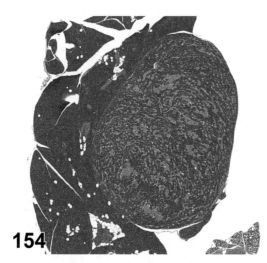

图 7.154

大鼠胰腺内分泌部，腺泡 – 胰岛细胞腺瘤

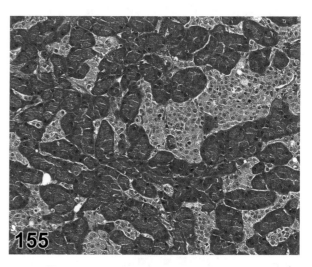

图 7.155

大鼠胰腺内分泌部，腺泡 – 胰岛细胞腺瘤

【种属】　　小鼠、大鼠。

【同义词】　　Mixed acinar–islet cell tumor, benign; mixed pancreatic tumor, benign。

【发病机制 / 细胞来源】　　能分化为内分泌部细胞、腺泡细胞和导管细胞的胰腺多能细胞。

【诊断特征】　　① 边界清楚的孤立性结节，压迫邻近组织。② 肿瘤细胞群由内分泌部和外分泌部细胞组成，有时数量几乎相等。③ 可能有包膜。④ 肿瘤呈膨胀性生长，边界通常清楚。⑤ 两种细胞类型都可能表现出轻度异型性，有丝分裂活性增加。⑥ 腺泡细胞的异型性通常更为明显。

【鉴别诊断】　　胰岛细胞腺瘤（adenoma, islet cell）：① 肿瘤中几乎没有或少有外分泌部细胞。② 掺入肿瘤的外分泌部细胞没有细胞异型性，但偶尔会肥大或萎缩。

【参考文献】　　Boorman and Sills, 1999; Botts et al., 1994; Heath, 1996c; Mense and Rosol, 2018a; Riley et al., 1990a; Riley et al., 1990b; Rosol et al., 2013。

4. 胰腺内分泌部胰岛细胞癌（M）(carcinoma, islet cell [M] pancreas, endocrine)（图 7.156，图 7.157）

【种属】　　小鼠、大鼠。

【同义词】　　Adenocarcinoma, endocrine pancreas; tumor, islet cell, malignant; insulinoma, malignant。

【发病机制 / 细胞来源】　　胰岛细胞，通常为 β 细胞。

【诊断特征】　　① 肉眼可见棕褐色至红色结节。② 局部侵袭包膜或邻近腺泡组织，通常伴有增生的纤维血管间质。③ 细胞从分化好到多形性和间变性不等。④ 生长模式包括片状、巢状、条索状和带状。⑤ 可有纤维包膜。⑥ 细胞质淡染至嗜酸性，具有泡状核和明显的核仁。⑦ 有丝分裂象多见。⑧ 可发生

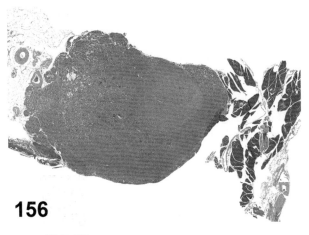

图 7.156

大鼠胰腺内分泌部，胰岛细胞癌

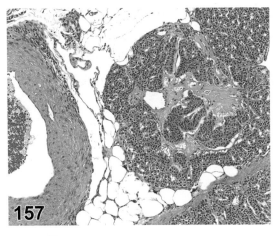

图 7.157

大鼠胰腺内分泌部，胰岛细胞癌

转移，尤其是肝转移。

【鉴别诊断】 胰岛细胞腺瘤（adenoma, islet cell）：① 无局部浸润或转移。② 肿瘤细胞分化好。③ 有丝分裂象不常见。

【备注】 ① 自发性胰岛细胞癌在小鼠中罕见，但小鼠恶性肿瘤的组织学特征比大鼠更为明显。② 免疫组织化学染色证实，大多数胰岛细胞肿瘤会产生胰岛素，但与犬和人类的胰岛素瘤常见的并发症相比，大鼠或小鼠不易发生低血糖。

【参考文献】 Boorman and Sills, 1999; Botts et al., 1994; Capen et al., 2001; Dillberger, 1994; Frith and Sheldon, 1996; Frith and Ward, 1988a; Greaves, 2012b; Heath, 1996c; Imazawa et al., 2001; Koivisto et al., 2012; Longnecker and Millar, 1990; Mense and Rosol, 2018a; Reaven and Reaven, 1981; Rosol et al., 2013; Spencer et al., 1986; Stromberg et al., 1983。

5. 胰腺内分泌部腺泡 – 胰岛细胞癌（M）（carcinoma, acinar–islet cell [M] pancreas, endocrine）

【种属】 小鼠、大鼠。

【同义词】 Mixed exocrine–endocrine carcinoma。

【发病机制 / 细胞来源】 能分化为内分泌部细胞、腺泡细胞和导管细胞的胰腺多能细胞。

【诊断特征】 ① 肿瘤细胞群由内分泌部细胞和外分泌部细胞组成，有时数量几乎相等。② 可有包膜。③ 内分泌部细胞对包膜有局部侵袭。④ 两种细胞类型都可能表现出异型性和有丝分裂活动增多。⑤ 腺泡细胞的异型性通常更为明显。⑥ 可能发生转移，尤其是肝转移。

【鉴别诊断】

1）胰岛细胞腺瘤（adenoma, islet cell）：① 无局部侵袭或转移。② 有丝分裂象不常见。③ 外分泌部细胞数量少。④ 掺入肿瘤的外分泌部细胞群没有细胞异型性，但偶尔会肥大或萎缩。

2）腺泡 – 胰岛细胞腺瘤（adenoma, acinar–islet cell）：无局部侵袭或转移。

【备注】 这种肿瘤罕见，目前在大鼠仅有一例报道。

【参考文献】 Boorman and Eustis, 1990; Boorman and Sills, 1999; Botts et al., 1994; Capella et al., 2004; Heath, 1996c; Riley et al., 1990a; Riley et al., 1990b。

致谢

照片由团队成员和以下博士友情提供：Jonathan Carter（科文斯，英国哈罗盖特）、Christopher

Gray（科文斯，英国哈罗盖特）、Michael Elwell（科文斯，弗吉尼亚州尚蒂伊）、Kathrine Heider（EPC，瑞士）、Ron Herbert（国家环境健康与安全研究所，美国北卡罗来纳州罗利）、Hijiri Iwata（LunaPath LLC，日本滨松）、Virginie Piccicuto（科文斯，英国哈罗盖特）、Graham Ince（科文斯，英国哈罗盖特）、Claudio Petterino（查尔斯河，英国爱丁堡）和 Jerrold Ward（全球兽医病理，美国马里兰州蒙哥马利村）。

参考文献（二维码）

宋向荣　章根木　吴国峰　姚宝玉　尹纪业　刘克剑　郭菀芊　宁钧宇　张连珊　译
王和枚　胡春燕　邱　爽　陈　珂　王　莉　王浩安　崔　伟　杜　牧　张慧铭　校

8 大鼠与小鼠特殊感觉器官 [视觉（眼和附属腺）、嗅觉和听觉] 非增生性和增生性病变

MEG FERRELL RAMOS[1, a*](CO-CHAIR), JULIA BAKER(CO-CHAIR)[2, a], ELKE-ASTRID ATZPODIEN[3, a], UTE BACH[4, a], JACQUELINE BRASSARD[5, a], JAMES CARTWRIGHT[6, a], CYNTHIA FARMAN[7, a], CINDY FISHMAN[8, a, b], MATT JACOBSEN[6, a], URSULA JUNKER–WALKER[9, d], FRIEKE KUPER[10, c], MARIA CECILIA REY MORENO[11, b], SUSANNE RITTINGHAUSEN[12, c], KEN SCHAFER[13, a, d], KOHJI TANAKA[14, a], LEANDRO TEIXEIRA[15, a], KATSUHIKO YOSHIZAWA[16, a], HUI ZHANG[17, a]

[a]Member of eye subgroup

[b]Member of glands of the eye subgroup

[c]Member of olfactory subgroup

[d]Member of otic subgroup

[1]AbbVie, Inc., North Chicago, IL, USA

[2]Charles River Laboratories, Inc., Frederick, MD, USA

[3]F. Hoffman-La Roche Ltd., Basle, Switzerland

[4]Bayer AG, Wuppertal, Germany

[5]Tustin, CA, USA

[6]AstraZeneca, UK

[7]Farman Pathology, Reno, NV, USA

[8]GlaxoSmithKline, King of Prussia, PA, USA

[9]Novartis, Basel, Switzerland

[10]Retired; formerly The Netherlands Organization for Applied Scientific Research (TNO), Zeist, the Netherlands

[11]BASF SE, Ludwigshafen, Germany

[12]Fraunhofer Institute, Hannover, Germany

[13]Vet Path Services, Inc., Mason, OH, USA

[14]Nippon Boehringer Ingelheim, Japan

[15]University of Wisconsin-Madison, WI, USA

[16]Mukogawa Women's University, Hyogo, Osaka, Japan

[17]Lund, Sweden

* 通信作者：Meg Ferrell Ramos, DVM, PhD, AbbVie, Inc., 1 North Waukegan Rd, North Chicago, IL 60064, USA

e–mail: margaret.ramos@abbvie.com

一、引言

大鼠和小鼠国际通用毒性病理术语及诊断标准（INHAND）（www.toxpath.org/inhand.asp）项目是欧洲毒性病理学会（ESTP）、英国毒性病理学会（BSTP）、日本毒性病理学会（JSTP）和美国毒性病理学会（STP）联合发起，旨在制定实验动物非增生性和增生性病变一套国际公认的术语。本文的撰写目的是提供一套标准化术语，用于分类实验啮齿动物的特殊感觉器官（视觉、听觉和嗅觉）所见的增生性和非增生性病变。本文提出的标准化术语也可以从 goRENI 网站（www.goreni.org）获取电子版。

本文涵盖视觉、嗅觉和听觉系统。视觉系统分为眼和眼附属腺。本文术语的诊断标准通常是标准H&E 染色的石蜡切片中所见特征。首选的非增生性和增生性病变的术语按每个组织展示，包括自发性病变和老龄性病变（如适用），以及受试物暴露所诱导的病变。虽然有些诊断也列出其他术语，但这些术语可能不适用于毒性试验中的组织学诊断（如缺损和粘连）。本文推荐的术语通常为描述性而非诊断性。

二、大鼠和小鼠眼的非增生性和增生性病变

（一）眼的组织学处理

在非临床重复给药的毒性试验和致癌试验中，眼和视神经被包括在美国毒性病理学会推荐的组织学检查核心列表中。

对于常规啮齿动物毒性试验，理想的眼切片是上－下矢状切面，穿过视神经乳头，正确的方向且无人工假象。角膜应无裂隙或折叠，角膜内皮细胞不应呈空泡状。晶状体应避免碎裂或空泡化，并在眼球中保持上皮朝向角膜的方向。人为因素导致的视网膜脱离或空泡化是一个常见问题。评价感光细胞时切片厚度不能超过 5 μm。特殊的眼科试验可能需要不同的眼球组织切片方案，这取决于给药途径（全身、玻璃体内局部、眼球筋膜下）、受试物的性质（水溶液、黏性长效剂、缓释胶囊、干细胞、视网膜下器械）或异常的眼科检查结果。病理学家应参与制定最佳试验方案。

良好的眼切片起始于剖检。在摘除眼球时粗暴的操作可导致视网膜脱离和视神经的人工假象。视神经应在眼眶水平离断以最大化地保留可评价的神经组织。眼外组织，包括腺体，应在固定前从眼球上分出，这样可以优化固定，避免视网膜脱离。也为后续修块提供了更好的可视化标记。在固定前切开眼球会导致眼内压降低，因此造成视网膜结构的破坏。不推荐在眼球内注射固定剂，这对固定啮齿动物眼球是不必要的。固定后的眼球上很难看到标记，如果定位至关重要，可以考虑使用组织标记液或缝线来显示标记，或者在收集时标记 12 点钟位置。左眼和右眼应明确区分，以便将病理发现与临床表现相关联。

多种固定剂可选。灌注固定常常导致视网膜出现人为的空隙，浸泡固定可能是啮齿动物眼球更好的方法。要确保眼球尽可能迅速地浸入足量的固定剂中（至少是眼球体积的 10 倍），以防止视网膜自溶。在毒理学试验中经常使用 10% 福尔马林溶液浸泡固定，但视网膜的保存往往受到影响。

戴维森（Davidson）溶液比 10% 福尔马林溶液能更好地固定视网膜，但长时间浸泡会导致晶状体硬化、角膜开裂和角膜假性水肿等人工假象。啮齿动物的眼球应在戴维森溶液中浸泡 24 h（不超过48 h）。为获得最佳效果，在组织处理的过程中眼球应直接转移至乙醇中。如果预计修块时间有延迟（最多到 10 d），可考虑将眼球清洗和转移至乙醇中。但眼球长时间的归档保存需要转移到 10% 福尔马林溶液中。人工假象视神经空泡化与戴维森溶液固定相关，这归因于固定剂中的乙醇含量。因此，应收集一小块视神经组织单独放在 10% 福尔马林溶液中固定，以进行横截面检查。戴维森固定剂也适用于对多种抗原的免疫组织化学检测，且形态学优于福尔马林固定，但不适用于电子显微镜评价。如计划开展电子显微镜检查，使用含戊二醛的溶液（如 Karnovsky 溶液）固定更合适（Ramos et al., 2011）。为了提高固定效果，可将眼球先浸入固定剂中 2 h，使眼球初步变硬，然后在眼球的一侧切开一小口，再继

续浸泡 2 d。由于渗透压作用，这种固定剂可导致眼球变形，但通常使角膜、晶状体和视网膜有良好的形态学。可能发生的人工假象包括晶状体裂隙、角膜裂开和感光细胞空泡化。

眼球的修块需要非常锋利的刀片，并且应一刀完成切割；锯切动作会导致视网膜脱离。小鼠或幼龄大鼠的眼球，最好取整个眼球，用不易掉色的组织染料标记位置以帮助决定包埋的方向。成年大鼠的眼球可以先做偏离中心的前后纵切将眼球分为两半，然后在垂直于睫后长动脉处从半个眼球侧面切除圆顶（1 ～ 2 mm），再将眼球的切面朝下放入包埋盒中。如果在眼球组织进行处理之前已切了一个侧面圆顶，包埋时可能需要在眼球的对侧切一个小口，以防止包埋时产生气泡。还应注意确保在包埋时将晶状体压在包埋盒底部。采用添加了聚合物的低熔点石蜡可能得到更好的结果。

切片方面的人工假象可能与水浴时间过长或者水浴温度过高有关。采用带有正电荷的切片，或涂有多聚 –L– 赖氨酸的切片，或在水浴中添加明胶可提高切片的黏附性。在切片之前，晶状体可能需要软化，可将浸泡了醋酸或液体苯酚的纱布敷在蜡块表面几分钟。

（二）眼的正常解剖学和生理学

1. 眼睑

眼睑的组成为骨骼肌和结缔组织间质（睑板），外表面覆带毛发的皮肤，内衬球结膜。眼睑边缘有特殊的毛发（睫毛）和相关的皮脂腺腺体（睑缘腺，蔡斯腺）。另外，特化的皮脂腺睑板腺，有分泌孔沿眼睑内缘分布，为泪膜提供脂类成分。睑板腺的比较组织学已经被详细描述（Jester et al., 1981）。第三眼睑位于睑裂的鼻侧，其构成为纤维间质、透明软骨和外覆的结膜（Yoshitomi and Boorman, 1990）。睑结膜覆盖眼睑，球结膜覆盖眼巩膜。结膜由单层立方上皮和杯状细胞组成，覆盖在带有血管的结缔组织间质上。眼睑和结膜的大体及显微观察评价是眼局部给药刺激性 / 毒性试验的重要部分。

2. 前节

（1）角膜

坚韧的眼纤维膜由后部不透明的巩膜和前部透明的角膜组成。角膜为眼前部提供了结构的完整性，是透光和屈光的介质，以及抵抗感染的屏障。角膜呈球形，在大多数动物种属中，垂直距离比水平距离短。角膜的透明性与其结构独特性有关，包括无血管，上皮内无色素沉着，基质的分子排布，以及上皮细胞和角膜基质细胞内存在减少光散射的晶体蛋白。角膜和巩膜之间的圆形边界称为角膜缘。角膜缘内有成纤维细胞、单核细胞和朗格汉斯细胞。这里也是一个干细胞库，在细胞更新过程中或损伤后补充角膜上皮。角膜缘基质疏松，含有一个高度血管化的巩膜外动脉环，来源于睫前动脉的浅支（Ramos Attar et al., 2017）。角膜的代谢需求依靠这个环发出的小动脉及通过房水中营养物质的扩散来满足。毛细血管在折回前向前延伸至鲍曼膜（见下文），在少数情况下戛然而止于角膜周边的基质内。角膜的无血管特征是靠细胞因子抑制血管生成来维持。这些细胞因子包括血管内皮抑制素，血小板应答蛋白 1 和 2，血管内皮生长因子受体 1 和 3 抑制剂，以及组织的金属蛋白酶抑制剂，它们在角膜的存在被认为能防止角膜缘外血管的侵入（Cursiefen el al., 2006）。

与大多数动物种属一样，啮齿动物的角膜包含 5 层（从前到后）：非角化鳞状上皮、上皮基底膜、角膜基质、角膜后界层（德塞梅膜）和内皮。啮齿动物角膜中央较厚，边缘较薄（Henriksson et al., 2009）。文献中报道的相互矛盾的角膜值数据是与使用不同技术（活体与组织学方法）和使用的啮齿动物品系不同相关。光学低相干反射仪测得的中央角膜厚度（CCT）在小鼠（Balb/c）和大鼠（Wistar）分别约为 106 μm 和 159 μm（Schulz et al., 2003）。然而组织学报道的小鼠中央角膜厚度范围在 122 ～ 160 μm（Henriksson et al., 2009; Rodriguez–Ramos Fernandez and Dubielzig., 2013），头巾大鼠（Hooded rat）约在 250 μm（Massof and Chang, 1972）。

角膜上皮的功能是防止水分流失，提供屏障保护。在啮齿动物中，角膜上皮大约占角膜总厚度的 30%（包括人类在内的其他种属角膜上皮约占 10%）（Henriksson et al., 2009）。上皮细胞分为三层：

表层为扁平的非角化鳞状细胞，中层为多角形翼状细胞和底层为基底细胞。啮齿动物的角膜上皮经历出生后发育和细胞分化，在出生时有 1 ～ 2 层细胞，眼睑张开时有 4 ～ 5 层，成年时有 6 ～ 7 层（Chung et al., 1992）。也有资料显示，在中心角膜细胞层上限可接近 13 层（Henriksson et al., 2009）。在早期发育过程中，上皮细胞似乎起源于整个角膜的基底细胞（Chung et al., 1992; Zieske, 2004）。如同其他种属的动物，发育成熟后角膜的干细胞仅保留在角膜缘部位，持续作为上皮细胞的来源，在不停息的细胞更新过程中或在角膜损伤后提供新的细胞。角膜的健全和功能依赖于上皮干细胞的分裂，子细胞进入角膜后的扩增和向心迁移，以填充基底上皮（Secker and Daniels, 2009）。角膜细胞一边分化，一边向表层移动。首先形成的是基底上皮上多角形翼状细胞，然后形成表面扁平鳞状细胞，最终（通过眨眼诱导）从角膜表面脱落，进入泪膜。鳞状细胞有微绒毛，其功能是增加细胞表面积和促进泪液黏附（Secker and Daniels, 2009）。

基底细胞通过半桥粒固定在一薄基板，或基底膜上（Smith, Sundberg, and John, 2002a; Smith, Sundberg, John, 2002b）。鲍曼层是胶原纤维紧密交织形成的无细胞网状结构，与基底膜紧邻。在啮齿动物中，鲍曼层不发达，电子显微镜下明显但光镜下不易看见。用共聚焦显微镜还可观察到一层有细神经丛的无定形膜紧邻基底上皮（Kowalczuk et al., 2013）。无髓神经纤维遍布大鼠的角膜基质（Henriksson et al., 2009）。

角膜的透明度主要取决于角膜基质，一种胶原原纤维的细胞外基质（主要是 I 型和 V 型）的有序排列。角膜的基质中含有硫酸糖胺聚糖，对角膜的亲水性及胶原纤维空间构型的维持上起着主要作用。基质胶原原纤维被排列成正交的片层，从而最小化散射光线，建立透明角膜（Quantock and Young, 2008）。基质层的细胞外基质（extra cellular matrix, ECM）成分来自层内原纤维间的角膜细胞。这些细胞是改变了的成纤维细胞，含大量相互连接的片状伪足，与胶原束平行排列。这种与胶原一致的排列方式有利于光传输（Hassell and Birk, 2010）。角膜细胞含有能降低光散射的晶体蛋白（Quantock and Young, 2008）。在胚胎发育过程中，角膜中心较周边部位以更快的速度产生 ECM，有助于角膜弯曲。弯曲依靠角膜缘排列的环状胶原纤维来维持。角膜的屈光力取决于外表面半径的曲率，这弯曲形状将视觉图像聚焦在视轴上。

角膜基质向后相连德塞梅膜，这个特殊基底膜由角膜内皮分泌。德塞梅膜由胶原蛋白（IV 型、VIII 型、XVIII 型），层粘连蛋白及纤维连接蛋白，排列为高度有序的六边形阵列（Smith, Sundberg, and John, 2002a; Jun et al., 2006）。出生时德塞梅膜与角膜基质相连的前侧部分就已存在；出生后内皮细胞在生命过程中持续分泌基膜，因此随着年龄的增长而变厚。德塞梅膜渐止于小梁网的前面，但是在一些小鼠品系中表现为局灶性增厚，提示为 Schwalbe 线（Smith, Sundberg, and John, 2002a; Smit, Sundberg, John, 2002b）。内皮细胞（后上皮）为单层细胞，排列在角膜的后表层。角膜内皮细胞之间具有不完全的紧密连接，允许营养物质和其他分子从房水进入无血管的角膜基质。角膜光学透明性依靠泵 – 漏机制，即通过泵和胞饮泡主动输出液体和离子以保持角膜的相对脱水状态（基质消肿）（Bourne, 2003）。角膜内皮细胞的增殖持续到眼睑张开时才静止（Zieske, 2004）。在大鼠和兔已发现外周角膜／角膜缘中有内皮细胞储备，能够在损伤后补充角膜内皮（Bredow et al., 2014; Choi et al., 2015）。

（2）葡萄膜和虹膜角膜角

高度血管化的眼组织统称葡萄膜。后葡萄膜是脉络膜，前葡萄膜包括虹膜和睫状体。脉络膜和睫状体附着在巩膜的内表面，而虹膜则起源于睫状体的前部。虹膜向中央延伸，在晶状体前方形成一个圆周型膈膜，通过其肌肉的收缩和舒张来调节透光率，肌上皮细胞（交感神经支配）和平滑肌纤维（副交感神经支配）分别控制扩大和缩小。眼前节的免疫偏离（"豁免"）是通过血 – 眼屏障（blood–ocular barrier, BOB）建立的，包括血 – 房水屏障和血 – 视网膜屏障。在非灵长类哺乳动物中，血 – 房水屏障包括睫状突的非色素上皮间紧密连接，虹膜血管内皮细胞间紧密连接，以及房角房水丛（类似于灵长类动物的施莱姆管）的内壁内皮细胞（Coca–Prados, 2014）。血 – 视网膜屏障由视网膜循环的无孔毛细血管（血 – 视网膜内屏障）和视网膜色素上皮细胞之间的紧密连接（血 – 视网膜外屏障）共同组成，阻止大分子从脉络膜毛细血管进入视网膜。

（3）虹膜

虹膜起源于睫状体的前部。它将前房与后房分隔，允许房水通过瞳孔相通。虹膜分为前缘层、虹膜基质和括约肌内层，以及与睫状体上皮连续的后色素上皮层（Ramos, Attar et al., 2017; Samuelson, 2007）。前缘层是由成纤维细胞和黑色素细胞组成的不连续带。虹膜基质由排列稀疏的胶原原纤维、成纤维细胞、平滑肌细胞及神经纤维和血管网组成。虹膜的平滑肌控制瞳孔的直径。瞳孔括约肌由环绕瞳孔的平滑肌束组成，受副交感神经支配，控制瞳孔收缩。瞳孔开大肌由肌上皮细胞组成，在虹膜后基质中以放射状排列，从虹膜括约肌延伸至虹膜周边，受交感神经支配，控制瞳孔扩大。瞳孔大小和形状与动物种属和收缩状态相关，啮齿动物的瞳孔一般呈圆形。虹膜的主要动脉环为睫前动脉和睫后长动脉的吻合（Riordan-Eva, 2011）。虹膜基质的血管相对较厚，无论瞳孔收缩或扩张时都能保证血液持续地流动（Barskey, 2006）。固有巨噬细胞和树突状细胞赋予眼前节组织免疫豁免，通过调节炎症反应和建立偏离的免疫反应（前房相关免疫偏离；anterior chamber–associated immune deviation, ACAID），而不刺激 T 细胞引发迟发型超敏反应或补体结合抗体。偏离的 T 细胞反应、血 – 房水屏障和房水中的免疫抑制因子共同促生了一个微环境，最大限度地减少炎症来保护视轴，避免对精细的眼部结构有潜在性损伤（Streilein, 2003; Taylor, 2009; Taylor and Kaplan, 2010）。虹膜的颜色取决于黑色素的类型和密度，血管化的程度，以及基质胶原纤维对入射光的反向散射。后者可解释白化啮齿动物的虹膜颜色为蓝粉色的原因（Wilkerson et al., 1996）。虹膜色素沉着限制通过瞳孔光的传输，从而对视网膜具有保护作用。

（4）睫状体

睫状体形成了眼血管层（葡萄膜）的中间部分，位于脉络膜和虹膜之间。睫状体由平滑肌、基质、血管和上皮组成。外表面由睫状肌内、外叶组成，构成一个间隙为睫状巩膜窦。从内表面外伸的睫状突被两层并列的上皮覆盖。外层为一层低立方状色素上皮（白化的种属为无色素上皮），与基质相邻并与视网膜色素上皮相连续。内层为柱状无色素上皮，与视网膜相连续。睫状突是房水生成的部位，由睫状体上皮和血管产生。房水被分泌进入后房，流经瞳孔到达前房，通过虹膜前基部的虹膜角膜角（iridocorneal angle, ICA）排出眼外。

睫状突上皮也分泌透明质酸，为玻璃体的主要成分（Teixeira and Dubielzig, 2013a; Teixeira and Dubielzig, 2013b）。睫状体和睫状突环绕着晶状体的冠状赤道，为睫状（晶状体）小带提供附着基部。睫状体内平滑肌的相对张力控制晶状体的视力调节，视力可从睫状体内平滑肌的相对数量来反映。缺少睫状体平滑肌的啮齿动物视力不佳。

（5）虹膜角膜角 / 小梁网

虹膜角膜角（iridocorneal angle, ICA）是由虹膜基部和角膜 – 巩膜膜组成，是房水流出的装置，在维持眼内压（intraocular pressure, IOP）方面起着关键作用。虹膜角膜角位于前房（角膜缘）的周围，延伸进入睫状体前部形成一个称为睫状巩膜窦的隐窝（在灵长类中称为韦塔纳间隙，Spaces of Fontana）。宽厚的梳状韧带（虹膜突或柱）横跨睫状巩膜窦，从角膜巩膜交界延伸至虹膜根部。小梁网（trabecular meshwork, TM）位于梳状韧带后方的睫状巩膜窦内，由条状或片状胶原蛋白和弹性蛋白纵横交错组成，看似睫状体肌肉的腱向前延伸。小梁网表面覆盖一种独特的小梁细胞，类似内皮细胞，与角膜的内皮细胞及下游的集合管相连（Samuelson, 2007）。

小梁网被细分为三层（按房水流过的顺序），分别为色素网（uveal meshwork, USM）、角巩膜网（corneoscleral meshwork, CSM）和管旁网或筛状网（juxtacanalicular, or cribriform meshwork, JCM）。相应的梁内间隙逐渐变窄，导致房水流经小梁网和流出筛状网时阻力不断增加。房水流出筛状网，流入收集小管（施莱姆管，啮齿动物与人类相似）（Lei et al., 2011; Morrison et al., 1995）。经巩膜间通道，从巩膜外静脉和结膜静脉流出眼球。房水的生理作用在各种属类似，但其动力学因解剖结构的差异而有不同。

在哺乳动物种属间，虹膜角膜角、睫状体和睫状突间的结构差异与眼球的大小、眼睛的功能及视觉（晶状体）调节的局限性有关。实验用啮齿动物是夜行性的哺乳动物，它们有相对大的眼球和平滑肌稀少的小睫状体，因此晶状体的调节力有限。睫状体内叶（也称为内基膜）由纤维构成，从虹膜根部延伸到网膜睫缘。睫状体外叶由平滑肌组成，贴压着巩膜从角膜巩膜交界向后延伸至网膜睫缘。睫状巩膜窦有 1 ~ 2 排短细的梳状韧带，与窦平行排列 2 ~ 3 层的小梁网。啮齿动物的睫状突明显且数量多，前房更大是一特点。睫状体的血液供应来自两条睫后长动脉（Riordan-Eva，2011）。睫状体内的毛细血管呈同心圆排列。与其他房水产生丰富的动物种类比较，啮齿动物的睫状体毛细血管发育程度较低（Ramos，Attar et al.，2017）。

（6）脉络膜

脉络膜是位于巩膜和视网膜之间的血管和结缔组织层。脉络膜起源于睫后短动脉（Riordan-Eva，2011）。脉络膜主要通过位于布鲁赫膜（Bruch's membrane）后面纵横相连的脉络膜毛细血管层供给视网膜的代谢需求。布鲁赫膜有五层结构，中间一层由弹性蛋白组成，两面各有一层胶原蛋白，夹在视网膜色素上皮基底膜和脉络膜毛细血管层基底膜之间。布鲁赫膜选择性地过滤大分子穿过视网膜和脉络膜毛细血管层。毛细血管是一层有孔内皮，大分子可通过小孔漏入脉络膜的细胞外间隙。外层脉络膜主要由静脉丛组成。中等大小的吻合血管和黑色素细胞（含色素的巨噬细胞）位于静脉丛和脉络膜毛细血管层之间，这层有色网状结缔组织网可吸收多余的散射光（Ramos Attar et al.，2017）。

（7）晶状体

脊椎动物的晶状体是一个晶状的极化的球形结构，在紧邻玻璃体前方的后房内。晶状体被睫状小带悬吊在虹膜后方，这种环状悬韧带由精细的纤维构成。在啮齿动物中，这些纤维黏附于晶状体囊上，将晶状体与睫状体连接起来（Shi et al.，2013a）。晶状体与角膜一同发挥光线折射和视力调节的作用。睫状体内肌肉收缩或松弛所产生的力量由睫状小带传递至晶状体，这种力量可依据物体的距离来调节视力。啮齿动物的晶状体是圆形的（区别于灵长类动物、犬和兔的双凸形），约占眼内空间的75%（Ramos，Attar et al.，2017）。啮齿动物的睫状体不发达，仅允许局限性地收缩和晶状体调节。

晶状体由两种类型的细胞组成。晶状体上皮细胞在前表面形成单层细胞鞘，并分泌细胞外蛋白基质形成晶状体囊包裹细胞。后晶状体纤维为细长、透明、完全分化的细胞，来源于祖上皮细胞。细胞的增殖仅限于位于晶状体赤道（核弓）上方生发层的祖上皮细胞。在成纤维细胞生长因子的影响下，子代细胞向后迁移或转移到赤道，在此分化为纤维细胞。分化过程中，细胞进行双向伸长并产生大量的晶体蛋白。这些蛋白在复杂的细胞基质中沿着细丝排列构成纤维细胞骨架（Zampighi et al.，2011）。

晶体蛋白在保持晶状体透明度和屈光性方面起着关键作用。晶状体的损伤可能使晶体蛋白形成不溶性聚合物，导致晶体混浊（与检眼镜所观察到的白内障相关），阻碍光的透射并使视力模糊。随着细胞伸长，纤维变得凸出，顶端向前极移动。随着更多的纤维继续逐层加入晶状体，晶状体的尺寸和重量也随之增加。较老的纤维（初级纤维）形成晶状体的胚胎核，而较新的纤维（次级纤维）则形成晶状体的外层。晶状体纤维随后经历包括胞核消失在内的细胞器降解（Dawes et al.，2014；Song et al.，2014）。

3. 后节

（1）玻璃体

玻璃体是一种半透明的凝胶状细胞外基质，占据眼的后部。玻璃体凝胶重量的95%以上为水，剩余重量由胶原蛋白和蛋白聚糖［透明质酸为主（hyaluronic acid，HA）］的结构成分组成（Crafoord et al.，2014）。玻璃体结构成分的相对组成有种属和年龄的差异。除了胶原蛋白和蛋白聚糖外，玻璃体的组分类似于房水，也由睫状突产生（Teixeira and Dubielzig，2013a），尽管其他眼部细胞（玻璃体细胞、米勒细胞、玻璃样血管细胞）的作用也有描述（kingston et al.，2014）。玻璃体中大部分可溶性蛋白来源于血浆，白蛋白和免疫球蛋白占玻璃体蛋白质含量的80%左右（Bishop，2014）。使用固定和染料注射的研究表明，人类、非人灵长类动物和兔及其他种属的玻璃体的结构都相似（Los，2008；Worst and

Los, 1992）。因此，玻璃体的一般性介绍适用于所有种属。

玻璃体的 V／XI 型胶原原纤维排列在中心，II 型（存在的主要胶原）包裹，IX 型覆盖外层（Bishop, 2014）。IX 型胶原的硫酸软骨素链形成桥梁，连接相邻原纤维以形成鞘，同时有助于防止聚集。亲水性透明质酸和其他蛋白聚糖（硫酸软骨素）的阵列散在地分布于胶原原纤维间，似乎可稳定原纤维支架和控制玻璃体凝胶的体积（Crafoord et al., 2014; Sebag, 1989）。玻璃体的胶原纤维与米勒细胞的脚板相连续，这些细胞被认为是玻璃体胶原的主要来源（Kingston et al., 2014）。胶原蛋白含量最高部位玻璃体为凝胶，凝胶状与液化的相对比例因种属而异。

玻璃体的重要功能：① 提供一种光学上的透明介质，光线通过该介质基本不被改变。大分子通过维系原纤维之间的空间构型保证这一关键功能。② 维持玻璃体腔和后腔的形状，以及眼球的整体形状。③ 维持晶状体和视网膜的正常位置。

玻璃体内两个基本区（皮质和髓质）的胶原蛋白和蛋白聚糖的差异分布导致密度的差异。皮质玻璃体占据外周部玻璃体并包裹核心（髓质玻璃体）。皮质玻璃体与髓质玻璃体相比，相对致密并呈纤维状。皮质玻璃体胶原原纤维和相关高聚合蛋白聚糖（主要是硫酸软骨素）的板层分布使其具有光滑透明膜的外观。虽然皮质玻璃体只占玻璃体总体积的 2%，但它是玻璃体的代谢中心。它含有的玻璃体细胞（详见下文）构成 90% 的皮质玻璃体细胞成分，余下的 10% 是纤维细胞和胶质细胞。玻璃体皮质从玻璃体基底向前方延伸形成玻璃体前皮质，向后方延伸则形成玻璃体后皮质。玻璃体通过玻璃体皮质与许多眼结构相连。玻璃体前皮质形成了后房的后界，在玻璃体腔与房水之间发挥生理交流的作用。玻璃体的前表面从睫状体的平坦部向前和向内侧延伸，接触晶状体的赤道后方。因此，玻璃体前皮质与睫状突和晶状体小带及晶状体囊后部相接触。玻璃体以环状方式附着于晶状体囊，形成魏格尔特（Wieger）韧带（Sebag, 1992）。在睫状体后部，玻璃体原纤维束附着于内界层（internal limiting laminae, ILL）（Balazs et al., 1964）。玻璃体胶原索插入神经胶质之间的间隙。皮质玻璃体牢固地附着在视盘和黄斑区（灵长类）的内界层，以及视网膜血管上。视网膜病变如新生血管形成或血管畸形发生在玻璃体附着于视网膜的区域。玻璃体分离可将牵引力传递至这些附着部位，导致玻璃体出血或视网膜撕裂。视网膜撕裂后持续性的玻璃体牵拉是导致视网膜脱离的一个重要因素。

玻璃体的主体部分由玻璃体核或髓质玻璃体构成。它本质上是无细胞的胶原蛋白和透明质酸（HA）混合物，随年龄、屈光度和眼睛状况的不同以凝胶或液体状态存在。玻璃体中无其他细胞和大颗粒对保持透明性很重要。在髓质玻璃体内，胶原原纤维通常沿前后方向排列。在前部这些原纤维与基部玻璃体的原纤维混合，在后部则嵌入玻璃体皮质层。

玻璃体的质地总体上随年龄而变化，这是由于凝胶状与液化玻璃体占比的不同。普遍认为，玻璃体胶原蛋白的更新缓慢，甚至可能不发生，玻璃体随着年龄的增长而液化。老化和液化与 IX 型胶原蛋白和硫酸软骨素链的缺失有关（Bishop, 2014）。然而，包括啮齿动物在内的许多动物，其玻璃体在整个生命过程中维持凝胶状态（Denlinger and Balaz, 2014）。玻璃体平均体积由高到低依次为：人 4.5 mL，犬 2.9 mL，食蟹猴 2.2 mL，兔 1.6 mL，大鼠 0.03 mL（30 μL），小鼠 0.01 mL（10 μL）（Ramos, Attar et al., 2017; Atsumi et al., 2013; Remtulla and Hallett, 1985; Sha and Kwong, 2006）。成熟动物的眼球，其玻璃体的体积相对固定和持久。在正常生理条件下，少数玻璃体细胞驻留在皮质玻璃体中，主要位于后部紧靠视网膜内表面（Halfter et al., 2014）。玻璃体细胞是吞噬细胞，呈卵圆形、梭形或星形，具有溶酶体、线粒体、核糖体和微小胞饮泡，且表面有许多微绒毛。当前的文献表明，玻璃体细胞在增殖膜（玻璃体纤维增生，玻璃体膜）的形成和收缩中起着至关重要的作用。增殖膜的形成和收缩是病眼对过表达生长因子的反应，见于增生性糖尿病视网膜病变（proliferative diabetic retinopathy, PDR）和增生性玻璃体视网膜病变（proliferative vitreoretinopathy, PVR）等眼病（Kita et al., 2014）。

玻璃体细胞表达单核/巨噬细胞等白细胞系特征性的表面抗原，包括 CD45（白细胞共同抗原）、CD64（Fc 受体 I）、CD11a（白细胞–功能抗原 1）和 MHC II 类抗原（Kita et al., 2014）。

玻璃体细胞也表达 F4/80，这是巨噬细胞常见的标志物。前房相关免疫偏离（anterior cavity–

associated immune deviation, ACAID）是由虹膜和睫状体内的 F4/80 抗原提呈细胞所致（Masli and Vega, 2011）。实验证据表明，玻璃体细胞在玻璃体中有类似的作用，赋予免疫偏离及调节抗原致迟发型超敏反应所引起的炎症（Kita et al., 2014; Sakamoto and Ishibashi, 2011）。在无炎症的眼中这被称为玻璃体腔相关免疫偏离（vitreous cavity–associated immune deviation, VCAID）。研究表明，眼睛发炎的小鼠和缺乏自然杀伤 T 细胞（免疫偏离的一个重要组成部分）的基因敲除小鼠丧失了这种免疫豁免功能（Sonoda et al., 2005）。

（2）视网膜（感觉部分视网膜）

眼是中枢神经系统的一个特殊延伸，用于感光和转换光信号为分级的电信号，从而实现视觉感知。视网膜是一个高度规整的多层复合体，由光敏神经元和整合及传输神经元构成，对视觉刺激进行初始处理（Rosolen et al., 2008）。视网膜位于眼后部，紧邻视网膜色素上皮（retinal pigment epithelium, RPE）内面，从视神经乳头至睫状体后方。平坦部为非感觉的视网膜色素上皮的延续，向前至睫状体锯齿缘，以单层结构（大多数动物种属）与睫状体及其附属器的上皮融合。在啮齿动物中，视网膜约占眼球周径的 175°（Hebel and Stromberg, 1976）。啮齿动物的视网膜与人类和许多脊椎动物的视网膜非常相似，在结构上分为 9 层（Ramos et al., 2011）。

1）感光细胞节

感光细胞分为视锥细胞和视杆细胞。感光细胞的胞核位于外核层（outer nuclear layer, ONL），树突面向视网膜色素上皮，形成感光细胞内节（photoreceptor inner segment, PIS）和外节（photoreceptor outer segment, POS）。内节含有大量线粒体和高尔基复合体，外节由层叠膜盘组成，其中含有视觉循环中使用的光敏色素（视杆细胞中的视紫红质和视锥细胞中的视蛋白）。外节被视网膜色素上皮的顶突包裹，有利于视网膜色素上皮对不断脱落的外节膜盘进行吞噬。

尽管视杆细胞在所有种属中占感光细胞的大多数，视锥细胞和视杆细胞的具体数量及其在视网膜内的空间排列具有明显的种属差异。大多数动物的视网膜上都有一个用以提高视力的视锥细胞高密度区，该区通常但并非总是位于视网膜中心水平的颞侧。视锥细胞聚集的区域依据其形状通常称为视网膜中央区或视带（visual streak）。在人类、非人灵长类动物和一些鸟类中，视锥细胞丰富的区域靠近视网膜中心，因其色素性外观而被称为黄斑。黄斑的中心是中央凹，这是一个以视锥细胞为主的无血管区，具有最强视力。啮齿动物没有这种视力特化区域，其视网膜中视锥细胞的比例也低得多（Zeiss, 2010）。

昼行性的啮齿动物有相对较高的视锥细胞数量（30% ～ 40%），夜行性的啮齿动物有稀少的视锥细胞（Bobu et al., 2008; Saïdi et al., 2011）。啮齿动物可能有蓝色、蓝 / 绿或绿 / 红杂合的视锥细胞，其分布区域在不同种属中有所差异（Peichl, 2005）。一些小鼠的颞侧（原文为腹侧，译者注）视网膜中以蓝色视锥细胞为主，但没有形成黄斑、中央凹、中央区或视带这类的特化区域。

2）外界膜

外界膜是米勒细胞和感光细胞之间的致密连接区。米勒细胞是视网膜的主要支持胶质细胞，其突起行走在视网膜的外界膜和内界膜之间。

3）外核层

感光细胞的核周质和胞核位于外核层（outer nuclear layer, ONL）。视杆细胞的胞核散在分布于外核层的全层，视锥细胞的胞核紧邻外界膜的内侧排列成一层。轴突向内延伸，在外网层与二级神经元的树突形成突触。

4）外网层

外网层（outer plexiform layer, OPL）包含感光细胞轴突终末与双极细胞树突的突触，可与多个受体形成突触关系。双极细胞通过内网层形成的突触将视觉信号上传至神经节细胞，水平细胞通过侧突触与视杆细胞和视锥细胞群形成连接。

5）内核层

二级神经元的细胞核（双极细胞、水平细胞、无长突细胞和网间细胞）和米勒细胞（视网膜胶质细胞）

位于内核层（inner nuclear layer, INL）（Wässle and Boycott, 1991; Masland, 2001; Boycott and Wässle, 1999）。双极细胞有两个突起，向内和向外延伸，分别连接神经节细胞和感光细胞。双极细胞接收来自视杆细胞（视杆双极细胞）或视锥细胞（视锥双极细胞）的突触输入，并将信号传递给神经节细胞。水平细胞数量少，通常位于内核层的外部。γ- 氨基丁酸能抑制性中间神经元帮助整合和调节来自多个感光细胞的输入，优化明暗光线条件下的视觉。无长突细胞数量多，通常位于内核层的内侧。它们也是抑制性中间神经元，与双极细胞和神经节细胞相互作用，调节神经冲动，使视网膜不同的功能区相互影响。米勒细胞是特化胶质细胞，为视网膜提供结构和功能支持。这些细胞通过摄取神经递质、清除细胞碎片和储存糖原获取能量来维持视网膜细胞外环境的稳定性。米勒细胞的细胞核位于内核层，它们的长突起在视网膜层呈放射状伸展，连接内界膜和外界膜（Jeon et al., 1998）。米勒细胞与视网膜血管周细胞有着紧密的空间关系，参与维持血 – 视网膜屏障。内核层的细胞可以通过特殊染色进行鉴定和量化。

6）内网层

双极细胞、无长突细胞和网间细胞之间的突触整合并优化来自内网层感光细胞的信号（Protti et al., 2005）。这些细胞的轴突依次与神经节细胞的树突形成突触。

7）神经节细胞层

神经节细胞的胞核和核周质位于视网膜内表面附近，形成神经节细胞层。神经节细胞（ganglion cell, GC）是三级神经元，接收二级神经元发出的整合视觉信号。神经节细胞的轴突形成视神经。星形胶质细胞和异位的无长突细胞也可出现在神经节细胞层。

8）神经纤维层

神经节细胞的轴突位于视网膜内表面的神经纤维层，在视盘汇聚形成视神经一同离开眼球。视觉冲动通过视神经传入大脑。纤维中散布着星形胶质细胞和其他视网膜胶质细胞。

9）内界膜

内界膜为一层基底膜，由米勒细胞的终末脚板分泌。它将米勒细胞（和视网膜）的基底和附着的玻璃体分离开。

感光视网膜从中央向周边厚度逐渐减少。大鼠视网膜中央区各层的厚度如下：28 ～ 30 μm（POS）、14 ～ 15 μm（PIS）、52 μm（ONL）、12 μm（OPL）和 28 ～ 29 μm（INL）（Hebel and Stromberg, 1976）。

（3）视神经

视神经（脑神经 Ⅱ）始于视盘（视乳头、视神经乳头），从眼球后部通向大脑。视神经主要由神经节细胞轴突组成，在视网膜内神经纤维层向后方向中心穿行，在视盘处汇合成束形成视神经。视盘中央区域凹陷（Kuhnt 半月），由视网膜内界膜增厚的部分支撑。神经节细胞轴突和轴突束在视盘表面被星形胶质细胞包围。神经经过巩膜管时，它穿过一个开放的网状结构，其胶原束网（或盘）与巩膜相连（称为筛板）。这种结缔组织网还含有弹性蛋白，为神经组织提供支持。大鼠和小鼠的筛板由疏松结缔组织构成，与其他种属实验动物相比不够明显（Greaves, 2000; Rubin, 1974）。包括啮齿动物在内的大多数动物种属，轴突在筛板远端有髓鞘，因此在眼底镜检查时，视盘与周围组织的界限不清晰，不呈白色外观。有色素大鼠视盘可能呈灰色。髓鞘由少突胶质细胞的细胞突起形成，在神经节细胞轴突周围形成髓鞘。视神经髓鞘用劳克坚牢蓝（Luxol fast blue, LFB）染色呈阳性。

视神经的球部（眶内视神经）从眼球到视孔（球后视神经）穿进视神经管，成为视孔和视交叉之间的颅内视神经。大鼠眼球到视交叉之间的视神经较长（11.7 ～ 12.3 mm），其大部分（3/4）位于眶内（Hebel and Stromberg, 1976）。视神经是大脑的延伸，由硬脑膜、蛛网膜和软脑膜包围，软脑膜紧包其外并发出间隔伸入神经。视神经通常含有少量的小胶质细胞，即神经系统的吞噬细胞。视神经的血液来源于位于视神经下方的眼内动脉。在啮齿动物中，眼动脉在眼球后三分叉，成为视网膜中央动脉，鼻侧和颞侧睫状后动脉，供血视网膜、前葡萄膜，以及视盘（Morrison et al., 1999）。从视盘中心发出 4 ～ 8

个微动脉和微静脉，彼此等距，一分为二地前伸（Rubin, 1974）。

（4）视网膜血液循环

啮齿动物的视网膜有两套血管系统，类似于人类和其他多种动物种属，啮齿动物的视网膜血管为全区血管化模式（完全血管化）。眼动脉通过视神经进入眼球，并形成数个分支，营养整个视网膜。视网膜血管在外网层和内网层之间形成多层网络，营养视网膜内层的细胞。视网膜后面的脉络膜血液系统通过扩散营养视网膜外层（特别是感光细胞）。眼静脉主要通过涡静脉和视网膜中央静脉回流。啮齿动物的视网膜血管结构很受关注，被作为研究血管生成和微血管病理学的模型（Stahl et al., 2010）。微血管病变和血管生成可以通过使用不同的成像技术在活体动物中进行观察（Ruggeri et al., 2007）。啮齿动物的视网膜血管还可从视网膜中分离出来，用于分析毛细血管病变（Agardh et al., 1997）。

（5）视网膜色素上皮

视网膜色素上皮（retinal pigment epithelium, RPE）是单层的非感觉性立方形细胞，位于视网膜外层。视网膜色素上皮和视网膜胚胎发育期起源于视泡的不同部分，二者被特化的细胞外基质连接，使视网膜色素上皮和 POS 能相互作用。视网膜的疾病或毒性损伤可引起视网膜和视网膜色素上皮之间的黏附力丧失，导致视网膜脱离和视网膜下腔形成（Mecklenburg and Schraermeyer, 2007）。病理性视网膜脱离须与人工假象鉴别，在眼组织制片过程中容易产生脱离人工假象。视网膜色素上皮在感光细胞的支持和活力方面发挥关键作用，其功能包括吸收散光，黏合感觉视网膜与脉络膜，分泌生长因子，维持感光细胞间基质（interphotoreceptor matrix, IPM），参与感光细胞膜转化和类视黄醇代谢（Bok, 1993; Marmor, 1998）。视网膜色素上皮细胞的顶部膜上有很多长微绒毛，环绕于感光细胞外节，有效地转化从感光细胞脱落的视盘。在老化的视网膜色素上皮中可以观察到聚集的包涵体（见下述的溶酶体积聚），其内含有感光细胞外节的膜盘。这种变化与 RPE 的退化相关，可发展到失明（Marmor, 1998）。视网膜色素上皮的基底膜有较大的内褶，并与布鲁赫膜相连。视网膜色素上皮之间的紧密连接是血 – 视网膜屏障（blood retinal barrier, BRB）的一个重要组成部分，是维持眼后节免疫偏离的必需结构。它们还能防止血液成分从脉络膜毛细血管渗漏，并产生渗透压，协助将液体通过细胞机制从视网膜中引流出去。葡萄糖、视黄醇、氨基酸和其他营养物质进入视网膜及其代谢废物排出视网膜，都受到受体、离子通道和交换器及细胞质中细胞器的调节。它们在视网膜色素上皮中有极性分布，并调节离子的跨细胞运动。感光细胞间基质产生的离子梯度，维持感光细胞的兴奋性，容许光刺激的电传输（Hughs, 1998）。

视网膜色素上皮在维生素 A 的视觉循环，11– 顺式视黄醛的生成，以及对视觉至关重要的色素的形成中起着关键作用。视网膜色素上皮可通过膜受体从血液中（脉络膜毛细血管），从光漂白的感光细胞的释放中，或从脱落的感光细胞中获取维生素 A。随后通过多种酶通路将维生素 A 转化为类似物，储存和（或）使用于视觉功能（Palczewski, 2014）。衰老和光氧化性应激状态可破坏这些通路，导致视力损害和视网膜变性。在大多数哺乳动物中，视网膜色素上皮含有黑色素小体，即在细胞顶端和中部细胞质中发现的椭圆形黑色素颗粒。黑色素在强光条件下通过吸收散射光来增强物体辨识度。在啮齿动物中，黑色素小体往往更圆，数量更少，这相符其视觉需求的弱光条件。白化物种有黑色素小体，但缺乏黑色素颗粒。随着年龄的增长，视网膜色素上皮中的黑色素趋于减少并与脂褐素融合。某些药物特别是一些具有阳离子性质的药物，与黑色素结合，导致一些色素变化，可在眼底检查中观察到。黑色素结合可导致非计划的药物滞留，延长药物在敏感眼组织区的暴露时间，加剧自由基损伤，视网膜色素上皮功能受损导致视网膜毒性。年龄相关的黑色素含量变化、脂褐素蓄积及结合物（黑素脂褐素）的形成，会损害光吸收，增强氧化应激，并导致视网膜色素上皮变性。视网膜色素上皮产生的生长因子和细胞因子参与视网膜内环境的稳定和抗炎环境，这可能反过来对眼部疾病产生不利影响。视网膜色素上皮的细胞转分化、迁移和增殖与黄斑变性中观察到的视网膜下纤维增生膜的产生有关，还可能在视网膜表面的纤维增生（视网膜或视网膜前纤维增生）中发挥作用（Kita et al., 2014; Mehta et al., 2014; Zhao et al., 2013）。

（6）巩膜

眼睛的后部被包裹在一个外在球形的坚韧被膜中，由与眼表面呈同心排列的纤维弹性结缔组织束组成。巩膜起始于角膜缘，规则的角膜板过渡到不规则分支交错的巩膜板。巩膜向后与周围硬脑膜膜融合，视神经在眼球后缘从中穿过。巩膜的作用为保护眼睛免受伤害、维持眼球转动时眼球的形状和眼内压，以及在减少光线的后向散射帮助视力。巩膜上覆盖着一层纤维弹性膜，即眼球筋膜鞘（又称特农囊，Tenon capsule），它在眼肌肉与巩膜的连接处形成袖套。眼球筋膜鞘与角膜缘后方的结膜融合并向后延伸，与视神经周围的结缔组织融合。筋膜下间隙在某些种属是一个可被使用的给药部位。大鼠肉眼可见眼球筋膜，而小鼠却很难界定。

巩膜分布有丰富的神经，但缺少特有的血管床，这使眼睛容易特别疼痛或长期炎症。系统性结缔组织疾病常累及巩膜。巩膜内发生的炎症可因炎症碎片的清除缓慢和细胞更新缓慢而最终导致坏死（Ramos, Attar et al., 2017）。

（三）术语和描述

1. 大鼠和小鼠眼的非增生性病变

（1）常规术语

眼细胞凋亡（N）（apoptosis [N] eye）

【种属】 小鼠、大鼠。

【其他术语】 无。

【发病机制／细胞来源】 细胞起源因组织类型而异（参见相关章节）。程序性细胞死亡。

【诊断特征】 ① 细胞皱缩和卷积。② 细胞质浓缩（嗜酸性增强）。③ 细胞凋亡的早期染色质浓缩（核固缩）和边集。④ 核碎裂伴随浓缩的染色质碎片。⑤ 完好无损的细胞膜。⑥ 形成泡状突起，逐渐形成凋亡小体。⑦ 细胞质保留在凋亡小体中。⑧ 巨噬细胞或其他邻近细胞对凋亡小体的吞噬。⑨ 无炎症反应。

【特殊诊断技术】 TUNEL、胱天蛋白酶染色，或超微结构检查可用于鉴定细胞凋亡。

【鉴别诊断】 单个细胞坏死（necrosis, single-cell）：细胞坏死区与细胞凋亡区别在于，有细胞和胞核肿胀、核溶解、核碎裂、轻微核固缩、细胞结构丢失、细胞碎片和炎症。

【备注】 诊断术语应遵循 INHAND 细胞凋亡／坏死工作组的建议（Elmore et. al., 2016）。若未进行特殊染色，可能难以区分眼组织的细胞凋亡和单个细胞坏死。如果无须使用独立的诊断，或无法准确区分两者，或者两个过程都存在时，则可诊断为细胞凋亡／单个细胞坏死。

眼萎缩（N）（atrophy [N] eye）

【种属】 小鼠、大鼠。

【其他术语】 Varies with tissue type (see individual section)。

【发病机制／细胞来源】 细胞起源因组织类型而异（参见相关章节）。

【诊断特征】 ① 缩小的组织体积或器官结构。② 与细胞数和（或）细胞层数减少相关。③ 邻近／附着组织结构的变形。

【备注】 除少数结构外（如角膜上皮、眼肌），眼部结构的萎缩不可逆。

眼纤维增生（N）（fibroplasia [N] eye）

【种属】 小鼠、大鼠。

【其他术语】 Membranes; varies with tissue type (see individual section)。

【发病机制／细胞来源】 内源性眼细胞转分化为具有成纤维细胞表型的细胞，随后增殖、迁移并形成纤维膜。

【诊断特征】 ① 转分化细胞通常具有细长的梭形轮廓，与成纤维细胞相似，产生胶原蛋白，形成动态线性排列。成纤维细胞膜类似于伤口愈合中的纤维化过程。② 成纤维细胞膜可在视网膜下、视网膜表面及玻璃体或房水内形成。③ 成纤维细胞膜成熟后的收缩会对附着结构产生张力，可导致视网膜脱离、视神经脱垂、晶状体移位、虹膜 – 角膜粘连或虹膜 – 角膜缘粘连（粘连）。

【鉴别诊断】 ① 因组织类型而异（参见相关章节）。纤维增生是首选的诊断术语，然后标明其类型和部位。纤维化适用于含有成熟胶原蛋白的慢性病变。② 新生血管形成（neovascularization）。③ 血管增殖伴随胶原蛋白产生。

【备注】 成纤维细胞膜可以在没有组织损伤的情况下发生，或者就是某些疾病过程的一部分。有利于细胞转分化的细胞因子存在情况下诱导产生，也可为自发性病变，为一种衰老或退行性疾病过程，或为一种炎症过程的结果，或组织损伤的修复过程。TGF–β 与眼部组织纤维增生的发病机制相关（Masli and Vega, 2011），其病变往往是进行性的。成纤维细胞膜中已确定的细胞群包括角膜内皮细胞、与附着晶状体的睫状小带纤维相关的梭形细胞、玻璃体细胞、视网膜胶质细胞、米勒细胞和视网膜色素上皮（Joshi, Agrawal et al., 2013）。成纤维细胞也可发挥作用。

眼纤维化（N）（fibrosis [N] eye）

【种属】 小鼠、大鼠。

【其他术语】 无。

【发病机制 / 细胞来源】 为应对组织损伤而募集的成纤维细胞，或通过细胞转化并呈现成纤维细胞表型的内源性眼细胞。

【诊断特征】 ① 成纤维细胞类细胞和成熟胶原蛋白呈线性排列。② 通常与组织损伤和继发的伤口愈合有关，类似于系统性反应中观察到的情形。

【鉴别诊断】 纤维增生（fibroplasia）见上述。

【备注】 若发现有成熟的胶原蛋白则应保留纤维化这一诊断。成熟的胶原蛋白通常与组织损伤和典型的伤口愈合有关。但是，与细胞转化相关的成纤维细胞膜，因自发性疾病或炎症导致，可含有成熟的胶原蛋白，在组织病理学上表现为静止而非活跃。

眼炎症细胞浸润（N）（infiltrate, inflammatory cell [N] eye）

【种属】 小鼠、大鼠。

【其他术语】 Infiltration; varies with tissue type (see individual section)。

【发病机制 / 细胞来源】 从体循环中募集的白细胞。发病机制尚不确定，但白细胞浸润可能是一种自限性反应，参与免疫监视和轻度的组织修复活动。

【诊断特征】 单一炎症细胞群或混合性细胞的病灶，无其他炎症特征。

【鉴别诊断】 炎症（inflammation）：炎症细胞浸润伴随炎症特征，包括水肿、淤血、出血和（或）坏死。

【备注】 "浸润"是首选术语，其次是主要细胞类型（中性粒细胞、嗜酸性粒细胞、淋巴细胞、浆细胞或组织细胞）或混合细胞型（混合）。浸润消失后眼内组织无残留损伤，血 – 眼屏障重建。在多种眼组织结构中可见自发的淋巴细胞浸润或聚集，包括眼附属腺、眼睑、结膜、睫状体、脉络膜和眼内部分的视神经周围。

眼炎症（N）（Inflammation [N] eye）

【种属】 小鼠、大鼠。

【其他术语】 Varies with tissue type (see individual section)。

【发病机制 / 细胞来源】 从体循环中募集的白细胞。

【诊断特征】 ① 细胞类型因炎症原因而异。② 白细胞浸润或聚集，伴随邻近组织损伤，还可伴有坏死、血管炎症和出血。

【鉴别诊断】 炎症细胞浸润（infiltrate, inflammatory cell）：白细胞浸润，无其他炎症或组织损伤迹象。

【备注】 当有白细胞和组织损伤或其他炎症表现时，才诊断为炎症。眼内炎症可能提示血 – 眼屏障已破坏。这伴随免疫偏离（"免疫豁免"）的消失，眼部稳态免疫抑制环境向促炎症环境转变。通常与免疫系统隔离的眼内蛋白质（阻止建立对自身抗原的耐受性）此时可能受到免疫监视并产生迟发型超敏反应，导致眼组织的进一步损伤。修饰语需用于标明细胞类型，定位组织类型。

眼有丝分裂数量增多（N）（mitosis, increased number [N] eye）

【种属】　　小鼠、大鼠。

【其他术语】　　Mitotic figures, increased。

【发病机制/细胞来源】　　因细胞类型和部位而异。

【诊断特征】　　① 染色质处于分裂的不同阶段。② 由于在分裂期，细胞通常变大。

【鉴别诊断】　　肿瘤（neoplasia）。

【备注】　　核分裂象的增加通常被视为组织损伤后的修复或再生过程。核分裂象通常在角膜中可见，因角膜上皮细胞更新率高。光毒性或微管蛋白抑制剂增加核分裂象出现率。有丝分裂也见于血管内皮细胞、葡萄膜上皮细胞，偶见于视网膜内的细胞。

眼坏死；单个细胞坏死（N）（necrosis; necrosis, single-cell [N] eye）

【种属】　　小鼠、大鼠。

【其他术语】　　无。

【诊断特征】　　① 通常是连续的细胞。② 细胞和细胞器肿胀。③ 核固缩（核浓缩，组分减小）。④ 核碎裂（核碎片化）。⑤ 核溶解（核质降解）。⑥ 胞质起泡。⑦ 质膜破裂。⑧ 细胞内容物释放入周围组织。⑨ 可存在炎症。

【鉴别诊断】　　细胞凋亡（apoptosis）。

【备注】　　诊断术语应遵循 INHAND 细胞凋亡/坏死工作组的建议（Elmore et. al., 2016）。

眼新生血管形成（N）（neovascularization [N] eye）

【种属】　　小鼠、大鼠。

【其他术语】　　New blood vessels; angiogenesis。

【发病机制/细胞来源】　　新生血管形成的特点为在一区域内的已存在血管向外生长，进入相邻的无血管区域。眼部新生血管形成的典型区域是角膜（角膜新生血管形成）和视网膜（视网膜新生血管形成）。脉络膜新生血管形成是脉络膜血管向视网膜的扩张，这在人类的自发性黄斑变性和一些动物模型中可见。新生血管形成的主要驱动因素是促缺氧、炎症或某些疾病，形成有利于新生血管形成的细胞因子环境（如金属蛋白酶、VEGF、Ang-2）。

【诊断特征】　　① 血管延伸到无血管的区域。② 可能是盲端（角膜）。③ 有血管渗漏的证据（水肿、炎症）。在这些条件下产生的血管没有足够的紧密连接，不同于正常血管。④ 伴有原发性疾病的其他区域性改变。

【特殊诊断技术】　　① 内皮细胞、周细胞、平滑肌的免疫组织化学。② 活体眼底荧光素血管造影。

【鉴别诊断】　　① 血管瘤/血管肉瘤（angioma; angiosarcoma）：视网膜和视神经的毛细血管增殖（毛细血管瘤）已在人体有报道。动物眼部的血管性肿瘤很少见，在啮齿动物中尚无报道。② 血管错构瘤（vascular hamartomas）：结构良好的非肿瘤性的局部血管增生，为正常血管化组织中的多余血管。错构瘤被认为是一种胚胎畸形。在啮齿动物眼部尚无报道。③ 血管增生（vascular hyperplasia）：局灶性结节样良性血管增生，限于其原发部位。在啮齿动物眼部尚无报道。④ 毛细血管扩张症（telangiectasia）：血管扩张，可能在结膜中观察到。

【备注】　　新生血管形成是一种独特的现象，从已存在血管芽生出新的血管到邻近组织（如结膜、视网膜、视神经、脉络膜）。多种局部细胞因子和金属蛋白酶驱动新生血管形成，眼内无血管区的缺氧性或炎症性疾病上调这些关键因子。新生血管的紧密连接发育不良或不充分，使血浆和蛋白质漏出至组织中，严重影响视力。新生血管形成可以通过消除诱发因素和使用 VEGF 拮抗剂治疗来逆转，这些药物在临床上已被证明有效。

（2）眼睑

眼睑炎症细胞浸润（N）（infiltrate, inflammatory cell, eyelid [N] eyelid）

【种属】 小鼠、大鼠。

【其他术语】 无。

【诊断特征】 白细胞浸润，无其他炎症迹象（见上文通用术语）。

【鉴别诊断】 炎症（inflammation）：白细胞浸润伴随炎症特征（见上文通用术语）。

【备注】 在眼睑皮肤或结膜边缘的浸润并不少见。浸润也可能与皮肤附属器有关。

眼睑炎症（N）（inflammation, eyelid [N] eyelid）

【种属】 小鼠、大鼠。

【其他术语】 Blepharitis; blepharoconjunctivitis。

【诊断特征】 白细胞浸润伴随其他炎症迹象（见上文通用术语）。

【鉴别诊断】 炎症细胞浸润（infiltrate, inflammatory cell）：白细胞浸润，无其他炎症特征。

【备注】 炎症的大体特征是过多的皮脂或角蛋白碎片黏附在眼睑边缘和睫毛上。一些近交系小鼠有睑缘结膜炎（Smith, Montagutelli, and Sundberg, 1996a）。这些小鼠常见继发性细菌感染，眶周脓肿已有报道。眼睑表皮和附属器结构的炎症及啮齿动物皮肤的常见疾病已涵盖在体被的文章中（见引言，Mecklenburg et al., 2013）。有关眼睑真皮和基质炎症的信息，请参阅软组织文章的描述（见引言，Greaves et al., 2013）。

眼睑睑板腺萎缩（N）（atrophy, meibomian gland [N] eyelid）

【种属】 小鼠、大鼠。

【其他术语】 无。

【发病机制 / 细胞来源】 腺泡和（或）导管上皮细胞。

【诊断特征】 ① 小管或腺泡形状不规则，管腔扩大或缩小。② 内衬立方或扁平上皮。③ 丧失正常的空泡状胞质外观。④ 间质纤维化可存在。⑤ 小管管腔内可有脱落的细胞和积聚的皮脂腺物质。

【备注】 睑板腺萎缩有报道与脂肪酸合成相关酶的缺乏 / 抑制相关（Miyazaki et al., 2001）。

眼睑睑板腺炎症细胞浸润（N）（infiltrate, inflammatory cell, meibomian gland [N] eyelid）

【种属】 小鼠、大鼠。

【其他术语】 无。

【发病机制 / 细胞来源】 腺泡和（或）导管与间质组织。

【诊断特征】 单一炎症细胞或混合细胞浸润灶，无其他炎症特征。

【备注】 正常情况下，睑板腺中存在轻微至轻度的中性粒细胞和淋巴细胞浸润（Yoshitomi and Boorman, 1990）。

眼睑睑板腺炎症（N）（inflammation, meibomian gland [N] eyelid）

【种属】 小鼠、大鼠。

【其他术语】 无。

【发病机制 / 细胞来源】 腺泡和（或）导管及相关间质组织。

【诊断特征】 ① 局灶性或多灶性单一或混合炎症细胞病灶。② 间质水肿和（或）血管淤血，伴有其他炎症迹象（见上文通用术语）。③ 慢性病程中可伴有腺泡 / 导管上皮鳞状化生或间质纤维化。④ 可见肉芽肿性或脓性肉芽肿性炎症。

【鉴别诊断】 睑板腺炎症细胞浸润（infiltrate, inflammatory cell, meibomian gland）：单一炎症细胞类型或混合炎症细胞灶，无其他炎症特征。

【备注】 建议用修饰语描述主要的炎症细胞类型（中性粒细胞、嗜酸性粒细胞、淋巴细胞、浆细胞或组织细胞）或混合细胞（混合型）。病毒感染往往导致多小叶炎症，并可能存在包涵物。

眼睑睑板腺肉芽肿性炎症（N）（inflammation, granulomatous, meibomian gland [N] eyelid）

【种属】　　小鼠、大鼠。

【其他术语】　　Foreign body inflammation; stye; chalazion。

【发病机制/细胞来源】　　腺泡/导管；通常是自发性和（或）与年龄相关。

【诊断特征】　　① 肉芽肿性反应由上皮样巨噬细胞、多核巨细胞、淋巴细胞和浆细胞组成。② 可能存在异物（继发于导管堵塞而释放的脂质分泌物）。

【备注】　　睑缘的肉芽肿性炎症反应继发于睑缘腺或睑板腺释放的脂质分泌物，临床上分别称为麦粒肿和霰粒肿。

（3）角膜/结膜

角膜/结膜上皮萎缩（N）（atrophy, epithelium [N] cornea: conjunctiva）（图 8.1）

【种属】　　小鼠、大鼠。

【其他术语】　　Decreased number of epithelial cells, or decreased cell layers (cornea). Attenuation is a specific change observed on spectral microscopy for the corneal endothelium (see below) and should not be used in place of atrophy for the cornea epithelium。

【发病机制/细胞来源】　　角膜或结膜上皮细胞；可能由药物诱导或偶发性。

【诊断特征】　　① 细胞数量和（或）细胞层数减少。② 可伴有继发性改变，如水肿。

【鉴别诊断】　　① 上皮再生（epithelium, regeneration）：糜烂/溃疡后的修复阶段（覆盖溃疡/糜烂区域的扁平细胞）；可出现上皮细胞增大伴有丝分裂象。② 人工假象（artifact）：与组织处理过程中上皮或内皮的移位有关。

【备注】　　抑制有丝分裂（如通过化疗药物）

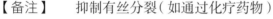

图 8.1

大鼠角膜上皮萎缩，上皮下水肿，基质新生血管形成。上皮减少至仅含单层基底细胞，并被上皮下含有散在炎症细胞浸润的水肿破坏。基质中可见血管（新生血管形成）的轮廓（箭号所示）

导致基底细胞或角膜缘干细胞不能增殖，上皮细胞/层数量减少。残留的上皮细胞可因细胞稀少而增大和（或）结构紊乱。由单层细胞组成的角膜内皮不发生萎缩。

角膜内皮变薄（N）（attenuation, endothelium [N] cornea）

【种属】　　小鼠、大鼠。

【其他术语】　　无。

【发病机制/细胞来源】　　角膜内皮细胞，出现细胞缺失的区域。

【诊断特征】　　① 内皮细胞变平并延展以覆盖内皮细胞缺失造成的空间缺损。这种变化在光镜上可能无法观察到，最好使用光谱显微镜观察。② 在横切面上，细胞轮廓扁平，在组织学检查中显得更小。③ 内皮细胞层可能有细胞脱落的迹象。

【鉴别诊断】　　内皮细胞数量减少（decreased numbers of endothelial cells）：细胞缺失，无代偿性变薄；角膜的稳态受损，因此在空间缺损区域伴有角膜水肿。可继发炎症。

【备注】　　当内皮细胞因创伤、疾病或其他原因而缺失时，相邻的细胞会延展开来，试图覆盖缺损区域并维持角膜的稳态。角膜内皮变薄常在角膜外周边缘观察到，但在横切面的组织学检查中可能很难发现。角膜内皮变薄和普遍缺失最好在临床检查时使用光谱显微镜观察。角膜内皮变薄可见于接受了光毒素 8-甲氧基补骨脂素（8-methoxypsoralen）加上紫外线暴露的大鼠。

角膜/结膜包涵囊肿（N）（cyst, inclusion [N] cornea; conjunctiva）

【种属】　　小鼠、大鼠。

【其他术语】 无。

【发病机制 / 细胞来源】 角膜上皮细胞排列形成一个小的囊状结构。

【诊断特征】 ① 角膜内分化好的上皮细胞衬覆构成的囊性空间。② 上皮细胞可角化。③ 囊内可含有液体。④ 可存在白细胞浸润或炎症。

【鉴别诊断】 肿瘤性病变（见鳞状细胞乳头状瘤和鳞状细胞癌）［neoplastic lesions（see papilloma, squamous cell and carcinoma, squamous cell）］。

【备注】 发病机制尚不清楚，也许为先天性的或创伤性的，继发于无序愈合（Geiss and Yoshitomi, 1999）。

角膜 / 结膜水肿（N）（edema [N] cornea; conjunctiva）（图 8.2，图 8.3）

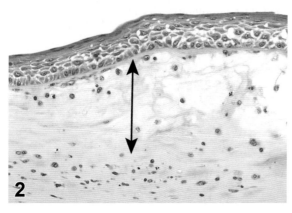

图 8.2

大鼠角膜上皮和间质水肿；基质混合细胞性炎症。上皮细胞由细胞外水肿的特征性透明空间分隔。上皮被含散在炎症细胞的蛋白性液体（双头箭号所示）破坏

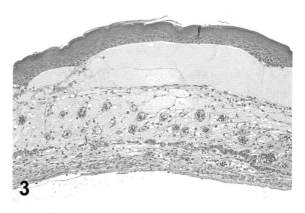

图 8.3

大鼠角膜透壁性水肿，上皮角化，基质混合细胞性炎症，基质新生血管形成。蛋白性液体破坏上皮并扩散至角膜全层。角膜表面覆盖一层角蛋白（角化），基质中含有大量淤血的血管（新生血管形成）

【种属】 小鼠、大鼠。

【其他术语】 无。

【发病机制 / 细胞来源】 角膜内皮或上皮损伤或功能衰竭；屏障可完好无损或存在明显的空间缺损。

【诊断特征】 ① H&E 染色显示基质淡染，胶原纤维不规则扩张。② 上皮或内皮与基板分离。③ 上皮细胞内的空隙或空泡，或上皮细胞间的裂缝（充满液体，但在组织处理后可能不明显）。④ 大体检查可见角膜水肿，表现为角膜混浊。

【鉴别诊断】 胶原纤维的分裂人工假象（artifact splitting of collagen fibers）：切片组织不同程度的水合作用可在切片上呈现不同的外观，在某些情况下导致水肿的错误诊断。

【备注】 水肿常起始于角膜内皮稳态功能的衰竭，导致基质液和电解质平衡改变。液体可能积聚在基质（改变胶原束的排列）和上皮中。水肿可产生于创伤、发育异常或年龄相关的退行性变化。类似其他种属，啮齿动物随着年龄的增长也会失去内皮细胞，可导致渗透失代偿。无论何种原因，角膜水肿都是由内皮泵送机制不足引起。

角膜 / 结膜糜烂 / 溃疡（N）（erosion/ulcer [N] cornea; conjunctiva）（图 8.4）

【种属】 小鼠、大鼠。

【其他术语】 无。

【发病机制 / 细胞来源】 角膜 / 结膜上皮。与创伤、泪液生成减少导致的干眼，或局部给予气体 / 蒸汽腐蚀剂及角膜矿化有关。出现非调节、非能量依赖、被动的细胞死亡，伴随细胞质渗漏到周围

组织，继发炎症反应。

【诊断特征】 ① 表面上皮不完全缺失（糜烂）或局部缺陷（溃疡）。② 组织学上见上皮的浅层受到侵蚀。缺损可伴有炎症细胞浸润和坏死。③ 慢性病变可有角膜新生血管形成。④ 活体检查时角膜荧光素呈阳性。

【鉴别诊断】 ① 炎症（角膜炎）［inflammation (keratitis)］：角膜上皮和基质炎症，无上皮缺失。炎症可能促使样本处理过程中上皮与基质分离的人工假象。② 人工假象（artifact）：组织处理的人工假象在眼睛常见，如角膜上皮与基质分离。溃疡的诊断需伴有基质和（或）上皮的变化（如炎症、水肿）。③ 矿化（角膜营养不良）［mineralization (corneal dystrophy)］：营养不良是描述角膜中异物积聚的临床术语。矿物质最常见于啮齿动物。角膜矿化可伴有炎症、水肿和新生血管形成。矿化最常见于老龄大鼠。

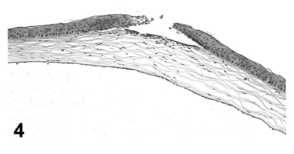

图 8.4

大鼠角膜上皮溃疡，混合细胞性炎症。局部上皮缺失脱落，溃疡底部有炎症细胞，散在分布于邻近的角膜基质中

【备注】 啮齿动物可能会出现擦伤，通常与笼养条件或环境刺激物有关。局部酸或碱烧伤，气体／蒸汽、灰尘或其他异物颗粒接触眼睛及干燥都可能是糜烂／溃疡的原因。结膜上皮的糜烂和坏死可能与眼刺激物有关。

角膜纤维增生（N）（fibroplasia [N] cornea）（图 8.5）

【种属】 小鼠、大鼠。

【其他术语】 Retrocorneal membrane。

【发病机制／细胞来源】 基质的角膜细胞或内皮细胞发生细胞转分化（化生）为一种成纤维细胞表型。纤维增生是角膜内皮损伤后的一种修复过程，由于相邻的内皮细胞不能充分覆盖空间缺损所致。

【诊断特征】 ① 细长至梭形的多层细胞局部覆盖在角膜内表面。② 可伴有邻近基质的局灶性改变，如水肿或炎症。

【备注】 角膜内皮细胞在绝大多数种属不能再生。当有足够的细胞损失导致内皮细胞无法应对弥补缺陷时更容易发生角膜纤维增生。

角膜基质纤维化（N）（fibrosis, stroma [N] cornea）（图 8.9）

【种属】 小鼠、大鼠。

【其他术语】 Corneal scar。

【发病机制／细胞来源】 活化的角膜细胞。

【诊断特征】 ① 显微镜下显示角膜基质内致密胶原基质区。② 纤维化可能与大体观察到的角膜混浊相对应。

图 8.5

大鼠角膜基质纤维增生，混合细胞性炎症，上皮鳞状细胞增生；上皮角化；基质新生血管形成。上皮下有大量梭形、产生胶原蛋白的细胞。上皮因多层上皮细胞（增生）和表层角蛋白而增厚。角膜基质中可见血管（箭号所示）（新生血管形成）

【备注】 角膜细胞在角膜损伤后被激活，并可能增殖以填补伤口间隙。活化的角膜细胞含有平滑肌肌动蛋白，其表型特征可能与肌成纤维细胞相似。当产生高水平的失去透明角膜典型规律排列的胶原蛋白，病变部位角膜基质形成不透明的细胞外基质（ECM）。透明性可以通过细胞更新得以恢复，取而代之能够产生含有硫酸糖胺聚糖 ECM 的成纤维细胞（Hassell and Birk, 2010）。

角膜后界层肥大（N）（hypertrophy, descemet's membrane [N] cornea）（图 8.6）

【种属】　　小鼠、大鼠。

【其他术语】　　Increased thickness, Descemet's membrane。

【发病机制/细胞来源】　　胶原在角膜内皮附近的后界层自发聚集。

【诊断特征】　　后界层局灶性增厚，由不呈带状的胶原蛋白聚集而成并邻近角膜内皮。

【鉴别诊断】　　① 角膜内皮营养不良（人类有报道）（Fuch's dystrophy）：后界层局灶性增厚，与内皮细胞缺失有关。② 带状胶原纤维（banded collagen fibers）：由角膜内皮细胞分泌，可能是受损伤或疾病过程的后遗症。利用电子显微镜可以区分带状和非带状胶原纤维。

【备注】　　后界层肥大偶见于老龄化小鼠（Jun, Chakravarti et al., 2006）。

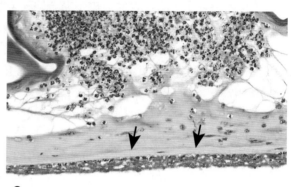

图 8.6

大鼠角膜后界层肥大，内皮细胞增生/肥大，中性粒细胞性炎症。嗜酸性基质导致后界层增宽（箭号所示）。相邻的角膜内皮含有多层明显的内皮细胞。中性粒细胞聚集破坏萎缩的上皮

角膜/结膜，结膜炎症细胞浸润（N）（infiltrate, inflammatory cell, conjunctiva [N] cornea; conjunctiva）（图 8.11）

【种属】　　小鼠、大鼠。

【诊断特征】　　单一炎症细胞类型或混合细胞类型的病灶，无其他炎症特征。

【鉴别诊断】　　炎症（inflammation）：白细胞浸润伴随水肿、出血和坏死等炎症特征。

【备注】　　淋巴细胞浸润可正常存在于结膜，有时可伴有淋巴滤泡形成（Yoshitomi and Boorman, 1990）。浸润可见于角膜边缘，通常角膜内不存在。

角膜/结膜炎症（N）（inflammation [N] cornea; conjunctiva）（图 8.2，图 8.3，图 8.6）

【种属】　　小鼠、大鼠。

【其他术语】　　Keratitis (corneal inflammation); conjunctivitis (conjunctival inflammation)。

【发病机制/细胞来源】　　炎症反应可因多种原因引起，包括损伤、感染（SDAV、葡萄球菌等）、光敏或坏死。白细胞反应的类型因诱发原因而异。

【诊断特征】　　① 炎症细胞浸润，伴有水肿、淤血、出血和（或）坏死。② 可伴有新生血管形成、上皮退行性或增生性改变、纤维化或矿化。

【鉴别诊断】　　结膜炎症细胞浸润（infiltrate, inflammatory cell, conjunctiva）：单一炎症细胞类型或混合细胞类型的病灶，无其他炎症特征。

【备注】　　修饰语建议针对主要的炎症细胞类型（中性粒细胞、嗜酸性粒细胞、淋巴细胞、浆细胞或组织细胞）或混合细胞类型（混合型）。眼部刺激是一种常见的临床特征（Maurer et al., 1998），炎症可始于结膜或角膜，但通常会扩展到这两区。结膜或角膜炎症分别与黏膜下或基质水肿有关，并可能导致糜烂/溃疡和继发上皮再生。

角膜角化（N）（keratinization [N] cornea）（图 8.3，图 8.5，图 8.10）

【种属】　　小鼠、大鼠。

【其他术语】　　Cornification; dyskeratosis。

【发病机制/细胞来源】　　慢性损伤致浅表角膜细胞发生角质化。

【诊断特征】　　角膜局部区域包含浅表的角蛋白层。

【备注】　　角膜细胞向角膜表面迁移的过程中逐渐变扁平。慢性损伤与角蛋白的产生有关。泪液产生不良和维生素 A 缺乏症也有报道是角膜角化的原因。

角膜矿化（N）（mineralization [N] cornea）（图 8.7～图 8.9）

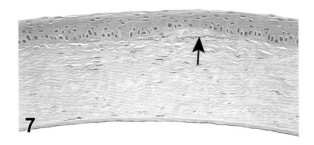

图 8.7

大鼠角膜上皮下矿化。线性嗜碱性沉积物位于与上皮平行且邻近的位置（箭号所示），这是一个常发生的部位

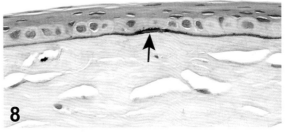

图 8.8

F344/N 大鼠角膜上皮矿化。上皮的基底膜因线性嗜碱性矿物沉积物而变得明显。NTP 档案

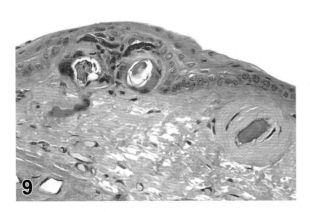

图 8.9

F344/N 大鼠角膜上皮和基质矿化，基质纤维化。一些嗜碱性矿物聚集于上皮和下层基质中。同心的胶原蛋白团块（纤维化）将矿物聚集体与最右侧其余的基质分隔开。NTP 档案

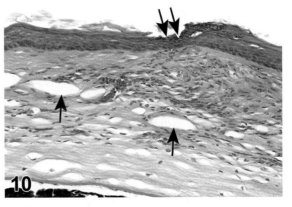

图 8.10

大鼠角膜基质新生血管形成，基质中性粒细胞性炎症，上皮糜烂，上皮角化。基质中可见血管轮廓（箭号所示）、炎症细胞浸润。局部糜烂的上皮浅表面可见一层角蛋白（双箭号所示）。NTP 档案

【种属】　　小鼠、大鼠。

【其他术语】　　Corneal dystrophy; calcific band keratopathies; dystrophic calcification。

【发病机制/细胞来源】　　角膜矿化通常继发于局灶性损伤，但也可发生于转移性矿化。矿化可因眼睑闭合不全继发慢性角膜刺激而形成。矿物的形成也与垫料内尿素酶阳性细菌引起的高氨水平有关。上皮下矿化在许多小鼠品系（Swiss、BALB/C、C2H、DBA/2、C57BL/6）和大鼠（Sprague Dawley、F344、Wistar）中已有报道。

【诊断特征】　　① 矿化发生于上皮下区域或前部基质中。H&E 染色呈细胞外嗜碱性颗粒至嗜碱性小球外观，类似其他部位的矿化。当达到一定程度时，矿化可通过冯科萨染色确认。② 可能与上皮坏死、异物反应和瘢痕有关。

【鉴别诊断】　　死骨片（sequestrum）：被活组织包围分隔的局灶性基质或上皮死组织。在多个动物种属都有死骨片的报道，但在啮齿动物中的发生情况尚不确定。

【备注】　　大体观察矿化的表现为角膜点状混浊。矿化可能与角膜微环境的变化导致钙沉淀有关。当出现在啮齿动物时，应对所有主要器官进行仔细的组织学检查，确认是否有系统性矿化的证据。大多数情况下，啮齿动物的矿化并不符合角膜营养不良的真正定义，描述为自发性、非炎症性的双侧改变，与系统性疾病无关。具有真正的角膜营养不良的小鼠品系包括 C57BL/10ChPr、Rhino 和 OEL（Van Winkle, 1991）。

角膜新生血管形成（H）（neovascularization [H] cornea）（图 8.3，图 8.5，图 8.10）

【种属】　　小鼠、大鼠。

【其他术语】　　New blood vessels, cornea。

【发病机制 / 细胞来源】　　新生血管形成通常继发于角膜损伤，并常与炎症介质有关。血管起源于扩张 / 增殖的内皮细胞，从角膜缘血管进入角膜基质的周边，向中央延伸进入正常时无血管的角膜。

【诊断特征】　　① 正常无血管的角膜基质内出现血管。② 可伴有角膜基质水肿和炎症及结膜淤血。

【鉴别诊断】　　角膜神经（corneal nerves）：可能需要通过特殊染色或免疫组织化学鉴别角膜神经与无灌注的血管。

【备注】　　老龄动物可有自发性角膜新生血管形成，在裸鼠（Fox1^{nu}）和无毛（hr）小鼠中已有报道（Smith, Sundberg, and John, 2002b; Smith, Hawes et al., 1996b）。血管可能以无灌流的影血管存在，其在眼科检查中呈线性浑浊。角膜新生血管形成可能与色氨酸、核黄素、维生素 A 和锌缺乏有关。在某些动物种属，正常角膜血管可以跨过角膜缘，有或无灌流。

角膜 / 结膜色素（N）（pigment [N] cornea; conjunctiva）

【种属】　　小鼠、大鼠。

【发病机制 / 细胞来源】　　细胞外颗粒状或无定形物质沉积在角膜或结膜的基质或上皮内。色素沉着增多也可为组织内的黑色素细胞数量增多或固有上皮细胞内的色素增多。

【诊断特征】　　不同大小、形状和颜色的物质聚集于胞质或胞外。

【鉴别诊断】　　矿化（mineralization）：见上文。

【备注】　　色素可为内源性（如黑色素）、出血（含铁血黄素、血红蛋白），或外源性（如异物）。慢性刺激或创伤时色素沉着的增加与黑色素颗粒增多有关。黑色素颗粒可见于上皮内的黑色素细胞（损伤后可能数量增多），或角膜上皮细胞（被认为从黑色素细胞获得黑色素），或细胞外沉积物（McCracken and Klintworth, 1976）。给予氯丙嗪和其他吩噻嗪衍生物后，角膜上皮或基质中出现细胞外棕色代谢中间产物沉积，也有报道色素变化与接触金、汞和苯胺染料相关（Hogan and Zimmermn, 1962）。对视力的潜在影响因程度和部位而异；角膜缘周围区域的色素沉着对视力无影响，角膜中央色素沉着轻微的患者可能不会受影响。随着刺激的消除色素沉着随时间推移消除，胞内色素随着细胞的更新而消失。

角膜上皮或内皮空泡化（N）（vacuolation, epithelium or endothelium [N] cornea）（图 8.11，图 8.12）

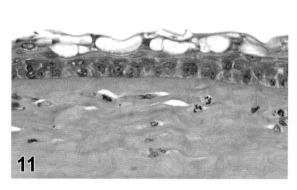

图 8.11

F344/N 大鼠角膜上皮空泡化，基质中性粒细胞浸润。上皮浅表层中出现明显透明的胞质空泡。NTP 档案

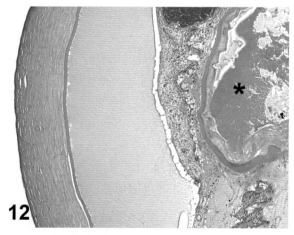

图 8.12

F344/N 大鼠角膜内皮空泡化。角膜内皮细胞中可见透明空泡。前房含有蛋白性液体，虹膜和睫状突因炎症和水肿而淤血和扩张，晶状体变性和变形（* 所示）。NTP 档案

【种属】　　　小鼠、大鼠。

【其他术语】　　　Lipidosis; phospholipidosis。

【发病机制/细胞来源】　　　脂质或其他物质（包括糖胺聚糖、黏聚糖和其他）蓄积在上皮细胞、内皮细胞或角膜细胞的溶酶体。这些物质通常在组织处理的过程中被去除，导致光镜下呈现为透明空泡样空隙。

【诊断特征】　　　① 组织处理后可见透明的细胞质空泡。② 磷脂质沉积症导致角膜上皮细胞和角膜细胞出现脂质样空泡；H&E 染色可观察到蓝色颗粒。

【特殊诊断技术】　　　① 半薄切片用甲苯胺蓝染色：磷脂质沉积症中可见不规则的细胞质包涵物。② 电子显微镜：磷脂质沉积症典型的层状和晶体状包涵物。

【鉴别诊断】　　　人工假象空泡化（artifact vacuolation）：水肿引起的空泡化（见上文；图 8.2）

【备注】　　　空泡化可被药物诱导。某些阳离子两亲性药物可引起角膜上皮和（或）角膜内皮磷脂质沉积症。替洛隆（tilorone）可导致大鼠磷脂质沉积症和黏多糖贮积症（MPS）。溶酶体贮存疾病导致细胞内物质的异常蓄积，最常见的是糖胺聚糖。由 β- 葡萄糖醛酸苷酶（译者注，原文为 B- 葡萄糖醛酸苷酶，有误）缺乏引起的 MPS Ⅶ 是一种常染色体隐性突变，有报道发生在纯合子小鼠（gus^mps/gus^mps）（Smith, Sundberg, and John, 2002b）。溶酶体蓄积可能导致角膜混浊，在眼科大体检查时可见。

（4）滤角/小梁网（filtration angle, FA/trabecular meshwork, TM）

• 先天性

FA/TM 滤角畸形（N）（malformation, filtration angle [N] FA/TM）

【种属】　　　小鼠、大鼠。

【其他术语】　　　Pectinate ligament dysplasia; mesodermal dysgenesis, goniodysgenesis。

【发病机制/细胞来源】　　　形成小梁网间隙的发育失败而导致的畸形。

【诊断特征】　　　引流角和（或）小梁网的结构紊乱或完全缺失。

【鉴别诊断】　　　引流角的继发性改变（secondary alterations of the drainage angle）：由于虹膜 - 小梁黏连，小梁塌陷，小梁纤维化，或小梁网被覆细胞的增殖。

【备注】　　　滤角的畸形显著影响房水的流出，可导致青光眼。*Foxc1* 和 *Foxc2* 突变小鼠的房水丛和小梁网均出现异常（Smith, Sundberg, and John, 2002b）。

• 获得性

FA/TM 滤角狭窄（N）（narrowed filtration angle [N] FA/TM）

【种属】　　　小鼠、大鼠。

【其他术语】　　　Compaction of trabecular beams; collapse，trabecular meshwork。

【发病机制/细胞起源】　　　小梁移位、压迫或塌陷，小梁之间的空隙减少或消失。

【诊断特征】　　　① 小梁间的空隙减小，小梁压缩，房水丛部分或完全闭塞。② 引流角/小梁网中出现细胞和（或）物质。③ 如果房水流动受损足够严重可引起眼球的增大和（或）变形。

【鉴别诊断】　　　滤角畸形（malformation, filtration angle）：检眼镜检查能很好地观察畸形。

【备注】　　　滤角狭窄与房水流出阻力和眼内压的增加有关，临床上会导致青光眼。自发性青光眼更常见于大型动物种属，啮齿动物中可通过实验诱发。啮齿动物中小梁网缺乏，自发性塌陷很少见。然而，虹膜 - 角膜黏连可在一定程度上使房水流出受阻，进而使滤角自身塌陷。激光光凝术后，虹膜可能会在小梁网滤角留下瘢痕（虹膜 - 小梁粘连），并且可能发生前房积血或睫状体萎缩（Levkovitch-Verbin, Quigley et al., 2002）。青光眼动物模型可通过实验（如激光光凝术）诱导小梁网的塌陷（Ueda, Sawaguchi et al., 1998; Levkovitch-Verbin, Quigley et al., 2002）。细胞（红细胞和白细胞）、游离色素、黑色素细胞或含有色素的巨噬细胞，或注入房水或玻璃体内的受试物等物质，都可能会滞留在小梁网中并阻碍房水的流动。

前房 / 房水炎症（N）（inflammation [N] anterior chamber; aqueous humor）（图 8.12）

【种属】　　小鼠、大鼠。

【其他术语】　　Inflammation, anterior segment; uveitis。

【发病机制 / 细胞起源】　　从体循环中趋集的白细胞。

【诊断特征】　　① 前房中存在单一或混合类型的白细胞。② 通常与房水中蛋白质增加有关，表现为嗜酸性液体。③ 严重炎症可能表现为絮状房水和（或）含有纤维蛋白珠或丝。

【鉴别诊断】　　无。

【备注】　　眼其他部位（如角膜、葡萄膜或玻璃体）无炎症时前房中无白细胞。但有时在炎症损伤后可观察到残留的炎症细胞还未从前房清除，或已从后房迁移到前房。

前房 / 房水蛋白性液体（N）（proteineous fluid [N] anterior chamber; aqueous humor）（图 8.12，图 8.21）

【种属】　　小鼠、大鼠。

【其他术语】　　Increased protein。

【发病机制 / 细胞起源】　　前节葡萄膜组织内的血管受损。

【诊断特征】　　① 通常与房水中蛋白质含量增加有关，表现为嗜酸性液体。② 缺乏其他炎症特征。③ 房水中可能含有纤维蛋白珠或丝。

【鉴别诊断】　　无。

【备注】　　正常时房水蛋白质含量低，其增加通常与前节葡萄膜组织（睫状体、虹膜）内的炎症过程有关。但偶尔可能在没有其他炎症迹象的情况下（给药、针头插入）观察到蛋白质的增加。在检眼镜检查中，蛋白质增加被诊断为"闪辉"。

（5）葡萄膜、虹膜和睫状体

• 先天性

葡萄膜：虹膜和睫状体，虹膜粘连（N）（adhesion, iris [N] uvea: iris and ciliarybody）（图 8.13，图 8.14，图 8.16）

【种属】　　小鼠、大鼠。

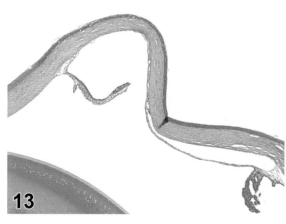

图 8.13

大鼠虹膜前粘连（角膜）。虹膜向前移位并附着于角膜内皮（箭号所示）

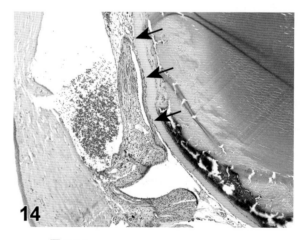

图 8.14

F344/N 大鼠；虹膜后粘连（晶状体）；前房、虹膜和睫状体出血；晶状体变性（伴有矿化）。虹膜向后移位并附着在晶状体的前表面（箭号所示）。晶状体前囊下方的晶状体纤维呈嗜碱性且破碎，具有矿化特征。NTP 档案

【其他术语】　　　　Iridocorneal fibroplasia or strands; iridal–corneal adhesion; adhesions may be congenital or acquired。

【发病机制／细胞起源】　　　虹膜前缘与角膜内皮粘连（前粘连），或虹膜后缘与晶状体前表面粘连（后粘连）。

【诊断特征】　　　　① 虹膜黏附在角膜或晶状体上（在检眼镜检查分别观察到前粘连和后粘连）。前粘连到角膜可能阻断房水经滤角的流出，导致眼压升高和青光眼（Ramos, Attar, et al., 2017）。② 外周前粘连是指虹膜黏附到滤角。外周前粘连引起的房水回流受阻可能是由葡萄膜炎等情况导致（Williams, 2007）。③ 晶状体前囊上的色素提示先前发生过后粘连。④ 粘连可能导致角膜或晶状体混浊（Foster, 1958）。

【鉴别诊断】　　　　人工假象（artifact）：与组织处理相关的人工假象如虹膜移位。晶状体前囊或角膜内皮色素也可能是组织处理引起的人工假象。

【备注】　　　　粘连在局部滴注散瞳剂后检眼时发现；瞳孔扩张时出现瞳孔变形。获得性粘连最常被视为前葡萄膜炎的后遗症，但也可发生于外伤，或激光光凝术实验导致（Ueda, Sawaguchi et al., 1998）。自发性粘连可见于 Sprague Dawley 大鼠（Taradach and Greaves, 1984），在小鼠中很少见。粘连在老龄小鼠通常是前节炎症的后遗症。小鼠的后粘连通常与白内障有关（Geiss and Yoshitomi, 1999）。先天性粘连的病因尚不清楚。虹膜粘连是一个临床眼科术语，不应用作组织学诊断术语。

葡萄膜：虹膜和睫状体，睫状体发育不全（N）（hypoplasia, ciliary body [N] uvea: iris and ciliary body）

【种属】　　　大鼠；小鼠。

【其他术语】　　　　Reduced size, ciliary body。

【发病机制／细胞起源】　　　睫状体肌原纤维；与原纤维蛋白 2（Fbn2）基因缺陷相关的发育不全。

【诊断特征】　　　　① 睫状体变小，通常为节段性。② 与电子显微镜下见折叠数量减少有关。

【鉴别诊断】　　　　① 睫状体萎缩（atrophy, ciliary body）。② 睫状体变性（degeneration, ciliary body）：无论是萎缩还是变性，组织缺失均继发于外伤、炎症或其他疾病过程。

【备注】　　　　在 Fbn2$^{-/-}$ 小鼠中有报道（Shi, Tu et al., 2013b）。睫状体发育不全伴随虹膜解剖缺陷。

葡萄膜：虹膜和睫状体，虹膜畸形（N）（malformation, iris [N] uvea: iris and cilary body）

【种属】　　　大鼠；小鼠。

【其他术语】　　　　Coloboma (iris, or posterior); dyscoria。

【发病机制／细胞起源】　　　脉络膜裂闭合失败会引起畸形，导致虹膜出现小孔、空间缺损或其他不规则现象。

【诊断特征】　　　　① 啮齿动物的虹膜含少量基质，横截面呈狭窄的弯曲轮廓。畸形表现为基质的不规则扩大，或内缘变钝或折叠。空间缺损在组织病理上可呈后或前表面的不规则。加强对眼部临床改变的掌握有助于区分组织处理造成的人工假象。② 后部或脉络膜缺损是视神经附近脉络膜血管的空间缺陷，在先天性病例中可伴有虹膜畸形。在这些情况下，局部的感觉视网膜和视网膜色素上皮层未发育，视网膜血管扭曲。

【鉴别诊断】　　　　瞳孔形状异常（abnormalities in pupil shape）：与前葡萄膜炎症有关。

【备注】　　　　年轻啮齿动物（尤其是小鼠）的虹膜畸形表现为瞳孔形状异常（虹膜空间缺陷），临床诊断为瞳孔异常（Rubin and Daly, 1982）。仔细进行切片对在组织学上捕捉空间缺陷很重要。缺损是一个临床术语，不应作为组织学诊断术语。局部发育异常可能导致其他特异眼部结构（如脉络膜和视神经）的空间缺陷／孔洞。它们可能与小眼畸形有关（Geiss and Yoshitomi, 1999; Williams, 2002）。

葡萄膜：虹膜和睫状体，瞳孔膜存留（N）（persistent pupillary membrane [N] uvea: iris and ciliary body）

【种属】　　　小鼠、大鼠。

【其他术语】　　Persistent pupillary strands; iridal fetal membrane。

【发病机制 / 细胞起源】　　瞳孔膜的血管和间质。

【诊断特征】　　① 在前房或后房中，或者在横跨瞳孔开口的胶原性或膜性组织束中（Heywood, 1973）。② 组织束在横切面上可自由漂浮，或者在一个或多个部位附着在虹膜、晶状体或角膜上。

【鉴别诊断】　　① 胚胎晶状体血管存留（persistent embryonic lens vasculature）：如伴有眼前节出血，则更易诊断。② 虹膜纤维增生（iridal fibroplasia）。

【备注】　　瞳孔膜存留是发育的虹膜血管索未能在出生后萎缩。检眼镜是最佳的诊断检查。存留的膜可以是自由浮动的，桥接虹膜，或从虹膜延伸至晶状体或角膜，分别伴有晶状体的局灶性混浊或角膜混浊（Taradach, Regnier et al., 1981）。它们可以在 Sprague Dawley 大鼠、Crj:CD（SD）大鼠和小鼠中观察到。有这种变化的个体应排除在眼科研究之外。瞳孔膜存留可能会引起滤角的阻塞，妨碍房水引流，并导致瞳孔阻塞性青光眼（Young et al., 1974; Williams, 2007）。

• 退行性

葡萄膜：虹膜和睫状体，虹膜萎缩（N）（atrophy, iris [N] uvea: iris and ciliary body）

【种属】　　小鼠、大鼠。

【其他术语】　　Degeneration, iris。

【发病机制 / 细胞起源】　　虹膜基质。

【诊断特征】　　① 与基质和血管减少相关的虹膜缩小。② 在横截面上虹膜可出现宽窄或周围形状不规则。③ 不规则的轮廓可提示基质内存在空间缺陷。④ 增大的后部上皮细胞含有明显色素颗粒。⑤ 瞳孔括约肌和睫状突肥大。

【备注】　　虹膜萎缩最好通过眼科检查来诊断，扭曲的瞳孔大小和瞳孔形状及对缩瞳剂的不佳反应容易诊断。随着虹膜萎缩，基质中最初会出现小孔，随后合并，随着中胚层组织和血管的退化，基质进一步不规则。虹膜萎缩可见于（C57L X A/He）F1 小鼠（Geiss and Yoshitomi, 1999），可能与老龄化 DBA/2J 小鼠的青光眼有关（Smith, Sundberg, John, 2002b）。

葡萄膜：虹膜和睫状体，睫状体萎缩（N）（atrophy, ciliary body [N] uvea: iris and ciliary body）

【种属】　　小鼠、大鼠。

【其他术语】　　Degeneration, ciliary body。

【发病机制 / 细胞起源】　　睫状体肌原纤维。

【诊断特征】　　① 睫状体内肌原纤维的大小和（或）数量减少。② 电子显微镜下可以观察到肌原纤维碎裂和肌质脱离。

【备注】　　睫状体肌肉萎缩在老龄 Wistar 大鼠中已有描述（Eiben and Liebich, 1989），也可能见于其他啮齿动物。睫状肌萎缩可导致虹膜、瞳孔大小和形状扭曲。

• 获得性

葡萄膜：虹膜和睫状体淤血（N）（congestion [N] uvea: iris and ciliary body）（图 8.12）

【种属】　　小鼠、大鼠。

【其他术语】　　无。

【发病机制 / 细胞起源】　　虹膜微血管。

【诊断特征】　　存在红细胞的扩张血管（应避免将淤血作为组织学诊断，因为在微血管内经常发生死后积血）。

【鉴别诊断】　　① 血管扩张（vascular dilation）：与炎症有关。② 死后血液汇集的人工假象（artifact of postmortem blood pooling）。

【备注】　　虹膜血液循环最好在临床检查中使用检眼镜进行评估。无论安乐死时眼睛的生理状态如何，虹膜血管的扩张（伴有 / 不伴有红细胞存在）都可能发生。虹膜炎是一个临床术语，与检眼镜下观察到的血管淤血相关（无论是否存在炎症），不应用于组织学诊断。

葡萄膜：虹膜和睫状体炎症细胞浸润（N）（infiltrate, inflammatory cell [N] uvea: iris and ciliary body）（图 8.15）

【种属】　　小鼠、大鼠。

【其他术语】　　无。

【发病机制 / 细胞起源】　　通过睫状体和虹膜的葡萄膜血管进入眼球的白细胞。

【诊断特征】　　① 睫状体或睫状突及虹膜基质和（或）上皮中的白细胞浸润。② 不存在炎症特征。

【备注】　　葡萄膜组织中可有自发性单形核细胞包括淋巴细胞聚集。

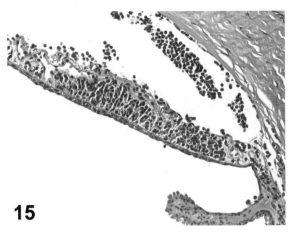

图 8.15

大鼠虹膜和睫状体中性粒细胞浸润。虹膜间质因中性粒细胞浸润而扩张，滤角中也出现中性粒细胞浸润。注意缺乏炎症的其他特征

葡萄膜：虹膜和睫状体炎症（N）（inflammation [N] uvea: iris and ciliary body）（图 8.12，图 8.14，图 8.16）

【种属】　　小鼠、大鼠。

【其他术语】　　无。

【发病机制 / 细胞起源】　　通过睫状体和虹膜的葡萄膜血管进入眼的白细胞。细胞类型因诱因而异。

【诊断特征】　　① 睫状体或睫状突及虹膜基质和（或）上皮细胞层白细胞浸润。② 炎症特征包括如基质水肿和扩张、出血和（或）坏死。③ 血管受累常伴有炎症（激活的内皮细胞、血管壁损伤、血管周围浸润）。

【备注】　　当炎症特征存在时，首选的诊断术语是炎症，并与细胞类型修饰词一起使用。虹膜或睫状体的炎症可能伴有房水白细胞和蛋白质，表现为前节内不规则的嗜酸性、无定形液体的区域。在眼科检查中，蛋白质渗漏到房水中被诊断为"闪辉"。虹膜炎症表明有血-眼屏障的破坏，并可能丧失免疫偏离。葡萄膜炎是一个临床术语，不应用于组织学诊断。

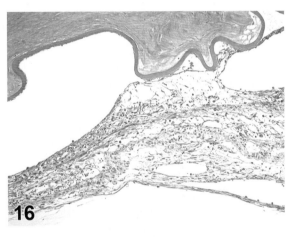

图 8.16

大鼠虹膜前粘连（角膜），纤维增生。注意角膜屈曲与虹膜与角膜内表面的粘连相关。虹膜基质出现混合细胞浸润

葡萄膜：虹膜和睫状体，虹膜色素增多 / 减少（N）（pigment, increased/decreased, iris [N] uvea: iris and ciliary body）

【种属】　　小鼠、大鼠。

【其他术语】　　Discoloration, iris; alteration in iris color。

【发病机制 / 细胞起源】　　基质内黑色素细胞的数量或黑色素细胞内的色素颗粒数量的改变。仅与有色种属或品系有关。

【诊断特征】　　① 虹膜基质中黑色素细胞的数量或大小增加。② 如有色素沉着减少，则表现为黑色素细胞数量减少或黑色素细胞内色素数量减少。

【鉴别诊断】　　出血的结局（含铁血黄素）[sequel to hemorrhage (hemosiderin)]。

【备注】　　色素变化可见于给予化合物后（如新生的头巾大鼠给予尿烷；Roe, Millican et al., 1963）。色素沉着减少可能与炎症、水肿和衰老有关。色素变化也可为先天性改变（Schafer and Render, 2013b）。在 DBA/2J 纯合子小鼠中因虹膜色素弥散或虹膜基质萎缩导致色素沉积增加（Smith, Sundberg, and John, 2002b）。色素增多和（或）色素改变也可见于局部应用前列腺素类激素（如拉坦前列素）。

葡萄膜：虹膜和睫状体，上皮胞质空泡化（N）（vacuolation, cytoplasmic, epithelial [N] uvea: iris and ciliary body）（图 8.17）

【种属】　　小鼠、大鼠。

【其他术语】　Lysosomal storage disease, varies with cause (e.g., phospholipidosis)。

【发病机制 / 细胞起源】　　虹膜或睫状突的上皮。代谢缺陷导致分子在虹膜、睫状突或睫状肌的上皮细胞内蓄积。

【诊断特征】　　虹膜或睫状突上皮细胞的胞质内或睫状肌内的空泡空隙。

【备注】　　有报道胱氨酸结晶在 $CTNS^{-/-}$ 小鼠的睫状体基质和睫状突上皮中蓄积，这是胱氨酸病溶酶体贮积病的一种动物模型（Kalatzis, Serratrice et al., 2007）。

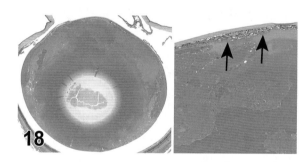

图 8.17

大鼠虹膜后上皮胞质空泡化；虹膜矿化。虹膜后上皮中可见大小不一的透明空泡，其中还含有矿化的同心团块（注意嗜碱性边缘）

（6）晶状体

晶状体，晶状体纤维变性（N）（degeneration, lens fiber [N] lens）（图 8.12，图 8.14，图 8.18 ～ 8.21，图 8.23）

【种属】　　小鼠、大鼠。

【其他术语】　Lens fiber swelling; lens fiber fragmentation; Morgagnian globule; bladder cells; liquefaction; cleft formation; cataract。

【发病机制 / 细胞起源】　　变性是由于生化变化引起晶状体稳态改变，导致晶状体蛋白质变性和（或）晶状体纤维完整性受损。最初的生化变化通常是酸化，因此纤维失去液体、缩小，液体聚集在纤维间的裂缝中。对于其他病因，如渗透压变化，纤维会膨胀并变成球状［莫尔加尼（Morgagnian）小体］。变性是一个诊断术语，包括以下列出的许多特定术语。

【诊断特征】　　①裂隙：晶状体纤维间形成的空隙，有圆形轮廓，内聚液体含有不同浓度的蛋白质。如果病变进展，晶状体纤维可断裂。②断裂：肿胀，膜结合碎片；圆形小球（莫尔加尼小体）。③液化：晶状体皮质层内蛋白性液体聚集形成小囊或较大区域，取代晶状体纤维。④在严重的情况下，可伴有营养不良性矿化。

图 8.18

SDT 大鼠晶状体纤维变性（左图和右图）；晶状体上皮增生（右图）。糖尿病相关的晶状体变性。晶状体皮质中嗜酸性液体的聚集导致晶状体纤维形态的丧失。右侧高倍图像（箭号所示）显示前晶状体囊下方的局灶性上皮细胞增生区域

【鉴别诊断】　　①人工假象（artifact）：识别晶状体纤维断裂人工假象很重要，固定导致的人工断裂通常有棱角。也可导致裂隙形成（这在使用改良 Davidson 固定剂的非人类灵长类动物眼中最为显著）。有必要与同期对照进行仔细比较。②自溶（autolysis）。③空泡化（vacuolation）：见下文。

【备注】　　"变性"可作为综合诊断术语，包括在晶状体纤维中观察到的许多非特异性改变，特异性改变最好用注释来描述。在晚期病变中，皮质纤维完全液化并缺失，晶状体核在晶状体囊中自由漂浮。白内障是一个临床诊断术语，用于描述眼科检查中可见的混浊，不应用于组织学诊断。

晶状体，晶状体前或后脱位（N）（dislocation, lens, anterior or posterior [N] lens）（图 8.19，图 8.20）

【种属】　　小鼠、大鼠。

【其他术语】　Lens luxation; lens displacement。

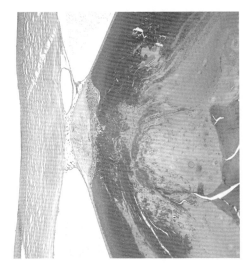

图 8.19

大鼠晶状体前脱位；晶状体前囊和囊下纤维增生，与角膜粘连；晶状体纤维变性。晶状体移入前房并通过结缔组织的成纤维细胞束黏附在角膜上。邻近晶状体前囊下的区域有一个圆顶状纤维结缔组织小丘。晶状体的变性特征包括球体的增大、碎裂和晶状体纤维溶解及嗜酸性液体的蓄积

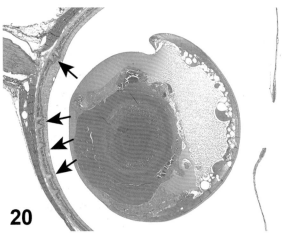

图 8.20

大鼠晶状体后脱位，晶状体纤维变性，视网膜皱襞。晶状体向后移位（注意晶状体完全位于睫状体的后方，此图像中未包含该部分）。可见晶状体变性的一些特征，并且视网膜在外核层（箭号所示）内有几处皱襞

【发病机制／细胞起源】 悬挂晶状体在虹膜后方的小带纤维（晶体悬韧带）断裂。原发病例可能与遗传性小带无力有关。自发性的断裂可继发于外伤、青光眼、炎症和肿瘤。

【诊断特征】 ① 在组织学上，晶状体移位到前房（前脱位）或后部（后脱位）。② 慢性脱位伴有继发性改变，如炎症、玻璃体纤维增生和虹膜晶状体粘连。

【鉴别诊断】 人工假象（artifact）：与组织处理有关，尤其是修块。

【备注】 后脱位可伴有视网膜继发性创伤和白内障形成。前脱位可伴有晶状体前囊与虹膜后粘连，或与角膜内皮粘连。晶状体前上皮细胞

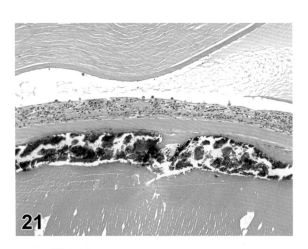

图 8.21

F344/N 大鼠晶状体纤维矿化，前房蛋白性液体。与四氟乙烯给药有关。NTP 档案

的成纤维细胞转分化（化生）可作为后遗症出现（Tanaka, Inagaki et al., 1995）。由于在组织处理过程中经常发生晶状体移位的人工假象，因此应慎重做出此诊断。

晶状体，晶状体上皮纤维增生（N）（fibroplasia, lens epithelium [N] lens）（图 8.19）

【种属】 小鼠、大鼠。

【其他术语】 Metaplasia, fibrous, or cellular-transdifferentiation, lens epithelium。

【发病机制／细胞起源】 晶状体损伤和继发的晶状体前上皮细胞转分化（化生）。

【诊断特征】 ① 梭形细胞和嗜酸性胶原基质取代了晶状体上皮和下方的晶状体纤维。② 胶原蛋白的线性排列。

【鉴别诊断】 ① 晶状体上皮增生（hyperplasia, lens epithelium）：见下文。（图 8.18，图 8.56）② 纤维化（fibrosis）：有成熟的胶原蛋白。

【备注】　　损伤后，晶状体前上皮细胞呈现肌成纤维细胞样表型，产生Ⅰ型和Ⅲ型胶原蛋白和糖胺聚糖，形成纤维组织。纤维增生常与晶状体前上皮细胞增生有关。成熟后的纤维化区域可分泌新的晶状体囊。

晶状体，晶状体囊肥大（N）（hypertrophy, lens capsule [N] lens）

【种属】　　小鼠、大鼠。

【其他术语】　　Anterior lenticular epithelium。

【发病机制/细胞起源】　　晶状体前上皮细胞。

【诊断特征】　　① 晶状体囊的厚度增加。② 可能是均匀的（年龄相关）或局灶性的（可能对损伤的反应）。

【备注】　　在动物的生命周期中，晶状体前上皮细胞持续产生晶状体囊物质，因此晶状体前囊会随着动物年龄的增长而继续增厚，而晶状体后囊则不会。

晶状体，晶状体上皮肥大（N）（hypertrophy, lens epithelium [N] lens）

【种属】　　小鼠、大鼠。

【其他术语】　　Increased size, lens epithelium。

【发病机制/细胞起源】　　晶状体前上皮细胞损伤。

【诊断特征】　　细胞轮廓增大或肿胀。通常伴有邻近晶体纤维肿胀苍白。

【鉴别诊断】　　空泡化（vacuolation），与包涵物有关。

【备注】　　肿胀的晶状体纤维最常见于核弓区，特别与光毒物和 UVA 光暴露所引起损伤有关。可出现变性蛋白质形成的嗜酸性球形小球（莫尔加尼小体）。

晶状体，晶状体纤维肥大（N）（hypertrophy, lens fiber [N] lens）

【种属】　　小鼠、大鼠。

【其他术语】　　Increased size/swelling of lens fiber; degeneration of lens fiber; "bladder cells"。

【发病机制/细胞起源】　　晶状体纤维的摄入液体，最常发生于高渗条件下。

【诊断特征】　　① 不同程度的晶状体纤维肿胀，从散在的单个纤维轮廓加大到众多大体积的泡沫样胞质梭形细胞（"囊状细胞" bladder cells）。② 不同程度的嗜酸性染色。

【鉴别诊断】　　变性（degeneration）：见上文。

【备注】　　增加葡萄糖或其他单糖等物质会促进液体进入，导致晶状体纤维肿胀。肿胀的纤维可能尚未达到在眼科检查中可见的晶状体混浊，也可能是可逆性变化。单糖一旦被动扩散进入晶状体纤维，就会被纤维中高活性的醛糖还原酶主动还原。葡萄糖转化为山梨糖醇，后者不易从晶状体纤维中扩散出来。在纤维内的大量积累会产生高渗环境，导致液体被动扩散入纤维。不被晶状体纤维代谢的药物可引起不可逆的纤维肿胀。如果变化持续进展并且出现结晶蛋白质变性和凝固，或者纤维膜发生断裂，则会导致变性的发生（见上文）。

晶状体，晶状体炎症（N）（inflammation, lens [N] lens）

【种属】　　小鼠、大鼠。

【其他术语】　　Phacoclastic uveitis。

【发病机制/细胞起源】　　晶状体内白细胞浸润［中性粒细胞性和（或）肉芽肿性］。

【诊断特征】　　① 中性粒细胞和（或）巨噬细胞在晶状体中和晶状体周围聚集。② 伴有炎症细胞的晶状体纤维通常会液化或碎裂。

【备注】　　白细胞渗入晶状体一般是非无害的，通常提示炎症的存在。感染过程是常见的原因。晶状体损伤可导致炎症，但更常见的是导致晶状体前囊增生。晶状体相关性葡萄膜炎是描述晶状体破裂和炎症的临床术语。

晶状体，晶状体纤维矿化（N）（mineralization, lens fiber [N] lens）（图 8.14，图 8.21）

【种属】　　小鼠、大鼠。

【其他术语】　　Calcification; dystrophic mineralization/calcification。

【发病机制／细胞起源】　　晶状体纤维损伤或变性导致矿物质沉积，或受损组织钙化。

【诊断特征】　　晶状体纤维具有强嗜碱性颗粒或结晶物质。

【备注】　　晶状体退行性改变的矿物质沉积或钙化并不是罕见的后遗症，尤其是那些导致组织失活的退行性改变。

晶状体，晶状体上皮坏死（N）（necrosis, lens epithelium [N] lens）

【种属】　　小鼠、大鼠。

【发病机制／细胞起源】　　晶状体前上皮细胞毒物或炎性损伤。

【诊断特征】　　① 参见上述单个细胞坏死的特征。② 可能出现晶状体前上皮细胞的局灶性、多灶性或弥漫性缺失。

【备注】　　抗肿瘤药和类辐射药物可导致晶状体前上皮细胞坏死（或细胞凋亡）。

晶状体，晶状体囊破裂（N）（rupture, lens capsule [N] lens）（图 8.22，图 8.23）

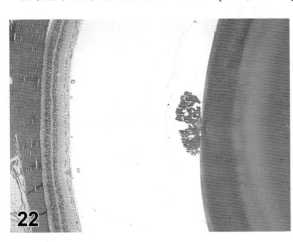 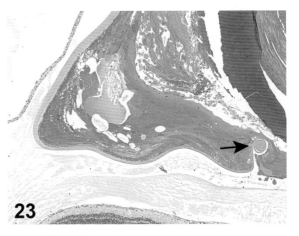

图 8.22

Sprague Dawley 大鼠晶状体后囊破裂。从晶状体后表面挤出晶状体纤维

图 8.23

Sprague Dawley 大鼠晶状体后囊破裂；晶状体纤维变性。注意卷曲的晶状体囊（箭号所示）和晶状体变性的特征。前房和玻璃体中都存在蛋白质的增加（颗粒状嗜酸性基质）

【种属】　　小鼠、大鼠。

【其他术语】　　无。

【发病机制／细胞起源】　　晶状体后囊。

【诊断特征】　　① 从晶状体后部挤出的晶状体纤维（进入玻璃体）。② 组织病理学上明显的晶状体后囊空间缺损或破裂。③ 晶状体纤维的游离端倾向于绕离断裂位置。④ 相邻的晶状体纤维往往具有变性特征。

【鉴别诊断】　　人工假象（artifact）。

【备注】　　啮齿动物早在 10 周龄时就可发生晶状体囊自发性破裂，并且通常发生在晶状体的后部，因为此处比晶状体前囊薄（Tanaka, Inagaki et al., 1996）。破裂也可能与白内障或外伤有关。囊破裂可伴有玻璃体和晶状体的明显炎症。

晶状体，晶状体上皮或晶状体纤维空泡化（N）（vacuolation, lens epithelium or lens fiber [N] lens）

【种属】　　小鼠、大鼠。

【其他术语】　　Phospholipidosis。

【发病机制／细胞起源】　　晶状体上皮或纤维的空泡化与胞质内包涵物有关，通常表示溶酶体内有分子蓄积。

【诊断特征】 ① 晶状体前上皮细胞胞质的泡沫状空泡化。② 空泡不染色或含有浅染的双嗜性物质。

【鉴别诊断】 晶状体上皮肥大、晶状体纤维肥大、晶状体纤维液化（hypertrophy, lens epithelium or hypertrophy, lens fiber, lens fiber liquification）。

【备注】 可能需要电子显微镜证实溶酶体内存在电子致密的层状包含物。已知可引起磷脂质沉积症的几种药物可引起晶状体上皮或晶状体纤维内药物和阳离子两亲性分子在溶酶体中蓄积。

（7）玻璃体

玻璃体发育不全（N）（agenesis, vitreous [N] vitreous）（图 8.24）

【种属】 小鼠、大鼠。

【其他术语】 Development anomaly; absent vitreous。

【发病机制/细胞起源】 玻璃体不发育伴有其他眼部发育障碍，导致小眼畸形。

【诊断特征】 ① 眼球明显小于正常（小眼畸形）。② 内部结构畸形、残遗或缺失。

【备注】 玻璃体的发育与晶状体、视网膜和视网膜血管密切相关，因此任何一种结构的发育异常都会反映在其他结构中，包括玻璃体（Kingston et al., 2014）。*Pax6*、*Mitf*、*Cat4* 和其他基因的突变与小鼠的发病有关（Smith et al., 1994; Smith, John, and Nishina, 2002; Collinson et al., 2000）。有报道表明小鼠玻璃体发育失败与小眼畸形相关（Smith, Roderick, Sundberg, 1994），也可能是初级玻璃体的发育已开始但尚未完成。其他潜在原因包括传染病和毒性。实验性酒精暴露是胎儿酒精综合征（出现小眼畸形）的一种模型。

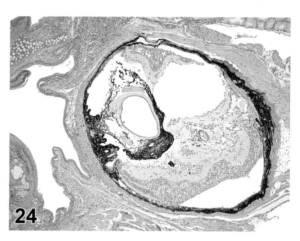

图 8.24

大鼠小眼畸形，玻璃体发育不全。玻璃体发育不全与小眼畸形有关。在这个例子中，由于玻璃体发育不全，视网膜脱离并留在玻璃体腔内，并且视网膜的细胞层次紊乱。注意缺乏晶状体的发育和整体畸形

玻璃体血管存留（N）（persistent hyaloid vessels [N] vitreous）（图 8.25）

【种属】 小鼠、大鼠。

【其他术语】 Persistent primary vitreous。

【发病机制/细胞起源】 胚胎玻璃体血管未完全消失和退化。

【诊断特征】 ① 通常只能观察到一些小的残留血管（1～5 条小动脉）或单根血管（有多分支的）从视盘延伸至玻璃体腔。② 血管可能从视盘延伸，穿过玻璃体接触晶状体后极。③ 也有报道玻璃体血管沿感光视网膜内表面从视盘延伸至晶状体（Heywood, 1973）。④ 在大鼠可伴有玻璃体出血。

【备注】 大鼠的胚胎玻璃体血管部分残留是先天性改变（Hebel and Stromberg, 1976; Taradach, Regnier et al., 1981; Taradach and Greaves, 1984; Rubin, 1986; Kuno, Usui et al., 1991, Shibuya, Satou et al., 1999; Williams, 2002）。玻璃体血管是逐渐退化，尤其是在前 6 周；在一年末的残留率低于 1%（Heywood,

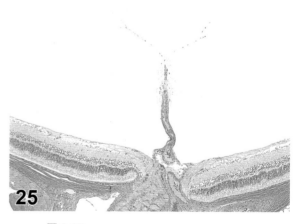

图 8.25

大鼠，玻璃体血管存留。残存纤维血管组织从视神经乳头延伸至玻璃体

1973）。小鼠具有与大鼠相似的玻璃体血管系统，通常在 30 d 后退化（Smith, John, and Nishina, 2002）。玻璃体内出血在小鼠中似乎不像在大鼠中一样常见（Rubin, 1986）。

玻璃体，初级玻璃体持续性增生（N）（persistent hyperplastic primary vitreous [N] vitreous）（图 8.26）

【种属】　　小鼠、大鼠。

【其他术语】　　PHPV; persistent fetal vasculature（PFV）

【发病机制 / 细胞来源】　　由于胚胎玻璃体和玻璃体血管（用于形成胚胎眼球）无法退化而出现的发育异常。

【诊断特征】　　① 过多的间质组织；常伴有玻璃体血管存留。② 通常是纤维组织，但也可能是软骨组织。③ 血管和间质组织从视盘延伸至晶状体后囊靠后极部位，在此融合入胚胎血管，即晶状体后血管膜（增生性晶状体血管膜）。

【备注】　　突变是小鼠初级玻璃体持续增生的常见原因（Smith, John, and Nishina, 2002）。

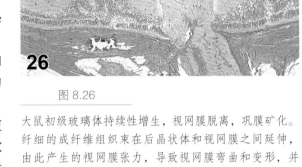

图 8.26

大鼠初级玻璃体持续性增生，视网膜脱离，巩膜矿化。纤细的成纤维组织束在后晶状体和视网膜之间延伸，由此产生的视网膜张力，导致视网膜弯曲和变形，并伴有局灶性脱离，巩膜内存在矿化的胶原蛋白嗜碱性针状体

玻璃体，玻璃体纤维增生 / 纤维化（N）（fibroplasia; fibrosis, vitreous [N] vitreous）（图 8.27 ～图 8.31）

【种属】　　小鼠、大鼠。

【其他术语】　　Vitreal membranes; fibrovascular tissue proliferation。

【发病机制 / 细胞来源】　　玻璃体膜的形成涉及多种来源的细胞，包括玻璃体细胞、与小带原纤维相关的梭形细胞、米勒细胞、胶质细胞和视网膜色素上皮细胞。目前认为这些细胞能转分化，获得成纤维细胞或肌成纤维细胞含收缩蛋白的特质。

【诊断特征】　　① 线性细胞束，有成纤维细胞表型，位于玻璃体内的任何部位。② 线性排列的胶原纤维组织束，通常为多层，类似纤维结缔组织垫。③ 纤维组织通常与晶状体、视网膜和视盘等相连。④ 玻璃体纤维增生通常伴有慢性炎症、肥大的玻璃体细胞，以及色素沉积的玻璃体细胞。

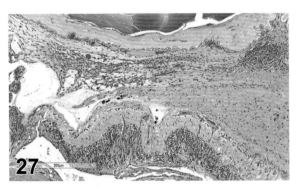

图 8.27

F344/N 大鼠玻璃体纤维化，单核细胞性炎症。晶状体后囊的边缘是一层纤维血管组织，其中含有炎症细胞浸润，而致密的纤维化组织带存在于晶状体和视网膜之间。注意视网膜上附着区域的张力引起的视网膜脱离。NTP 档案

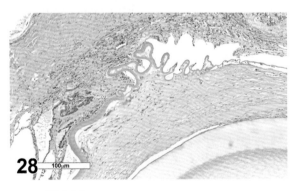

图 8.28

F344/N 大鼠玻璃体、视网膜和晶状体纤维化。一层致密的纤维结缔组织位于折叠的晶状体后囊下方。视网膜几乎被跨越玻璃体并连接到折叠的晶状体囊的纤维血管组织所替代。NTP 档案

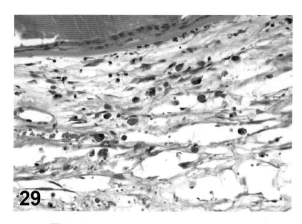

图 8.29

F344/N 大鼠出血，纤维增生，玻璃体新生血管形成。含有红细胞的纤维血管组织和含有棕色色素（含铁血黄素）的巨噬细胞浸润物黏附在晶状体囊上。NTP 档案

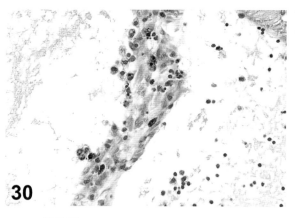

图 8.30

F344/N 大鼠，玻璃体，含有含铁血黄素巨噬细胞；纤维增生；混合细胞性炎症。NTP 档案

【鉴别诊断】 纤维化（fibrosis）：成熟的胶原纤维中细胞数量相对较少，纤维化更可能在病变的终末期观察到。

【备注】 眼内的细胞转分化、增殖和迁移与全身的纤维化反应方式相类似。细胞因子，特别是 TGB-β，被认为在这过程中起主要作用。成纤维细胞的纤维膜往往与固定的眼组织如晶状体、视网膜和视神经盘相连。由于它们含有收缩蛋白，张力会转移到这些结构上，能导致晶状体脱位、视网膜脱离和视神经脱出。玻璃体膜在眼科检查中表现为玻璃体混浊。在大鼠中，玻璃体纤维增生组织中可有或无血管，并可能伴有出血、含色素的巨噬细胞和炎症细胞浸润（Taradach and Greaves, 1984）。纤维血管化或玻璃体机化在严重视网膜变性的 F344 大鼠中有报道（Yoshitomi and Boorman, 1990）。并且可能代表了类似的发病机制。玻璃体纤维增生往往是一个动态和渐进的过程。成熟胶原纤维的存在可作为纤维化的诊断依据。

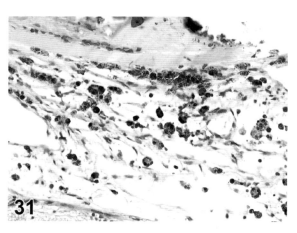

图 8.31

F344/N 大鼠玻璃体含有含铁血黄素巨噬细胞，纤维增生；混合细胞性炎症。高倍放大；NTP 档案

玻璃体出血（N）（hemorrhage [N] vitreous）（图 8.29）

【种属】 小鼠、大鼠。

【其他术语】 无。

【发病机制 / 细胞来源】 眼内血管。

【诊断特征】 存在红细胞，可散在或聚集成团，伴有血浆。

【鉴别诊断】 红细胞渗出（erythrocytes, extravasation）：视网膜血管内皮细胞之间紧密连接的破坏。

【备注】 未闭合的玻璃体血管是幼龄动物自发性出血的常见原因。在出生后 3 周或更长时间内红细胞可来自于未闭合的玻璃体血管（Hebel and Stromberg, 1976）。少量红细胞和大小不一的血凝块最终会消退，通常不会有后遗症（Rubin, 1986）。

玻璃体含有含铁血黄素巨噬细胞（N）（hemosiderin-laden macrophages [N] vitreous）（图 8.29 ～ 图 8.31）

【种属】 小鼠、大鼠。

【其他术语】　　无。

【发病机制 / 细胞来源】　　任何原因引起的出血都可能导致红细胞被吞噬和处理，或是玻璃体细胞（固有巨噬细胞），或是招募的巨噬细胞（类似于全身观察到的）。未闭合的玻璃体血管是红细胞的潜在来源。

【诊断特征】　　观察到含有棕色色素颗粒的玻璃体细胞和巨噬细胞，主要位于玻璃体细胞聚集的玻璃体皮质内（即靠近后部视网膜和视盘）。

【备注】　　由于玻璃体的液体和细胞成分更新缓慢，在发生出血后，含有含铁血黄素的细胞可能会在玻璃体内持续较长时间。

玻璃体炎症细胞浸润（N）（infiltrate, inflammatory cell [N] vitreous）

【种属】　　小鼠、大鼠。

【其他术语】　　Hyalitis (if limited to increased numbers of hyalocytes) and infiltration, inflammatory cell, if additional leukocytes are present。

【诊断特征】　　① 因不同的细胞系和诱因而有所不同。② 玻璃体细胞数量增加。③ 在视网膜表面可观察到从体循环中募集的白细胞，是眼内免疫监测过程的一部分。

【备注】　　作为固有巨噬细胞，玻璃体细胞负责清除玻璃体中的碎片，并对眼内尤其是玻璃体的扰动做出反应。玻璃体腔内药物注射引起玻璃体细胞数量增加和外观变异性增加，但无其他炎症细胞类型，提示玻璃体细胞的变化可能是眼内细微变化的敏感指标。由于玻璃体的缓慢更新速度，玻璃体细胞和其他炎症细胞倾向于在玻璃体内滞留较长时间。持续时间可远远超过诱因存在时间。

玻璃体炎症（N）（inflammation [N] vitreous）（N）（图 8.27，图 8.30）

【种属】　　小鼠、大鼠。

【其他术语】　　Vitritis。

【诊断特征】　　因不同的细胞系和诱因有所不同。① 白细胞来自体循环。② 组织病理观察到白细胞最常在视网膜表面或其附近、晶状体后部，或视盘附近，抑或可在整个玻璃体中。③ 招募的白细胞通常是由眼球其他结构的炎症扩散所致（Taradach and Greaves, 1984）。④ 肉芽肿性炎症可能导致玻璃体内的细胞聚集，在眼科检查中表现为混浊。

【备注】　　眼部炎症可由多种诱因引起，包括传染性和免疫性疾病、代谢紊乱、中毒和外伤。玻璃体内的炎症意味着血 – 眼屏障的破坏和免疫偏离的丧失。与炎症相关的眼内细胞因子改变可诱导眼内细胞的转分化并导致纤维增生（玻璃体或视网膜 / 视网膜前纤维增生）。

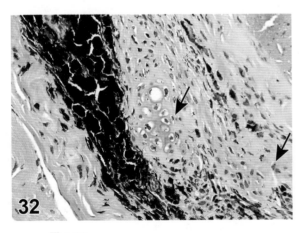

图 8.32

B6C3F1 小鼠玻璃体软骨化生。含有软骨化生区域（箭号所示）的玻璃体内的纤维化组织。NTP 档案

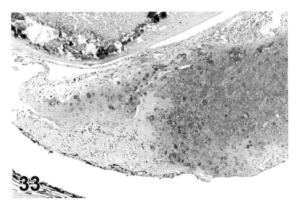

图 8.33

F344/N 大鼠玻璃体软骨化生。玻璃体内的软骨和结缔组织的同心团块。晶状体可见退行性改变包括矿化带。NTP 档案

• 玻璃体骨或软骨化生（N）（metaplasia, bone or cartilage [N] vitreous）（图 8.32，图 8.33）

【种属】　小鼠、大鼠。

【其他术语】　Osseous metaplasia; cartilaginous metaplasia; cellular transdifferentiation。

【发病机制／细胞来源】　从一种细胞型转分化为骨或软骨。

【诊断特征】　玻璃体内存在骨或软骨基质（Taradach and Greaves, 1984）。

【鉴别诊断】　矿化（mineralization），见下文。

【备注】　眼内形成骨或软骨的机制尚不清楚，但可见于眼外伤或其他导致缺氧和玻璃体变性的情况下。细胞转分化需要有促进骨或软骨生成的细胞因子。在眼科检查中，矿化和骨或软骨化生都会导致玻璃体混浊。

玻璃体矿化（N）（mineralization, vitreous [N] vitreous）

【种属】　小鼠、大鼠。

【其他术语】　Metastatic mineralization or calcification; dystrophic calcification。

【发病机制／细胞来源】　玻璃体的基质，或玻璃体内的细胞。钙盐在玻璃体内沉积。

【诊断特征】　① 不规则矿物质沉积；可能位于玻璃体内的任何部位。② 可能伴有邻近眼部结构的退行性特征（营养不良性钙化）。

【鉴别诊断】　玻璃体骨或软骨化生（vitreous metaplasia, bone or cartilage），见上文。

【备注】　玻璃体内的矿物质沉积类似于全身发生的两种不同过程：① 系统性的钙调节代谢紊乱导致钙盐沉积在正常组织中（转移性钙化或矿化）。② 钙沉积在退行性改变过程的组织或继发于创伤后（营养不良性钙化）。促使营养不良发生的条件包括存在失活的细胞和（或）引起缺氧与玻璃体变性。

（8）视网膜

• 先天性

视网膜菊形团（N）（retinal rosettes [N] retina）（图 8.34）

【种属】　小鼠、大鼠。

【其他术语】　Retinal dysplasia; linear retinopathy; retinochoroidal degeneration; retinal dystrophy; retinal anomaly。

【发病机制／细胞来源】　对各种刺激产生的非特异性反应，影响发育过程中视网膜细胞的分化。

【诊断特征】　① 内核层及外核层扩张或扭曲而形成局灶性至多灶性菊形团样和管状结构。② 极少见病变能弥漫性地影响视网膜。③ 菊形团样和管状结构可以呈现出多种形态，具有以下特征的组合。④ 一层到多层的细胞，其胞核类似于内核层和外核层的神经元。⑤ 细胞核极化远离菊形团的中心或

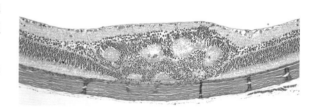

34

图 8.34

大鼠视网膜菊形团。多个菊形团引起视网膜内外核层结构紊乱

"腔"。⑥ 在菊形团的内层观察到嗜酸性线性结构，类似于感光细胞内节和（或）纤毛细胞，源自原始神经上皮。⑦ 靠近菊形团中心的基膜样结构类似于视网膜的外界膜。⑧ 视网膜色素上皮样细胞或巨噬细胞可能位于菊形团的中心。

【鉴别诊断】　① 视网膜皱襞（retinal folds），见下文。② 处理过程人工假象：玻璃体和视网膜的差速固定会导致玻璃体收缩和视网膜牵拉，从而产生人工假象菊形团。

【备注】　视网膜菊形团是由于发育异常导致的局灶性或多灶性感觉视网膜排列紊乱。在大鼠眼科检查中，菊形团表现为单侧视网膜线性隆起（Hubert, Gillet et al., 1994）。可以通过给予阿糖胞苷（cytosine arabinose）、苏铁苷（cycasin）、N– 甲基 –N– 亚硝基脲（N–methyl–N–nitrosurea）和三甲基锡（trimethyltin）等化合物诱发（Schafer and Render, 2013a）。视网膜菊形团（和皱襞，见下文）

意味着视网膜可能不是各层完整，常表现出外核层的缺失，并且视网膜可能直接邻接脉络膜甚至巩膜（Schafer and Render, 2013a）。

视网膜皱襞（N）（retinal folds [N] retina）（图 8.35）

【种属】　　小鼠、大鼠。

【其他术语】　　无。

【发病机制／细胞来源】　　偶发性、自发性或与视网膜表面成纤维细胞膜的牵拉及视网膜下出血有关。

【诊断特征】　　① 视网膜的局部内突，可使感光细胞与视网膜色素上皮分离。② 轻度的病变仅影响视网膜的外层，表现为轻度视网膜脱离，视网膜下巨噬细胞聚集，视网膜表面轮廓不受影响。③ 严重的皱襞影响视网膜全层，并可能出现视网膜下出血和来自感光细胞外节的碎片。

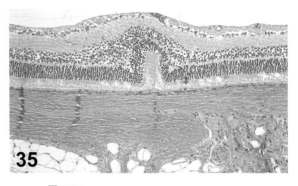

图 8.35

大鼠视网膜皱襞

【鉴别诊断】　　人工假象视网膜皱襞（artifact retinal folds）：与 70% 乙醇固定和（或）组织固定的相对时间差异有关。真正的视网膜皱襞伴有视网膜前牵拉膜、视网膜下沉积物、出血或视网膜色素上皮细胞聚集，与人工假象区分开来。

【备注】　　小鼠和大鼠（Sprague Dawley 和 Wistar）的自发性视网膜皱襞已有报道（Hubert, Gillet et al., 1994）。在 Sheffield-Wistar 大鼠中发现的皱襞可能是先天性的，并伴有小眼畸形（Poulsom and Hayes, 1988）。人工假象视网膜皱襞（朗格氏皱襞，Lange's folds）在幼龄动物的周边视网膜中被描述，与用 70% 乙醇的组织固定有关（Gartner and Henkind, 1981）。当视网膜皱襞在组织学斜切时，它们可能类似于菊形团。

• 获得性

视网膜萎缩（N）（retinal atrophy, retina）（图 8.36 ～图 8.38）

【其他术语】　　Decreased cell layers, retina; decreased thickness, retina。

【组织发生／细胞来源】　　视网膜的退行性过程可导致细胞缺失和视网膜层塌陷；萎缩是神经节细胞层和（或）内核层，或视网膜外层等区域的特异变化，这是由于这些部位细胞群对诱因的易感性和敏感性，或两者都有（全视网膜）。全视网膜萎缩也可为视网膜细胞继发的逐层变性的终末改变。

内层视网膜萎缩（N）（inner retinal atrophy [N] retina）（图 8.36）

【种属】　　小鼠、大鼠。

【发病机制／细胞来源】　　内层视网膜（内核层、内网层和神经节细胞层）的萎缩可能继发于眼内压升高、视神经压迫性病变或直接毒性作用，导致的视网膜细胞变性和最终细胞缺失。

【诊断特征】　　① 神经节细胞数量减少。② 神经纤维层和内网层变薄。③ 内核层中的细胞核缺失。

【备注】　　神经纤维层内神经节细胞及其轴突缺失的最常见原因是：① 眼内压升高导致这些细胞变性，随后视神经萎缩和内核层继发性萎缩；② 视神经眼外部分的压迫性病变导致轴突变性和继发的神经节细胞死亡。视网膜神经节细胞是几种已知的视网膜毒物（如二硫化碳、阿霉素、谷氨酸盐和利多卡因）

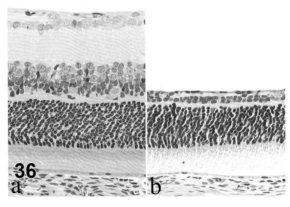

图 8.36

大鼠内层视网膜萎缩；（a）为对照大鼠正常视网膜结构，与萎缩的视网膜（b）相比，神经纤维、神经节细胞、内网层和内核层可见弥漫性萎缩。注意外核层的未受累及

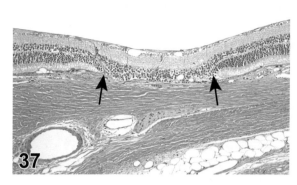

图 8.37

大鼠外层视网膜萎缩。外核层和感光细胞节层的局灶区域表现出萎缩，与相邻 RPE 的缺失有关（箭号之间）。注意受影响区域的神经纤维、神经节细胞和内核层不受累及，以及病变两侧视网膜形态正常

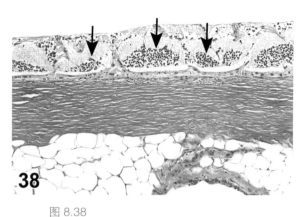

图 8.38

大鼠全层视网膜萎缩。弥漫性视网膜萎缩累及所有层，外核层神经元胞体多灶性残留（箭号所示）

的靶点。一些毒物，如乙基胆碱芥子气氮丙啶离子（ethylcholine mustard aziridinium ion）（AF64A），选择性地靶向内核层的细胞（Ramos, Reilly et al., 2011）。

外层视网膜萎缩（N）（outer retinal atrophy [N] retina）（图 8.37）

【种属】　　小鼠、大鼠。

【发病机制 / 细胞来源】　　导致视网膜外层（外网层和感光细胞层）萎缩的情况包括遗传性或直接性感光细胞损伤和（或）视网膜色素上皮毒性。萎缩可偶然发生，多继发于脉络膜循环紊乱（Tanaka, Inagaki et al., 1993）。

【诊断特征】　　① 外核层的细胞核数量减少，导致视网膜厚度减少。② 外网层的厚度减少或塌陷伴有内核层和外核层的融合。③ 感光细胞内节和外节缺失。④ 感光细胞胞核向内节层和外节层的位移。⑤ 视网膜色素上皮细胞肥大。视网膜色素上皮细胞和巨噬细胞可能迁移入感觉视网膜。

【备注】　　外层视网膜萎缩或变性是一个广义的术语，表示感光细胞的缺失，可由多种原因引起，包括遗传、衰老、中毒、光毒性、营养缺乏、视网膜脱离和炎症。感光细胞具有很高的代谢需求，因此容易受到干扰能量代谢的毒素的影响，如烟酰胺磷酸核糖基转移酶（nicotinamide phosphoribosyltransferase, NAMPT）抑制剂（Zabka, Singh et al., 2015）。遗传因素引起的萎缩见于几种小鼠品系中，包括几种突变和转基因小鼠品系和大鼠。在纳入研究之前应进行眼部筛查，剔除表现出萎缩的动物，或均分动物进入各剂量组。感光细胞变性可能发生在视网膜内层和视网膜色素上皮明显不受累及的情况下。啮齿动物的外层视网膜萎缩是老年性视网膜变性的特征，它倾向于从周边视网膜开始（Hockwin, Green et al., 1992）。光诱导的视网膜萎缩 / 变性（通常视网膜色素上皮细胞不受累及）发生在白化啮齿动物中，是长时间暴露于光线下或暴露在高强度光下引起的。如果动物被饲养在架子顶部靠近光源的笼子里，可能会出现这些照明条件（De Vera Mudry, Kronenberg et al., 2013）。相反，脉络膜循环紊乱导致的视网膜外节的局灶性萎缩总是伴有局部视网膜色素上皮细胞的缺失（Tanaka, Inagaki et al., 1993）。

全视网膜萎缩（N）（global retinal atrophy [N] retina）（图 8.38）

【种属】　　小鼠、大鼠。

【其他术语】　　Scar; glial scar; diffuse gliosis。

【发病机制 / 细胞来源】　　累及所有细胞层。无论何起因，视网膜病变的终末期。

【诊断特征】　　① 所有层中的细胞数量减少及相关网层的塌陷。② 视网膜结构的完全塌陷。③ 视网膜组织被纤维层取代，可见胶质细胞和个别神经元。

【备注】　　视网膜变性可为自发性（遗传性、衰老、光照、营养缺乏、炎症或外伤）或医源性（如

激光治疗、视网膜下注射），因此必须与处理相关的毒性作用区分开来（Schafer and Render, 2013a）。

视网膜脱离（N）（detachment, retina [N] retina）（图 8.39）

【种属】 小鼠、大鼠。

【其他术语】 无。

【发病机制 / 细胞来源】 外层视网膜；与外伤、玻璃体内注射、脉络膜视网膜炎症、玻璃体变性及视网膜表面纤维增生（视网膜 / 视网膜前纤维增生）引起的牵拉有关。

【诊断特征】 ① 感光细胞外节与视网膜色素上皮分离。② 视网膜下液体、巨噬细胞、红细胞和细胞碎片的聚积。③ 视网膜色素上皮继发性肥大（视网膜色素上皮的标志）。④ 感光细胞外节的变性 / 萎缩。

【鉴别诊断】 视网膜脱离人工假象（artifact retinal detachment）。

【备注】 区别于真正的视网膜脱离，视网膜脱离人工假象缺乏视网膜下沉积物和缺乏视网膜色素上皮细胞肥大。需要将视网膜色素上皮的肥大与视网膜色素上皮的"隆起"区分开来，后者是组织修切过程中剪切引起的人工假象。与视网膜色素上皮肥大不同，"隆起"的视网膜色素上皮细胞有棱角，感光细胞外节的碎片仍然附着在视网膜色素上皮表面。自发性视网膜脱离在实验动物中并不常见，在 B6C3F1 小鼠和 Sprague Dawley 大鼠中可偶尔发生（Kuno, Usui et al., 1991）。

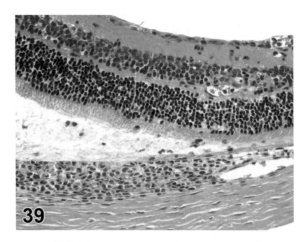

图 8.39

大鼠视网膜脱离；脉络膜和视网膜混合细胞性炎症。视网膜感光细胞层外节和RPE之间的局灶广泛性分离，与视网膜下液体和巨噬细胞浸润有关。注意视网膜和脉络膜内的淋巴浆细胞和中性粒细胞浸润

视网膜感光细胞核移位（N）（displacement, photoreceptor nuclei [N] retina）（图 8.40）

【种属】 小鼠、大鼠。

【其他术语】 Photoreceptor displaced nuclei（PDN）；subretinal photoreceptor cells；俗称"鱼雷"细胞。

【发病机制 / 细胞来源】 外核层的感光细胞；感光细胞的年龄相关性退行性过程。

【诊断特征】 ① 感光细胞位于视网膜外界膜的外侧。② 胞质较少或无。③ 细胞核形态与外核层内的感光细胞核非常相似；也可能是核固缩。

【鉴别诊断】 ① 单核细胞（或巨噬细胞）（monocytes, macrophages）：较大细胞富含胞质；胞质可含有黑色素或含铁血黄素色素，可伴有炎症（Lai, 1980）。② 脱离的视网膜色素上皮细胞（detached retinal pigment epithelial cells）：较大细胞富含胞质；可能含有黑色素或其他内含物，可伴有感觉性视网膜脱离（Lai, 1980）。③ 人工假象（artifact）：切片中感光细胞核的位移。

【备注】 移位的感光细胞核（displaced photoreceptor nuclei, PDN）可见于人和实验动物中（包括大鼠和小鼠）。非固缩和固缩核都可以在对照眼中发现（Lai, 1980; Lai, Masuda et al., 1982），但也可存在于视网膜变性或炎症区域，或两者均有（Saunders and Rubin, 1975b; Geiss and Yoshitomi, 1999）。所有

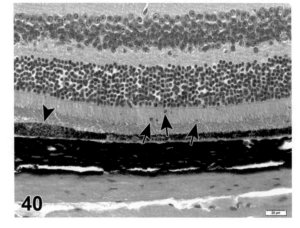

图 8.40

小鼠视网膜感光细胞核移位，RPE肥大。位于视网膜外界膜外层的感光细胞核固缩（箭号所示）。感光细胞核的轻微移位伴有RPE细胞的增大（箭头所示）

品系的大鼠中都可观察到移位的细胞核。在正常视网膜中出现频率约为 50%；在幼龄动物发育中的视网膜和老化的视网膜中均可更频繁地观察到（Lai, 1980）。

视网膜或视网膜前膜纤维增生（N）（fibroplasia, retinal or epiretinal [N] retina）

【种属】　小鼠、大鼠。

【其他术语】　Epiretinal membrane; vitreal traction band。

【发病机制／细胞来源】　多种细胞起源与视网膜表面的纤维增生有关，包括玻璃体细胞、成纤维细胞、星形胶质细胞、胶质细胞和米勒细胞。细胞转分化的发生是多种病变的结果，如玻璃体或内界膜破裂、视网膜或玻璃体炎症、新生血管性视网膜疾病或眼内术后。

【诊断特征】　① 纤维细胞层覆盖在视网膜内表面（玻璃体面）。② 可有多种细胞：纤维细胞、胶质细胞和视网膜色素上皮细胞。③ 伴有眼部或视网膜炎症相时，可存在炎症细胞。④ 伴有视网膜血管增生（新生血管形成）时，可出现小血管结构。

【特殊诊断技术】　① 胶原蛋白的组织化学染色（如马松三色染色或天狼猩红染色）可突显纤维膜。② 细胞特异性蛋白质的免疫组织化学染色可以显示膜中不同来源的细胞。胶质细胞原纤维酸性蛋白（glial fibrillary acid protein, GFAP）可用于突出胶质细胞成分的存在。

【鉴别诊断】　① 视网膜前小动脉环（pre-retinal arteriolar loop）。② 纤维化（fibrosis）（图 8.28）：纤维结缔组织代替了视网膜；通常为组织损伤和坏死后的修复过程。

【备注】　"视网膜前膜"是描述视网膜或视网膜表面的纤维增生的一个临床术语。特发性视网膜前膜（idiopathic epiretinal membranes, iERM）的特征是纤维组织生长在内界膜上（internal limiting membrane, ILM）。特发性视网膜前膜可从不影响视力的细微玻璃纸样薄膜，到可引起视物变形和视力下降的明显收缩性纤维膜。特发性视网膜前膜的发病机制尚不完全清楚，多种理论被提出。最广泛接受的理论认为视网膜内界膜破裂后，视网膜前膜在皮质玻璃体内形成，作为结构成分、胶质细胞和玻璃体细胞增殖的介质。视网膜牵拉和脱离，或光传导受损，导致视力受损。

视网膜胶质细胞数量增多（N）（increased numbers, glial cells [N] retina）（图 8.41）

【种属】　小鼠、大鼠。

【其他术语】　Gliosis。

【发病机制／细胞来源】　胶质细胞的增殖或迁移可能是对损伤或损害的反应，也可偶然发生。

【诊断特征】　① 在偶发性的病变中位于视神经乳头周围的视网膜。与视网膜损伤相关时可发生在其他部位。② 扩大的神经纤维层包含有核细长、纤维状嗜酸性胞质和胞膜不清晰的细胞。

【特殊诊断技术】　这些细胞的 GFAP 免疫组织化学染色呈阳性。

【备注】　大鼠的视网膜胶质细胞增生被视为局灶性病变，位于视盘周边的视网膜（Adams, Auerbach et al., 2011）。对于弥漫性视网膜胶质细胞增生，请参阅全视网膜萎缩／变性。

视网膜炎症细胞浸润（N）（infiltrate, inflammatory cell [N] retina）

【种属】　小鼠、大鼠。

【其他术语】　无。

【发病机制／细胞来源】　最常见的是淋巴细胞，也可能是髓系细胞。发病机制尚不明确，但可能是一种自限性反应，参与免疫监视和轻度组织修复活动。淋巴细胞浸润等免疫反应在眼内注射外源性

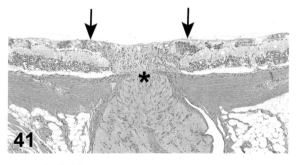

图 8.41

大鼠视网膜和视神经神经胶质细胞数量增加（"胶质细胞增生"）。细长且嗜酸性增强的多灶性神经胶质细胞簇使神经纤维层（箭号所示）和视神经乳头（＊所示）增宽

抗原（单克隆抗体）时常被观察到。

【诊断特征】　　淋巴细胞灶和罕见浆细胞灶在视网膜血管周围间隙内围绕毛细血管。无其他炎症特征。

【鉴别诊断】　　炎症（inflammation）：炎症细胞浸润伴有水肿、淤血、出血、坏死和视网膜组织胶质细胞数量增加（胶质细胞增生）。

【备注】　　建议使用术语"浸润"，加上主要细胞类型（中性粒细胞、嗜酸性粒细胞、淋巴细胞、浆细胞或组织细胞）或混合型（混合性）。淋巴细胞是视网膜最主要和最常观察到的炎症细胞浸润。小灶性到多灶性淋巴细胞浸润被认为是偶发性背景病变。

视网膜炎症（N）（inflammation [N] retina）

【种属】　　小鼠、大鼠。

【其他术语】　　Retinitis。

【发病机制 / 细胞来源】　　炎症可发生在任何细胞层。可由免疫介导的病因、感染原、创伤、药物性，或实验导致。

【诊断特征】　　① 炎症细胞浸润伴有水肿、淤血、出血和坏死。② 演变为视网膜变性和胶质细胞增生。③ 可伴有脉络膜炎症、局灶性视网膜脱离和感光细胞缺失。

【鉴别诊断】　　炎症细胞浸润（infiltrate, inflammatory cell）。

【备注】　　自发性视网膜炎症在小鼠和大鼠中很少见，但可继发于单侧性外伤。视网膜炎症通常继发于脉络膜炎症并导致视网膜变性（Schafer and Render, 2013a）。病毒性视网膜炎和免疫介导的视网膜炎是众所周知的小鼠疾病模型（Geiss and Yoshitomi, 1999）。

视网膜矿化（N）（mineralization [N] retina）（图 8.42）

【种属】　　小鼠、大鼠。

【其他术语】　　Calcification。

【发病机制 / 细胞来源】　　可发生在任何细胞层。视网膜矿化被认为与原发性血管壁病变有关，或继发于坏死区域的营养不良（参见上文的玻璃体矿化）。

【诊断特征】　　① 在 H&E 染色的视网膜切片中有大小不一、形态不规则的紫色 / 蓝色病灶。② 通常累及血管壁。③ 典型结构为层状外观（明暗交替区）。

【特殊诊断技术】　　冯科萨钙染色在石蜡切片中可能有用，但螯合化学（硝酸银）对钙盐没有特异性。也可使用茜素红 S。非酸性固定剂如中性 10% 福尔马林或乙醇缓冲液，最适合用于含有钙沉积的组织（Bancroft and Gamble, 2002）。

【鉴别诊断】　　视网膜下沉积物（deposits, subretina）［视网膜色素上皮相关性玻璃疣（drusen; associated with RPE）］、骨化生（bone metaplasia）。

【备注】　　矿化可为偶发性病变。

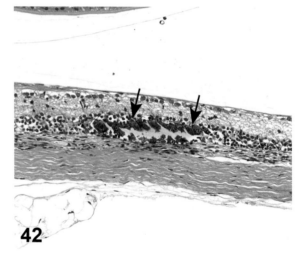

图 8.42

大鼠视网膜矿化，外核层 / 全视网膜萎缩。与 MNU 给药相关的嗜碱性矿物质（箭号所示）的局灶性聚集取代了视网膜的内外核层。注意从视网膜外层到全层萎缩

视网膜髓鞘增多（N）（myelin, increased [N] retina）（图 8.43）

【种属】　　小鼠、大鼠。

【其他术语】　　Hypertrophy, myelin。

【发病机制 / 细胞来源】　　神经节细胞，通常是偶发性发育异常。

【诊断特征】　　① 中央（视乳头周围）视网膜的神经纤维层中存在有髓轴突。② 有髓轴突在视网

膜表面形成小簇，可导致视网膜局灶性增厚。

【特殊诊断技术】　劳克坚牢蓝（LFB）染色将髓鞘染成蓝色至绿色，有助于诊断。

【备注】　有髓视网膜神经纤维在有色素的大鼠中更常见，并且在 Long-Evans 和 BW 大鼠中已有描述（Rubin, 1986; Hubert, Gillet et al., 1994）。建议描述为发育异常而不是先天异常（Rubin, 1986）。

视网膜坏死/单个细胞坏死（N）（necrosis; necrosis, single cell [N] retina）

【种属】　小鼠、大鼠。

【其他术语】　Homogenizing cell change; ischemic cell change; metabolic arrest change; oncotic necrosis; colloquially known as "red dead" neurons。

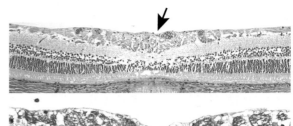

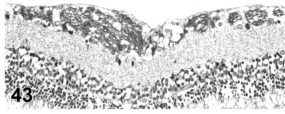

图 8.43

大鼠视网膜髓鞘增多。顶部图像中中央（视乳头周围）视网膜（箭号所示）的神经纤维层中存在髓轴突簇。下图显示了用劳克坚牢蓝染色的有髓纤维的更高放大倍数

【发病机制/细胞来源】　神经节细胞胞体、次级视网膜神经元或感光细胞；新近的细胞死亡，通常影响多个视网膜神经元。

【诊断特征】　① 在 H&E 染色的石蜡切片中有皱缩的、通常有棱角的神经节细胞胞质强嗜酸性。② 核凝固，有时会出现皱缩（早期）。③ 核碎裂或核溶解（后期）。④ 可能会看到肿胀的细胞、胞质空泡或胞质起泡。⑤ 坏死：局灶性、多灶性或局灶广泛性视网膜区域有坏死细胞和细胞碎片。

【特殊诊断技术】　坏死神经元特异性标记：① 荧光染色（如 Fluoro-Jade B 或 Fluoro-Jade C）（Schmued, Stowers et al., 2005）采用灌注固定的常规石蜡包埋切片 5～10 μm 厚。受累细胞在暗视野中呈现亮绿色（注意：浸泡固定样本中血管内残留的红细胞会自发荧光，使坏死神经元的检测变得更困难）。② 铜-银染色采用未固定的冷冻切片 30～40 μm 厚（Switzer, 2000）。受累细胞在淡黄色背景下呈黑色。③ 电子显微镜下见浓缩，肿胀或破裂的线粒体，肿胀或破裂的溶酶体，细胞膜的破坏。

【鉴别诊断】　暗神经元人工假象（dark neuron artifact）：由于胞核和胞质的收缩，神经元胞体固缩，表现为尖刺状嗜碱性神经元。常伴有突出的、弯曲的、嗜碱性的顶端树突。

【备注】　神经元坏死是不可逆损伤后常见的终末反应。它可由多种原因引起，最常见的是代谢功能障碍、缺血或毒物暴露（化学品、药物或金属）。最终导致神经元死亡的细胞内生化改变可以由多种不同的机制触发。视网膜中的神经元坏死是指细胞能量系统的破坏导致的细胞器内积液（微空泡化），最终导致整个细胞内积液（肿胀或胀亡），而不是细胞凋亡级联反应（McMartin, O'Donoghue et al., 1997）。坏死通常与炎症相关，但有时会先于炎症，如血管损伤（如凝固性坏死）、慢性缺氧或细胞毒性细胞死亡。

视网膜色素增多（N）（pigment, increased [N] retina）

【种属】　小鼠、大鼠。

【其他术语】　Lipofuscinosis。

【发病机制/细胞来源】　脂褐素来自噬溶酶体的残留体，由脂质和磷脂与蛋白质的聚合物组成。脂褐素在视网膜神经元中随着年龄的增长而积累，与自由基损伤相关。

【诊断特征】　① 神经元细胞质中存在棕色的色素颗粒，在神经节细胞中最为明显，尤其是中型至大型细胞。② 色素颗粒的颜色从淡黄色到深棕色不等；有些是嗜酸性的（蜡样质）。

【特殊诊断技术】　① 脂褐素颗粒可使用几种特殊染色进行检测：PAS 染为粉红色，油红 O 染色为淡红色至红色，劳力坚牢蓝染色为深蓝色至紫色，施莫尔氏染色将黑色素染为淡蓝色至蓝色，以及齐尔-尼尔森染色呈抗酸染色。② Lapham 法（Lapham, Johnstone et al., 1964）对神经元脂褐素具有高度特异性。③ 可使用荧光显微镜在 H&E 染色或未染色的切片中识别自发荧光。

【备注】　　在没有染色证实的情况下，脂褐素不应作为诊断术语的一部分，尽管在讨论中可能会提到它。脂褐素蓄积是由于年龄相关的清除神经细胞降解副产物的效率降低（Kreutzberg, Blakemore, Graeber, 1997）。脂褐素在神经元、星形胶质细胞和少突胶质细胞的胞体中通过细胞膜的脂质过氧化产生。脂褐素的蓄积对视网膜神经细胞似乎没有产生有害影响。

视网膜胞质空泡化（N）（vacuolation, cytoplasmic [N] retina）

【种属】　　小鼠、大鼠。

【其他术语】　　无。

【发病机制/细胞来源】　　视网膜神经元和米勒细胞。空泡化是由退行性或毒性过程导致体液或代谢副产物滞留在亚细胞结构中，以及神经细胞胞质或膜包裹细胞器的扩张。

【诊断特征】　　神经节细胞、感光细胞节段或米勒细胞的胞质空泡化（通常为透明或弱嗜酸性）。

【特殊诊断技术】　　某些贮积病或诱导性磷脂质沉积症中的神经元空泡可使用电子显微镜或特殊染色（如劳力坚牢蓝、PAS 或苏丹黑染色）来检测，确定空泡内特定生化成分。

【鉴别诊断】　　① 视网膜神经毡空泡化（细胞外水肿）［vacuolation of retinal neuropil (extracellular edema)］。② 死后自溶导致的空泡化人工假象（vacuolation artifact due to postmortem autolysis）：剖检时眼球的收集、处理或固定不当，或在组织脱水期过长时间浸泡在乙醇中（如整个周末）。空泡化人工假象不应在病理结果数据集中记录。

【备注】　　六氯酚导致感光细胞外节的空泡化和变性，氯喹导致神经元和米勒细胞的空泡化。

视网膜细胞外空泡化（N）（vacuolation, extracellular [N] retina）（图 8.44）

【种属】　　小鼠、大鼠。

【其他术语】　　Retinal edema, retinoschisis

【发病机制/细胞来源】　　涉及任何视网膜层，通常是多层。退行性或中毒的过程。

【诊断特征】　　① 透明空隙，出现在不同的视网膜层。② 可伴有受累层的细胞数量减少。

【鉴别诊断】　　① 固定或处理的人工假象（fixation or handling artifact）。② 细胞缺失（cell loss）：核层中的透明空隙，细胞核减少导致。网层中的透明空隙，细胞树突和轴突的缺失导致。

【备注】　　在多种退行性变的过程中可以观察到视网膜中的细胞外空泡形成，这代表细胞缺失后视网膜实质的重组。在脱离的视网膜中，通常可以看到广泛的透明间隙，这可能代表组织水肿，这曾被错误地称为视网膜劈裂。视网膜劈裂是视网膜层间层与层之间形成大间隙，并且伴有广泛的视网膜水肿。

血管改变

视网膜前小动脉环（N）（arteriolar loop, pre-retinal [N] retina）（图 8.45）

【种属】　　小鼠、大鼠。

【其他术语】　　Vascular anomaly。

【发病机制/细胞来源】　　视网膜中央动脉偶发性的异常分支。

【诊断特征】　　① 小动脉从视网膜中央动脉发出，穿过玻璃体后部并回连接到视网膜内层。② 可

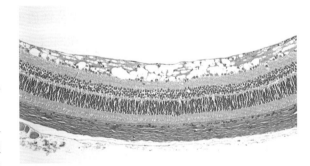

44

图 8.44

大鼠视网膜细胞外空泡化。神经纤维层大量空泡而扩大，显示透明空隙

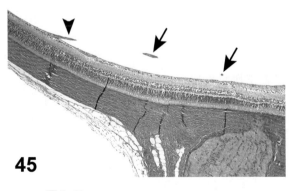

45

图 8.45

大鼠视网膜前小动脉环。注意从视网膜中央动脉（箭号所示）发出的小动脉，穿过玻璃体后部，并重新连接到内层视网膜（箭头所示）

能发生血管周围的玻璃体内出血。

【特殊诊断技术】　可能需要通过连续切组织来跟踪血管的进程。

【鉴别诊断】　初级玻璃体持续性增生（persistent hyperplastic primary vitreous, PHPV）

【备注】　视网膜前小动脉环是 Sprague Dawley 大鼠的一种常见异常（Tanaka, Inagaki et al., 1994）。

视网膜出血（N）（hemorrhage [N] retina）（图 8.46）

【种属】　小鼠、大鼠。

【其他术语】　无。

【发病机制/细胞来源】　血管破裂。根据其大小和分布，或无临床症状，或延伸到视网膜下腔导致视网膜脱离和失明。

【诊断特征】　① 出血的分布通常呈局灶性到多灶性，创伤所致出血可能是广泛的。② 视网膜出血常发生在毛细血管附近。③ 慢性病变可能伴有含铁血黄素沉着症。

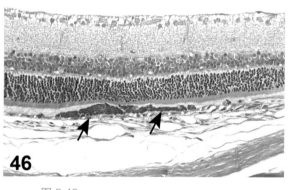

图 8.46

大鼠视网膜下出血。视网膜下区域红细胞的聚集（箭号所示）

【特殊诊断技术】　铁蓄积的特殊染色（如普鲁士蓝和 Perl 氏铁染色）可用于识别旧出血部位的含铁血黄素。

【鉴别诊断】　视网膜梗死（retinal infarcts）。

【备注】　视网膜出血可发生在各种原发性凝血障碍、任何原因的血小板减少症、视网膜高血压、炎症性视网膜疾病、眼外伤或操作过程中对动物的压迫。

葡萄膜：脉络膜新生血管形成（H）（neovascularization [H] uvea: choroid）

【种属】　小鼠、大鼠。

【其他术语】　Choroidal neovascularization, CNV。

【发病机制/细胞来源】　新生血管形成来自预先存在的血管，继发于缺血过程和（或）促血管生成因子（即血管内皮生长因子，vascular endothelial growth factor, VEGF）的释放。

【诊断特征】　① 源自脉络膜的生长的新生血管穿过破裂的布鲁赫膜进入视网膜色素上皮下或视网膜下腔（感光细胞和视网膜色素上皮之间）。② 新形成的血管可浸入视网膜。③ 可出现视网膜下、视网膜和玻璃体出血。④ 伴有视网膜下出血的视网膜脱离。

【特殊诊断技术】　脉络膜和视网膜血管改变用血管造影进行临床评估；显微镜评估用免疫组织化学或原位杂交显示血管性和内皮细胞标志物（如血管内皮生长因子）；也用视网膜平铺片的显微镜检查及透射电子显微镜检查。

【鉴别诊断】　视网膜新生血管形成（retinal neovascularization）：视网膜新生血管形成与脉络膜新生血管形成可根据血管的走向进行区别。视网膜新生血管形成从内网层和内核层延伸至外层视网膜，或从内网层和神经节细胞层延伸至内界膜，或成为伸入玻璃体的血管簇。视网膜新生血管形成也可以接触视网膜色素上皮细胞并位于视网膜下腔，类似于脉络膜新生血管形成。主要鉴别诊断特征是视网膜新生血管形成中存在完整的布鲁赫膜，提示血管起源于视网膜。可能需要透射电子显微镜来确认布鲁赫膜的存在。

【备注】　在突变小鼠品系 JR5558 中新生血管形成可为自发。其表现为早期、可重复和自发的双侧性脉络膜新生血管形成，并伴有继发的视网膜吻合。在该模型中，脉络膜视网膜旁炎症出现在明显的脉络膜新生血管形成之前，并与 VEGF 上调、脉络膜毛细血管通透性过高和胶质细胞缺失/功能障碍有关（Nagai, Izumi–Nagai et al., 2011）。CNV 也可以通过实验诱导，如激光光凝术。

视网膜新生血管形成（H）（neovascularization [H] retina）

【种属】　　小鼠、大鼠。

【其他术语】　　New blood vessels, retina, intra–retinal neovascularization, retinal vascularization proliferation。

【发病机制/细胞来源】　　在视网膜缺血过程中继发，玻璃体释放促血管生成因子（如 VEGF）和视网膜慢性变性。

【诊断特征】　　① 有血管从内网层和内核层延伸至视网膜外层。② 有血管从内网层和神经节细胞层延伸至内界膜，血管成簇突入玻璃体内。③ 新生血管可与视网膜色素上皮细胞相连并位于视网膜下腔中。④ 可发生视网膜下出血、视网膜出血和玻璃体出血。⑤ 视网膜下出血可导致视网膜脱离。

【特殊诊断技术】　　评估视网膜血管变化在临床上采用血管造影。显微镜观察采用胰蛋白酶消化的视网膜平铺片，免疫组织化学用内皮细胞标志物（如 VEGF），以及透射电子显微镜检查。

【鉴别诊断】　　脉络膜新生血管形成（choroidal neovascularization）：从脉络膜延伸出的血管可穿透布鲁赫膜并侵入视网膜。主要的鉴别特征是存在完整布鲁赫膜，提示视网膜血管的起源。透射电子显微镜可能需要以确认布鲁赫膜存在。

【备注】　　视网膜新生血管形成可能是视网膜变性的终末期特征。视网膜新生血管形成被描述为白化大鼠长期光诱导视网膜病变的特征（Albert，Neekhra et al., 2010）。由视网膜新生血管形成引起的玻璃体或视网膜下出血也可以导致视网膜下或视网膜表面纤维增生，形成纤维膜。

（9）视神经

视神经萎缩（N）（atrophy [N] optic nerve）（图 8.47）

【种属】　　小鼠、大鼠。

【其他术语】　　Optic atrophy; optic neuropathy (ischemic)。

【发病机制/细胞来源】　　神经节细胞轴突；对多种损伤的常见反应，包括原发性轴突损伤、神经节细胞缺失、视神经炎或缺氧/缺血。

【诊断特征】　　① 明显的轴突缺失，剩余软膜小梁相对突出（围绕轴突的细胶原纤维带，由软膜产生）。② 胶质细胞增殖（见胶质细胞增殖）。③ 横切面可见视神经直径减小。④ 如果萎缩与长期眼内压升高有关，可出现视神经乳头后弓和筛板（视神经成杯状）。

【特殊诊断技术】　　马松三色染色可用于突显软膜小梁的胶原组织。劳克坚牢蓝染色可使髓鞘呈蓝色，可用于显示脱髓鞘损伤中髓鞘的丢失。

【鉴别诊断】　　视神经纤维化（fibrosis of the optic nerve）。

【备注】　　在解释穿巩膜部位附近的视神经萎缩程度时，筛板结构的种属差异需要注意。相比之下，小鼠的筛板没有大鼠的筛板坚固，因此视神经萎缩中胶原组织的增加不太明显（Smith, John, and Nishina, 2002）。由于视神经萎缩是一个慢性、不可逆的反应，因此在毒理学研究中确定其病变起因很重要（Ramos, Reilly et al., 2011）。

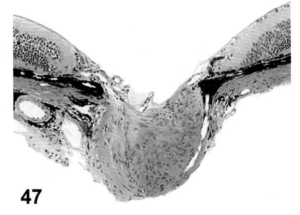

47

图 8.47

小鼠视神经萎缩。轴突缺失伴随神经胶质细胞增殖（"胶质细胞增生"）和视神经乳头和筛板向后弯曲（使神经成杯状）

视神经轴突变性（N）（degeneration, axonal [N] optic nerve）

【种属】　　小鼠、大鼠。

【其他术语】　　Axonopathy; dying–back axonopathy; nerve fiber degeneration; Wallerian–type degeneration。

【发病机制／细胞来源】　　轴突变性发生在视神经的以下几种情况。继发于青光眼的神经节细胞及其轴突的随后丧失可能是最常见的原因（Teixeira and Dubielzig, 2013a）。视神经眶部或颅部的病变可引起沃勒变性，继发轴突丢失和神经节细胞死亡。这些病变的原因包括创伤导致的视神经挤压、分离或撕脱，以及视神经孔（神经进入颅骨的地方）的肿瘤、骨膜增生或肉芽肿性炎症引起的压迫（Smith, John, and Nishina, 2002）。

【诊断特征】　　① 早期为多发、肿胀的呈嗜酸性的轴突（球状体），髓鞘未受影响（McMartin, O'Donoghue et al., 1997）。② 晚期的特征为轴突碎片化和消化腔形成，内含吞噬细胞（格子细胞，gitter 细胞）和中心轴突碎片。③ 损伤进展至视神经萎缩（见上文）。

【特殊诊断技术】　　视神经轴突变性和缺失的详细评价可以采用透射电子显微镜观察视神经横切面得到（Reynaud, Cull et al., 2012）。更快捷的方法是将视神经横截面使用塑料或树脂包埋，用对苯二胺（p–phenylenediamine, PPD）或甲苯胺蓝染色，使用光镜和图像分析计算来量化轴突的缺失程度（Ebneter，Casson et al., 2012）。

【鉴别诊断】　　① 视神经炎（optic neuritis）。② 萎缩（atrophy）。

【备注】　　与衰老相关的轴突变性在 Sprague Dawley 大鼠和 DBA/2J 及 AKXD–28/Ty 小鼠已经有报道（Anderson, Smith et al., 2001; Cavallotti, Cavallotti et al., 2001）。

视神经脱髓鞘（N）（demyelination [N] optic nerve）

【种属】　　小鼠、大鼠。

【其他术语】　　Myelinolysis; myelinopathy。

【发病机制／细胞来源】　　少突胶质细胞的胞突；正常形成的髓鞘解体，对有髓轴突无主要影响。

【诊断特征】　　① 脱髓鞘或低髓鞘纤维中髓鞘染色减少。② 完好的裸露轴突。③ 髓鞘卵圆体的形成（McMartin, O'Donoghue et al., 1997）。

【特殊诊断技术】　　① 髓鞘常规染色方法（石蜡切片）。② 劳克坚牢蓝染色或砂罗铬花青（solochrome cyanine）染髓鞘（单独使用或加甲酚紫染色复染轴突），或四氧化锇。③ 在髓鞘脱失的后期，巨噬细胞内含有新近吞噬和部分消化的髓磷脂碎片，可用劳克坚牢蓝 / PAS 染色（Grant Maxie and Youssef, 2007）。④ 超微结构分析（塑胶或树脂包埋切片）能够精确地识别轴突周围髓磷脂层的数量和厚度；电子显微镜在识别髓鞘再生轴突与正常轴突时特别有用（McKay, Blakemore et al., 1998; Smith and Jeffery, 2006）。

【备注】　　影响视神经的原发性髓鞘形成障碍和脱髓鞘在动物中很罕见，但是多种小鼠模型已建立来研究人类疾病，如佩利措伊斯 – 梅茨巴赫病（Pelizaeus–Merzbacher disease, PMD）和多发性硬化（Smith, John, Nishina, 2002）。

视神经胶质细胞数量增多（N）（increased number, glial cells [N] optic nerve）（图 8.48）

【种属】　　小鼠、大鼠。

【其他术语】　　Gliosis; reactive glia; glial hyperplasia; glial hypertrophy。

【发病机制／细胞来源】　　小胶质细胞组织修复过程；视神经受到损伤后任何 / 多个胶质细胞系的增生和（或）肥大。

【诊断特征】　　① 胶质细胞的数量增多和（或）大小增加；根据细胞的结构特征和部位识别胶质细胞（不是神经元）② 胶质细胞突起的数量增多。③ 存

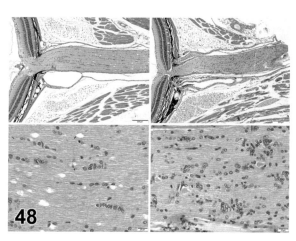

图 8.48

小鼠视神经胶质细胞数量增多（"胶质细胞增生"）。右上方和右下方（高倍放大）的图像显示视神经网中胶质细胞核的数量增加。左上方和左下方是正常的视神经结构

在格子细胞（增大的巨噬细胞样细胞，胞质富含颗粒或空泡）。

【鉴别诊断】　①纤维化（fibrosis）。②炎症（inflammation）：见眼炎症。

【备注】　胶质细胞通过细胞结构特征和部位来识别。小胶质细胞在组织损伤后具有吞噬作用，被识别为格子细胞。

视神经炎症细胞浸润（N）（infiltrate，inflammatory cell [N] optic nerve）

【种属】　小鼠、大鼠。

【其他术语】　Infiltration，inflammatory cell。

【发病机制/细胞来源】　主要是单形核细胞；原因不明，推测为一种偶发性、自限性的反应，用于免疫监视和轻微组织修复活动。

【诊断特征】　视神经和视盘中白细胞聚集，无其他炎性特征。

【鉴别诊断】　炎症（inflammation）：炎症细胞浸润，伴有水肿、淤血、出血、坏死、视神经神经毡胶质细胞增生等炎性特征。

【备注】　建议"浸润"术语跟随主要细胞类型（中性粒细胞、嗜酸性粒细胞、淋巴细胞、浆细胞或组织细胞）或多种细胞类型（混合型）。在视神经炎性最主要和最常见的炎症细胞浸润是淋巴细胞。小量的局灶性到多灶性的淋巴细胞浸润聚集灶被认为是偶发性的背景病变。

视神经炎症（N）（inflammation [N] optic nerve）

【种属】　小鼠、大鼠。

【其他术语】　Optic neuritis; optic nerve neuritis。

【发病机制/细胞来源】　与炎症反应相关的任何谱系的白细胞反应。

【诊断特征】　①视神经或视盘有白细胞浸润，并伴有其他炎症特征。②可见炎症特征如水肿、淤血、出血、坏死和胶质细胞数量增多（胶质细胞增生）。

【鉴别诊断】　炎症细胞浸润（infiltrate，inflammatory cell），见上文。

【备注】　炎症是存在炎症特征时首选的诊断术语，并加上合适的修饰词以识别主要细胞类型。免疫介导以淋巴细胞为主的炎症，在眼部注射被免疫系统识别为外源蛋白的生物制剂后，视神经和神经乳头可观察到。视神经炎是一个临床术语，指在眼底镜检查时由任何原因引起的视盘肿胀，不适用于组织学诊断。

视神经空泡化（N）（vacuolation [N] optic nerve）

【种属】　小鼠、大鼠。

【其他术语】　Myelin splitting; axon swelling; myelin edema; Wallerian degeneration。

【发病机制/细胞来源】　轴突周围的髓鞘分离，或胶质细胞胞质肿胀。

【诊断特征】　①视神经内透明空隙。②纵切面上轴突不规则增大。

【特殊诊断技术】　劳克坚牢蓝染色可以显示出有缺陷的髓鞘。

【鉴别诊断】　①组织固定人工假象（fixation artifact）。②脱髓鞘（demyelination）。

【备注】　髓鞘的退行性改变可随年龄增加自发出现，或由创伤、毒性、炎症病变引起。

（10）视网膜色素上皮（RPE）

视网膜色素上皮（RPE）萎缩（N）（atrophy [N] retinal pigment epithelium [RPE]）

【种属】　小鼠、大鼠。

【其他术语】　Decreased numbers of RPE cells; RPE cell loss。

【发病机制/细胞来源】　视网膜色素上皮细胞的缺失通常是由于老化过程导致细胞变性和最终的细胞死亡。

【诊断特征】　①区域显示视网膜色素上皮细胞数量减少，或布鲁赫膜上没有视网膜色素上皮细胞的覆盖。②剩余的细胞可能稀少，向外扩散以填补任何细胞缺失的空间来试图维持血－视网膜屏障

（BRB）和稳态。③ 残留的视网膜色素上皮往往有变性的特征（细胞增大，不规则色素沉着）。

【备注】 视网膜色素上皮的慢性萎缩伴有邻近视网膜的变性和萎缩。由于血 – 视网膜屏障被破坏，可伴有视网膜下水肿和炎症，或视网膜下纤维增生（视网膜下膜形成）。

视网膜色素上皮（RPE）视网膜下细胞外基质沉积（N）（deposits, extracellular matrix, subretina [N] retinal pigment epithelium [RPE]）

【种属】 小鼠、大鼠。

【其他术语】 Drusen; drusen–like deposits

【发病机制 / 细胞来源】 损伤视网膜色素上皮功能相关的感光细胞外节的代谢。

【诊断特征】 ① 位于视网膜色素上皮和布鲁赫膜之间的不规则、无定形物质的细胞外沉积物（Pow and Diaz, 2008）。② 常伴有增大和（或）变性的视网膜色素上皮，内含大量突出的色素颗粒。③ 可伴有视网膜色素上皮极性丧失、视网膜色素上皮与视网膜脱离和（或）视网膜下或视网膜水肿。

【鉴别诊断】 视网膜色素上皮变性或坏死（RPE degeneration or necrosis）。

【备注】 玻璃疣是一种细胞外沉积物，主要构成为脂蛋白，来自视网膜色素上皮对感光细胞外节的代谢产物，以及来自血浆的补体系统成分（特别是 H 因子）（Hageman, Luthert et al., 2001）。玻璃疣含有锌，锌被认为在补体系统的沉积和激活中发挥作用（Lengyel, Flinn et al., 2007）。这些无定形沉积物可能由于是运输碎片穿过布鲁赫膜进入脉络膜循环的功能受损而导致的积聚。玻璃疣是描述这些发现的一种临床诊断，不适用于组织学诊断。玻璃疣与老年性黄斑变性有关，因此在灵长类以外的种属中很少发现。但是，"坚硬"玻璃疣（边界清晰的同心轴样的结节状肿块，可能矿化）可偶尔见于人以外的一些动物种属。

视网膜色素上皮（RPE）视网膜下纤维增生（N）（fibroplasia, subretinal [N] retinal pigment epithelium [RPE]）（图 8.49）

【种属】 小鼠、大鼠。

【其他术语】 Subretinal membranes; subretinal fibrosis; fibrous metaplasia; RPE migration。

【发病机制 / 细胞来源】 视网膜色素上皮在损伤反应中出现迁移、增殖和转分化，以及增加生长因子和细胞因子（如 TGF–β）的生成。单个视网膜色素上皮细胞变成梭形，类似于成纤维细胞或肌成纤维细胞的增殖和迁移。

【诊断特征】 ① 线状排列的成纤维细胞样细胞在视网膜和布鲁赫膜之间形成膜垫。② 细胞成分可能来源于多种细胞系：成纤维细胞、玻璃体细胞、胶质细胞、米勒细胞和视网膜色素上皮细胞。③ 有炎症时会出现炎症细胞。④ 小的血管结构可自发，或被激光模型诱发（新生血管形成）。⑤ 膜的收缩可引起邻近视网膜的扭曲，并导致视网膜脱离。

【特殊诊断技术】 ① 胶原蛋白的组织化学染色（如 Masson 三色或天狼猩红染色）来突显纤维膜。② GFAP 或 RPE65 的免疫组织化学可以用来分别显示纤维膜中的胶质细胞和视网膜色素上皮细胞。

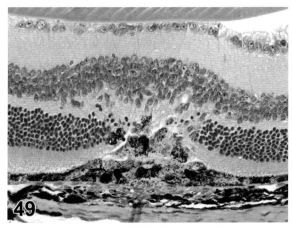

图 8.49

C57BL/6 小鼠的视网膜下纤维增生；RPE 增生 / 肥大。RPE 层被延伸到视网膜下间隙和邻近视网膜的线性纤维血管组织所取代。可见 RPE 的肥大、增生、迁移，病变内有色素散在。可见视网膜内胶质细胞和外核层萎缩［图片经同意使用，Int. J. Mol. Sci. 2014, 15(6), 9372–9385; doi: 10. 3390/ijms15069372］

【鉴别诊断】 脉络膜新生血管形成（choroidal neovascularization），见上文脉络膜新生血管形成。

【备注】 "视网膜下膜"是一个临床术语描述视网膜下腔的纤维增生。在人类中，视网膜下膜通常伴随新生血管形成在年龄相关性黄斑变性（age–related macular degeneration, AMD）中出现。这在非灵长类种属中很少见，但可以通过激光试验诱导。纤维膜可继发于视网膜下出血、视网膜或脉络膜炎症、新生血管视网膜或脉络膜疾病或眼内手术。骨化生（视网膜色素上皮化生为骨表型）是一种机制尚不清楚的变化（Toyran, Lin et al., 2005）。视网膜下膜可能是视网膜脱离的原因或继发于视网膜脱离，特别是在有视网膜下腔出血的案例中。更广泛的视网膜下纤维增生可浸入并部分取代视网膜（视网膜纤维化），这通常继发于创伤性损伤，如巩膜破裂。

视网膜色素上皮（RPE）肥大（N）［hypertrophy, RPE [N] retinal pigment epithelium (RPE)］（图 8.49，图 8.50）

【种属】　　小鼠、大鼠。

【其他术语】　　Enlarged RPE; increased size, RPE

【发病机制 / 细胞来源】　　在细胞损伤、毒性或衰老过程中，视网膜色素上皮细胞增大是由于细胞器的大小和数量的增加、滑面内质网的增大（活性增加），或脂褐素的蓄积。偶尔也有随机的视网膜色素上皮不明原因地增大。

【诊断特征】　　① 视网膜色素上皮细胞在光镜下比通常所见有增大，并且可能有不常见的色素沉着。② 黑色素可能在细胞内减少或成不规则分布，或与脂褐素结合形成颗粒状的不同色素沉着。③ 电子显微镜下可见滑面内质网增大，溶酶体和脂褐素颗粒增加。

【备注】　　肥大常伴随视网膜脱离或感光细胞死亡，并可发展为视网膜色素上皮脱离、转分化和迁移。药物诱导的肥大通常表现为视网膜色素上皮均匀增大，与视网膜紧连。某些情况下，如一些 β- 分泌酶抑制剂的作用下，肥大的视网膜色素上皮细胞有自发荧光（Fielden et al., 2015）。

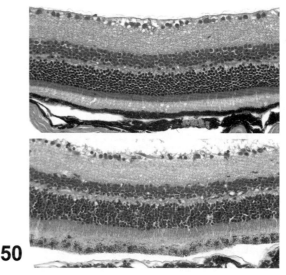

图 8.50

小鼠 RPE 肥大，色素沉着减少。下图为肥大的 RPE。注意：与上图中正常的 RPE 相比，细胞质中色素沉着减少

视网膜色素上皮包涵物（胞质内蓄积）（N）［inclusions (intracytoplasmic accumulation), RPE [N] retinal pigment epithelium (RPE)］（图 8.51）

【种属】　　小鼠、大鼠。

【其他术语】　　RPE degeneration; vacuolation; lysosomes; lipofuscin or lipofuscinosis; retinal lipidosis (Ivanina, Zueva et al., 1983); myeloid bodies (Peräsalo, Rechardt et al., 1974); residual bodies (DAmico et al., 1984)。

【发病机制 / 细胞来源】　　视网膜色素上皮对感光细胞脱落外节的降解受损，这可与衰老过程相关。但也可能发生在某些酶缺乏性遗传病，或毒性反应，如氯喹（Ivanina, Zueva et al., 1983）或阳离子两亲性化合物（DAmico et al., 1984）。

【诊断特征】　　① 光镜下视网膜色素上皮细胞普遍增大，色素颗粒增多。② 视网膜色素上皮可失去极性，与布鲁赫膜脱离。③ 电子显微镜下可见

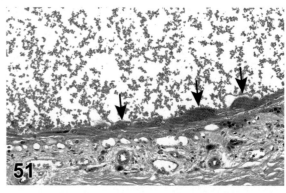

图 8.51

大鼠 RPE 包涵物（含铁血黄素）；RPE 肥大；视网膜下出血。RPE 因细胞质内含铁血黄素聚集而体积增大（箭号所示）。视网膜下间隙可见红细胞

视网膜色素上皮细胞质中异常细胞器，含有同心圆形的膜结构（Gregory, Rutty et al., 1970; Matsumura, Yamakawa et al., 1986; Gaafar, Abdel-Khalek et al., 1995）。膜可能具有层状（指纹状）外观，类似于感

光细胞的外节，并由于膜中磷脂含量而具有高渗透性（Peräsalo, Rechardt, and Palkama, 1974）。

【鉴别诊断】 溶酶体（lysosomes）：含脂褐素的溶酶体在眼底检查中出现自发荧光，应区别于同样含有脂褐素或其他自发荧光色素的玻璃疣（视网膜色素上皮细胞下或布鲁赫膜沉积物）。

【备注】 空泡化也可伴随脂褐素或其他色素的异常沉积，这些色素是感光细胞外节被视网膜色素上皮代谢后的副产物。脂褐素和脂褐素复合物（即黑素脂褐素）常以颗粒形式沉积在视网膜色素上皮细胞质的底部。在眼底检查中可很好地观察到这些自发荧光颗粒。脂褐素可能无法在常规的组织处理过程中保留，因而无法在明视野镜下观察到，除非与其他细胞器或蛋白质相结合。但是透明的空泡通常可以保留下来，表明曾有胞内积聚的现象。由于细胞正常的颗粒清除力受损，脂褐素的蓄积随着年龄而自发，毒性也可诱发出现（Brown, 1974; Hughes and Coogan, 1974; Fox and Chu, 1988; Butler, Ford, and Newberne, 1987）。偶尔可观察到细胞质结晶（Caine et al., 1975）。

视网膜色素上皮（RPE）坏死（N）［necrosis [N] retinal pigment epithelium (RPE)］（图 8.52）

【种属】 小鼠、大鼠。

【其他术语】 无。

【发病机制 / 细胞来源】 视网膜色素上皮细胞死亡可由多种原因导致。视网膜色素上皮细胞除了会受到与感光细胞的代谢作用相关的慢性氧化应激外，还易受光诱导的氧化损伤。

【诊断特征】 ① 细胞形态缺失；视网膜色素上皮缺失区的颗粒状碎片并延伸入视网膜下腔。② 核固缩或核缺失。③ 视网膜脱离；由于血液 – 视网膜屏障的缺失，坏死部位可能发生视网膜下水肿。

【备注】 视网膜色素上皮的变性和坏死可自发性地伴随脂褐素、维生素 A 二聚体和其他与视觉循环相关的副产物，这些副产物又促进自由基导致的损伤。视网膜的视网膜色素上皮损伤被认为在年龄相关性变性中具有重要作用。由于视网膜色素上皮在血 – 视网膜屏障和血管和视网膜之间的运输功能，致使它们容易受到系统性给药化合物的毒性（碘酸盐、L– 鸟氨酸盐酸盐、萘）影响。如重金属和胺类物通过与黑色素的结合，自由基的损伤增强。此外，视网膜色素上皮变性和坏死可继发于感光细胞损伤。

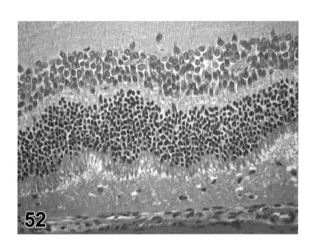

图 8.52

大鼠 RPE 坏死。碘酸钠引起 RPE 坏死，可见坏死的碎片和核固缩。注意视网膜脱离和视网膜下间隙的细胞碎片

视网膜色素上皮（RPE）色素沉着减少（N）［pigmentation, decreased [N] retinal pigment epithelium (RPE)］（图 8.50）

【种属】 小鼠；大鼠。

【其他术语】 Hypopigmentation; depigmentation; pigmentary incontinence。

【发病机制 / 细胞来源】 视网膜色素上皮细胞内色素沉着减少（色素颗粒数量减少）。此变化仅与有色素的种属或品系相关。

【诊断特征】 ① 单个视网膜色素上皮细胞内黑色素颗粒数量减少。并非全部细胞受到影响，更常见的是区域性或局灶性变化。② 黑色素小体可能呈现非特征性的形状或大小。③ 胞质内黑色素颗粒的分布可被改变。

【备注】 RPE 黑色素消失为年龄相关的自发性改变。它也可能与一些与黑色素结合导致的毒性，包括一些金属和胺类（Boulton, 1988）。黑色素也可能被溶酶体摄取和（或）与脂褐素融合，导致明显的色素扩散。黑素体的光漂白也会导致色素沉着减少，尽管色素颗粒仍然存在。

视网膜色素上皮（RPE）色素沉着增多（N）［pigmentation, increased [N] retinal pigment epithelium (RPE)］

【种属】 小鼠、大鼠。

【其他术语】 Hyperpigmentation; increased numbers of pigment granules。

【发病机制 / 细胞来源】 黑色素随着年龄的增长而逐渐减少。但是脂褐素会随着年龄的增长而积累，并与黑色素融合，导致褐色的色素颗粒数量增加。脂褐素来源于感光细胞脱落外节的代谢（见上文），由脂质和荧光化合物组成，因而此类颗粒具有特异性的黄棕色的自发荧光。

【诊断特征】 ①胞质内颗粒增多，光学显微镜下呈浅棕色。②若在组织处理后脂褐素仍然存在，色素可有自发荧光。③胞质颗粒可能增大，并在全细胞内呈现异常分布。

【备注】 脂褐素最好在眼底影像上显示，因为它在组织处理过程中通常丢失。

视网膜色素上皮（RPE）极性消失（N）［polarity, loss, RPE [N] retinal pigment epithelium (RPE)］（图8.53）

【种属】 小鼠、大鼠。

【其他术语】 Dedifferentiation; detachment/disorganization/degeneration, RPE。

【发病机制 / 细胞来源】 细胞损伤或变性的反应中（见上文），视网膜色素上皮细胞失去了与邻近细胞和布鲁赫膜的连接。

【诊断特征】 ① 与布鲁赫膜分离的视网膜色素上皮细胞以单细胞或聚集体存在于视网膜下腔中。② 视网膜色素上皮细胞呈圆形至多角形；缺乏顶端微绒毛和底部内褶。③ 电子显微镜下也许观察到吞噬体减少，如果伴有变性，更常见到胞内有丰富的溶酶体，内含膜结构、脂褐素或黑素脂褐素颗粒，以及数量减少或形状不规则的黑素体。④ 伴有视网膜脱离，最终发展为视网膜萎缩。

【备注】 极性丧失伴有血 – 视网膜屏障完整性和视网膜稳态的丧失。因此，可能有视网膜下积液，视网膜水肿，在慢性病例中还会有视网膜变性和（或）萎缩。极性消失伴有细胞迁移，但是由于这是一个退行性过程，不会发生细胞转分化，视网膜下纤维增生不是结局。

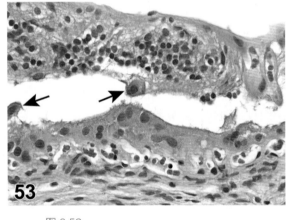

图 8.53

大鼠视网膜脱离和萎缩；RPE 极性消失。视网膜下间隙中有排列紊乱的增大的圆形 RPE 细胞和少量游离细胞（箭号所示）注意视网膜的脱离和萎缩，与给予 Cl 色素红有关。NTP 档案

（11）巩膜

巩膜萎缩（N）（atrophy [N] sclera）

【种属】 小鼠、大鼠。

【其他术语】 Staphyloma。

【发病机制 / 细胞来源】 巩膜结缔组织数量减少，导致巩膜变薄；可出现继发眼球扩大（炎症或青光眼）而导致巩膜拉伸。

【诊断特征】 ①巩膜局灶性或弥漫性变薄。②结缔组织可有巩膜外观。

【备注】 巩膜萎缩通常继发于其他变化，如青光眼或肿瘤形成引起的眼球增大，或炎症的后遗症。萎缩也可能是一种年龄相关的退行性改变。葡萄肿是一种临床诊断术语，包括巩膜破裂和眼内组织脱垂。

巩膜炎症细胞浸润（N）（infiltrate, inflammatory cell [N] sclera）

【种属】 小鼠、大鼠。

【发病机制 / 细胞来源】 一般限于淋巴细胞。

【诊断特征】　　巩膜壁内呈疏松或散在性浸润，通常定向在血管周围间隙。

【备注】　　单形核细胞浸润偶尔在眼球周围的结缔组织中可观察到，并延伸入巩膜。

巩膜炎症（N）（inflammation [N] sclera）

【种属】　　小鼠、大鼠。

【其他术语】　　Scleritis; scleral inflammation。

【发病机制 / 细胞来源】　　根据刺激原因，炎症的组成可为中性粒细胞为主的混合炎症细胞，单形核细胞到组织细胞，或肉芽肿性。

【诊断特征】　　①炎症细胞浸润定位在贯穿巩膜的血管周围间隙。②伴有水肿、淤血、坏死和细胞碎片。

【备注】　　巩膜炎症不是独立发生的，而是与眼周邻近区域的炎症同时发生。唯一已知的例外是与双膦酸盐类相关的毒性，人类患者在接受静脉给药后发生了巩膜炎。巩膜炎也可作为系统性结缔组织病的一种表现（French and Margo, 2008）。由于缺乏基本的血液供应，炎症消退缓慢，最终可能导致坏死。

巩膜骨或软骨化生（N）（metaplasia, bone or cartilage [N] sclera）（图 8.54）

【种属】　　小鼠、大鼠。

【其他术语】　　Osseous metaplasia; cartilaginous metaplasia, transdifferentiation。

【发病机制 / 细胞来源】　　巩膜中自发形成的骨或软骨

【诊断特征】　　巩膜内局灶性或多灶性未成熟编织骨的斑块，或软骨灶。

【鉴别诊断】　　①骨瘤；软骨瘤（osteoma; chondroma）。②矿化（mineralization）（图 8.26）。

【备注】　　骨化生是老龄化 F344 大鼠的一种常见改变，但软骨化生很少观察到（Yoshitomi and Boorman, 1990）。骨或软骨的形成也可继发于外伤。

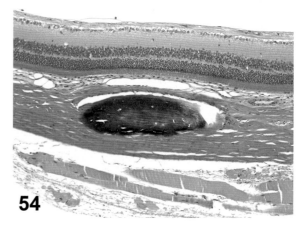

54

图 8.54

F344/N 大鼠巩膜骨化生。巩膜内见含陷窝的卵圆形嗜碱性团块。与 α- 甲基苯乙烯给药有关。NTP 档案

2. 大鼠和小鼠眼的非肿瘤性增生性病变

（1）角膜 / 结膜

角膜 / 结膜眼皮样结构（H）（dermoid, ocular [H] cornea: conjunctiva）（图 8.55）

【种属】　　小鼠、大鼠。

【其他术语】　　无

【发病机制 / 细胞来源】　　异位组织（异位的正常组织），推测起源于外胚层原基。

【诊断特征】　　①病变大体表现为突起的有许多细毛发的白色斑块。②病变包含皮肤成分，如毛囊、皮脂腺和纤维结缔组织及覆盖这些结构的复层鳞状上皮。

【鉴别诊断】　　上皮囊肿（epithelial cyst）：内衬最内层角化的复层鳞状上皮；壁中未见真皮附属器。

【备注】　　眼皮样结构是一种罕见的大鼠角膜和 / 或结膜病变。这种病变不被认为是肿瘤。

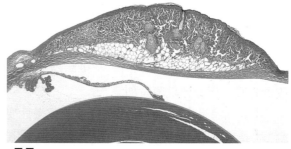

55

图 8.55

大鼠角膜眼皮样结构。值得注意的是，位于角膜内含有皮脂腺和脂肪的真皮隆起

角膜／结膜内皮增生／肥大（H）（hyperplasia/ hypertrophy, endothelium [H] cornea: conjunctiva）（图 8.56）

【种属】　　小鼠、大鼠。

【其他术语】　　Endothelialization, associated with production of Descemet's membrane。

【发病机制／细胞来源】　　角膜内皮细胞异常增殖和迁移覆盖小梁网和虹膜上。内皮细胞代偿性肥大见于有内皮细胞缺失需填补空隙时，尤其是那些不知道是否存在增生的种属。

【诊断特征】　　① 梭形细胞覆盖虹膜角膜引流角和（或）虹膜前表面。② 伴有角膜后界层样物的产生。③ 细胞增大，常见于外周边缘的内皮。

【备注】　　啮齿动物中，角膜内皮具有终身再生能力，通常是为了应对损伤。内皮细胞肥大伴随年龄相关的细胞缺失在许多种属中都观察到，包括小鼠和大鼠。据报道，DBA/2J 和 AKXD–28/Ty 小鼠都会出现内皮化（Smith, Sundberg, and John, 2002a）。

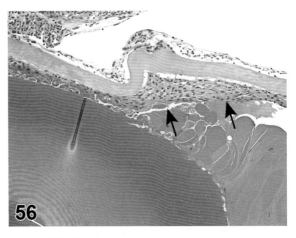

图 8.56

F344/N 大鼠晶状体上皮细胞增生，晶状体变性。邻近晶状体变性区域（肿胀的纤维、嗜酸性小球体、颗粒状碎片）的囊下上皮细胞增生（箭号所示）

角膜／结膜鳞状细胞增生（H）（hyperplasia, squamous cell [H] cornea: conjunctiva）（图 8.57）

【种属】　　小鼠、大鼠。

【其他术语】　　无。

【发病机制／细胞来源】　　角膜、结膜（球结膜和睑结膜）或泪道的上皮细胞。

【诊断特征】　　① 鳞状上皮细胞层增加，具有外生和（或）内生（表皮嵴样）生长模式。② 常伴有上皮细胞角化过度。③ 深层间质常伴炎症细胞浸润（尤其在反应性增生的情况下）。

【鉴别诊断】　　① 鳞状细胞乳头状瘤（papilloma, squamous cell）：以外生性生长为特征，由叶状鳞状上皮被覆纤维血管轴心。上皮保留基底膜。② 鳞状细胞癌（carcinoma, squamous cell）：恶性肿瘤显现深层间质组织侵袭，细胞异型性和异型增生，以及角化不良，上皮角蛋白"珠"的形成和有丝分裂活动。

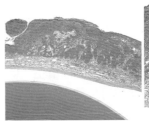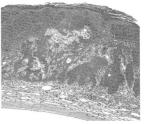

图 8.57

大鼠角膜鳞状细胞癌。角膜上皮因岛状增生的肿瘤性上皮细胞显著增厚，注意相邻角膜基质的新生血管形成。（图片由 Frederic Schorsch 博士提供）

【备注】　　自发性角膜和（或）结膜上皮增生是罕见的病变。反应性增生更为常见，由多种原因引起，包括局部用药的化学和物理刺激；全身给药的毒素；泪液产生的减少；细菌、病毒或真菌感染；营养缺乏；遗传缺陷；以及眼眶占位性肿块引起的眼球突出。在这些情况下，间质炎症、新生血管形成和（或）纤维化常同时出现。

（2）滤角／小梁网

FA/TM，小梁网增生（H）［proliferation, trabecular meshwork (TM) [H] FA/TM］

【种属】　　小鼠、大鼠。

【其他术语】　　Migration, TM cell; activation, TM cell。

【发病机制／细胞来源】　　小梁网细胞的通用反应，无论是应对损伤或刺激，如激光光凝、吞噬的颗粒或有害物质。小梁网细胞的激活伴随代谢状态升高，以满足吞噬碎片进入小梁网的需求（Ramos, Attar et al., 2017）。

【诊断特征】 ① 滤角和小梁网的小梁状细胞增加。② 小梁网细胞可在小梁网表面呈线性排列为多个不规则层。

【鉴别诊断】 单形核细胞浸润（mononuclear cell infiltrate），滤角内可见单形核细胞。

【备注】 TM 对损伤的反应是有限的。如果轻微损伤后（短暂眼内压升高，轻度激光束），仍有足够的组织支架维持，小梁网细胞迁移和增殖及小梁的重组是可能的。激活的小梁网细胞可成为表达 α-SMA 的梭形细胞，合成新的基底膜和其他胶原蛋白，并具有吞噬功能（Rohen and van der Zypen, 1968; Lütjen-Drecoll, 1972; Grierson, Unger et al., 2000）。

（3）葡萄膜

葡萄膜黑色素细胞增生（H）（hyperplasia, melanocyte [H] uvea）

【种属】 小鼠、大鼠。

【其他术语】 Ocular melanosis。

【发病机制 / 细胞来源】 神经外胚层起源，来自葡萄膜黑色素细胞。

【诊断特征】 ① 多角形黑色素细胞的聚集。胞内富含色素。② 轻微或无细胞异型性。③ 正常结构轻微移位。

【备注】 黑色素细胞增生已在大鼠中有报道（Ackermann et al., 1998）。

（4）晶状体

晶状体上皮增生（H）（hyperplasia, lens epithelium [H] lens）（图 8.18，图 8.56）

【种属】 小鼠、大鼠。

【其他术语】 无。

【发病机制 / 细胞来源】 晶状体前上皮。

【诊断特征】 ① 上皮细胞（通常为单层）增生，在晶状体前囊下形成上皮细胞局灶性或多灶性结节或聚集灶。② 晶状体囊后部的上皮细胞可迁移和增殖。

【鉴别诊断】 晶状体上皮纤维增生（fibroplasia, lens epithelium），见上文（图 8.19）。

【备注】 损伤晶状体可导致上皮细胞增殖和（或）向肌成纤维细胞转化。

（5）视网膜色素上皮（RPE）

视网膜色素上皮（RPE）增生（H）［hyperplasia, RPE [H] retinal pigment epithelium (RPE)］（图 8.49）

【种属】 小鼠：大鼠。

【其他术语】 RPE proliferation。

【发病机制 / 细胞来源】 增生表现为视网膜色素上皮细胞的局灶性数量变化，是对缺失或损伤细胞或炎症的反应（Machemer and Laqua, 1975）。

【诊断特征】 ① 视网膜色素上皮增生通常表现为有杂乱细胞层的局灶性增生，破坏邻近视网膜。② 受累及细胞通常缺乏极性，可松散地附着于邻近细胞或布鲁赫膜上。③ 在电子显微镜下可见增生的视网膜色素上皮细胞通常有较大的泡状核，胞质内细胞器稀疏，黑素体罕见，顶端微绒毛数量减少（Lee and Valentine, 1991）。

【备注】 视网膜色素上皮增生可能导致邻近视网膜的变性，这是由于损伤了对视网膜代谢需求的支持继而失去视网膜的稳态。视网膜色素上皮的增殖也可伴随视网膜脱离（McMartin et al., 1992）。

3. 大鼠和小鼠眼肿瘤性增生性病变

（1）角膜和结膜

角膜 / 结膜鳞状细胞乳头状瘤（B）（papilloma, squamous cell [B] cornea: conjunctiva）

【种属】 小鼠、大鼠。

【其他术语】 无。

【发病机制 / 细胞来源】 角膜、结膜（球结膜和睑结膜）或泪道的上皮细胞。

【诊断特征】　①分支叶状的外生性生长，其构成为不同角化程度的鳞状上皮被覆不同发育程度的血管结缔组织轴心。②肿瘤细胞有基底膜，未浸润至下层组织。③未见细胞异型增生。未见或仅有轻微的有丝分裂活动。

【鉴别诊断】　鳞状细胞癌（carcinoma, squamous cell）：恶性肿瘤显示向深层组织侵袭，细胞异型性和异型增生，以及角化不良，上皮角化蛋白"珠"形成和有丝分裂活动。

【备注】　鳞状细胞乳头状瘤是罕见的角膜和结膜肿瘤，可通过某些致癌物的蒸汽中诱发大鼠产生。在F344/N大鼠中报道了这类肿瘤的一种亚型，即内翻型黏液表皮样乳头状瘤，表现为增殖的浅表结膜上皮向深层生长，伴有显著的鳞状上皮化生（Yoshitomi and Boorman, 1994）。

角膜/结膜鳞状细胞癌（M）（carcinoma, squamous cell [M] cornea: conjunctiva）（图8.57）

【种属】　小鼠、大鼠。

【其他术语】　无。

【发病机制/细胞来源】　角膜、结膜（球结膜和睑结膜）或泪道的上皮细胞。

【诊断特征】　①肿块由索状和巢状排列的鳞状细胞组成，角化程度不等。②肿瘤细胞较大，有丰富的嗜酸性胞质，圆形至椭圆形的胞核，核仁明显。③肿瘤细胞穿透基底膜，侵袭深层角膜基质和邻近组织，形成角化不良区和角蛋白"珠"。④恶性的特征包括缺少分化，大量有丝分裂象，胞间桥接缺失，以及转移。

【鉴别诊断】　鳞状细胞乳头状瘤（papilloma, squamous cell）：以外生性生长为特征，由鳞状上皮覆盖纤维血管轴心组成。上皮基底膜完整。

【备注】　与家畜动物（牛、马、猫）相比，鳞状细胞癌在大鼠是一种罕见的肿瘤。

（2）葡萄膜

葡萄膜平滑肌瘤（B）（leiomyoma, uveal [B] uvea）（图8.58）

【种属】　小鼠、大鼠。

【其他术语】　无。

【发病机制/细胞来源】　平滑肌细胞，来自虹膜开大肌或括约肌（神经外胚层），或睫状肌，抑或葡萄膜小动脉肌肉（中胚层）。

【诊断特征】　①肿瘤由紧密交错排列的细胞束和漩涡（有时围绕血管）构成，这些梭形细胞的胞质呈嗜酸性颗粒状，胞核细长形至卵圆形。②肌原纤维可用磷钨酸苏木素染色（PTAH）显示（Owen and Duprat, 1991）。

【鉴别诊断】

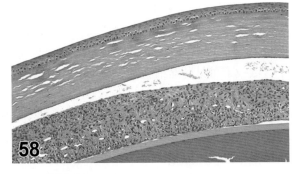

图8.58

大鼠虹膜葡萄膜平滑肌瘤。虹膜基质良性扩张，伴有平滑肌起源的梭形细胞束。NTP档案

1）恶性葡萄膜黑色素瘤（melanoma, uveal, malignant）：用光学显微镜特征很难鉴别，这两种肿瘤都是由梭形细胞组成，围绕血管周围形成漩涡。通过平滑肌瘤对结蛋白（desmin）免疫组织化学染色为阳性，而黑色素瘤为阴性来鉴别。用超微结构比较，平滑肌瘤细胞有胞质肌原纤维，胞质内局灶性密体和与表面连接的囊泡。黑色素瘤细胞含有Ⅱ期黑素体。

2）恶性眼内神经鞘瘤（schwannoma, intraocular, malignant）：神经鞘瘤细胞的结蛋白免疫组织化学染色为阴性，可与呈阳性的平滑肌瘤相鉴别。在电子显微镜图中，神经鞘瘤细胞有部分的到完整的基底膜和纤细的细胞突起；而平滑肌瘤细胞有胞质肌原纤维，局灶性胞质密体和与表面连接的囊泡。

【备注】　平滑肌瘤是常见的软组织肿瘤，但葡萄膜的平滑肌瘤鲜有报道。诊断应通过免疫组织化学和（或）电子显微镜证实。

葡萄膜黑色素瘤（M）（melanoma, uveal [M] uvea）（图 8.59，图 8.60）

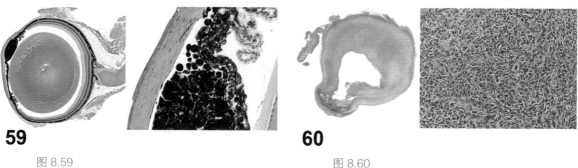

59

图 8.59

B6C3F1 小鼠虹膜葡萄膜黑色素瘤。恶性增殖的黑色素细胞取代了虹膜。NTP 档案

60

图 8.60

大鼠葡萄膜黑色素瘤。无色素的黑色素瘤取代了正常眼部组织。右侧高倍镜下可见密集的细胞群，由梭形细胞和上皮样细胞巢组成，缺乏色素颗粒

【种属】　　小鼠、大鼠。

【其他术语】　　Melanoma, amelanotic; melanoma, intraocular, malignant。

【发病机制 / 细胞来源】　　神经外胚层的葡萄膜黑色素细胞。

【诊断特征】　　① 通常为单侧性前葡萄膜病变，但也可位于脉络膜；葡萄膜黑色素瘤可侵袭角膜、结膜、巩膜、视网膜和眼眶。② 肿瘤由梭形细胞（最常见类型）、上皮样细胞或混合细胞组成。③ 梭形细胞呈条索状或漩涡状排列于血管周围，细胞边界不清晰，胞质少到中等，胞核呈梭形，核仁不清。④ 上皮样细胞界限不清，胞质淡染，胞核大呈卵圆形，核仁有或无；大上皮样细胞（罕见）有大而奇异形胞核，有核仁。⑤ 胞质中有数量不等的黑色素颗粒。⑥ 可有坏死区。⑦ 核分裂象常见；可见嗜银纤维及一些含黄棕色素的细胞。

【鉴别诊断】　　① 葡萄膜平滑肌瘤（leiomyoma, uveal）：也是由血管周围排列的梭形细胞组成。可用免疫组织化学鉴别：平滑肌瘤为结蛋白阳性，S-100 阴性；黑色素瘤表现出相反的免疫组织化学的染色。② 恶性眼内神经鞘瘤（schwannoma, intraocular, malignant）：由 S-100 阳性的梭形细胞组成。电子显微镜下可见肿瘤细胞胞质周围有基板、细长的胞突和桥粒。

（没有在小鼠中描述过）

【备注】　　自发性黑色素瘤在啮齿动物非常罕见。白化或有色素小鼠和大鼠的良性黑色素瘤，白化小鼠的恶性无色素黑色素瘤、自发性上皮样前葡萄膜黑色素瘤，或有色素大鼠品系的葡萄膜黑色素瘤都未见报道。但是，已知有几种化学物质可在实验动物眼内诱发黑色素瘤（Ernst et al., 1991）。葡萄膜黑色素瘤的眼外转移非常罕见。在人类葡萄膜黑色素瘤是成人最常见的眼内原发性肿瘤（Everitt and Shadduck, 1991）。

在大鼠中，葡萄膜黑色素瘤的诊断借助于免疫组织化学，肿瘤细胞表现为 S-100 和波形蛋白中间丝（vimentin intermediate filaments）呈阳性，而细胞角蛋白（cytokeratin）、结蛋白和胶质纤维酸性蛋白呈阴性。电子显微镜超微照片显示椭圆前黑素体（Ⅱ期黑素体）可以证明大鼠无色素葡萄膜黑色素瘤。对于主要鉴别诊断的恶性神经鞘瘤，也可以是 S-100 阳性，电子显微镜是区分这两者的最佳诊断方法。神经鞘瘤的"黑色素亚型"可能含有黑素体，扭曲的、中等粗细的细胞质突起紧靠连续的基板是神经鞘瘤的诊断特征。

葡萄膜眼内神经鞘瘤（M）（schwannoma, intraocular [M] uvea）（图 8.61 ～图 8.63）

【种属】　　小鼠、大鼠。

【其他术语】　　Neurilemmoma, malignant; neurinoma, malignant。

【发病机制 / 细胞来源】　　眼内睫状神经的施万细胞。

【诊断特征】　　① 在虹膜发现，可侵犯睫状体和填满前房。局部侵袭角膜。神经鞘瘤亦可在视神

经发现。②饱满的梭形细胞，嗜酸性空泡状胞质；细胞平行排列成行并呈栅栏状围绕血管。③胞核为正常染色质的椭圆形到细长形，大小略有变化。部分细胞有小的嗜酸性核仁。④有丝分裂象可多见；可有多区域坏死。

【鉴别诊断】　恶性葡萄膜黑色素瘤（mela-noma, uveal, malignant）：恶性神经鞘瘤的梭形细胞沿血管周围束状排列，而葡萄膜黑色素瘤的梭形细胞沿血管周围环状排列。电子显微镜显微照片显示黑色素瘤细胞质中含有Ⅱ期前黑素体。

葡萄膜平滑肌瘤（leiomyoma, uveal）

葡萄膜平滑肌瘤的结蛋白染色阳性，S-100阴性（Chandra and Frith, 1993）。电子显微镜显微照片中可见葡萄膜平滑肌瘤细胞质内有肌原纤维，局灶性胞质密体和表面连接的囊泡。

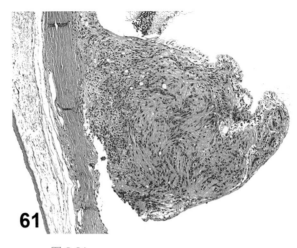

图 8.61

大鼠虹膜，葡萄膜神经鞘瘤。恶性施万细胞束扩张并取代虹膜

【备注】　神经鞘瘤是大鼠和小鼠神经系统的常见疾病。然而，在大鼠眼内自发性肿瘤很罕见。眼内神经鞘瘤 S-100 阳性。电子显微镜下，肿瘤细胞有细长的细胞突起和桥粒，胞质周围有部分的或完整的基板。

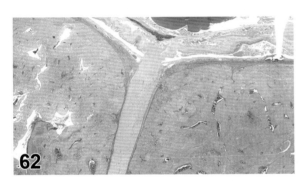

图 8.62

F344/N 大鼠视神经神经鞘瘤。视神经周围有恶性生长的施万细胞束。NTP 档案

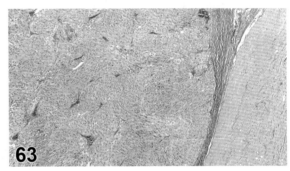

图 8.63

F344/N 大鼠视神经神经鞘瘤。高倍镜下可见交错排列的施万细胞束。NTP 档案

（3）继发性肿瘤

【发病机制／细胞来源】　取决于原发性肿瘤。

【鉴别诊断】　取决于原发性肿瘤。

【备注】　在 B6C3F1 小鼠中发现继发于脾、淋巴结和（或）胸腺的恶性淋巴瘤。淋巴瘤主要见于脉络膜，并伴有视网膜脱离。哈氏腺癌亦可侵犯眼球。眼眶内注射 20- 甲基胆蒽诱发的纤维肉瘤也可侵袭眼球。继发性血管肉瘤也有报道（Geiss and Yoshitomi, 1999）。

（4）视神经

啮齿动物中报道的视神经增生性病变包括脑膜瘤、神经鞘瘤和神经胶质瘤（Ackermann et al., 1998; Fitzgerald et al., 1974; Weisse, 1993; Yoshitomi and Boorman, 1990; Yoshitomi and Boorman, 1991a; Yoshitomi and Boorman, 1991b）。尽管一种大鼠神经节细胞瘤已报道（Curtis et al., 1931），但其组织学特征的细节尚未描述，并在此文之后没有更多的报道。在 INHAND 委员会关于大鼠和小鼠中枢与周围神经系统的增生性和非增生性病变一文中，可找到脑膜瘤、神经鞘瘤和神经胶质瘤的描述和术语（Kaufmann et al., 2012）。由于这些肿瘤已在视神经被特别地报道，本文聚焦于这些肿瘤的组织学特征。

视神经良性脑膜瘤（B）（meningioma, benign [B] optic nerve）

【种属】　小鼠、大鼠。

【发病机制 / 细胞来源】　脑膜的间质细胞。

【备注】　如下所述，已报道的大鼠脑膜瘤显现出恶性脑膜瘤的特征。

视神经恶性脑膜瘤（M）（meningioma, malignant [M]）（图 8.64）

【种属】　小鼠、大鼠。

【其他术语】　Meningeal sarcoma。

【发病机制 / 细胞来源】　脑膜的间质细胞。

【备注】　大鼠的视神经脑膜瘤呈现恶性特征，包括局部浸润和高有丝分裂率（但无转移）。它们有一种上皮样型（脑膜上皮型），这在颅腔内罕见。上皮样型的特点为多形的梭状细胞，胞质嗜酸性，呈漩涡状排列，常定位在血管周围，类似胸腺哈索尔小体。

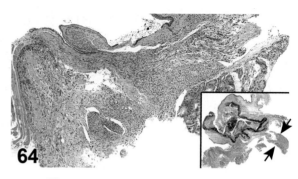

图 8.64

C57BL/6 小鼠眶外视神经脑膜瘤。梭形细胞交错排列在哈氏腺和巩膜之间（高倍镜）。低倍镜下可见肿瘤侵袭性生长（插图；眼大体观）。可见肿瘤细胞侵袭巩膜、角膜、葡萄膜和视网膜。肿瘤细胞围绕在视神经和邻近肌肉处（箭号所示）。与给予溴二氯甲烷相关。NTP 档案

可能有矿化，但未观察到典型的砂粒体。可能有巨细胞，核内偶见胞质突入呈空泡状。可见坏死灶伴胆固醇结晶。视神经脑膜瘤的 S-100 免疫组织化学反应可呈阴性或阳性，其超微结构特征包括交错的细胞突起和桥粒（Yoshitomi and Boorman, 1990; Yoshitomi, Everitt, and Boorman, 1991）。

视神经良性神经鞘瘤（B）（schwannoma, benign [B] optic nerve）

【种属】　小鼠、大鼠。

【其他术语】　Neurilemmoma; neurinoma。

【发病机制 / 细胞来源】　施万细胞（周围神经的髓鞘细胞）被认为是起源于神经外胚层，但具有兼性分化能力，可表现间充质特性。

【备注】　报道的大鼠神经鞘瘤表现恶性特征，如下所述。

视神经恶性神经鞘瘤（M）（schwannoma, malignant [M] optic nerve）

【种属】　小鼠、大鼠。

【其他术语】　Neurilemmoma, malignant; neurinoma, malignant。

【发病机制 / 细胞来源】　施万细胞（周围神经的髓鞘细胞）被认为是起源于神经外胚层，但具有兼性分化能力，可表现间充质特性。

【备注】　F344/N NTP 大鼠的一种眼眶恶性神经鞘瘤被认为起源于视神经，因为它在视神经中心，尽管视神经已消失。大体观肿瘤呈囊样。Antoni B 型较 A 型更常见，边界清晰，间变小细胞有高核质比，胞核形状多变，有丝分裂频见。可见坏死区、血栓形成和出血。细胞 S-100 呈阴性。电子显微镜下可见短细胞突起和不完整到基本完整的基板覆盖着细胞（Yoshitomi and Boorman, 1991b）。

视神经良性胶质瘤（星形细胞瘤）（B）[glioma (astrocytoma), benign [B] optic nerve]

【种属】　小鼠、大鼠。

【生物学行为】　低度侵袭性肿瘤。

【其他术语】　Astrocytoma, benign; astrocytoma, low grade; glioma, astrocytic, benign。

【发病机制 / 细胞来源】　固有的星形胶质细胞。

【备注】　发现于两只大鼠视神经胶质瘤表现为眼球后方骨性眼眶内的大肿块。组织学上肿瘤为大量分化良好的星形胶质细胞，边界不明显，细胞核细长，有丝分裂象常见，局灶性囊性变性肿瘤细胞，疏松纤维状细胞质。侵袭局部邻近的眶肌和腺体结构，但未浸润到脑组织（Fitzgerald et al., 1974）。视神经胶质瘤可能是注射镍化合物引起（Yoshitomi and Boorman, 1990）。

三、大鼠和小鼠眼附属腺的非增生性和增生性病变

（一）眼附属腺的正常解剖学和生理学

1. 哈氏腺

哈氏腺是大马蹄形腺体，位于眼眶深部，见于啮齿动物和许多陆生脊椎动物（Payne, 1994）。通过视神经内侧窄带连接较小的上部和较大的下部。腺体呈粉红色到深灰色，其深浅取决于被膜和小叶间隔中黑色素细胞数量和特征（Markert and Silvers, 1956）。此外，啮齿动物哈氏腺色素为卟啉色素，在紫外线下可发出荧光。卟啉色素由腺体分泌，其数量可能随品系、性别和年龄的变化而变化（Figge and Davidheiser, 1957）。薄层结缔组织被膜包裹管泡状腺体，与眼眶筋膜疏松连接。被膜结缔组织伸入实质将腺体分成许多叶和小叶。上皮细胞呈锥体状，其高度随分泌期而变。核圆形，位于基底侧，含两个或三个核仁，胞质脂滴丰富，呈细空泡状或泡沫状。肌上皮细胞位于上皮细胞和基底膜之间（Chiquoine, 1958）。哈氏腺主要分泌脂类（蜡酯），包括胞吐分泌（局部分泌型）和黄褐色卟啉色素分泌物，在腺泡和导管腔内可见，胞质中未见。导管内衬立方上皮。腺泡、小叶和小叶间导管汇合成一个排泄管，开口于瞬膜基底部。

2. 泪腺

泪腺分为两叶，眶外泪腺位于耳的皮下腹前侧（腮腺喙侧）。眶内泪腺（也叫眶下泪腺）位于眼睑外眦的哈氏腺表面。大鼠眶外泪腺呈豆状（12 mm × 9 mm），扁平（厚 2 mm），而眶内泪腺略呈三角形（长轴 7.5 mm，厚 1 mm）（Hebel and Stromberg, 1986）。小鼠眶外泪腺直径约 3 mm，肉眼不易发现（Botts et al., 1999）。两个泪腺的排泄管在睑裂的颞角处汇合形成一个共同的导管，该导管开口于背侧结膜囊。两种泪腺均为管泡状腺，组织学结构相同。泪腺表面覆有一层结缔组织被膜，其伸入实质将腺体分成许多叶和小叶。浆液性细胞呈锥体，核为圆形，位于细胞偏基底部，基底部胞质呈强嗜碱性颗粒状，核与小腺腔之间的胞质浅染。肌上皮细胞位于腺上皮和基底膜之间。小叶间导管由立方上皮构成，排泄管由复层柱状上皮构成（Krinke et al., 1994; 1996）。大鼠性成熟后泪腺可发生组织学性别两性异形，且随年龄的增长而变化，表现为雄性大鼠泪腺腺泡上皮细胞增大，细胞核增大（核巨大）。雌性大鼠泪腺随年龄的增长维持正常的组织学结构，雄性大鼠泪腺则呈多形性（见核巨大和哈氏腺变异）。

3. 鼻泪管

成对的鼻泪管（nasolacrimal duct, NLD）是眼泪从眼排入鼻腔的主要管道。由于眼和眼部腺体解剖结构和功能的关系，鼻泪管属于泪器的一部分。排出眼泪的管道起始于每只眼泪点的两个泪小管，开口为椭圆形，位于睑裂鼻角外侧靠近眼睑边缘。泪小管在鼻部汇合形成鼻泪管，大鼠鼻泪管长约 22 mm，起始部宽为 0.5 mm × 0.2 mm，中间部宽为 0.8 mm × 0.6 mm。鼻泪管为膜性管道，沿泪骨外侧延伸，经眶下裂进入骨性鼻泪管，穿过切牙腹侧牙槽。在鼻腔中，进入由上颌鼻甲腹侧和切牙骨形成的管道中。在上颌鼻甲喙侧，通过鼻软骨外侧壁、鼻孔尾端约 2 mm 处进入鼻前庭（Hebel and Stromberg, 1986）。由于在检查鼻腔时可见到鼻泪管，因此认为是上呼吸道系统的一部分，或者作为鼻腔的附属结构。根据鼻腔切面水平，在切面Ⅲ可见鼻泪管位于上颌窦背外侧（大鼠通过第二腭嵴切面，包括第一上磨牙）；在切面Ⅱ可见邻近切牙根部（在大鼠和小鼠切牙乳头）或在切面Ⅰ可见切牙根部腹内侧（大鼠和小鼠上切牙后部）（Monticello et al., 1990; Boorman et al., 1990; Uraih and Maronpot 1990; Kittel et al., 2004）。鼻腔切面Ⅰ、Ⅱ到切面Ⅲ，小鼠鼻泪管上皮从轻度角化鳞状上皮或低立方上皮移行为假复层无纤毛立方上皮或柱状上皮（Herbert and Leininger, 1999）。根据其他作者的报道，鼻泪管的起始和末端为复层扁平上皮，其余为假复层无纤毛柱状上皮（Uraih and Maronpot, 1990）。另有作者认为鼻泪管上皮为移行上皮（Stewart et al., 1979）。然而，没有对上述鼻泪管的上皮类型进行详细描述。在鼻腔切面Ⅲ，鼻泪管的起始部见上皮下淋巴细胞浸润（Monticello et al., 1990）。

（二）术语和描述

1. 大鼠和小鼠眼附属腺的非增生性病变

哈氏腺和泪腺具有相似的形态和功能，发生相似的非增生性病变，两个腺体术语相同。在啮齿动物毒性试验和致癌试验中，泪腺，特别是眶内泪腺，非常规取样。泪腺可能存在于哈氏腺中，因此大多数眶内泪腺的非肿瘤性病变是在检查哈氏腺时偶然发现的。

（1）常规术语

哈氏腺 / 眶外泪腺 / 眶内泪腺细胞凋亡（N）（apoptosis [N] Harderian gland; extraorbital lacrimal gland; intraorbital lacrimal gland）

参考一般描述（见细胞凋亡）。

【种属】　　小鼠、大鼠。

【发病机制 / 细胞来源】　　腺泡和（或）导管上皮细胞。

【诊断特征】　　单个、不相邻的上皮细胞皱缩，胞质致密，呈强嗜酸性。

哈氏腺 / 眶外泪腺 / 眶内泪腺单个细胞坏死；坏死（N）（necrosis, single cell; necrosis [N] Harderian gland; extraorbital lacrimal gland; intraorbital lacrimal gland）（图 8.65，图 8.66）

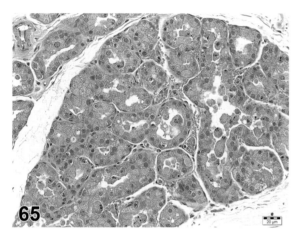

图 8.65

大鼠哈氏腺单个细胞坏死。可见细胞核固缩，上皮细胞脱落

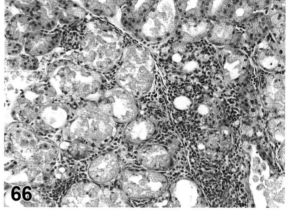

图 8.66

大鼠哈氏腺坏死，粒细胞性炎症。细胞形态丧失和腺泡碎片。坏死腺泡周围有炎症细胞浸润

【种属】　　小鼠、大鼠。

【发病机制 / 细胞来源】　　腺泡和（或）导管上皮细胞。

【诊断特征】　　① 细胞肿胀，胞质嗜酸性增强，可累及上皮细胞或腺泡（局灶性、多灶性、弥漫性）或单个细胞（单个细胞坏死）。② 与炎症相关。③ 细胞脱落 / 碎片。④ 可见鳞状上皮化生和纤维化。⑤ 当坏死与眼眶后采血操作相关时可见出血。

【鉴别诊断】　　无。

【备注】　　坏死是大鼠冠状病毒 / 涎泪腺炎病毒感染后的主要特征。外源性炎症中也可以观察到坏死（Westwood et al., 1991）。眼眶后采血后可以在穿刺部位观察到中等程度局灶性坏死。

哈氏腺 / 眶外泪腺 / 眶内泪腺变性（N）（degeneration [N] Harderian gland; extraorbital lacrimal gland; intraorbital lacrimal gland）（图 8.67，图 8.68）

【种属】　　小鼠、大鼠。

【发病机制 / 细胞来源】　　腺泡和（或）导管上皮细胞。

【诊断特征】　　① 胞质空泡化增加或减少。② 上皮细胞肿胀。③ 管泡状腺泡结构紊乱。

【鉴别诊断】 萎缩（atrophy）：腺泡细胞丧失分泌功能。管腔不规则，呈扩张或缩小，内衬上皮呈立方形或扁平状，缺乏空泡状（哈氏腺）或浆液性（泪腺）胞质。

【备注】 大鼠使用磷酸二酯酶抑制剂处理可导致腺泡多灶性变性（Westwood et al., 1991）。

哈氏腺 / 眶外泪腺 / 眶内泪腺再生（N）（regeneration [N] Harderian gland; extraorbital lacrimal gland; intraorbital lacrimal gland）

【种属】 小鼠、大鼠。

【发病机制 / 细胞来源】 腺泡和（或）导管上皮细胞。

【诊断特征】 ① 腺泡和（或）导管变性或邻近细胞胞质嗜碱性增强。② 比典型的腺泡细胞小。

【鉴别诊断】 腺泡增生（hyperplasia, acinar）：局灶性非压迫性增生或上皮细胞数量增加，导致上皮呈假复层或折叠，管腔缩小。

【备注】 再生和增生可能都是变性 / 坏死和炎症过程的反应。

哈氏腺 / 眶外泪腺 / 眶内泪腺肥大（N）（hypertrophy [N] Harderian gland; extraorbital lacrimal gland; intraorbital lacrimal gland）

【种属】 小鼠、大鼠。

【发病机制 / 细胞来源】 哈氏腺腺泡细胞。

【诊断特征】 ① 细胞体积增大，但数量不增加。② 可能发生管腔缩小，对邻近组织无压迫。

【鉴别诊断】 腺泡增生（hyperplasia, acinar）：局灶性非压迫性增生，腺泡 / 导管上皮细胞数量增加，形成假复层或折叠上皮，管腔缩小。细胞肥大，常呈嗜碱性染色。

【备注】 肥大和增生难以鉴别。肥大可能伴有增生。

哈氏腺 / 眶外泪腺萎缩（N）（atrophy [N] Harderian gland; extraorbital lacrimal gland）（图 8.69）

【种属】 小鼠、大鼠。

【其他术语】 Atrophy and sclerosis。

【发病机制 / 细胞来源】 腺泡和（或）导管上皮细胞。

【诊断特征】 ① 腺泡 / 导管体积减小。② 管腔不规则，扩张或缩小，上皮呈立方形或扁平状。③ 腺泡上皮细胞失去浆液状或空泡状分化。间质纤维化。④ 哈氏腺小管腔内可充满卟啉蓄积物（块状固体、棕色、层状卟啉）。

【鉴别诊断】 扩张（dilation）：腺泡腔和（或）导管增大，上皮细胞高度降低，正常细胞质特征和组织结构维持不变。

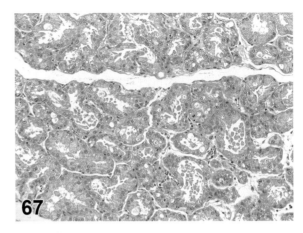

图 8.67

大鼠哈氏腺上皮细胞变性。注意上皮细胞脱落

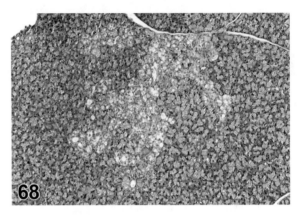

图 8.68

大鼠泪腺上皮细胞变性。NIEHS

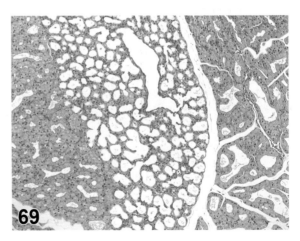

图 8.69

大鼠哈氏腺萎缩。注意腺泡内衬扁平的上皮细胞

哈氏腺卟啉肉芽肿（porphyrin granuloma of the Harderian gland）也称为自发性肉芽肿性泪腺炎（also called spontaneous granulomatous dacryoadenitis）。

萎缩腺泡充满卟啉色素，伴周围多灶性肉芽肿性炎症。

【备注】　萎缩可以是局灶性或弥漫性。哈氏腺多灶性萎缩与年龄相关，大鼠较小鼠更明显（Krinke et al., 1996）。在 B6C3F1 小鼠眶外泪腺中可见自发性多灶性萎缩（Botts et al., 1999）。

哈氏腺/眶外泪腺/眶内泪腺出血（N）（hemorrhage [N] Harderian gland; extraorbital lacrimal gland; intraorbital lacrimal gland）（图 8.70，图 8.71）

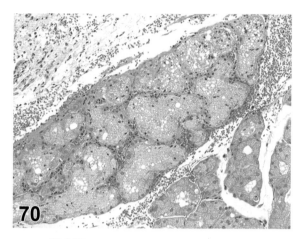

图 8.70

大鼠哈氏腺出血。腺泡的创伤性损伤与解剖前采血相关

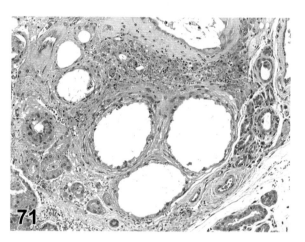

图 8.71

大鼠哈氏腺纤维化，出血。反复采血后出血伴含铁血黄素沉着，腺泡纤维化及萎缩

【种属】　小鼠、大鼠。

【发病机制/细胞来源】　血管损伤。

【诊断特征】　①腺体间质见红细胞渗出。②医源性出血穿刺部位常观察到腺体和腺周组织（眼肌）的局灶性变性和（或）坏死。③在穿刺部位附近的腺体和腺周组织可出现炎症（中性粒细胞或混合细胞）。④采血后可观察到橙色血质/含铁血黄素沉着（红细胞被降解而储存在巨噬细胞中金黄色至黄褐色的铁色素）。

【备注】　哈氏腺出血的常见原因是创伤，眶后静脉窦采血常见。

哈氏腺/眶外泪腺/眶内泪腺扩张（N）（dilation [N] Harderian gland; extraorbital lacrimal gland; intraorbital lacrimal gland）

【种属】　小鼠、大鼠。

【其他术语】　Ectasia。

【发病机制/细胞来源】　腺泡和（或）导管。

【诊断特征】　①腺泡和（或）导管腔扩大。②上皮细胞高度变窄。

【鉴别诊断】　萎缩（atrophy）：腺泡/导管形状不规则，上皮细胞呈立方形或扁平状，丧失特定分泌外观。

【备注】　小鼠眼部分泌物排出导管堵塞导致泪腺腺泡、导管扩张。通常不能在显微镜下观察到确切的堵塞（Frith and Ward, 1988）。

哈氏腺/眶外泪腺/眶内泪腺囊肿（N）（cyst [N] Harderian gland; extraorbital lacrimal gland; intraorbital lacrimal gland）

【种属】　小鼠、大鼠。

【发病机制/细胞来源】　鼻泪管上皮细胞。

【诊断特征】 ①囊腔内衬复层鳞状上皮。②腔内可能含有角蛋白和细胞碎片。

【备注】 囊肿位于伴有炎症的鼻泪管黏膜下层，通常局限于切牙根侧面（Yoshitomi and Boorman, 1990）。

（2）炎症性改变

哈氏腺/眶外泪腺/眶内泪腺炎症细胞浸润（N）（infiltrate, inflammatory cell [N] Harderian gland; extraorbital lacrimal gland; intraorbital lacrimal gland）

【种属】 小鼠、大鼠。

【发病机制/细胞来源】 腺泡和（或）导管和间质组织。

【诊断特征】 单一炎症细胞或不同细胞类型的混合灶，无其他炎症特征。

【鉴别诊断】 炎症（inflammation）：炎症细胞浸润可伴水肿、淤血、变性/坏死和腺泡/导管鳞状上皮化生。

【备注】 术语"浸润"建议后附加主要的细胞类型（中性粒细胞、嗜酸性粒细胞、淋巴细胞、浆细胞或组织细胞）或不同类型细胞混合（混合）。大鼠和小鼠哈氏腺的浸润最常见的炎症细胞是淋巴细胞（淋巴细胞聚集灶），可自发。在小鼠中，淋巴细胞浸润的发生率随着年龄的增长而增加，并且雄性 B6C3F1 小鼠比雌性小鼠更常见（Botts et al., 1999）。淋巴细胞浸润随年龄增长而自发，可能或可能不与泪腺硬化有关。目前尚不清楚这些淋巴细胞浸润是否与自身免疫机制有关（Krinke et al., 1996）。鼻泪管中也以淋巴细胞浸润（淋巴样聚集灶）为主（Monticello et al., 1990）。

哈氏腺/眶外泪腺/眶内泪腺炎症（N）（inflammation [N] Harderian gland; extraorbital lacrimal gland; intraorbital lacrimal gland）（图 8.66）

【种属】 小鼠、大鼠。

【其他术语】 Dacryoadenitis。

【发病机制/细胞来源】 腺泡和（或）导管和间质组织。

【诊断特征】 ①局灶性或更广泛区域的单一或混合炎症细胞。②间质水肿和（或）淤血。③可能与腺泡/导管上皮的鳞状上皮化生或间质纤维化有关。④除哈氏腺和泪腺外，唾液腺还可能受累。⑤哈氏腺卟啉的蓄积与肉芽肿性炎症有关。⑥采血可诱发炎症，伴出血，局限于穿刺部位。⑦病毒性炎症多分布广泛（多小叶）。

【鉴别诊断】 炎症细胞浸润（infiltrate, inflammatory cell）：单一炎症细胞或不同细胞类型的混合细胞灶，无其他炎症特征。

【备注】 推荐使用修饰语来说明主要炎症细胞类型（中性粒细胞、嗜酸性粒细胞、淋巴细胞、浆细胞或组织细胞）或不同类型细胞的混合（混合型）。尽管在现代实验动物设施中并不常见，大鼠冠状病毒/涎泪腺炎病毒（sialodacryoadenitis virus, SDAV）可诱发大鼠多灶性炎症，以变性/坏死为主要特征，早期伴有中性粒细胞性炎症。在炎症后期，以淋巴细胞、巨噬细胞及管状腺泡鳞状上皮化生为主（Percy et al., 1989）。在 SDAV 引起的哈氏腺炎症中，由于卟啉分泌过多，可能会出现血泪症（红色泪液），但在腺泡中未观察到卟啉蓄积。外源性炎症可能是以淋巴细胞或混合型（淋巴细胞、浆细胞和巨噬细胞）细胞为主。严重者可见上皮增生和间质纤维化（Reuber, 1976）。据报道，大鼠长期使用磷酸二酯酶抑制剂治疗后，哈氏腺发生慢性泪腺炎，伴退行性上皮改变和卟啉分泌增加（Westwood et al., 1991）。

SDAV 还会引起鼻泪管炎症（Bihun 和 Percy, 1995）。据报道，鼻腔炎症见于化学性鼻泪管炎症（美国国家毒理学项目中心，2010; Schoevers et al., 1994; Wagner et al., 2009）。药物性炎症需要与老龄小鼠鼻泪管的变性、坏死和炎症鉴别（Herbert and Leininger, 1999）。

哈氏腺/眶外泪腺/眶内泪腺肉芽肿性炎症（N）（inflammation, granulomatous [N] Harderian gland; extraorbital lacrimal gland; intraorbital lacrimal gland）

【种属】 小鼠、大鼠。

【其他术语】 Granulomatous dacryoadenitis, foreign body inflammation, porphyrin granuloma（后者

发生在哈氏腺；也称为大鼠哈氏腺萎缩和硬化）。

【发病机制/细胞来源】 腺泡和（或）导管和间质组织。

【诊断特征】 ① 肉芽肿性反应由上皮样细胞、多核巨细胞、淋巴细胞和浆细胞组成。② 可能与异物有关。③ 与卟啉蓄积相关的卟啉性肉芽肿[在萎缩腺泡的腔内和（或）部分被巨噬细胞吞噬的卟啉]。

【备注】 哈氏腺卟啉性肉芽肿是一种与年龄相关的自发性病变，与卟啉分泌增多和腺泡萎缩有关，先于肉芽肿发生。结缔组织纤维沉积可替代受损的腺泡。大体观察，腺体表面出现多灶性黑色变色，表示卟啉积聚。老龄化大鼠（1～3年）似乎比小鼠更常见。有人提出雌性更易发生，然而，雌性大鼠是否比雄性大鼠更易患上卟啉性肉芽肿还有待确定（Krinke, 1991）。大鼠和小鼠眼眶后肉芽肿性炎症可能与毛干通过抓挠或眼眶后穿刺进入腺体组织有关，且两种都可能与真菌菌丝有关。鼻泪管的肉芽肿性炎症可在"呼吸系统"INHAND中查看（Renne et al., 2009）。

（3）其他改变

哈氏腺卟啉增多（N）（porphyrin, increased [N] Harderian gland）（图 8.72，图 8.73）

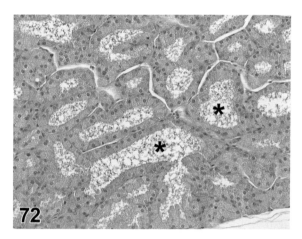

图 8.72

大鼠哈氏腺卟啉增多。腺泡腔内的卟啉呈纤维状外观（*所示）

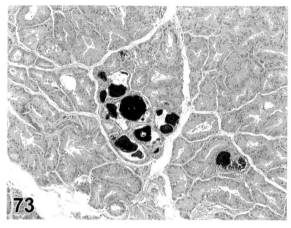

图 8.73

大鼠哈氏腺卟啉增多。腺泡腔内卟啉呈实性积聚

【种属】 小鼠、大鼠。

【发病机制/细胞来源】 腺泡。

【诊断特征】 正常腺泡内可含有大量的卟啉（一种黄棕色液状物）。另外在萎缩腺泡内，卟啉表现为棕色的实性、层状团块。

【鉴别诊断】 肉芽肿性炎症（granulomatous inflammation）：卟啉积聚伴随肉芽肿反应（上皮样细胞，多核巨细胞，淋巴细胞和浆细胞）。

【备注】 作为一种自发性改变，常见于老龄化大鼠和小鼠。由磷酸二酯酶抑制剂引起的哈氏腺炎症中也发现了卟啉增加（Westwood et al., 1991）。

眶外泪腺/眶内泪腺核巨大（N）（karyomegaly [N] extraorbital lacrimal gland; intraorbital lacrimal gland）

【种属】 小鼠、大鼠。

【其他术语】 Cytomegaly; nuclear pleomorphism; polyploidy。

【发病机制/细胞来源】 泪腺的腺泡上皮细胞。

【诊断特征】 ① 腺泡上皮细胞细胞核大小和形状不同（细胞核可能是正常大小的 2～4 倍，可伴有细胞体积增大）。② 核嗜碱性增强。③ 核内可见嗜酸性包涵物（假包涵体）。

【备注】 核巨大是雄性大鼠和小鼠泪腺的特征表现。多倍体表现为核体积增大，细胞质内陷形成核内包涵体。雄性大鼠性成熟后可观察到核巨大，其具有雄激素依赖性（两性异形），并随年龄的增长而更为明显（Krinke et al., 1994; Krinke et al., 1996; Paulini and Mohr, 1975）。巨细胞病毒（cytomegalovirus, MCMV）感染也可导致核巨大。

眶外泪腺 / 眶内泪腺腺泡变异（N）（alteration, acinar [N] extraorbital lacrimal gland; intraorbital lacrimal gland）（图 8.74）

【种属】　小鼠、大鼠。

【其他术语】　Harderization; ectopic harderian gland in the lacrimal gland。

【诊断特征】　灶性的腺泡具有哈氏腺腺泡的组织学特征（由立方形到柱状细胞组成，细胞质呈空泡状，腺泡腔明显）。

【备注】　3 月龄的雄性和雌性大鼠均可观察到眶外泪腺的哈氏腺变异，并且 6 月龄的雄性大鼠病变更明显。该过程似乎具有雄激素依赖性，但 6 月龄的雄性大鼠泪腺腺泡上皮细胞雌激素受体缺失可能引起哈氏腺变异（Ferrara et al., 2004）。然而在小鼠研究中，雌性比雄性更容易受到影响（Krinke et al., 1996）。目前尚不清楚该变化是化生还是退行性改变。哈氏腺细胞可能源于泪腺腺泡闰管和排泄管未分化的基底细胞（Sashima et al., 1989）。

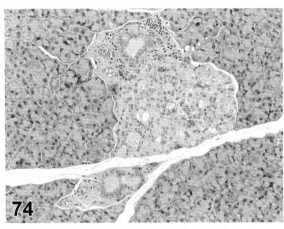

图 8.74

大鼠泪腺哈氏腺变异。哈氏腺腺泡由灶性浅染上皮细胞构成

2. 大鼠和小鼠眼附属腺的非肿瘤性增生性病变

（1）哈氏腺

哈氏腺腺泡增生（H）（hyperplasia, acinar [H] Harderian gland）（图 8.75）

【种属】　小鼠、大鼠。

【发病机制 / 细胞来源】　哈氏腺腺泡上皮细胞。

【诊断特征】　① 细胞增殖为局灶性或多灶性。② 对周围实质无压迫。③ 腺体结构正常。④ 腺泡形态不变，但腺泡细胞数量增多。⑤ 单层上皮细胞。⑥ 上皮细胞可突入腺泡腔内。⑦ 增生灶呈腺泡状，腺泡细胞数目增多。细胞增生体积可变大，嗜碱性增强。

【鉴别诊断】　腺瘤（adenoma）是一种范围更大的组织增生，可明显压迫邻近腺体结构并使其变形。通常可见细胞异型性。

【备注】　哈氏腺的增生与腺炎、腺体萎缩和导管的鳞状上皮化生有关。这种病变可能是腺体损伤的再生反应，如病毒诱导的泪腺炎、眼眶出血性创伤和其他原因。没有腺炎也可发生哈氏腺增生。原发性增生可能是癌前病变。

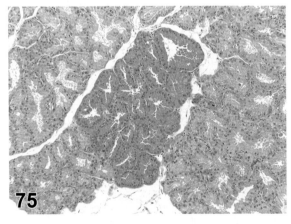

图 8.75

大鼠哈氏腺腺泡增生。局灶性腺泡细胞数量增多上皮细胞与周围腺泡染色不同

（2）泪腺

眶外泪腺 / 眶内泪腺腺泡增生（H）（hyperplasia, acinar [H] extraorbital lacrimal gland; intraorbital lacrimal gland）（图 8.76）

【种属】　小鼠、大鼠。

【发病机制 / 细胞来源】　　泪腺腺泡上皮细胞。

【诊断特征】　　① 腺泡细胞的局灶性非压迫性性增生与泪腺的退行性和炎性病变有关。② 泪腺导管鳞状细胞增生伴炎症。

【鉴别诊断】　　腺瘤（adenoma）压迫邻近非肿瘤性腺体并使其移位，小叶和腺泡排列紊乱。

【备注】　　在大鼠中几乎无退行性和炎性病变导致泪腺增生的报道，小鼠也未见报道。

（3）鼻泪管（NLD）

鼻泪管上皮增生（H）（hyperplasia, epithelial [H] nasolacrimal duct）

【种属】　　小鼠、大鼠。

【发病机制 / 细胞来源】　　鼻泪管内衬上皮细胞（轻度至非角化复层鳞状上皮，假复层立方或柱状上皮或移行上皮）。

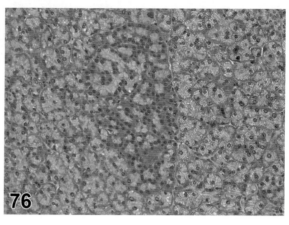

图 8.76

大鼠泪腺腺泡增生。局灶性腺泡细胞数量增多上皮细胞比周围腺泡染色更深。RITA

【诊断特征】　　上皮增生可以是壁内，包括不同范围的上皮细胞，也可以是外生性（息肉样）。

【鉴别诊断】　　反应性增生（reactive hyperplasia）：除上皮细胞增生外，还伴随炎症表现（导管周、上皮内和管腔内炎症细胞，伴管腔内蛋白性液体和细胞碎片）。

【备注】　　鼻泪管上皮增生见于老龄小鼠（158 和 142 周龄雄性）（Leininger et al., 1996）。

3. 大鼠和小鼠眼附属腺的肿瘤性增生性病变

（1）哈氏腺

哈氏腺腺瘤（B）（adenoma [B] Harderian gland）（图 8.77）

【种属】　　小鼠、大鼠。

【发病机制 / 细胞来源】　　哈氏腺腺泡上皮。

【诊断特征】　　① 腺瘤边界清楚，少有包膜，压迫周围腺体。② 肿瘤内腺体结构紊乱。③ 可存在细胞堆集，成簇的上皮细胞突入腺泡腔。④ 细胞质保留或不保留其正常的泡沫状外观。⑤ 肿瘤细胞体积增大，细胞核大小均匀，有丝分裂象少见（小鼠腺泡型除外）。

根据小鼠腺瘤的生长模式，分为以下类型：（Krinke et al., 2001）

乳头状（papillary）：① 多分支乳头状突起，伴纤维血管间质成分。② 一层或多层上皮附着在基底层。

囊性（cystic）：① 内衬上皮的多个扩张的囊腔。② 可能存在乳头状突起，但不明显。③ 大的肿瘤常见明显包膜。

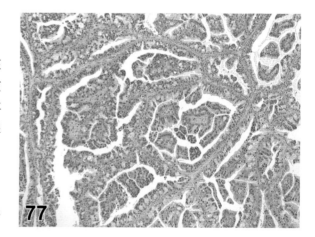

图 8.77

小鼠哈氏腺腺瘤。上皮细胞呈良性乳头状小叶

囊性 – 乳头状（cystic-papillary）：① 由乳头状和囊状区域组成。② 囊性区除细胞碎片和乳头状突起外，其余为空腔。③ 内衬上皮扁平。

腺泡型（acinar）：① 上皮细胞显著增生，生长模式与腺泡结构类似。② 可无包膜和压迫。③ 乳头状突起不明显。④ 可见单个大细胞胞质空泡化。⑤ 细胞质呈均匀嗜酸性，无泡沫状外观。⑥ 与其他类型相比，核质比增加。⑦ 与其他类型相比，细胞多形性和有丝分裂象多见。

【鉴别诊断】　　①腺泡增生（hyperplasia, acinar）：增生腺泡结构保存，未压迫邻近腺体，而腺瘤腺泡的结构紊乱并压迫邻近腺体。②腺癌（adenocarcinoma）：高分化腺癌，与腺瘤主要鉴别点是局部侵袭性和细胞异型性；低分化腺癌具有实性生长模式、细胞多形性和转移特性。

【备注】　　在不同品系的大鼠中很少发生自发性哈氏腺肿瘤，新生儿期氨基甲酸乙酯可诱导发生（Elwell and Boorman, 1990）。一些小鼠品系，哈氏腺肿瘤常见，这与大鼠不同，自发性哈氏腺腺瘤常见于老年白化和有色素小鼠。发生率随品系变化而变化，具有明显的性别差异。文献报道，自发性腺瘤的发生率为0.5% ~ 14.9%（Krinke et al., 2001）。

哈氏腺腺癌（M）（adenocarcinoma [M] Harderian gland）（图8.78）

【种属】　　小鼠、大鼠。

【发病机制/细胞来源】　　哈氏腺腺泡上皮。

【诊断特征】　　①高分化腺癌由立方形到柱状上皮细胞组成，排列成管状和腺泡状，有实性细胞区。②低分化癌由多形性实体性片状上皮细胞组成，少量管状和腺泡结构。③间变癌由多形性实体性片状上皮细胞组成，缺乏管状和腺泡结构，有丝分裂象多（Senoh et al., 2014）。④浸润眼眶/眶周组织，可伴灶性坏死和纤维化。腺癌常伴有眼球突出。有转移到区域淋巴结和肺的报道（Carlton and Render, 1991）。

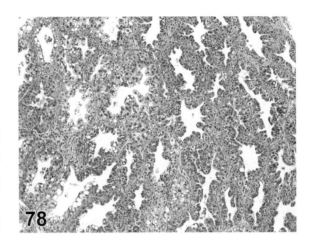

图8.78

小鼠哈氏腺腺癌。恶性上皮细胞排列成扩张的腺泡结构，由纤细的纤维血管组织网支撑。NIEHS

【鉴别诊断】　　腺瘤（adenoma）：高分化腺癌可通过局部侵袭的组织学特点与腺瘤鉴别。此外，低分化和未分化癌与腺瘤鉴别是缺乏组织学和细胞分化。

【备注】　　大鼠自发性腺癌少见，2-乙酰氨基芴可诱导腺癌的发生。在小鼠的研究中，腺癌的发生率低于腺瘤。

（2）泪腺

眶外泪腺、眶内泪腺腺瘤（B）（adenoma [B] extraorbital lacrimal gland; intraorbital lacrimal gland）（图8.79）

【种属】　　小鼠、大鼠。

【发病机制/细胞来源】　　泪腺腺泡上皮。

【诊断特征】　　①膨胀性生长压迫邻近的非肿瘤性腺体实质。②小叶状肿块由管状和腺泡结构组成，内衬立方细胞均匀一致，细胞核均匀一致，呈圆形。

【鉴别诊断】　　腺癌（adenocarcinoma）：恶性肿瘤具有细胞异型性、局部侵袭、远处转移和有丝分裂活跃等特点。小叶和腺泡可能不存在，肿瘤由实性区和细胞簇构成。

【备注】　　由于常规并未检查这些腺体，大鼠的自发性泪腺肿瘤罕见。腺瘤多为腺泡型，导管状腺瘤未见报道。

眶外泪腺/眶内泪腺腺癌（M）（adenocarcinoma [M] extraorbital lacrimal gland; intraorbital lacrimal gland）

【种属】　　小鼠、大鼠。

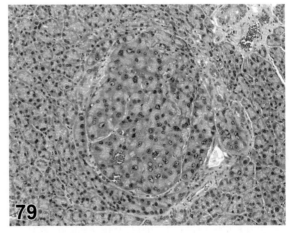

图8.79

大鼠泪腺腺瘤。增大的上皮细胞呈同心圆聚集成团，压迫邻近的正常腺泡组织并使其移位。RITA

【发病机制 / 细胞来源】　　泪腺腺泡上皮细胞。

【诊断特征】　　① 膨胀性肿块压迫邻近非肿瘤性腺体并使其变形。② 侵袭至邻近组织。③ 小叶形态不清，可见不同程度的细胞异型性和多形性。④ 腺泡结构不规则，内衬复层上皮，多数肿瘤可被由圆形到卵圆形细胞核大小不等的实性上皮细胞取代。

【鉴别诊断】　　腺瘤（adenoma）：良性肿瘤无细胞异型性和多形性，缺乏局部侵袭，没有发育不良的具有恶性肿瘤特征的小叶和腺泡。

【备注】　　泪腺恶性肿瘤在大鼠和小鼠中非常罕见（Mohr, 1994）。

（3）鼻泪管（NLD）

鼻泪管鳞状细胞乳头状瘤（B）（papilloma, squamous cell [B] nasolacrimal duct）

【种属】　　小鼠、大鼠。

【发病机制 / 细胞来源】　　鼻泪管内衬上皮细胞（轻度至非角化复层鳞状上皮，假复层立方形或柱状上皮）。

【诊断特征】　　① 由均匀一致、规则排列的鳞状细胞组成的外生性肿块，鳞状细胞具有血管结缔组织蒂。② 取决于增殖的细胞类型（移行性乳头状瘤），可无角化。③ 基底膜完整。

【鉴别诊断】　　① 息肉样增生（polypoid hyperplasia）：无血管结缔组织蒂。② 鳞状细胞癌（carcinoma, squamous cell）：细胞异型性、基底膜破坏、侵袭性增长。

鼻泪管鳞状细胞癌（M）（carcinoma, squamous cell [M] nasolacrimal duct）

【种属】　　小鼠、大鼠。

【发病机制 / 细胞来源】　　鼻泪管内衬上皮（轻度至非角化复层鳞状上皮，假复层立方形或柱状上皮）。

【诊断特征】　　① 细胞和细胞核大小、形状不规则（取决于分化程度）。② 穿过基底膜侵袭性生长。③ 常与鼻腔及周围组织的增生性肿块同时发生。

【鉴别诊断】　　鳞状细胞乳头状瘤（papilloma, squamous cell）：① 无细胞异型性。② 不侵袭基底膜及周围组织。

【备注】　　鼻腔自发性鳞状细胞癌的起源部位很难确定。鼻的肿块常累及次要鼻旁结构，如切牙或鼻泪管。但是，鼻腔自发性癌可起源于鼻泪管，并侵袭邻近组织（上颚、上颌骨、牙和鼻腔）（Maronpot, 1990; Schoevers EJ et al., 1994）。

四、大鼠和小鼠嗅觉系统 / 化学感受结构的增生性和非增生性病变

（一）引言

嗅上皮和鼻道中不同的化学感受结构采用相同的非增生性和增生性病变的标准化术语（如下所示）。本文对每一个结构进行分述，因而有些反应在不同结构处的表达有些重复。此外，先前在大鼠和小鼠呼吸道增生性和非增生性病变（Renneet et al., 2009）章节下已描述过主嗅上皮；本节尽可能使用相同的术语。化学感受结构 / 嗅觉系统由鼻道中若干结构 / 器官来表示（Storan and Key, 2006; Ma, 2007; Rivière et al., 2009; Silvotti et al., 2011; Barrios et al., 2014）。

① 主嗅上皮（main olfactory epithelium, MOE）。

② 犁鼻器（vomeronasal organ, VNO）/ 雅各布逊氏器（Jacobson's organ）。

③ 马赛若鼻中隔器（septal organ of Masera, SOM）/ 嗅觉鼻中隔器 / Rodolfo–Masera 器 / 鼻中隔嗅器。

④ 格林贝克神经节（Grueneberg ganglion, GG）。

这些结构在气味或嗅觉的特殊感觉功能中起协同作用。所有结构通过主嗅球（MOE、SOM、GG）或副嗅球（VNO）（Jia and Halpern, 2003; Restrepo et al., 2004）借助嗅觉神经与脑区域连接（Fuss et al., 2005）（图 8.80）。MOE 是多种经空气暴露和口腔摄入物的毒性靶点（Harkema, 1991; Haschek–Hock and Witschi, 2004; Renne et al., 2009; Nyska et al., 2005; Woutersen et al., 2010）。关于外源性物质对其他化学感受结构诱发的组织病理学的报道从不常见（VNO）到非常罕见（SOM）到缺乏（GG）。

鼻道中的其他神经结构包括：① 单一受体 / 孤立的化学感受细胞 / "刷"细胞；② 表皮内游离的三叉神经分支。

这些其他神经结构被认为可监测吸入空气的流速，或为伤害感受器和热感受器（Finger et al., 2003; Gulbransen et al., 2008; Tizzano et al., 2011）。它们通过三叉神经与大脑连接（图 8.80），在受吸入刺激性物质的刺激时可导致保护性反射，如打喷嚏。这些神经结构是鼻上皮的一部分；大约每 100 个呼吸上皮细胞就有一个这样的结构，其刷细胞和游离神经末梢存在于鳞状上皮、呼吸上皮和嗅上皮中（Finger et al., 1990; Spit et al., 1993; Katahashi et al., 1997）。因此，鼻上皮毒性物质可能会影响它们。然而，关于对这些结构的毒性报道几乎没有，也是因为常规染色切片中不容易识别。因此，在这里不做进一步阐述。

鼻神经结构与脑紧密相连。因此，嗅觉通路和三叉神经通路可以作为吸入物质转运到脑的通道，并避开血 – 脑屏障。此外，部分脑脊液会回流到嗅觉鼻黏膜上（Brinker et al., 1997）。当评价鼻腔神经结构的组织病理学时应牢记鼻 – 脑连接。

病变的部位与吸入或摄入物质的沉积及特定部位易感性有关，后者与代谢、种属和性别等组织因素有关（Kai et al., 2006）。对 SOM 和 GG 影响的信息明显缺乏，也可能因为是鼻组织取材及镜检部位所致。

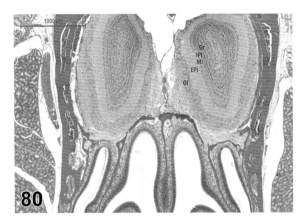

图 8.80

大鼠鼻道和嗅球正常解剖学。通过鼻道后部区域的横切面，显示鼻道表面的嗅上皮（主嗅上皮；MOE）和背侧的主嗅球及其微小解剖结构：GI = 小球层；EPI = 外丛层；MI = 僧帽细胞层；IPI = 内丛层；GR = 颗粒细胞层。该切面不包括副嗅球

（二）正常组织学和生物学

1. 主嗅上皮（MOE）

MOE 占大鼠鼻腔上皮的 50%，占小鼠鼻腔上皮 47%（Harkema and Morgan, 1996）。MOE 覆盖了一小部分的背颅道和邻近的鼻中隔上三分之一及后鼻腔筛鼻甲大部分。主嗅上皮内包括基细胞（干细胞）、中间神经元前体细胞、成熟的感觉神经元和支持细胞。当组织反复接触有毒化学物质时，上皮细胞变性、坏死和再生常常同时存在，结果导致了形态学结构紊乱（Renne et al., 2009; Hardisty et al., 1999）。MOE、嗅神经和嗅球在损伤后具有较强的再生能力。MOE 的再生源于基细胞、鲍曼腺（即嗅腺，译者注）（位于上皮或黏膜下），鲍曼腺的导管细胞再生源于导管内祖细胞，而支持细胞可能来自这两种细胞（Huard et al., 1998）。然而，有些特异气味感知在损伤后不一定会恢复，除非大量相同类型的纤维未受影响（Schwob, 2002）。

2. 犁鼻器（VNO）

VNO 是位于鼻中隔底部的骨和软骨腹侧的一对管状结构，开口于鼻腔。腔外侧排列呼吸上皮、腔内侧排列神经上皮（图 8.81）。像其他嗅上皮一样，VNO 内包括基细胞、神经感觉细胞和支持细胞。当前已知 VNO 是唯一与副嗅球相连接的嗅觉器官（Storan and Key, 2006）。少量的嗜中性粒细胞似乎是非感觉性呼吸上皮中的正常成分（Getchell and Kulkarni, 1995; Doving and Trotier, 1998）。神经上皮集合于不同区域，呼吸上皮的过渡 / 边界部位的边缘区及中间区和中央区（Brann and Firestein, 2010）。

在管道的顶部，围绕犁鼻器的软骨内见有犁鼻腺（Adams, 1992）。它的主要功能是感知信息素。VNO在一出生时就已经发育良好（Oikawa et al., 2001），出生后体积增加。雄性动物的 VNO 在总体积、神经上皮体积和双极神经元数量上较雌性动物更大 / 多（Guillamón and Segovia, 1997）。成年动物的有丝分裂尤见于神经上皮的边缘区域（Weiler, 2005; De La Rosa-Prieto et al., 2009; Martínez-Marcos et al., 2000）。小鼠 VNO 上皮内的神经上皮的更新可能主要是通过迁移（Halpern and Martínez-Marcos, 2003）；边缘的细胞水平移动速度非常缓慢（每月上皮细胞从边缘向中心移动的距离不到 10%）。凋亡细胞的分布表明一些细胞在成为功能神经元之前就已经在有丝分裂过程中死亡。即使在老龄啮齿动物也仍保留有新神经元再生的能力（De La Rosa-Prieto et al., 2010）。

3. 马赛若鼻中隔器（SOM）

SOM 是一个双侧的岛状的嗅觉细胞团，被有纤毛呼吸上皮围绕。岛状细胞团位于鼻中隔的腹侧基底部和鼻腭管开口处后方。SOM 一出生时就存在，出生后体积增大，直到性成熟，此后开始减小，但在老龄大鼠仍然存在（Breipohl et al., 1989; Weiler and Farbman, 2003; Adams, 1992）。像其他嗅上皮一样，它包括基细胞、神经感觉细胞和支持细胞。SOM 位于 MOE 的前面，可以作为 MOE 感知之前的传感器，触发更深的吸入（Marshall and Maruniak, 1986）。或者，SOM 的嗅觉感知局限于某些化学特性，由嗅球内特定区域的有限连接所决定。SOM 主要投射到主嗅球后部腹侧正中区域（Ma et al., 2003）。对 SOM 中感受器进行分子分析结果支持上述两种选择（Tian and Ma, 2004; Su et al., 2009）。鼻中隔器的和MOE的感觉神经元共享信号通路，并且有相似的气味反应，但 SOM 中存在一些密度非常高的受体。SOM 除了起化学感受作用外，还可以用作气流感受器（Ma, 2010）。

4. 格林贝克神经节（GG）

GG 是一个双侧性的神经节细胞及被覆其上的鳞状上皮的细胞群，位于鼻前庭的背鼻道中（mouse: Grüneberg, 1973; Fleischer et al., 2006; Roppolo et al., 2006; mouse and rat: Brechbühl et al., 2014）。神经节细胞一出生时就存在。新生小鼠的 GG 最有可能具有双重功能，即感知警报信息素（像二甲基吡嗪的一些气味化合物）和温度（Liu et al., 2009; Mamasuew et al., 2008 and, 2011; Schmid et al., 2010; Fleischer and Breer, 2010）。GG 的功能似乎随着年龄的增长而消退（Fleischer et al., 2006）。

5. 嗅球

嗅球是脑的一部分，通过嗅神经（包含嗅上皮的嗅觉受体神经元轴突）接收感觉输入，将化学感受信息从鼻传输到脑。一般认为嗅球的功能是化学感受信息的一个过滤器（Soucy et al., 2009）。据报道，嗅球也接收来自如杏仁核、新皮质、海马、蓝斑和黑质等大脑区域的输入（Kang et al., 2009）。

嗅球由主嗅球和副嗅球组成，两者组织学结构相似。主嗅球的组织结构包括小球层、外丛层、僧帽细胞层、内丛层和颗粒细胞层（Gutman et al., 2013）。小球层接收来自嗅神经的直接输入，嗅神经的轴突终止在被称为嗅小球的球状结构中，外丛层与僧帽细胞的顶端树突在嗅小球处相连。僧帽细胞的基树突（内丛层）将信号进一步传输到嗅皮层。僧帽细胞与被称为颗粒细胞的中间神经元相连接，这些颗粒细胞很可能参与了抑制过程。副嗅球位于主嗅球的背 - 后部区域，似乎独立于主嗅球（Yokosuka, 2012）发挥作用。副嗅球接收来自犁鼻器的输入，主要投射传递到杏仁核和下丘脑（Mucignat-Caretta, 2010）。

（三）术语和描述

1. 大鼠和小鼠嗅觉系统 / 化学感受结构的非增生性病变

（1）正常解剖学（图 8.80 ～图 8.85）

（2）主嗅上皮（MOE）：嗅上皮和神经。

• 先天性病变

无。

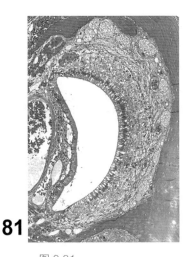

图 8.81

大鼠犁鼻器正常解剖学

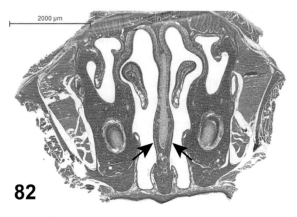

图 8.82

大鼠马赛若鼻中隔器（SOM）正常解剖学。箭号所示为鼻中隔两侧 SOM 的位置

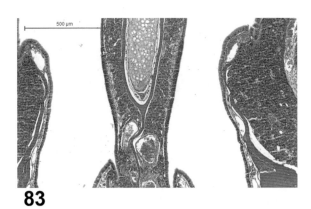

图 8.83

大鼠马赛若鼻中隔器（SOM）正常解剖学。图 8.82 高倍放大。SOM 的正常解剖结构为呼吸上皮中的嗅觉细胞岛

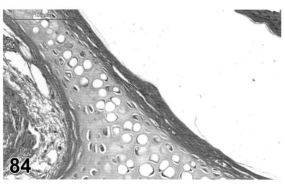

图 8.84

大鼠格林贝克神经节（GG）正常解剖学

• 退行性／上皮变化

主嗅上皮（MOE），MOE 萎缩（N）［atrophy, MOE [N] main olfactory epithelium (MOE)］

【种属】　　小鼠、大鼠。

【同义词】　　Atrophy, olfactory epithelium; atrophy, Bowman's gland。

【发病机制／细胞来源】　　嗅上皮包括支持细胞；退行性变化。

【诊断特征】　　① 受累及黏膜变薄。② 细胞高度降低（立方形至扁平状）。③ 由于胞质减少，核间距离近。④ 常伴有下方固有层内轴突束缺失。⑤ 下方的鼻甲骨也可能萎缩（Renne et al., 2009）。

【鉴别诊断】　　① 化生（见 MOE 呼吸上皮化生和 MOE 鳞状上皮化生）［metaplasia (see metaplasia, respiratory, MOE and metaplasia, squamous cell, MOE)］:

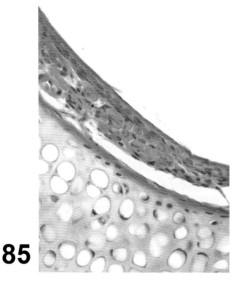

图 8.85

大鼠格林贝克神经节（GG）正常解剖学。图 8.84 高倍放大，显示了格林贝克神经节的正常解剖学

上皮细胞类型出现改变，通常在过渡区出现混杂细胞类型。② MOE 变性（degeneration, MOE）：纤毛和细胞结构缺失，但上皮层厚度不减少。③ 人工假象（artifact）：死后自溶（postmortem autolysis）：切片上的整个组织出现均匀一致的溶解，细胞层无组织结构或厚度变化。穿过上皮的斜切切片（tangential section through epithelium）：镜下可见明显斜切的其他组织结构。

【备注】 萎缩通常被视为嗅上皮变性的结果。多种化学物质吸入后均可见嗅上皮萎缩，继发于感觉细胞或支持细胞变性（Buckley et al., 1985; Hardisty et al., 1999; Monticello et al., 1990; Leininger et al., 1996）。

主嗅上皮（MOE），MOE 变性（N）［degeneration，MOE [N] main olfactory epithelium (MOE)］（图8.86）

【种属】 小鼠、大鼠。

【同义词】 Degeneration, olfactory epithelium; degeneration, Bowman's gland。

【发病机制 / 细胞来源】 嗅上皮。

【诊断特征】 （Renne et al., 2009, 见变性）① 纤毛缺失。② 上皮空泡化 / 液泡形成。③ 细胞间隙增加。④ 细胞层正常组织结构消失。⑤ 鲍曼腺（上皮下）扩张伴分泌物积聚。

【鉴别诊断】 ① 死后自溶（postmortem autolysis）：切片上的整个组织呈现均匀一致的溶解，细胞层结构或厚度无变化。② 化生（见 MOE 呼吸上皮化生和 MOE 鳞状上皮化生）（N）［metaplasia (see metaplasia, respiratory, MOE and

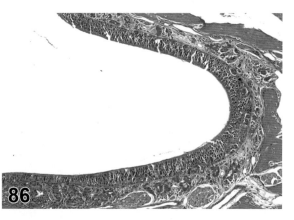

图 8.86

小鼠主嗅上皮（MOE）变性。嗅上皮变性和结构紊乱

metaplasia, squamous cell, MOE)］：固有的上皮细胞类型出现改变，在过渡区常混有多种细胞类型。

【备注】 据报道，嗅上皮退行性的变化是接触有毒物质（Harkema, 1990; Monticello et al., 1990; Morgan and Haarkema, 1996; Maronpot, 1990）及动物老龄化的结果（St Clair and Morgan, 1992）。嗅上皮变性可能是由于对神经元（Wine, 2007）、感觉细胞或支持细胞（Grubb et al., 2007）主要作用的结果。严重的变性可能会伴有鲍曼腺和神经束的缺失（Robinson et al., 2003）。

主嗅上皮（MOE），MOE 糜烂 / 溃疡（N）（erosion/ulcer，MOE [N] main olfactory epithelium [MOE]）

【种属】 小鼠、大鼠。

【其他术语】 Erosion/ulcer, olfactory epithelium。

【发病机制 / 细胞来源】 嗅上皮；组织损伤所致。

【诊断特征】 （Renne et al., 2009, 见糜烂 / 溃疡）① 仅鼻上皮缺失 / 剥蚀 / 脱落（糜烂）。② 上皮及下方基底膜完全缺失（溃疡）。③ 伴有坏死和炎症，通常为化脓性或浆液纤维蛋白性炎症。

【鉴别诊断】 ① MOE 萎缩（atrophy, MOE）：黏膜变薄，但无炎症或细胞碎片。② MOE 坏死（necrosis, MOE）：核固缩、核碎裂或核溶解，胞质嗜酸性，细胞肿胀或皱缩，细胞脱落。③ MOE 变性（degeneration, MOE）：纤毛缺失和空泡化，但无炎症或细胞碎片。④ 人工假象（artifact）：无炎症反应的迹象。⑤ 死后自溶（postmortem autolysis）：切片上的整个组织呈现均匀一致的溶解，细胞层结构或厚度无变化。

【备注】 接触许多吸入性毒物都会引起糜烂和溃疡的反应（Monticello et al., 1990）。应该注意的是，需将糜烂或溃疡与试验操作或自溶引起的人工假象性上皮缺失加以区分。在非急性接触的情况下，上皮溃疡的区域常可见被覆浆液纤维蛋白性或化脓性渗出物。嗅上皮受反复损伤后，可发生鳞状上皮或呼吸上皮化生。当溃疡作为坏死过程中的一部分出现时，把坏死和溃疡两者都记录下来以对病变提供清楚的描述。

主嗅上皮（MOE），MOE 细胞凋亡（N）［apoptosis, MOE [N] main olfactory epithelium (MOE)］

【种属】　小鼠、大鼠。

【其他术语】　Apoptosis, olfactory epithelium; apoptosis, Bowman's gland; degenerative change。

【发病机制 / 细胞来源】　嗅上皮。

【诊断特征】　细胞凋亡：① 单个细胞坏死或小簇细胞坏死。② 细胞皱缩和卷积。③ 胞质浓缩（嗜酸性增强）。④ 早期细胞凋亡时染色质浓缩（核固缩）和外周化。⑤ 核碎裂、染色质浓缩断裂。⑥ 细胞膜完整。⑦ 液泡形成，产生凋亡小体。⑧ 凋亡小体中残留有胞质。⑨ 组织内巨噬细胞或其他邻近细胞对凋亡小体的吞噬作用。⑩ 缺乏炎症反应。

【特殊诊断技术】　TUNEL、胱天蛋白酶染色或超微结构的评价都可用来确认细胞凋亡。

【鉴别诊断】　单个细胞坏死（necrosis, single cell）：① 受累的细胞通常相连。② 细胞和细胞器肿胀。③ 核固缩（核凝集：微小成分）。④ 核碎裂（核破碎）。⑤ 核溶解（核物质降解）。⑥ 胞质内液泡。⑦ 细胞膜破裂。⑧ 周围组织内可见细胞内容物。⑨ 炎症反应常见。

【备注】　Cowan 和 Roskams 于 2002 年描述了大鼠成熟和发育中的嗅上皮细胞凋亡。

主嗅上皮（MOE），MOE 坏死 / 单个细胞坏死（N）［necrosis, single cell necrosis, MOE [N] main olfactory epithelium (MOE)］

【种属】　小鼠、大鼠。

【其他术语】　Necrosis, olfactory epithelium; necrosis, Bowman's gland。

【发病机制 / 细胞来源】　嗅上皮；组织损伤导致。

【诊断特征】　（Renne et al., 2009，见坏死）① 核固缩、核碎裂或核溶解。② 胞质嗜酸性。③ 细胞肿胀或皱缩。④ 细胞脱落。⑤ 可导致糜烂或溃疡。⑥ 可伴有炎症。⑦ 鼻腔内纤维蛋白和（或）细胞碎片蓄积。

【鉴别诊断】　① MOE 变性（degeneration, MOE）：纤毛缺失和空泡形成，但无炎症或细胞碎片。② MOE 萎缩（atrophy, MOE）：细胞层数变薄，但无炎症或细胞碎片。③ 浸润（infiltrate）：细胞浸润、淤血和（或）水肿，但无脱落或细胞碎片。④ 人工假象（artifact）：死后自溶：切片上的整个组织呈现均匀一致的溶解，细胞层结构或厚度上无变化。

【备注】　衬于背鼻道最前端是嗅上皮区，最常受吸入的气体刺激物直接作用的影响（Buckley et al., 1985; Hardisty et al., 1999）。损伤嗅上皮的化学物质首先依靠嗅上皮代谢为有毒中间体，通常导致整个嗅上皮受损伤（Gaskell, 1990），还可能导致邻近鲍曼腺的坏死（Jensen and Sleight, 1987）。感觉细胞丢失（由于老化或毒性损伤）的常见后遗症是固有层内神经束的萎缩。相反，嗅觉上皮细胞凋亡也可通过轴突手术横切或抗微管药物处理而引起（Levin et al., 1999; Kai et al., 2006）。假如坏死局限于某一种特定的细胞类型，那么记录这种细胞类型可以对病变进行清楚的描述。

• 再生性变化

主嗅上皮（MOE），MOE 再生（N）［regeneration, MOE [N] main olfactory epithelium (MOE)］

【种属】　小鼠、大鼠。

【其他术语】　Regeneration, olfactory epithelium; regeneration, Bowman's gland。

【发病机制 / 细胞来源】　嗅上皮；修复过程。

【诊断特征】　（Renne et al., 2009，见再生）① 上皮细胞胞质嗜碱性。② 核质比增加。③ 上皮结构可能仍不规整。④ 位于变性、坏死、增生或化生的上皮区域邻近部位或其内。

【鉴别诊断】　① MOE 增生（hyperplasia, MOE）：上皮因其细胞数量增加而增厚，结果上皮层表面高低不平、呈波浪状，以及细胞层排列不规则（见本节增生性病变部分）。② 肿瘤（neoplasia）：常为突入鼻腔的膨胀性小结节，细胞具有异型性，压迫相邻的组织结构（见本节增生性病变部分），或侵袭周围邻近组织，如嗅球 / 嗅脑。

【备注】　再生这一术语是指细胞和组织生长以替代缺失或损伤的组织结构，与增生不同，增生这一术语是指细胞数量增多超过了正常组织的范围。上皮细胞的不规则排列常见于再生过程中的嗅上皮。上皮受到毒物反复损伤时，变性、坏死和再生的变化常同时存在（见本节变性和坏死部分备注）。

• 炎症性变化

主嗅上皮（MOE），MOE 炎症细胞浸润（N）［infiltrate, inflammatory cell, MOE [N] main olfactory epithelium (MOE)］

【种属】 小鼠、大鼠。

【其他术语】 Inflammatory cell infiltration。

【发病机制 / 细胞来源】 嗅上皮中的免疫细胞。

【诊断特征】 单一类型炎症细胞灶或不同类型细胞混合灶，无其他炎症特征。

【鉴别诊断】 MOE 炎症（inflammation, MOE）：炎症细胞浸润，还可见水肿、淤血和上皮变性 / 坏死，结果可能鳞状上皮化生。

【备注】 建议术语"浸润"后加主要的细胞类型（中性粒细胞、嗜酸性粒细胞、淋巴细胞、浆细胞或组织细胞）或不同类型混合的细胞（混合性）来修饰。

主嗅上皮（MOE），MOE 炎症（N）［inflammation, MOE [N] main olfactory epithelium (MOE)］（图 8.87）

【种属】 小鼠、大鼠。

【其他术语】 Rhinitis。

【发病机制 / 细胞来源】 嗅上皮中的免疫细胞。

【诊断特征】 （Renne et al., 2009，见急性炎症）①血管淤血。②单一（淋巴细胞、嗜中性粒细胞、嗜酸性粒细胞、浆细胞或组织细胞）或混合性炎症细胞的局灶病灶或更广泛病变区域。③间质水肿和（或）淤血。④浆液性、黏液性或纤维蛋白性渗出物积聚。

【鉴别诊断】 MOE 炎症细胞浸润（infiltrate, inflammatory cell, MOE）：单一或混合性炎症细胞灶，无炎症其他特征。

【备注】 推荐使用修饰语体现最主要的炎症细胞类型（嗜中性粒细胞、嗜酸性粒细胞、淋巴细胞、浆细胞或组织细胞）或不同类型混合炎症细胞（混合性）。炎症可能由吸入物或大鼠和小鼠自发性疾病引起，或继发于经口灌胃给药后的反流。也可分为急性、慢性、慢性活动性和肉芽肿性炎症。

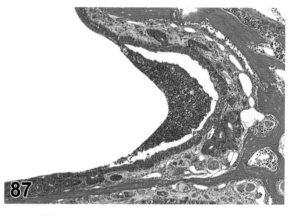

图 8.87

小鼠主嗅上皮（MOE）粒细胞（中性粒细胞）炎症。鼻嗅上皮炎症。除了中性粒细胞浸润外，还可见上皮结构紊乱

• 血管改变

主嗅上皮（MOE），MOE 水肿（N）［edema, MOE [N] main olfactory epithelium (MOE)］

【种属】 小鼠、大鼠。

【其他术语】 Edema, olfactory epithelium。

【发病机制 / 细胞来源】 嗅上皮固有层血管；血管变化。

【诊断特征】 （Renne et al., 2009，见水肿）固有层、嗅上皮和（或）鼻腔中可见有蛋白质含量不同的液体；可能导致组织肿胀。

【鉴别诊断】 ①死后自溶人工假象（artifact of postmortem autolysis）：切片上的整个组织呈现均匀一致地溶解，伴有红细胞溶血。②纤维蛋白性渗出物（fibrinous exudate）：高倍镜下鼻腔内可见污浊的粉红色渗出物夹杂有外观呈薄层状的原纤维。

【备注】 在吸入毒性物质或鼻外伤时，最早可见的反应是鼻黏膜淤血、水肿和（或）出血。吸入乙醛可导致嗅上皮的固有层广泛水肿（Woutersen et al., 2010; Gopinath et al., 1987）。慢性水肿可致纤维化。

主嗅上皮（MOE），MOE 出血（N）［hemorrhage, MOE [N] main olfactory epithelium (MOE)］

【种属】　　小鼠、大鼠。

【其他术语】　　Hemorrhage, olfactory epithelium。

【发病机制/细胞来源】　　嗅上皮固有层内血管损伤。

【诊断特征】　　（Renne et al., 2009，见出血）红细胞溢出到血管外，出现在固有层内、嗅上皮间和（或）游离于鼻腔内。

【鉴别诊断】　　医源性出血（iatrogenic bleeding）：经眼眶静脉窦采血所致。

【备注】　　动物死前若通过眼眶静脉窦（眼内眦眶后静脉丛）采血，鼻道内会见有少量血液。鼻腔出血也可由创伤、糜烂/溃疡、坏死或炎症引起，而炎症通常与感染、吸入刺激性的化学物质、有毒气体或蒸气有关。

主嗅上皮（MOE），MOE 血栓（N）［thrombus, MOE [N] main olfactory epithelium (MOE)］

【种属】　　小鼠、大鼠。

【其他术语】　　Thrombosis。

【发病机制/细胞来源】　　嗅上皮固有层血管损伤。

【诊断特征】　　（Renne et al., 2009，见血栓）① 血管内出现无定形的、非细胞成分的粉红色/灰色、分层明显的物质。② 可能混有白细胞和（或）红细胞。③ 常规切片可见附着于血管内皮。

【鉴别诊断】　　死后血凝块人工假象（artifact of postmortem clot）：少量或无白细胞；不呈层状结构，或可见非常细的细丝。

【备注】　　嗅上皮固有层内的血栓常与大鼠白血病有关，或与大鼠和小鼠全身虚弱相关。

• 其他变化

主嗅上皮（MOE），MOE 嗜酸性小球体（N）（eosinophilic globules, MOE [N] main olfactory epithelium [MOE]）（图 8.88）

【种属】　　小鼠、大鼠。

【其他术语】　　Eosinophilic droplets; eosinophilic inclusions; cytoplasmic granularity; degenerative change。

【发病机制/细胞来源】　　嗅上皮。

【诊断特征】　　［Renne et al., 2009，见嗜酸性小球体（小滴）］① 嗅上皮支持细胞内积聚鲜明的嗜酸性胞质包含物。② 主要位于嗅上皮与呼吸上皮交界处附近。

【特殊诊断技术】　　嗜酸性小球体用PAS染色、阿尔辛蓝染色、冯科萨染色、黏蛋白胭脂红染色、PTAH、马松三色染色、刚果红和甲苯胺蓝染色均呈阴性（Monticello et al., 1990）。超微结构下，嗜酸性小球体特征是无定形的絮状（可能为蛋白样）物质存在于膜包裹的囊泡内。暴露于烟雾中的小鼠，其嗅上皮上嗜酸性包涵物与羧酸酯酶（接触某些有毒化合物诱导产生的一种酶）抗体发生反应，还可与Ym2蛋白（几丁质酶家族成员之一）的Ym1序列抗体发生反应（Ward et al., 2001）。

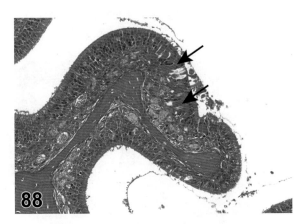

图 8.88

小鼠主嗅上皮（MOE）嗜酸性小球体。MOE 上皮可见嗜酸性小球体（箭号所示）

【鉴别诊断】　　细胞质变化（cytoplasmic changes）：由特定毒性物质引起。

【备注】　　嗜酸性小球体也偶见于未经处理大鼠主嗅上皮中，此外，上皮正常，多发生于老龄动物（Boorman et al., 1990; Monticello et al., 1990），上述情况可能与感觉细胞缺失有关。在吸入性试验中常可见嗅上皮嗜酸性小球体的发生率和严重程度增加，在暴露于二甲胺（Buckley et al., 1985; Gross et al., 1987）或吸入卷烟烟雾（Lewis et al., 1994）的大鼠中也可见，这些改变都局限于支持细胞（Gopinath et al., 1987）。

主嗅上皮（MOE），MOE 淀粉样小体（N）［corpora amylacea, MOE [N] main olfactory epithelium (MOE)］（图 8.89）

【种属】 小鼠、大鼠。

【其他术语】 Corpora amylacea, olfactory epithelium; corpora amylacea, Bowman's gland; degenerative change。

【发病机制 / 细胞来源】 嗅上皮或鲍曼腺内凝结物。

【诊断特征】 上皮或上皮下腺体内嗜碱性凝结物。

（3）犁鼻器（VNO）

• 退行性 / 上皮变化

犁鼻器（VNO），VNO 萎缩（N）［atrophy, VNO [N] vomeronasal organ (VNO)］（图 8.90）

【种属】 小鼠、大鼠。

【发病机制 / 细胞来源】 犁鼻器感觉上皮；退行性变化。

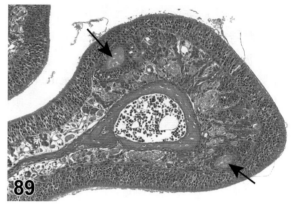

图 8.89

小鼠主嗅上皮（MOE）淀粉样小体和增生。嗅上皮下区域内可见淀粉样小体（嗜碱性蓄积物，箭号所示）和鲍曼腺增生

【诊断特征】 ① 感觉上皮变薄。② 细胞高度降低，从立方形至扁平状。③ 由于胞质减少，核间距离更近。

【鉴别诊断】 死后自溶人工假象（artifact of postmortem autolysis）：整个切片组织呈现均匀一致的溶解，细胞层无组织结构或厚度变化。

【备注】 Sills 等于 1995 年及 Corps 等于 2010 年描述过 VNO 萎缩。

犁鼻器（VNO），VNO 变性（N）［degeneration, VNO [N] vomeronasal organ (VNO)］（图 8.91）

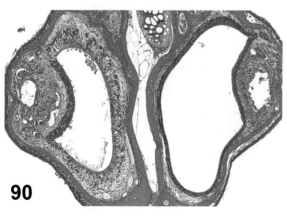

图 8.90

小鼠犁鼻器（VNO）萎缩。左侧 VNO 的解剖学结构是正常的；与左侧 VNO 比较，右侧 VNO 萎缩。

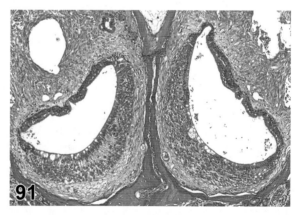

图 8.91

小鼠犁鼻器（VNO）变性。双侧 VNO 上皮变性，伴有脱落和炎症细胞浸润

【种属】 小鼠、大鼠。

【发病机制 / 细胞来源】 犁鼻器感觉上皮。

【诊断特征】 ① 纤毛缺失。② 上皮空泡化 / 液泡形成。③ 细胞间隙增加。④ 细胞层正常组织结构消失。⑤ 细胞脱落。⑥ 细胞缺失导致上皮厚度减少。

【鉴别诊断】　无。

犁鼻器（VNO），VNO 细胞凋亡（N）［apoptosis, VNO [N] vomeronasal organ (VNO)］。

【种属】　小鼠、大鼠。

【发病机制 / 细胞来源】　犁鼻器感觉上皮，退行性病变。

【诊断特征】　① 单个细胞死亡或小簇细胞死亡。② 细胞皱缩和卷积。③ 胞质浓缩（嗜酸性增强）。④ 早期细胞凋亡时染色质浓缩（核固缩）和外周化。⑤ 核固缩（染色质凝集）。⑥ 核碎裂（核破碎）。⑦ 细胞膜完整。⑧ 液泡形成，产生凋亡小体。⑨ 凋亡小体中残留有胞质。⑩ 无炎症。⑪ 易染体巨噬细胞出现。

【鉴别诊断】　VNO 单个细胞坏死（single cell necrosis, VNO）：单个细胞坏死与细胞凋亡的区别在于发生细胞肿胀、破裂和炎症。兼顾组织的类型、部位和生理环境可有助于将单个细胞坏死与细胞凋亡进行区分。

【备注】　可借助特殊技术来区分单个细胞坏死与细胞凋亡。细胞凋亡在 TUNEL 检测和胱天蛋白酶 3 免疫组织化学中均呈阳性（Nunez–Parra et al., 2011）。

犁鼻器（VNO），VNO 坏死；单个细胞坏死（N）［necrosis; single cell necrosis, VNO [N] vomeronasal organ (VNO)］（图 8.92）

【种属】　小鼠、大鼠。

【修饰语】　Single cell。

【发病机制 / 细胞来源】　犁鼻器的感觉上皮。

【诊断特征】　① 轻微核固缩和（或）核碎裂。② 细胞肿胀或皱缩。③ 细胞质弱嗜酸性。④ 细胞脱落。⑤ 混有炎症细胞。⑥ 腔内细胞碎片。⑦ 感觉上皮与基底膜脱离。

局灶性 / 多灶性 / 弥漫性，坏死：累及相连的细胞。

单个细胞：累及单个细胞。

【鉴别诊断】　VNO 萎缩（atrophy，VNO）：不混杂有炎症细胞。腔内无细胞碎片。上皮厚度减少。

• 再生性变化

犁鼻器（VNO），VNO 再生（N）［regeneration, VNO [N] vomeronasal organ (VNO)］（图 8.93）

【种属】　小鼠、大鼠。

【发病机制 / 细胞来源】　犁鼻器的感觉上皮。

【诊断特征】　① 上皮细胞的胞质嗜碱性。② 核质比增加。③ 上皮结构可能不规整。④ 位于变性、坏死、增生或化生的上皮区域邻近部位或其中。

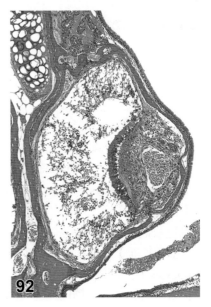

图 8.92

小鼠犁鼻器（VNO）上皮坏死。VNO 上皮广泛性坏死、腔内有细胞碎片

【鉴别诊断】　VNO 增生（hyperplasia, VNO）：感觉上皮层的细胞数量和厚度增加。

【备注】　损伤后，大量神经元在幼龄啮齿动物和老龄啮齿动物中均可再生。嗅上皮的成体干细胞（基细胞）保留了再生新神经元的能力（小鼠长达 24 个月；Brann and Firestein, 2010）。再生过程中神经发生在大鼠（Matsuoka et al., 2002; Martínez–Marcos et al., 2000）和小鼠（Suzuki, 1998; Martínez–Marcos et al., 2000）中已有报道。

• 犁鼻器（VNO），VNO 神经上皮再生（N）［regeneration of neuroepithelium, VNO [N] vomeronasal organ (VNO)］（图 8.94）

【种属】　小鼠、大鼠。

【发病机制 / 细胞来源】　犁鼻器的感觉上皮。

【诊断特征】　　①细胞形状异常。②细胞层数异常。③结构紊乱。

• 炎症性变化

犁鼻器（VNO），VNO炎症细胞浸润（N）［infiltrate, inflammatory cell, VNO [N] vomeronasal organ (VNO)］（图8.95）

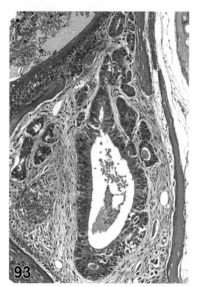

图 8.93

小鼠犁鼻器（VNO）上皮再生。VNO损伤后内衬上皮增生/再重填。注意腔内残留的碎片和红细胞

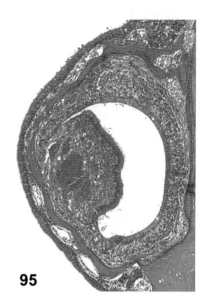

图 8.94

小鼠犁鼻器（VNO）神经上皮再生。VNO神经上皮再生和组织结构紊乱

图 8.95

小鼠犁鼻器（VNO）炎症细胞（混合性细胞）浸润

【种属】　　小鼠、大鼠。

【其他术语】　　Inflammatory cell infiltration。

【发病机制/细胞来源】　　犁鼻器的感觉上皮和免疫细胞。

【诊断特征】　　上皮内可见免疫细胞、淋巴细胞和（或）中性粒细胞浸润和迁移。

【鉴别诊断】　　①正常组织内粒细胞（normal tissue with granulocytes）：可能是一种背景改变，粒细胞迁移至上皮。②炎症（inflammation）：可见炎症的显著特征。

【备注】　　建议术语"浸润"后加主要的细胞类型（中性粒细胞、嗜酸性粒细胞、淋巴细胞、浆细胞或组织细胞）或不同类型混合的细胞（混合性）来修饰。

犁鼻器（VNO），VNO炎症（N）［inflammation, VNO [N] vomeronasal organ (VNO)］（图8.96）

【种属】　　小鼠、大鼠。

【其他术语】　　无。

【发病机制/细胞来源】　　犁鼻器的感觉上皮和免疫细胞。

【诊断特征】　　①上皮内可见免疫细胞、淋巴细胞和（或）中性粒细胞浸润和迁移。②可能与导致出血和（或）水肿的血管损伤相关。③有细胞坏死的迹象。

【鉴别诊断】　　炎症细胞浸润（infiltrate, inflammatory cell）：

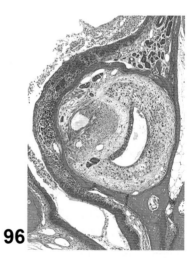

图 8.96

小鼠犁鼻器（VNO）水肿、混合型细胞炎症和上皮变性。注意水肿使VNO组织扩张，其内可见炎症细胞浸润

缺乏炎症的显著特征。

【备注】　　建议术语"炎症"后加主要的细胞类型（中性粒细胞、嗜酸性粒细胞、淋巴细胞、浆细胞或组织细胞）或不同类型混合的细胞（混合性）来修饰。

• 血管变化

犁鼻器（VNO），VNO 水肿（N）［edema, VNO [N] vomeronasal organ (VNO)］（图 8.96）

【种属】　　小鼠、大鼠。

【发病机制 / 细胞来源】　　支撑犁鼻器感觉上皮的结缔组织内血管；血管通透性增加。

【诊断特征】　　血管周围和犁鼻器腔中游离蛋白样液体。

【鉴别诊断】　　死后自溶（postmortem autolysis）：切片上的整个组织呈现均匀一致的溶解，伴有红细胞溶解。

【备注】　　间质水肿和犁鼻器支持细胞坏死见于被涎泪腺炎病毒感染的大鼠（Bihun and Percy, 1995）。

• 其他变化

犁鼻器（VNO），VNO 扩张 / "憩室"（N）［dilation / "diverticulum", VNO [N] vomeronasal organ (VNO)］（图 8.97）

【种属】　　小鼠、大鼠。

【发病机制 / 细胞来源】　　犁鼻器的感觉上皮。

【诊断特征】　　①上皮排列的袋状膨出结构向下长入支持性软组织内，可与 VNO 相连或不相连。②上皮细胞看似正常。③细胞核质比正常。④腔内可充满蛋白样物质。

【鉴别诊断】　　VNO 神经上皮癌（carcinoma, neuroepithelial, VNO）：间变的细胞或上皮细胞伴有异常核质比。

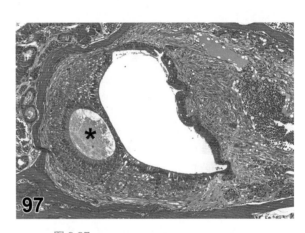

图 8.97

小鼠犁鼻器（VNO）扩张 / 憩室。VNO 主管腔附近有一个上皮围绕的小管腔（＊所示）

（4）马赛若鼻中隔器（SOM）

注解：原则上，在 MOE 观察到的所有组织病理学改变，如 Renne 等人（2009；见鼻腔）所描述，都可能在 SOM 中观察到。由于缺乏取样，对 SOM 的观察受阻，在常规镜检切片中通常不包括 SOM。即使切片可能含有 SOM，但由于其与周围组织相似性，故 SOM 发生"呼吸上皮化生"也常被忽略。甚至 SOM 发生如坏死 / 溃疡等改变也可能被忽略或归于呼吸上皮，特别是在这种变化不限于发生在 SOM（见图，马赛若鼻中隔器正常解剖学），以及可能累及 / 影响到周围呼吸上皮的情况下。

• 退行性变化 / 上皮变化

马赛若鼻中隔器（SOM），SOM 萎缩（N）［atrophy, SOM [N] septal organ of Masera (SOM)］

【种属】　　小鼠、大鼠。

【发病机制 / 细胞来源】　　嗅上皮；退行性病变。

【诊断特征】　　预期与 MOE 和 VNO 改变特征相似。

【鉴别诊断】　　预期与 MOE 和 VNO 相似。

【备注】　　SOM 仅代表鼻中隔上皮一小部分区域，可能不包含在切片中；因此退变可能会被忽略。或者，退变可能归于呼吸上皮而不是 SOM。退变可单侧发生。

马赛若鼻中隔器（SOM），SOM 变性（N）［degeneration, SOM [N] septal organ of Masera (SOM)］（图 8.98，图 8.99）

【种属】　　小鼠、大鼠。

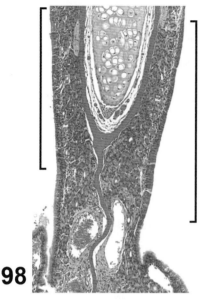

98

图 8.98

小鼠马赛若鼻中隔器（SOM）上皮变性。嗅上皮变性（方括号指示受累及的嗅上皮，邻近的呼吸上皮未受累及）

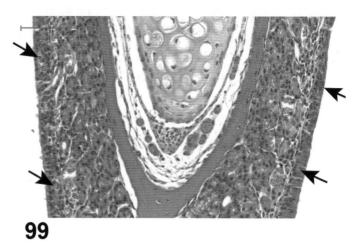

99

图 8.99

小鼠马赛若鼻中隔器（SOM）上皮变性。图 8.98 高倍放大，显示嗅上皮变性和感觉细胞缺失（箭号所示）。与图 8.83 正常解剖学相比

【发病机制 / 细胞来源】　　嗅上皮。

【诊断特征】　　预期与 MOE 和 VNO 改变特征相似。

【鉴别诊断】　　预期与 MOE 和 VNO 相似。

【备注】　　SOM 仅代表鼻中隔上皮一小部分区域，可能不包含在切片中，因此变性可能会被忽略。或者，变性可能归于呼吸上皮而不是 SOM。变性可单侧发生。

马赛若鼻中隔器（SOM），SOM 细胞凋亡（N）［apoptosis, SOM [N] septal organ of Masera (SOM)］

【种属】　　小鼠、大鼠。

【发病机制 / 细胞来源】　　鼻中隔器的感觉上皮；退行性病变。

【诊断特征】　　① 单个细胞的核固缩和（或）核碎裂。② 细胞皱缩。③ 细胞核皱缩。④ 胞质强嗜酸性。⑤ 凋亡小体。

【备注】　　可借助特殊技术来区分单个细胞坏死与细胞凋亡。细胞凋亡在 TUNEL 检测和胱天蛋白酶 3 免疫组织化学中均呈阳性。

（5）格林贝克神经节（GG）

• 退行性变化 / 上皮变化

格林贝克神经节（GG），GG 神经节细胞变性 / 坏死（N）［degeneration/necrosis, ganglion cells (GG) [N] Grueneberg ganglion (GG)］

【种属】　　小鼠、大鼠。

【发病机制 / 细胞来源】　　神经节细胞。

【诊断特征】　　① 细胞数量减少。② 细胞质改变。③ 细胞核固缩。

【鉴别诊断】　　无。

【备注】　　诊断特征是假设性的，因为缺乏关于格林贝克神经节细胞变性的报道。由于神经节细胞的分布是变化的，从成簇到单排到成簇排列在上皮附近，因此只有在连续切片中才能确定神经节细胞的缺失。此外，神经节细胞的数量可能表现出个体间差异。

格林贝克神经节（GG），GG 上皮变性（N）［degeneration, epithelium (GG) [N] Grueneberg ganglion (GG)］

【种属】 小鼠、大鼠。

【发病机制 / 细胞来源】 神经节细胞上被覆的鳞状上皮。

【诊断特征】 ① 细胞质空泡化。② 细胞脱屑 / 受累及细胞脱落入管腔。③ 上皮变薄。④ 角蛋白增加。

【鉴别诊断】 无。

【备注】 神经节细胞和被覆的鼻上皮之间确切的相互作用尚不清楚，但上皮变性可能会导致神经节细胞的损伤，然而，缺乏关于神经节细胞损伤的报道。

格林贝克神经节（GG），GG 上皮糜烂 / 溃疡（N）［erosion/ulcer, epithelium (GG) [N] Grueneberg ganglion (GG)］

【种属】 小鼠、大鼠。

【发病机制 / 细胞来源】 神经节细胞上被覆的鳞状上皮。

【诊断特征】 ① 细胞缺失。② 细胞脱屑 / 受累细胞脱落入管腔。③ 粒细胞浸润。

【鉴别诊断】 无。

【备注】 神经节细胞和被覆的鼻上皮之间确切的相互作用尚不清楚，但上皮溃疡可能会导致神经节细胞损伤和神经节细胞缺失。缺乏关于神经节细胞损伤和缺失的报道。

• 炎症性变化

格林贝克神经节（GG），GG 炎症细胞浸润（N）［inflammatory cell infiltrate (GG) [N] Grueneberg ganglion (GG)］（图 8.100，图 8.101）

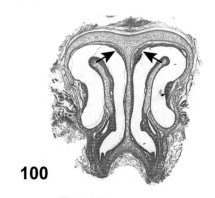

图 8.100

格林贝克神经节（GG）炎症细胞浸润。戊二醛效应。箭号所示为神经节的部位

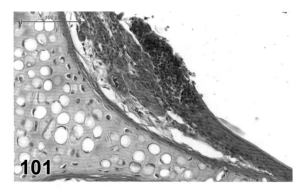

图 8.101

格林贝克神经节（GG）炎症细胞浸润。图 8.100 高倍放大。主要是中性粒细胞浸润，并伴有上皮增厚

【种属】 小鼠、大鼠。

【发病机制 / 细胞来源】 神经节细胞和白细胞。

【诊断特征】 神经节细胞周围和被覆的上皮内可见粒细胞。

【鉴别诊断】 炎症（inflammation）：可见炎症的显著特征。

格林贝克神经节（GG），GG 炎症（N）［inflammation (GG) [N] Grueneberg ganglion (GG)］

【种属】 小鼠、大鼠。

【发病机制 / 细胞来源】 神经节细胞和白细胞。

【诊断特征】 ① 神经节细胞周围和覆盖的上皮内可见粒细胞。② 炎症的其他特征，如水肿、出血、细胞坏死。

【鉴别诊断】　　炎症细胞浸润（inflammatory cell infiltrate）：缺乏炎症的显著特征。

（6）嗅球

对于 CNS 的一般病变见 Kaufmann et al., 2012 这篇文章（见引言）。

• 退行性变化 / 上皮变化

嗅球，嗅球变性 / 空泡化（N）（degeneration/vacuolation, olfactory bulb [N] olfactory bulb）

【种属】　　小鼠、大鼠。

【发病机制 / 细胞来源】　　嗅球（嗅脑）神经元。

【诊断特征】　　CNS 神经元细胞质空泡化（通常透明或弱嗜酸性）。

【鉴别诊断】　　无。

嗅球，嗅球细胞凋亡（N）（apoptosis, olfactory bulb [N] olfactory bulb）

【种属】　　小鼠、大鼠。

【生物学行为】　　退行性病变。

【发病机制 / 细胞来源】　　嗅球（嗅脑）神经元。

【诊断特征】　　① 单个或散在的细胞核固缩和（或）核碎裂。② 细胞皱缩。③ 核皱缩。④ 胞质强嗜酸性。⑤ 凋亡小体。

【备注】　　可借助特殊技术来区分单个细胞坏死与细胞凋亡。细胞凋亡在 TUNEL 检测和胱天蛋白酶 3 免疫组织化学中均呈阳性。

• 炎症性变化

嗅球，嗅球炎症细胞浸润（N）（infiltrate, inflammatory cell, olfactory bulb [N] olfactory bulb）（图 8.102）

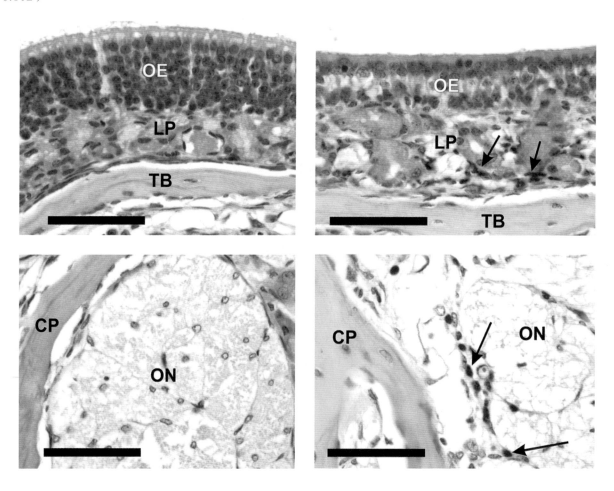

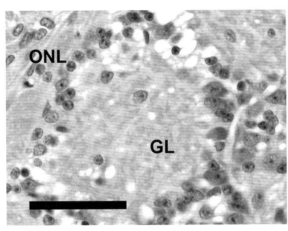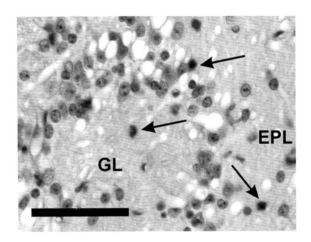

102

图 8.102

小鼠嗅球（OB）中性粒细胞性炎症细胞浸润。免疫组织化学检测中性粒细胞（箭号所示红染的细胞）。左侧图片是给予生理盐水的小鼠；右侧图片是暴露于真菌霉素（葡萄穗霉毒素 G）的小鼠。顶部图片 = 嗅上皮（OE）；中间图片，嗅神经束（ON）从鼻穿过筛板（CP）至 OB；底部图片，OB 的嗅神经层（ONL）、小球层（GL）和外丛层（EPL）；LP = 固有层；TB = 鼻甲骨。［图片由 Jack Harkema 博士提供；In Environmental Health Perspectives, 114:1099–1107(2006), doi: 10.1289/ehp.8854］

【种属】　小鼠、大鼠。

【其他术语】　Inflammatory cell infiltration。

【发病机制 / 细胞来源】　免疫细胞和嗅球神经元。

【诊断特征】　免疫细胞、巨噬细胞 / 单核细胞、淋巴细胞和（或）中性粒细胞浸润嗅球。

【鉴别诊断】　恶性淋巴瘤浸润的部位（lymphoma, malignant, infiltrated site）。

【备注】　小鼠经鼻滴注葡萄穗霉毒素 G 可见炎症细胞浸润（Islam et al., 2006）。

嗅球，嗅球炎症（N）（inflammation, olfactory bulb [N] olfactory bulb）

【种属】　小鼠、大鼠。

【其他术语】　无。

【发病机制 / 细胞来源】　免疫细胞和嗅球神经元。

【诊断特征】　① 免疫细胞、巨噬细胞 / 单核细胞、淋巴细胞和（或）中性粒细胞浸润嗅球。② 伴有炎症的其他特征，如水肿、出血和细胞坏死。

【鉴别诊断】　炎症细胞浸润（infiltrate, inflammatory cell）：缺乏炎症的显著特征。

2. 大鼠和小鼠嗅觉系统 / 化学感受结构的非肿瘤性增生性病变

（1）主嗅上皮（MOE）——嗅上皮和神经

主嗅上皮（MOE），MOE 增生（H）（hyperplasia, MOE [H] main olfactory epithelium [MOE]）（图 8.103）

【种属】　小鼠、大鼠。

【生物学行为】　增生性非肿瘤性病变。

【其他术语】　Hyperplasia, olfactory epithelium; hyperplasia, Bowman's gland。

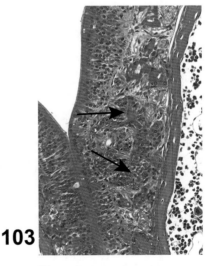

103

图 8.103

小鼠主嗅上皮（MOE）增生。嗅上皮下区域鲍曼腺增生（箭号所示）

【发病机制/细胞来源】 嗅觉神经元前体细胞，嗅上皮支持细胞、基细胞或鲍曼腺增生。

【诊断特征】 （Renne et al., 2009，见嗅上皮增生）支持细胞、嗅觉神经元前体细胞和基细胞数量增加使上皮增厚。

【鉴别诊断】 ① 腺瘤（adenoma）：突入鼻腔或鼻旁窦的膨胀性结节样肿物。内生性生长的情况下，常见细胞异型性。主嗅上皮下腺体发生腺瘤通常会压迫邻近的组织结构。② 鳞状细胞乳头状瘤（papilloma, squamous cell）：乳头状突起位于上皮表面上或延伸入黏膜下腺体导管腔内，有纤细的血管间叶性间质，上皮发生重度增生性增厚。③ MOE 神经上皮癌（carcinoma, neuroepithelial, MOE）：伴有细胞异型性的上皮增生会发展为腺癌、鳞癌或神经上皮癌（这取决于鼻上皮所在的部位及主要受累及细胞的类型）。恶性肿瘤的诊断基于如下一个或多个特征，包括肿瘤整体大小、上皮极性消失、高度异型性、有丝分裂增加或侵袭性生长。

【备注】 主嗅上皮增生本质上可能是由于退行性、炎症性或血管的慢性病变引起的。有报道主嗅上皮损伤的幼龄小鼠会发生再生性神经上皮细胞增殖（Suzukawa et al., 2011）。

主嗅上皮（MOE），MOE 呼吸上皮化生（H）[metaplasia, respiratory, MOE [H] main olfactory epithelium (MOE)]（图 8.104）

【种属】 小鼠、大鼠。

【生物学行为】 增生性非肿瘤性病变。

【其他术语】 Metaplasia, respiratory, olfactory epithelium; metaplasia, respiratory, Bowman's gland。

【发病机制/细胞来源】 嗅上皮细胞和（或）嗅上皮下鲍曼腺细胞发生化生。

【诊断特征】 （Renne et al., 2009，见嗅上皮/腺上皮呼吸上皮化生）① 内衬背中鼻道的上皮最常见嗅上皮化生为呼吸上皮。② 特征为感觉和支持性神经上皮细胞缺失，可能与局灶性萎缩和变性有关。③ 被有纤毛或无纤毛类似于呼吸上皮的单层柱状上皮替代。④ 通常呼吸上皮化生延伸入受累嗅上皮的黏膜下腺体。

【鉴别诊断】 MOE 增生（hyperplasia, MOE）：由于支持细胞、嗅觉前体细胞和（或）基细胞的增生导致上皮增厚。增生的细胞排列紊乱，通常无纤毛。

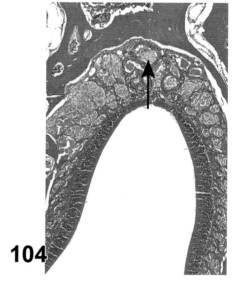

104

图 8.104

小鼠主嗅上皮（MOE）呼吸上皮化生。嗅上皮发生呼吸上皮化生、向下长入鲍曼腺（箭号所示）

【备注】 这种变化偶尔会自发于老龄大鼠和小鼠，或可能是对刺激物的反应。自发性病变倾向于影响单侧更多，且与鲍曼腺轻微扩张相关，可含有中性粒细胞和（或）嗜酸性的颗粒样碎片。然而，由于两个鼻道间气流差异，诱发的病变也可能局限于单侧或更明显于一侧。现没有证据表明呼吸上皮化生是癌前病变。生理上嗅上皮延伸入背鼻道前部区域可随年龄增长而变化，并可能取决于品系。为确保对受累上皮进行正确的诊断，准确的解剖定位及与对照组进行比较是必要的。

主嗅上皮（MOE），MOE 鳞状上皮化生（H）[metaplasia, squamous cell, MOE [H] main olfactory epithelium (MOE)]

【种属】 小鼠、大鼠。

【生物学行为】 增生性非肿瘤性病变。

【其他术语】 Metaplasia, squamous cell, olfactory epithelium; metaplasia, squamous cell, Bowman's gland。

【发病机制/细胞来源】 嗅上皮细胞和（或）固有层黏膜下腺体细胞发生化生。

【诊断特征】 （Renne et al., 2009，见鳞状上皮化生）① 特征为嗅上皮或鲍曼腺的导管细胞被鳞状上皮替代。② 在复层鳞状上皮区域，表层的上皮细胞和细胞核逐渐变得扁平。③ 致密的或大的上皮细胞完全失去纤毛。④ 有时可见轻度的核多形性和细胞异型性。⑤ 表面细胞可能仅含有透明角质颗粒或过度角化。⑥ 表面细胞常脱屑。

【鉴别诊断】　① 鳞状细胞乳头状瘤（papilloma, squamous cell）：乳头状突起位于上皮表面上或延伸入黏膜下腺体导管腔内，有纤细的血管间叶性间质，上皮发生重度增生性增厚。② 鳞状细胞癌（carcinoma, squamous cell）：特征为基底膜受损、细胞异型性和排列紊乱、常见有丝分裂，或存在其他恶性的指征，如侵袭性生长或转移。③ MOE 再生（regeneration, MOE）：通常发生于急性损伤后。细胞一层或可能两层厚，伴有嗜碱性增强，轻微核巨大，但扁平细胞不像鳞状上皮化生那样水平分层（分层现象）。

【备注】　鳞状上皮化生有时与慢性炎症有关或发生于再生后。正常成熟的鳞状上皮化生在某些试验条件下是可逆的（例如，取决于吸入刺激物的性质和暴露时间），但在其他情况下，可能最终发展为鳞状细胞乳头状瘤或鳞状细胞癌。

（2）犁鼻器（VNO）

犁鼻器（VNO），VNO 增生（H）［hyperplasia, VNO [H] vomeronasal organ (VNO)］（图 8.105）

【种属】　小鼠、大鼠。

【生物学行为】　增生性非肿瘤性病变。

【发病机制 / 细胞来源】　犁鼻器感觉上皮前体细胞增生。

【诊断特征】　支持细胞、感觉前体细胞和（或）基细胞数量增加使上皮增厚。

【鉴别诊断】　① VNO 再生（regeneration, VNO）：核质比改变，嗜碱性增强，但细胞数量未增加。② VNO 神经上皮癌（carcinoma, neuroepithelial, VNO）：形成菊形团，侵袭性生长或间变或破坏性生长。

（3）马赛若鼻中隔器（SOM）

注解：原则上，在 MOE 观察到的所有组织病理学改变都可能见于 SOM，如 Renne 等人（2009；见鼻腔）所描述。由于取样受限，阻碍了对 SOM 产生影响的观察；在常规镜检切片中通常不包含 SOM。即使切片中含有 SOM，其改变也常被忽视，或者改变被归于呼吸上皮，尤其当变化不限于发生在 SOM 时（见马赛若鼻中隔器正常解剖学）。

马赛若鼻中隔器（SOM），SOM 鳞状上皮化生（H）［metaplasia, squamous cell, SOM [H] septal organ of Masera (SOM)］（图 8.106）

【种属】　小鼠、大鼠。

【生物学行为】　增生性非肿瘤性病变。

【发病机制 / 细胞来源】　嗅上皮。

【诊断特征】　① 特征为嗅上皮被鳞状上皮替代。② 多层的复层上皮细胞，表面的细胞扁平。③ 表面可能角化过度。④ 覆盖 VNO 的一小部分区域。

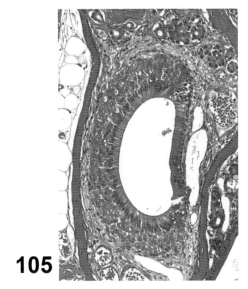

图 8.105

小鼠犁鼻器（VNO）增生。VNO 的呼吸上皮增生

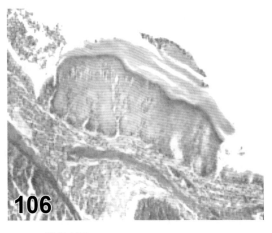

图 8.106

小鼠犁鼻器（VNO）鳞状上皮化生。可见呼吸上皮局部区域被增生的鳞状上皮替代（图片由 V. J. Feron 博士提供）

【鉴别诊断】 鳞状细胞癌（carcinoma, squamous cell）：特征是破坏基底膜。

3. 嗅觉系统 / 化学感受结构的肿瘤性增生性病变

（1）主嗅上皮（MOE）

主嗅上皮（MOE），MOE 神经上皮癌（M）［carcinoma, neuroepithelial, MOE [M]; main olfactory epithelium (MOE)］（图 8.107）

【种属】 小鼠、大鼠。

【生物学行为】 增生性肿瘤性病变。

【发病机制 / 细胞来源】 嗅上皮（支持细胞、基细胞、未成熟感觉细胞，还可能有鲍曼腺导管细胞）的恶性转化。

【诊断特征】 （Dungworth et al., 1992; Dungworth et al., 2001; Renne et al., 2009，见神经上皮癌）① 发生于嗅上皮。② 肿瘤细胞带常被纤维血管隔分割成若干小叶。③ 小的圆形或柱状细胞胞质轮廓不清、淡染。④ 圆形至卵圆形、位于基底部的细胞核，无明显的异型性。⑤ 核染色质明显、轮廓清楚。⑥ 可能存在真（Flexner-Wintersteiner）菊形团（肿瘤细胞围绕着开放的中央管腔，管腔壁围以明显的细胞膜，类似于腺样结构）或假（Homer-Wright）菊形团（肿瘤细胞围绕小中央腔排列成圈，小中央腔充满无定形或缠结的纤丝样物质）。菊形团结构出现频率和形态上变化很大。⑦ 丛状的细胞间原纤维。⑧ 部分区域的肿瘤细胞可能发生间变。

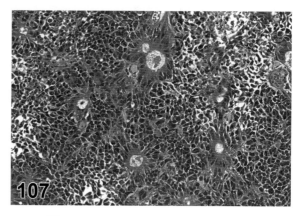

图 8.107

小鼠主嗅上皮（MOE）神经上皮癌。神经上皮癌见有真菊形团和假菊形团

【鉴别诊断】 腺癌（adenocarcinoma）：缺乏菊形团或丛状的细胞间原纤维。有时在神经上皮癌中出现的真菊形团与腺癌中的腺泡腔之间有助于区分的一个特征是在神经上皮癌中形成菊形团的细胞核会与肿瘤剩余部分大小一致的细胞群混合在菊形团外周。

【备注】 神经上皮癌常侵袭筛骨和嗅球 / 嗅脑。基于当前的资料尚不能确定起源于嗅上皮的肿瘤是否更适合分类命名为神经上皮癌还是嗅神经母细胞瘤，故本文将两者视为同义词。此处使用神经上皮癌这一通用术语，是因为它允许肿瘤起源于感觉细胞或支持细胞，而嗅神经母细胞瘤仅起源于神经源性成分。显然有必要制定准则来区分神经源性神经上皮肿瘤（神经母细胞瘤、嗅神经母细胞瘤）和非神经源性细胞类型的神经上皮肿瘤，特别是支持细胞及其前体细胞来源的。当既无明显的菊形团（不论真菊形团或假菊形团）也无明显的丛状的细胞间原纤维时，诊断为腺癌比较好。超微结构分析神经上皮癌应显示嗅上皮一些明显的特征，如嗅泡、纤毛和微管。鲍曼腺与鼻上皮其他成分之间组织发生上的关系尚不明确，但它们的细胞来源很可能不是神经源性的。因此，起源于鲍曼腺的癌应分类为腺癌。大多数神经上皮癌对中间丝抗体的免疫组织化学反应呈阴性。

VNO 或 SOM 可能是神经上皮癌的起源部位，然而很难将它们的起源定位到这些更小的部位。对于那些主嗅上皮仍然保持完整的案例，这一问题应该被重视。

（2）犁鼻器（VNO）

犁鼻器（VNO），VNO 神经上皮癌（M）［carcinoma, neuroepithelial, VNO [M] vomeronasal organ (VNO)］

见 MOE 神经上皮癌的备注。

【种属】 小鼠、大鼠。

五、大鼠和小鼠听觉系统非增生性和增生性病变

（一）引言

耳是听觉和平衡的感觉器官。耳可分为三段，即外耳、中耳和内耳。中耳和内耳只是偶尔在啮齿动物安全性评价的临床前毒性试验和致癌试验中，采用肉眼大体或显微镜观察进行评估。然而，外耳容易用肉眼大体检查评估，并且通常在致癌试验大体观察发现有肿块时进行取材。外耳的病变主要是皮肤的病变，放在体被系统里报告。

这份 INHAND 文件作为一个框架可用于统一实验动物大鼠和小鼠耳部病变的诊断标准。这些诊断标准和首选术语的建议不应该被认为是强制性的，正确的诊断最终取决于毒性专题病理学家的判断。

本文件旨在提供介绍性材料，综述耳的解剖学和听觉功能方面的种属间差异，并以标准化格式列出中耳和内耳的病变。耳部病变描述包括鉴别诊断，帮助在相似病变中区分出主要的诊断。应该注意的是，本文件中某些病变的首选诊断术语可能与标准教科书中的传统命名方式有所不同。此外，特定诊断的说明性显微照片偶尔可能会描绘额外的组织变化，这反映了在毒性试验评估中观察到的实际情况。最后，鉴于中耳和内耳的复杂结构，如果有可能诊断术语应包括解剖学的部位（如鼓膜、听小骨、圆窗、壁龛等）。

（二）耳的正常解剖学、组织形态学和生理学

在实验动物物种中，耳可分为三个区室。外耳包括耳郭和外耳道。鼓膜（"耳鼓"）是外耳道和中耳之间的屏障。中耳由鼓泡形成的鼓室组成，内含砧骨、锤骨和镫骨三个听小骨。内耳由耳蜗（参与听觉）和前庭器（负责平衡）组成。前庭器包括半规管、椭圆囊和球囊的骨迷路和膜迷路。椭圆囊和球囊是耳石器官。

耳道是耳的管道。外耳道部分由耳郭构成。它是耳的最外段，其外表面覆盖含毛皮肤，在内表面皮肤毛发稀疏或无毛发。某些种属（如兔或猪）的耳郭具有易于观察的大静脉，通常用于采血，甚至用于给药或受试物。它有一个支撑软骨，有助于保持其形状。内耳道是骨性耳道部分，内衬颞骨的骨领。大多数物种的耳道在这个骨领的外部有一个钝角的转弯。鼓膜是耳道的最内缘。剖检时易于用肉眼评估耳郭，也可使用耳镜可靠地评估鼓膜。耳郭和耳道集中声波至鼓膜。

中耳和内耳不易进行肉眼评价，因此在常规毒理学研究中通常不在剖检时作检查。鼓室是一个充满空气的空间，延伸为腹侧骨膨出，即鼓泡，并含有听小骨（锤骨、砧骨和镫骨）。锤骨（"锤子"）广泛嵌入鼓膜，与砧骨（"砧"）形成关节相连。锤骨通过肌肉附着鼓室壁。砧骨随后与镫骨形成关节相连（"镫"）；镫骨的底板位于卵圆窗内。引起鼓膜振动的声波由桥接的中耳听小骨传入卵圆窗。这种机械装置放大了传递的振动，可增加高达 20 倍的强度。在高环境噪声水平时，附着在锤骨上的肌肉张力可由于反馈性神经支配而降低，作为一种保护机制抑制这种放大。稍加耐心和剥离就可对听小骨进行大体评价，并在尸检时检测其关节和活动度。听觉管（咽鼓管或欧式管）起源于鼓室口的喙侧（前）壁，并延伸至鼻咽部。它允许液体排出并使鼓膜两侧的压力正常化。

耳蜗位于鼓室内壁的颞骨岩部，并嵌入颞骨岩部。与大鼠或犬相比，耳蜗在栗鼠（Chinchillas）和豚鼠中更明显并更大程度向鼓室突出，在灵长类动物中几乎完全包含在颞骨内。在栗鼠和豚鼠中表现为螺旋状或"蜂巢状"。耳囊是耳蜗的骨性外架，是颞骨的一部分。耳蜗的镫骨底板嵌入卵圆窗中，圆窗作为相邻的膜衬结构很容易看到。半规管、椭圆囊和球囊均包含在颞骨内，因此在大体检查时不容易看到。

耳郭的外表面和内表面均有皮肤覆盖。这两部位的真皮都很薄。耳郭的耳郭软骨由纤维软骨心组成。随着显微镜检查从外部区域向鼓膜进展，耳道内衬皮肤发生变化。比如兔耳，外区表皮和真皮薄，毛囊少。在骨领外的外耳道内（即大约在钝角转弯水平），耳道保留了较薄的表皮，但有一个含有皮脂腺（耵聍腺）而缺乏毛囊的圆形区。在内耳道内，即存在骨领的区域，真皮非常薄甚至不存在，表皮几乎贴在颞骨上，但有骨领区域的内耳道处仍有真皮存在，当因淤血、出血、水肿和（或）炎症损伤时，真皮可

明显扩张。内耳道真皮和表皮缺乏任何附属器结构。表皮无缝地延续为鼓膜的外层鳞状上皮。

啮齿动物没有多个小耵聍腺，即兔中观察到的简单皮脂腺，取而代之的是相对较大的复合皮脂腺，即外耳道皮脂腺或听觉皮脂腺。后者位于耳的喙侧和腹侧，颞骨的内侧。与耵聍腺一样，它分泌皮脂物（"耳垢"），通常也称为耵聍。

鼓膜内外层覆盖一薄的单层鳞状上皮。鼓膜基质为薄层的、纤维的和紧密拉伸的区域（通常在中央区）及更接近周边的饱满且高度血管化的区域。在对鼓膜横截面上进行组织学评价时，这些不同的区域应被视为正常。充满空气的鼓泡内衬黏膜，上皮从高柱状伴杯状细胞到薄的鳞状上皮不等。高柱状区域倾向于腹侧区域，并邻近咽鼓管。这些上皮细胞被覆在所有表面，包括听小骨表面。咽鼓管内衬圆柱状纤毛呼吸上皮，有杯状细胞。咽鼓管从鼓室延伸的节段由骨支撑，当靠近鼻咽部节段由软骨领支撑。在某些物种中，鼓泡内有骨性"支柱"将其部分细分。这在具有大鼓室的栗鼠中较大鼠或狗中更为突出。

内耳（耳蜗和前庭器）由骨迷路，颞骨岩部的一部分组成，它含有围绕膜迷路的外淋巴。镫骨底板位于卵圆窗内，软骨表面形成密封（卵圆窗韧带）。卵圆窗的运动引起外淋巴的运动。圆窗膜是允许流体波传播的"安全阀"。外淋巴位于膜迷路的外侧，外淋巴的运动引起膜迷路结构和膜迷路中内淋巴的运动。

内耳始于前庭，进一步开口于耳蜗及前庭结构（半规管、椭圆囊和球囊）。内耳前庭耳蜗装置的各种部件服务于 3 种不同的感觉功能：耳蜗内的柯蒂器（the organ of Corti）构成听觉的组成部分，半规管检测旋转运动（通过流体惯性的变化），椭圆囊和球囊检测直线运动（通过重力影响嵌在耳石膜中的耳石来刺激覆盖下的感觉毛细胞）。膜迷路包裹在骨迷路内。

耳蜗呈螺旋形结构，圈数有 2.5 ～ 3.5 周，视哺乳动物物种而定。人和大鼠有 2.5 周，而栗鼠和豚鼠有 3.5 周。这 3.5 周常被称为蜗顶、蜗中和蜗底，而最底部的"钩"，从螺旋延伸到前庭并朝向圆窗。耳蜗或耳囊是内耳骨迷路的一部分。它是耳蜗坚硬的外部支撑结构，是颞骨的一部分。膜迷路也在内耳内继续，如耳蜗管和其他细胞成分。

当进行组织学检查时，耳蜗通常在中蜗平面切片。纵切面包含中间支撑骨性结构（蜗轴）和耳蜗神经。横切面，每周有 3 个充满液体的空间：鼓阶、前庭阶和中阶（也称为蜗管）。鼓阶和前庭阶是连续的，在蜗孔的最顶端转弯连接。二者都含有外淋巴，成分与血清和脑脊液相似，含高 Na^+ 低 K^+。中阶位于鼓阶和前庭阶之间，顶端被前庭膜（赖斯纳膜）分开，底端由柯蒂器及其细胞结构分开。中阶有内淋巴，含高 K^+ 低 Na^+。前庭阶和鼓阶与中阶介质之间的电解质浓度差异形成的化学位（耳蜗内电位）对毛细胞的功能至关重要。

在中阶内柯蒂器位于基膜上。这个结构由内毛细胞、外毛细胞及相关的支持细胞和基质组成。内毛细胞常为单排细胞，螺旋状沿着中阶内侧排列。外毛细胞位于基底膜的外侧部分，三层排列。毛细胞的顶端表面有数根静纤毛。

内毛细胞是真正的耳感觉细胞。声波引起的内淋巴流体波导致内毛细胞静纤毛的偏转，细胞顶面打开传导离子通道，使 K^+ 从内淋巴进入细胞，激活外侧膜和基底膜上的电压敏感性钙（Ca^{2+}）通道和 Ca^{2+} 激活的 K^+ 通道，导致内毛细胞基底部的神经递质的释放。与内毛细胞形成突触的神经纤维是耳蜗（听觉）神经的双极神经元。每个神经元的胞体位于螺旋神经节中。

外毛细胞的顶端表面也有数根静纤毛。这些静纤毛的偏转也会引起离子通道开放和关闭。外毛细胞离子通道的开放引起的细胞骨架和快蛋白活动，从而导致外毛细胞长度和硬度快速变化。外毛细胞的这些变化放大了内毛细胞的转导程度。内毛细胞和外毛细胞在哺乳动物中为终末分化，因此不会增殖也不会再生。

在中阶的侧壁内有血管纹和螺旋韧带。血管纹由边缘细胞、中间细胞和基底细胞三层细胞组成。边缘细胞有顶端紧密连接、黏着连接和桥粒，因为缺乏基底膜，它们是非典型的上皮细胞。边缘细胞有膜离子泵和通道，特别处是它们通过 Na^+、K^+–ATP 酶将 Na^+ 泵出内淋巴。来源于神经嵴的中间细胞含有黑色素，有时被称为黑色素细胞。基底细胞与更外侧的螺旋韧带相邻。这些扁平细胞形成一连续层。它们也有致密的连接复合体网，但没有 Na^+, K^+–ATP 酶。血管纹内包裹的是明显的毛细血管床。血管纹是血–迷路屏障的重要组成部分。螺旋韧带是位于血管纹和骨性耳囊之间的纤维垫。该韧带主要由结缔组织组成，尤其是细胞外基质和中胚层来源的细胞。基底膜由螺旋韧带横向固定，这种固定可能不是被动的，因为韧带内有张力性成纤维细胞。这些细胞具有收缩蛋白，可能产生或调节基底膜的张力。中阶的背侧（上）面以前庭膜（赖斯纳膜）为界，完整了中阶的三角形边界。

柯蒂器的特定部分检测特定的声频。螺旋基底部检测高频音，而螺旋顶部处检测低频音。

螺旋神经节嵌在蜗轴内，向中央延伸成为耳蜗神经，它是第Ⅷ脑神经的一个分支。每个传入神经纤维只与一个内毛细胞形成突触，而每个内毛细胞与多个传入神经纤维形成突触。通过耳蜗神经的还有来自听觉中枢的无髓鞘或含不佳髓鞘的传出神经纤维，它们与内外毛细胞形成突触。研究听觉明显缺陷时，脑的听觉通路中脑干中的听觉核和第Ⅷ脑神经根，以及中脑的尾（下）丘和内侧膝状体核值得关注。

前庭器的球囊和椭圆囊（耳石器官）位于内耳前庭内。这些囊状膜对于感知位置而不是感知声音非常重要。球囊和椭圆囊在一壁上各有一个组织基板，称为位觉斑或耳石膜。其表面覆盖毛细胞和其他支持上皮细胞。毛细胞受前庭神经纤维支配（第Ⅷ脑神经的分支），其神经元位于前庭神经节，投射到前庭核和小脑。位觉斑表面有层黏稠的凝胶，毛细胞嵌入其中。微石（耳石）也被包裹在该凝胶中。比周围凝胶和流体的密度更大的微石对重力做出反应，导致毛细胞上的静纤毛偏转，导致产生垂直（球囊）或水平（椭圆囊）运动的感觉。

前庭器的半规管为膜衬骨管。膜在每根管中有一个突入管腔的壶腹嵴。这些壶腹嵴是一堆疏松结缔组织，上覆毛细胞和支持细胞。三个不同平面上，分别代表独特的 X、Y 和 Z 轴，允许全方位的旋转感觉。前庭神经的神经纤维向上延伸，穿过疏松结缔组织，与毛细胞的基底部胞质形成突触。壶腹帽是嵴腔表面的凝胶样物质，毛细胞的静纤毛包嵌在其中。当头部转动时，半规管内液体的惯性导致毛细胞的静纤毛弯曲，从而允许检测运动。

（三）术语和描述

1. 大鼠和小鼠耳的非增生性病变

（1）正常解剖学（内耳）（图 8.108）

（2）外耳

外耳的许多变化涉及耳郭的皮肤，因此体被系统术语（Mecklenburg et al., 2013，见引言）可用于这些诊断。包括外耳组织糜烂、溃疡、出血、水肿、坏死、淤血等改变。外耳道内衬皮肤的病变术语在体被系统的出版物中描述，不为耳所独有。外耳道皮脂腺的术语描述参见大鼠和小鼠乳腺、外耳道皮脂腺、包皮腺和阴蒂腺的增生性和非增生性病变术语文章（参见引言，Rudmann et al., 2012）。

外耳特异性术语在下文展示。

• 退行性改变

外耳鼓膜穿孔（N）（perforation, tympanic membrane [N] ear, external）（图 8.109）

【种属】　小鼠、大鼠。

【其他术语】　Rupture, typmpanic membrane。

【发病机制/细胞来源】　鼓膜穿孔可能是穿透性异物所致的外伤性穿孔，也可能是鼓膜坏死后所致。

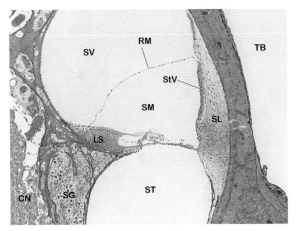

108

图 8.108

听觉系统的正常解剖学。栗鼠耳蜗中轴平面切面的正常组织学。SV = 前庭阶；ST = 鼓室阶；SM = 中阶；SL = 螺旋韧带；LS = 螺旋缘；StV = 血管纹；RM = 赖斯纳膜（前庭膜）；SG = 螺旋神经节；CN = 耳蜗神经；TB = 鼓泡腔。前庭阶和鼓阶含有外淋巴，在耳蜗顶端相互连续。中阶含有内淋巴。鼓泡内间隙通常充满空气。毛细胞（见高倍放大图 8.127）位于视野中心螺旋缘右侧

【诊断特征】 ① 鼓膜不连续，必须与切片或组织学处理的人工假象相鉴别。② 如果是真性穿孔，视其慢性度而定，可能有出血、炎症、鼓膜上皮增生、含铁血黄素沉积或纤维化。

【鉴别诊断】 切片或组织学处理的人工假象（artifact of sectioning or histologic processing）。

【备注】 鼓膜穿孔可能是由于多种原因所致。常因外伤或炎症或两者兼有所致。一些局部给药的受试物可能抑制愈合，经鼓室注射可能缓慢愈合或无法愈合。

• 炎症性改变

外耳耳郭软骨炎症（N）（inflammation, auricular cartilage [N] ear, external）（图 8.110，图 8.111）

【种属】 小鼠、大鼠。

【发病机制/细胞来源】 耳郭软骨细胞有几种炎症原因（见下备注）。

【诊断特征】 ① 肉芽肿性炎症以耳郭软骨为中心。② 软骨可有再生性增生。③ 软骨内可能发生骨形成。

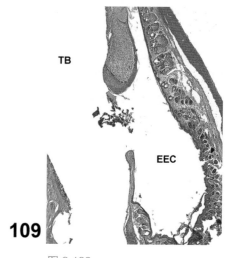

图 8.109

大鼠外耳鼓膜穿孔。经鼓室注射的大鼠中，鼓膜破裂，基质增厚，被覆上皮从外表面生长到内表面。破口处有角化细胞和碎片。EEC = 外耳道；TB = 鼓泡腔

【鉴别诊断】 ① 软骨瘤；骨瘤（chondroma; osteoma）。② 外耳炎（otitis externa）。

【备注】 耳郭软骨炎症是自然发生和诱导产生。自发性耳郭软骨炎症可发生在各种大鼠品系中，包括 Sprague Dawley 大鼠和 Fawn-hooded 大鼠。耳郭软骨炎症可通过皮内注射 II 型胶原蛋白来诱发，表明这是一种自身免疫疾病（Chiu, 1991; Kitagaki et al., 2003）。

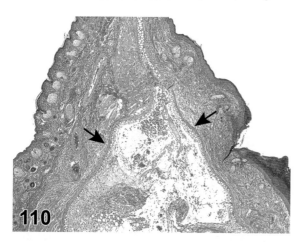

图 8.110

大鼠外耳耳郭软骨炎症。耳郭因"耳郭软骨炎"的典型炎症而扩大。箭号所示为耳郭软骨裂开，并含有纤维蛋白、水肿和炎症细胞

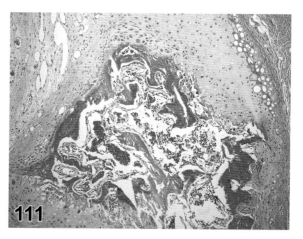

图 8.111

大鼠外耳耳郭软骨炎症。耳郭软骨炎症。注意软骨内骨化生的局灶区域

外耳，外耳道炎症（N）（inflammation, external ear canal [N] ear, external）（图 8.112，图 8.113）

【种属】 小鼠、大鼠。

【发病机制/细胞来源】 炎症有多种原因影响外耳道上皮或附属器（见下面备注）。

【诊断特征】 炎症集中在外耳道上皮或附属器，作为对局部给予受试物造成的刺激过程的反应。

【鉴别诊断】 耳郭软骨炎症（inflammation, auricular cartilage）。

【备注】 外耳道的许多变化（自发或受试物诱导）与皮肤相似。建议读者查阅皮肤及相关腺体

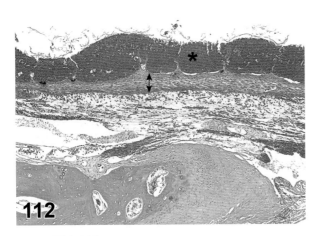

图 8.112

兔外耳道炎症。表皮浅层（＊所示）因为大量异嗜性粒细胞形成脓疱而扩张。在低倍镜下，异嗜性粒细胞表现为出血。表皮深层（双箭号所示）因为细胞间水肿而扩张。真皮也因为水肿和嗜异性粒细胞浸润而扩张。图像左侧真皮下方的骨是外耳道接近鼓膜时的骨领（bony collar）

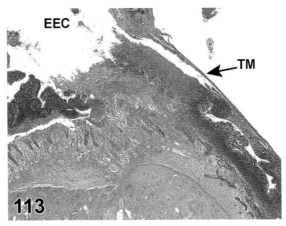

图 8.113

兔外耳道炎症。表皮坏死、缺失，真皮有广泛的异嗜性粒细胞浸润和出血。EEC = 外耳道；TM = 鼓膜

和结构的 INHAND 专著（见引言，Mecklenburg et al., 2013）。

外耳，外耳道碎片（N）（debris, external ear canal [N] ear, external）

【种属】 小鼠、大鼠。

【发病机制／细胞来源】 外耳道内可蓄积蛋白性物质、皮脂、脱落细胞和炎症细胞。

【诊断特征】 无定形嗜酸性物质、变性细胞、细胞碎片、脂质结晶和其他物质在外耳蓄积，通常因重力移动到鼓膜上，大量的上述物质常在鼓膜上被发现。

【鉴别诊断】 外耳道炎症（inflammation, external ear canal）。

【备注】 碎片蓄积可能是一种自发性背景发现，但也可能发生在经鼓室注射或耳道滴注刺激性物质时。

• 其他改变

外耳鼓膜囊肿（N）（cyst, tympanic membrane [N] ear, external）（图 8.114）

【种属】 小鼠、大鼠。

【发病机制／细胞来源】 鼓膜外层上皮。

【诊断特征】 ① 鼓膜形成球形囊肿，内衬鳞状上皮，囊内有衰老的鳞屑团。② 这种变化可能进展为胆脂瘤。

【鉴别诊断】 胆脂瘤（cholesteatoma）。

【备注】 囊肿发生在鼓膜内或鼓膜侧面。

（3）中耳

• 退行性改变

中耳矿化（N）（mineralization [N] ear, middle）

【种属】 小鼠、大鼠。

【其他术语】 Calcification。

【发病机制／细胞来源】 鼓泡内衬上皮的矿物质沉积是一种常见的自发性背景变化，但当受试物或溶媒进入鼓泡时，其频率和范围可能会增加。

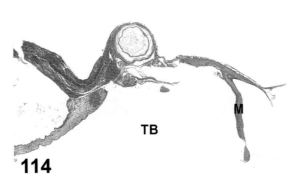

图 8.114

兔外耳鼓膜囊肿。鼓膜鳞状上皮囊肿。这是偶发性改变。EEC = 外耳道；TB = 鼓泡腔；M = 锤骨。在鼓膜中观察到的血液是正常淤血和汇集，可能在剖检和组织学处理过程中发生

【诊断特征】 ① 矿化发生在鼓膜的上皮下区域，表现为嗜碱性斑块。可通过冯科萨染色证实矿化。② 可能与上皮坏死、异物反应和瘢痕形成有关。

中耳溃疡（N）（ulcer [N] ear, middle）（图8.115）

【种属】 小鼠、大鼠。

【发病机制 / 细胞来源】 鼓泡内衬上皮。

【诊断特征】 ① 细胞坏死，脱落进入管腔，暴露下面的固有层。② 可能存在继发性变化，如炎症、增生、纤维增生等。

【鉴别诊断】 无。

【备注】 鼓泡内的刺激物可引起上皮坏死。由于上皮通常为单层厚，因此可视为溃疡（Schafer 和 Bolon 2013）。

中耳骨坏死（N）（necrosis, bone [N] ear, middle（图 8.116）

【种属】 小鼠、大鼠。

【其他术语】 Osteonecrosis。

【发病机制 / 细胞来源】 鼓泡骨细胞。

【诊断特征】 鼓泡骨陷窝核缺失。

【鉴别诊断】 无。

【备注】 外耳道或中耳内滴入严重刺激物可使骨产生坏死。

中耳鼓膜坏死（N）（necrosis, tympanic membrane [N] ear, middle）（图 8.117）

【种属】 小鼠、大鼠。

【其他术语】 Coagulative necrosis。

【发病机制 / 细胞来源】 鼓膜各层。

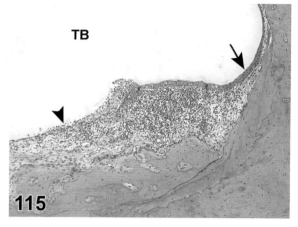

图 8.115

豚鼠中耳溃疡（箭头所示）；鳞状上皮化生（箭号所示）。鼓泡的内衬上皮通常是单层鳞状或单层立方上皮，但腹侧区域可以是柱状，有杯状细胞。该动物的上皮可见鳞状上皮化生（非角化）。黏膜因为炎症细胞浸润而增厚

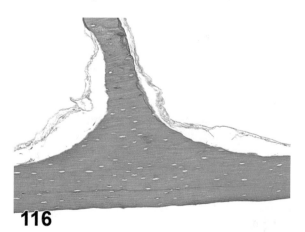

图 8.116

栗鼠中耳骨坏死。用强刺激物处理的栗鼠鼓泡骨坏死。注意陷窝内无骨细胞核，内衬黏膜（左上腔和右上腔）细胞结构缺失

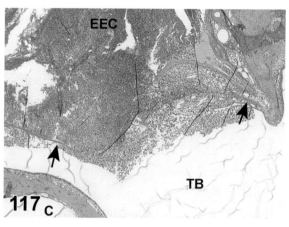

图 8.117

豚鼠中耳鼓膜坏死。豚鼠鼓膜凝固性坏死。鼓膜（箭头所示）呈均匀嗜酸性，内层和外层周围均有重度的炎症细胞浸润。TB = 鼓泡腔；EEC = 外耳道；C = 耳蜗。切片中的皱纹是 GMA 切片和放置在水浴上的人工假象

【诊断特征】　　鼓膜呈弥漫性嗜酸性，与凝固性坏死特征一致。

【鉴别诊断】　　无。

【备注】　　外耳道或中耳内滴入严重刺激物可使鼓膜发生坏死。坏死常伴有炎症。

• 炎症性改变

中耳炎症细胞浸润（N）（infiltrate, inflammatory cell [N] ear, middle）

【种属】　　小鼠、大鼠。

【发病机制／细胞来源】　　从体循环中募集白细胞。发病机制尚不确定，但推测是自限性的反应，为免疫监视和轻微组织修复活动。

【诊断特征】　　① 单一炎症细胞类型或混合细胞类型的病灶，无其他炎症特征。② 浸润可以是中性粒细胞、巨噬细胞、泡沫状巨噬细胞、单形核细胞或混合细胞群。

【鉴别诊断】　　炎症（inflammation）：炎症细胞浸润，可能伴有水肿、淤血、出血和（或）坏死。

【备注】　　"浸润"是首选术语，加上占优势的细胞类型（中性粒细胞、嗜酸性粒细胞、淋巴细胞、浆细胞、组织细胞或泡沫状巨噬细胞）或不同细胞类型的混合（混合型）。浸润消退，耳组织无残留损伤。少量泡沫样巨噬细胞可被观察到，为鼓泡腔的自发性背景变化。经鼓室注射药物和（或）溶媒时其数量会增加，变化更明显。

中耳炎症（N）（inflammation，middle ear [N] ear, middle）（图 8.118）

【种属】　　小鼠、大鼠。

【其他术语】　　Otitis media。

【发病机制／细胞来源】　　炎症影响鼓泡内衬的黏膜。作为对刺激或感染过程的反应，中性粒细胞、淋巴细胞和（或）巨噬细胞浸润到组织或间隙中。

【诊断特征】　　① 鼓泡黏膜固有层因水肿和（或）炎症细胞浸润而扩张。② 炎症细胞迁移到鼓泡腔。

【鉴别诊断】　　无。

【备注】　　可能出现相关组织坏死。中耳炎症可被滴注刺激性物质诱导，但也可自然发生（Verdaguer et al., 2006）。中耳的炎症通常是由于中耳天然屏障的破坏或受损引起，尽管自发性感染相对常见。应尽可能使用解剖部位修饰语指明中耳内的特定部位（如鼓膜、听小骨、圆窗壁龛等）。

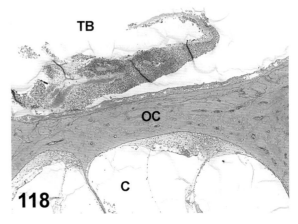

图 8.118

豚鼠中耳炎症。鼓泡（TB）腔有炎症细胞聚集和混合性出血。耳蜗的耳囊有增厚、黏膜淤血。OC = 耳囊；C = 耳蜗；TB = 鼓泡腔

中耳卡他性炎症（N）（inflammation, middle ear, catarrhal [N] ear, middle）

【种属】　　小鼠、大鼠。

【其他术语】　　Otitis media, catarrhal; mucous hyperplasia/metaplasia。

【发病机制／细胞来源】　　鼓泡内衬的上皮产生的黏液。

【诊断特征】　　相对无细胞的液体和黏液物质积聚存在于鼓泡腔内。

【鉴别诊断】　　水肿（edema）、中耳炎症（inflammation, middle ear）。

【备注】　　卡他性炎症通常伴有鼓泡上皮的化生，包括许多杯状细胞。少量脱落的表皮细胞可能是变化的一部分（Schafer and Bolon, 2013）。

中耳鳞状上皮化生（N）（metaplasia, squamous cell [N] ear, middle）（图 8.119）

【种属】　　小鼠、大鼠。

【其他术语】　　Epithelial hyperplasia, tympanic bulla mucosa。

【发病机制／细胞来源】　　鼓泡的内衬上皮。

【诊断特征】 ①鼓泡内衬的上皮呈复层鳞状上皮形态。②上皮可能角化，也可能无角化。

【鉴别诊断】 无。

【备注】 鼓泡内衬的上皮在大多数区域是单层鳞状上皮，在最低区域（腹侧）是单层立方至单层柱状上皮。上皮可发生鳞状上皮化生，作为对刺激物或感染过程的适应性、保护性变化，可能与炎症有关。

中耳高立方至柱状上皮化生（N）（metaplasia, tall cuboidal to columnar [N] ear, middle）

【种属】 小鼠、大鼠。

【发病机制／细胞来源】 鼓泡的内衬上皮。

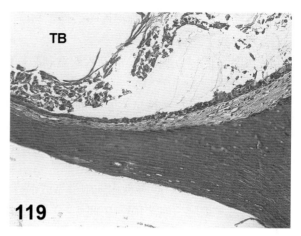

图 8.119

大鼠中耳鳞状上皮化生。大鼠耳鼓泡内表面内衬上皮的鳞状上皮化生伴上皮细胞脱落进入腔内。与图 8.115 比较。TB＝鼓泡腔

【诊断特征】 ①鼓泡内衬的上皮由高立方至柱状细胞组成。②可能包括许多杯状细胞。

【鉴别诊断】 无。

【备注】 鼓泡内衬的上皮在大多数区域通常是单层鳞状上皮，在最低的区域（腹侧）是单层立方上皮至单层柱状上皮。内耳的轻度刺激物（如弱酸性溶液）可能会引起耳改变。上皮可发生立方或柱状化生，作为对刺激物或感染过程的适应性、保护性变化，可能与炎症有关。鼓泡的最腹侧通常有立方至柱状上皮。

中耳纤维化（N）（fibrosis [N] ear, middle）（图 8.120，图 8.121）

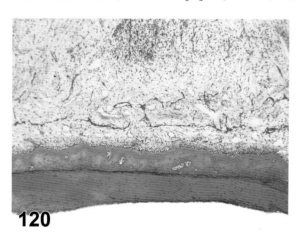

图 8.120

栗鼠中耳纤维化；水肿。鼓泡内衬黏膜纤维化和水肿。在该低倍镜下，黏膜显著扩张，无法在切片中显示整个宽度，伴有炎症细胞浸润

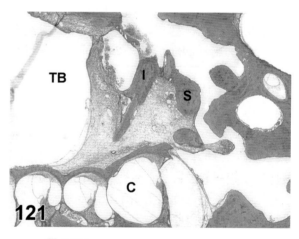

图 8.121

中豚鼠耳纤维化。来自耳蜗（C）囊的纤维化延伸到鼓泡腔（TB）并包绕中耳听小骨。I＝砧骨；S＝镫骨

【种属】 小鼠、大鼠。

【发病机制／细胞来源】 鼓泡成纤维细胞增殖和疏松结缔组织在黏膜固有层内沉积。

【诊断特征】 鼓泡固有层被疏松的结缔组织扩张，伴有轻度的胶原蛋白生成。

【鉴别诊断】 水肿（edema）。

【备注】 纤维化通常伴有炎症，纤维化代表一种保护机制。

中耳肉芽组织（N）（granulation tissue [N] ear, middle）

【种属】 小鼠、大鼠。

【发病机制 / 细胞来源】　　鼓泡黏膜固有层成纤维细胞增生，疏松结缔组织沉积伴有水肿、血管增生，有时可见新骨形成。鼓泡的黏膜可因为假腺体而扩张。

【诊断特征】　　鼓泡固有层被疏松结缔组织扩张，伴有轻度的胶原蛋白生成、水肿和血管增生。

【鉴别诊断】　　① 水肿（edema）。② 纤维化（fibrosis）。

【备注】　　肉芽组织通常伴有炎症，代表一种保护机制，通常是对中耳慢性刺激物的反应。

中耳肉芽肿性炎症（N）（inflammation, granulomatous [N] ear, middle）（图 8.122）

【种属】　　小鼠、大鼠。

【发病机制 / 细胞来源】　　鼓泡内黏膜对异物的反应。

【诊断特征】　　① 浸润包括上皮样巨噬细胞、多核巨细胞和淋巴细胞。② 可能有大量坏死细胞、碎片和中性粒细胞。③ 可填充大部分鼓泡。

【鉴别诊断】　　① 中耳炎症（inflammation, middle ear）。② 胆脂瘤（cholesteatoma）。

【备注】　　常是对穿过破裂的鼓膜进入的异物产生的反应，或是对经套管注入的材料的反应。惰性材料可能导致泡沫样巨噬细胞聚集。

• 血管改变

中耳出血（N）（hemorrhage [N] ear, middle）（图 8.123）

【种属】　　小鼠、大鼠。

【发病机制 / 细胞来源】　　黏膜溃疡或坏死可能暴露深层的固有层，并导致出血进入鼓泡腔。鼓膜破裂可破坏鼓膜的血管，也可产生出血。严重的刺激物可引起鼓泡固有层出血。

【诊断特征】　　① 血液存在于鼓泡腔或鼓泡固有层。② 可出现色素沉着、纤维增生等继发性改变。

【鉴别诊断】　　无。

中耳水肿（N）（edema [N] ear, middle）（图 8.123）

【种属】　　小鼠、大鼠。

【发病机制 / 细胞来源】　　固有层中液体漏出。

【诊断特征】　　中耳固有层因淡季液体而扩张。

【鉴别诊断】　　出血（hemorrhage）。

【备注】　　水肿通常伴有上皮和炎症变化。单给予生理盐水时也可发生此病变。

• 其他改变

中耳囊肿（N）（cyst [N] ear, middle）

【种属】　　小鼠、大鼠。

【发病机制 / 细胞来源】　　鼓泡内衬上皮。

【诊断特征】　　① 上皮形成囊性结构。② 囊肿含有不染色液体或黏液样物质和细胞碎片。③ 囊肿最易发生于鼓泡的腹侧。

【鉴别诊断】　　胆脂瘤（cholesteatoma）。

【备注】　　无。

中耳胆脂瘤（N）（cholesteatoma [N] ear, middle）

【种属】　　小鼠、大鼠。

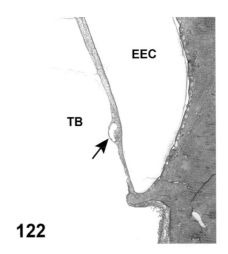

122

图 8.122

豚鼠中耳肉芽肿性炎症。针对嵌入在鼓膜中的组织胶针状物（非染色裂隙，箭号所示）的肉芽肿性炎症反应。该豚鼠放置了鼓泡套管，用组织胶和缝线固定。注意与针状物相关的巨噬细胞。TB = 鼓泡腔；EEC = 外耳道

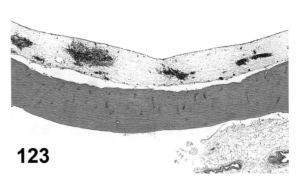

123

图 8.123

兔中耳出血；水肿。兔的鼓泡黏膜可见多灶性的出血和水肿。TB = 鼓泡腔

【发病机制 / 细胞来源】　　鼓膜鳞状上皮形成膨胀性肿块，这可能是创伤所致。

【诊断特征】　　①鼓泡内有鳞状上皮囊肿。②可能包含有由变性细胞膜或既往出血形成的胆固醇结晶。③可能与肉芽肿性炎症有关。

【鉴别诊断】　　鼓膜囊肿（tympanic membrane cyst）。

【备注】　　胆脂瘤好发于鼓膜内侧。它们可能有蒂或呈息肉样结构，可随时间进行性增大。胆脂瘤可由外耳道刺激物或手术结扎外耳道而诱导（Hottendorf, 1991; McGinn et al., 1982, Steinbach and Grüninger, 1980）。

中耳骨萎缩（N）（atrophy, bone [N] ear, middle）

【种属】　　小鼠、大鼠。

【亚部位】　　鼓泡或中耳听小骨。

【其他术语】　　Osteopenia。

【发病机制 / 细胞来源】　　破骨细胞。

【诊断特征】　　鼓泡或中耳听小骨边缘呈扇形，骨质变薄。

【鉴别诊断】　　无。

【备注】　　骨萎缩可能是炎症过程的结果，对非特异性刺激物的反应包括听小骨。

中耳新骨形成（N）（new bone formation [N] ear, middle）（图 8.124）

【种属】　　小鼠、大鼠。

【其他术语】　　Hyperostosis; osteosclerosis。

【发病机制 / 细胞来源】　　成骨细胞。

【诊断特征】　　①鼓泡增厚，常有明显的"水印"勾画新沉积的编织骨。②在某些情况下，可能存在新骨形成的尖锐骨针，并延伸至鼓泡的渗出物中。

【鉴别诊断】　　无。

【备注】　　新骨形成通常是刺激物诱导慢性活动性炎症过程的结果，导致在鼓泡内持续渗出。

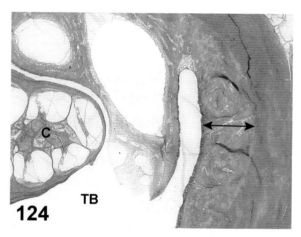

图 8.124

豚鼠中耳新骨形成。水印处勾画了鼓泡处的新骨（双箭号所示）。TB = 鼓泡腔；C = 耳蜗

（4）内耳

• 退行性改变

内耳毛细胞和（或）上皮变性（N）（degeneration, hair cells and/or epithelium [N] ear, inner）（图 8.125）

【种属】　　小鼠、大鼠。

【亚部位】　　壶腹嵴。

【其他术语】　　Decreased number, hair cell。

【发病机制 / 细胞来源】　　壶腹嵴毛细胞。

【诊断特征】　　①表面上皮排列紊乱，可呈空泡化。②上皮内可见固缩碎片。

【鉴别诊断】　　毛细胞坏死（hair cell necrosis）。

【备注】　　通常有迹象显示壶腹嵴上皮同时存在变性和坏死。大环内酯类抗生素和其他麻醉剂可能诱导该改变（Ibrahim et al., 2014; Schafer&Bolon, 2013）。

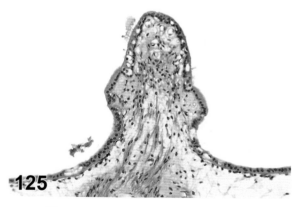

图 8.125

栗鼠内耳上皮变性。栗鼠的壶腹嵴上皮变性。上皮出现不同程度的空泡化伴上皮内细胞碎片

内耳毛细胞数量减少（N）（decreased number, hair cell [N] ear, inner）（图 8.126，图 8.127）（正常）

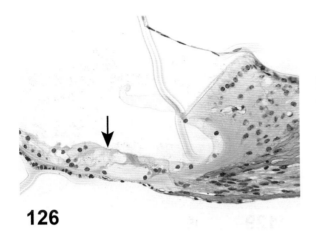

126

图 8.126

栗鼠内耳毛细胞（缺失）数量减少。栗鼠的柯蒂器。箭头所示为 3 个外毛细胞的部位。与柯蒂器的正常解剖结构比较，图 8.127。切片褶皱是 GMA（glycol methacrylate，乙二醇甲基丙烯酸酯）切片（即塑料薄切片技术，译者注）和放置在水浴上展片时的人工假象

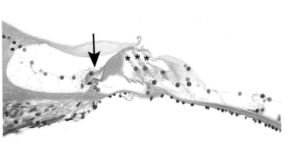

127

图 8.127

栗鼠内耳正常的柯蒂器。（*= 3 个外毛细胞。箭号 = 内毛细胞）

【种属】　　小鼠、大鼠。

【亚部位】　　耳蜗或壶腹嵴。

【发病机制 / 细胞来源】　　柯蒂器或壶腹嵴外毛细胞或内毛细胞损伤。

【诊断特征】　　① 毛细胞缺失，代之以大的、难以归类、肿胀的细胞。② 在更长期的情况下，这些大细胞将皱缩并形成一个低立方层，覆盖在柯蒂器中内外毛细胞所在耳蜗管部位。

【鉴别诊断】　　① 毛细胞坏死（hair cell necrosis）。② 毛细胞变性（耳蜗或壶腹嵴）［degeneration, hair cells (cochlea or crista ampullaris)］。

【备注】　　在毒理学研究过程中，毛细胞坏死，取决于损伤，可能发生迅速，因此观察不到毛细胞坏死过程，只是最终结果（毛细胞缺失过程不再活跃）。由于毛细胞坏死似乎是一种凋亡过程，因此通常不存在残留炎症，除非应用于中耳 / 内耳的受试物具有严重刺激性，可导致耳蜗组织广泛炎症和坏死（Schafer & Bolon, 2013）。

内耳毛细胞坏死（N）（necrosis, hair cell [N] ear, inner）（图 8.128）

【种属】　　小鼠、大鼠。

【亚部位】　　耳蜗或壶腹嵴。

【发病机制 / 细胞来源】　　柯蒂器外毛细胞或内毛细胞，或壶腹嵴顶端毛细胞损伤。

【诊断特征】　　细胞皱缩，胞质嗜酸性，核固缩、核碎裂或核溶解（与细胞凋亡一致）。

【鉴别诊断】　　毛细胞缺失（hair cell loss）

【备注】　　特异性耳毒性物质引起的毛细胞坏死往往是凋亡性坏死（与非特异性刺激物相

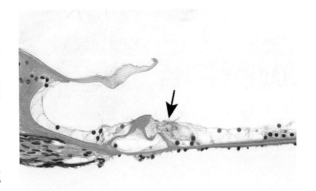

128

图 8.128

栗鼠内耳毛细胞坏死。柯蒂器外毛细胞单个细胞坏死。4 天前接受庆大霉素的阳性对照动物。与柯蒂器的正常解剖结构比较，图 8.127。箭号 = 单个细胞坏死

反）。大环内酯类抗生素（如庆大霉素）会产生这种变化（Schafer & Bolon, 2013）。

内耳软骨坏死（N）（necrosis, cartilage [N] ear, inner）（图 8.129）

【种属】　小鼠、大鼠。

【亚部位】　卵圆窗底板。

【其他术语】　Chondronecrosis。

【发病机制/细胞来源】　软骨细胞。

【诊断特征】　陷窝内镫骨底板软骨的核及卵圆窗相应边缘缺失。

【鉴别诊断】　无。

【备注】　中耳内滴注严重刺激物可使镫骨软骨和圆窗产生坏死。

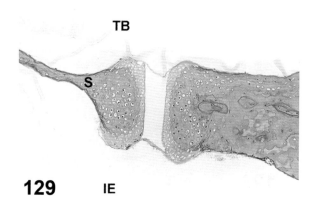

129　　IE

图 8.129

栗鼠内耳软骨坏死。位于栗鼠卵圆窗内的镫骨底板。软骨细胞陷窝中无嗜碱性染色细胞核，表明镫骨底板和卵圆窗的软骨细胞坏死。TB = 鼓泡腔；S = 镫骨；IE = 内耳

内耳前庭器坏死（N）（necrosis, vestibular organ [N] ear, inner）（图 8.130）

【种属】　小鼠、大鼠。

【发病机制/细胞来源】　前庭器毛细胞/上皮或整个器官。

【诊断特征】　① 使用特异性耳毒物时，可能存在皱缩的，嗜酸性的上皮细胞，具有核固缩、核碎裂、核溶解。② 对于非特异性刺激物，可能存在前庭器所有细胞的凝固性坏死。

【鉴别诊断】　前庭器变性（degeneration of vestibular organ）。

内耳神经元坏死（N）（necrosis, neuronal [N] ear, inner）（图 8.131）

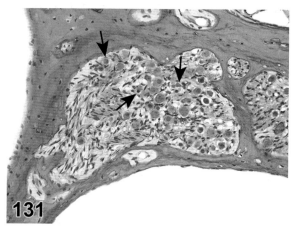

图 8.130

栗鼠内耳前庭器坏死。栗鼠的耳石器官凝固性坏死。箭号所示为表面的耳石。器官全层呈嗜酸性，核固缩

图 8.131

栗鼠内耳神经元坏死。给予庆大霉素作为阳性对照的栗鼠螺旋神经节神经元坏死。注意少数强嗜酸性的神经元（箭号所示）

【种属】　小鼠、大鼠。

【发病机制/细胞来源】　螺旋神经节或前庭神经节的神经元胞体。

【诊断特征】　神经节神经元皱缩，胞质嗜酸性增强。

【鉴别诊断】　暗神经元人工假象（dark neuron artifact）。

【备注】　如果时间够长，柯蒂器、壶腹嵴或前庭器的毛细胞缺失会导致连接丧失和神经元缺失。由于螺旋神经节中神经节细胞密度的正常差异，在观察不到活动性坏死的情况下，很难诊断神经节细胞

的缺失。更多详情参见大鼠和小鼠中枢和外周神经系统的增生性和非增生性病变文章（Kaufmann et al., 2012，参见引言）。

内耳前庭 – 耳蜗神经轴突变性（N）（degeneration, axonal, vestibulo–cochlear nerve [N] ear, inner）（图 8.132）

【种属】　　小鼠、大鼠。

【发病机制 / 细胞来源】　　前庭神经、耳蜗神经或前庭耳蜗神经（第Ⅷ脑神经）。

【诊断特征】　　① 早期病变包括轴突肿胀和嗜酸性变。② 晚期病变包括轴突断裂和神经内消化室的形成。

【鉴别诊断】　　无。

【备注】　　如果时间足够，柯蒂器、壶腹嵴或前庭器官的毛细胞丢失会导致连接丧失和神经元缺失，随之延伸到大脑的轴突的缺失。更多详情见大鼠和小鼠中枢和外周神经系统的增生性和非增生性病变文章（Kaufmann et al., 2012，见引言）。

内耳螺旋缘、螺旋韧带和（或）血管纹细胞数量减少（N）（decreased cellularity, spiral limbus, spiral ligament, and/or stria vascularis [N] ear, inner）（图 8.133）

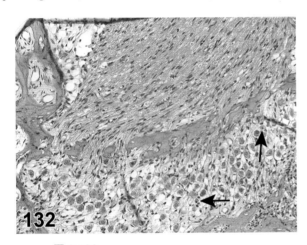

图 8.132

栗鼠内耳前庭耳蜗神经轴突变性。栗鼠的耳蜗神经（图像的上半部分）由螺旋神经节死亡而导致轴突变性。不常见的螺旋神经节神经元坏死（箭头所示）。

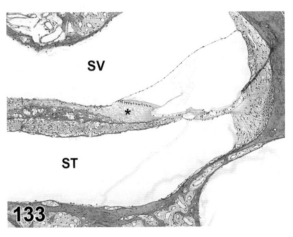

图 8.133

豚鼠内耳螺旋缘细胞数量减少。豚鼠的螺旋缘细胞数量减少。该豚鼠于一个月前接受庆大霉素单次给药，作为阳性对照。*= 螺旋缘。SV = 前庭阶；ST = 鼓室阶。与图 8.134 和 137 比较

【种属】　　小鼠、大鼠。

【发病机制 / 细胞来源】　　螺旋缘的纤维细胞、螺旋韧带的纤维细胞、血管纹的上皮细胞。

【诊断特征】　　与同期对照相比，细胞密度降低。

【鉴别诊断】　　① 神经元坏死（necrosis, neuronal）。② 内耳前庭 – 耳蜗神经轴突变性（degeneration, axonal, vestibulo–cochlear nerve）。

【备注】　　螺旋缘细胞的缺失通常会跟随毛细胞的缺失，尽管目前尚不清楚机制，推测是一种反馈机制。螺旋韧带细胞的缺失可能是一种特殊的毒性，也可能是上覆血管纹损伤的结果。血管纹可能会受到各种毒物的损伤，并且会丢失内层、中间层或外层的细胞（Schafer and Bolon, 2013）。

内耳螺旋神经节细胞数量减少（N）（decreased cellularity, spiral ganglion [N] ear, inner）

【种属】　　小鼠、大鼠。

【发病机制 / 细胞来源】　　神经节细胞，螺旋神经节。

【诊断特征】　　与同期对照相比，细胞密度降低。

【鉴别诊断】　　神经元坏死（necrosis, neuronal）。

【备注】 螺旋神经节的细胞数量的减少应极其谨慎。螺旋神经节从顶端到基底的细胞密度具有很大的差异。这种差异使得在没有其他标志性变化的情况下（神经节细胞坏死或耳蜗神经轴突变性），很难识别有细胞缺失。需要仔细比较对照组和处理组动物螺旋神经节的相同区域，才能做出该诊断（Schafer and Bolon, 2013）。

内耳毛细胞/支持细胞空泡化（N）（vacuolation, hair cell/supporting cell [N] ear, inner）

【种属】 小鼠、大鼠。

【发病机制/细胞来源】 柯蒂器毛细胞或支持细胞损伤。

【诊断特征】 ① 毛细胞或支持细胞空泡化。② 替代毛细胞缺失的支持细胞可能有苍白、水样变化或空泡化。

【鉴别诊断】 ① 毛细胞坏死（hair cell necrosis）。② 毛细胞缺失（hair cell loss）。③ 毛细胞变性（degeneration, hair cells）。

【备注】 组织学处理通常会产生柯蒂器支持细胞的空泡化人工假象，包括汉森细胞（Hensen's cell）、伯特歇尔细胞（Boettcher's cell）和其他细胞，必须与毒性损伤区分（Schafer and Bolon, 2013）。

内耳血管纹空泡化（N）（vacuolation, stria vascularis [N] ear, inner）（图 8.134）

【种属】 小鼠、大鼠。

【发病机制/细胞来源】 血管纹上皮细胞。

【诊断特征】 血管纹的单个细胞中存在肿胀和空泡化。

【鉴别诊断】 无。

【备注】 损伤对维持内耳电位至关重要的血管纹，通常表现为肿胀。这可以是胞内（水样变）或胞外（水肿）表现（Schafer & Bolon, 2013）。

• 炎症性改变

内耳炎症（N）（inflammation, inner ear [N] ear, inner）（图 8.135，图 8.136）

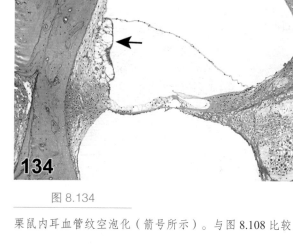

图 8.134

栗鼠内耳血管纹空泡化（箭号所示）。与图 8.108 比较

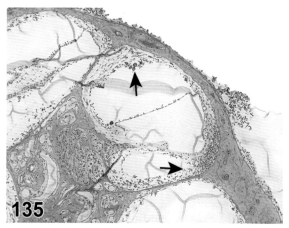

图 8.135

豚鼠内耳炎症。炎症和水肿正在扩展至耳蜗内衬组织。箭号所示为炎症细胞浸润。给予豚鼠新霉素作为阳性对照。炎症也影响耳蜗外表面。切片中的皱纹是 GMA 切片和放置在水浴上的人工假象

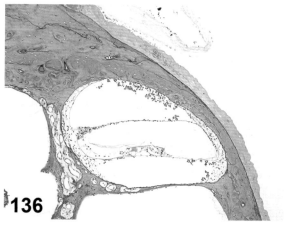

图 8.136

豚鼠内耳炎症。炎症细胞在前庭阶和鼓室阶中大量自由漂浮，伴随内衬组织因水肿所致的轻微扩张

【种属】　　小鼠、大鼠。

【其他术语】　　Otitis interna。

【发病机制／细胞来源】　　内耳各间隙均有炎症细胞浸润。这可能伴有明显的蛋白性渗出物，或渗出物可能是唯一的变化。

【诊断特征】　　炎症细胞（通常为中性粒细胞，但可能包括巨噬细胞、巨细胞和淋巴细胞）聚集在前庭阶、鼓阶和（或）中阶的液体间隙或耳蜗内衬的软组织内（螺旋韧带、血管纹等）。

【鉴别诊断】　　① 浆液性渗出（serous exudation）。② 化脓性炎症（suppurative inflammation）。③ 化脓性肉芽肿性炎症（pyogranulomatous inflammation）。④ 肉芽肿性炎症（granulomatous inflammation）。

【备注】　　炎症细胞浸润通常对非特异性刺激物损伤一种反应。炎症可继发性损伤内耳的重要结构成分，如毛细胞和血管纹。炎症可能是由于感染原所致，需要将其与毒性损伤区分开来。

内耳纤维化（N）（fibrosis [N] ear, inner）（图 8.137）

【种属】　　小鼠、大鼠。

【亚部位】　　圆窗、前庭阶、中阶和（或）鼓室阶。

【发病机制／细胞来源】　　膜的成纤维细胞。

【诊断特征】　　膜可能因疏松结缔组织而增厚，并且由于膜的不规则性而具有皱褶的上皮。

【鉴别诊断】　　无。

【备注】　　这些膜的纤维化通常是由于非特异性刺激物；这种变化预期会减弱振动。

内耳耳石缺失／结构破坏或崩解（N）（otolith loss, disorganization, or disruption [N] ear, inner）

【种属】　　小鼠、大鼠。

【亚部位】　　前庭器。

【发病机制／细胞来源】　　耳石上皮。

【诊断特征】　　前庭器表面内衬凝胶内的耳石错位、崩解或缺失。

【鉴别诊断】　　无。

【备注】　　耳石的缺失可能对其下面维持凝胶基质的上皮产生影响。

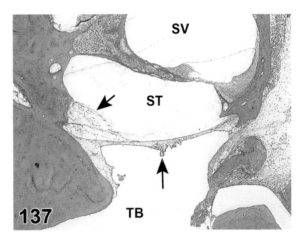

图 8.137

豚鼠内耳纤维化；水肿。圆窗膜因纤维化和水肿而增厚（箭号所示）。SV＝前庭阶；ST＝鼓室阶；TB＝鼓泡腔

•血管改变

内耳水肿（N）（edema [N] ear, inner）

【种属】　　小鼠、大鼠。

【亚部位】　　圆窗膜、前庭阶、中阶和（或）鼓室阶。

【发病机制／细胞来源】　　各种组织的内衬上皮损伤。

【诊断特征】　　邻近耳囊或蜗轴间隙的黏膜松散扩张。

【鉴别诊断】　　纤维化（fibrosis）。

【备注】　　在刺激物作用下，邻近骨的膜下间隙因液体而扩张，这可能是内衬上皮损伤的一种后果。

内耳出血（N）（hemorrhage [N] ear, inner）

【种属】　　小鼠、大鼠。

【发病机制／细胞来源】　　如果在中阶，出血可能来自血管纹，如果在鼓室阶和（或）前庭阶，出血来自壁衬黏膜。

【诊断特征】　　血液存在于前庭阶、鼓室阶和（或）中阶内。

【鉴别诊断】　　切片或修块过程中造成的血液溢出人工假象（artifactual spillage of blood during sectioning or trimming）。

内耳新骨形成（N）（new bone formation [N] ear, inner）

【种属】 小鼠、大鼠。

【其他术语】 Hyperostosis; osteoscerosis。

【发病机制/细胞来源】 成骨细胞。

【诊断特征】 耳蜗内表面骨形成增加。

【鉴别诊断】 无。

【备注】 新骨形成通常是内耳慢性刺激或严重毒性的结果。

2. 大鼠和小鼠耳的增生性病变

外耳没有特异的增生性病变。外耳被覆体被的术语在大鼠和小鼠体被的增生性和非增生性病变出版物中描述（见引言，Mecklenburg et al., 2013）。

外耳道皮脂腺的术语在大鼠和小鼠乳腺、外耳道皮脂腺、包皮腺和阴蒂腺的增生性和非增生性病变的出版物中描述（见引言，Rudmann et al., 2012）。

中耳增生性病变在很大程度上是对刺激物的一种反应或与炎症有关，在前面关于非增生性病变的章节中进行描述。啮齿动物的文献中未描述中耳肿瘤性病变，在中耳观察到的任何肿瘤性变化预期与软组织或骨的描述类似（见引言，Greaves et al., 2013），已在相应的出版物中进行了描述。

啮齿动物的文献中未描述内耳增生性病变。然而，预期发生的肿瘤可能来自神经或软组织，并且与相应出版物中描述一致（见引言，Kaufmann et al., 2012；参见引言，Greaves et al., 2013）。

参考文献（二维码）

视觉部分：

陈泓汐 雷雪平 王 芬 刘 欢 程子瑄 唐 其 译
崔 伟 王浩安 王 莉 陈 珂 邱 爽
张 慧 胡春燕 孔庆喜 校

嗅觉部分：

蒋丹丹 刘 欢 译
孔庆喜 张 慧 邱 爽 校

听觉部分：

杜 牧 译
张 慧 张慧铭 邱 爽 校